Thieme

Muskuloskelettale Physiotherapie

23 Fälle aus der evidenzbasierten Praxis

Herausgegeben von
Martin Verra, Peter Oesch

Unter Mitarbeit von
Tobias Baierle, René Bakodi, Francesco Cantarelli,
Renée De Ruijter, Roland Gautschi, Atsushi Hasegawa,
Bettina Haupt-Bertschy, Harry Herrewijn,
Marisa Hoffmann, Beatrice Jansen, Manuel Kiefhaber,
Kerstin Lüdtke, Hannu Luomajoki,
Christine Müller-Mebes, Klaus Orthmayr, Michael Richter,
Cornelia Rolli Salathé, Stefan Schädler, Stefan Schiller,
Ulrike Schwarzer, Heinz Strassl, Georg Supp,
Agnès Verbay, Harry von Piekartz, Balz Winteler

331 Abbildungen

Georg Thieme Verlag
Stuttgart • New York

Bibliografische Information der Deutschen Nationalbibliothek
Die Deutsche Nationalbibliothek verzeichnet diese Publikation in der Deutschen Nationalbibliografie; detaillierte bibliografische Daten sind im Internet über http://dnb.d-nb.de abrufbar.

Ihre Meinung ist uns wichtig! Bitte schreiben Sie uns unter:
www.thieme.de/service/feedback.html

Wichtiger Hinweis: Wie jede Wissenschaft ist die Medizin ständigen Entwicklungen unterworfen. Forschung und klinische Erfahrung erweitern unsere Erkenntnisse, insbesondere was Behandlung und medikamentöse Therapie anbelangt. Soweit in diesem Werk eine Dosierung oder eine Applikation erwähnt wird, darf der Leser zwar darauf vertrauen, dass Autoren, Herausgeber und Verlag große Sorgfalt darauf verwandt haben, dass diese Angabe **dem Wissensstand bei Fertigstellung des Werkes** entspricht.
Für Angaben über Dosierungsanweisungen und Applikationsformen kann vom Verlag jedoch keine Gewähr übernommen werden. **Jeder Benutzer ist angehalten**, durch sorgfältige Prüfung der Beipackzettel der verwendeten Präparate und gegebenenfalls nach Konsultation eines Spezialisten festzustellen, ob die dort gegebene Empfehlung für Dosierungen oder die Beachtung von Kontraindikationen gegenüber der Angabe in diesem Buch abweicht. Eine solche Prüfung ist besonders wichtig bei selten verwendeten Präparaten oder solchen, die neu auf den Markt gebracht worden sind. **Jede Dosierung oder Applikation erfolgt auf eigene Gefahr des Benutzers.** Autoren und Verlag appellieren an jeden Benutzer, ihm etwa auffallende Ungenauigkeiten dem Verlag mitzuteilen.

Rüdigerstr. 14
70469 Stuttgart
Deutschland
www.thieme.de

Printed in Germany

Zeichnungen: Martina Berge, Stadtbergen
Umschlaggestaltung: Thieme Gruppe
Umschlaggrafik: Martina Berge, Stadtbergen, unter Verwendung von © MicroOne/stock.adobe.com
Satz: Druckhaus Götz GmbH, Ludwigsburg, gesetzt in 3B2 Unicode, Version 9.1
Druck: Aprinta Druck GmbH, Wemding
Redaktion: Astrid Nedbal, Heidelberg
Übersetzung: Nicole Meyer, Suttgart
(Kapitel 21: Sensomotorisches Kontrolldefizit des Beckens, S. 332–348)

DOI 10.1055/b-006-161653

ISBN 978-3-13-242126-4 1 2 3 4 5 6

Auch erhältlich als E-Book:
eISBN (PDF) 978-3-13-242127-1
eISBN (epub) 978-3-13-242128-8

Die abgebildeten Personen haben in keiner Weise etwas mit der Krankheit zu tun.
Wo datenschutzrechtlich erforderlich, wurden die Namen und weitere Daten von Personen redaktionell verändert (Tarnnamen). Dies ist grundsätzlich der Fall bei Patienten, ihren Angehörigen und Freunden, z. T. auch bei weiteren Personen, die z. B. in die Behandlung von Patienten eingebunden sind.

Vorwort

Unter einem Fallbeispiel wird ein einen bestimmten Sachverhalt charakterisierenden oder illustrierenden typischer Fall verstanden. Kritische Leser mögen sich nun fragen, ob es sich denn lohnt, ein Buch mit Fallbeispielen zu lesen und wie denn der Stellenwert eines Fallbeispiels in der heutzutage verlangten, evidenzbasierten Physiotherapie (EBP) ist? Die Erkenntnisse von Fallbeispielen sind ja bekannterweise von niedriger Evidenzstufe, anhand derer keine allgemeinen Schlussfolgerungen oder gar Behandlungsempfehlungen für ganze Patientengruppen formuliert werden können. Außerdem geben sie oft Expertenwissen weiter, was ebenso einer niedrigen Evidenzstufe entspricht.

Diese Einwände haben durchaus ihre Berechtigung. Anderseits haben Fallbeispiele in den Gesundheitsberufen eine lange Tradition. Aus Fallbeispielen wurden – rigorose Begleitforschung vorausgesetzt – neue evidenzbasierte Untersuchungs- und Behandlungsmethoden entwickelt. Zudem werden in den Gesundheitsberufen Fallbeispiele genutzt, um Krankheitsbilder und deren Behandlung aufzuzeigen. So dienen diese dem Lernen, indem sie exemplarisch veranschaulichen, wie in einer bestimmten Konstellation eines Falls vorgegangen wird.

Fallbeispiele können im Bereich der Sozialwissenschaften auch als Einstieg in eine bestimmte Thematik mit anschließender Erarbeitung der Theorie genutzt werden (induktive Methodik). Umgekehrt können aus der Theorie Aussagen über Einzelfälle gewonnen werden (deduktive Methodik).

Somit haben Fallbeispiele auch in der modernen EBP einen berechtigten Stellenwert. Im vorliegenden Buch folgen 23 ausgewählte Fallbeispiele – die genannten Namen der jeweiligen Patienten sind aus Datenschutzgründen frei gewählt. Die Autorinnen und Autoren lassen sich dabei völlig transparent „auf die Hände schauen“ und – mindestens ebenso wichtig – „ins Gehirn blicken“. Vollziehen Sie als Leserinnen und Leser die detailliert beschriebenen Entscheidungen im Untersuchungs- und Behandlungsprozess nach und fragen Sie sich selbstkritisch, wie Sie in diesem Fall entschieden hätten bzw. vorgegangen wären. Je nachdem, ob ja oder nein, wissen Sie auch, warum?

Dieses kritische Betrachten eines Falles geschieht in diesem Buch auch durch die Herausgeber. Diese kommentieren jeden Fall aus Sicht der EBP. Die Autoren konnten, falls gewünscht, eine Replik zu den Kommentaren der Herausgeber schreiben. So ist ein Buch entstanden, das über das Format üblicher Fallbeispiele hinausgeht, hin zu einer modernen kritischen EBP.

Martin Verra, Bern
Peter Oesch, Valens
Im April 2019

Dank

Wir danken den 25 Autoren, die mit großem Einsatz ihre Fallbeispiele für dieses Buch zur Verfügung gestellt haben. Ohne sie wäre dieses – wenigstens unserer Meinung nach – wertvolle Buch nicht zustande gekommen. Die Autoren beschreiben hierbei auf eindrückliche Weise ihr Vorgehen in der täglichen Praxis. Nicht in allen Fallbeispielen erzielen sie schnelle Erfolge, in einigen bleiben diese sogar aus. Es bedarf Mut, darüber zu berichten. Einige Leser und Leserinnen dieses Buches werden den Autoren für diese interessanten Fallberichte besonders dankbar sein, da sie ähnliche, enttäuschende Behandlungssituationen erlebt haben.

Besonderen Dank möchten wir der Lektorin Astrid Nedbal vom Georg Thieme Verlag aussprechen. Sie hat es geschafft, den vielen Autoren eine gemeinsame Sprache zu geben. Ohne sie wäre dieses Buch nicht so verständlich geschrieben und bei Weitem nicht so gut lesbar geworden.

Nun ist es an Ihnen, geschätzte Leserinnen und Leser, zu urteilen, ob es sich lohnt ein Buch mit Fallbeispielen zu lesen. Seien sie versichert, dass alle in diesem Buch vorgestellten Fallbeispiele gemeinsame Merkmale eines gelungenen physiotherapeutischen Patientenmanagements zeigen. Wir wünschen Ihnen eine gute, spannende und lehrreiche Lektüre!

Martin Verra, Bern
Peter Oesch, Valens
Im April 2019

Inhaltsverzeichnis

Physiotherapie und Wissenschaft

Untere Extremität

Anschriften

Herausgeber

Dr. phil. Martin **Verra**
Insel Gruppe
Inselspital, Universitätsspital Bern
3010 Bern
Schweiz

Dr. phil. Peter **Oesch**
Kliniken Valens
Taminaplatz 1
7317 Valens
Schweiz

Mitarbeiter

Tobias **Baierle**
Römerstr. 57
69115 Heidelberg

René **Bakodi**
Physio-Point
Holzplatz 2
2620 Neunkirchen
Österreich

Francesco **Cantarelli**
Viale Risorgimento 104
46100 MANTOVA
Italien

Renée **De Ruijter**
Physiotherapie Bouwman
Schachenstrasse 5
6010 Kriens
Schweiz

M.A. Roland **Gautschi**
Kehlstrasse 33
5400 Baden
Schweiz

Atsushi **Hasegawa**
Unterrainstrasse 18
7310 Bad Ragaz
Schweiz

Bettina **Haupt-Bertschy**
Institut für Physiotherapie Inselspital
Universitätsspital Bern
Freiburgstrasse 16p
3010 Bern
Schweiz

Harry **Herrewijn**
Kirchstrasse 1
2540 Grenchen
Schweiz

Marisa **Hoffmann**
Agilphysio
Oppenheimer Str. 47a
55268 Nieder-Olm

Beatrice **Jansen**
Rehaklinik Bellikon
Mutschellenstrasse 2
5454 Bellikon
Schweiz

Manuel **Kiefhaber**
Philipp-Fauth-Straße 12b
67098 Bad Dürkheim

Prof. Dr. Kerstin **Lüdtke**
Oelkersallee 13
22769 Hamburg

Prof. Dr. phil. Hannu **Luomajoki**
Turmstrasse 57
8400 Winterthur
Schweiz

Christine **Müller-Mebes**
Kirchstrasse 1
2540 Grenchen
Schweiz

Klaus **Orthmayr**
Nottekampsbank 84
45259 Essen

Michael **Richter**
Kottwitzstr. 10
20253 Hamburg

Dr. phil. Cornelia **Rolli Salathé**
Universität Bern
Institut für Psychologie
Fabrikstr. 8
3012 Bern
Schweiz

Stefan **Schädler**
Ahornweg 14
3400 Burgdorf
Schweiz

Stefan **Schiller**
Bethesda-Spital Basel
Gellertstrasse 144
4052 basel
Schweiz

Ulrike **Schwarzer**
Fliederweg 3
6340 Baar
Schweiz

Heinz **Strassl**
Haunspergstraße 4
5411 Oberalm
Österreich

Georg **Supp**
Rieselfeldallee 12
79111 Freiburg

Agnès **Verbay**
Holländerstrasse 68
8707 Uetikon am See
Schweiz

Prof. Dr. Harry **von Piekartz**
Stobbenkamp 10
7631 CP OOTMARSUM
Niederlande

Balz **Winteler**
Institut für Physiotherapie
Inselspital
Freiburgstrasse 16p
3010 Bern
Schweiz
und
Berner Fachhochschule Gesundheit Physiotherapie
Stadtbachstrasse 64
3012 Bern
Schweiz

Teil I

Physiotherapie und Wissenschaft

I

Kapitel 1

Physiotherapie und Wissenschaft

1

1 Physiotherapie und Wissenschaft

Martin Verra, Peter Oesch

1.1 Muskuloskelettale Gesundheit und die Rolle der Physiotherapie

Gesundheit beinhaltet die Fähigkeit, sich an soziale, physische und emotionale Probleme anzupassen und diesen Herausforderungen begegnen zu können (Huber et al. 2011a). Folglich steht die Fähigkeit, sich auf die jeweiligen Lebensbedingungen einzustellen und mit ihnen umzugehen, heutzutage im Mittelpunkt der Gesundheit. Gesundheit ist auch dann möglich, wenn vollkommenes Glück, absolute Beschwerdefreiheit und höchste körperliche Leistungsfähigkeit nicht gegeben sind.

Die Physiotherapie ist eine selbständige Disziplin im Bereich der medizinischen Therapien, die – zusammen mit Medizin und Pflege – die 3 Säulen der Schulmedizin bildet (Huber et al. 2011b) und sich mit dem Gesundbleiben oder -werden von Menschen befasst. Sie ist auf die Behebung von, respektive den sinnvollen Umgang mit körperlichen Funktionsstörungen und Schmerzen ausgerichtet und kommt sowohl in der Therapie, Rehabilitation, Prävention, Gesundheitsförderung wie auch Palliativbehandlung zur Anwendung (Chartered Society of Physiotherapy 2011). Die physiotherapeutische Praxis zeigt, dass Schmerzen und funktionelle Einschränkungen im Alltag die häufigsten Gründe sind, warum ein Arzt einen Patienten zur Physiotherapie überweist (Verra und Winteler 2013).

Physiotherapeuten sind Spezialisten für Schmerz und Mobilität sowie Bewegung von Menschen in ihrer täglichen Umgebung und gesellschaftlichen Partizipation. Unter Zuhilfenahme der International Classification of Functioning, Disability and Health (ICF) der WHO (WHO 2001) legen Physiotherapeuten und Patienten gemeinsam die Behandlungsziele fest – und zwar auf allen Ebenen: Körperstruktur/-funktion, Aktivität und Partizipation. Physiotherapeuten erbringen Leistungen für Einzelpersonen und Gruppen mit dem Ziel, ein Maximum an Bewegung und funktionellen Fähigkeiten in allen Lebensabschnitten zu erhalten und wiederherzustellen. Das übergeordnete physiotherapeutische Ziel ist in den meisten Fällen die Verbesserung der bewegungsbezogenen Funktionsfähigkeit der Patienten – Bewegung und Patientenedukation sind die Rohstoffe der Physiotherapeuten (angepasst an Wirz 2016).

Physiotherapeuten haben bei der Behandlung mit Elementen aus der Bewegungs- und Massagetherapie sowie physikalischen Therapie eine breite Palette an Interventionsmöglichkeiten. Das übergeordnete Rehabilitationsziel ist, den Patienten die Gelegenheit zu geben, einen besseren Umgang mit ihren Beschwerden zu erlernen und dies aktiv umzusetzen. So können sie das Niveau der (schmerzbedingten) Behinderung senken. Diese Vorgehensweise erhöht auch die Chance auf eine erfolgreiche, berufliche Wiedereingliederung. In der muskuloskelettalen Physiotherapie liegt der Fokus konsequent auf den funktionellen Aspekten von Gesundheitsproblemen. Die Rolle der Physiotherapeuten beinhaltet im Behandlungsprozess demzufolge zunehmend ein Coaching des Patienten/der Patientin im Sinne einer Anleitung zum Selbsttraining. Und last-but-not-least: Physiotherapeuten erarbeiten mit den Patienten ein auf ihre Bedürfnisse zugeschnittenes Eigentrainingsprogramm. Damit ist die Physiotherapie als Profession sehr geeignet, Patienten mit muskuloskelettalen Beschwerden in ihrer Gesundheit zu unterstützen. Fallbeispiele aus der praktischen Anwendung sind hierbei hilfreiche Instrumente, um Physiotherapeuten jeglichen Erfahrungsschatzes mögliche Wege für die Behandlung aufzuzeigen.

1.2 Evidenzbasierte Medizin

Die evidenzbasierte Medizin (EBM) hat sich seit ihrer Einführung 1992 rasant weiterentwickelt. Die Anwendung der EBM ist ein klinischer Entscheidungsprozess (▸ Abb. 1.1), der darauf ausgerichtet ist, unter Einbeziehung folgender streng validierter, klinischer Forschungsresultate zur

- Diagnose,
- Prognose,
- Behandlung (Wirksamkeit, Schadensvermeidung, Kosteneffizienz),

die bestmögliche Behandlung durchzuführen (Sackett et al. 2000).

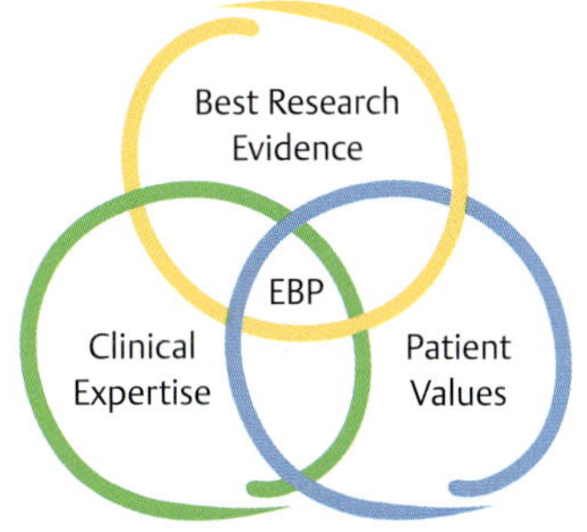

Abb. 1.1 Evidence-based Medicine: Diese definiert sich nicht nur über wissenschaftliche Forschungsergebnisse, sondern auch über die persönlichen Erfahrungen der Physiotherapeuten sowie die individuellen Ansichten und Werte der Patienten.

1.3 Evidenzbasierte Physiotherapie

Evidenzbasierte Physiotherapie beinhaltet nicht nur, dass Physiotherapie auf wissenschaftlicher Evidenz abgestützt ist (Allet 2011). EBP ist wichtig für

1. *die Patienten:* Untersuchungen und Behandlungen sind sicher und wirksam.
2. *die Physiotherapeuten und die Profession:* berufliche (semi-)Autonomie
3. *die Kostenträger:* Untersuchungen und Behandlungen sind wirksam, zweckmäßig und wirtschaftlich.

Erleichtert wird die Anwendung der EBP, die auch der Weltverband der Physiotherapeuten (WCPT) und diverse nationale Physiotherapieverbände unterstützen, durch eine Vielzahl von benutzerfreundlichen Hilfsmitteln. Wertvolles Hilfsmittel ist beispielsweise die Datenbank PEDro (www.pedro.org.au/german). Diese ist frei zugänglich und umfasst aktuell (Stand März 2019) über 42 000 randomisierte, kontrollierte Studien (RCTs), systematische Reviews und klinische Praxisleitlinien für den Bereich der Physiotherapie. Für jede Studie, Leitlinie bzw. Review stellt PEDro die bibliographischen Details, und, wenn möglich, einen Abstract sowie einen Link zum Volltext zur Verfügung. Alle RCTs in der PEDro werden unabhängig auf ihre Qualität hin bewertet. Diese Qualitätsbewertungen dienen dazu, den Nutzer der Datenbank schnell zu Studien zu führen, die wahrscheinlich valide sind und genügend Informationen enthalten, um die klinische Praxis anzuleiten. Für interprofessionelle Informationen ist die Cochrane Library (z. B. www.cochrane.de/de oder www.swiss.cochrane.org/de) sehr hilfreich.

1.3.1 1. EBP-Ebene: Forschungsresultate

Klinische Arbeit am Patienten sollte evidenzbasiert sein, sofern relevante und qualitativ hochstehende Forschungsergebnisse vorhanden sind (Herbert et al. 2012). Resultate von wissenschaftlichen Studien sollten sorgfältig interpretiert werden. Wissenschaftliche Evidenz wie Kohortenstudien, RCTs, systematische Übersichtsarbeiten mit oder ohne Meta-Analysen beschreibt Durchschnittswerte von Gruppen. Diese sagen nur bedingt etwas über den individuellen Patienten aus („means are mean“).

RCTs wurden primär für die pharmakologische – und nicht die physiotherapeutische Forschung entwickelt. In diesem Studiendesign sind 2 sehr relevante Aspekte für die physiotherapeutische Arbeit per se suspekt:

1. die Verblindung der Physiotherapeuten – die meistens nicht verblindet werden können – und
2. der Plazebo-Effekt (sogenannte „unspezifische“ Effekte, die v. a. auf einer vertrauensvollen, therapeutischen Beziehung zwischen Patienten und Physiotherapeuten basieren).

Kliniker und Forscher sind mittlerweile jedoch einverstanden, dass gerade der Plazebo-Effekt einen substanziellen Teil des Behandlungserfolgs bewirkt. Plazebo wirkt. Das ist nicht selbstverständlich, sondern die Kunst einer guten Kommunikation der Physiotherapeuten!

Evidenz von hoher Qualität – d. h. Studien mit einem möglichst kleinen Verzerrungsrisiko der Resultate, genügend großen Stichproben, Validierung durch mehrere, unabhängige Forschungsgruppen, etc. – ist jedoch nicht immer vorhanden. Dennoch müssen Physiotherapeuten klinische Entscheidungen treffen. Diese basieren beispielsweise auf Forschungsresultaten von niedriger Qualität, Konsensus oder Erfahrungswissen. In diesem Fall spricht man von „best practice physiotherapy“ anstelle von „evidence-based physiotherapy“.

1.3.2 2. EBP-Ebene: Erwartungen der Patienten

Aus Patientensicht bestehen meist folgende Fragen: Was habe ich? Woher kommt das? Wie lange dauert es? Was hat es für Folgen? Geht es vorbei und wer kann das unterstützen? (Verra und Winteler 2013). Wie bereits vorher erwähnt, muss eine konstruktive therapeutische Beziehung zwischen dem Physiotherapeuten/der Physiotherapeutin und dem Patienten/der Patientin erarbeitet werden. Sie beinhaltet u. a. eine vertiefte Kommunikation, Empathie und Befähigung von Patienten (Shared Decision Making). Physiotherapeuten behandeln keine Krankheiten, sondern kranke Menschen. Die Interaktion mit dem Physiotherapeuten/der Physiotherapeutin wird von den Patienten sehr geschätzt. Patienten suchen eine Erklärung für ihre muskuloskelettalen Beschwerden und sind mit einer Therapie zufrieden, wenn sie das Gefühl haben, verstanden und ernst genommen zu werden (Maiers et al. 2016).

Die im vorherigen Abschnitt erwähnten Werte der Physiotherapeuten sollten von den Patienten erfahren werden. Dies könnte sich zum Beispiel in folgenden Haltungen oder Verhaltensweisen gegenüber den Patienten äußern:

- sich auf den Patienten einlassen,
- zuhören können,
- präsent sein,
- geduldig sein,
- achtsam sein,
- andere Ansichten respektieren,
- verantwortungsbewusste Entscheide treffen,
- eigene Haltung laufend weiterentwickeln,
- Werturteile als solche erkennen und Handlungen fachlich begründen,
- fürsorglich sein,
- bescheiden sein,
- Hoffnung haben,
- ehrlich und authentisch sein.

1.3.3 3. EBP-Ebene: klinische Expertise der Physiotherapeuten

Unter klinischer Expertise versteht man die auf einer systematischen Analyse der klinischen Beobachtungen gestützte Erfahrung sowie die intellektuelle, manuelle und kommunikative Kompetenz der Physiotherapeuten. Diese müssen u. a. darüber befinden, ob die Forschungsresultate (externe Evidenz) für den Patienten/die Patientin relevant sind und wie diese gegebenenfalls in die klinische Entscheidung einzubeziehen sind (Sackett et al. 2000). Standardisierte und validierte Assessments (Fragebögen, funktionelle Leistungstests, etc.) können in der Diagnostik und Verlaufskontrolle äußerst hilfreich sein. Ihre Auswertungen sollten mit den Patienten besprochen werden. Mündige und informierte Patienten werden auf Basis eines gegenseitigen Vertrauens aktiv im Untersuchungs- und Behandlungsprozess miteinbezogen. Vor allem Aktivitätsfragebögen liefern hilfreiche Daten hinsichtlich der Bewältigungsstrategien und Bedeutung/Priorisierung von (Alltags-)Aktivitäten des Patienten/der Patientin. Physiotherapeuten bekommen so wichtige Zusatzinformationen, die auf therapeutische Maßnahmen hinweisen.

Clinical Reasoning

Die Qualität der klinischen Expertise der Physiotherapeuten spiegelt sich im Clinical Reasoning wider. Dieses umfasst Denk-, Handlungs- und Entscheidungsprozesse, um eine für Patienten optimale und personalisierte Therapie zu finden (Jones und Rivett 2004). Das Überprüfen von Hypothesen ist eine sehr wertvolle Methode, informiert, (datenbasierte) Entscheidungen zu treffen. Die Stratifizierung in Subgruppen basiert auf Mechanismen, Risikoprofilen oder Reaktion auf (Probe-)Behandlungen (Foster et al. 2013). Die personalisierte Physiotherapie geht schlussendlich von individuellen Charakteristika eines Patienten/einer Patientin aus, die für die eine und gegen die andere Therapieform sprechen. Die klinischen Entscheidungsprozesse sollten demzufolge kontextrelevant, evidenzbasiert und patientenorientiert sein („precision physiotherapy").

Ethische Standards

Vieles, was wir für selbstverständlich halten, ist gar keine universelle Konstante, sondern von Moral und Sozialisierung bestimmt. Physiotherapeuten benötigen demzufolge hohe ethische Standards. Der Weltverband für Physiotherapie hat diesbezüglich u. a. folgende ethische Prinzipien für unsere Profession formuliert (WCPT 2011):

- Die Rechte und Würde aller Patienten werden respektiert.
- Fundierte Beurteilungen werden verantwortungsvoll erstellt.
- Qualitativ hochwertige, professionelle Dienstleistungen werden ehrlich, kompetent und verantwortungsvoll erbracht.
- Die Physiotherapeuten tragen zur Planung und Entwicklung von Dienstleistungen bei, die sich auf den Gesundheitsbedarf der Gesellschaft beziehen.

Demzufolge sollten u. a. folgende (universelle) humanitäre Werte bei den Physiotherapeuten zur Geltung kommen:

- Mitgefühl/Empathie,
- Toleranz,
- Selbstdisziplin,
- Respekt vor der Autonomie/Selbstbestimmung und Würde der Patienten,
- Gerechtigkeit („fairness"),
- Fürsorge („care"),
- Nachhaltigkeit,
- soziale Verantwortung,
- Förderung der Reflexionsfähigkeit.

1.4 Stellenwert eines Fallbeispiels in der EBP

Physiotherapie besteht aus komplexen Interventionen. Neue diagnostische Verfahren und/oder neue Therapien (Innovationen) bedeuten nicht automatisch Fortschritt. Strikt genommen haben Innovationen keinen Referenzkader und sind de facto „sinnfrei". Deshalb sollten Aus-/Weiterbildungsstätten und klinisch tätige Physiotherapeuten sehr kritisch sein, wenn es darum geht, neue Tests und Behandlungsmethoden als evidenzbasiert zu deklarieren und in ihre Bildungscurricula und/oder Behandlungskonzepte zu integrieren.

Diese Einschränkung gilt auch für die in diesem Buch beschriebenen Fallbeispiele. Diese sind gemäß dem Oxford Centre für EBM auf niedriger Evidenzstufe (▶ Abb. 1.2). Im Sinne der EPB können Fallbeispiele zur Entwicklung von neuen Therapiemethoden dienen. Dabei ist jedoch ein striktes methodologisches Vorgehen zu beachten.

1.4.1 Integration in die tägliche Arbeit

Neue physiotherapeutische Interventionen sollten anhand von sequenziellen Phasen randomisiert kontrollierter Studien entwickelt und getestet werden (Craig et al. 2008). Die Physiotherapeuten Kari Bø und Rob Herbert haben ein abgestuftes Vorgehen (▶ Tab. 1.1) publiziert, ob und wann neue Therapien in der klinischen Routinearbeit integriert werden sollten.

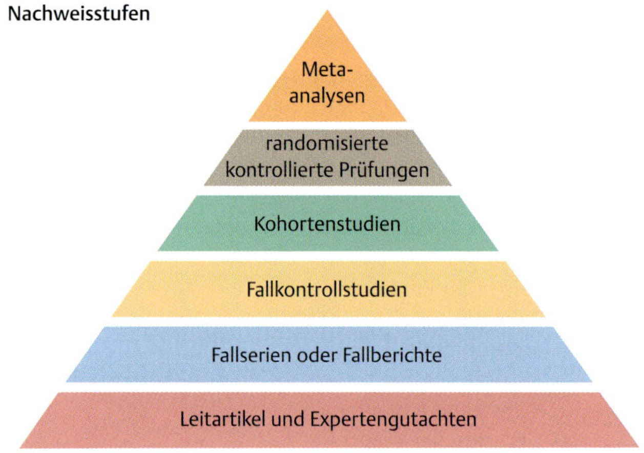

Abb. 1.2 Einteilung der Evidenzstufen. Auch wenn Fallberichte in der Hierarchie der Evidenzstufen eher niedrig angesiedelt sind, so können sie – gut umgesetzt – dennoch einen Mehrwert für die praktische Anwendung liefern.

Tab. 1.1 Protokoll für die Implementierung neuer Therapien (Bø und Herbert 2009).

Phaseneinteilung	Methode der Therapieimplementierung	Phasenbezeichnung
Phase 1	klinische Observation oder Laborstudien	Entwicklungsphase
Phase 2	klinische Exploration	
Phase 3	Pilotstudien	
Phase 4	randomisiert kontrollierte Studien	Testphase
Phase 5	Verbesserung	Verbesserungs- und Verbreitungsphase
Phase 6	aktive Verbreitung („dissemination“)	

1.5 Merkmale eines guten Fallbeispiels

Für das Gelingen eines Fallbeispiels im muskuloskelettalem Bereich sind bestimmte Kriterien entscheidend, die je Therapiephase erfüllt sein sollten.

1.5.1 Nach ärztlicher Diagnose und Verordnung

Die medizinische Diagnose des verordnenden Arztes beschreibt in den meisten Fällen eine pathologisch veränderte Körperstruktur (z. B. Sehnenentzündung, Kniegelenkarthrose, Bandscheibenvorfall) oder einen Symptomkomplex (z. B. Lumbago, Fibromyalgie-Syndrom). Bei aktuell noch fehlendem Direktzugang zur Physiotherapie in den deutschsprachigen Ländern formuliert der zuweisende Arzt eine mögliche Indikation für Physiotherapie, respektive Kontraindikation oder Gefahrensituation für die physiotherapeutische Untersuchung und Behandlung.

Nach Erhalt der ärztlichen Verordnung ermitteln Physiotherapeuten, ob weitere mögliche Risikofaktoren vorliegen und beurteilen – unter Berücksichtigung der möglichen maladaptiven psychosozialen Aspekte – die aktuelle Belastbarkeit der beeinträchtigten Gewebe hinsichtlich der Funktion. Es gilt, den biopsychosozialen Kontext des Patienten/der Patientin mit seiner/ihrer medizinischen Diagnose im Einzelfall zu evaluieren (s. Box „Der physiotherapeutische Prozess“ (S. 21)). Mit Wahl der Behandlungsformen, die innerhalb des biopsychologischen Referenzkaders zu den zugrundeliegenden biologischen Mechanismen der Beschwerden passen, können die Behandlungen patientenspezifisch („precision medicine“) gestaltet werden.

1.5.2 Bei der Untersuchung

Folgende Merkmale kennzeichnen eine gelungene physiotherapeutische Untersuchung:

- sorgfältige Anamnese (inklusive Screening nach Red Flags, spezifischer Pathologie und Hinweisen auf unspezifische Beschwerden – ggf. Benutzung von validierten Fragebögen)
- gründliche körperliche Untersuchung mit Fokus auf funktionelle Defizite und Ressourcen, respektive modifizierbare Faktoren – ggf. Benutzung von validierten funktionellen Leistungstests
- Neben körperlichen Aspekten werden Gedanken, Gefühle und das soziale Umfeld des Patienten berücksichtigt (biopsychosoziale Paradigma)
- Miteinbeziehen der aktuellen wissenschaftlichen Evidenz zum entsprechenden Thema

- Bei Fehlen wissenschaftlicher Evidenz soll die klinische Erfahrung des Physiotherapeuten führend sein.
- aktives Eingehen auf Erwartungen und Überzeugungen des Patienten/der Patientin
- Aufbau eines vertrauensvollen Patienten-Therapeuten-Verhältnis (therapeutische Beziehung)
- adressatengerechte Erläuterung der Befunde (auch von Fragebogen und funktionellen Leistungstests) gegenüber den Patienten
- Formulierung einer funktions- und ressourcenorientierten physiotherapeutischen Diagnose
- Zuordnung der Patienten zu einem evidenzbasierten Klassifikationsmodell (Stratifizierung in Subgruppen) – falls möglich
- Mut zu einer physiotherapeutischen Prognose
- aktives Miteinbeziehen der Patienten bei der Zielsetzung, Wahl der Maßnahmen und deren Priorisierung („shared decision making").

1.5.3 Während der Behandlungsphase

In dieser Phase ist es nicht nur wichtig, sich auf das Wiederherstellen der körperlichen Leistungsfähigkeit und Beschwerdefreiheit zu fokussieren. Vielmehr ist es auch entscheidend, den Patienten/die Patientin als „Partner" in die Behandlung miteinzubeziehen und Selbstverantwortung zu übergeben. Nachfolgend sind die relevantesten Kriterien eines gelungenen Behandlungsverlaufs gelistet:

- Verbessern der körperlichen Funktions- und Leistungsfähigkeit (u. a. Rückkehr zur Arbeit)
- Patientenedukation (z. B. Erklärung der Schmerzmechanismen, aber auch der Rolle von Lifestyle-Komponenten wie genügend Schlaf, Alltagsaktivitäten, regelmäßigem Training, guter Ernährung, Stressmanagement, etc.)
- Einforderung der Eigenverantwortung des Patienten/der Patientin (z. B. Heimübungen ausführen, Selbstbeobachtungen durchführen)
- Berücksichtigung von maladaptiven Überzeugungen, Vermeidungsverhalten, Angst für Bewegung, etc.
- Anpassung der Dosierung und Intensität der Intervention im Behandlungsverlauf
- systematische Verlaufskontrolle, u. a. mit responsiven Assessment-Tools
- zunehmende Fokussierung auf individuelle Eigenübungen und Eigentraining (Förderung der Compliance). Der Physiotherapeut rückt zunehmend in die Rolle des Coaches.
- ggf. Adaptation oder Neupositionierung der Behandlungsziele
- Kommunikation mit Zuweiser und ggf. anderen Beteiligten aus dem Gesundheitswesen
- empathischer, partizipativer Führungsstil des Therapeuten.

Untersuchung und Behandlung können nicht immer strikt getrennt betrachtet werden, sondern fließen im klinischen Alltag meistens ineinander. Es betrifft also eher einen am/an der spezifischen Patienten/Patientin adaptierten Prozess (s. Box „Der physiotherapeutische Prozess" (S. 21)) als eine vordefinierte Abhandlung von Untersuchungs- und Behandlungstechniken.

Zusatzinfo

Der physiotherapeutische Prozess (adaptiert nach Mattfeld 2010)

Analyse des Gesundheitsproblems auf Grundlage des biopsychosozialen Modells

- Was ist die Ursache oder der Auslöser der Symptome oder Funktionsstörung?
- Welche möglichen Folgen haben die Symptome oder Funktionsstörungen für die Bewegung des Patienten/der Patientin?
- Ist der Verlauf der Funktionsstörung normal oder abweichend?
- Wie ist die Prognose?
- Gibt es zusätzliche zu berücksichtigende Faktoren, die für das Gesundheitsproblem von Bedeutung sind?
- Welche Erwartungen und Zielsetzungen hat der Patient/die Patientin in Bezug auf die Physiotherapie?
- Welche Behandlungsformen können zielführend sein?

Analyse, Untersuchung und physiotherapeutische Diagnose

- *Anamnese:* Befragung über die Vorgeschichte bzw. den Verlauf des Symptoms oder der Funktionsstörung, Information über das soziale Umfeld, Einschätzung des Patienten/der Patientin bezüglich seines/ihres Bewegungsproblems,
- *Untersuchung:* Durchführung von Funktionsanalysen, Test- und Messverfahren passend zur Beeinträchtigung,
- *Physiotherapeutische Diagnose:* Die Sammlung von Patientendaten (von oder über sie), der ärztlichen Diagnose und Verordnung sowie des physiotherapeutischen Fachwissens und der wissenschaftlichen Evidenz bilden die Basis der physiotherapeutischen Diagnose.

Therapieplanung und Therapieziele

Festlegen der Therapieplanung und -ziele in Abstimmung mit dem/der Patienten/Patientin unter Berücksichtigung äußerer (limitierender) Faktoren, der eigenen Fähigkeiten und der aktuellen Forschung. Der Physiotherapeut/die Physiotherapeutin kennt die Wirkungsweise und die Wirksamkeit, die Indikationen sowie die Kontraindikationen und Gefahren von einzelnen Behandlungstechniken und Behandlungskonzepten.

Umsetzung

- Der Patient/die Patientin ist über die therapeutischen Maßnahmen aufgeklärt. Physiotherapeutische Techniken und Konzepte sowie unterstützende Anwendungen der physikalischen Therapie werden durchgeführt und laufend anhand der Effektivität überprüft.
- Der Patient/die Patientin erhält ein Schulungs- und Verhaltensprogramm zur selbständigen Durchführung. Am Ende einer Behandlungsserie werden mit dem Patienten/der Patientin weitere Maßnahmen und ein Heimprogramm besprochen.

Übergreifende Tätigkeiten

- Während der Behandlung werden Zwischenbefunde erhoben und der Behandlungsplan sowie die Ziele der aktuellen Situation angepasst. Am Ende einer Behandlung wird ein Abschlussbefund (Reflexion) erhoben.
- Im multiprofessionellen Behandlungsteam werden Informationen ausgetauscht und Absprachen getroffen.
- Der gesamte Therapieprozess wird schriftlich dokumentiert und in zusammenfassender Form bei Bedarf den anderen Professionen im Behandlungsteam zur Verfügung gestellt
- Angehörige und Bezugspersonen werden in die Therapie miteinbezogen und über notwendige Anpassungen im Alltag und in der Umwelt des Patienten/der Patientin beraten.

1.6 Literatur

Allet L. Die Rolle der „evidenzbasierten Medizin“ in der Physiotherapie. In: Huber OE, Monnin D, Paillex R, Boldi-Goetschy C, Oggier W, Hrsg. Physiotherapie im Wandel. Bern: Schweizerische Gesellschaft für Gesundheitspolitik; 2011

Bø K, Herbert RD. When and how should new therapies become routine clinical practice? Physiotherapy 2009; 95:51–57. doi: 10.1016/j.physio.2008.12.001

Chartered Society of Physiotherapy (CSP). Physiotherapy Framework: putting physiotherapy behaviours, values, knowledge & skills into practice (updated Sept 2013); 2011. https://www.appn.org.uk/cms/wp-content/uploads/2015/09/physiotherapy_framework_condensed_updated_Sept_2013.pdf

Craig R, Dieppe P, Macintyre S t al. Developing and evaluating complex interventions: the new Medical Research Council guidance. BMJ 2008; 337: a1655 doi: 10.1136/bmj.a1655

Foster NE, Hill CJ, O'Sullivan P et al. Stratified models of care. Best Pract Res Clin Rheumatol 2013; 27(5): 649–661

Herbert R, Jamtvedt G, Birger Hagen K et al. Practical Evidence-Based Physiotherapy. 2. Aufl. Edinburgh: Elsevier Churchill Livingstone; 2012

Huber M, Knottnerus JA, Green L, et al. (a). How should we define health? BMJ 2011; 343: d4163. doi: 10.1136/bmj.d4163

Huber OE, Monnin D, Paillex R et al. (b) Physiotherapie im Wandel. Bern: Schweizerische Gesellschaft für Gesundheitspolitik; 2011

Jones MA, Rivett DA (Ed.). Clinical Reasoning for Manual Therapists. Edinburgh: Butterworth-Heinemann, Elsevier Science Limited; 2004

Maiers M, Hondras MA, Salsbury A et al. What do patients value about spinal manipulation and home exercise for back-related leg pain? A qualitative study within a controlled trial. Man Ther 2016; 26:183–191. doi: 10.1016/j.math.2016.09.008

Mattfeld U. Der ZVK weiß, was Physiotherapeuten leisten. ZVK Journal; November 2010: 6–8

Sackett DL, Straus SE, Richardson WS et al. Evidence-based Medicine: How to practice and teach EBM. 2.Aufl. Edinburg: Churchill Livingstone; 2000. Doi: 10.1177/088506660101600307

Verra ML, Winteler B. Stellenwert der Physiotherapie bei chronischen Schmerzen. Rheuma Schweiz 2013; 6: 21–24

Wirz M. Antrittsvorlesung zur ZHAW-Professur am 7.12.2016, Winterthur

World Health Organisation (WHO). ICF – International Classification of Functioning, Disability and Health. Geneva, Switzerland: World Health Organisation; 2001. https://www.who.int/classifications/icf/en/

World Confederation for Physical Therapy. Ethical Principles. London, UK: WCPT; 2011. https://www.wcpt.org/ethical-principles (konsultiert am 19.11.2018)

Teil II

Untere Extremität

II

Kapitel 2

Meniskusriss

2

2 Meniskusriss

Harry Herrewijn

Die 41-jährige Anna B. hat seit rund 2 Monaten Beschwerden an der Innenseite ihres rechten Kniegelenks. Diese traten erstmals auf, nachdem sie sich in den Ferien bei einem Sprung das Knie verdreht hatte. Nachdem Schwellung, Bewegungseinschränkung und Schmerzen nicht weggingen, suchte sie einen Arzt zur weiteren Abklärung auf. Dieser veranlasste ein MRT, bei dem ein Knochenmarködem im medialen Tibiakopfbereich aufgrund von Mikrofrakturierungen, ein komplexer Innenmeniskusriss sowie kleine medialseitige, retropatellare Gelenkknorpelläsionen festgestellt wurden. Ihr Arzt empfiehlt Anna daraufhin nun eine Arthroskopie. Sie will jedoch erst einige physiotherapeutische Behandlungen ausprobieren, bevor sie sich möglicherweise für eine Operation entscheidet.

2.1 Hintergrund zur Rolle der Physiotherapie

Dass bei vielen positiven MRT-Befunden u. a. des Kniegelenks nicht immer operativ eingegriffen werden muss, ist durch Erfahrungen in der Physiotherapie schon länger bekannt und durch viele Studien der letzten Jahre auch nachgewiesen worden (Katz et al. 2013, Petersen et al. 2015, Jarrett und Sauereisen 2017). Diese Studien belegen, dass Physiotherapie genauso wirksam wie ein operativer Eingriff und viel kostengünstiger ist (Thorlund et al. 2015, Marsh et al. 2016, Muheim et al. 2017). Diese Information dringt jetzt immer mehr bei der Bevölkerung durch, weil in vielen Zeitungen, Fernsehen und andere Medien Artikel zu diesem Thema veröffentlicht werden.

Interessant wird sein, ob in nächster Zukunft vor einem operativen Eingriff häufiger Physiotherapie verschrieben wird. Im Rahmen der Kostenexplosion im Gesundheitswesen und insbesondere für die Patienten wäre das zu begrüßen. Der vorliegende Fall beschreibt ein solches Beispiel.

2.2 Vorgeschichte

Anna kommt zirka 2 Monate nach ihrem Kniegelenkstrauma zu mir in Behandlung. Mich interessiert, wie es zu der Verletzung gekommen ist bzw. wie die Symptome direkt danach gewesen seien: Anna hatte sich in den letzten Ferien bei einem Sprung das rechte Knie verdreht. Direkt im Anschluss schwoll das Knie dick an und sie konnte das Bein weder belasten noch gehen. In den darauffolgenden 3 Wochen war die Schwellung zwar zurückgegangen, aber nie komplett verschwunden. Sie konnte nicht schmerzfrei und normal gehen. Ab und an hatte sie das Gefühl, das Kniegelenk wäre blockiert. Joggen war nicht mehr möglich und auch Yoga war schwierig. 4 Wochen nach ihrer Verletzung erfolgte auf ärztliche Anweisung hin ein MRT. Der Befund lautete: „Bedingtes, ausgedehntes Knochenmarködem im medialen Tibiakopfbereich aufgrund von Mikrofrakturierungen mit komplexem Einriss im Innenmeniskushinterhorn. Umschriebene kleine retropallare Gelenksknorpelläsion, medialseitig." Der Arzt empfahl ihr eine Arthroskopie, doch sie möchte zunächst versuchen, mit Physiotherapie ihre Beschwerden in den Griff zu bekommen.

2.2.1 Aktuelle Beschwerden

Nachdem ich nun erfahren habe, wie es Anna die letzten Wochen ergangen ist, interessiert mich, wie die aktuellen Beschwerden sind. Wie in der Körpertabelle (▶ Abb. 2.1) eingezeichnet, sind Annas Beschwerden nur medial am rechten Knie lokalisiert. Sie beschreibt die Schmerzen als stechend, intermittierend und tief im Knie. Ansonsten hat sie im übrigen Bereich der unteren Extremität und des Rückens keine Beschwerden.

Die Schmerzen treten nach ca. 20 Stufen beim Treppabgehen, nach ungefähr 5 Minuten beim Bergauf- und abgehen sowie direkt im Schneidersitz auf. Sobald sie die Position ändert, verschwinden die Symptome jedoch sofort. Auch beim Brustschwimmen tauchen die Beschwerden sogleich auf, ebenso beim in die Hocke gehen (bei ca. 120°) und wenn sie mit der Innenseite des Fußes etwas nach innen knickt. Nach diesen Aktivitäten verschwinden die Schmerzen jedoch umgehend wieder. Joggen hat sie bis jetzt nicht mehr probiert.

Beim Gehen und wenn das Knie nicht belastet wird, ist Anna im Moment schmerzfrei. Sie ist Mutter von 2 Kindern und arbeitet zu 40 % im Büro, was ihr keine Probleme bereitet. Sie kann nachts durchschlafen und morgens sind die Beschwerden besser als im Verlauf des Tages. Hier nehmen sie eher zu. Die Schmerzen sind eindeutig belastungsabhängig.

2.2.2 Spezifische Fragen

Bei meiner Frage nach Vorerkrankungen oder alten Verletzungen antwortet Anna, sie hätte rechts vorher noch nie Probleme gehabt. Allerdings hätte sie vor 3 Jahren ähnliche Beschwerden im linken Kniegelenk gehabt, aber damals seien diese mit Physiotherapie verschwunden. Vor 30 Jahren hatte sie eine Fraktur des rechten Malleolus medialis.

Anna nimmt keine Medikamente. Sie hat eine gute allgemeine Gesundheit und macht viel Sport. Sonst hat sie keine anderen Erkrankungen. Sie wünscht sich von der physiotherapeutischen Behandlung, dass sie wieder joggen und Yoga machen kann, macht sich aber ein wenig Sorgen, ob dies wieder möglich sein wird.

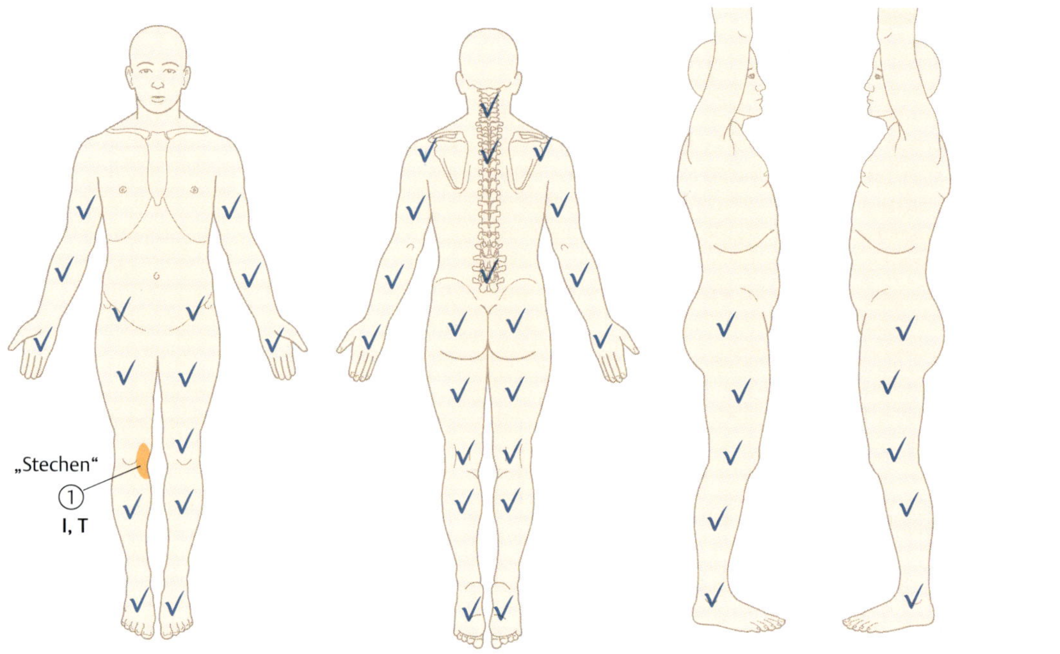

Abb. 2.1 Bodychart: Unter Belastung hat die Patientin stechende, tiefliegende Schmerzen medialseitig im Bereich des rechten Kniegelenks.

Clinical Reasoning

Anna hatte gute Erfahrungen mit Physiotherapie gemacht, als sie vor 3 Jahren mit ihrem linken Knie Probleme hatte. Dies veranlasste sie auch jetzt, es zunächst mit einer konservativen Behandlung zu versuchen.

Viele Studien zeigen, dass „beliefs" und „attitudes" der Patienten bezüglich ihrer Probleme eine wichtige Rolle in der Genesung spielen können (Nijs et al. 2013).

Annas positive Einstellung gegenüber der Therapie ist eine gute Voraussetzung für die Behandlung ihres aktuellen Problems.

Aus folgenden Gründen entscheide ich mich, beim Erstbefund den Fokus auf das Kniegelenk und nicht auf die umliegenden Strukturen zu legen:

- Es liegt ein eindeutiges Kniegelenkstrauma als Auslöser vor.
- Anamnestisch bestehen keine Beschwerden in den angrenzenden Gelenken und der LWS.
- Die lokalen Befunde im MRT zeigen eindeutige strukturelle Verletzungen im Kniegelenk.

Da das Kniegelenk schon gut belastbar ist und die Schmerzen nach Beanspruchung sehr schnell wieder verschwinden, schätze ich die Irritierbarkeit des Problems nicht hoch ein. Deswegen bin ich bereit, bei Bedarf in der Untersuchung auch Schmerzprovokationstests durchzuführen.

Hinsichtlich der Schmerzmechanismen scheint es ein dominant peripher nozizeptives Problem zu sein (s. Box „Peripher nozizeptiver Schmerz" (S. 27)).

Zusatzinfo

Peripher nozizeptiver Schmerz

Bei einem peripher nozizeptivem Problem haben die Symptome ihren Ursprung in den Geweben, die vom Nervensystem nozizeptiv innerviert werden. Für die Symptomentstehung kommt jedes nozizeptiv innerviertes Gewebe (Zielgewebe oder „target tissue“) wie Haut, Muskel, Knochen, Ligamente und Synovia in Frage. Die nozizeptiven Schmerzmechanismen zeigen ein vorhersagbares Verhalten und die damit verbundenen klinischen Muster sind gut erkennbar. Es besteht ein direkter Zusammenhang zwischen der Reizstärke und den Symptomen (IMTA Kurshandbuch 2013).

2.3 Körperliche Untersuchung

2.3.1 Inspektion

Anna ist zu Beginn der Untersuchung beschwerdefrei. Das Knie ist nicht geschwollen. Gehen funktioniert ohne Probleme. Auffällig ist eine leichte Atrophie des M. vastus medialis des rechten M. quadriceps femoris.

Wenn Anna in die Hocke geht, ist dies nur bis ca. 120° Flexion möglich und sie muss aufgrund von Schmerzen aufhören. Hierbei gibt sie eine Intensität von 5/10 auf der Visuellen Analogskala (VAS) an. Die Schmerzen beim Treppengehen und im Schneidersitz bewertet sie mit 3/10.

2.3.2 Beweglichkeit

Bei Testung der aktiven Beweglichkeit in Rückenlage stelle ich folgende Einschränkungen fest:

- *Flexion/Extension*: rechts 155°/5°/0°; links 160°/0°/5°

Beide Bewegungen sind rechts schmerzhaft (Extension 2/10 VAS, Flexion 4/10 VAS).

- *Innen-/Außenrotation (IR/AR) schmerzfrei*: rechts 15°/0°/10°; links 15°/0°/15°

Beim passiven Nachtesten der Streckung tritt der Schmerz (VAS 2/10) im rechten Kniegelenk bei 0° und bei einer Grad IV-Extension (nach Maitland) auf. Die Flexion rechts ist bis 160° möglich, wird aber durch auftretende Schmerzen gestoppt (VAS 4/10). Links hat Anna eine passive Beweglichkeit von 165°/0°/10°. Bei der passiven IR kann ich Annas Kniegelenke rechts bis 15° und links bis 20° bewegen. Die AR beträgt rechts 10° und links 20°.

2.3.3 Zusätzliche Tests

Über die zusätzlichen Tests möchte ich erfahren, ob das Lig. collaterale mediale möglicherweise an der Entstehung der Beschwerden beteiligt ist. Mit dem Apley-Test kann ich den Meniskus überprüfen und er kann mir später auch als Kontrolltest dienen. Ich verzichte auf den McMurray-Test, da dieser nur als positiv gewertet wird, wenn bei einer aus Flexion und AR ausgeführten Kniegelenksextension ein Schmerz und ein Klicken auftritt. Da in Annas Fall die Flexion bereits schmerzhaft ist, würde mir dieser Test keine neuen Informationen liefern.

Das Ergebnis der Tests fiel wie folgt aus:

- *Valgus Stress Test:* negativ,
- *Apley-Test in Bauchlage mit 90° Kniegelenksflexion:* negativ.

Clinical Reasoning

Physiotherapeutische Diagnose

Die Flexion des rechten Kniegelenks ist die am stärksten eingeschränkte Bewegungsrichtung. Auch die IR und AR weisen rechts Defizite in der Beweglichkeit auf. Ich denke hierbei mehr an eine mechanische Störung des tibiofemoralen als des patellofemoralen Gelenks.

Auch wenn bei diesem Befund eine Meniskusproblematik die Ursache der Bewegungsdefizite sein könnte, so ist es auch möglich, dass starre umliegende Strukturen wie eine steife Kapsel oder Bandstrukturen im Kniegelenk hierfür verantwortlich sind. Aus biomechanischen Gesichtspunkten muss für eine vollständige Kniegelenksflexion am Ende der Beugung eine IR der Tibia erfolgen (Frankel et al. 1984). Die leicht eingeschränkte passive IR in Annas rechtem Kniegelenk könnte folglich die reduzierte Flexion theoretisch erklären. Eine komplette Kniegelenksextension ist wiederum nur mit einer gekoppelten AR der Tibia möglich (Frankel et al. 1984). Da Annas rechtes Kniegelenk auch eine reduzierte AR aufweist, könnte diese wiederum die reduzierte und schmerzhafte Extension erklären.

Für die erste Behandlung entschließe ich mich, in Richtung Flexion zu arbeiten, da diese die problematischste Bewegungsrichtung ist. Um ein gutes Patienten-Therapeuten-Verhältnis aufzubauen und Anna in die Therapie miteinzubeziehen, erkläre ich ihr, was m. E. die Ursache ihrer Beschwerden ist und was mein erster Behandlungsansatz ist. Annas Ziel, wieder Joggen und Yoga machen zu können, habe ich bei meiner Therapieplanung vor Augen.

2.4 Behandlungsverlauf

2.4.1 1. Therapiesitzung

Behandlung

Bei der ersten Therapiesitzung behandle ich Anna in Rückenlage. Ich positioniere ihr rechtes Kniegelenk in 145°/150° Flexion, wobei ich gerade noch im schmerzfreien Bereich bleibe. Nun teste ich über Zusatzbewegungen aus, ob und falls ja, in welcher Richtung ich Annas Schmerzen provozieren kann.

Ich kann ihre Beschwerden auslösen, indem ich die Tibia nach lateral bewege. Positioniere ich das Kniegelenk zuerst in AR und mobilisiere dann die Tibia nach lateral, kann ich den Schmerz noch verstärken. In einer innenrotierten Stellung sind die Beschwerden geringer. Dieses Phänomen könnte durch die Bewegungseinschränkung in AR erklärt werden.

Mobilisation der Tibia

Ich mobilisiere nun die Tibia mit einer Technik nach Maitland in einem Grad IV und IV+ in laterale Richtung. Die Schmerzen verschwinden dabei nach 4 Minuten. Beim Wiederbefund ist die aktive und passive Extension weniger schmerzhaft (VAS 1/10). Die Schmerzen beim in die Hocke gehen, Treppenlaufen und im Schneidersitz sind unverändert.

Clinical Reasoning

Es ist interessant, dass die Positionierung des Kniegelenks in AR Annas Schmerzen verstärkt. Da ich das Kniegelenk in Flexion positioniert habe, hätte ich biomechanischen Überlegungen entsprechend erwartet, dass die konträre Richtung – also die IR – die Beschwerden verschlimmert.

Wie es sich in der Praxis jedoch öfters zeigt, folgt der menschliche Körper keinen biomechanischen Regeln. Das Brickwall-Denken (Clinical Reasoning, Problem Solving) aus dem Maitland-Konzept (Hengeveld und Banks 2005) greift diesen Umstand auf und so bewegt sich das Denken während der Befundaufnahme und Patientenbehandlung ständig auf 2 Ebenen: einer eher theoretischen und einer eher klinischen Ebene. Die Trennung zwischen diesen Ebenen wird bildlich mittels der „durchlässigen Mauer" (semipermeable Brickwall) dargestellt. Beide Seiten beeinflussen Informationen, Gedanken und gebildete Hypothesen. Der Schwerpunkt im Maitland-Konzept liegt jedoch auf der klinischen Seite. So wird bei der Auswahl von Untersuchungs- und Behandlungstechniken primär die klinische Seite in Betracht gezogen (Hengeveld und Banks 2005).

Ich folge dem Brickwall-Konzept und entscheide mich, den klinischen Befunden zu folgen und nicht nach einem biomechanischen Modell zu behandeln.

Ich informiere Anna, dass sich meine erste Hypothese, die Ursache ihrer Schmerzen sei in einer mechanischen Störung des Kniegelenks begründet, durch die Behandlung als vorerst bestätigt erscheint. Weiterhin erkläre ich ihr, dass es viele Studien gibt, die zeigen, dass Physiotherapie genauso effektiv ist wie eine arthroskopische Behandlung (Katz et al. 2013, Thorlund et al. 2015). Aus diesem Grunde bekräftige ich ihre Entscheidung, erst einmal mit der konservativen Behandlung fortzufahren, bevor eventuell operiert werden muss.

2.4.2 2. Therapiesitzung (7 Tage nach 1. Intervention)

Als Anna zur zweiten Behandlung kommt, frage ich sie, wie es ihr nach der letzten Sitzung ergangen sei. Noch am gleichen Abend hätte sie etwas stärkere Schmerzen gehabt (Extension 3/1 VAS, in die Hocke gehen 6/10), jedoch seien diese am darauffolgenden Tag wieder so wie vor der Behandlung gewesen. Die anderen Bewegungen hätte sie nicht getestet.

Wiederbefund

Ich führe eine Wiederbefundung durch und stelle keine Veränderung fest. Anna erwähnt, dass sie beobachtet hat, dass sie nicht im Fersensitz mit den Kindern spielen kann. Ich nehme diese Bewegung als zusätzlichen Parameter auf und teste, wie weit sie in diese Position kommt. Bei einem Fersenabstand von 16 cm zum Tuber ischiadicum muss sie aufgrund von Knieschmerzen stoppen.

Behandlung

Für die Behandlung mobilisiere ich die rechte Tibia (▸ Abb. 2.2) mit gehaltenem Druck in AR. Dabei warte ich, bis die Schmerzen verschwinden, was nach ca. 8 Minuten der Fall ist.

▸ **Retest.** Beim Wiederbefund kommt Anna nun besser in die Hocke. Die Beschwerden treten erst bei 130° Kniegelenksflexion auf und sind weniger stark. Im Fersensitz kann sie ihren Sitzhöcker bis auf 10 cm Abstand zur Ferse absenken.

Weitere Behandlung

Aufgrund dieser positiven Reaktion entscheide ich mich, mit der gleichen Behandlungstechnik weiterzumachen und wiederhole sie nun mit einem Grad IV+. Am Anfang hat Anna dabei wieder Schmerzen, diese verschwinden jedoch nach ca. 6 Minuten. Im Anschluss schaue ich mir wieder die Kontrollbewegungen an: Anna kommt jetzt bis 140° Kniebeugung in die Hocke und im Fersensitz hat sie nur noch einen Abstand von 4 cm zwischen Tuber ischiadicum und Ferse. Das Treppabgehen ist schmerzfrei.

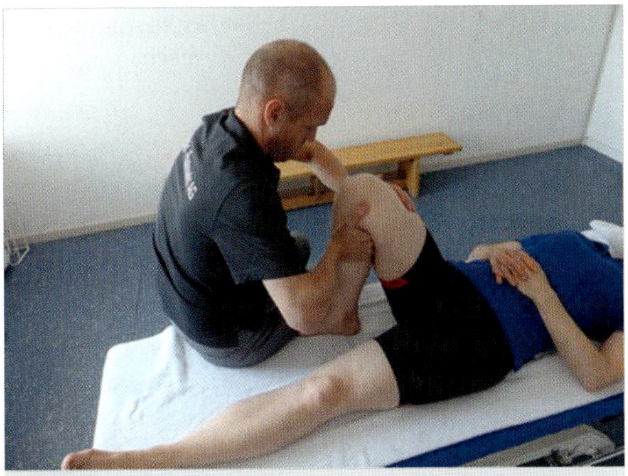

Abb. 2.2 Mobilisation der Tibia nach lateral mit zusätzlicher AR. ASTE: RL. **Durchführung:** Der Therapeut positioniert das Kniegelenk in 150° Flexion und 10° AR. Dann führt er eine gehaltene transversale Mobilisation der Tibia mit einem Grad IV von medial nach lateral/dorsal aus, da in dieser Richtung die meisten Schmerzen provoziert werden können. Zusätzlich gibt er noch Druck in AR und hält diese Position so lange, bis die Schmerzen nachlassen. Dabei ist es möglich, dass leichte Krepitationen wahrgenommen werden. (Bildquelle: H. Herrewijn; Symbolbild)

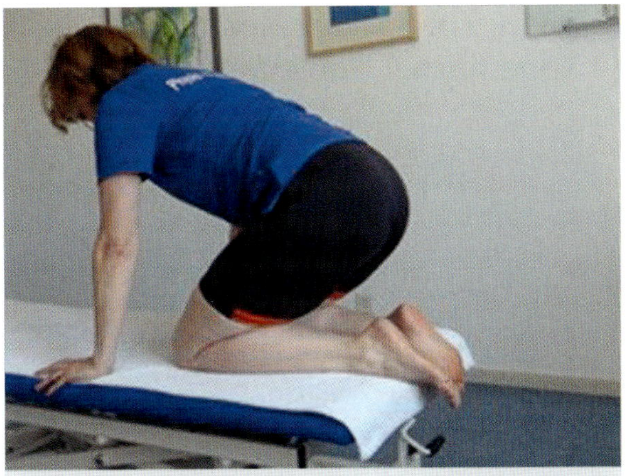

Abb. 2.3 Automobilisation in Flexion. ASTE: Vierfüßlerstand auf einer Therapieliege, mit den Füßen über der Bankkante. **Durchführung:** Die Patientin bewegt ihr Gesäß so weit wie möglich in Richtung Fersen. Hierbei soll sie sich abwechselnd ein bischen nach rechts und links bewegen, um alle Anteile der Knieflexion einzubeziehen. **Ziel:** Erhalt bzw. Verbesserung der Flexion. (Bildquelle: H. Herrewijn; Symbolbild)

Hausaufgabe

Am Ende der Behandlung bitte ich Anna, bis zur nächsten Sitzung zu probieren, 10–15 Minuten locker Joggen zu gehen. Zudem zeige ich ihr, wie sie ihr Kniegelenk selbst in Flexion mobilisieren kann (► Abb. 2.3). Diese Automobilisation soll sie mehrmals täglich durchführen, um die Beugung auf dem aktuellen Niveau zu halten bzw. zu verbessern.

Clinical Reasoning

Dass sich Annas Knieschmerz nach der ersten Behandlung kurz verstärkt, dann aber wieder nachgelassen hat, deutet m. E. darauf hin, dass ich zwar am richtigen Ort, jedoch nicht lange und intensiv genug gearbeitet habe. Aus diesem Grund habe ich mich entschieden, die gleiche Technik länger und intensiver zu wiederholen und auch mit gehaltenen Positionen zu arbeiten.

Es gibt keine mir bekannten Studien, die Zusatzbewegungen in Bewegung (klassisch Grad III oder IV nach Maitland) mit einer gehaltenen Zusatzbewegung vergleichen. Nach meiner Erfahrung ist eine gehaltene Zusatzbewegung bei peripheren Gelenken oft effektiver als eine Zusatzbewegung mit Bewegung. Auch hier stütze ich mich nur auf empirische Befunde und kenne keine Studien, die diese These bestätigen.

Als Kliniker erlebe ich des Öfteren Befunde, bei denen ich ein theoretisches Erklärungsmodell nur mutmaßen kann. Eine theoretische Erklärung meiner oben genannten Erfahrung könnte sein, dass durch die gehaltene Position eventuelle Adhäsionen im Gelenk sowie im umliegenden Gewebe (oft sind hier leichte Krepitationen spürbar) länger auf Spannung bleiben und sich durch die viskoelastischen Eigenschaften des Gewebes lösen. Eine weitere Erklärung könnte die Gewöhnung (Adaptation) der Nozizeptoren im Gewebe bei einer gehaltenen Zusatzbewegung sein – dies vielleicht mehr als bei Grad III und IV.

In Annas Fall hat sich meine Erfahrung bestätigt, da sich ihre Knieschmerzen und -beweglichkeit durch die gehaltene Zusatzbewegung verbessert haben.

2.4.3 3. Therapieeinheit (7 Tage nach 2. Intervention)

Nach der letzten Behandlung hatte Anna deutlich weniger Schmerzen und diese haben sich im Verlauf der vergangenen Woche weiterhin verbessert. Insgesamt haben ihre Beschwerden um 60 % abgenommen.

Wiederbefund

Anna kann nun beschwerdefrei eine halbe Stunde joggen und auch treppab gehen. Sie kommt bis zu 150° Kniebeugung in die Hocke und die Schmerzen sind dabei geringer (4/10 VAS) als zuvor. Der Fersensitz ist unverändert und der Schneidersitz ist weniger schmerzhaft als zu Beginn (▶ Abb. 2.4). Sie hat noch nicht versucht, schwimmen zu gehen. Ich kann jetzt Annas rechtes Kniegelenk in 15° AR bringen, ohne dabei Schmerzen auszulösen. Auch die Extension ist aktiv und passiv frei beweglich.

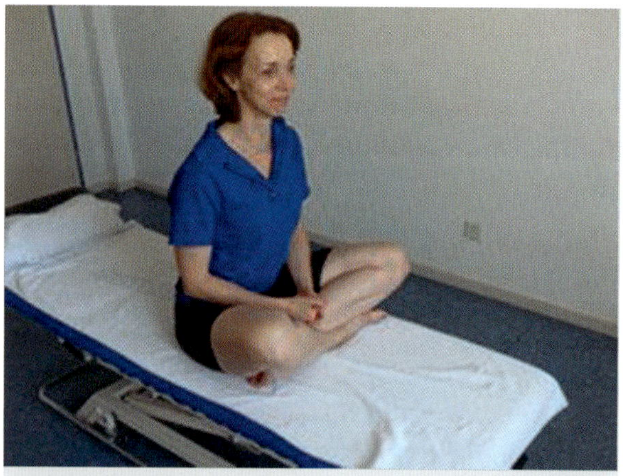

Abb. 2.4 Testbewegung: Nach der zweiten Behandlung ist der Schneidersitz weniger schmerzhaft. (Bildquelle: H. Herrewijn; Symbolbild)

Behandlung

Aktive Übungstherapie

Als Nächstes interessiert mich, wie Annas rechtes Kniegelenk auf vermehrte aktive Bewegungen unter Belastung reagiert. Mit dem Ziel herauszufinden, ob und wo eventuell Beschwerden auftreten, führe ich eine aktive Übungstherapie durch. Die Übungen bestehen aus vielen Sprungvariationen (▶ Abb. 2.5a–b, ▶ Abb. 2.6a–b, ▶ Abb. 2.7) und aus Übungen auf der BOSU-Halbkugel (▶ Abb. 2.8) wie Step-ups und Squats. Anna kann nahezu alle Anforderungen schmerzfrei umsetzen – lediglich bei tiefen Squats treten Schmerzen auf und mit dem rechten Knie hat sie koordinativ mehr Probleme als links.

Erneute Mobilisation der Tibia

Zum Ende der heutigen Therapie mobilisiere ich Annas Kniegelenk mit der gleichen Technik wie bei der zweiten Behandlung. Der Schmerz ist weniger stark und hört nach ca. 4 Minuten auf. Im Wiederbefund zeigt sich Folgendes:

Das Treppabgehen bleibt schmerzfrei. Die Hocke (2/10 VAS) und der Fersensitz (2/10 VAS) sind nur noch am Ende der Bewegung leicht schmerzhaft, auch der Schneidersitz gelingt nahezu beschwerdefrei (1/10 VAS).

Hausaufgabe

Um die Koordination des rechten Beins zu verbessern, soll Anna auf einem Bein stehen und dabei das Becken horizontal ausgerichtet lassen. Diese Übung ist für sie anstrengend. Zur Steigerung soll sie dazu hochhüpfen und darauf achten, beim Landen nicht mit dem Becken einzusacken oder abzudrehen. Zusätzlich soll sie vorwärts und seitlich springen und dabei beim Landen das Gleich-

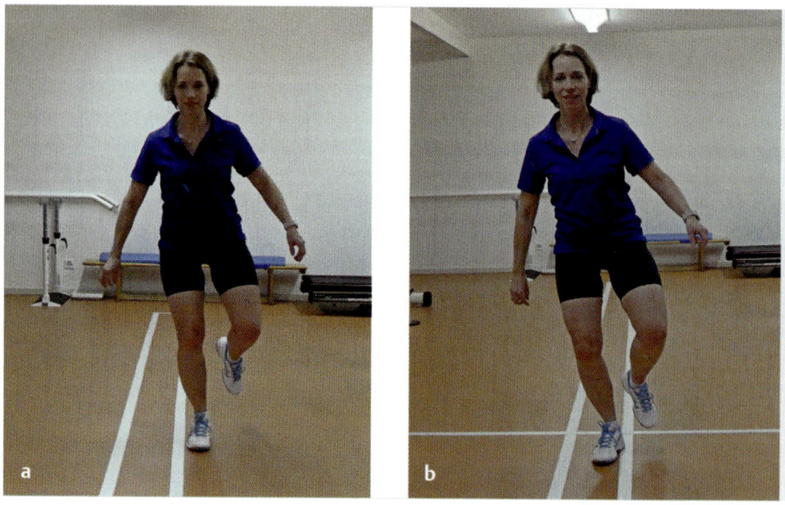

Abb. 2.5 Aktive Übungstherapie – Sprungvariationen. (Bildquelle: H. Herrewijn; Symbolbild)

a **Sprungvariation auf einem Bein. ASTE:** Stand. **Durchführung:** Die Patientin wird aufgefordert, seitwärts links, seitwärts rechts.

b Über eine Linie zu hüpfen. **Ziel:** Testen und Üben der Koordination und Schnellkraft.

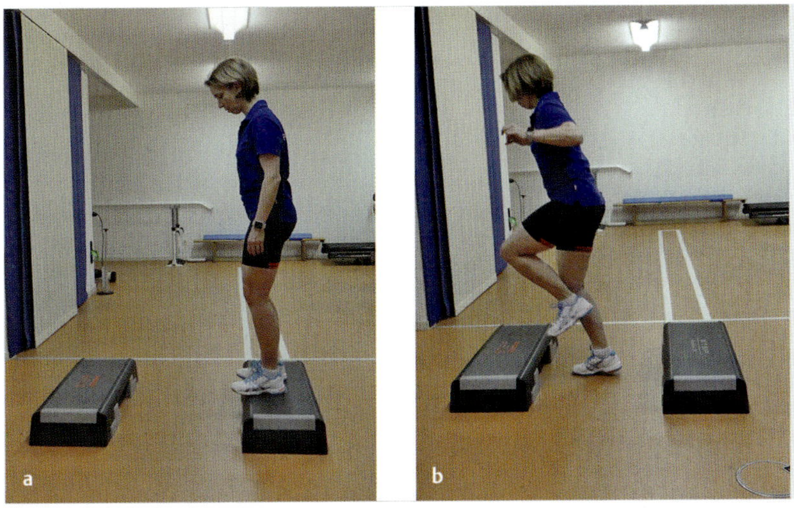

Abb. 2.6 Sprungvariation – einbeinige Drop Jumps. (Bildquelle: H. Herrewijn; Symbolbild)

a ASTE: Stand auf einem Step. **Durchführung:** Die Patienten erhält die Aufgabe, sich vom Step auf das rechte Bein fallen zu lassen. Dabei soll sie mit dem Fuß eine möglichst kurze Kontaktzeit mit dem Boden haben …

b … und sofort wieder nach vorne auf einen zweiten Step springen. **Ziel:** Testen und Üben der Sprungkraft.

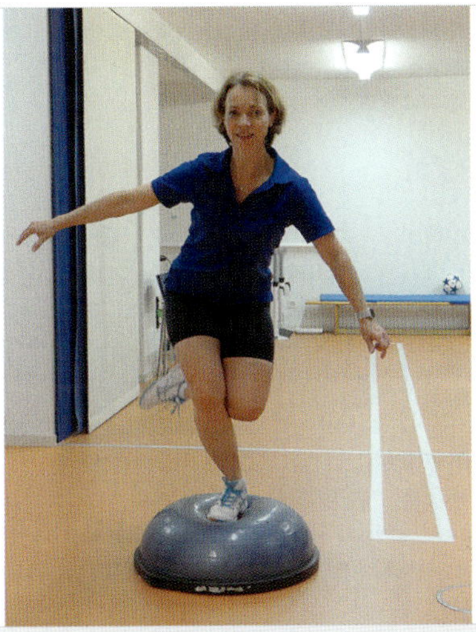

Abb. 2.7 Sprungvariation – einbeiniger Sprung auf eine BOSU-Halbkugel. ASTE: Einbeinstand am Boden vor einer BOSU-Halbkugel. **Durchführung:** Die Patientin soll mit dem rechten Bein auf die Halbkugel springen und den Stand stabilisieren. **Ziel:** Testen und Üben der Sprungkraft und Koordination. (Bildquelle: H. Herrewijn; Symbolbild)

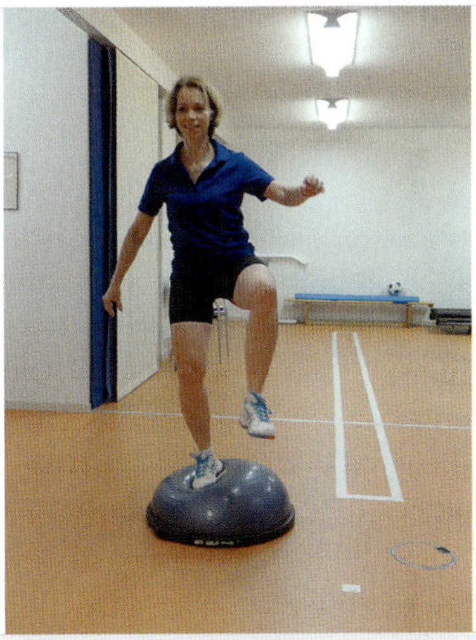

Abb. 2.8 Laufen auf der BOSU-Halbkugel. ASTE: Stand auf der BOSU-Halbkugel. **Durchführung:** Die Patientin hebt im Wechsel das linke und rechte Bein an und stabilisiert dabei den Einbeinstand. **Ziel:** Testen und Üben der Koordination. (Bildquelle: H. Herrewijn; Symbolbild)

gewicht halten. Sämtliche Sprungübungen soll Anna auch aus einer mehr flektierten Kniegelenksposition heraus machen. Weiterhin sind Squats Bestandteil ihrer Eigenübungen. Diese soll sie so tief wie möglich, aber schmerzfrei und auch mit einem Gewicht an den Händen wie einer gefüllten Einkaufstasche durchführen. Ich empfehle ihr, zu Beginn mit maximal 5 kg zu trainieren und das Gewicht dann langsam mit der Zeit zu steigern.

Clinical Reasoning

Die Belastbarkeit des rechten Kniegelenks ist deutlich besser als bei der ersten Therapiesitzung. Nach einer Ruhe- und Heilungsphase brauchen verletzte Strukturen wieder Aktivität und Übung, um eine normale Funktion zu erreichen. Hierfür ist es wichtig zu wissen, wie die Belastung und Belastbarkeit im Alltag sind. Hieraus können sofort einige Übungen gestaltet werden, die Anna Zuhause machen kann.

Die Beweglichkeit von Annas rechtem Kniegelenk ist auch besser geworden. Interessant ist, dass mit einer Mobilisation von Flexion und AR auch die Extension besser geworden ist. Theoretisch könnte dies durch die verbesserte AR kommen (Frankel et al. 1984).

Ich möchte jedoch sicher gehen, dass nicht noch andere Strukturen am Problem beteiligt sind und die Symptome unterhalten. In Annas Fall ist das Problem primär im Kniegelenk lokalisiert. Jedoch ist theoretisch und anatomisch bekannt, dass Schmerzen im Kniegelenk auch durch Störungen im Hüft- und LWS-Bereich verursacht werden können Daher beschließe ich, in der nächsten Behandlung die Hüfte und eventuell die LWS als mögliche unterhaltende Faktoren zu screenen.

Screening-Tests sind fest definierte Tests, mit denen eine Struktur maximal belastet wird, um herauszufinden, ob diese am Problem beteiligt ist. Der Wiederbefund gibt Hinweise, ob die Hypothese stimmt.

2.4.4 4. Therapieeinheit (6 Tage nach 3. Intervention)

Wiederbefund

Anna geht es nach eigener Aussage „extrem besser“. Sie joggt wieder völlig beschwerdefrei und auch die anderen Testbewegungen wie in die Hocke gehen, Fersen- und Schneidersitz sind nur noch leicht schmerzhaft (1/10 VAS). Wie geplant beginne ich, die Hüfte zu screenen.

Weitere Tests

Screening der Hüfte

Bei der aktiven Untersuchung stelle ich fest, dass Anna die Extension im Stand und die Rotation im Einbeinstand beschwerdefrei ausführen kann. Beim in die Hocke gehen hat sie – wie erwartet – am Ende leichte Schmerzen im Knie.

Passiv überprüfe ich die Flexion, Adduktion und Extension des Hüftgelenks, die IR und AR in 90° Flexion sowie das Patrick Sign. Alle Bewegungen sind der Norm entsprechend. Anschließend teste ich auch hier die Zusatzbewegungen und kann im Seitenvergleich keinen Unterschied feststellen. Der Wiederbefund ist gleich. Aufgrund dieser Ergebnisse schließe ich das Hüftgelenk als mögliche Ursache für die Kniegelenksschmerzen aus.

Screening der LWS

Daraufhin screene ich die LWS. Ich teste die Flexion, Extension und den lumbalen Quadranten (kombinierte Extension, Lateralflexion und Rotation) und stelle keine Auffälligkeiten fest. Bei den Zusatzbewegungen bemerke ich eine leichte Steifheit in den Segmenten L 1–L 4 und mobilisiere diese umgehend. Beim anschließenden Wiederbefund ist die Hocke, der Fersen- und Schneidersitz schmerzfrei.

Da Annas Beschwerden komplett verschwunden sind, vereinbare ich mit ihr, mit der Behandlung zu pausieren und zu beobachten, wie es ihr in der nächsten Zeit gehe. Ich empfehle ihr, die Übungen aus den letzten beiden Sitzungen weiterzuführen und zu steigern. Zusätzlich soll sie versuchen, joggen zu gehen und mehr Schnelligkeit in ihr Training zu integrieren – hierfür kann sie das Lauftempo steigern und Sprints einbauen.

Ich bitte sie, mir in ein paar Wochen Rückmeldung zu geben. Nach 4 Wochen erhalte ich eine E-Mail von ihr, in der sie mir mitteilt, dass ihr rechtes Knie gut sei und ich den Fall abschließen könne.

2.5 Fazit

Annas Beispiel bestätigt, was in der Literatur schon lange bekannt ist: Wenn keine Red Flags vorliegen, sollte auch bei eindeutigen MRT-Befunden eine physiotherapeutische Abklärung und Behandlung als erste Intervention in die Wege geleitet werden. Wissenschaftliche Untersuchungen zeigen, dass z. B. auch bei Diskushernien und lumbalen Stenosen Physiotherapie im Vergleich zu Operationen genauso sinnvoll und dabei kostengünstiger ist (Peolsson et al. 2013, Marsh et al. 2016, Zaina et al. 2016).

Weiterhin sind für mich an Annas Fall mehrere Aspekte interessant:

- Es ist beeindruckend, dass Anna bereits nach 4 Behandlungen beschwerdefrei ist, obwohl seit 2 Monaten Schmerzen bestanden und ihr eine Arthroskopie empfohlen wurde.
- Es hat sich gezeigt, dass sich mit (gehaltenen) Zusatzbewegungen die Beweglichkeit des Kniegelenks (funktionell) schnell verbessert. Ob nun gehaltene oder mit Bewegung kombinierte Zusatzbewegungen effektiver sind, stellt eine spannende Frage dar, ist aber wissenschaftlich noch nicht geklärt. Interessant ist sicherlich, wie die Erfahrungen von anderen Kollegen mit dieser Variation der Mobilisation sind.
- Es hat sich erneut gezeigt, dass es wichtig ist, auch umliegende, anatomisch angrenzende und/oder biomechanisch verbundene Gelenke und Strukturen systematisch zu kontrollieren. Bei Anna war die Behandlung der LWS offensichtlich das letzte Quäntchen, das zur vollkommenen Schmerzfreiheit im Kniegelenk führte.

Retrospektiv könnten mehrere Hypothesen aufgestellt werden, warum dieses Problem relativ schnell verschwand:

- Waren es nur Adhäsionen in und um das Kniegelenk, die gelöst wurden?
- Führten neurophysiologische Effekte durch den Input am Kniegelenk zu einer Verbesserung?
- War Annas Vertrauen, dass viele ähnliche Probleme gut und effektiv mit Physiotherapie behandelt werden können, ausschlaggebend für den Erfolg der Therapie?
- Oder sind die Einschränkungen des Kniegelenks auch teilweise durch eine erhöhte Muskelspannung verursacht worden?
- Eventuell war es auch eine Kombination all dieser Hypothesen zusammen?

Sicher haben alle genannten Hypothesen ihre Richtigkeit. Entscheidend ist m. E., sich nicht allein von einem MRT-Befund leiten zu lassen, sondern die klinische Gesamtsituation eines Patienten/einer Patientin zu betrachten. In Annas Fall konnte durch die Mobilisation des Kniegelenks und das physiotherapeutische Management das Problem rasch gelöst und eine Operation vermieden werden.

Es wäre für die Zukunft wünschenswert, wenn der Physiotherapie Vorzug vor einem operativen Eingriff gegeben würde und Physiotherapeuten öfters herangezogen werden würden, um klinische Situationen präoperativ zu beurteilen.

Kommentar des Herausgebers Martin Verra

Als Ausgangssituation in diesem gelungenen Fallbeispiel wird ein eindeutiges Knietrauma als Auslöser mit lokalen Befunden (v. a. Meniskusläsion) im MRT beschrieben. Die Evidenzlage auf RCT-Niveau zeigt uns, dass Physiotherapie bei einem Meniskusriss oft gleich effektiv wie ein chirurgischer Eingriff ist (Katz et al. 2013). Es gibt jedoch keine detaillierten, evidenzbasierten Richtlinien, die bestimmte Formen von Physiotherapie für diese Situationen empfehlen. Der Physiotherapeut im vorliegenden Fallbeispiel hat in ähnlichen klinischen Situationen die Erfahrung gemacht, dass eine passive Gelenksmobilisation mit gehaltener Position sich oft als sehr effektiv herausstellt. Mancher Leser dieses Fallberichts hat möglicherweise andere Erfahrungen gemacht und hätte mit einer ähnlichen Begründung vielleicht einen anderen Behandlungsansatz gewählt. Laut Autor gibt es keine ihm bekannten Studien, die Zusatzbewegungen in Bewegung (klassisch Grad III oder IV nach dem Maitland-Konzept) mit einer gehaltenen Zusatzbewegung vergleichen. Seiner Erfahrung nach ist eine gehaltene Zusatzbewegung bei peripheren Gelenken oft effektiver als eine Zusatzbewegung mit Bewegung. Er stützt sich dabei auf empirische Befunde und nicht auf (nicht vorhandene) Studien, die diese These bestätigen würden, und natürlich auf seine klinische Erfahrung und die Erwartungen der Patientin. Ein klassischer Fall von „best practice" also, und das ist durchaus legitim und im Sinne der Evidence-based Medicine!

Der Fokus der Behandlung liegt auf der Manuellen Therapie (passive Mobilisation des Kniegelenks, v. a. Zusatzbewegung an der Tibia nach lateral). Beeindruckend sind die konsequente Steigerung der Behandlungsintensität, diverse Adaptionen der ursprünglich gewählten Behandlungstechnik, relativ lange Behandlungsdauer der Zusatzbewegung (bis zu 8 Minuten) und sorgfältiger Wiederbefund mit Fokus auf Symptome, Gelenkszeichen und funktionelle Alltagsaktivitäten. Eine zusätzliche Übungstherapie wurde u. a. mit Squats, Heimübungen und vielen Sprungformen erfolgreich durchgeführt. Die mögliche negative Reaktion des Gewebes wurde direkt im Anschluss evaluiert.

4 physiotherapeutische Behandlungen innerhalb von 20 Tagen führten dazu, dass die Patientin nach 4 Wochen nach eigener Aussage symptomfrei und vermutlich weiterhin zeichenfrei war. Und dies nach 2 Monate lang andauernden Kniebeschwerden und einer im MRT bestätigten Meniskusläsion. Die multidimensionale Physiotherapie hat in diesem Beispiel einmal mehr einen Patienten vor einem vielleicht voreiligen, operativen Eingriff behüten können – schlussendlich ist jede Operation auch mit Risiken verbunden. Interessant wäre vielleicht zu wissen, ob das positive Resultat dieses konservativen Behandlungsansatzes auch nach beispielsweise 3 Monaten noch vorhanden wäre.

Antwort des Autors

Meine spätere Nachfrage bei der Patientin ergab, dass auch noch nach einem Jahr alles wie beim Abschluss der Behandlung war – sie konnte Joggen und hatte bis dahin keinen Rückfall erlitten.

2.6 Literatur

Frankel VH, Snijders C, Nordin M. Biomechanica van het skeletsysteem: grondslagen en toepassingen. Lochem: De Tijdstroom; 1984

Hengeveld E, Banks K. Maitlands Peripheral Manipulation. 4. Aufl. München: Elsevier/Butterworth/Heinemann; 2005

IMTA Kurshandbuch, Level 1 Einführungskurs, Georg Thieme Verlag KG; 2013

Jarrett JB, Sauereisen S. PURLs: When can exercise supplant surgery for degenerative meniscal tears? J Fam Pract 2017; 66(4): 250–252

Katz JN, Brophy RH, Chaisson CE et al. Surgery versus Physical Therapy for a Meniscal Tear and Osteoarthritis. N Engl J Med 2013; 368(18): 1675–1684

Marsh JD, Birminham TB, Giffin JR et al. Cost-effectiveness analysis of arthroscopic surgery compared with non-operative management for osteoarthritis of the knee. BMJ open 2016; 6(1) e009949. doi: 10.1136/bmjopen-2015-009949

Muheim LS, Senn O, Früh M et al. Inappropriate use of arthroscopic meniscal surgery in degenerative knee disease. Acta Orthop 2017; 88(5): 550–555. doi: 10.1080/17453674.2017.1344915

Nijs J, Roussel N, van Wilgen P et al. Thinking beyond muscles and joints: Therapists' and patients' attitudes and beliefs regarding chronic musculoskeletal pain are key to applying effective treatment. Manual therapy 2013; 18(2): 96 –102. doi: 10.1016/j.math.2012.11.001

Peolsson A, Söderlund A, Enqquist M et al. Physical function outcome in cervical radiculopathy patients after physiotherapy alone compared with anterior surgery followed by physiotherapy: a prospective randomized study with a 2-year follow-up. Spine 2013; 38(4): 300–307. doi: 10.1097/BRS.0b013e31826d2cbb

Petersen W, Achtnich A, Lattermann C et al. The Treatment of Non-Traumatic Meniscus Lesions. Dtsch Ärtzebl Int 2015; 112(42): 705–713. doi: 10.3238/arztebl.2015.0705

Thorlund JB, Juhl CB, Roos EM et al. Arthroscopic surgery for degenerative knee: systematic review and meta-analysis of benefits and harms. Br J Sports Med 2015; 49(19): 1229–1135. doi: 10.1136/bjsports-2015-h2747rep

Zaina F, Tomkins-Lane C, Carragee E et al. Surgical versus non-surgical treatment for lumbar spinal stenosis. Cochrane Database Syst Rev 2016; (1): CD010264. doi: 10.1002/14651858.CD010264.pub2

Kapitel 3

Directional Preference am Knie

3

3 Directional Preference am Knie

Georg Supp

Der 55-jährige IT-Experte Alexander T. ist begeisterter Hobbyläufer. Seit 10 Jahren läuft er 2- bis 5-mal pro Woche. Ab und zu nimmt er zum Spaß an Wettkämpfen teil. Einmal im Jahr steht der Freiburg-Halbmarathon auf dem Programm. Meist absolviert er diesen in etwa zweieinhalb Stunden. Aktuell zwingen ihn jedoch akute Knieschmerzen zur Laufpause. Die radiologische Diagnose ist niederschmetternd – Riss des Innenmeniskus links. Eine Arthroskopie ist im Gespräch, der behandelnde Orthopäde rät jedoch erstmal zu einer konservativen Behandlung.

3.1 Hintergrund zur McKenzie-Methode

Im Umgang mit Wirbelsäulenbeschwerden hat sich in den letzten 20 Jahren eine biopsychosoziale Sichtweise etabliert. Dass die primäre Orientierung an pathoanatomischen Befunden für das Management von Rücken- und Nackenschmerzen wenig hilfreich ist, setzt sich als Schlussfolgerung durch. Die Datenlage zu falsch positiven Befunden ist so überzeugend, dass Diagnosen, die sich auf strukturelle Veränderungen beziehen, nur noch selten gestellt werden (Maher et al. 2017). Verschiedene Klassifikationssysteme versuchen, dieser Erkenntnis gerecht werden.

Die Illusion, dass die Sachlage an den peripheren Gelenken komplett anders ist, hält sich zwar hartnäckig, wird aber immer öfter hinterfragt (Jull 2016). Auch an den peripheren Gelenken rücken psychosoziale Aspekte in den Fokus. Außerdem zeigt sich in Puncto Bildgebung eine ähnliche Problematik wie an der Wirbelsäule. Falsch positive Gelenksbefunde ergeben sich bei mehr als zwei Drittel aller Gesunden. In einer MRT Studie mit aktiven Sportlern wiesen mehr als 30 % der völlig beschwerdefreien Athleten Meniskusläsionen auf (Beals et al. 2016). Darüber hinaus lässt die Schwere des radiologischen Befunds keinen Rückschluss auf die Effektivität einer aktiven Übungsbehandlung zu (Robbins et al. 2015).

Auch an den Extremitäten macht also eine funktionsorientierte Herangehensweise eindeutig mehr Sinn als die Suche nach der „strukturellen“ Stecknadel im Heuhaufen unspezifischer Gelenksbeschwerden. Das McKenzie-System der Mechanischen Diagnose und Therapie (MDT) setzt diese ganzheitliche Betrachtungsweise an Wirbelsäule und Extremitäten um (Takasaki 2017). Sowohl in der Untersuchung als auch in der Therapie werden im vorliegenden Fall die Prinzipien von MDT angewandt.

3.2 Vorgeschichte

Fünf Wochen vor dem Freiburger Halbmarathon hatte Alexander nach einem 6 km langen Wettkampf erstmals leichte Beschwerden im Bereich des linksseitigen medialen Kniegelenkspalts. Er konnte damals sein Training fortsetzen, spürte aber seither immer wieder ein kurzzeitiges Stechen beim Aufstehen aus dem Sitz. Zwei Wochen nach dem ersten Auftreten verschlechterten sich die Beschwerden, nachdem er auf einer Party stundenlang intensiv getanzt hatte. Am nächsten Morgen waren die Schmerzen nahezu konstant vorhanden, und er nahm eine Bewegungseinschränkung in Kniebeugung als auch -streckung wahr. Eine Laufpause von 2 Wochen brachte keine Besserung. Dies veranlasste ihn, zum Orthopäden zu gehen, der unmittelbar ein MRT anordnete. Dieses zeigte einen Riss des linken Innenmeniskus.

3.2.1 Aktuelle Beschwerden

Als Alexander 1 Woche später zum ersten Behandlungstermin kommt, beschreibt er intermittierende Beschwerden im Bereich des linken medialen Kniegelenks und gibt eine Intensität von 3–5 auf der NRS an (▶ Abb. 3.1). Nach der Terminvereinbarung hatte er per E-Mail einen Fragebogen zu patientenspezifischen Outcomes (▶ Abb. 3.2) erhalten, den er mir nun ausgefüllt überreicht. Zu den Angaben auf dem Fragebogen ergänzt Alexander noch, dass er zwar keinen Ruheschmerz hat, ihm jedoch längeres Sitzen Beschwerden bereitet und er bei verschiedenen Alltagsbewegungen ein Blockadegefühl im Knie hat. Beim Treppabgehen kommt es öfters zu einem einschießenden Schmerz. Gehen auf ebenem Untergrund fühlt sich laut Alexander gut an. „Das Knie geht sich ein“, beschreibt er das Phänomen, dass längeres Gehen die Beweglichkeit vor allem in Streckung verbessert.

3.2.2 Erwartung des Patienten

Alexander hofft, eine Operation vermeiden zu können. Er hat unsere Praxis bewusst gewählt, da er weiß, dass wir selbst aktive Läufer sind und schon seit Jahren Läufer betreuen. Er möchte wissen, was er selbst tun kann und wie lange er aufs Laufen verzichten muss. Außerdem macht er sich Sorgen, dass Laufen generell das Risiko einer Arthrose erhöhen könnte.

3.2.3 Spezifische Fragen

Sowohl in der aktuellen Anamnese als auch in der Vorgeschichte finden sich keine Hinweise auf Komorbiditäten oder ernsthafte Erkrankungen. Alexander nimmt nach eigenen Angaben keine Medikamente.

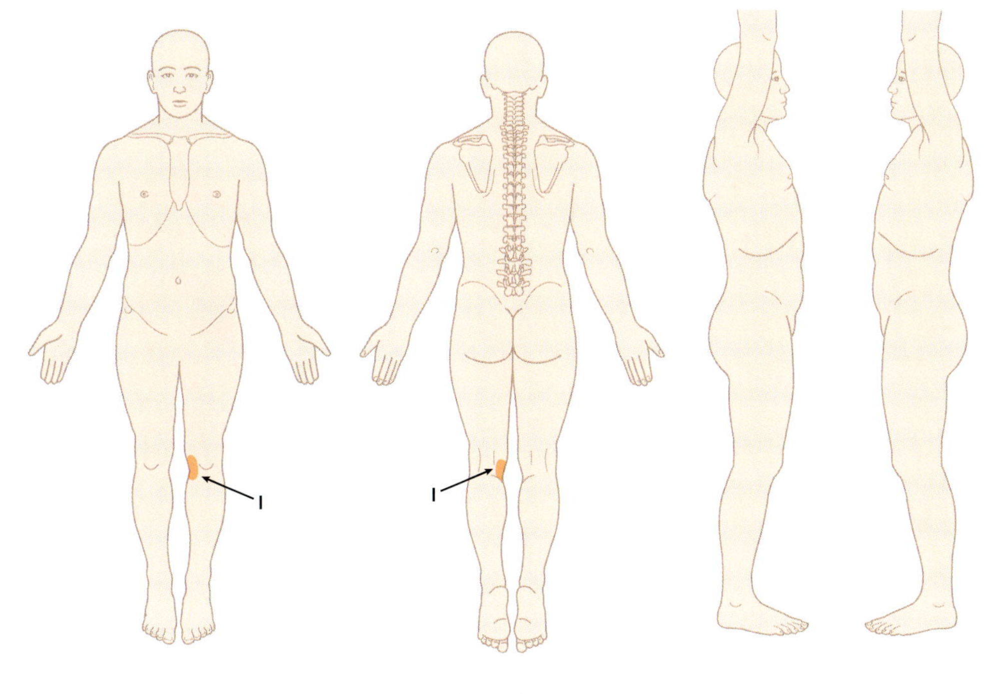

Abb. 3.1 Bodychart: Der Patient gibt einen Schmerz im Bereich des medialen Kniegelenkspaltes des linken Kniegelenks an. Die aktuelle Schmerzstärke beträgt 3–5 (NRS).

Clinical Reasoning

Prävalenzstudien zur MDT-Klassifikation am Knie zeigen, dass sich bei Physiotherapeuten am häufigsten Patienten vorstellen, bei denen die klinische Untersuchung letztendlich eine spezifische Bewegungsrichtung definiert, welche die symptomatische und mechanische Präsentation verbessert (May und Rosedale 2012, Rosedale et al. 2014, Hashimoto et al. 2018). Diese Bewegungsrichtung wird als Directional Preference (DP) bezeichnet – das dazugehörige Syndrom ist das sogenannte Derangement. Laut der genannten Studien liegt die Prävalenz des DP-Phänomens am Kniegelenk bei etwa 40 %. Nach Ausschluss ernsthafter Pathologien oder einer Entzündung wird der Therapeut initial nach Ein- oder Ausschluss einer DP schauen.

Obwohl Alexander mit dem intensiven Tanzen einen direkten Auslöser benennen kann, gibt es keine Hinweise auf einen entzündlichen Zustand nach einem Trauma. Er hat ausschließlich bewegungsabhängige Schmerzen, die nach Belastung nicht lange anhalten. Ebenso gibt er keinerlei Schwellung oder Überwärmung an. Alexanders Angaben sprechen für ein mechanisch beeinflussbares Problem.

Alexander macht in der Anamnese einige Angaben, die innerhalb der MDT-Klassifikation an ein Derangement denken lassen. So gibt er rezidivierende Bewegungseinschränkungen an, die durch Belastung verstärkt beziehungsweise reduziert werden. Längeres Beugen des linken Kniegelenks führt – im Sitzen – zu einer Steifigkeit in die Extension. Längeres Gehen, bei dem das Kniegelenk folglich wiederholt gestreckt wird, verbessert Alexanders Extensionsfähigkeit.

Ich muss mich entscheiden, ob ich zuerst eine möglicherweise provozierende Bewegung wähle, um die mechanische und symptomatische Präsentation deutlicher zu machen oder ob ich Alexander gleich in die vermutete DP bewegen lasse. In Alexanders Fall erscheint die Flexion des Kniegelenks als Provokationsrichtung, Extension zeigt sich als mögliche DP.

Obwohl Alexander aktuell keine Rückenschmerzen angibt, ist eine ursächliche Beteiligung der Wirbelsäule nach der Anamnese nicht auszuschließen. Aktuelle Forschungsarbeiten zeigen, dass eine systematische physiotherapeutische Untersuchung durchaus die Wirbelsäule als Ursache identifizieren kann, auch wenn sich kein klassisches Ausstrahlungsmuster zeigt (Hashimoto et al. 2018, Rosedale et al. 2019). In Alexanders Fall könnten die Knieschmerzen im Sitzen auch durch die statische LWS-Flexion bedingt sein. Die durch das Gehen bedingte Symptomabnahme könnte mit der dabei stattfindenden dynamischen LWS-Extension in Zusammenhang stehen. Die nachfolgende klinische Untersuchung wird die Wirbelsäule also auf jeden Fall einschließen.

Der MRT-Befund beeinflusst meine klinische Einschätzung initial nicht, denn zu häufig stimmen Bildgebung und klinischer Befund nicht überein.

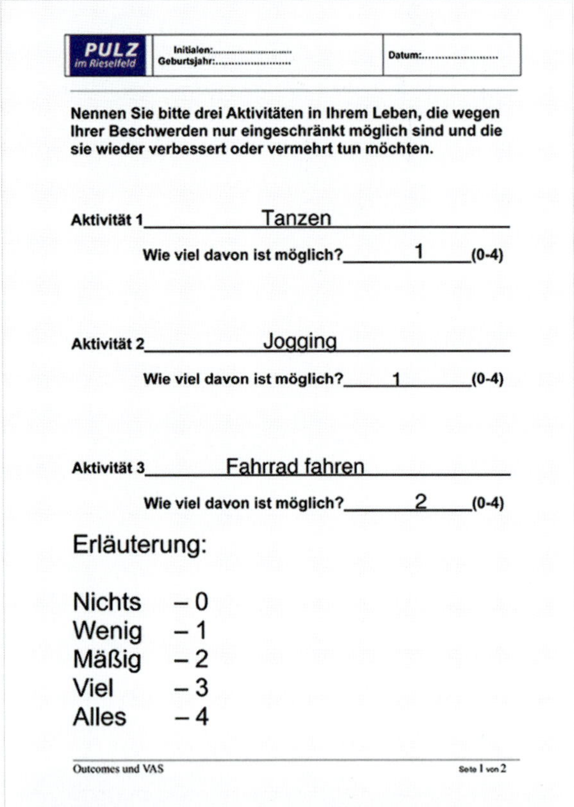
PULZ im Rieselfeld | Initialen:................ Geburtsjahr:................ | Datum:................

Nennen Sie bitte drei Aktivitäten in Ihrem Leben, die wegen Ihrer Beschwerden nur eingeschränkt möglich sind und die sie wieder verbessert oder vermehrt tun möchten.

Aktivität 1 Tanzen

Wie viel davon ist möglich? 1 **(0-4)**

Aktivität 2 Jogging

Wie viel davon ist möglich? 1 **(0-4)**

Aktivität 3 Fahrrad fahren

Wie viel davon ist möglich? 2 **(0-4)**

Erläuterung:

Nichts – 0
Wenig – 1
Mäßig – 2
Viel – 3
Alles – 4

Outcomes und VAS — Seite 1 von 2

Abb. 3.2 Ergebnis des patientenspezifischen Outcome-Fragebogens zu Beginn der Therapie: Der Patient fühlt sich anfangs deutlich in seinen Hobbies eingeschränkt. Er kann kaum Tanzen und Joggen, Fahrradfahren gelingt ihm mäßig gut. (Bildquelle: G. Supp)

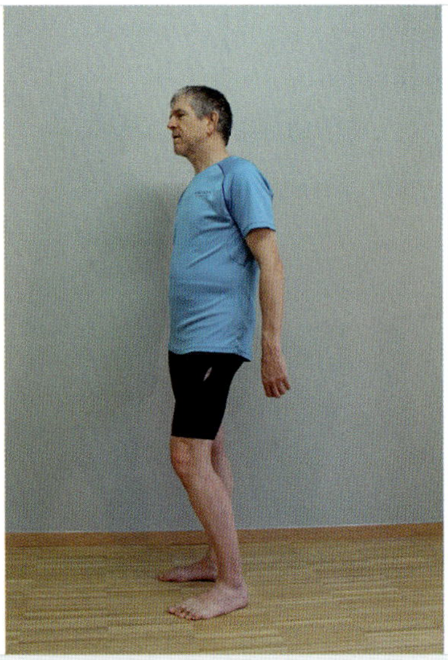

Abb. 3.3 Befundaufnahme – Inspektion im Stand: Der Patient zeigt eine auffällige Beugestellung des linken Kniegelenks. (Bildquelle: G. Supp)

3.3 Körperliche Untersuchung

3.3.1 Inspektion

Bei der Inspektion im Stand fällt mir auf, dass Alexanders linkes Knie in gebeugter Position ist (▸ Abb. 3.3).

3.3.2 Beweglichkeit

In der Bewegungsprüfung (▸ Abb. 3.4a–d) sind die Flexion und Extension des linken Kniegelenks deutlich schmerzhaft eingeschränkt. Der Grad der Limitierung ist bei der passiven wie auch aktiven Bewegung gleichermaßen ausgeprägt. Innen- und Außenrotation sind unauffällig.

Die funktionellen Tests zeigen, dass Alexander die beidbeinige Kniebeuge nur bis etwa 80° schmerzfrei durchführen kann (▸ Abb. 3.5a) und bei der einbeinigen Kniebeuge knickt das Knie sofort in eine Valgusstellung (▸ Abb. 3.5b).

3.3.3 Abklärung Wirbelsäule

Alle Bewegungsrichtungen der Wirbelsäule sind bei Alexander frei und schmerzlos. Ich führe mit ihm verschiedene standardisierte, repetierte Bewegungstests durch. Dabei lasse ich ihn jeweils 20-mal im Stehen erst in Wirbelsäulenflexion dann in -extension bewegen, und wiederhole die Extensionsbewegung nochmals im Liegen. Im anschließenden Wiederbefund sind weder die funktionellen Tests noch die Beweglichkeit des Kniegelenks verändert. Die Wirbelsäule scheint demzufolge in keinem direkten Zusammenhang zu Alexanders Beschwerden zu stehen.

3.3.4 Repetierte Tests des Kniegelenks

Vor Durchführung der repetierten Tests (s. Box „Das Prinzip der repetierten Tests" (S. 40)) demonstriert Alexander einmal die beidbeinige Kniebeuge die ich als Provokationsbewegung identifiziert habe (▸ Abb. 3.5a). Alexander gibt währenddessen deutliche Schmerzen an und auch die Knieextension fühlt sich danach laut Alexander sofort steifer an.

Als erste Testbewegung wähle ich nun die Extension des Kniegelenks in Teilbelastung (▸ Abb. 3.6a). Die Bewegung ist initial bei 20° schmerzhaft eingeschränkt. Ich ermutige Alexander, die Bewegung trotz Schmerzen mehrmals zu wiederholen, um auszutesten, ob sich etwas an der Symptomantwort ändert. Nach 10 Wiederholungen schmerzt die Bewegung weniger, an der Beweglichkeit

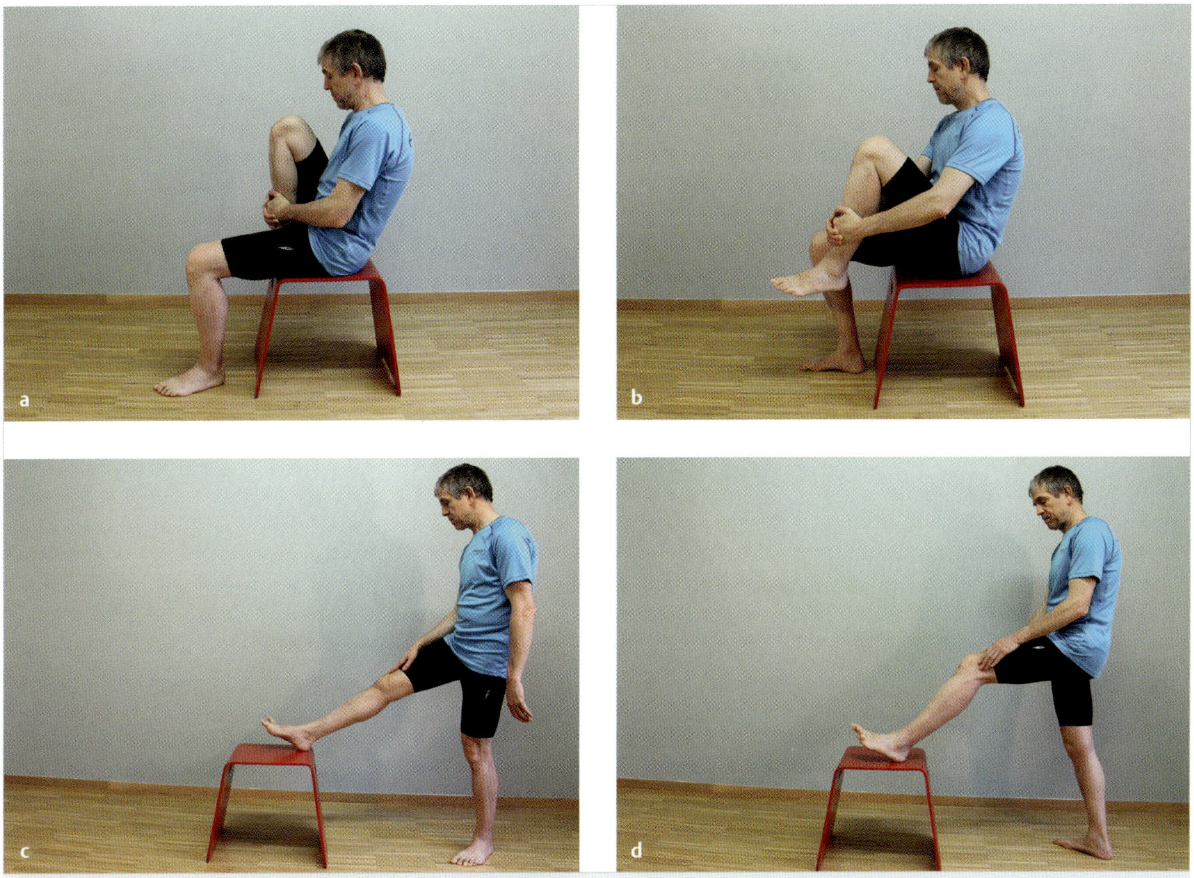

Abb. 3.4 Befundaufnahme – aktive Beweglichkeit. (Bildquelle: G. Supp)

a Flexion rechts: Die Bewegung des rechten Kniegelenks ist frei.

b Flexion links. Die Flexion des linken Kniegelenks ist deutlich schmerzhaft eingeschränkt.

c Extension rechts: Die Extension des rechten Kniegelenks ist frei beweglich.

d Extension links: Der Patient kommt nicht in die volle Extension des linken Kniegelenks – die Bewegung stagniert bei ca. 15° Flexion.

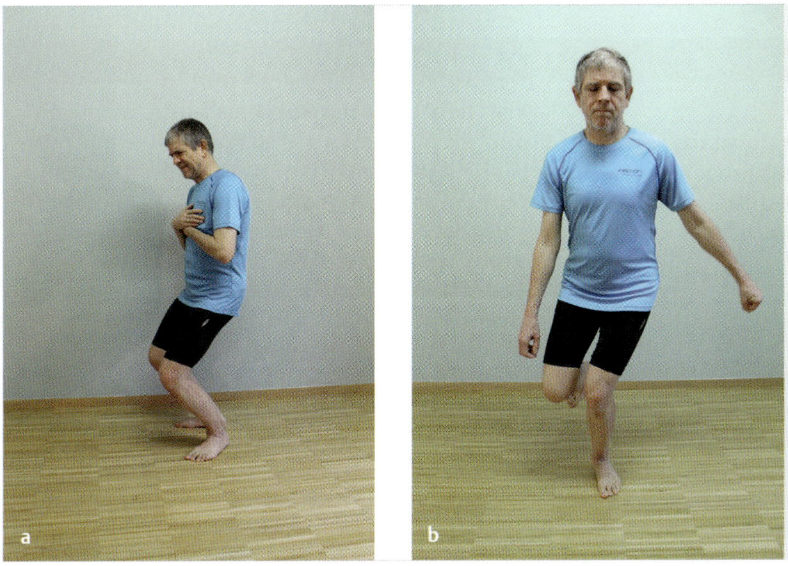

Abb. 3.5 Funktionelle Tests. (Bildquelle: G. Supp)

a Die beidbeinige Kniebeuge schmerzt bereits bei ca. 80° Flexion.

b Im Einbeinstand kann der Patient das Knie nicht stabilisieren und knickt in eine Valgusstellung ab.

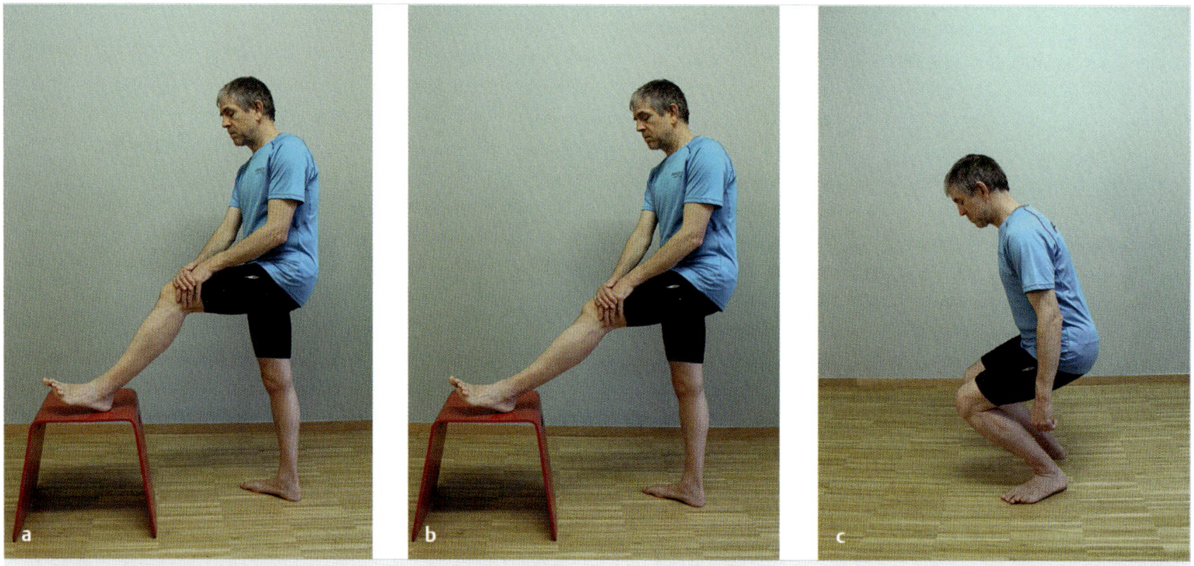

Abb. 3.6 **Wiederholte Mobilisation in Extension mit Kontrollbefunden.** (Bildquelle: G. Supp)

a **Testbewegung:** Die Extension des linken Kniegelenks unter Teilbelastung im Stand ist die erste Testbewegung. Hierfür platziert der Patient seinen linken Fuß auf einen Hocker und streckt sein Knie soweit er kann durch. Bei 20° beginnt die Extension schmerzhaft zu sein

b **Repetierte Bewegung in Extension:** Im Stand bewegt der Patient sein linkes Kniegelenk 10-mal in Extension und übt jeweils am Ende der Bewegung mit seinen Händen einen Überdruck am distalen Oberschenkel aus. Nach der letzten Wiederholung ist die Extension signifikant verbessert und die Schmerzen sind nahezu beseitigt.

c **Provokationsbewegung:** Die Kniebeuge fällt dem Patienten nach der repetierten Kniegelenksextension deutlich leichter.

ändert sich jedoch nichts. Nun bestärke ich Alexander erneut, die Bewegung nochmals 10-mal zu wiederholen. Dabei soll er aber mit beiden Händen die Kniestreckung am aktuellen Bewegungsende verstärken. Daraufhin zeigt sich eine signifikante Verbesserung der Beweglichkeit, die mit einer nahezu vollständigen Schmerzeliminierung einhergeht (▶ Abb. 3.6b). Die Provokationsbewegung Kniebeuge fällt Alexander nun wesentlich leichter (▶ Abb. 3.6c). Ich zeige ihm auch noch eine Alternative zur wiederholten Kniestreckung im Sitzen (▶ Abb. 3.7). Er ist von den schnellen Veränderungen sichtlich beeindruckt und fragt sofort nach, ob er diese Übung Zuhause weitermachen könne.

Zusatzinfo

Das Prinzip der repetierten Tests

Wiederholt ausgeführte Bewegungstests stellen das Herzstück der MDT-Untersuchung dar. In Kombination mit der Anamnese erreicht diese Untersuchungsart der Extremitäten hervorragende Reliabilitätswerte (May und Ross 2009, Willis et al. 2017).

Ziel der repetierten Tests ist es, den untersuchten Patienten in eine der MDT-Klassifikationen einzuteilen bzw. diese auszuschließen.

Mögliche Szenarien sind:

1. **Derangement:** Die Beweglichkeit eines Gelenks ist variabel schmerzhaft eingeschränkt. D.h., es kann durchaus Unterschiede im Tagesverlauf oder abhängig von Belastungen geben. Es findet sich durch die repetierten Tests eine Directional Preference. Dabei zeigen sich rasche und anhaltende Verbesserungen der symptomatischen und mechanischen Präsentation.
2. **Artikuläre Dysfunktion:** Die Beweglichkeit ist seit Auftreten des Schmerzes eingeschränkt. Es zeigt sich bei den repetierten Tests ein konsistent reproduzierbarer Schmerz, der immer am Ende der aktuellen Beweglichkeit eines Gelenks entsteht. Weder Beweglichkeit noch Reproduzierbarkeit des Schmerzes ändern sich schnell. Es braucht ein regelmäßiges Bewegungsprogramm, um die Funktion wiederherzustellen.
3. **Kontraktile Dysfunktion:** Schmerzen treten nur bei Belastung auf. Ein Bewegungsverlust findet sich nicht. Repetierte Bewegungen produzieren Schmerzen nur, wenn sie gegen Widerstand ausgeführt werden. Die Reproduzierbarkeit ändert sich nicht schnell. Hier braucht

es ein regelmäßiges, progressives Belastungstraining, um die Funktion wiederherzustellen

4. **Anderes**: Zusammen mit der Anamnese gelingt es, die 3 oben genannten Syndrome auszuschließen. Es finden sich in Anamnese und klinischer Untersuchung Schlüsselbefunde, die es ermöglichen, den Patienten/die Patientin in eine der Subkategorien der Kategorie **„Anderes“** (May und Rosedale 2012) einzuordnen und dementsprechend zu behandeln oder ihn entsprechend weiter zu verweisen.

Shared-Decision Making (SDM) ist ein viel bemühter Begriff in der modernen Medizin. SDM taucht jedoch stets nur im Kontext von Therapieentscheidungen auf. Welches ist nun das passende Vorgehen? Wie kann der Patient/die Patientin Verantwortung übernehmen?

Jedoch liegt auch die Diagnostik im SDM meist in der Hand der medizinischen Fachleute. Die MDT mit ihrem Prinzip der repetierten Tests geht hier einen wichtigen Schritt weiter: Sie nimmt den Patienten/die Patientin mit an Bord und beteiligt ihn/sie aktiv am diagnostischen Prozess. Der Patient/die Patientin findet selbst mit heraus, wie sich Belastungsstrategien auswirken und welche Behandlung für seine Beschwerden Sinn macht. Patienten schätzen erfahrungsgemäß dieses Vorgehen.

Clinical Reasoning

Physiotherapeutische Diagnose

Die provisorische mechanische Diagnose innerhalb der MDT-Klassifikation lautet am ersten Tag: Derangement linkes Kniegelenk, DP: Extension.

Die von Alexander mit Überdruck wiederholt ausgeführte Kniegelenksextension hat sowohl den Schmerz in dieser Bewegungsrichtung eliminiert als auch die Beweglichkeit um etwa 15° verbessert. Außerdem konnte Alexander im Anschluss die Kniebeuge als funktionellen Test ebenfalls deutlich besser ausführen.

Bestätigt sich die vorläufig gestellte Diagnose nach der Probebehandlung, so ist Alexanders Prognose ausgezeichnet. Mehrere Fallbeispiele und Fallserien beschreiben eindrücklich die erfreuliche Langzeitprognose für Patienten mit Beschwerden an den Extremitäten, die mit einem Derangement diagnostiziert wurden (Lynch und May 2013). Greg Lynch beschreibt dabei in seinem Artikel den Fall einer 18-jährigen Leistungsschwimmerin, die das Derangement im Kniegelenk vollständig eliminieren konnte, indem sie ihr Knie wiederholt mit Überdruck in Extension mobilisierte. Auch im Follow Up nach 14 Monaten war sie noch beschwerdefrei im Hochleistungssport aktiv.

Alexander war aktiv am diagnostischen Prozess beteiligt. Dadurch war es ihm möglich, sich einen Teil seiner Erwartung an den ersten Besuch gleich selbst zu erfüllen. Er identifizierte die Übung, die er zur Behandlung seiner Beschwerden anwenden kann.

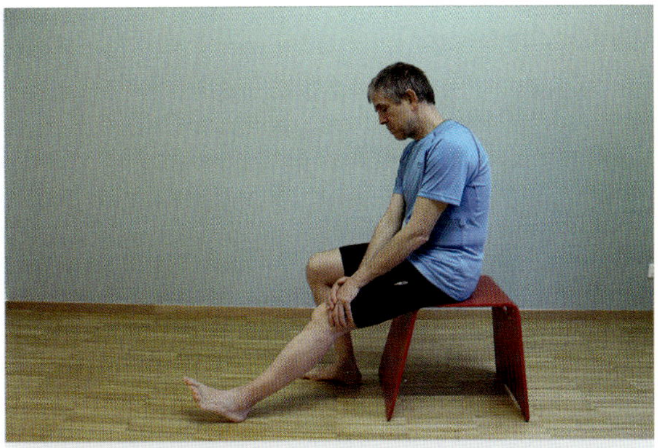

Abb. 3.7 Alternative Übung zur repetierten Kniegelenksstreckung im Stand. ASTE: Sitz. **Durchführung:** Der Patient streckt das betroffene Bein soweit es geht aus und bewegt dann wiederholt das Kniegelenk aus einer leichten Beugestellung in Extension. Dabei übt er am Ende der Bewegung einen Überdruck am unteren Drittel des Oberschenkels aus. **Ziel:** Verbesserung der Kniegelenksextension und Schmerzlinderung. (Bildquelle: G. Supp)

3.4 Behandlungsverlauf

3.4.1 1. Therapiesitzung

Durch die Eingangsuntersuchung konnte ich herausfinden, dass die wiederholte Extension mit Überdruck ein effektiver Behandlungsansatz ist. Da Alexander diese Übung unbedingt daheim weiterführen muss, bespreche ich mit ihm nochmals die korrekte Ausführung, Übungsanzahl und Frequenz. Er soll die Übung (▶ Abb. 3.6) alle 2 Stunden 10-mal durchführen. Da Alexander tagsüber viel sitzt, erkläre ich ihm noch die alternative Übung zur Kniegelenksstreckung im Sitzen (▶ Abb. 3.7). Diese kann Alexander gut in den Berufsalltag einbauen. Ich erläutere ihm, dass er längeres Sitzen regelmäßig kurz unterbrechen muss, da sich die Beugung des Kniegelenks als provozierende Bewegungsrichtung gezeigt hatte.

Ich einige mich mit Alexander, seine Frage nach einem möglichen Beginn des Lauftrainings in der nächsten Sitzung zu besprechen, wenn klar ist, wie sich seine Beschwerden auf die Behandlungsstrategie verändern.

3.4.2 2. Therapiesitzung (2 Tage nach 1. Intervention)

Alexander hat seiner Aussage nach seit dem letzten Termin regelmäßig geübt. Anfangs habe er zwar beim Üben Schmerzen, diese würden jedoch nach etwa 5 Wiederholungen bereits etwas nachlassen. Nach 15 Wiederholungen spüre er nur noch ein Ziehen in der Kniekehle. Im Alltag würden die Beschwerden am medialen Knie nur noch beim Treppabgehen und nach längerem Sitzen mit stark gebeugtem Knie auftreten. Bei meiner Frage, wie stark denn die Schmerzen bei der Provokationsbewegung wären, gibt Alexander 2 von 10 möglichen Punkten auf der numerischen Ratingskala (NRS) an.

Wiederbefund

Ich überprüfe erneut die Provokationsbewegung Kniebeuge und Alexander gibt endgradig noch Schmerzen an, jedoch kann er die Kniegelenke dabei nahezu vollständig beugen.

Bei Prüfung der Beweglichkeit des linken Kniegelenks zeigt sich, dass sich sowohl die Extension als auch Flexion signifikant verbessert haben. Beide Richtungen sind nur noch endgradig schmerzhaft eingeschränkt.

Weiteres Vorgehen

Die rasche Verbesserung stimmt Alexander optimistisch. In der verbleibenden Zeit der Sitzung besprechen wir das weitere Vorgehen. Ich schlage Alexander vor, die Übungen in gleicher Intensität und Frequenz weiterzumachen. Sobald sein Kniegelenk in Extension frei beweglich ist, kann er einen ersten Laufversuch starten.

3.4.3 3. Therapiesitzung (4 Tage nach 2. Intervention)

Alexander hat weiterhin regelmäßig geübt und konnte seinen Angaben nach während der Übung auch mit starkem Überdruck keinen Schmerz mehr auslösen. Seit 2 Tagen habe er keinerlei Beschwerden mehr gehabt. Laufen sei er aber noch nicht gewesen.

Wiederbefund

Im Wiederbefund zeigt sich Folgendes:

- *Provokationstest:* Die Provokationsbewegung Kniebeuge schmerzt noch endgradig.
- *Beweglichkeit:* Extension und Flexion sind im vollem Bewegungsumfang schmerzfrei möglich (▶ Abb. 3.8a–b).

Weiteres Vorgehen

Da der Provokationstest Kniebeuge immer noch schmerzt, leite ich Alexander an, die Extensionsübung im Stand an die Wand gelehnt – also mit mehr Belastung – durchzuführen (▶ Abb. 3.9a). Nach 20 Wiederholungen ist im Wiederbefund die Kniebeuge nun komplett schmerzfrei (▶ Abb. 3.9b).

Heimprogramm

Ich bespreche mit Alexander, dass er ab sofort diese neue Übung Zuhause regelmäßig durchführen soll. Außerdem soll er das Lauftraining wiederaufnehmen. Gemeinsam besprechen wir, in welcher Intensität er am besten damit beginnen soll. Er schlägt vor, mit Intervallen zu starten: 3 Minuten Laufen – 3 Minuten Gehen, 6- bis 7-mal nacheinander durchgeführt. Ich stimme dem zu und teile ihm abschließend noch mit, dass, wenn dieses Training bei 3

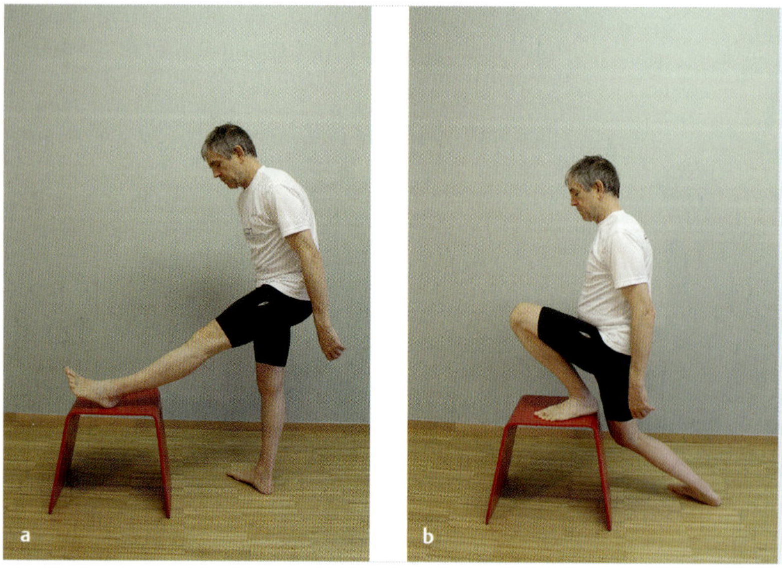

Abb. 3.8 Funktionsuntersuchung. (Bildquelle: G. Supp)
a Extension: Beim dritten Behandlungstermin ist die Extension frei.
b Flexion: Auch die Flexion ist vollständig möglich.

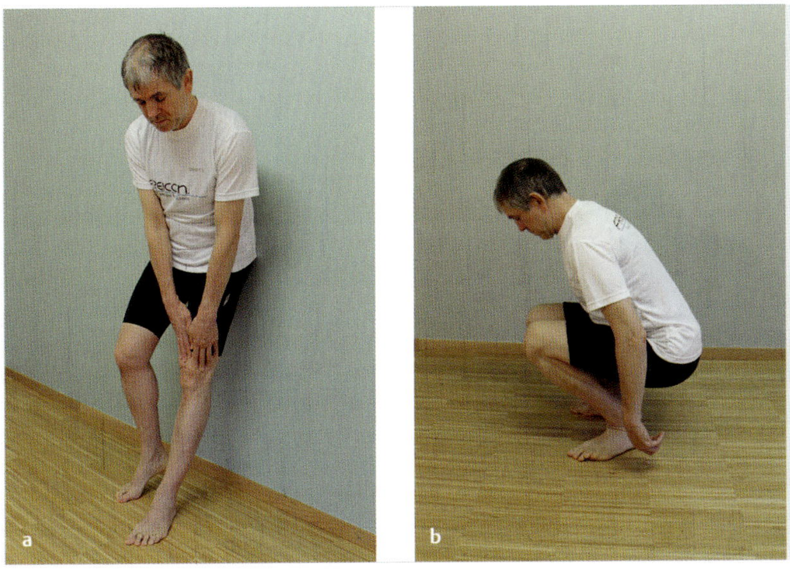

Abb. 3.9 Funktionsuntersuchung. (Bildquelle: G. Supp)

a **ASTE:** Stand, mit dem Rücken an die Wand gelehnt. **Durchführung:** Der Patient bringt das betroffene Bein aus leichter Beugestellung in maximale Streckung. Am Ende der Bewegung führt er mit beiden Händen einen Überdruck oberhalb des Kniegelenks aus. Er wiederholt diese Bewegung 20-mal. **Ziel:** Verbesserung der Referenzbewegung Kniegelenksflexion und Schmerzlinderung

b **Kontrolle der Funktionsuntersuchung:** Nach wiederholter Extension im Stand kann der Patient vollständig und schmerzfrei in die Hocke gehen.

Laufeinheiten zu keiner Verschlechterung führe, er die Länge der Laufeinheiten ausbauen könne.

3.4.4 4. Therapiesitzung (10 Tage nach 3. Intervention)

Alexander ist begeistert. Er ist jeden zweiten Tag laufen gewesen und hatte bei den ersten beiden Intervalltrainingseinheiten keinerlei Beschwerden. So hat er sich dazu entschieden, bei der dritten Einheit 5 km am Stück zu laufen. Auch das ging ohne Probleme, sodass er dies 2 Tage später erfolgreich wiederholte. Auch war er am Vorabend mit seiner Frau tanzen. Zwar hat er heute etwas Muskelkater in den Waden, aber das Knie ist völlig beschwerdefrei.

Wiederbefund

Ich überprüfe Alexanders Kniegelenksbeweglichkeit und stelle fest, dass alle Bewegungen schmerzfrei endgradig möglich sind – selbst die Beugung. Auch die wiederholt ausgeführten, endgradigen Flexionsbewegungen verursachen keine Symptome.

Weiteres Vorgehen

Ich lasse Alexander nun erneut den Fragebogen des patientenspezifischen Outcomes ausfüllen (▶ Abb. 3.10) und wir besprechen gemeinsam den bisherigen Verlauf der Therapie. Wir stimmen überein, dass keine weitere Behandlung notwendig ist, da er mittlerweile in seinen Funktionen und Hobbies nicht mehr eingeschränkt ist. Er soll die bewährte Übung in den nächsten Wochen noch regelmäßig 2-mal täglich 10-mal durchführen und stu-

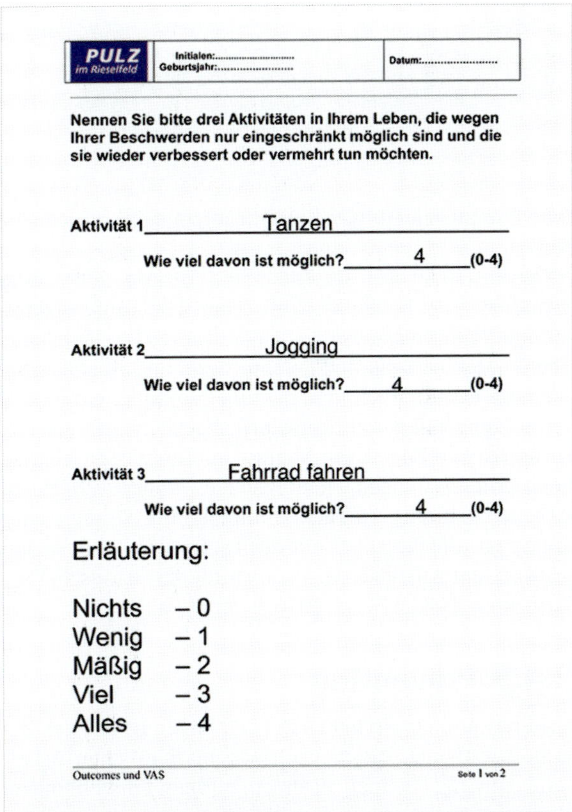

PULZ im Rieselfeld | Initialen:............ Geburtsjahr:............ | Datum:............

Nennen Sie bitte drei Aktivitäten in Ihrem Leben, die wegen Ihrer Beschwerden nur eingeschränkt möglich sind und die sie wieder verbessert oder vermehrt tun möchten.

Aktivität 1 Tanzen
Wie viel davon ist möglich? 4 **(0-4)**

Aktivität 2 Jogging
Wie viel davon ist möglich? 4 **(0-4)**

Aktivität 3 Fahrrad fahren
Wie viel davon ist möglich? 4 **(0-4)**

Erläuterung:

Nichts – 0
Wenig – 1
Mäßig – 2
Viel – 3
Alles – 4

Outcomes und VAS — Seite 1 von 2

Abb. 3.10 Ergebnis des patientenspezifischen Outcome-Fragebogens zum Ende der Therapie: Der Patient fühlt sich in seinen Funktionen nicht mehr eingeschränkt und kann wieder alles machen. (Bildquelle: G. Supp)

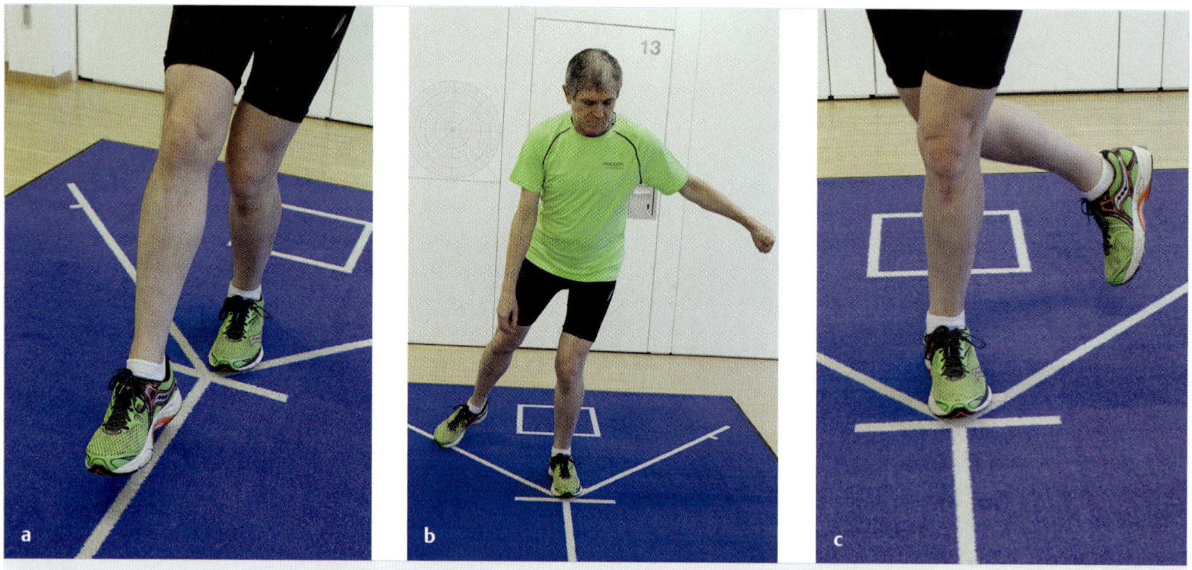

Abb. 3.11 Y-Balance-Test. ASTE: Stand auf einer sternförmigen Bodenmarkierung. **Durchführung:** Der Patient wird aufgefordert, mit einem Bein auf der Mitte der Markierung zu stehen und nacheinander Bewegungen des Spielbeins in 3 verschiedenen Richtungen auszuführen. Es geht dabei darum, eine maximale Reichweite ohne Bodenkontakt des Spielbeins zu erzielen. Die Bewegung wird 3-mal pro Richtung und Seite ausgeführt – der beste Wert wird gezählt. (Bildquelle: G. Supp)

a Das Bein wird zuerst nach anterior bewegt.

b Als Nächstes wird das Bein postero-medial geführt (vom Standbein ausgehend gedacht).

c Zum Schluss erfolgt die Bewegung nach postero-lateral. **Ziel:** Überprüfung der muskulären Kniekontrolle.

fenweise zu seinem gewohnten Laufpensum zurückkehren.

Da Alexander bei seinem ersten Termin über seine grundlegenden Bedenken gesprochen hat, Laufen könne zu Abnutzungen seines Kniegelenks führen, greife ich das Thema abschließend auf. Entsprechend der aktuelle Studienlage erläutere ich ihm, dass die Meinung, ein moderates Lauftraining von 50 km pro Woche würde das Arthroserisiko erhöhen, ein Mythos sei. Die wissenschaftlichen Untersuchungen widerlegen dies (Roberts 2018). Im Gegenteil würden kürzlich veröffentlichte Studien eher auf einen protektiven Effekt des Laufens sowohl für den Knorpel der Kniegelenke als auch für die Bandscheiben hindeuten (Hyldahl et al. 2016, Belavý et al. 2017).

3.4.5 Prävention

Die Prävention typischer Laufverletzungen ist ein viel diskutiertes Thema. Die meisten wissenschaftlichen Arbeiten kommen zu keinen allgemeingültigen Empfehlungen. Vorherige Verletzungen, ein BMI über 30 und ein zu intensives Training in der Anfangsphase scheinen Risikofaktoren zu sein. Starre Regeln für den Wiedereinstieg haben sich nicht bewährt (Buist et al. 2008).

Alexander beschreibt, dass in den letzten Jahren nach längeren Tanzabenden öfters Knieschmerzen aufgetreten seien. Sowohl bei der einbeinigen Kniebeuge (▸ Abb. 3.5b) als auch beim Y-Balance-Test (▸ Abb. 3.11a–c) zeigt sich Alexanders mangelnde Kontrollfähigkeit des linken Kniegelenks. Muskeltests der

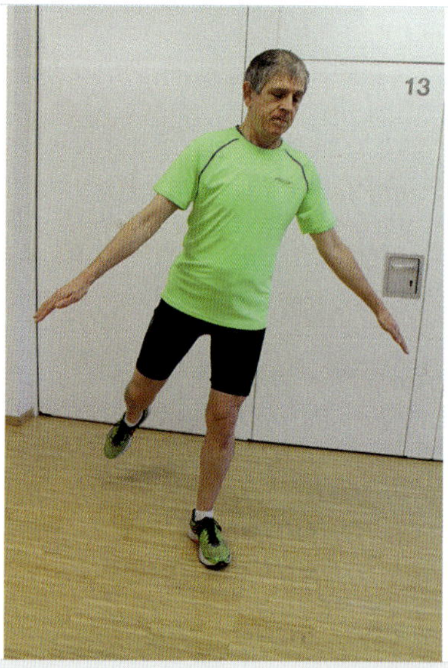

Abb. 3.12 Koordinationsdefizite: Der Patient hat trotz unauffälligem Krafttest der Hüftabduktoren Schwierigkeiten, sein Becken bei der Abduktion des Beines im Stand zu stabilisieren und weicht mit dem Oberkörper aus. (Bildquelle: G. Supp)

Hüftabduktoren sind zwar im Seitenvergleich unauffällig, aber Alexander tut sich koordinativ schwer, auf einem Bein zu stehen und das andere zu abduzieren (▸ Abb. 3.12) bzw., die Abduktoren spezifisch einzusetzen. Auch zu diesen Themen ist die Studienlage unein-

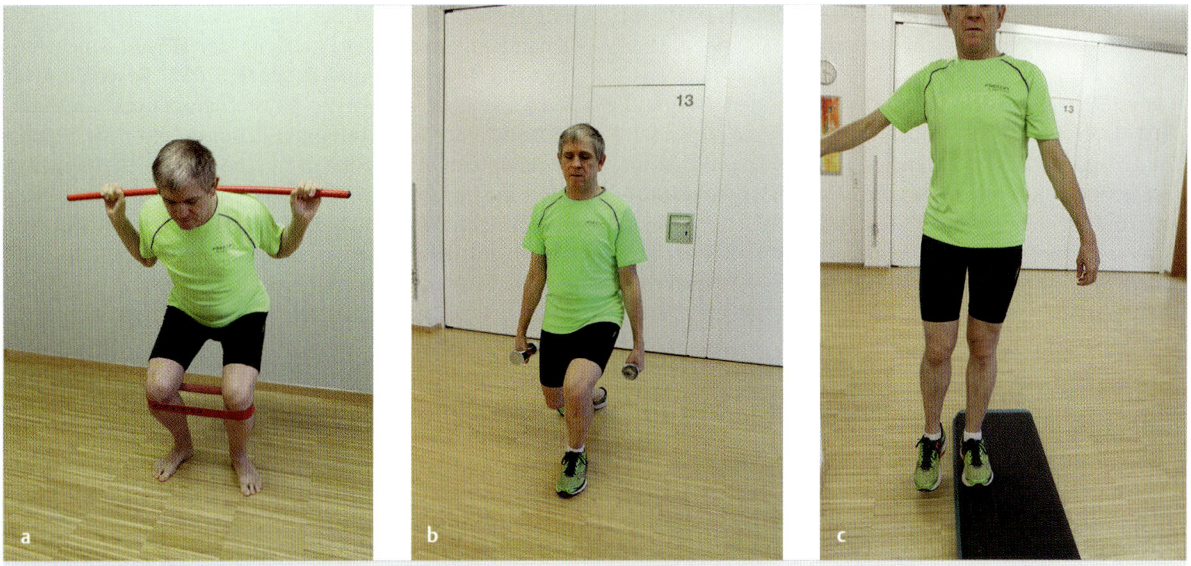

Abb. 3.13 **Koordinationstraining.** (Bildquelle: G. Supp)

a **Kniebeugen mit besonderem Augenmerk auf die Valgusstellung. ASTE:** Stand. **Durchführung:** Der Patient befestigt ein Theraband o. Ä. um seine Unterschenkel und hält mit beiden Händen einen Stab hinter dem Kopf. Während er mit beiden Beinen und mäßig vorgeneigtem Oberkörper in die Kniebeuge geht, spannt er leicht die Unterschenkel nach außen – gerade nur so viel, um die Beinachse regelrecht zu stabilisieren. Das aktive Anspannen gegen ein Theraband o. Ä. hilft, die Beinachse aus der Valgisierung zu bringen und beim Beugen der Knie mittig zu halten. Diese Übung soll er 2- bis 3-mal pro Woche 20-mal in 3 Serien durchführen. **Ziel:** aktive Korrektur der Beinachse.

b **Lunges. ASTE:** Stand. Zur Stabilisierung des Gleichgewichts hält der Patient eine leichte Hantel in seinen Händen. **Durchführung:** Er wird aufgefordert, einen Ausfallschritt nach vorne zu machen. Dabei soll er die Achse des vorgestellten Beines korrigieren und während der Bewegung stabilisieren. **Ziel:** Beinachsentraining sowie Kräftigung der rückseitigen und vorderen Oberschenkelmuskulatur.

c **Abduktorentraining des Hüftgelenks. ASTE:** Stand auf einem Step. **Durchführung:** Der Patient lässt die rechte Hüfte absinken und zieht sie dann aktiv wieder hoch. **Ziel:** Kräftigung der Hüftgelenksabduktoren.

heitlich. Koordination des Rumpfes und der Abduktoren des Hüftgelenks scheinen eine wichtigere Rolle zu spielen als die reine Kraft der hüftumspannenden Muskulatur. Das Valgisieren des Kniegelenks allein scheint kein klarer Risikofaktor zu sein.

Koordinationstraining

Prävention macht nur individuell Sinn. So rate ich Alexander, sowohl die Koordinationsfähigkeit als auch die Kraft der Muskeln der unteren Extremität zu trainieren. Ich zeige ihm daher gezielte Übungen: Kniebeugen mit besonderem Augenmerk auf Varus/Valgus (▶ Abb. 3.13a), Lunges (▶ Abb. 3.13b) und ein Abduktoren-Training (▶ Abb. 3.13c). Damit Alexander die korrekte Ausführung Zuhause kontrollieren kann, filme ich ihn dabei mit seinem Smartphone. So hat er seine Übungsanleitung immer dabei. Dieses Training soll er 2- bis 3-mal pro Woche durchführen.

3.4.6 Follow Up (3 Monate nach 4. Intervention)

Anfang November berichtet Alexander telefonisch, wie es ihm geht. Er hat sein Lauftraining seit einem Monat in vollem Umfang wiederaufgenommen. Zwischenzeitlich hat er auch eine längere Wanderung mit einigen Höhenmetern problemlos bewältigt. Tanzabende gab es bisher noch keine. Alexander sieht ihnen aber optimistisch entgegen.

Die Extensionsübungen macht er nicht mehr. Die Kräftigungs- und Koordinationsübungen führt er 3-mal pro Woche aus und hat dabei ein subjektiv gutes Gefühl. Mittlerweile hat er sich eine Hantelstange gekauft und übt die Kniebeugen mit leichtem Gewicht von etwa 15 kg.

3.5 Fazit

Die Zeiten, in denen Meniskusoperationen die erste Option bei Kniegelenksschmerzen mit radiologischem Befund waren, neigen sich dem Ende zu. Erdrückend ist die Evidenz gegen Arthroskopien (Thorlund et al. 2017). Aktuelle Studien konnten vermeintliche Indikatoren für ein positives OP-Ergebnis nicht bestätigen (Sihvonen et al. 2013).

Physiotherapie rückt immer mehr in den Fokus als „First Line Treatment". Doch wie muss sie aussehen? Braucht es unbedingt intensive Kräftigungsprogramme, ausgeklügelte Koordinationsparcours oder verhaltenstherapeutische Interventionen?

Der beschriebene Fall ist ein Beispiel dafür, dass es auch anders geht. Die aktive Untersuchung von Alexander gemäß dem MDT-System identifizierte eine spezifische Bewegungsstrategie, mit der sich Alexander selbst effektiv behandeln konnte. Die Prävalenz der DP am Kniegelenk liegt bei 40 % (May und Rosedale 2012, Rosedale at al. 2014). Es lohnt sich, in der physiotherapeutischen Untersuchung eines Patienten/einer Patientin mit Kniegelenksbeschwerden initial danach zu schauen, ob es eine Bewegung in die „richtige" Richtung gibt. Die „Ottawa Panel Clinical Practice Guidelines" für das Management von Kniegelenkarthrose (Brosseau et al. 2017) haben das MDT mit dem Vermerk „strongly recommended" in ihre Empfehlungen aufgenommen.

Kommentar des Herausgebers Peter Oesch

Robin McKenzie ist ein neuseeländischer Physiotherapeut, der in den 70er Jahren des letzten Jahrhunderts sein Konzept der Mechanischen Diagnose und Therapie – also der MDT – für Wirbelsäulenbeschwerden entwickelte. Dieses beruhte auf seinen Erfahrungen in der täglichen physiotherapeutischen Praxis. Er beobachtete, dass sich Patienten mit Bewegungsübungen in die „richtige" Richtung (DP) sehr gut selbst behandeln können. Eine manuelle Therapie war gar nicht nötig. Zudem stärkte das Konzept der Selbstbehandlung das Vertrauen der Patienten im Umgang mit ihren Beschwerden. So waren sie in der Lage, im Falle erneuter Rückenbeschwerden sich selbst zu behandeln und sich richtig zu verhalten. McKenzie stützte sein empirisch entwickeltes Konzept von Beginn an mit einer wissenschaftlichen Begleitforschung. Es ist heute wohl eines der am besten untersuchten Behandlungskonzepte der Physiotherapie.

Das Konzept der DP und der Selbstbehandlung machte für McKenzie auch an den Extremitäten Sinn. Die Anwendung von MDT im Bereich der Extremitäten beschrieb er erstmals im Jahr 2000 (McKenzie und May 2000). Die Empfehlung der internationalen Expertengruppe von MDT für das Management von Kniegelenkarthrosen basiert auf verschiedenen wissenschaftlichen Arbeiten, die die Effektivität dieser Therapieform nachweisen konnten (Brosseau et al. 2017). Ohne die wissenschaftliche Evidenz für die Effektivität von MDT wäre die Empfehlung nicht gemacht worden.

Das vorliegende Fallbeispiel beschreibt, wie MDT in der täglichen Praxis angewandt und durch weitere Maßnahmen wie Kräftigungs- und Koordinationsübungen sowie Patientenedukation ergänzt und somit Aktivität gefördert wird. Der Behandler hat dem Patienten keine unnötigen Ratschläge, wie „aufgrund des erhöhten Arthroserisikos mit dem Joggen aufzuhören" gegeben. Dieser wohl gutgemeinte, aber falsche Rat, wird von Physiotherapeuten oft ausgesprochen. Physiotherapeuten sollen, wie in diesem Fallbeispiel gezeigt, Patienten ermuntern aktiv zu sein und sich nicht unnötig zu schonen.

Für Physiotherapeuten ist es wichtig, die Resultate wissenschaftlicher Untersuchungen hinsichtlich des Vergleichs von Bewegungstherapie und Arthroskopie bei degenerativen Erkrankungen des Kniegelenks zu kennen: Langfristig haben Patienten, die arthroskopisch behandelt wurden, keine wesentlichen Vorteile bezüglich Schmerzreduktion und Funktionsverbesserung (Brignardello-Petersen et al. 2017). Jedoch haben sie ein erhöhtes Risiko, infolge eines operativen Eingriffs Komplikationen zu erleiden (Thorlund et al. 2017).

3.6 Literatur

Beals CT, Magnussen RA, Graham WC et al. The Prevalence of Meniscal Pathology in Asymptomatic Athletes. Sports Med 2016; 46 (10): 1517–1524. doi: 10.1007/s40279-016-0540-y

Belavý DL, Quittner MJ, Ridgers N. Running exercise strengthens the intervertebral disc. Sci Rep 2017; 7: 45975. doi: 10.1038/srep45975

Brignardello-Petersen R, Guyatt GH, Buchbinder R et al. Knee arthroscopy versus conservative management in patients with degenerative knee disease: a systematic review. BMJ Open 2017; 7(5): e016114

Brosseau L, Taki J, Desjardins B et al. The Ottawa panel clinical practice guidelines for the management of knee osteoarthritis. Part two: Strengthening exercise programs. Clin Rehabil 2017: 31(5):596–611

Buist I, Bredeweg SW, Mechelen W van et al. No effect of a graded training program on the number of running-related injuries in novice runners. A randomized controlled trial. Am J Sports Med 2008; e 36 (1): 33–39. doi: 10.1177/0363546507307505

Hashimoto S, Hirokado M, Takasaki H. The most common classification in the mechanical diagnosis and therapy for patients with a primary complaint of non-acute knee pain was Spinal Derangement: a retrospective chart review. J Man Manip Ther 2018; 32: 1–10. doi: 10.1080/10669817.2018.1511316

Hyldahl RD, Evans A, Kwon S et al. Running decreases knee intra-articular cytokine and cartilage oligomeric matrix concentrations. A pilot study. Eur J Appl Physiol 2016; 116(11–12): 2305–2314. doi: 10.1007/s00421-016-3474-z

Jull G. Discord Between Approaches to Spinal and Extremity Disorders. Is It Logical? J Orthop Sports Phys Ther 2016; 46(11): 938–941. doi: 10.2519/jospt.2016.0610

Lynch G, May S. Directional preference at the knee: A case report using mechanical diagnosis and therapy. J Man Manip Ther 2013; 21 (1): 60–66

Maher C, Underwood M, Buchbinder R: Non-specific low back pain. Lancet 2017; 389 (10070): 736–747. doi: 10.1016/S 0140-6736(16)30970-9

May SJ, Rosedale R. A survey of the McKenzie Classification System in the Extremities: prevalence of mechanical syndromes and preferred loading strategies. Phys Ther 2012; 92(9): 1175–1186

May S, Ross J. The McKenzie classification system in the extremities: a reliability study using McKenzie assessment forms and experienced clinicians. J Manipulative Physiol Ther 2009; 32(7): 556–563

McKenzie RA, May S. The human extremities: Mechanical diagnosis & therapy. 1 Aufl. Wellington: Orthopedic Physical Therapy Products; 2000

Roberts WO. Running causes knee osteoarthritis: myth or misunderstanding. Brit J Sports Med 2018; 52(3): 142. doi: 10.1136/bjsports-2017-098227

Robbins SM, Rastogi R, Howard J. et al. Disease Severity Does Not Predict Mechanical Diagnosis and Therapy (MDT) Classification or Treatment Response in Patients with Knee Osteoarthritis. Presented at 13th International Conference on Mechanical Diagnosis and Therapy in Copenhagen, 04.-06. September 2015; submitted for publication

Rosedale R, Rastogi R, May S et al. Efficacy of exercise intervention as determined by the McKenzie System of Mechanical Diagnosis and Therapy for knee osteoarthritis: a randomized controlled trial. J Orthop Sports Phys Ther 2014; 44(3): 173–81, A1–6

Rosedale R, Rastogi R, Kidd J et al. A study exploring the prevalence of Extremity Pain of Spinal Source (EXPOSS), Journal of Manual & Manipulative Therapy, 2019. DOI: 10.1080/10669817.2019.1661706

Sihvonen R, Paavola M, Malmivaara A et al. Arthroscopic partial meniscectomy versus sham surgery for a degenerative meniscal tear. N Engl J Med 2013; 369(26): 2515–2524. doi: 10.1056/NEJMoa1305189

Takasaki H. Mechanical diagnosis and therapy enhances attitude toward self-management in people with musculoskeletal disorders: A preliminary evidence with a before-after design. SAGE Open Med 2017; 5: 2050312117740986

Thorlund JB, Englund M, Christensen R et al. Patient reported outcomes in patients undergoing arthroscopic partial meniscectomy for traumatic or degenerative meniscal tears: comparative prospective cohort study. BMJ 2017; 356: j356

Willis S, Rosedale R, Rastogi R et al. Inter-rater reliability of the McKenzie System of Mechanical Diagnosis and Therapy in the examination of the knee. J Man Manip Ther 2017; 25(2): 83–90

Kapitel 4

Kniegelenkarthrose

4 Kniegelenkarthrose

Balz Winteler

Die 54-jährige Sophie D. hat seit etwa einem Jahr leichte Schmerzen im rechten Knie. In den letzten Monaten wurden diese jedoch zunehmend schlimmer. Die Beschwerden treten belastungsabhängig und in Form eines Anlaufschmerzes auf. Aufgrund von verschiedenen Arthralgien im Rahmen einer adjuvanten Therapie eines Mamma-Karzinoms wurde Sophie in der Poliklinik für Rheumatologie und Immunologie des Inselspitals vorstellig. Da kein direkter Zusammenhang ihrer Beschwerden mit der Brustkrebstherapie gesehen wurde und eine entzündliche Genese ausgeschlossen werden konnte, wurde sie zur Physiotherapie überwiesen.

4.1 Hintergrund zu degenerativen Veränderungen

Krankheitsbilder, die das muskuloskelettale System betreffen (entzündlich und degenerativ), zählen zur Hauptursache für chronische Schmerzzustände weltweit (Fuchs et al. 2013). In den nächsten Dekaden ist infolge der demographischen Alterung mit einem Anstieg von degenerativen muskuloskelettalen Erkrankungen und damit verbundenen Kosten für die Gesellschaft zu rechnen (Jayabalan und Sowa 2014). Zu diesen gehören beispielsweise die Arthrose, die Bandscheibendegeneration, aber auch degenerative Weichteilerkrankungen (Periarthropathien). Bei beginnender Gonarthrose kann die Bursa am Pes anserinus mitreagieren (Beca et al. 2015).

4.1.1 Arthrose

Arthrose gilt als die häufigste rheumatologische Erkrankung. Als Risikofaktoren für die Entwicklung und/oder Progression der Arthrose gelten das Alter, das Geschlecht, der sozioökonomische Status, Übergewicht, familiäres Auftreten, Gelenksverletzungen, Gelenksausrichtung und arbeitsbedingte Belastungen auf die Gelenke (Allen und Golightly 2015). Zudem wird der Einfluss von Stoffwechselwegen, Vitaminen, Gelenksform, Knochendichte, Beinlängendifferenz, Muskelkraft und -masse sowie frühe strukturelle Schädigungen diskutiert. Die Arthrose greift den Gelenkknorpel und subchondralen Knochen von Synovialgelenken an, was letztendlich zu einer Schädigung des betroffenen Gelenkes führt. Radiologisch finden sich Osteophyten an den Gelenksrändern, Gelenkspaltverschmälerung, subchondrale Sklerosierung, subchondrale Zystenbildung und Chondrokalzinose. 40–80 % aller Menschen mit einem radiologischen Befund leiden auch unter Symptomen. Typisch sind hierbei tiefe, andauernde Schmerzen, initial meist belastungsabhängig. Im Verlauf können Ruhe- und Nacht- sowie Anlaufschmerzen hinzukommen. Das betroffene Gelenk fühlt sich steif an. Im fortgeschrittenen Stadium sind Krepitationsgeräusche und eine Einschränkung der Gelenksbeweglichkeit möglich. Das Gehen, Treppensteigen und die Haushaltsführung sind typischerweise erschwert. Durch die arthrosebedingte reduzierte körperliche Fitness steigt zudem das Risiko für kardiovaskuläre Komorbiditäten und die frühe Mortalität (Fransen et al. 2015). Vor allem ältere Menschen in ländlichen Gebieten mit hohen körperlichen Anforderungen im Beruf sind von Beschwerden einer Kniegelenkarthrose betroffen.

4.1.2 Das Pes-anserinus-Syndrom

Der Pes anserinus superficialis (oberflächig gelegene „Gänsefuß") ist eine Bandstruktur an der Innenseite des Unterschenkels, der durch 3 an dieser Stelle zusammenlaufende Sehnen (Sehne des M. sartorius, des M. gracilis und des M. semitendinosus) gebildet wird und aufgrund dieser charakteristischen Form seinen Namen erhalten hat. Unterhalb der Pes-anserinus-Sehnenplatte befindet sich ein Schleimbeutel (Bursa anserina), welcher zur Reduktion von Reibung in den darüber liegenden Strukturen dient. Die Kontraktion des M. sartorius, M. gracilis und M. semitendinosus ermöglicht die Kniebeugung und Innenrotation des Unterschenkels. Bei Überbeanspruchung oder direkter Verletzung kann sich im Bereich des Pes anserinus häufig eine Sehnen- (Tendinitis) oder Schleimbeutelentzündung (Bursitis) entwickeln. Klinisch äußern sich diese in einem proximal-medialen Schienbeinschmerz – begleitet von einer etwa 4–5 cm distal der medialen tibialen Gelenklinie gelegenen Schwellung. Bei Aktivitäten wie Treppensteigen oder Aufstehen aus dem Sitz kann sich der Schmerz verstärken. Als prädisponierende Faktoren gelten das weibliche Geschlecht, Fettleibigkeit, Diabetes sowie Arthrose und Fehlstellungen des Kniegelenks. Zur Diagnose können bildgebende Verfahren wie Sonografie, Computertomografie oder Magnetresonanztomografie herangezogen werden (Behrens 2016).

4.2 Vorgeschichte

Sophie leidet seit einem Jahr unter Schmerzen im rechten Kniegelenk. Ihr Knie fühlt sich gelegentlich etwas geschwollen und überwärmt an. Anfangs spürte sie eigentlich nur einen Anlaufschmerz. Im Verlauf kamen aber belastungsabhängige Schmerzen hinzu. Seit ca. 7 Jahren erhält sie aufgrund eines Mamma-Karzinoms eine adjuvante Therapie über 3 verschiedene Zyklen. Während eines Pausenintervalls dieser Therapie hatten sich die Beschwerden nicht verbessert. Die Einnahme von nicht-steroidalen Antirheumatika (NSAR) lindern ihre Schmerzen. Sophie verneint das Vorhandensein von Blockaden, Krepitationen und Morgensteifigkeit. Auch Drehbewegungen schmerzen nicht besonders.

4.2.1 Persönliche Vorgeschichte

Bei Sophie wurde mit 47 Jahren – also vor rund 7 Jahren – ein Mamma-Karzinom diagnostiziert. Nach einer Mastektomie und axillären Dissektion mit Brustrekonstruktion wurde dieses adjuvant mit einer Chemotherapie in 3 Zyklen und medikamentöser Therapie bis letzten Sommer behandelt. Unter der Therapie mit Letrozol – einem Aromatasehemmer (s. Box „Medikation" (S. 50)) – waren zuvor bereits Arthralgien aufgetreten (im rechten Kniegelenk sowie in den proximalen und z. T. auch distalen Interphalangealgelenken). Da sie nun etwas Ähnliches vermutete, stellte sich Sophie in der Poliklinik für Rheumatologie und Immunologie des Inselspitals vor. Außer einem minimalen Erguss im rechten Kniegelenk fand sich sonographisch aber nichts Auffälliges (keine Entzündungsaktivität in beiden Kniegelenken).

Nach ärztlicher Einschätzung liegt eine beginnende Arthrose im rechten Kniegelenk vor. Einen direkten Zusammenhang mit der Aromatasehemmenden Therapie sehen sie nicht. In der konventionellen Radiologie fanden sich jedoch keine Zeichen für eine Arthrose in den Kniegelenken. Einzig im Bereich des oberen Patellapols im rechten Femoropatellargelenk zeigt das Röntgenbild einen kleinen osteophytären Anbau. Auch die Ursache der Fingergelenksbeschwerden – insbesondere des Interphalangealgelenks I – ordnen die Ärzte primär einer degenerativen Natur zu. Auch der Röntgenbefund der Hände ist unauffällig: „Regelrechte osteoartikuläre Stellungsverhältnisse. Keine intra- oder periartikulären Kalzifikationen. Normale Knochenmineralisation. Kein Nachweis von Erosionen. Unauffällige Weichteile." lautet der radiologische Befund. Daraufhin verordneten die Ärzte eine symptomatische Therapie mit Arcoxia – einem COX-2-Hemmer – sowie Physiotherapie zur Stabilisierung des rechten Kniegelenks. Eine Wiedervorstellung in der Poliklinik ist nicht geplant.

Zusatzinfo

Medikation bei Mammakarzinom

Der Wirkstoff Letrozol wird zur Therapie des Mammakarzinoms nach der Menopause verwendet. Er stammt aus der Gruppe der sogenannten nichtsteroidalen Aromatasehemmer. Seine Wirkung basiert darauf, bei den erkrankten Frauen die Östrogenproduktion zu inhibieren und damit das Wachstum der östrogenabhängigen Tumoren zu verringern. Die Einnahme erfolgt einmal am Tag, immer zur selben Zeit und unabhängig von Mahlzeiten. Als Nebenwirkungen bekannt sind unter anderem Müdigkeit, erhöhte Cholesterinwerte, Hautausschlag, Kopfschmerzen, vermehrtes Schwitzen sowie Gelenk- und Muskelschmerzen – zum großen Teil ausgelöst aufgrund des verringerten Östrogenspiegels.

4.2.2 Fragebögen

Sophie wurde vor der ersten Physiotherapiesitzung gebeten, einen Fragebogen auszufüllen. Dieser beinhaltet eine Zeichnung der Schmerzareale, eine Numeric Rating Scale (NRS) zur Erhebung der momentanen Schmerzen (▶ Abb. 4.1) sowie die Funktionsskala für die untere Ex-

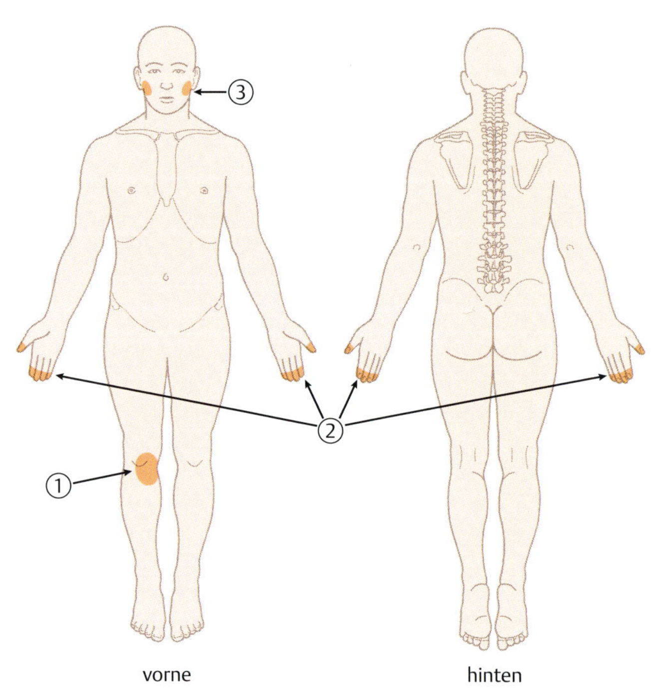

Abb. 4.1 Bodychart. Der Hauptschmerz der Patientin befindet sich im rechten Knie. Hinzu kommen leichte Beschwerden in den Daumen- und Fingergelenken und im Bereich des Kiefers. Zudem spürt sie morgens eine leichte Steifigkeit in der Wirbelsäule.

INSELSPITAL
UNIVERSITÄTSSPITAL BERN
HOPITAL UNIVERSITAIRE DE BERNE
BERN UNIVERSITY HOSPITAL

Funktionsskala für die untere Extremität
Lower Extremity Functional Scale (LEFS)

Name: __________ Geburtsdatum: ________ Datum: 15.11.2017

Sie sind im Moment wegen eines Problems mit ihrem Bein in Behandlung. Wir möchten gerne wissen, ob Sie wegen dieses Problems Schwierigkeiten haben mit den folgenden Aktivitäten. Bitte versuchen Sie jede Frage zu beantworten:

Haben oder hätten Sie heute mit einer der folgenden Aktivitäten Schwierigkeiten?
(Kreuzen Sie auf jeder Zeile eine Nummer an)

Aktivitäten	Extreme Schwierigkeiten / Unmöglich	Ziemlich grosse Schwierigkeiten	Mässige Schwierigkeiten	Geringe Schwierigkeiten	Keine Schwierigkeiten
a. Ihre übliche Arbeit, Hausarbeit oder Schulaktivitäten verrichten	0	1	2	3	4
b. Ihre üblichen Hobbys, Freizeit- oder Sportaktivitäten ausüben	0	1	2	3	4
c. In eine oder aus einer Badewanne steigen	0	1	2	3	4
d. Zwischen Räumen hin und hergehen	0	1	2	3	4
e. Socken oder Schuhe anziehen	0	1	2	3	4
f. Tief in die Hocke gehen	0	1	2	3	4
g. Einen Gegenstand, wie z.B. eine Tasche mit Lebensmitteln, vom Boden heben	0	1	2	3	4
h. Leichte Aktivitäten zu Hause absolvieren	0	1	2	3	4
i. Schwere Aktivitäten zu Hause absolvieren	0	1	2	3	4

Inselspital, Institut für Physiotherapie, Schwerpunkt Muskuloskelettal, Team Rheumatologie, CH-3010 Bern, www.insel.ch, Telefon +41 (0)31 632 35 24, Telefax +41 (0)31 632 06 80, physio.rheuma@insel.ch

INSELSPITAL
UNIVERSITÄTSSPITAL BERN
HOPITAL UNIVERSITAIRE DE BERNE
BERN UNIVERSITY HOSPITAL

Aktivitäten	Extreme Schwierigkeiten / Unmöglich	Ziemlich grosse Schwierigkeiten	Mässige Schwierigkeiten	Geringe Schwierigkeiten	Keine Schwierigkeiten
j. In ein Auto oder aus einem Auto steigen	0	1	2	3	4
k. Einen halben bis einen Kilometer gehen	0	1	2	3	4
l. Über einen Kilometer gehen	0	1	2	3	4
m. 10 Stufen (etwa einen Treppenabsatz) hinauf- oder hinuntersteigen	0	1	2	3	4
n. 1 Stunde stehen	0	1	2	3	4
o. 1 Stunde sitzen	0	1	2	3	4
p. Auf ebenem Boden rennen	0	1	2	3	4
q. Auf unebenem Boden rennen	0	1	2	3	4
r. Haken schlagen / kurze Richtungswechsel beim schnellen Rennen	0	1	2	3	4
s. Springen/ Hüpfen	0	1	2	3	4
t. Im Bett drehen	0	1	2	3	4
Total pro Spalte	0	4	6	36	4

Totalscore: 50 /80

Binkley JM, Stratford PW, Lott SA, Riddle DL. The Lower Extremity Functional Scale (LEFS): Scale Development, Measurement Properties, and Clinical Application. Physical Therapy 79(4) 371-83. 1999.
Naal FD, Impellizzeri FM, Torka S, Wellauer V, Leunig M, Eisenhart-Rothe von R. The German Lower Extremity Functional Scale (LEFS) is reliable, valid and responsive in patients undergoing hip or knee replacement. Qual Life Res. 2015; 24 (2):405-10.

Inselspital, Institut für Physiotherapie, Schwerpunkt Muskuloskelettal, Team Rheumatologie, CH-3010 Bern, www.insel.ch, Telefon +41 (0)31 632 35 24, Telefax +41 (0)31 632 06 80, physio.rheuma@insel.ch

Abb. 4.2 Die Lower Extremity Functional Scale bei Behandlungsbeginn. Die Auswertung des Fragebogens zeigt eindeutig den belastungsabhängigen Charakter der Beschwerden der Patientin. Die größten Schwierigkeiten treten bei Aktivitäten mittlerer und hoher Belastung auf wie Tanzen, Treppensteigen bzw. auf den Bus rennen und schnelle Richtungswechsel (beim Tanzen). Bei einer maximal erreichbaren Punktzahl von 80 (= keine Einschränkung auf Aktivitätsebene) erreicht die Patientin hier 50. (Bildquelle: B. Winteler)

tremität (Lower Extremity Functional Scale – LEFS) zur Darstellung von Aktivitätseinschränkungen (▶ Abb. 4.2). Diese Assessments werden in der gängigen Literatur (Oesch 2017) sowohl für Diagnostik/Befund als auch für die Verlaufsmessung empfohlen. Der Zeitaufwand für das Ausfüllen des Fragebogens inklusive der Auswertung beträgt weniger als 10 Minuten.

Ich werte den Fragebogen aus und bespreche die Ergebnisse mit Sophie. Sie erreicht 50 von maximal 80 erreichbaren Punkten, was einer mittleren Einschränkung auf der Aktivitätsebene entspricht. Da ihre Beschwerden insbesondere bei Aktivitäten mittlerer und hoher Belastung auftreten, sind diese eindeutig belastungsabhängig.

Clinical Reasoning

Im Gespräch mit Sophie gehe ich auf die auffälligsten Antworten im Fragebogen vertieft ein. Ich verspreche mir hiervon, einen Eindruck darüber zu erhalten, wie sie mit den Beschwerden umgeht (Copingstrategien). Vermeidet sie die symptomauslösenden Aktivitäten oder findet sie Adaptationsstrategien? Auch möchte ich wissen, welche der Aktivitäten die wichtigste für Sophie darstellt. Diese fokussierend formuliere ich das funktionsbezogene Ziel, das einen alternativen Aufmerksamkeitsfokus zum Schmerz schafft.

Meine Hypothesen zur Problematik beschränken sich nicht auf die Quelle der Symptome (Beschwerden degenerativer Natur). Nebst dem bereits erwähnten Coping mache ich mir Gedanken zur Belastbarkeit der betroffenen Gewebe und zum Trainingszustand der kniegelenksstabilisierenden Muskulatur. Da Sophie eine belastende Krebstherapie durchgemacht hat und keiner regelmäßigen sportlichen Aktivität nachgeht, scheint eine allgemeine körperliche Dekonditionierung naheliegend.

4.2.3 Erwartung der Patientin

Sophie erwartet primär von der Therapie, den Schmerz endlich loszuwerden. Wegen der Beschwerden sei sie seither nicht mehr Tanzen gegangen. Es bedeute ihr aber sehr viel, und sie möchte es, falls möglich, wieder anfangen.

Clinical Reasoning

Ich frage Sophie, ob für sie auch ein kurzer Tanzabend als Wiedereinstieg denkbar wäre. Damit möchte ich im Sinne des Schmerzmanagements dem Schmerzvermeidungsverhalten eine kognitiv-verhaltenstherapeutische Strategie entgegenhalten (graduierte Exposition und Pacing). Pacing bedeutet, eine Aktivität in kleine Schritte zu unterteilen und dabei Aktivität und Ruhepausen abzuwechseln (Gil et al. 1988). Mit Hilfe dieser Strategie wird eine bessere Schmerzkontrolle im Alltag angestrebt. Toby Smith und Kollegen konnten in einer Studie den möglichen Nutzen des Pacings von Aktivitäten bei Patienten mit Kniegelenkarthrose nachweisen (Smith et al. 2013).

Um Sophie ihre körperliche Leistungsfähigkeit aufzeigen zu können, fasse ich den Entschluss, in der nächsten Therapiesitzung ein standardisiertes Assessment durchzuführen. Dieses beinhaltet den 6-Minuten-Gehtest und eine Kraftmessung der Knieflexoren und -extensoren mit einem Kraftmessgerät (Handheld Dynamometer). Zudem sind beide Testungen auch für die Verlaufsmessung geeignet.

4.2.4 Screening-Fragen

In den Kniegelenken verspürt Sophie nach eigenen Angaben keine Blockaden und Krepitationen. Auch Drehbewegungen sind nicht besonders schmerzhaft.

4.2.5 Spezielle Fragen

Im Laufe des letzten Jahres hat Sophie zirka 3 kg zugenommen. Anamnestisch bestehen keine Arthritiden. Morgens fühlt sich ihr Rücken zwar etwas steif an, mit Turnübungen verschwindet dieses Gefühl aber innerhalb weniger Minuten.

Was Medikamente anbelangt, so nimmt Sophie wegen ihrer Knieschmerzen seit 2 Wochen Arcoxia ein. Zudem behandelt sie ihre generalisierte Osteopenie mit Calcium und Vitamin D sowie 2-mal jährlich mit Prolia-Injektionen. Aufgrund von Blähungen und diskreten Oberbauchschmerzen infolge der regelmäßigen Einnahme von Irfen – einem NSAR – hat Sophie die Dosierung eines Protonenpumpenhemmer (Nexium) gesteigert.

Des Weiteren hat sie ein Schlafapnoesyndrom. Davon abgesehen fühlt sie sich allgemein aber nicht beeinträchtigt – sie hat einen guten Appetit. Die Familienanamnese ist hinsichtlich vorkommender Gelenkbeschwerden unauffällig. Es liegen keine neurologischen Symptome und auch keine vorangegangenen Traumata vor.

Clinical Reasoning

Durch die Informationen aus der Anamnese stelle ich folgende Hypothesen auf:

- Sophies Hauptsymptome sind nozizeptiver Natur. In der Untersuchung werde ich mir deshalb die Funktionen des gesamten Kniekomplexes gründlich anschauen.
- Die Symptome im Alltag sind mechanisch bedingt (Verschlechterung durch Aktivitäten mittlerer und hoher Belastung). Der Auslöser der vor einem Jahr aufgetretenen Arthralgien ist jedoch unklar und mechanisch nicht zu erklären. Wahrscheinlich spielen degenerative Mechanismen und die allgemeine körperliche Dekonditionierung der Patientin eine Rolle in der Entstehung der Symptome.
- Theoretisch könnte die Ursache der Symptome auch neuropathischen Ursprungs sein (gewisser Ruheschmerz, brennender Charakter, Z. n. Chemotherapie).
- Taubheit, Kraftverlust, Parästhesien und Hypersensitivität verneint Sophie jedoch klar.
- Ebenfalls unwahrscheinlich erscheint mir eine Läsion einer spezifischen Struktur. Es ist kein Trauma/traumatischer Auslöser der Beschwerden in der Geschichte bekannt. Zur Sicherheit werde ich aber trotzdem die Bänder und Menisken testen. Zudem werde ich bei der Befundung hinsichtlich der verschiedenen Gelenkstrukturen auf die Wahl der Belastungsintensität achten, wenn ich mir von Sophie die für sie schwierigen Alltagsaktivitäten zeigen lasse.

Mit der Untersuchung möchte ich herausfinden, welche Symptome durch Bewegungen des Kniekomplexes verursacht und welche durch sie unterstützt werden. Auch wenn sich Sophies Beschwerden gerade in einer Verschlechterungsphase befinden, spricht nichts dagegen, ihre Kniegelenke mechanisch zu belasten. Denn es gibt keinen Hinweis, dass bestimmte Bewegungen im Kniegelenk das Problem verschlechtern. Hierbei spielt lediglich die Frage der Belastungshöhe eine Rolle.

4.3 Körperliche Untersuchung

Zu Beginn der Untersuchung gibt Sophie hinsichtlich ihrer Knieschmerzen eine Intensität von 2/10 auf der NRS an.

4.3.1 Inspektion im Stand

In der Inspektion stelle ich Folgendes fest:

- hypertropher Hoffa-Fettkörper rechts > links,
- akzentuierte Beckenkippung (anteriorer Tilt) mit Hyperlordose der LWS.

4.3.2 Funktionelle Demonstration

Ich lasse mir von Sophie die für sie problematischste Alltagsfunktion zeigen. Sie führt eine Hocke aus und gibt eine leichte Schmerzzunahme im endgradigen Bewegungsbereich an.

4.3.3 Stand und Gangmanöver

Als Nächstes schaue ich mir an, wie Sophie den Einbeinstand ausführt und ob sie Auffälligkeiten im Gehen zeigt – mit folgendem Resultat:

- *Einbeinstand:* symmetrisch und ohne Schmerzverstärkung,
- *Gang:* Schmerzverstärkung beim Fersenkontakt rechts – dasselbe im Fersengang. Hinzu kommt hier ein Extensionsdefizit des rechten Kniegelenks (5°). Der Zehengang ist uneingeschränkt möglich.

4.3.4 Screening-Tests LWS, Hüfte, Sprunggelenk und Neurodynamik

Um eine mögliche Beteiligung der dem Knie angrenzenden Gelenke sowie der Neurodynamik zu überprüfen, teste ich die verschiedenen Bewegungsrichtungen der LWS, Hüft- und Sprunggelenke und führe neurodynamische Tests durch:

- *LWS-Quadrant:* ohne Befund
- *Hüft-Screening:* unauffällige kombinierte Flexion und Adduktion
- *Sprunggelenk:* Zehengang ohne Schmerzverstärkung, passive Dorsalextension mit overpressure (o/p) frei
- *Neurodynamik:* Sidelying-Knee-Bend (N. femoralis) negativ (wobei auffällt, dass der M. rectus femoris deutlich verkürzt ist), N. obturatorius und N. saphenus unauffällig

4.3.5 Beweglichkeit

Ich teste die Beweglichkeit der Kniegelenke im Seitenvergleich – erst aktiv, dann passiv.

Aktive Untersuchung

Bei endgradiger Flexion des Kniegelenks wird der Schmerz reproduziert.

Passive Untersuchung

- Schmerzreproduktion bei endgradiger Flexion rechts, jedoch weniger deutlich als bei aktiver Beugung
- leichtes endgradiges Extensionsdefizit rechts (Extension rechts 0/0, links 0/5)

4.3.6 Palpation

Folgende Befunde beziehen sich auf die rechte Seite:

- *Gewebe:* kein Erguss
- *Hoffa-Fettkörper:* leichte Überwärmung, Hypertrophie und leichte palpatorische Empfindlichkeit
- *Gelenkspalt:* medial leichte palpatorische Empfindlichkeit
- *Pes anserinus superficialis*: palpatorische Empfindlichkeit
- *myofasziale Triggerpunkte*: Schmerzreproduktion (Referred Pain) über mTrPs im M. sartorius
- *Femorotibialgelenk:* Zusatzbewegungen unauffällig

4.3.7 Spezielle Tests

Wie geplant, möchte ich mir zur Differentialdiagnose des medialen Kniegelenkschmerzes die Strukturen des Kniegelenks näher anschauen. Hierfür sind spezielle Tests nötig, um eine mögliche Pseudoinstabilität der Kollateralbänder bei Knorpeldegeneration und möglicher meniskaler Beteiligung auszuschließen:

- *Stabilitätstests:* Valgusstresstest rechts in endgradiger Knieextension leicht schmerzhaft
- *Meniskustests:* McMurray-Test unauffällig

Clinical Reasoning

Physiotherapeutischer Befund

Bei Sophie stellt die Empfindlichkeit im Bereich des rechtsseitigen Pes anserinus superficialis den Hauptbefund dar (s. Box „Das Pes-anserinus-Syndrom" (S. 49)). Hinzu kommt die verminderte Kniegelenksextension, die beim Gehen einen zusätzlichen Stressfaktor für die Weichteilstrukturen des Kniekomplexes bedeutet.

Ich gehe hierbei primär von einem nozizeptiven Schmerzmechanismus aus. Die Belastungsabhängigkeit der Beschwerden deutet zudem auf eine reduzierte Belastbarkeit der betroffenen Strukturen hin. Als beitragende Faktoren sind die belastende, langjährige Krebstherapie, die vorwiegend sitzende berufliche Tätigkeit sowie das Fehlen regelmäßiger sportlicher Aktivitäten in der Freizeit anzusehen.

Hinweise auf eine strukturelle Schädigung (Menisken, Bandstrukturen) sind keine vorhanden. Ebenso lassen sich die Symptome nicht über eine Dehnung der neuralen Strukturen reproduzieren. Durch die Knieschmerzen fühlt sich Sophie verunsichert, weshalb sie mit dem Tanzen aufgehört hat. Hinsichtlich der Krebsgeschichte und dem dadurch bedingten Verlust des Vertrauens in den eigenen Körper ist mir ein edukativer Ansatz und eine beratende Rolle in der Physiotherapie sehr wichtig. Das Therapieziel ist, ihr durch Aufklärung und Selbsterfahrung wieder Vertrauen in ihren Körper und dessen Fähigkeiten zu vermitteln und ihre Selbstwirksamkeit zu stärken. Aus der Anamnese schließe ich, dass Sophie beim Tanzen zur Überforderung und einem anschließenden Vermeidungsverhalten neigt. Ich werde daher Möglichkeiten der Adaptation und Dosierung thematisieren (Pacing).

4.4 Behandlungsverlauf

4.4.1 1. Therapiesitzung

Da ich bereits in der ersten Sitzung gerne eine Probebehandlung machen möchte, entscheide ich mich für eine manualtherapeutische Intervention. Als Erstes möchte ich das Extensionsdefizit des rechten Kniegelenks angehen.

Clinical Reasoning

Eine physiologische Extension des Kniegelenks ist essenziell für ein normales Gangbild. Fehlt diese, können periartikuläre Strukturen überlastet werden und zu Schmerzen führen. Auch scheint sich eine Verringerung des Streckdefizits positiv auf die Wirksamkeit von Übungsprogrammen bei Patienten mit einer Kniegelenkarthrose auszuwirken (Runhaar et al. 2015).

Behandlung

Mobilisation in Extension

Ich wähle eine physiologische Mobilisationstechnik mit mittlerem Intensitätsgrad im schmerzfreien Bereich und wende diese oszillierend 3 Minuten lang an (▶ Abb. 4.3). Sophie empfindet das passive Bewegen als angenehm. Im anschließenden Wiederbefund zeigt sich beim Gehen und im Fersengang eine verbesserte Kniegelenksextension und eine Schmerzabnahme von ca. 50 %. Die Befunde bei aktiver Beugung sind unverändert.

Heimprogramm

Ich instruiere Sophie, die weiteren Reaktionen zu beobachten und mir das nächste Mal davon zu berichten. Auch soll sie darauf achten, wann jeweils die Schwellung und Überwärmung im Alltag auftritt – sie ist sich nicht sicher, ob diesbezüglich eine Belastungsabhängigkeit besteht. Hierdurch beziehe ich sie ganz bewusst als aktive Partnerin in den Therapieprozess mit ein, und sie ist nicht einfach eine passive Empfängerin einer therapeutischen Maßnahme.

Clinical Reasoning

Für die zweite Sitzung plane ich den 6-Minuten-Gehtest und die Kraftmessung der Knieflexoren und -extensoren. Beides kann im Verlauf bzw. mit Abschluss der Therapie wiederholt werden und dient der Objektivierung des Behandlungserfolgs und der Orientierung für die Patientin (Biofeedback). Zudem möchte ich das patellofemorale Gelenk genauer anschauen und die Muskellängen der Hüftbeuger und Kniestrecker mittels Thomas-Test überprüfen.

Ich bin gespannt auf Sophies Reaktion auf die manualtherapeutische Behandlung der ersten Sitzung. Mich interessiert das 24-Stunden-Bild im Anschluss an die Therapie. Auch erhoffe ich mir durch die Bitte an Sophie, die Veränderungen ihres Knies im Alltag genauer zu beobachten, noch mehr Klarheit über das Verhalten der Symptome im Alltag zu erhalten. Diese Informationen helfen mir, die Irritierbarkeit des Problems noch besser einzuschätzen und die Dosierung der Behandlung zu optimieren. Mit dem Selbstbeobachtungsauftrag erhoffe ich mir auch, dass Sophie sich darin bestärkt fühlt, sich als Expertin ihrer Beschwerden aktiv in die Therapie einzubringen.

4.4.2 2. Therapiesitzung (6 Tage nach 1. Intervention)

Sophie kommt in der darauffolgenden Woche mit unveränderten Symptomen zu mir. Sie hatte keine speziellen Reaktionen auf die letzte Behandlung. Wenn Sie nicht

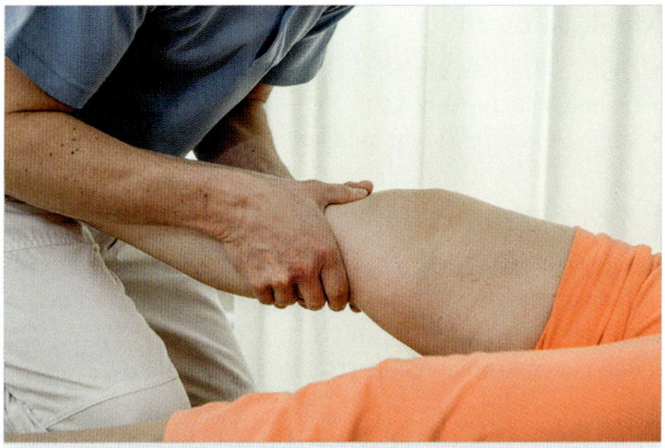

Abb. 4.3 Passive Mobilisation der Kniegelenksextension. ASTE: RL. Der Therapeut umfasst mit beiden Händen flächig den proximalen Unterschenkel, sodass beide Daumen möglichst gelenksnah zu liegen kommen. Der Fuß der Patientin ist in der Leiste des Therapeuten platziert. **Durchführung:** Nun führt der Therapeut eine oszillierende kombinierte Mobilisationstechnik (Extension mit Dorsalgleiten) durch. **Ziel:** Verbesserung des passiven Streckdefizits. (Bildquelle: B. Winteler)

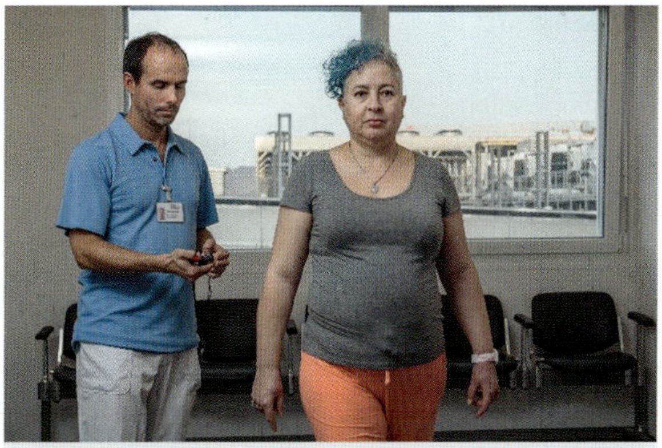

Abb. 4.4 6-Minuten-Gehtest. ASTE: Stand. **Durchführung:** Die Patientin wird dazu angehalten, innerhalb von 6 Minuten eine möglichst weite Gehstrecke zurückzulegen. Dabei ist es ihr nicht erlaubt zu rennen. **Interpretation:** Die unteren Referenzwerte eines Gesunden liegen bei 400–550 m. Diese Werte stehen in Abhängigkeit zum Alter. (Bildquelle: B. Winteler)

übertreibe und auf schnelles Drehen verzichte, habe sie die Schmerzen unter Kontrolle. Möglicherweise bestärkt durch den positiven Effekt der Verhaltensänderung, war sie wieder tanzen und verzichtet neuerdings auch auf die Einnahme von Schmerzmitteln. Bei der Beobachtung des Alltags stellte sie fest, dass ihre Knieschmerzen regelmäßig beim Treppensteigen, v. a. abwärts, provoziert werden.

Wiederbefund

Ich führe meine bereits zuvor ausgewählten Kontrolltests durch und ergänze diese um 2 weitere – mit folgendem Ergebnis:

- *Retest Gang:* gleicher Befund wie zum Ende der letzten Sitzung
- *Retest Hocke und aktive Kniebeugung:* Befunde unverändert
- *neuer Test Treppensteigen:* Schmerzreproduktion unter Vollbelastung des rechten Kniegelenks in leichter Beugestellung, beim Runtersteigen > beim Hochsteigen.
- *neuer Test funktionelle Demonstration:* Gewichtsverlagerung auf das rechte Bein bei leichter Kniegelenksflexion: Reproduktion der Symptome, Differenzierung: Schmerzabnahme unter manuellem Druck der Patella nach kranial

Clinical Reasoning

Der Wiederbefund sagt mir, dass das leicht flektiert gehaltene, rechte Kniegelenk beim initialen Bodenkontakt in der Standbeinphase des Gehens möglicherweise zur Überlastung von Weichteilstrukturen beigetragen hat. Die Beschwerden sind unter Vollbelastung klar reproduzierbar und mechanisch durch Verschieben der Patella beeinflussbar. Ich entschließe mich deshalb im Anschluss an den 6-Minuten-Gehtest und die Kraftmessung das patellofemorale Gelenk genauer zu untersuchen.

Zur Vervollständigung der Befundaufnahme führe ich nun wie geplant weitere Assessments durch:

6-Minuten-Gehtest

Der 6-Minuten-Gehtest (▶ Abb. 4.4) ergibt eine Gehstrecke von 500 m (unterer Referenzwert für 50- bis 60-Jährige: 450m), was für ihre Alterskategorie überdurchschnittlich ist.

Clinical Reasoning

Ein zu Beginn vorhandenes „Brennen“ im Schmerzgebiet des rechten Kniegelenks der Stärke 1/10 auf der NRS (ohne Schmerzmedikation) verstärkt sich während des Gehens zu einem Schmerz von 2/10 und verschwindet ganz im Anschluss an den Test. Ein weiteres Indiz dafür, dass Bewegung bzw. körperliche Aktivität therapeutisch genutzt werden kann und soll.

Muskelkraft

Um die Muskelkraft zu messen, setze ich den Handheld Dynamometer ein (▶ Abb. 4.5).

Die Ergebnisse der Kraftmessung (▶ Tab. 4.1) zeigen bei den Knieflexoren annäherungsweise seitengleiche Werte (17,58 kg links und 17,01 kg rechts). Diese kommen auf den altersabhängigen Perzentilkurven ziemlich genau auf der 50er Perzentile (Mittellinie) zu liegen (Stoll et al. 2002). Mit anderen Worten bedeutet das, dass 50 % gesunder Frauen im selben Alter bei der Testung mehr Kraft und 50 % weniger Kraft entwickeln können. Erstaunlicherweise erreicht Sophie bei der Testung der Kniegelenksextensoren der rechten Seite deutlich höhere Werte als links (30,25 kg versus 25,08 kg). Der Wert der linken Seite liegt auf der 25er Perzentile, der der rechten auf der 50er.

Tab. 4.1 Ergebnisse der Muskelkraftmessung mit dem Handheld Dynamometer.

Kniegelenksmuskeln	links	rechts
Flexoren	17,58 kg	17,01 kg
Extensoren	25,08 kg	30,25 kg

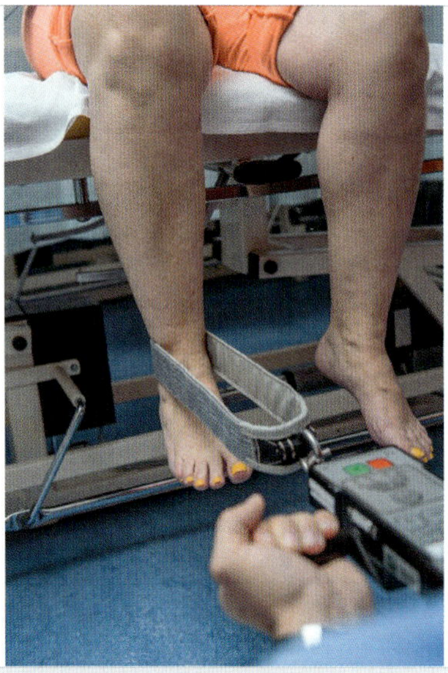

Abb. 4.5 Muskelkraftmessung ASTE: Sitz. Der Therapeut sitzt vor der Patientin am Boden und stabilisiert sich mit einem Fuß an der Behandlungsliege. **Durchführung:** Die Patientin versucht mit maximaler Kraft ihr Knie zu beugen. Diese baut sie langsam, höchstens über 5 Sek. auf. Der Therapeut hält dagegen, sodass es nur zu einer isometrischen Kontraktion der Muskulatur kommt (die Ausgangsstellung muss beibehalten werden). Die Muskelkraft der Knieflexoren und -extensoren wird mittels einem Handheld Dynamometer bestimmt. Der Messwert entspricht dem Maximalwert aus 2 Messversuchen mit 30 Sek. Pause dazwischen. **Ziel:** Messung der maximalen isometrischen Muskelkraft. (Bildquelle: B. Winteler)

Muskellängen

- *Thomas-Test*: deutliche Verkürzung des M. rectus femoris beidseits (▶ Abb. 4.9)
- *lange Hüftadduktoren:* beidseits leicht verkürzt

Patellofemoralgelenk

Bei der Untersuchung des patellofemoralen Gelenkes fällt auf, dass die rechte Patella im Vergleich zur linken etwas kaudaler steht. Zudem fühlt sich die Gleitbewegung der Patella nach kranial rechts straffer an als links.

Erneuter Wiederbefund und ergänzende Tests

Ich entscheide mich daher sogleich für eine Probebehandlung mit manualtherapeutischer Mobilisation der Patella nach kranial (▶ Abb. 4.6). Im Wissen um den radiologischen Befund am oberen Patellapol achte ich gut auf mögliche Reaktionen während der Behandlung und verzichte völlig auf eine Kompression. Sophie empfindet das passive Bewegen der Patella ebenfalls als angenehm. Beim Gehen und Treppenhochsteigen im Anschluss an

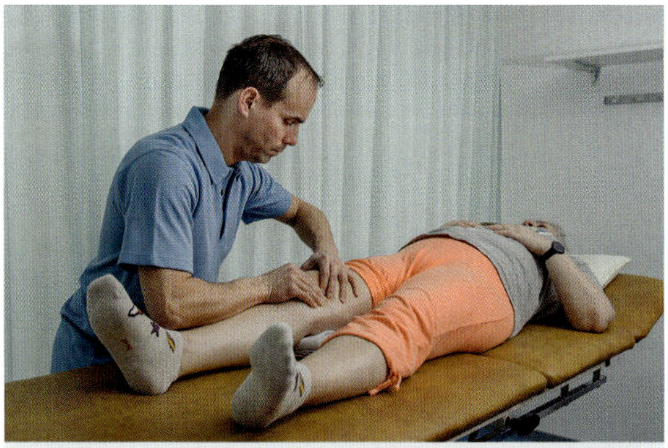

Abb. 4.6 Passive Mobilisation der Patella nach kranial. ASTE: RL, das zu behandelnde Kniegelenk ist leicht unterlagert. Der Therapeut umfasst mit beiden Händen flächig die Patella, sodass die Daumen lateralseitig und die übrigen Finger medialseitig aufliegen. **Durchführung:** Der Therapeut mobilisiert nun die Patellla über eine oszillierende Technik in einer mittleren Intensität für ca. 3 Min. Dabei vermeidet er, Symptome zu provozieren. Aufgrund des Röntgenbefundes achtet er des Weiteren darauf, bei dieser Technik keine Kompression auf das femoropatellare Gelenk auszuüben. Bei irritierbarer Problematik wäre auch eine Mobilisation unter Traktion eine Alternative. **Ziel:** Patellamobilisation. (Bildquelle: B. Winteler)

die Behandlung fühlt sie den Schmerz deutlich weniger. Das Treppabgehen ist jedoch unverändert.

Behandlung

Entlastungstape

Ich fasse den Entschluss, Sophie ein Entlastungstape zum Ausprobieren anzulegen (▶ Abb. 4.7.). Mit dem Anheben der Weichteilstrukturen unterhalb der Patella erhoffe ich mir eine zusätzliche Beruhigung des Reizzustandes. Zudem wirkt das Tape der Patellarfehlstellung entgegen. Mit dem Tape präsentiert sich jetzt auch das Treppabgehen als weniger schmerzhaft.

Clinical Reasoning

In der heutigen ergänzenden Untersuchung zeigte sich im Thomas-Test beidseitig eine deutliche Verkürzung des M. rectus femoris und eine leichte der langen Hüftadduktoren. Das ist für mich ein Grund, in der nächsten Behandlung die am Kniekomplex beteiligten myofaszialen Strukturen genauer unter die Lupe zu nehmen.

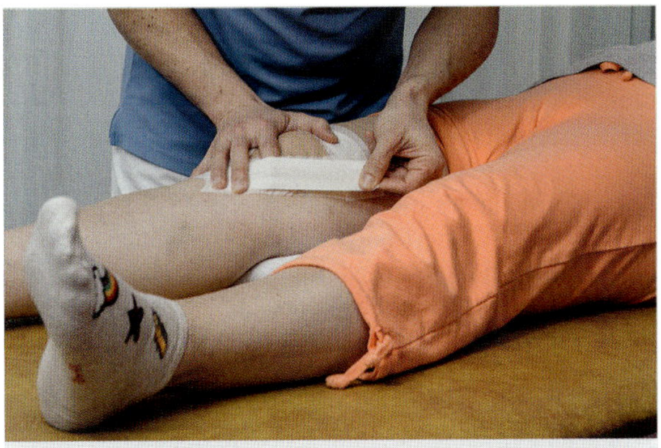

Abb. 4.7 Entlastungstape der Patella. ASTE: RL, das zu behandelnde Kniegelenk ist leicht unterlagert. **Durchführung:** Beim Anbringen des Tapes am Kniegelenk achtet der Therapeut sowohl bei der Verankerung oberhalb der Patella als auch beim Anheben der Weichteile nach kranial darauf, keine Kompression auf die Weichteilstrukturen zu erzeugen. Daher unterlagert er das Tape beim Anbringen mit seinem Finger. Bei sofortiger und bleibender positiver Wirkung kann das Tape 3–4 Tage getragen werden (bis zur nächsten Konsultation). Beim Auftreten von Schmerzen und/oder Hautirritationen muss das Tape jedoch sofort entfernt werden bzw. die Patientin entsprechend instruiert werden. **Ziel:** Entlastung der Patella. (Bildquelle: B. Winteler)

4.4.3 3. Therapiesitzung (6 Tage nach 2. Intervention)

Behandlung

Da das Tape Sophie die erhoffte Erleichterung im Alltag bringt, zeige ich ihr, wie sie sich selbst tapen kann. Damit unterstütze ich sie im Selbstmanagement.

Myofasziale Behandlung

Bei der Palpation der myofaszialen Strukturen rund um die Kniegelenke, ertaste ich im distalen Drittel des M. sartorius einen Hartspannstrang mit einem aktiven Triggerpunkt, der Sophies Knieschmerzen reproduziert. Von der Palpation gehe ich direkt zur myofaszialen Behandlung über (▶ Abb. 4.8). Diese führe ich in Seitenlage rechts durch und beinhaltet eine ischämische Kompression und ein Ausstreichen der Triggerpunkt-Region und der umliegenden faszialen Strukturen. Zudem instruiere ich Sophie die Eigendehnung des M. sartorius. Das Ziel dieser Behandlung ist die Deaktivierung des myofaszialen Triggerpunkts bzw. das Lösen der kontrakten Muskelfaserbündel, die als sogenannte Hartspannstränge tastbar sind.

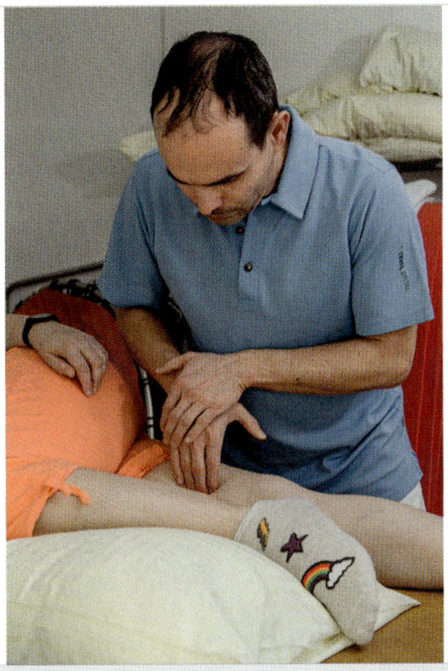

Abb. 4.8 Myofasziale Behandlung des rechtsseitigen M. sartorius. ASTE: Seitenlage rechts. Das untere Bein ist gestreckt, das obere Bein liegt gebeugt darüber. **Durchführung:** Der Therapeut platziert die gestreckten Finger einer Hand auf die Region des aktiven Triggerpunkts und streicht diesen im Verlauf der Muskelfasern aus. Dies führt er solange durch, bis die Symptome nachlassen. **Ziel:** Dehnung der Triggerpunkt-Region des M. sartorius. (Bildquelle: B. Winteler)

4.4.4 4. Therapiesitzung (10 Tage nach 3. Intervention)

Da Sophie das konstante Tragen des festen Tapes mit der Zeit als unangenehm auf der Haut empfand, kaufte sie sich in Eigenregie ein elastisches Tape in der Apotheke. Dieses verträgt sie sehr gut, und ich bestärke Sophie darin, dieses fortan in eigener Kompetenz anzuwenden. Im Alltag gibt Sophie weniger Beschwerden an.

Wiederbefund

Die funktionellen Retests präsentieren sich als unauffällig. Da bei der Palpation im distalen Drittel des M. sartorius nach wie vor ein Hartspannstrang zu tasten ist, setze ich die myofasziale Behandlung fort.

Heimprogramm

Zudem instruiere ich Sophie im Sinne der Sekundärprävention (Verbesserung der muskulären Balance) ein Selbstdehnungsprogramm für den M. rectus femoris und die langen Hüftadduktoren. Dieses soll sie täglich durchführen.

Auch rate ich ihr zu einem Krafttraining, das sie parallel bei uns als Medizinische Trainingstherapie (MTT) beginnen kann. Denn, nebst der körperlichen Konditionierung bedeutet Kraft zu trainieren auch, seinem Körper wieder etwas zuzutrauen.

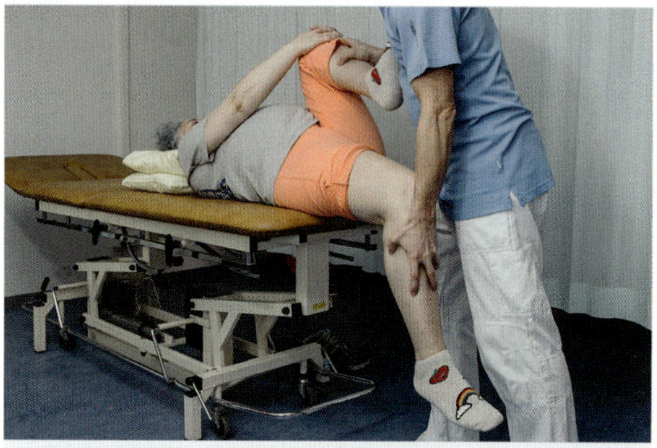

Abb. 4.9 Thomas-Test. ASTE: Überhang des zu prüfenden Beines.
Durchführung: Stabilisierung der Lendenwirbelsäule über Hüftflexion des Gegenbeins. Passive Dehnung der Hüftbeuger, hier M. rectus femoris rechts.
Ziel: Prüfung der passiven Dehnbarkeit bzw. therapeutisches Dehnen. (Bildquelle: B. Winteler)

Clinical Reasoning

Ich werde mich in der Zwischenzeit mit meinen Kollegen von der MTT kurzschließen und den Trainingsschwerpunkt besprechen. Wir sind uns einig, dass dieser bei Sophie nicht primär in einem Hypertrophie-Training (gute maximale isometrische Muskelkraft im Assessment), sondern in der Verbesserung der Kraftausdauer bei belastungsabhängigen Beschwerden (z. B. Beinpresse: 12–25 Wiederholungen mit einer Belastung von 40–60 % der Maximalkraft) liegen soll.

4.4.5 5. Therapiesitzung (11 Tage nach 4. Intervention)

Sophie berichtet, dass sie eine anstrengende Arbeitswoche hinter sich habe. Nebst der Arbeit habe sie die Motivation nicht aufbringen können, ihr Selbstdehnungsprogramm durchzuführen. Nur getanzt habe sie für sich Zuhause, was schmerzfrei gewesen sei.

Behandlung

Hubfreie Rotationsbewegungen des Unterschenkels

Gemeinsam suchen wir nach einer Übung, die sie in ihren vorwiegend sitzenden und belastungsreichen Arbeitsalltag integrieren könnte. Hubfreie Rotationsbewegungen des Unterschenkels im Kniegelenk wie der „Scheibenwischer" (Spirgi-Gantert und Oehl 2018) bieten sich an, da diese im Sitzen häufig wiederholt werden können. Durch die rhythmisch dynamische Kontraktion der am Pes anserinus superficialis beteiligten Muskeln erhoffe ich mir eine Verbesserung der Durchblutung des Bindegewebes der Sehnen und damit der Pes-anserinus-Symptomatik. Sophie ist motiviert, die Übung auszuprobieren.

Aktives Training

Für ein regelmäßiges Training in der MTT konnte sie sich noch nicht entscheiden. Ich fasse den Entschluss, mit ihr in den Trainingsbereich zu gehen, um ihr die Trainingstherapie und deren positiven Effekte unmittelbar erfahrbar zu machen. Dies gelingt insbesondere, da sich vorhandene leichte Knieschmerzen während der aktiven Übungen (Liegevelo und Leg press) schnell verbessern. Auch wird sich Sophie ihrer körperlichen Dekonditionierung (schnelle Ermüdung der Muskulatur, schnelles Schwitzen) bewusst. Ich nutze die Situation, um die positiven Effekte einer regelmäßigen körperlichen Aktivität auf die Gesundheit, das psychische Wohlbefinden und die Lebensqualität anzusprechen.

4.4.6 6. Therapiesitzung (23 Tage nach 5. Intervention)

Sophie konnte die Scheibenwischer-Übung konsequent umsetzen – mit positivem Effekt. Die nächtlichen Knieschmerzen, die sie ab und an hatte, sind dadurch praktisch vollständig verschwunden. Die Schilderungen von Sophie bestärken mich darin, den richtigen Weg mit Fokus auf die aktive Rehabilitation eingeschlagen zu haben. Ich gehe deshalb mit ihr erneut in die MTT. Die Klinik lässt eine leichte Progression der Übungen zu.

Clinical Reasoning

In den nächsten Therapiesitzungen plane ich den Übergang von der supervidierten Trainingstherapie in die eigenständige. Dabei geht es mir darum, Sophie in ihrem Vertrauen zu stärken, trotz der aktuell hohen Arbeitsbelastung regelmäßig ein Training absolvieren zu können. Damit versuche ich, ihre Selbstwirksamkeit anzusprechen (Bandura 1997). Auch könnte Sophie das Selbstdehnungsprogramm in die Trainingstherapie einbauen.

4.4.7 9. Therapiesitzung (42 Tage nach 6. Intervention)

Wiederbefund

In der neunten Sitzung mache ich ein umfangreiches Re-Assessment:

- *LEFS* (▶ Abb. 4.10): Sophie verbessert sich um 13 Punkte (von 50/80 auf 63/80). Laut Eberhardt und Widmer (2017) sind für die Responsivität Werte zwischen 8 und 12 Punkten als eine gültige Veränderung annehmbar. Bei der Beantwortung der Fragen zur Aktivitätseinschränkung gibt Sophie keine besonders großen Schwierigkeiten mehr an.
- *6-Minuten-Gehtest:* Sie verbessert sie sich um 55 m (von 500 m auf 555m). Zur klinisch relevant erachteten Veränderung bei Patienten mit Kniegelenkarthrose gibt es hierzu leider noch keine Forschung (Oesch 2017).
- *Muskelkraftmessung*: Bei der Messung der Knieflexoren und -extensoren mit dem Handheld Dynamometer konnte sich Sophie in allen Werten verbessern. Interessanterweise glich sich das Kraftdefizit der Knieextensoren der nicht betroffenen linken Seite wieder aus bzw. zeigt jetzt etwas mehr Kraft als rechts (Knieflexoren

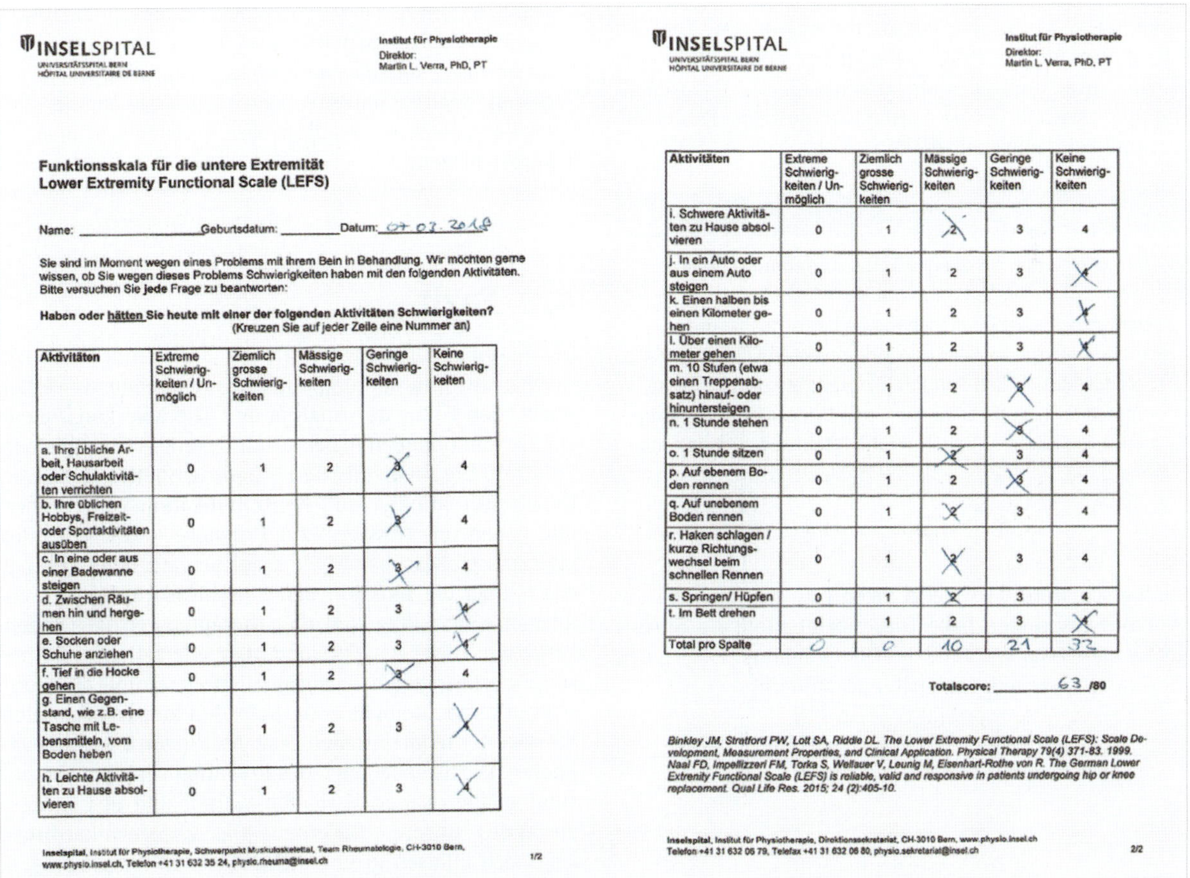

INSELSPITAL
UNIVERSITÄTSSPITAL BERN
HÔPITAL UNIVERSITAIRE DE BERNE

Institut für Physiotherapie
Direktor:
Martin L. Verra, PhD, PT

Funktionsskala für die untere Extremität
Lower Extremity Functional Scale (LEFS)

Name: ____________ Geburtsdatum: ________ Datum: 07.03.2018

Sie sind im Moment wegen eines Problems mit ihrem Bein in Behandlung. Wir möchten gerne wissen, ob Sie wegen dieses Problems Schwierigkeiten haben mit den folgenden Aktivitäten. Bitte versuchen Sie **jede** Frage zu beantworten:

Haben oder hätten Sie heute mit einer der folgenden Aktivitäten Schwierigkeiten?
(Kreuzen Sie auf jeder Zeile eine Nummer an)

Aktivitäten	Extreme Schwierigkeiten / Unmöglich	Ziemlich grosse Schwierigkeiten	Mässige Schwierigkeiten	Geringe Schwierigkeiten	Keine Schwierigkeiten
a. Ihre übliche Arbeit, Hausarbeit oder Schulaktivitäten verrichten	0	1	2	3 (X)	4
b. Ihre üblichen Hobbys, Freizeit- oder Sportaktivitäten ausüben	0	1	2	3 (X)	4
c. In eine oder aus einer Badewanne steigen	0	1	2	3 (X)	4
d. Zwischen Räumen hin und hergehen	0	1	2	3	4 (X)
e. Socken oder Schuhe anziehen	0	1	2	3	4 (X)
f. Tief in die Hocke gehen	0	1	2	3 (X)	4
g. Einen Gegenstand, wie z.B. eine Tasche mit Lebensmitteln, vom Boden heben	0	1	2	3	4 (X)
h. Leichte Aktivitäten zu Hause absolvieren	0	1	2	3	4 (X)

Inselspital, Institut für Physiotherapie, Schwerpunkt Muskuloskelettal, Team Rheumatologie, CH-3010 Bern, www.physio.insel.ch, Telefon +41 31 632 35 24, physio.rheuma@insel.ch 1/2

INSELSPITAL
UNIVERSITÄTSSPITAL BERN
HÔPITAL UNIVERSITAIRE DE BERNE

Institut für Physiotherapie
Direktor:
Martin L. Verra, PhD, PT

Aktivitäten	Extreme Schwierigkeiten / Unmöglich	Ziemlich grosse Schwierigkeiten	Mässige Schwierigkeiten	Geringe Schwierigkeiten	Keine Schwierigkeiten
i. Schwere Aktivitäten zu Hause absolvieren	0	1	2 (X)	3	4
j. In ein Auto oder aus einem Auto steigen	0	1	2	3	4 (X)
k. Einen halben bis einen Kilometer gehen	0	1	2	3	4 (X)
l. Über einen Kilometer gehen	0	1	2	3	4 (X)
m. 10 Stufen (etwa einen Treppenabsatz) hinauf- oder hinuntersteigen	0	1	2	3 (X)	4
n. 1 Stunde stehen	0	1	2	3 (X)	4
o. 1 Stunde sitzen	0	1	2 (X)	3	4
p. Auf ebenem Boden rennen	0	1	2	3 (X)	4
q. Auf unebenem Boden rennen	0	1	2 (X)	3	4
r. Haken schlagen / kurze Richtungswechsel beim schnellen Rennen	0	1	2 (X)	3	4
s. Springen/ Hüpfen	0	1	2 (X)	3	4
t. Im Bett drehen	0	1	2	3	4 (X)
Total pro Spalte	0	0	10	21	32

Totalscore: 63 /80

Binkley JM, Stratford PW, Lott SA, Riddle DL. The Lower Extremity Functional Scale (LEFS): Scale Development, Measurement Properties, and Clinical Application. Physical Therapy 79(4) 371-83. 1999.
Naal FD, Impellizzeri FM, Torka S, Wellauer V, Leunig M, Eisenhart-Rothe von R. The German Lower Extrenity Functional Scale (LEFS) is reliable, valid and responsive in patients undergoing hip or knee replacement. Qual Life Res. 2015; 24 (2):405-10.

Inselspital, Institut für Physiotherapie, Direktionssekretariat, CH-3010 Bern, www.physio.insel.ch
Telefon +41 31 632 06 79, Telefax +41 31 632 06 80, physio.sekretariat@insel.ch 2/2

Abb. 4.10 Die Lower Extremity Functional Scale bei Therapieende. Die Patientin hat sich in ihren Funktionen verbessert und erreicht nun 63 von insgesamt 80 Punkten. (Bildquelle: B. Winteler) links 21,66 kg, rechts 22,1 kg, Knieextensoren links 36,05 kg, rechts 33,3 kg). Abgesehen von den Werten der Knieextensoren rechts, die etwas darunterliegen, erreichen nun alle das Perzentil von 75 %, was eine deutliche Verbesserung darstellt.

Behandlung

Ultraschallbehandlung

Da der Knieschmerz Sophie trotz uneingeschränkter Alltagsfunktionen noch immer stört, entscheide ich mich für eine lokale Behandlung des Pes anserinus superficialis mittels Ultraschall. Sie reagiert sehr gut auf die Intervention, weshalb ich diese in die weitere Therapie integrieren werde.

Ich bespreche mit Sophie, noch weitere 4–5 Sitzungen für die lokale Behandlung des Pes anserinus superficialis und den Übergang zum selbständigen Training in der MTT zu investieren. Fürs Anschlussprogramm hat sie sich als Abonnentin eingeschrieben.

4.4.8 12. Therapiesitzung (27 Tage nach der 9. Intervention)

In der zwölften Therapiesitzung berichtet Sophie über verstärkte Knieschmerzen im Nachgang zur letzten Therapie. Da sie zuvor sehr gut auf die Anwendung reagiert hat, hatten wir als Progression in der Behandlung eine leichte Vordehnung des M. sartorius für die Ultraschalltherapie gewählt. Sonst hatten wir dieselbe Dosierung (Art und Zeitdauer) beibehalten.

Clinical Reasoning

Ich überlege mir, ob die gewählte Vordehnung genügen konnte, um in Kombination mit der Ultraschalltherapie einen nozizeptiv-ischämischen Mechanismus zu provozieren. Ich bin mir des dekonditionierten Gewebezustands hinsichtlich Sophies Krebserkrankung bewusst, dennoch stimmt für mich die Dosis-Wirkungs-Beziehung in diesem Fall nicht (Bauchgefühl, Erfahrungswissen). Ich frage daher Sophie, was sie seit der letzten Sitzung sonst an Belastungen hatte.

Sophie schildert, dass sie in Eigenregie auf YouTube ein Workout ausprobiert habe. Dieses beinhaltete u. a. Sprünge. Sie habe zwar während des Übens Schmerzen gespürt, die Reaktion sei aber erst später gekommen.

Clinical Reasoning

Ich lobe Sophies Versuch, ihr Problem aktiv anzugehen und überlege, ob meine Erläuterungen hinsichtlich der Belastbarkeit von Geweben und des Pacings für sie ausreichend klar und verständlich waren. Auch frage ich mich, ob ich sie in der Therapie genügend fordere und ihrem Bedürfnis nach Workouts gerecht werde. Ich nehme mir nochmals bewusst Zeit, mir das Krankheits- und Gesundungskonzept von Sophie schildern zu lassen.

Im Gespräch ist Sophie einsichtig und räumt ein, dass sie mit dem Workout übertrieben habe. Ich lobe nochmals ihre Eigeninitiative und bespreche mit ihr, welche Anpassungen für sie im Moment denkbar wären, damit es nicht zu weiteren Schmerzexazerbationen kommt. Ich thematisiere aber auch jetzt schon, wie eine Trainingsprogression ausschauen könnte, um in einer späteren Rehabilitationsphase auch anspruchsvolle Workouts bewältigen zu können.

Clinical Reasoning

Meine Berufserfahrung lehrt mich, nichts zu tun, was die Selbstwirksamkeit von Patienten, oder ihre Versuche selbstwirksam zu handeln, schmälert. In meiner Rolle als Experte versuche ich primär modulierend einzuwirken. Ich bin überzeugt, dass nachhaltige Therapie nur dann gelingt, wenn wir unsere Patienten befähigen und sie mit Kompetenzen ausstatten, die ihr Vertrauen in ihren Körper stärken.

4.5 Fazit

Die Auseinandersetzung mit dem vorliegenden Fall hat mich in der physiotherapeutischen Vorgehensweise bestärkt, den Fokus der Analyse und Therapie konsequent auf die funktionellen Aspekte von Gesundheitsproblemen zu legen. Die medizinischen Diagnosen helfen uns zwar, Gefahrensituationen und Kontraindikation zu erkennen und geben uns Hinweise zur Prognose und Grenze des physikalisch Machbaren. Sie sagen uns aber nur bedingt etwas über die funktionellen Einschränkungen, die Performance im Alltag und das Therapiepotenzial unserer Patienten. Diese Aspekte sind aber eng mit unserer gesundheitsbezogenen Lebensqualität verknüpft. Für uns Physiotherapeuten gilt es deshalb, den biopsychosozialen Kontext der medizinischen Diagnose im Einzelfall zu evaluieren. Dazu gehört auch das Erkennen von Ängsten, gesundheitsbezogenen Verhaltensweisen und des Fitnesszustandes unserer Patienten. Die Kniegelenkarthrose zeigt sich klinisch in unterschiedlichsten Ausprägungen. In der Rehabilitation von degenerativen Erkrankungen geht es primär darum, die aktuelle Belastbarkeit der Gewebe in der Funktion zu beurteilen und die biopsychosozialen Voraussetzungen zu schaffen, damit die Performance im Alltag wieder besser gelingt. Wahrscheinlich tun wir bei der Kniegelenkarthrose gut daran, alles rund um das Gelenk herum optimal zu managen – auch die Weichteile.

Bei diesem Patientengut kann eine ganzheitliche Vorgehensweise empfohlen werden. Dazu gehören Edukation, Selbstmanagement-Strategien und aktive Übungstherapie. Dieser Ansatz kann die Schmerzintensität und -beeinträchtigung nachhaltig verbessern (Angst et al. 2013). Auch 5 Jahre nach einer multimodalen Rehabilitation dieser Patientengruppe können immer noch initiale Verbesserungen in Bezug auf Schmerz und Funktion nachgewiesen werden. Unabhängig von Patientencharakteristika, radiographischem Schweregrad der Arthrose und initialen Schmerzen zeigen supervidierte Übungsprogramme, die 3-mal pro Woche stattfinden und auf ein Ziel mit Fokus auf die Verbesserung der aeroben Kapazität sowie der Quadrizepskraft oder die Performance der unteren Extremität hinarbeiten, die besten Resultate (Juhl et al. 2014).

Kommentar des Herausgebers Martin Verra

Bezüglich einer Untersuchung der Effektivität von Übungen bei Patienten mit Kniegelenkarthrose existieren zwei Cochrane Reviews. Der Review von Fransen et al. schließt 44 Studien mit 3913 Teilnehmern ein, bei denen – wie in diesem Fallbeispiel auch – eine meist geringe bis mäßige symptomatische Kniegelenkarthrose vorliegt (Fransen et al. 2015). Die ermittelte Evidenz mit einer hohen Qualität zeigt, dass Übungen bei Patienten mit Kniegelenkarthrose die Schmerzen direkt nach Abschluss der Behandlung mäßig verringern und die Lebensqualität gering verbessern – ohne Zunahme der Anzahl von Studienabbrechern. Die Evidenz mit einer moderaten Qualität deutet darauf hin, dass aktive Übungen die körperliche Funktionsfähigkeit unmittelbar nach Abschluss der Behandlung mäßig verbessern.

Der aktuelle Review von Hurley et al. schließt 21 Studien mit 2372 Teilnehmern ein (Hurley et al. 2018). In diesen Studien wurden Schmerzen, Bewegung oder beides in Verbindung mit psychologischen und sozialen Endpunkten untersucht. In die Studien wurden Menschen mit Schmerzen und Steifigkeit in Knie- oder Hüftgelenk oder beidem eingeschlossen, die an Trainingsprogrammen teilnahmen. Insgesamt machten die trainierenden Teilnehmer positive Erfahrungen, die sie in ihrer Ansicht unterstützten, dass ein körperliches Training Schmerzen, die körperliche und mentale Gesundheit sowie die allgemeine Lebensqualität verbessern könnte. Positive Verstärkung und Trainingsberatung, die Beeinflussung negativer Gesundheitsüberzeugungen sowie spaßbringende Trainingsprogramme können möglicherweise die Teilhabe fördern und die Gesundheit positiv beeinflussen.

Im klinischen Alltag – und dieser Fallbericht ist ein hervorragendes Beispiel dazu – werden wir Physiotherapeuten jedoch oft mit multidimensionalen Beschwerden unserer Patienten konfrontiert. Wissenschaftliche Evidenz, die solche komplexen Konstellationen berücksichtigt, ist bis jetzt äußerst spärlich vorhanden. Der Physiotherapeut ist somit gefordert, nach den Regeln der „best practice" vorzugehen. Im Fall von Sophie D. wird eindrücklich beschrieben, wie sich die Physiotherapie nicht ausschließlich auf die lokale Quelle der Kniesymptomatik beschränkt, sondern v. a.

- das Schmerzbewältigungsverhalten,
- die Erwartungen der Patientin an die Therapie und das Endresultat sowie
- der Fitnesszustand und die dementsprechende Belastbarkeit der betroffenen Gewebe

in der Therapieplanung und -durchführung berücksichtigt.

Der mögliche onkologische oder rheumatologisch-entzündliche Anteil der funktionellen Beschwerden wird mittels eines Screenings und speziellen Fragen eruiert und interpretiert. Die Therapie der relativ klar eingegrenzten Kniegelenkarthrose wird durch die begleitende allgemeine Dekonditionierung und Begleitpathologien plötzlich etwas weniger unkompliziert, ist aber schlussendlich durchaus erfolgreich. Die konsequente biopsychosoziale Herangehensweise des Physiotherapeuten mit Fokus auf Funktion und Selbstwirksamkeit hat sich bewährt.

4.6 Literatur

Allen KD, Golightly YM. Epidemiology of osteoarthritis: state of the evidence. Curr Opin in Rheumatol 2015; 27(3): 276–283. doi: 10.1097/BOR.0000000000000161

Angst F, Verra ML, Lehmann S et al. Effects of inpatient rehabilitation in hip and knee osteoarthritis: a naturalistic prospective cohort study with intraindividual control of effects. Arch Phys Med Rehabil 2013; 94(11): 2139–2145. doi: 10.1016/j.apmr.2013.03.026

Bandura A. Self-Efficacy: The Exercise of Control. New York: Freemann; 1997

Beca CA, Harder D, Tamborrini G. Sehnenprobleme rund um das Kniegelenk. Schweizerische Zeitschrift für Sportmedizin und Sporttraumatologie 2015; 63(4): 15–23

Behrens R. Kinesiotaping bei Pes-anserinus-Syndrom. Ars medici 2016; 24: 1154–1155

Eberhardt R, Widmer C. Aktivitätseinschränkungen durch Beschwerden der unteren Extremität: Lower Extremity Functional Scale (LEFS) – Deutsche Version. In: Oesch P Hrsg. Assessments in der Rehabilitation. Band 2: Bewegungsapparat. 3. überarbeitete und ergänzte Aufl. Bern: Hogrefe Verlag; 2017

Fransen M, McConnell S, Harmer AR et al. Exercise for osteoarthritis of the knee. Cochrane Database of Syst Rev 2015; 1: CD004376. doi: 10.1002/14651858.CD004376.pub3

Fuchs J, Rabenberg M, Scheidt-Nave C. Prevalence of selected musculoskeletal conditions in Germany. Results of the German Health Interview and Examination Survey for Adults (DEGS 1). Bundesgesundheitsbl 2013; 56: 678–686. doi: 10.1007/s00103-013-1687-4

Gil KM, Ross SL, Keefe FJ. Behavioral treatment of chronic pain: four pain management protocols. In: France RD, Krishnan R, Hrsg. Chronic pain. Washington D.C: American Psychiatric Press; 1988; 376–413

Hurley M, Dickson K, Hallett R et al. Exercise interventions and patient beliefs for people with hip, knee or hip and knee osteoarthritis: a mixed methods review. Cochrane Database Syst Rev 2018, 4: CD010842. doi: 10.1002/14651858.CD010842.pub2

Jayabalan P, Sowa GA. The development of biomarkers for degenerative musculoskeletal conditions. Discov Med. 2014; 17(92): 59–66

Juhl C, Christensen R, Roos EM et al. Impact of exercise type and dose on pain and disability in knee osteoarthritis: a systematic review and meta-regression analysis of randomized controlled trials. Arthritis Rheumatol, 2014; 66(3): 622–636. doi: 10.1002/art.38290

Oesch P. Assessments in der Rehabilitation. Band 2: Bewegungsapparat. 3. überarbeitete und ergänzte Aufl. Bern: Hogrefe Verlag; 2017

PharmaWiki. Letrozol. Im Internet: https://www.pharmawiki.ch/wiki/index.php?wiki=letrozol; Stand 06.01.2019

Runhaar J, Luijsterburg P, Dekker J et al. Identifying potential working mechanisms behind the positive effects of exercise therapy on pain and function in osteoarthritis; a systematic review. Osteoarthritis Cartilage 2015; 23(7): 1017–1082. doi: 10.1016/j.joca.2014.12.027

Smith TO, Davies L, Jepson J et al. Activity Pacing Education for People with osteoarthritis: A Systematic Review of the Current Evidence-base. Curr Rheumatol Rev 2013; 9(3): 176–183. doi: 10.2174/1573397109031401301222 27

Spirgi-Gantert I, Oehl M. Scheibenwischer. In: Suppé B, Spirgi-Gantert I, Hrsg. FBL Klein-Vogelbach Functional Kinetics. Therapeutische Übungen. 7. vollständig überarbeitete Aufl. Berlin: Springer; 2018; 203–205

Stoll T, Huber E, Seifert B. Stucki G, Michel BA. Isometric Muscle Strength Measurement. Stuttgart, New York: Thieme; 2002

Kapitel 5

Therapie eines komplexen Knietraumas

5

5 Therapie eines komplexen Knietraumas

René Bakodi

Der 17-jährige Schüler Ludwig W. hat sich vor einem halben Jahr während des Schulsports eine komplizierte Verletzung am linken Knie zugezogen. 3 verschiedene Traumata (Patellaluxation, Ruptur des vorderen Kreuzbandes sowie eine Knorpelläsion) lagen vor, die 3 Monate später aufgrund einer persistierenden Instabilität operativ versorgt wurden. Die anschließende Rehabilitation stellt für den Physiotherapeuten eine Herausforderung dar, um den verschiedenen traumatisierten Strukturen in ihren unterschiedlichen Heilungsanforderungen und Bedürfnissen gerecht zu werden.

5.1 Hintergrund zu Kniegelenksverletzungen

In der physiotherapeutischen Praxis sind wir häufig mit unterschiedlichsten Kniegelenksverletzungen konfrontiert. Die Kombination dreier Verletzungsmechanismen wie im nachfolgenden Fallbeispiel stellt uns jedoch vor eine besondere Herausforderung.

5.1.1 Häufigkeit von Kniegelenksverletzungen

Kniegelenksverletzungen können vielfältig sein und sowohl Gelenkskomponenten als auch Muskel, Sehen, Menisci und Bandstrukturen betreffen. Im Folgenden werden speziell die im Fallbeispiel betroffenen Strukturen genauer beleuchtet.

Ruptur des vorderen Kreuzbandes

Vordere Kreuzbandrupturen bei jungen Sportlern/Sportlerinnen stellen eine häufige Knieverletzung dar und werden meist chirurgisch versorgt. Weltweit geht man von einer Verletzungsrate von 1:1000 in der Bevölkerung aus (Rupp und Kohn 2002). Die Kombination aus Flexion, Valgusposition und Außenrotation im Kniegelenk wird dabei für den typischen Verletzungsmechanismus gehalten (Kohn et al. 2002).

Dislokation der Patella

Weit weniger häufig – nur in 3 % aller Knieverletzungen – tritt eine Dislokation der Patella auf (Balcarek et al. 2010). Die operative Versorgung mittels Grazilissehne zeigt ein gutes Ergebnis (Christiansen et al. 2008). Grundsätzlich erweist sich ein rascher Aufbau der Belastung und Beweglichkeit als zielführend, um zügig die Kniefunktion wiederherzustellen sowie in das Sport- und Berufsleben zurückzukehren. Das Erreichen einer vollständigen Beweglichkeit in Extension und Flexion spielen dabei eine tragende Rolle.

Da zur Gewährleistung einer langfristigen Stabilität der Patella das Ausmaß der Beugung von ärztlicher Seite meist jedoch nur stufenweise freigegeben wird, liegt bei der Rehabilitation das besondere Augenmerk auf der Mobilisation der Flexion des Kniegelenks. Weiterhin ist ein Training des M. quadriceps femoris – also eine aktive Extension – von großer Bedeutung.

Verletzung des Knorpels

Die Häufigkeit von Knorpelverletzungen bei gleichzeitig bestehender VKB-Ruptur liegt bei 36 % (Widuchowski 2007) und betrifft somit mehr als ein Drittel dieses Patientenguts.

Im Gegensatz zur Rehabilitation nach einer operativ versorgten Patellaluxation mit einer nur langsam voranschreitenden Flexionsmobilisation, steht bei traumatischen Knorpelverletzungen, die z. B. durch Mikrofrakturierung chirurgisch behandelt werden (Frehner 2017), ein rascher Aufbau der Beweglichkeit im Vordergrund – dies meist bei vollständiger Entlastung von bis zu 6 Wochen.

5.1.2 Grundprinzipien der Rehabilitation

Sensomotorisches System

In der physiotherapeutischen Praxis sind wir täglich damit konfrontiert, mit unseren Patienten physiologische Leistungsfähigkeiten wie Ausdauer, Kraft und Koordination zu erhalten oder wiederaufzubauen. Das sensomotorische System (SMS) stellt dabei die Schnittstelle dar, um diese Ziele zu erreichen. Unter dem SMS werden das Zusammenspiel und die Interaktion zwischen den Sensoren und dem motorischen System verstanden. Es dient dazu, komplexe, auf Wahrnehmung und Bewegung basierende Handlungsabläufe zu steuern. Das SMS wird aus Strukturen wie Sensoren, aufsteigenden Leitungsbahnen, zentralen neuronalen Netzwerken, absteigenden Leitungsbahnen und der Muskulatur gebildet, die in einem zyklischen Wirkungskreis (▶ Abb. 5.1) miteinander in Verbindung stehen (Laube 2009). Unser Organismus ist für eine einwandfreie Funktion darauf angewiesen, dass er adäquaten Belastungen ausgesetzt ist. Zu wenig, zu viel oder unangepasste Belastungen führen unweigerlich über kurz oder lang zu Beschwerden und Erkrankungen des Bewegungsapparates und in Folge auch des Herz-Kreislauf-Systems. Dabei ist eine regelmäßige Belastung die Basis für den Aufbau und Erhalt des SMS, das wiederum durch Ruhigstellung, Operation oder Verletzung rasch negativ beeinflusst werden kann.

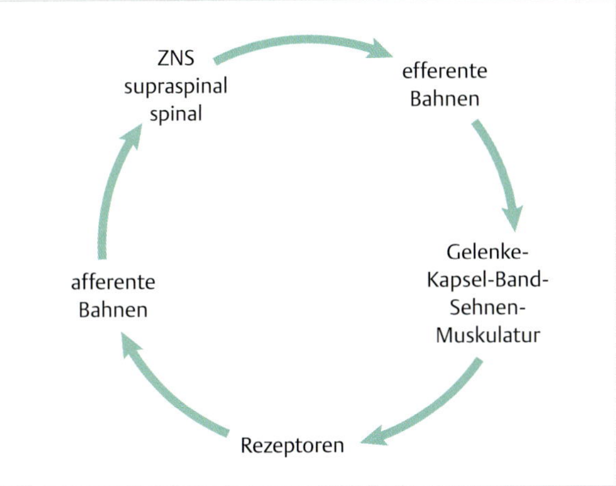

Abb. 5.1 Sensomotorischer Zyklus. Der Zyklus verdeutlicht die permanente Kommunikation zwischen Gelenk und ZNS. (Abb.: R. Bakodi; graf. Umsetzung: Thieme Gruppe)

Arthrogene muskuläre Inhibition

Passive Strukturen wie Kapsel und Bänder sind reichlich mit Rezeptoren versorgt. Die Informationen aus diesen Rezeptoren beeinflussen aufgrund des zyklischen Wirkungskreises des SMS wiederum den Lage- und Stellungssinn sowie die Aktivierung der Muskulatur. Verletzungen der Bandstrukturen führen daher zwangsläufig zu Veränderungen des Lagesinns und resultieren klinisch in Koordinationsstörungen und einer arthrogenen Muskelinhibition.

Da eine arthrogene muskuläre Inhibition (AMI) nach Knieverletzungen und Kreuzbandoperationen bis zu 6 Monate dauern kann, stellt die rasche Funktionsaufnahme einen wichtigen Erfolgsparameter dar.

Rehabilitation der verschiedenen Gewebsstrukturen

Rehabilitation von Knorpel

Speziell in der Rehabilitation von Knorpel entsteht in der Physiotherapie rasch eine Zwickmühle. So muss einerseits im gewichtstragenden Bereich auf Belastung verzichtet werden, um das Einheilen von Faserknorpelzellen zu gewährleisten, andererseits sind die negativen Effekte einer Immobilisation und fehlender Belastung nur zu gut bekannt. Renner et al. zeigten in einer randomisierten morphologischen Studie, dass Immobilisation einen signifikanten Verlust des Proteoglycan-Gehalts (PG) im Knorpel nach sich zieht und so zu einer damit verbundenen Degeneration führt (Renner et al. 2006). Die Forscher konnten nachweisen, dass die Kompressionssteifigkeit des Knorpels direkt mit dem Gehalt an Glycosaminoglycan-Ketten (GAGs, Bestandteile der PG) korreliert: Je höher der Gehalt an GAGs ist, desto belastbarer ist der Knorpel.

Weiterhin zeigt sich, dass es durch eine Immobilisation zu einer schlechten Regeneration des Knorpels kommt. Im Gegensatz dazu fördert eine zielgerichtete, axiale und schmerzfreie Belastung – aufgrund der positiven Effekte auf die Knorpelmatrix und -zellen – die Regeneration des Knorpels (Ramage et al. 2009).

Rehabilitation von Sehnen

Da für die Sanierung von Bandverletzungen meist Sehnenmaterial der Oberschenkelmuskulatur herangezogen wird (Grazilis-, Semitendinosusplastik), muss die Belastbarkeit der Sehnen und deren Heilungszeit in die Behandlung miteinbezogen werden. Sehnen durchlaufen dabei wie auch andere Gewebe unterschiedliche, sich überlappende Heilungsphasen (Sharma und Maffulli 2005).

So sind in der initialen, akuten Phase Entzündungsmediatoren tätig, um die Heilungsphase einzuleiten. In dieser Zeit ist besonders darauf zu achten, das Gewebe nur geringem Stress auszusetzen und so schmerzfrei wie möglich zu behandeln. Die Entzündungsphase wird in der Regel nach wenigen Tagen von der Proliferationsphase abgelöst, welche sich durch eine erhöhte Synthese von Kollagen Typ III und Glycosaminglycan sowie einem vermehrten Wassergehalt auszeichnet. Während dieser beginnenden „Narbenbildung" weist das Sehnengewebe weiterhin eine geringe Belastbarkeit auf, jedoch muss es bewegt werden, um Verklebungen zu vermeiden.

Nach durchschnittlich 6 Wochen beginnt die dritte und letzte Phase der Sehnenheilung – die Remodellierungsphase. Diese kann bis zu einem Jahr dauern. Dabei findet bis zur zehnten Woche mit Entstehung eines narbigen Sehnengewebes ein Umbau von zellulärem zu fibrösem Gewebe statt. V. a. in der zweiten Hälfte dieser Phase sinkt der Metabolismus und die Vaskularisierung im Narbengewebe.

Rehabilitation der Muskulatur

Für die erfolgreiche Rehabilitation von Kniegelenksverletzungen stellt ein gezieltes Muskeltraining einen wesentlichen Beitrag dar. Dabei ist nicht nur an Krafttraining zu denken, sondern auch an muskuläre Ansteuerung und Beweglichkeit. Insbesondere zu Beginn der Therapie eines operativ versorgten Kniegelenks wie im nachfolgenden Fallbeispiel scheint der M. quadriceps femoris besonders schwach zu sein. Dies resultiert jedoch nicht aus einer echten Schwäche, sondern viel mehr aus einer Ansteuerungsproblematik im Sinne der zuvor beschrieben AMI (s. „Arthrogene muskulären Inhibition" (S. 65)). Messungen mit einem Oberflächen-EMG helfen, diese Störung nicht nur zu visualisieren und zu dokumentieren, sondern sie eignen sich auch hervorragend als Feedback-Tool beim Erarbeiten der Funktion.

Sobald die Belastung erlaubt ist, bietet sich ein propriozeptives Training zur Verbesserung der Muskelkoordination und Stabilität an. Parallel dazu kann mit einem Kräftigungstraining begonnen werden. Dabei kommt dem M. vastus medialis obliquus besondere Bedeutung zu, da er eine medialisierende Funktion für die Patella hat und somit einen wesentlichen Beitrag zur Stabilisierung des Kniegelenks nach einer Patellaluxation liefert. Auf ein Quadrizepstraining in offener Kette sollte aufgrund der vermehrten Belastung der VKB-Plastik im ersten Jahr – zumindest mit Einsatz eines Zusatzgewichtes – vollständig verzichtet werden. Die ischiokrurale Muskulatur kann hingegen sowohl in offener und geschlossener Kette trainiert werden. Dabei sind trainingstherapeutische Grundsätze zu beachten und je nach Anforderungsprofil des Operierten ein Aufbau von Kraftausdauer über Hypertrophie bis hin zu Schnellkrafttraining möglich. Die Belastbarkeit richtet sich dabei nicht nur nach den Wundheilungsstadien, sondern auch nach Alter, individueller Zielsetzung und muskulärem Status vor der Verletzung. In den ersten 3 Monaten ist dabei in der Regel der Schwerpunkt auf Ansteuerung, Propriozeption und Kraftausdauer zu legen.

5.2 Vorgeschichte

Als Ludwig während einer Sprungübung im Schulsport unglücklich mit seinem linken Bein landete, verdrehte er sich das Kniegelenk. Dabei hörte er ein lautes Knacken, das von starken Schmerzen begleitet war. Umgehend wurde er zur Abklärung ins Krankenhaus gebracht.

Der behandelnde Arzt ordnete eine Röntgenaufnahme an (▶ Abb. 5.2), auf der keine knöchernen Verletzungen, jedoch eine leichte Anlagestörung des lateralen Femurkondylus zu erkennen war. Diese gab bereits erste Hinweise auf die Verletzungsursache und die Abweichung der Beinachse in Richtung Genu valgum. Die darauffolgende MRT zeigte eine komplette Ruptur des vorderen Kreuzbandes. An den Seitenbändern und Menisken wurden keine schwerwiegenden Verletzungen festgestellt. Am Knorpel und dem subchondralen Knochenbereich war eine eindeutige Signalerhöhung sichtbar, die auf eine Knorpelverletzung hindeutete.

5.2.1 Operative Versorgung

Aufgrund einer bleibenden subjektiven und objektiven Instabilität des Unterschenkels und der Patella wurden 12 Wochen später das vordere Kreuzband chirurgisch mittels einer Semitendinosusplastik rekonstruiert und die Patella per Grazilisplastik stabilisiert. Hierfür wurde die Grazilissehne mit 2 Ankern an der medialen Patella und einem Anker am Femur fixiert, um ein erneutes Luxieren nach lateral zu verhindern (▶ Abb. 5.3). Während der Operation wurde ein klar abgegrenzter femoraler Knorpeldefekt mit einer Größe von zirka 7 mm mal 7 mm festgestellt. Um den Knorpeldefekt durch Einwachsen von Faserknorpelzellen zu beheben, wurde eine Mikrofrakturierung durchgeführt (▶ Abb. 5.4).

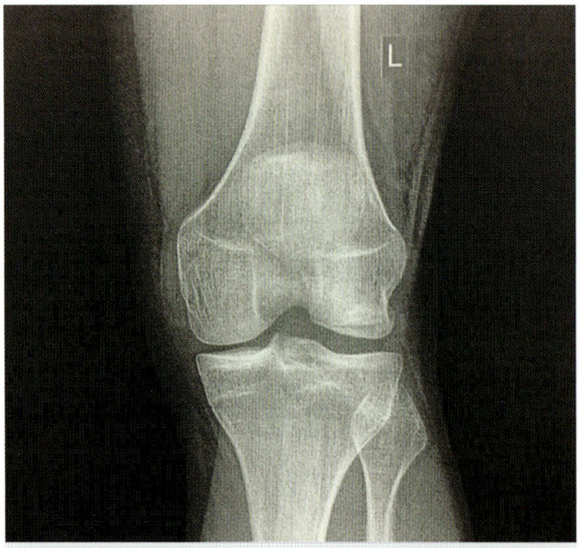

Abb. 5.2 Röntgen: Die A/P-Aufnahme des linken Knies zeigt einen anlagebedingten kleineren lateralen Kondylus. (Bildquelle: R. Bakodi)

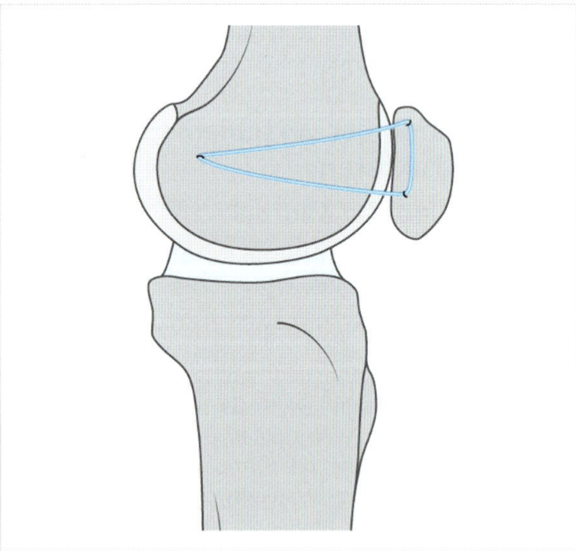

Abb. 5.3 Rekonstruktion des Lig. patellofemorale mediale (MFPL): Die präparierte Grazilissehne wird an der Patella und am medialen Femur verankert, um ein Luxieren der Kniescheibe nach lateral zu verhindern. (Bildquelle: F. Diemer, Thieme, 2017)

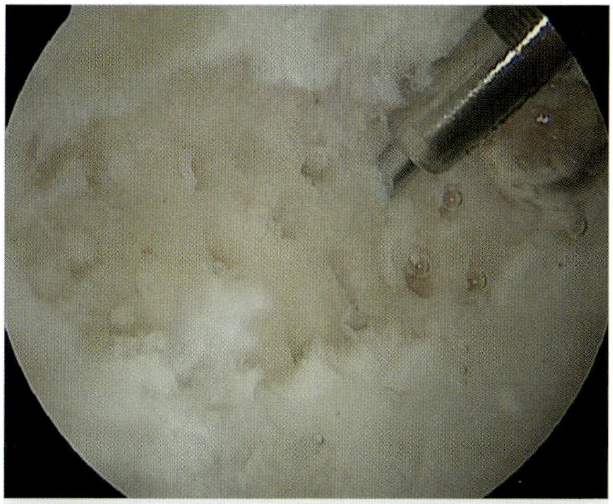

Abb. 5.4 Mikrofrakturierung: Knorpeldefekt an der Tibia mit bereits durchgeführter Mikrofrakturierung des Knochens. (Bildquelle: C. Sobau, Thieme, 2018)

5.2.2 Nachbetreuungsschema

Aufgrund der komplexen Verletzung gab der behandelnde Arzt folgendes Nachbetreuungsschema vor:

- Teilbelastung von maximal 10 kg für 6 Wochen,
- 14-tägige Gelenkruhigstellung in einer in Extension fixierten Mecron-Schiene,
- passives Bewegen bis 30° Kniegelenksflexion im schmerzfreien Bereich,
- Freigabe der Schienenfixierung im 14-tägigen Abstand um jeweils 30° Flexion bis 90°, danach aktive und passive Mobilisierung der gesamten Flexion unter Zuhilfenahme einer Orthese,
- langsame Steigerung der Belastung bis zur Vollbelastung ab der sechsten Woche.

Clinical Reasoning

Während der Rehabilitation lag das Hauptaugenmerk auf der durch die Mikrofrakturierung reduzierten Belastbarkeit des Gelenks und der durch die operative Patellastabilisierung eingeschränkten Flexion.

Das Management dieser komplexen Knieverletzung beruhte für die ersten 12 Wochen auf folgenden Richtlinien und Überlegungen:

- Wiederherstellen der Kniegelenksbeweglichkeit,
- adäquater Belastungsaufbau der chondralen Strukturen,
- Aktivierung der Muskulatur mit Fokus auf den M. vastus medialis,
- Verbesserung der Ausdauer, Kraft und Koordination.

5.2.3 Vorangegangene Verletzungen

Auf meine Frage nach vorangegangenen Verletzungen berichtet mir Ludwig, dass seine linke Patella schon einmal luxiert war. Als Ursache hierfür galt eine suboptimale Beinachse und ein bestehendes Genu valgum. Es war folglich eine habituelle Patellaluxation.
Mit gezieltem Krafttraining erreichte er jedoch genügend Stabilität, um Flag-Ball – eine jugendgerechte Form des American Footballs – beschwerdefrei zu betreiben.

5.3 Körperliche Untersuchung

5.3.1 Inspektion

Da Ludwig nicht belasten darf, führe ich die erste Inspektion im Liegen durch (▶ Abb. 5.5). Es zeigt sich eine leichte Schwellung des Ober- und Unterschenkels sowie ein Erguss retropatellar. Da die Wundnähte mit Pflastern versorgt sind, kann ich deren Zustand aktuell nicht beurteilen. Vom Pflegepersonal weiß ich jedoch, dass die Wunden dem postoperativen Status entsprechen.

5.3.2 Palpation

Bei der Palpation gibt Ludwig keine Schmerzen an und es bestätigt sich der mäßige Kniegelenkserguss.

5.3.3 Funktionsuntersuchung

Passive Gelenksbewegung

Unter Berücksichtigung des erlaubten Bewegungsausmaßes überprüfe ich die passive Kniegelenksbeweglichkeit. Die Extension ist mit ca. 10° Hyperextension frei und ich kann Ludwigs Kniegelenk bis 30° schmerzfrei beugen. Alle umliegenden Gelenke sind frei beweglich und werden regelmäßig aktiviert.

Gangbild

Ludwig geht sicher im entlasteten Dreipunktegang. Aufgrund der starren Mecron Schiene ist das Gangbild jedoch nicht optimal, da das Bein wegen der fehlenden Knieflexion leicht zirkumduziert werden muss. Stiegen stellen für Ludwig kein Problem dar, da das betroffene Bein nur nachgestellt wird. Ich empfehle ihm, nur die notwendigsten Schritte zu machen, solange die starre Schiene zu tragen ist.

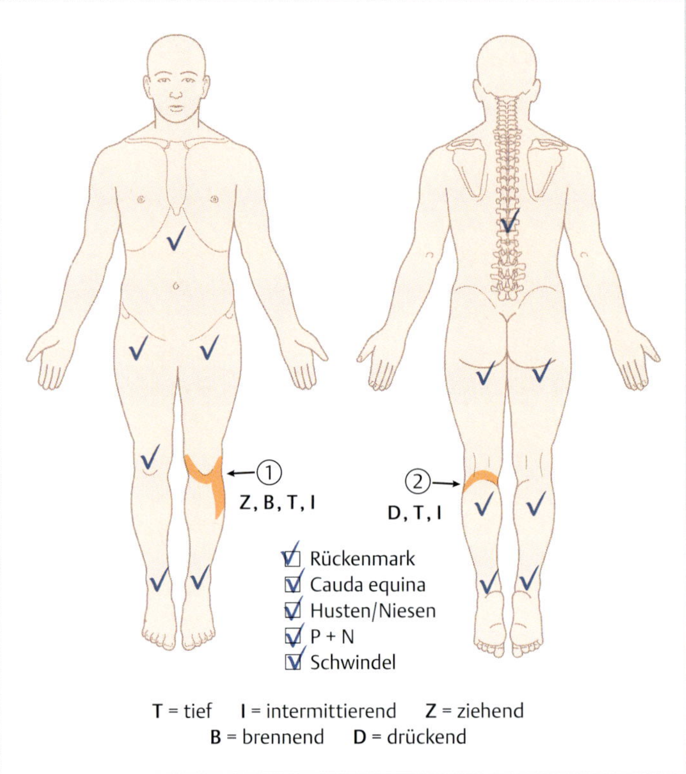

Abb. 5.5 Bodychart. Das frisch operierte Kniegelenk des Patienten zeigt eine geringfügige Schwellung supra- und infrapatellar sowie einen mäßigen Gelenkerguss retropatellar. Der Patient verspürt zudem ein brennendes Ziehen anterior-lateral der Patella sowie tief-drückende Schmerzen in der Kniekehle. Alle anderen Körperbereiche sowie Fragen nach anderen Beschwerden sind unauffällig.

5.3.4 Kraft

Ich erkenne ein deutlich verschmälertes Muskelrelief des linken M. quadriceps femoris – insbesondere im Bereich des M. vastus medialis. Ludwig erzählt mir an dieser Stelle, dass bereits vor Operation eine starke Atrophie des Quadrizeps vorgelegen habe. Ebenso konnte eine reduzierte Ansteuerung anhand einer Oberflächen-EMG-Messung bereits kurz nach seiner Verletzung festgestellt werden. Ich überprüfe die Aktivierungsfähigkeit der ventralen Oberschenkelmuskulatur und lasse Ludwig das gestreckte Bein mit Schiene heben. Dies gelingt ihm zwar sofort und ohne Schmerzen, jedoch fällt es ihm offensichtlich schwer. Um die Aktivität des M. vastus medialis im Speziellen zu überprüfen, plane ich für später eine Oberflächen-EMG-Messung.

Clinical Reasoning

Physiotherapeutische Diagnose

Das klinische Muster dieser komplexen Knieverletzung entspricht bei der ersten postoperativen Untersuchung den zu erwartenden Zeichen und Symptomen einer AMI des M. quadriceps femoris nach einer operativ versorgten VKB-Ruptur mit Stabilisierung der Patella.

5.4 Prognose

Aufgrund Ludwigs jugendlichen Alters und der guten Compliance schätze ich die Prognose als gut bis sehr gut ein, wobei ich dem Knorpeldefekt als möglichen limitierenden Faktor besondere Aufmerksamkeit schenke. Begründet sind meine Bedenken in der Tatsache, dass nur von einer Einheilung eines Faserknorpels, nicht aber eines hyalinen Knorpels auszugehen ist und der positive Effekt einer Mikrofrakturierung bislang noch nicht evident bestätigt werden konnte (Frehner 2017).

5.5 Behandlungsverlauf

5.5.1 1. Therapiesitzung

Therapieplanung

Bereits am dritten postoperativen Tag kommt Ludwig für die erste ambulante Behandlung zu mir in die Praxis. Nach aktueller Befundaufnahme plane ich – das Nachbehandlungsschema berücksichtigend – folgende Maßnahmen:

- Gangschulung im entlasteten Dreipunktegang,
- passive, schmerzfreie Mobilisation der Flexion und Extension im linken Kniegelenk im Bereich von 0–30°,

- Aktivierung des M. quadriceps femoris,
- Oberflächen-EMG-Messung des M. vastus medialis,
- Aufklärung des Patienten.

Behandlung

Im Rahmen der körperlichen Untersuchung setze ich auch zugleich die behandelnden Maßnahmen um. So mobilisiere ich Ludwigs operiertes Kniegelenk im Liegen zuerst passiv in Flexion und Extension. Maßgebend sind dabei das Widerstandsverhalten sowie eventuell auftretende Schmerzen. Aufgrund der frühen Heilphase bewege ich dabei sehr langsam, um eventuelle Schutzspannungen zu vermeiden. Wichtig ist, dass Ludwig beim Bewegen keine Schmerzen hat, was für ca. 4–5 Minuten gut möglich ist.
Nach der passiven Mobilisation bitte ich Ludwig, sein Bein gestreckt zu heben, was für ihn nur mit Schiene möglich ist. Dies gelingt ihm 5-mal ohne Schmerzen, aber mit deutlicher Anstrengung und er benötigt eine kurze Pause vor dem zweiten Durchgang. Wir vereinbaren, dass er diese Übung als Heimprogram mehrmals täglich durchführen soll – sofern dabei keine Schmerzen auftreten.

EMG-Messung

Danach führe ich eine erste Oberflächen-EMG-Messung des M. vastus medialis auf beiden Seiten durch (▶ Abb. 5.6). Ludwig soll dabei im Liegen seinen Quadriceps so gut als möglich isometrisch anspannen und versuchen, die Kurve des EMGs ein wenig nach oben zu bringen, was ihm nach einigen Versuchen auch gelingt.

Die Oberflächen-EMG-Messung des M. vastus medialis zeigt im Seitenvergleich ein deutliches Defizit der linken Seite. Dies deckt sich mit der zu erwartenden AMI und stellt einen validen Wiederbefundparameter dar. Die Visualisierung der Muskelaktivität hilft Ludwig zudem, den Muskel etwas besser anzusteuern.

Nun kontrolliere ich nochmals Ludwigs Gangbild im Dreipunktegang an Unterarmgehstützen. Da aufgrund der Streckschiene kein optimales Gangbild möglich ist, empfehle ich ihm, nur so viel wie nötig zu gehen. Insgesamt kommt er aber gut klar und auch das Treppengehen stellt für ihn kein Problem dar.

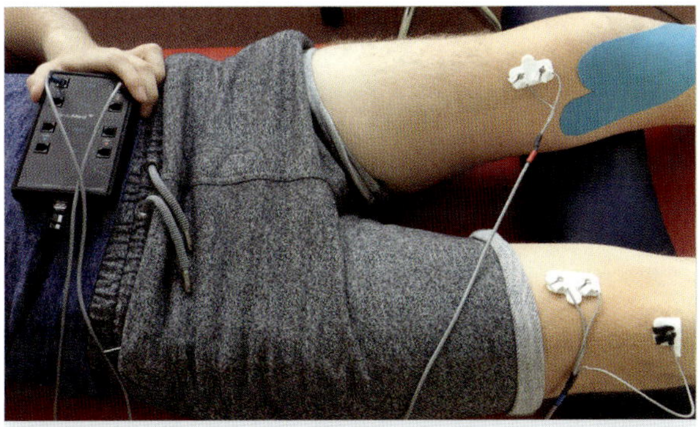

Abb. 5.6 Oberflächen-EMG-Messung des M. vastus medialis: Das Oberflächen-EMG stellt eine gute Möglichkeit dar, die Aktivitätsfähigkeit eines Muskels zu messen und zu visualisieren. Außerdem kann so der Therapierfolg überprüft und dokumentiert werden. (Bildquelle: R. Bakodi)

Heimprogramm

Da Ludwig sehr gut mitarbeitet, gebe ich ihm noch ein paar Eigenübungen an die Hand. Nachdem entsprechend des Nachbehandlungsschemas für die ersten 14 postoperativen Tage auf eine aktive Flexion und Extension verzichtet werden soll, zeige ich ihm, wie er sein Kniegelenk in Rückenlage mit Zuhilfenahme seiner Hände bis 30° Flexion mehrmals täglich selbst passiv mobilisieren kann. Zudem wiederhole ich mit ihm, wie er sein Bein mit angelegter Schiene aktiv anheben kann.

Während der gesamten Therapie kläre ich Ludwig immer wieder über das richtige Verhalten je nach Situation auf und nach Beantwortung seiner letzten Fragen beende ich die erste Sitzung.

Clinical Reasoning

Die Zusammenhänge der arthrogenen muskulären Hemmung (s. „Arthrogene muskuläre Inhibition" (S. 65)) erklären in Ludwigs Fall, warum er Schwierigkeiten hat, den M. quadriceps anzuspannen – v. a. den M. vastus medialis (Laube et al. 2009). Sie verdeutlichen auch, wie wichtig ein Training dieses Muskels ist, um die Patella zu stabilisieren und patellofemorale Schmerzzustände zu vermeiden.

Die Messung mittels EMG zeigte bei Ludwig einen deutlichen Rechts-links-Unterschied des M. vastus medialis, der auf eine Störung des SMS und eine arthrogene Muskelinhibition (AMI) hindeutet.

Folgende Faktoren sind laut Keller und Engelhardt von großer Bedeutung, um einer AMI vorzubeugen (Keller und Engelhardt 2017):

- erfolgreiche Operation,
- Reduzierung postoperativer Schmerzen,
- Reduzierung von Entzündungen sowie Gelenkschwellungen und/oder Ergüssen,
- suffizientes Rehabilitationsprogramm.

Um diese Faktoren tunlichst positiv zu adressieren, wird eine möglichst kurze Immobilisation angestrebt. Aus diesem Grunde habe ich bei Ludwig so rasch wie möglich mit der passiven Mobilisation im erlaubten Bereich von 30° und der Ansteuerung des Quadrizeps begonnen.

5.5.2 2. Therapiesitzung (1 Woche nach 1. Intervention)

Wiederbefund

Ludwig hat die Woche nach der Therapie gut überstanden. Bereits seit der ersten Behandlungseinheit fühlt sich sein Kniegelenk deutlich angenehmer an, da er jetzt selbständig passiv ein wenig bewegen kann. Schmerzen traten keine auf und auch die Schwellung ging zurück. Der Erguss im Kniegelenk ist jedoch noch deutlich zu erkennen.

Das Heben des Beines fällt ihm bereits leichter, jedoch ist dabei weiterhin eine stark reduzierte Quadrizepsaktivität zu erkennen. Ludwig kann das Bein jetzt auch ohne Schiene anheben, wobei jedoch noch ein unangenehmes Ziehen retropatellar und im Bereich der Patellarsehne auftritt

Therapieplanung

Für die nächsten 5 Therapieeinheiten, die mit einem Abstand von einer Woche geplant sind, definiere ich folgende Ziele:

- Mobilisation der Patella,
- Verbesserung der Quadrizepsaktivität (aktiv und mit Hilfe eines Compex-Schwellstromgeräts),
- Aktivierung der umliegenden Muskulatur,
- Mobilisation mittels einer CPM-Schiene (CPM: Continuous Passive Motion),
- Gangschulung,
- Üben der aktiven und passiven Flexion bis 30°.

Behandlung

Aktive Mobilisation

Ludwig kann seit dieser (also nach der zweiten postoperativen) Woche von der starren Mecron-Schiene auf eine flexible Don-Joy-Orthese umsteigen, die zunächst mit 30° Flexion freigegeben ist. Ich erarbeite mit Ludwig die aktive Beugung zuerst in Rücken-, dann auch in Bauchlage. Ludwig kann sein linkes Kniegelenk komplikationslos ohne Schmerzen beugen.

Mobilisation der Patella

Bevor ich Ludwig sein Kniegelenk aktiv bewegen lasse, mobilisiere ich zunächst die Patella in 30° Kniegelenksflexion gemäß dem Maitland-Konzept passiv nach kranial und kaudal (▶ Abb. 5.7a). Diese führe ich 3 Minuten lang aus. Danach kann Ludwig die Eigenmobilisation in Flexion subjektiv deutlich leichter ausführen. Als Progression kann die Ausgangsstellung zu einem späteren Zeitpunkt dem vorhandenen Bewegungsausmaß angepasst und von 30° bis 90° Flexion (▶ Abb. 5.7b–c) gesteigert werden.

Aktivierung des M. quadriceps femoris

Nach der passiven Mobilisation der Patella bitte ich nun Ludwig, seinen Quadrizeps bei aktiver Kniebewegung anzusteuern. Dabei gebe ich ihm den Auftrag, seine Kniekehle auf die unter dem Knie gelagerte Rolle zu drücken und den Quadrizeps bei gleichzeitigem Anheben des Unterschenkels maximal zu aktivieren. Das zuvor wahrgenommene, subjektiv unangenehme Gefühl im Bereich der Patella und der Quadrizepssehne bei aktiver Extension ist nun durch die vorangegangene Mobilisation der

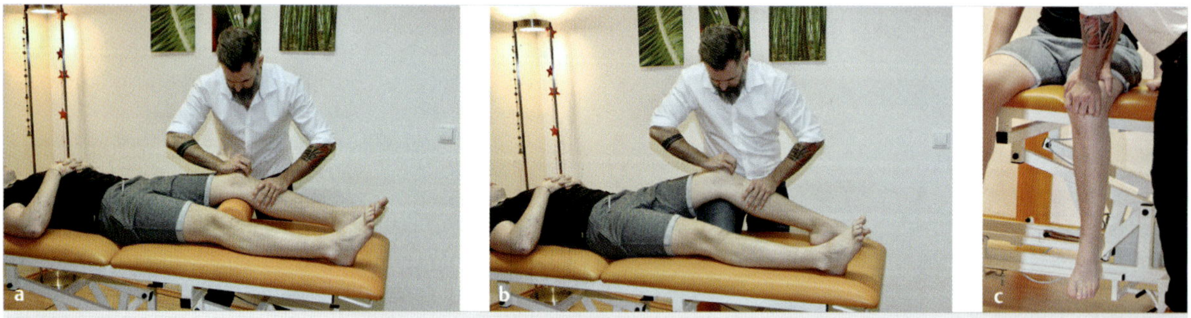

Abb. 5.7 Mobilisation der Patella in unterschiedlichen Flexionsstellungen. (Bildquelle: R. Bakodi)

a Patellamobilisation in 30° Flexion. ASTE: RL mit unterlagertem Kniegelenk. **Durchführung:** Der Therapeut umfasst die Patella des Patienten mit seiner patientennahen Hand. Dabei liegt sein Handballen auf der Basis der Patella und seine Fingerspitzen am unteren Patellapol. Nun übt er mit dem Handballen eine kaudalgerichtete Bewegung und mit den Fingerspitzen eine kraniale Bewegung aus. Wichtig ist hierbei, dass die Mobilisation ohne zusätzliche Kompression durchgeführt und ein Angulieren – v. a. nach lateral – vermieden wird. Daher sollte der Therapeut darauf achten, den Unterarm der Mobilisationshand parallel zur gedachten Verlängerung des Unterschenkels des Patienten auszurichten. **Ziel:** Beweglichkeitsverbesserung der Patella.

b Patellamobilisation in 60° Flexion. ASTE: RL mit unterlagertem Kniegelenk. **Durchführung und Ziel:** wie bei der Mobilisation in 30°.

c Patellamobilisation in 90° Flexion. ASTE: Sitz an der Bankkante. **Durchführung und Ziel:** wie bei der Mobilisation in 30° und 60°.

Patella ebenfalls deutlich verbessert. Um die Aktivität des Muskels zu steigern, setze ich als visuelles Feedback das EMG ein. Zu Beginn ist jedoch nur im Bereich von 30° bis 10° Flexion ein aktives Strecken möglich.

Clinical Reasoning

Da Ludwig nach der Patellarmobilisation keinerlei Schmerzen im Knie spürte, sehe ich mich in meiner Annahme bestätigt, dass es sich bei der reduzierten Quadrizepsaktivität nicht nur um eine Schmerzhemmung, sondern auch um ein Ansteuerungsproblem im Sinne einer arthrogenen Muskelinhibition (AMI) handelt. Aus diesem Grund erachte ich es als sinnvoll, die Übungen mehrmals täglich durchführen zu lassen.

Heimprogramm

Zum Abschluss der zweiten Sitzung gebe ich Ludwig auf, die Quadrizepsaktivität täglich selbstständig zu trainieren. Hierfür leite ich ihn an, den Muskel jeweils in offener (mit einer Rolle unter dem Knie) und geschlossener Kette (im Sitz) anzuspannen. Ludwig führt jeweils 3-mal 15 Wiederholungen durch und übt zusätzlich die isometrische Anspannung des Muskels für 10-mal 10 Sekunden. Ich bitte Ludwig, diese Übungen mehrmals täglich durchzuführen. Zudem kann er mit einem zusätzlichen Schwellstromgerät selbstständig eine elektrische Muskelstimulation zur Unterstützung durchführen.

Weiterhin hat Ludwig eine CPM-Schiene zur Verfügung gestellt bekommen. Mit ihr soll er mindestens 1 Stunde am Tag arbeiten.

Clinical Reasoning

Ich erachte die Behandlung mittels transkutaner elektrischer Muskelstimulation (TEM) als sinnvoll, da nachgewiesen werden konnte, dass diese in der Rehabilitation des M. quadriceps femoris effektiv ist. Es wurde festgestellt, dass sich eine frühzeitige Anwendung der TEM kombiniert mit einem Training in geschlossener Kette positiv auf die Kraft des Quadrizeps und die Muskelsymmetrie auswirkt. Dieses Ergebnis resultierte aus einem Vergleich mit Kontrollgruppen ohne zusätzliche TEM und ausschließlichem Training in geschlossener Kette (Labanca et al. 2017).

5.5.3 3. Therapiesitzung (1 Woche nach 2. Intervention)

Ludwig fühlt sich bereits deutlich wohler, da durch die mobile Orthese nicht nur ein besseres Gangbild, sondern auch aktives Bewegen im limitierten Bereich möglich ist.

Wiederbefund

Die Schwellung ist weitgehend zurückgegangen und auch der retropatellare Erguss erscheint weniger. Die Fäden sind bereits gezogen und die Narbe erscheint bland und gut verheilt. Sitzen mit herabhängendem Bein ist aber noch unangenehm, sodass Ludwig sein Bein bei der Arbeit in der Schule meist noch hochlagert.

Behandlung

Training der Muskulatur

In der dritten Einheit lege ich meinen Schwerpunkt auf das Training der Muskulatur und erweitere das aktive Programm durch unbelastete Übungen in Seiten- und Bauchlage. So möchte ich einen Abbau der umliegenden Beinmuskulatur so gering wie möglich halten.

Clinical Reasoning

Besonderes Augenmerk werde ich in dieser initialen Therapiephase auf die Hüftabduktoren legen, da klare Zusammenhänge zwischen einer Schwäche der Hüftabduktoren, einem veränderten Q-Winkel und patellar bedingte Knieschmerzen in der Literatur beschrieben werden (Sahin et al. 2016). Insbesondere durch einen vergrößerten dynamischen Q-Winkel – also einem vermehrten Abweichen des belasteten Kniegelenks in X-Beinstellung bei Flexion – entsteht ein vermehrter Zug nach lateral auf die Patella. Dies kann durch ein Training der Abduktoren reduziert werden.

Ludwig soll dabei zuerst in Rückenlage das Bein 15-mal gestreckt anheben. Dabei achte ich darauf, dass keine Ausweichbewegungen im Becken stattfinden. Als zweite Übung soll er nun versuchen, das Bein aktiv zu beugen. Dies fällt ihm anfangs ziemlich schwer und die Bewegung muss von mir unterstützt werden. Nach einigen Wiederholungen kann er es aber allein durchführen und wir vereinbaren, diese Übung auch ins Heimprogram aufzunehmen. Zusätzlich soll er in Bauchlage auch sogenannte Hyperextensionsübungen durchführen, d. h. durch Anheben des Oberkörpers die Rückenmuskulatur aktivieren.
Die Abduktion kann aufgrund der noch eingeschränkten Belastungsfähigkeit ebenfalls nur in offener Kette in Seitenlage durchgeführt werden. Das untere Bein wird dabei abgewinkelt und das Becken leicht vorgedreht, um das Heben des operierten Beines ohne Hüftflexion durchführen zu können.

Heimprogramm

Ludwig soll nun neben den Eigenmobilisationsübungen auch die eben erlernten Kräftigungsübungen für die Muskulatur des Rumpfes und der unteren Extremitäten selbstständig weiterführen.

5.5.4 4. Therapiesitzung (1 Woche nach 3. Intervention)

Behandlung

Mobilisation Femorotibialgelenk

Mit Beginn der vierten postoperativen Woche kann ich die Orthese auf 60° erweitern. Damit Ludwig diesen neuen Freiheitsgrad gut erreichen kann, mobilisiere ich zuvor sein linkes femorotibiale Gelenk anhand von passiven und aktiv-assistiven Techniken in Richtung Flexion (► Abb. 5.8). Hierdurch war das Bewegungsausmaß von 60° innerhalb einer Einheit einfach zu erreichen.

Clinical Reasoning

Die Manuelle Therapie stellt bei Ludwig einen essenziellen Behandlungsansatz dar, der nicht nur mechanisch die Beweglichkeit des Knies verbessert, sondern auch über neurophysiologische Mechanismen eine Schmerzreduktion erreicht und so dem Zentralnervensystem ein angepasstes, sicheres und schmerzfreies Bewegen anbietet. Es wird vermutet, dass manualtherapeutisch ausgelöste Aktionspotenziale in den Afferenzen der Muskelspindeln die Aktivität der γ-Motoneurone und des spinalen Hinterhorns reduzieren. Anhand dieser Hypothese ist der schmerzreduzierende Effekt erklärbar (Schmid 2013).

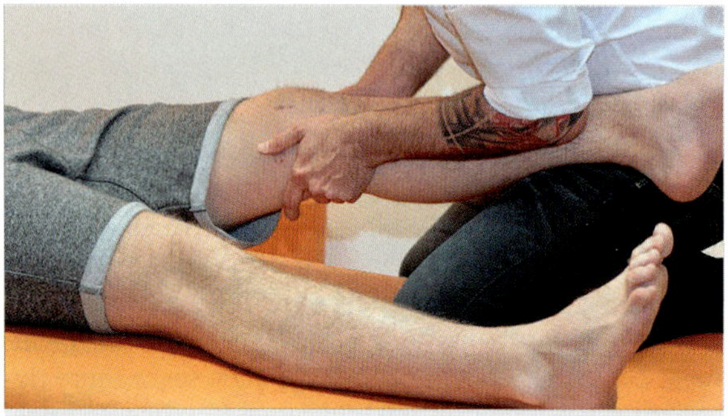

Abb. 5.8 Flexions-Extensionsmobilisation. ASTE: RL. **Durchführung:** Der Unterschenkel des Patienten liegt auf dem Oberschenkel des Therapeuten und beide Hände des Therapeuten stabilisieren das Kniegelenk während der Flexion- und Extensionsbewegung. In der Praxis zeigt sich häufig, dass es Patienten anfangs leichter fällt, wenn sie aktiv mitmachen, da sie dadurch das Gefühl bekommen, eine bessere Kontrolle über die Situation zu haben. **Ziel:** Beweglichkeitsverbesserung des Kniegelenks. (Bildquelle: R. Bakodi)

5.5.5 5. Therapiesitzung (1 Woche nach 4. Intervention)

Der gesamte Verlauf zeigt sich komplikationslos. Ludwig fühlt sich von Tag zu Tag besser und auch der Gelenkserguss wird deutlich weniger.

Die Übungen werden gemeinsam durchgeführt und kontrolliert und Ludwig erreicht das Bewegungsausmaß von 60° sowohl in Rückenlage als auch in Bauchlage spielend. Auch die Extension ist gut durchführbar und das Druckgefühl im Bereich der Patella wird durch die passive Mobilisation stetig besser.

5.5.6 6. Therapiesitzung (1 Woche nach 5. Intervention)

Ludwig kommt bereits sehr gut zurecht und er hat neben der Physiotherapie bereits mit selbständigem Krafttraining für Oberkörper und Rumpf begonnen, welches er ohne Belastung der Beine durchführen kann. Ab heute kann das Bewegungsausmaß auf 90° erweitert werden, worauf sich Ludwig bereits sehr freut, da er beim Sitzen in der Schule noch leichte Beschwerden durch den Druck der Orthese hat.

Behandlung

Fortsetzung der Patellamobilisation und Muskeltraining

Ich beginne wieder mit der Mobilisation der Patella – zuerst passiv, dann aktiv assistiv und danach auch aktiv ohne Hilfe. Anschließend gelingt es mir mühelos, mit einer erneuten femorotibialen Mobilisation die Flexion auf 90° zu erhöhen.

Als Nächstes setze ich die unbelasteten Übungen in Rücken-, Bauch- und Seitenlage fort. Besondere Aufmerksamkeit richte ich dabei weiterhin auf den M. vastus medialis, der im Seitenvergleich noch deutliche Defizite in der Rekrutierungsgeschwindigkeit und Spannungsintensität zeigt.

Heimprogramm

Ludwig führt das erarbeitete Bewegungsprogramm regelmäßig Zuhause weiter. Zusätzlich hat er gelernt, wie er im Sitzen selbständig die Patella mobilisieren kann. Dabei bewegt er diese 1–2 Minuten lang passiv bei einer Knieflexion von zirka 40° von kranial nach kaudal und zurück. Zusätzlich trainiert Ludwig den Oberkörper und Rumpf im Fitnesscenter.

5.5.7 7. bis 12. Therapiesitzung (7 bis 12 Wochen nach 1. Intervention)

Behandlung

Belastungssteigerung

Mit Beginn der siebten Woche können wir nun nach ärztlicher Vorgabe mit der Belastungssteigerung starten. Aus diesem Grund erarbeite ich mit Ludwig einen Plan zur stufenweisen Steigerung. Er soll die Belastung jeden zweiten Tag um zirka 20 kg erhöhen. Um unerwünschte Friktionskräfte am Knorpel zu vermeiden, instruiere ich ihn, die aktuell freigegebene Belastung mit einer Personenwaage zu kontrollieren. Hierbei soll er die Belastung in 0° Extension sowie in 30° und 60° Flexion über 3 Serien jeweils 5-mal ohne Pause langsam auf- und wieder abbauen. Die Belastungs- und Entlastungszeit sollte zwischen 3 und 5 Sekunden dauern sowie schmerzfrei sein. Ich wiederhole diese Belastungsserie mehrmals mit Ludwig und leite ihn an, diese mehrmals täglich selbstständig Zuhause durchzuführen – vorausgesetzt, es treten dabei keine Schmerzen, keine Schwellung oder Temperaturerhöhung am Knie auf.

Erst mit der achten Woche schafft Ludwig, das volle Gewicht unter den vorgegebenen Bedingungen zu übernehmen. Ab jetzt kann er auch mit Kniebeugen beginnen.

Übungen in geschlossener Kette

Nach Erreichen der vollen Belastbarkeit in statischen Positionen gehe ich nun zu Kniegelenksbewegungen unter Belastung über und führe Übungen in geschlossener Kette durch. Diesbezüglich definiere ich neue Ziele für die weitere Therapie:

- Verbesserung der aktiven und passiven Beweglichkeit,
- propriozeptives Training zur Förderung der Koordination und Stabilität,
- Kräftigung der Beinmuskulatur durch aktives Training in geschlossener Kette,
- Ergometer-Training zur Verbesserung der Ausdauer und zur Unterstützung der Knorpelheilung.

Ich wende eine 3-minütige passive Mobilisation in Flexion-Extension unter femorotibialer Kompression im Grad IV in Bauchlage an (▸ Abb. 5.9). Dadurch gewährleiste ich, dass die Belastungsfähigkeit langsam und schmerzfrei gesteigert wird. Ich erhöhe die Kompressionsbelastung, damit Ludwig danach in der Lage ist, 15 Kniebeugen aktiv und schmerzfrei durchzuführen.

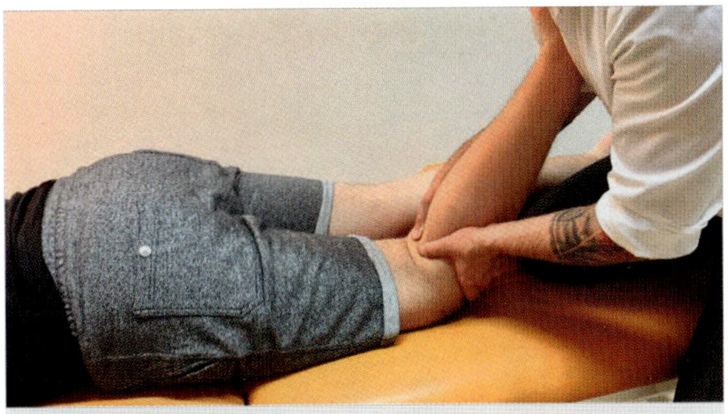

Abb. 5.9 Mobilisation der Flexion mit Kompression des femorotibialen Gelenks. ASTE: BL, der linke Unterschenkel des Patienten lehnt am patientennahen Oberarm des Therapeuten. **Durchführung:** Unter Beibehalten einer femorotibialen Kompression bewegt der Therapeut das Kniegelenk des Patienten wiederholt in Flexion und Extension. Dies führt er ca. 3 Minuten lang durch. **Ziel:** Steigerung der Knorpelbelastbarkeit und Mobilisation des Kniegelenks in Flexion. (Bildquelle: R. Bakodi)

Clinical Reasoning

Im Rahmen des dynamischen Belastungstrainings stellen die Manuelle Therapie und v. a. die von Maitland beschriebene passive Mobilisation mit Kompression einen idealen Behandlungsansatz dar (Hengeveld 2014). Die manuelle Kompression mit einem Grad IV bedeutet für das Kniegelenk jedoch wesentlich weniger Belastung als das eigene Körpergewicht im Stand.

Propriozeptives Training

Als propriozeptives Training wähle ich zunächst den Einbeinstand, welchen ich durch Kopfdrehen und später durch Schließen der Augen erschwere. Zusätzlich trainiert Ludwig das Stehen auf labilen Unterlagen (▸ Abb. 5.10) in variierenden Beugepositionen des Kniegelenks, um das Gleichgewicht zu schulen und das Knie zu stabilisieren.

Muskelkräftigung

Zur Kräftigung der Beinmuskulatur lasse ich Ludwig Kniebeugen unterschiedlicher Ausführung (Air Squats, Sumo Squats, Lunges) machen. Weiterhin starte ich auch mit dem Training an der Beinpresse. Zur Entlastung des vorderen Kreuzbandes lasse ich Ludwig den M. quadriceps femoris weiterhin nur in geschlossener Kette trainieren. Für die ischiokrurale Muskulatur hingegen zeige ich ihm Übungen in der offenen und geschlossenen Kette.

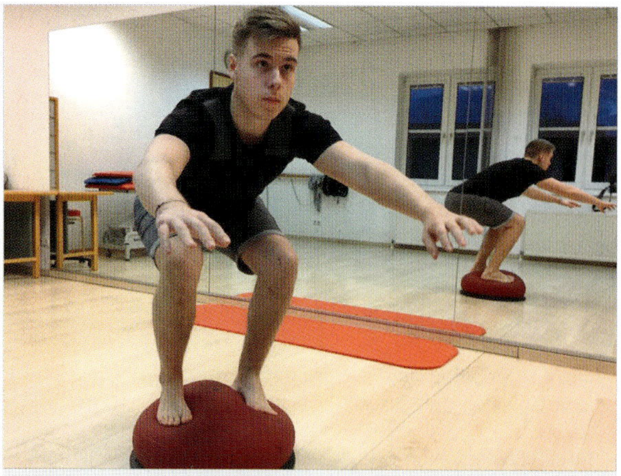

Abb. 5.10 Propriozeptives Training. ASTE: Stand auf einem labilen Untergrund. **Durchführung:** Der Patient soll hierbei – unter Beachtung einer korrekten Beinachse – für jeweils 30 Sekunden in verschiedenen Positionen mit unterschiedlicher Kniebeugung stehen bleiben. **Ziel:** Verbesserung der Koordination und Stabilisierungsfähigkeit. (Bildquelle: R. Bakodi)

Da Ludwig sein linkes Kniegelenk nun bis 120° aktiv beugen kann, kann er zudem mit dem Ergometer-Training beginnen.

Ludwigs Rehabilitation verläuft weiterhin komplikationslos und trotz kontinuierlicher Belastungssteigerung zeigt das Knie keine wesentlichen Reizzustände. Die Aktivität und somit die Kraft des Quadrizeps hat sich in den ersten 3 Monaten deutlich verbessert, jedoch zeigt das Kontroll-EMG weiterhin einen deutlichen Rechts-links-Unterschied in der Aktivierung des M. vastus medialis (▶ Abb. 5.11).

Clinical Reasoning

Da das Bestehen einer muskulären Seitendifferenz bis zu mindestens 6 Monaten postoperativ der aktuellen wissenschaftlichen Literatur zufolge als normal erscheint (Keller und Engelhardt 2017), beunruhigt mich der noch bestehende Kraftmangel im Bereich des M. vastus medialis zum aktuellen Zeitpunkt nicht.

5.5.8 Follow-up

Ludwig kam die nächsten 3 Monate regelmäßig zur Therapie, wobei die Abstände langsam vergrößert wurden. Der Schwerpunkt lag dabei auf dem Krafttraining der unteren Extremität. Dabei fokussierte ich zuerst die Kraftausdauer und danach das Hypertrophietraining. Aufgrund der Mikrofrakturierung musste 6 Monate lang auf ein Lauftraining verzichtet werden, stattdessen empfahl

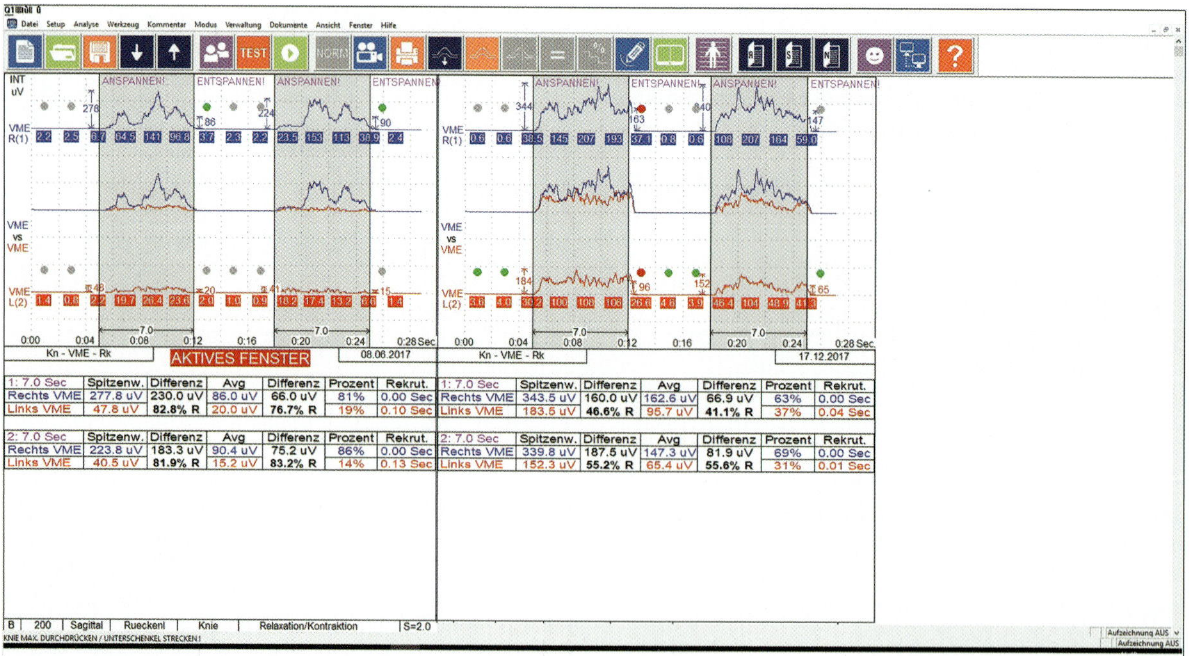

Abb. 5.11 EMG nach der Verletzung (links) und Vergleichs-EMG 3 Monate nach Operation (rechts): Die blaue Linie zeigt die isometrische Aktivität des rechten M. vastus medialis (VME R), die rote Linie die des linken (VME L). Zum besseren Rechts-links-Vergleich werden hier beide Linien übereinandergelegt. Beim Kontroll-EMG auf der rechten Seite ist dabei zwar weiterhin eine Seitendifferenz zu erkennen, jedoch konnte diese im Spitzen-, als auch im Durchschnittswert um über 30 % verbessert werden. (Bildquelle: R. Bakodi)

ich Ludwig, die Ausdauer per Radfahren und einem Ergometertraining aufzubauen.

Die Therapie wurde nach 6 Monaten mit einem Lauf- sowie adaptierten Sprung-ABC beendet. Ludwig trainiert nun selbständig weiter, jedoch muss er für mindestens 8 bis 12 Monate auf Kontaktsportarten verzichten. Davon abgesehen kann er jetzt wieder alle Sportarten ohne Beschwerden durchführen.

5.6 Fazit

Die Nachbetreuung komplexer Kniegelenksverletzungen stellt uns in der Physiotherapie immer wieder vor Herausforderungen. Insbesondere wenn unterschiedliche Verletzungen unterschiedliche Behandlungsschemata verlangen. Prinzipiell ist dann auf das schwächste Glied in der Kette zu achten und die Rehabilitationsschritte sind diesem anzupassen. Oft stellen Knorpelverletzungen in der ersten Heilungsphase diesen limitierenden Faktor dar. In der Entlastungszeit liegt der Fokus darauf, die Beweglichkeit zu verbessern und die Zielmuskulatur zu adressieren, um einer AMI und einer Störung des SMS so gut wie möglich entgegenzuwirken. Auch in der zweiten Heilungsphase mit Beginn der Belastung steht neben dem Setzen eines adäquaten Bildungsreizes für den Knorpel die sensomotorische Aktivierung im Vordergrund. Die Manuelle Therapie liefert dabei eine wertvolle Unterstützung in der Rehabilitation, da Therapeuten durch ihre Anwendung gezielt Bewegung verbessern und ihre neurophysiologischen und schmerzreduzierenden Effekte nutzen können.

Im vorliegendem Fallbeispiel stand das Kniegelenk als Quelle der Symptome außer Frage. Zu Beginn der Therapie konnten die Symptome aufgrund der postoperativ zu erwartenden Entzündungsreaktion auf keine bestimmte Struktur reduziert werden. Mit Abklingen der notwendigen Heilungsprozesse traten jedoch das Patellafemoralgelenk und dessen umliegenden Weichteile als limitierende Faktoren zunehmend in den Vordergrund. Aufgrund des komplikationslosen Heilungsverlaufs konnte ich nach 6 Wochen davon ausgehen, dass Ludwig sich den Heilphasen entsprechend im Übergang von der Proliferations- zur Remodellierungsphase befand.

Die klare On-off-Symptomatik des Schmerzes bei Be- und Entlastung, implizierte einen mechano-nozizeptiven Mechanismus und erlaubte mir daher, aus einem breiten Spektrum an physiotherapeutischen Maßnahmen zu wählen. Als limitierende Faktoren waren insbesondere die Belastbarkeit des Knorpels und die operationsbedingt nur langsam zu steigernde Flexion zu beachten.

Kommentar des Herausgebers Peter Oesch

Dieses Fallbeispiel der postoperativen Nachbehandlung eines jungen Mannes mit komplexer Knieverletzung stellt in der Tat eine therapeutische Herausforderung für den behandelnden Physiotherapeuten dar. Solche Knieverletzungen können verheerende Folgen für die spätere Kniefunktion wie auch für die Aktivität und Teilhabe am sozialen Leben der betroffenen Personen haben (Lynch et al. 2017). Die Physiotherapie ist gefordert, die richtigen therapeutischen Maßnahmen zu treffen, um ein bestmögliches Behandlungsresultat zu erreichen.

Ein wichtiger Entscheidungsfaktor für die Wahl der therapeutischen Maßnahmen war in diesem Fallbeispiel das durch den behandelnden Arzt vorgegebene Nachbetreuungsschema. Daran haben sich nachbehandelnde Physiotherapeuten zu halten. Es ist jedoch bekannt, dass die Variabilität der chirurgischen Eingriffe und der Mangel an Studien zum optimalen zeitlichen Ablauf und Zusammensetzung der postoperativen Rehabilitationsprotokolle zu äußerst unterschiedlichen Nachbehandlungsschemata führen. Zudem deuten Studienresultate darauf hin, dass Ärzte in ihren Nachbetreuungsschemata möglicherweise unnötig viel Schutz vor frühzeitiger Belastung und früher Bewegung verordnen, was zu schlechteren Behandlungsresultaten führen kann (Mook et al. 2009).

Basierend auf der Konstellation eines vorgegebenen Nachbetreuungsschemas und der eigenen therapeutischen Expertise schildert der Autor in seinem Fallbeispiel eindrücklich, wie er sein therapeutisches Vorgehen plante und durchführte. Wichtige Orientierungshilfen waren dabei seine biomechanischen Kenntnisse und klinische Erfahrung. Diese kann Kliniker maßgeblich unterstützen, die postoperative Rehabilitation besser zu strukturieren und so verbesserte klinische Ergebnisse für den Patienten/die Patientin zu erreichen. Das klare Ziel des Therapeuten war, eine bestmögliche Heilung der verletzten Strukturen zu ermöglichen und sukzessive die Belastbarkeit zu steigern – bis hin zur Aufnahme der früheren sportlichen Aktivtäten. Damit folgt er den Empfehlungen einer im Jahr 2017 veröffentlichten Literaturstudie zur Rehabilitation von komplexen Knieverletzungen (Lynch et al. 2017). Diese skizzierte 3 Phasen der Rehabilitation nach der Operation:

1. Gewebeschutz und Heilung,
2. Wiederherstellung der Motorischen Steuerung,
3. Optimierung der Funktion.

5.7 Literatur

Balcarek P, Jung K, Ammon J et al. Anatomy of Lateral Patellar Instability: Trochlear Dysplasia and Tibial Tubercle–Trochlear Groove Distance Is More Pronounced in Women Who Dislocate the Patella. Am J Sports Med 2010; 38(11): 2320–7. doi:10.1177/0363546510373887

Christiansen SE, Jacobsen BW, Lund B et al. Reconstruction of the Medial Patellofemoral Ligament With Gracilis Tendon Autograft in Transverse Patellar Drill Holes. Arthrosc J Arthrosc Relat Surg 2008; 24(1): 82–7. doi: 10.1016/j.arthro.2007.08.005

Frehner F, Benthien JP. Microfracture: State of the Art in Cartilage Surgery? Cartilage 2017. doi:10.1177/1947603517700956

Hengeveld E, Banks K. Maitland´s Peripheral Manipulation, 5. Aufl. Churchill Livingstone; 2014

Keller K, Engelhardt M. Arthrogene Muskelinhibition und ihre Bedeutung. manuelletherapie. 2017; 21(02): 57–61. doi:10.1055/s-0043-105161

Kohn D, Schneider G, Dienst M et al. Diagnostik der Ruptur des vorderen Kreuzbandes. Orthop 2002; 31(8): 719–30. doi:10.1007/s00132-002-0341-x

Labanca L, Rocchi JE, Laudani L et al. Neuromuscular Electrical Stimulation Superimposed on Movement Early after ACL Surgery: Med Sci Sports Exerc 2017; 50(3):1. doi:10.1249/MSS.0000000000001462

Laube W Hrsg. Sensomotorisches System: Physiologisches Detailwissen für Physiotherapeuten. Stuttgart: Georg Thieme Verlag; 2009

Lynch AD, Chmielewski T, Bailey L et al. Current Concepts and Controversies in Rehabilitation After Surgery for Multiple Ligament Knee Injury. Curr Rev Musculoskelet Med. 2017; 10(3): 328–345. doi:10.1007/s12178-017-9425-4

Mook WR, Miller MD, Diduch DR et al. Multiple-ligament knee injuries: a systematic review of the timing of operative intervention and postoperative rehabilitation. J Bone Joint Surg Am. 2009;91(12): 2946–2957. doi:10.2106/JBJS.H.01328

Ramage L, Nuki G, Salter DM. Signalling cascades in mechanotransduction: cell-matrix interactions and mechanical loading. Scand J Med Sci Sports 2009; 19(4): 457–69. doi:10.1111/j.1600-0838.2009.00912.x

Renner AF, Carvalho E, Soares E et al. The effect of a passive muscle stretching protocol on the articular cartilage. Osteoarthritis Cartilage 2006; 14 (2): 196–202. doi: 10.1016/j.joca.2005.08.011

Rupp S, Kohn D. Vorderes Kreuzband im Mittelpunkt des Interesses. Orthop 2002; 31(8): 701–701. doi: 10.1007/s001320200000

Sahin M, Ayhan FF, Borman P et al. The effect of hip and knee exercises on pain, function, and strength in patientswith patellofemoral pain syndrome: a randomized controlled trial. Turk J Med Sci 2016; 46: 265–77. doi:10.3906/sag-1409-66

Schmid A. Wie beeinflusst Manuelle Therapie den Schmerz? manuelletherapie. 2013; 17(04): 162–7. doi:10.1055/s-0033-1356788

Sharma P, Maffulli N. Tendon Injury and Tendinopathy: Healing and Repair. J Bone Joint Surg Am 2005; 87: 187–202. doi: 10.2106/JBJS.D.01850

Widuchowski W, Widuchowski J, Trzaska T. Articular cartilage defects: Study of 25,124 knee arthroscopies. Knee 2007; 14(3), 177–182. doi: 10.1016/j.knee.2007.02.001

Kapitel 6

Rehabilitation bei Patellarsehnenruptur

6

6 Rehabilitation bei Patellarsehnenruptur

Beatrice Jansen, Ulrike Schwarzer

Julius B. ist 37 Jahre alt, verheiratet und arbeitet als Landschaftsgärtner in Vollzeit in der Firma seines Onkels. Seine Leidensgeschichte begann, als er vor rund einem Jahr während der Arbeit auf einem unwegsamen, nassen Boden ausrutschte und stürzte. Damals erlitt er eine Teilruptur des linken Lig. patellae, die operativ versorgt wurde. Aufgrund starker Vernarbungen im Wundbereich erfolgte 6 Monate später eine arthroskopische Narbenlösung und Kniegelenksmobilisation. Seit dem Unfall leidet Julius trotz intensiver Physiotherapie unter Bewegungseinschränkungen und Schmerzen im linken Kniegelenk, die ihn an der Ausführung seines Berufes hindern. Nach 2 gescheiterten Versuchen, die Arbeit wiederaufzunehmen, wird er zur arbeitsorientierten Rehabilitation überwiesen.

6.1 Einführung zur arbeitsorientierten Rehabilitation

Die arbeitsorientierte Rehabilitation richtet ihren Fokus auf die Arbeitsanforderungen und die dafür notwendigen Fähigkeiten. Das Ziel der arbeitsorientierten Rehabilitation ist die Verbesserung der arbeitsbezogenen funktionellen Leistungsfähigkeit, um damit die Reintegration in die Arbeitswelt zu ermöglichen. In diversen Übersichtsarbeiten (Guzmán et al. 2001, Schonstein et al. 2003, Norlund et al. 2009, Bethge et al. 2015) wurde eine moderate bis starke Evidenz für die Wirksamkeit spezifischer arbeitsorientierter Rehabilitationsprogramme hinsichtlich einer verbesserten beruflichen Reintegration gefunden.

Folgende Elemente stellen wichtige Kriterien der arbeitsorientierten Rehabilitation dar:

- Formulierung aktivitäts- und berufsbezogener Ziele,
- eine individuelle medizinische Trainingstherapie zur Verbesserung der kritischen arbeitsrelevanten Defizite mit integrierter Arbeitssimulation,
- Verhaltensbeobachtungen,
- das Arbeiten nach kognitiv-verhaltensorientierten Konzepten,
- Schmerzedukation sowie
- arbeits- und sozialrechtliche Beratung.

Bei der arbeitsorientierten Rehabilitation wird primär die Wiederherstellung der eingeschränkten Leistungsfähigkeit angestrebt, um die Anforderungen der angestammten Arbeit zu erfüllen. Ist jedoch absehbar, dass dies auch nach der Rehabilitation nicht realisierbar ist, wird der nahtlose Übergang zu Nachfolgemaßnahmen angestrebt.

Zur Erfassung der arbeitsbezogenen, ergonomisch sicheren Belastbarkeit wird eine Evaluation der funktionellen Leistungsfähigkeit (EFL), wie von Susan Isernhagen vorgeschlagen (Isernhagen 1992), durchgeführt. Diese beinhaltet 28 standardisierte funktionelle Leistungstests für die Bereiche Hantieren von Lasten, Haltung und Beweglichkeit, Fortbewegung sowie Handkraft und Handkoordination (Verein IG Ergonomie SAR 2016). Anhand eindeutiger Funktionen wie z. B. Heben, Tragen, Überkopfarbeit und Knien wird die Belastbarkeit der Testperson hinsichtlich seines beruflichen funktionellen Anforderungsprofils untersucht. In der arbeitsorientierten Rehabilitation wird je nach Arbeitsprofil und als Ziel definierte Funktion eine Kurzwahl aus diesen Tests getroffen und mit den Anforderungen am Arbeitsplatz verglichen.

Die EFL verwendet ein kinesiophysisches Testprinzip. Dabei findet bei den Hebetests eine sukzessive Belastungssteigerung bis zur maximalen, noch sicheren Belastbarkeit statt. Die Gewichtserhöhung wird so gewählt, dass man in 4–5 Sequenzen das für den Patienten/die Patientin maximal mögliche Gewicht erreicht. Bei den Tests für das Hantieren von Lasten wird das maximal zumutbare Gewicht ausschließlich auf Basis qualitativer Beobachtungskriterien beurteilt. Bei den Tests zu den statischen Arbeitshaltungen und Fortbewegungen ist für eine Beurteilung zusätzlich die Beobachtung der Ausführungsqualität relevant (Verein IG Ergonomie SAR 2016).

Die Extrapolation der im Test beobachteten Belastbarkeit für das Heben von Lasten auf die Belastbarkeit während eines normalen Arbeitstages beruht bei der EFL auf folgendem trainingsphysiologischen Grundprinzip (Verein Ergonomie SAR 2016): Ein für den Probanden leichtes Gewicht, bei dem er im Test noch keine Anzeichen von Anstrengung aufweist, impliziert, dass bei wiederholter Belastung mit entsprechendem Gewicht keine rasche Ermüdung erfolgt, und dass er dies oft heben kann. Ein für den Probanden maximal mögliches Gewicht, bei dem Anzeichen einer maximalen Anstrengung beobachtet werden, kann hingegen nur selten gehoben werden. Gemäß dem leicht modifizierten DOT-Klassifikationssystem (US Department of Labor 1991) entspricht „oft" 34–67 %, „manchmal" 6–33 % und „selten" max. 5 % der Normalarbeitszeit.

6.2 Vorgeschichte

Bei einem Sturz vor gut einem Jahr verspürte Julius sofort ein starkes Stechen im linken Kniegelenk. Der Hausarzt schrieb ihn daraufhin wegen bestehender starker Schmerzen beim Gehen vorrübergehend arbeitsunfähig. Aufgrund persistierender Schmerzen und wiederholtem Einknicken des linken Kniegelenks veranlasste der Arzt nach 3 Wochen ein MRT. Dabei wurde eine Teilruptur der

Patellarsehne festgestellt, die anschließend mit 2 Knochenankern an der Patella refixiert wurde.

In den ersten 6 Wochen nach der Operation trug Julius eine Knieorthese mit limitierter Flexion (anfänglich 30° mit 2-wöchentlicher Freigabe um je 30°) und er durfte nur 15 kg belasten. Die Heilung und der therapeutische Fortschritt verliefen zunächst zeitgerecht und entsprach dem Behandlungsschema, sodass nach 6 Wochen in Absprache mit seinem Operateur die Orthese weggelassen werden konnte und er anfangen durfte, die Belastung auf sein Bein langsam zunehmend bis zur Vollbelastung zu steigern. Anschließend verbesserte sich jedoch die Beweglichkeit des Kniegelenks trotz intensiver Physiotherapie nicht wesentlich. Er konnte sein Kniegelenk bis maximal 80° beugen. Daraufhin wurde erneut ein MRT des linken Kniegelenks durchgeführt, das vermehrtes Narbengewebe im oberen Bereich der Patellarsehne und des Hoffa'schen Fettkörpers zeigte sowie eine moderate Chondropathie am Übergang zur medialen Patellafacette. Die Menisci und Bänder waren intakt. Aus diesem Grunde wurde nachfolgend ein operatives Debridément durchgeführt. Die noch während des operativen Eingriffs erfolgte Kniegelenkmobilisation war daraufhin bis 130° möglich. Julius bekam eine Bewegungsschiene für Zuhause verschrieben, um die neu gewonnene Beweglichkeit aufrechtzuerhalten. Auf dieser konnte er jedoch niemals die gleiche Beweglichkeit erreichen, wie es während der OP der Fall war. Ebenfalls musste er das Kniegelenk erneut für ca. 10 Tage durch Unterarmstützen entlasten.

Nach diesem arthroskopischen Eingriff verbesserte sich Juliuss Kniegelenksflexion zwar zunächst etwas, stagnierte dann jedoch bei etwa 90°. Bis vor Beginn der arbeitsorientierten Rehabilitation erhielt er 2- bis 3-mal pro Woche Physiotherapie, bei der das Kniegelenk und die Patella intensiv in alle Richtungen mobilisiert wurden. Zudem bekam er Eigenübungen zur Verbesserung der Beweglichkeit und Kraft. Nach jeder Behandlung konnte er sein Kniegelenk stets um ca. 10° bis 15° weiter beugen, jedoch war es bei der nächsten Sitzung wieder genauso eingeschränkt wie davor.

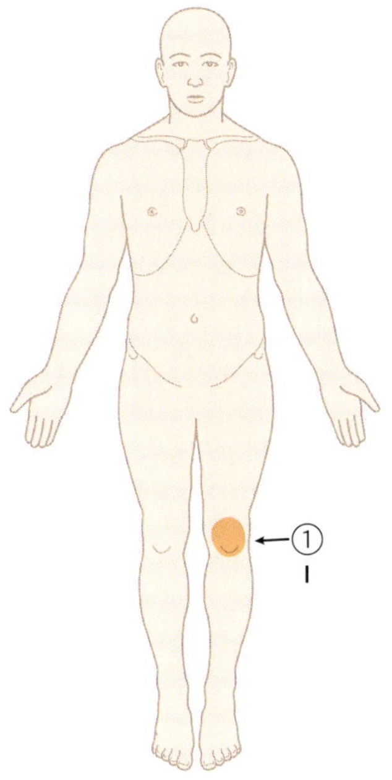

Abb. 6.1 Bodychart: Julius hat Schmerzen in seinem linken Kniegelenk, die sich mit zunehmender Belastung verstärken.

6.2.1 Aktuelle Beschwerden

Julius hat noch immer Schmerzen im linken Kniegelenk (▸ Abb. 6.1), die von der jeweiligen Belastung und Bewegung abhängig sind. Ich lasse Julius die Schmerzen genauer beschreiben und die Schmerzintensität anhand der numerischen Ratingskala (NRS) einschätzen. Den momentanen Schmerz bewertet er mit 3/10 (NRS). Er teilt mir mit, dass er gut schlafe und am Morgen seien die Schmerzen am geringsten (1/10 NRS). Im Tagesverlauf würden sie je nach Beanspruchung deutlich ansteigen (bis 7/10 NRS) und das Knie sei abends geschwollen. Sobald er das Knie jedoch nicht mehr belaste, würden die Schmerzen auch rasch wieder abnehmen. Schmerzmittel nehme er nur bei starken Schmerzen – in der Woche vor seinem Rehabeginn habe er 2-mal eines genommen.

Probleme bereiten insbesondere längeres Gehen (> 1 Stunde) und Trepp- oder Bergabgehen. Ferner sei die Beweglichkeit des linken Knies in die Beugung stark eingeschränkt und er verspüre dabei ein starkes Ziehen im Bereich der Kniescheibe. Sich hinknien oder in die Hocke gehen funktioniere aktuell gar nicht. Bereits vor dem Unfall haben beide Knie, insbesondere bei langem Arbeiten in der Hocke, ab und zu geschmerzt, deshalb hätte er zuvor schon immer lieber auf den Knien gearbeitet – das sei nicht so schlimm gewesen. Ebenfalls hat Julius das Gefühl, weniger Kraft im linken Bein zu haben, aber nach der zweiten Operation sei ein „giving-way" lediglich 1-mal aufgetreten. Aktuell komme weder ein unkontrolliertes Einsacken noch ein Blockieren des Kniegelenks vor. Im Bereich der Narbe habe er ein leichtes Taubheitsgefühl. Zwei Arbeitsversuche seien auf Grund der Knieschmerzen gescheitert. Aktuell sei er zu 100% arbeitsunfähig geschrieben.

6.2.2 Fragen zur Freizeitgestaltung

Bei meiner Frage nach seinen Hobbies antwortet Julius, er gehe in seiner Freizeit gerne in der Natur spazieren und sei leidenschaftlicher Fotograf (Natur, Wild). Im Herbst sammele er gerne Pilze. Aufgrund seiner Unsicherheit im unebenen Gelände könne er aber diesen Hobbies derzeit leider nicht nachgehen.

6.2.3 Erwartungen des Patienten

Als Ziele für die Rehabilitation nennt Julius weniger Schmerzen sowie mehr Kraft und Stabilität im linken Bein, um wieder arbeiten zu können. Sein Operateur habe ihm bereits eine Umschulung nahegelegt, aber mit dieser Option habe er sich noch nicht abfinden können.

Clinical Reasoning

Die Sehnenruptur ist zwar aufgrund eines Unfalles aufgetreten, jedoch ist eine Patellarsehnenruptur bei einer nicht vorgeschädigten Sehne eher selten (Heinrichs et al. 2010). Deshalb frage ich mich, ob noch andere prädisponierende Faktoren wie systemische entzündliche Erkrankungen, Diabetes mellitus, chronische Nierenerkrankungen oder Kortikosteroidinfiltrationen vorhanden sein könnten, oder ob der Patient bereits zuvor eine bestehende chronische Tendinopathie oder Hypotrophie infolge einer Längenanpassung der Patellarsehne durch die kniende/hockende Tätigkeit hatte. Ich versuche daher, weitere Informationen hierzu zu bekommen.

6.2.4 Spezifische Fragen

Ich frage Julius nach Red Flags wie anhaltende Müdigkeit, Schlafstörungen oder Gewichtsverlust und er verneint diese. Internistische Erkrankungen liegen nicht vor. Seine aktuellen Blutwerte sind unauffällig. Frühere Steroidinjektionen als möglicher prädisponierender Faktor für Sehnenrupturen habe er nicht bekommen.

Clinical Reasoning

Die persönlichen Überzeugungen, das Krankheitserleben und der Kontext können neben den körperlichen Faktoren den Rehabilitationsverlauf beeinflussen. Eine pessimistische Einstellung hinsichtlich der Genesung oder ein sehr intensives Schmerzerleben kann zu Schonverhalten und Vermeidung von körperlicher Aktivität führen. Zu diesem Zweck werde ich Julius bitten, einen spezifischen Fragebogen – den Yellow Flags Questionnaire (Salathe et al. 2018) auszufüllen, der mir als Gesprächsgrundlage dient, um seine Überzeugungen und seine Sicht hinsichtlich der Schmerzen und Aktivität zu erfragen.

6.2.5 Beitragende Faktoren

Die Auswertung des Fragebogens zeigt insgesamt ein geringes Ausmaß an ungünstigen Überzeugungen und Hindernissen für die Rehabilitation. Die sozialen Kontakte sind erhalten und Julius beurteilt seinen emotionalen Zustand als grundsätzlich positiv. Dennoch gibt er an, er sei frustriert über den langen Heilverlauf und dass er sich bei einer Zunahme der Schmerzen etwas verunsichert fühle, sich teilweise schone und hinlege. Andererseits könne er die Schmerzen teilweise auch ohne Medikamente günstig beeinflussen – Ablenkung helfe und er denkt, körperliche Aktivität und Übungen würden die Beschwerden lindern. Die bisherigen Therapien beurteilt er als hilfreich und er sei optimistisch, dass sich seine Situation noch weiter verbessern werde. Er sei sich aber nicht sicher, ob die Ärzte nicht doch noch etwas übersehen hätten bzw. ob man medizinisch nicht doch noch etwas machen könne – z. B. noch mal operieren.

Clinical Reasoning

In Bezug auf die Arbeit sind nicht nur die körperlichen Anforderungen entscheidend, auch die Zufriedenheit am Arbeitsplatz, die Arbeitsdichte, die Größe des Betriebs sowie die Möglichkeiten und die Bereitschaft des Betriebs, verunfallte Arbeitskollegen zu reintegrieren, sind von großer Bedeutung. Zudem stellt sich die Frage, weshalb die Arbeitsversuche bislang gescheitert sind. Aus diesem Grunde werde ich die Arbeitsanamnese weiter vertiefen.

6.2.6 Spezielle Fragen zur Arbeit

Julius hat eine in der Schweiz abgeschlossene Lehre als Landschaftsgärtner und hat immer in diesem Beruf gearbeitet – seit 10 Jahren nun im Betrieb seines Onkels. Nach Juliuss Aussage bereitet ihm sein Beruf Freude und es besteht ein gutes Arbeitsverhältnis. Der Betrieb habe ca. 40 Mitarbeiter.

Da er im Familienbetrieb arbeitet, habe er sich die Arbeit aussuchen können. So habe er bereits vor seinem Unfall keine schwereren Arbeiten wie großangelegte Umstrukturierungen von Gärten oder Neuanlagen gemacht. Er werde ausschließlich bei der Gartenpflege von Privatkunden eingesetzt. Dies bedeutet v. a. die Pflege von Rabatten (Pflanzen schneiden, düngen etc.), Rasenmähen sowie das Schneiden von Sträuchern und Bäumen. Bei dieser Arbeit fallen nach Juliuss Angabe manchmal Lasten bis maximal 25 kg an und dabei ist es neben Gehen und Stehen im unebenen Gelände oft erforderlich, länger auf den Knien (bzw. im Fersensitz), in der Hocke oder mit vorgeneigtem Rumpf zu arbeiten. Beim Schneiden von Bäumen müsse er teilweise auf einer Leiter stehend arbeiten.

Als Julius 5 Monate nach dem Unfall das erste Mal versucht habe, wieder arbeiten zu gehen, habe er nach 2 Stunden abbrechen müssen. Beim zweiten Mal vor einem Monat habe er nach 3 Tagen aufgrund von starken Schmerzen und Schwellung des linken Kniegelenks wieder aufhören müssen. Da das Hinknien und Hocken nicht möglich waren, habe er keine Rabatten bearbeiten können. Beim Rasenmähen am Hang seien die Schmerzen durch die Position des Kniegelenks immer schlimmer geworden. Auf eine Leiter zu steigen habe er sich gar nicht erst getraut.

Problematisch sei auch, dass er Privatkunden häufig allein betreue und dort nicht einfach seine Arbeit unterbrechen oder gar stoppen könne. Daher sei ein Teilzeiteinsatz kaum möglich. Angst vor einer Kündigung habe er nicht. Es wurde von seinem Onkel zugesichert, dass er, wenn er wieder arbeitsfähig ist, zurückkehren kann. Durch die gescheiterten Arbeitsversuche und den Hinweis des Operateurs, er solle sich umschulen und eine Anmeldung bei der Invalidenversicherung vornehmen lassen, ist Julius jedoch etwas verunsichert. Eine Anmeldung habe er zwar gemacht, er hoffe aber, dass er nach dieser Rehabilitation doch wieder in seinen Beruf zurückkehren könne.

Clinical Reasoning

Die arbeitsrelevanten Hauptprobleme von Julius sind langes Gehen, Gehen im Gelände sowie Arbeiten in kniebelastenden Positionen (Hocke, Knien, Fersensitz). Arbeiten auf einer Leiter traut er sich aktuell nicht zu. Die Chancen einer Wiedereingliederung scheinen von seitens des Betriebs optimal zu sein und es gilt, die Arbeitsstelle möglichst zu erhalten. Hinsichtlich einer möglichen Rückkehr zur Arbeit werde ich ausgewählte EFL Tests durchführen, um die arbeitsbezogenen Defizite genauer beurteilen zu können.

Juliuss Schmerzen sind auf die Knievorderseite begrenzt und kumulieren sich insbesondere bei den erwähnten Belastungen. Ebenfalls schwillt das Knie unter Belastung an. Beide Symptome klingen in Ruhe relativ rasch wieder ab. Der Schmerzmechanismus scheint somit primär nozizeptiv. Zeitlich betrachtet könnte man davon ausgehen, dass die Remodellierung und Reintegration des Gewebes bereits abgeschlossen sind. Die vorhandenen Symptome – insbesondere Schwellung und Beweglichkeitseinschränkung – sprechen jedoch dagegen. Chronifizierende, beitragende Prozesse scheinen hier die Beschwerden zu unterhalten. Sowohl bei der Untersuchung wie nach der funktionellen Testung werde ich auf mögliche Anzeichen eines durch die Belastung provozierten Reizzustands wie Schmerzzunahme und Schwellung achten, um die Irritierbarkeit besser einschätzen zu können.

Bei der Untersuchung werde ich zudem das Ausmaß der Beweglichkeitseinschränkung des Kniegelenks überprüfen. Die limitierte Beweglichkeit könnte auf die Bildung unerwünschter Crosslinks oder eine erneute Narbenbildung zurückzuführen sein. Es könnte aber auch sein, dass die Patellarsehne aufgrund der Naht relativ verkürzt ist und würde in diesem Fall bei der Untersuchung eine etwas tiefer stehende Patella erwarten.

Wahrscheinlich ist, dass ein Reizzustand der Patellarsehne bereits vor der Verletzung durch das häufige Arbeiten in der Hocke und auf den Knien bestand. Es stellt sich aber auch die Frage, inwiefern die patellofemorale Gelenkmechanik durch lokale oder externe Faktoren verändert ist und zu den aktuellen Beschwerden beiträgt. In der nachfolgenden Untersuchung werde ich deshalb ebenfalls die Beweglichkeit der Patella, die umliegenden Strukturen, die Beinachse sowie die Kraft und Länge der Kniegelenksmuskeln anschauen.

Im Hinblick auf den verzögerten Heilungsverlauf, die gescheiterten Arbeitsversuche und die Aussagen des Operateurs ist Juliuss im Gespräch gelegentlich durchschimmernde Ambivalenz hinsichtlich des weiteren Verlaufs nachvollziehbar. Seine Grundeinstellung scheint dennoch durchaus positiv. Für die therapeutische Gesprächsführung gilt es nun, seine positive Einstellung und Überzeugungsmuster zu verstärken.

6.3 Körperliche Untersuchung

Zu Beginn der Untersuchung gibt Julius eine Schmerzintensität von 3/10 (NRS) an.

6.3.1 Inspektion im Stand

Julius hat eine eher schmächtige Statur. Im Stehen zeigt er eine leichte Entlastung des linken Beins. Ansonsten sind die Beinachsen und die Fußgewölbe unauffällig. Der Einbeinstand links ist möglich. Beim Vorwärtsgehen belastet er das linke Bein etwas kürzer. Beim Rückwärtsgehen ist dies ausgeprägter und Julius beugt das linke Knie zudem weniger. Die medial an der linken Patella verlaufende Operationsnarbe ist reizlos und etwa 10 cm lang. Die Beinmuskulatur ist linksseitig atrophisch und das Gewebe unterhalb der Kniescheibe leicht geschwollen.

6.3.2 Beweglichkeit

Im Liegen teste ich die aktive und passive Beweglichkeit der Knie-, Hüft- und Sprunggelenke und überprüfe die Kniegelenkstrukturen.

Kniegelenk

Die Kniegelenksbeweglichkeit ist links insbesondere in Flexion erheblich eingeschränkt.

- *Flexion/Extension:*
    - aktiv in RL: rechts 140°/0°/5°, links 85°/0°/0°
    - passiv in RL: rechts 145°/0°/5°, links 95°/0°/0°. Es ist ein fest elastisches Endgefühl spürbar. Julius gibt hierbei ziehende Schmerzen im Bereich der Patellarsehne und ein allgemeines Druckgefühl im Knie an, was jedoch nach wenigen Sekunden abklingt.
- *Bandapparat:* stabil
- *Meniskustests:* negativ

Patella

- Die Patella ist beidseits im Gleitlager zentriert, links jedoch mit einem leichten posterioren Tilt des unteren Patellapols.
- Die Beweglichkeit der linken Patella ist im Vergleich zur Gegenseite in Neutralposition in allen Richtungen um etwa 25 % reduziert – ohne eindeutige Schmerzprovokation. Lediglich beim Verschieben der Patella nach kranial entsteht aufgrund der Druckzunahme auf den unteren Patellapol ein Schmerz.
- In Flexion ist die Verschiebbarkeit der linken Patella nach kaudal kaum möglich.
- regelrechter Verlauf der Patella bei aktiver Streckung des Kniegelenks aus leichter Flexion
- negatives Zohlenzeichen
- Hüft- und Sprunggelenke sind seitengleich frei beweglich.

6.3.3 Palpation

Die Palpation der Kniegelenke ergibt folgenden Befund – mit Auffälligkeiten der linken Seite:

- unauffällige Temperatur im Bereich beider Kniegelenke
- kein Gelenkserguss
- gut verheilte und verschiebbare Narbe
- etwas verdicktes und geschwollenes Gewebe infrapatellar und im Bereich der Patellarsehne tastbar
- spürbare retropatellare, schmerzfreie Krepitationen beim Bewegen der Patella unter Kompression (auf beiden Seiten)
- bestehende Druckschmerzhaftigkeit am unteren Patellapol sowie entlang der Patellarsehne und des medialen Retinakulums
- leichte druckschmerzhafte Verdickungen des Gewebes im Bereich des Rezessus suprapatellaris
- *Umfangsmessung*:
  - Höhe Kniegelenksspalt: links 0,5 cm > rechts
  - Oberschenkel (15 cm über Kniegelenkspalt): links 1 cm < rechts
  - Wade: links 0,5 cm < rechts (gemessen an der umfangsreichsten Stelle der Wade)

6.3.4 Muskuläre Dehnfähigkeit

- keine bestehenden Verkürzungen des M. tensor fasciae latae und M. gastrocnemius beider Seiten
- Die tatsächliche Länge des M. rectus femoris ist linksseitig aufgrund der Beweglichkeitseinschränkung nicht zu bestimmen.
- Die ischiokrurale Muskulatur ist auf beiden Seiten verkürzt (SLR 70°).

6.3.5 Muskelfunktionstests

Ich überprüfe die Kraft der knie- und hüftegelenksumspannenden Muskulatur und stelle Folgendes fest:

- Extension des linken Kniegelenks gegen moderaten, isometrischen Widerstand aus leichter Beugung provoziert die Schmerzen im Patellarsehnenbereich – dieser Schmerz klingt nach wenigen Sekunden wieder ab.
- Flexion des linken Kniegelenks gegen isometrischen Widerstand in RL provoziert keine Schmerzen und ist im Seitenvergleich linksseitig etwas abgeschwächt. Auffallend ist, dass das Knie in BL aktiv nur bis ca. 45° gebeugt werden kann.
- Die Abduktoren und Außenrotatoren des linken Hüftgelenks sind leicht abgeschwächt.

6.3.6 Evaluation der funktionellen Leistungsfähigkeit

Um die arbeitsbezogene körperliche Leistungsfähigkeit zu erheben, führe ich eine Kurzfassung der EFL nach Isernhagen durch (Isernhagen 1992, Verein IG Ergonomie SAR 2016).

Der Test spiegelt eindeutig Juliuss funktionelle Einschränkungen wider (s. ▶ Tab. 6.2)

Julius zeigt dabei eine gute Leistungsbereitschaft und lässt sich bis an sein funktionelles Limit belasten. Die Intensität der Schmerzen im linken Kniegelenk lag vor Durchführung des Tests bei 3 auf der NRS, danach bei 4–5, d. h. sie nahmen etwas zu.

Clinical Reasoning

Physiotherapeutische Diagnose

Die in der Anamnese erhobenen arbeitsbezogenen funktionellen Hauptprobleme konnten bei der funktionellen Testung bestätigt werden. Das kniende, hockende Arbeiten, Leiter steigen und Gehen in unwegsamem Gelände stellen die größten Probleme für Juliuss Beruf als Landschaftsgärtner dar. Diese Funktionen sollten in Form von Arbeitssimulationen ins Training eingebaut werden.

Primär beitragender Faktor ist die eingeschränkte Beweglichkeit des linken Kniegelenks. Daher ist es überraschend, dass Julius die für das kniende oder hockende Arbeiten so wichtige Verbesserung der Beweglichkeit und Belastungstoleranz in seinen Zielen nicht erwähnte. Es ist deshalb in der Gesprächsführung wichtig, Juliuss Wahrnehmung für diesen Widerspruch zu schulen und somit die Eigenmotivation für diese Ziele zu wecken.

In Bezug auf das Hantieren von Lasten besteht noch ein kleines Defizit. Julius kann die erforderlichen Lasten zwar hantieren, jedoch noch nicht in der angestrebten Häufigkeit. Die Tatsache, dass Julius mit steigender Beanspruchung (Gewicht oder Dauer) sein linkes Bein zunehmend entlastet, könnte auf ein muskuläres Defizit oder auf eine Schmerzzunahme zurückzuführen sein. Ferner weist er eine verminderte Kontrollfähigkeit des linken Beins auf, was zu Einschränkungen in Bezug auf das Gleichgewicht und zu Unsicherheiten beim Arbeiten auf einer Leiter führt.

Ich frage mich also insbesondere,

- was genau die Schmerzen unterhalten könnte?
- warum die Beweglichkeit des Kniegelenks stagniert?

Schmerzentstehung

Da der Schmerz jeweils am Ende einer Bewegung und nach einem On-off-Prinzip auftritt, scheint der Schmerzmechanismus nach der Bewegungsuntersuchung primär nozizeptiv- mechanisch zu sein. Die von Julius beschriebene Schwellung oder weitere Anzeichen einer Irritation als Folge vermehrter Belastung konnten bei der funktionellen Testung nicht festgestellt werden. Dies könnte jedoch darauf zurückzuführen sein, dass die Belastungsintensität bei der Testung geringer war als bei den Arbeitsversuchen. Daraus schließe ich, dass das Gewebe zumindest belastbar und aktuell mäßig irritierbar zu sein scheint. Da ein adäquater Reiz für eine Steigerung der Belastbarkeit nötig ist und Julius die einstündige Testung gut vertragen hatte, plane ich, das arbeitsorientierte Programm zu Beginn bereits auf mindestens eine Stunde anzulegen.

Der durch die Bewegungseinschränkung des Kniegelenks und der Patella erhöhte patellofemoraler Anpressdruck könnte bei der Schmerzentstehung eine Rolle spielen. Die im MRT festgestellte moderate Chondropathie würde dafürsprechen. Das negative Zohlenzeichen sowie die nur geringen Schmerzen bei Bewegung der Patella unter Kompression sprechen jedoch dagegen. Auch wenn die Patellarsehne zwar nicht verkürzt erscheint, kann das verminderte Kaudalgleiten der Patella in Beugung jedoch zu einer vermehrten Zugbelastung der Patellarsehne und somit zu einer verstärkten Irritation führen – insbesondere im Bereich der Patellaspitze und -sehne.

Für eine Reizung im Bereich der Patellarsehne spricht die Schmerzprovokation im Sehnenbereich bei Widerstand gegen Knieextension. Hinzu kommt eine patellofemorale Dysfunktion mit Kippung der Patella nach posterior, die eventuell den Hoffa'schen Fettkörper irritiert. Die lokale infrapatellare Gewebsschwellung und Empfindlichkeit deuten ebenfalls auf die letzten beiden Hypothesen. Einerseits werde ich versuchen, mittels einer Tape-Anlage die Schmerzen positiv zu beeinflussen, andererseits das Kaudalgleiten in Flexion zu verbessern.

Bewegungseinschränkung

Ich frage mich, warum die Bewegungseinschränkung trotz intensiver manualtherapeutischer Therapie kaum verbessert werden konnte. Eventuell war die Dauer der Dehnung für eine Gewebsanpassung nicht ausreichend. Des Weiteren wäre es möglich, dass der durch die Narbenlösung bzw. therapeutische Mobilisation neu erreichte Bewegungsumfang durch Schonmechanismen ungenügend aktiv stabilisiert und zu wenig in die alltäglichen oder berufsähnlichen Aktivitäten integriert wurde. So könnte sich das Gewebe in der Proliferation fehlerhaft ausgerichtet und sich Crosslinks oder Vernarbungen gebildet haben. Für Letzteres spricht Juliuss Schonhaltung im Sitzen, das noch deutlicher reduzierte Bewegungsausmaß unter Belastung und Juliuss Angabe, sich bei vermehrten Schmerzen zu schonen. Auch die eingeschränkte aktive Flexion des Kniegelenks in Bauchlage spricht für eine ungenügende muskuläre Aktivität. Dies kann sowohl einer fehlgeleiteten intermuskulären Koordination zwischen Flexoren und Extensoren liegen oder an einem Kraftdefizit. Aktuell deutet alles darauf hin, dass z. B. die Bewegungsverbesserung nach manualtherapeutischer Mobilisation, aktiv nicht genügend gehalten wurde. Zur Verbesserung der Beweglichkeit werde ich Julius daher v. a. zu Eigenübungen anleiten.

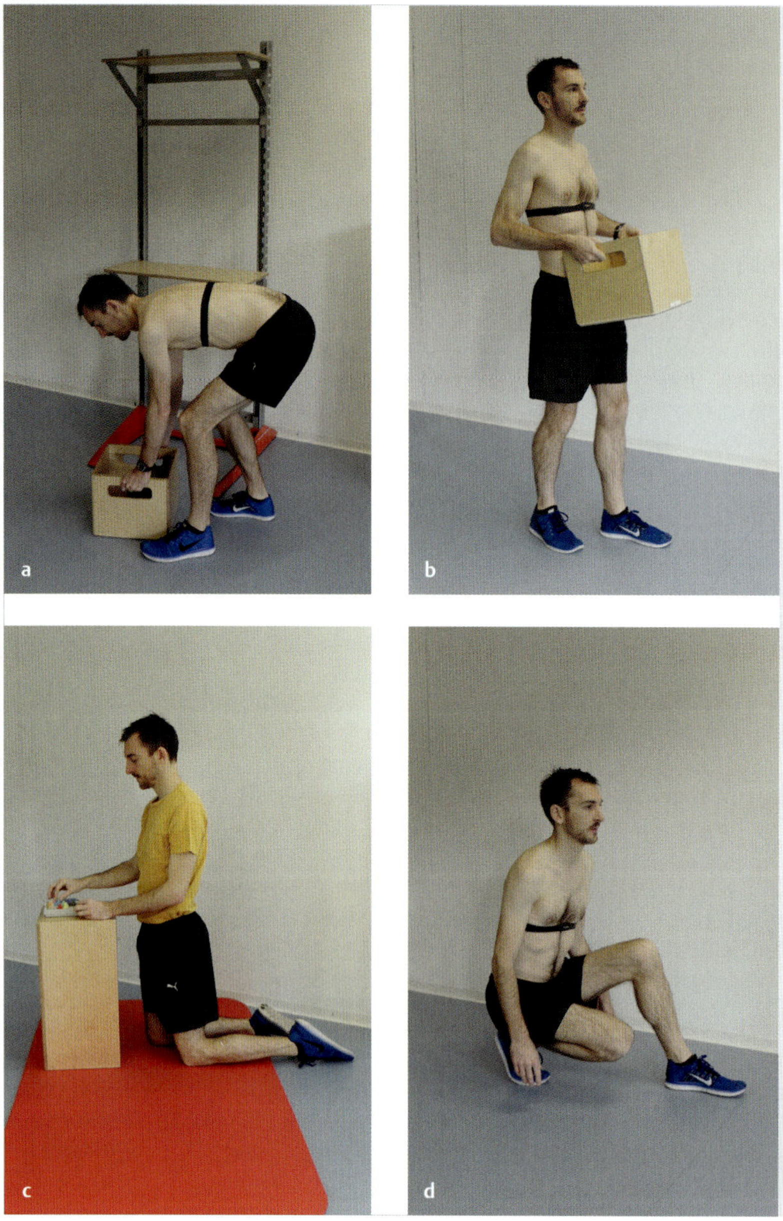

Abb. 6.2 Die Ergebnisse der Evaluation der funktionellen Leistungsfähigkeit zu Beginn der Rehabilitation. (Bildquelle: B. Jansen und U. Schwarzer; Symbolbild)

- **a Heben eines Gewichts vom Boden hoch auf Taillenhöhe:** Der Patient hat Mühe, beide Beine gleichermaßen zu beugen und stellt sein betroffenes Bein zur Schonung nach vorne und zur Seite. Dabei wird das linke Bein weniger belastet
- **b Tragen eines Gewichts vor dem Körper:** Beim Tragen eines Gegenstands zeigt der Patient ein deutliches Entlastungshinken.
- **c Hinknien:** Der Patient kann sein betroffenes Knie nicht auf 90° beugen und schmerzbedingt kaum belasten. Er weicht auf die Gegenseite aus.
- **d Hocke:** Aufgrund der ungenügenden Kniegelenksbeweglichkeit kommt der Patient nicht in die volle Hocke und muss sein linkes Knie nach vorne stellen.

6.3.7 Therapieziele

Beim Gespräch für die Zielvereinbarung frage ich Julius nochmal, weshalb die Arbeitsversuche gescheitert seien und was sich denn – mit den Resultaten der funktionellen Belastungstests vor Augen – seiner Meinung nach jetzt verbessern müsste, damit es beim nächsten Arbeitsversuch funktionieren könnte.

Julius gibt an, dass die Hauptgründe für die gescheiterten Arbeitsversuche das Arbeiten auf den Knien und in der Hocke waren sowie langandauerndes Gehen und Stehen – insbesondere im freien Gelände. Er präzisiert zudem, dass wenn der nächste Arbeitsversuch gelingen soll, er hierfür nicht nur besser knien können müsse, sondern auch der Fersensitz möglich sein müsste. Schlussendlich bemerkte er von sich aus, dass er den körperlichen Einschränkungen zuvor zu wenig Beachtung geschenkt hat und dies einer der Hauptgründe darstellt, warum die bisherigen Arbeitsversuche nicht funktioniert hatten. Ihm wird selbst klar, dass nicht nur die Fähigkeit, das Kniegelenk zu stabilisieren, elementarer Bestandteil seiner Rehabilitation sein muss, sondern insbesondere die Verbesserung der Kniegelenkbeweglichkeit, der Beinkraft beim Gehen und der Funktion, sich hinzuknien.

Er räumt ein, dass er im Gegensatz zu den Kräftigungs- und Gleichgewichtsübungen die Eigenübungen für die Beweglichkeit zuvor nicht sehr konsequent durchgeführt hatte. Er habe das Gefühl gehabt, wenn der Therapeut das schon mit den speziellen Techniken und dem betriebenen

Kraftaufwand nicht hinbringt, dass das bisschen Bewegen seinerseits auch nicht mehr viel bewirke.

Anschließend einigen wir uns auf folgende Ziele und halten diese zusammen mit Julius in einer multidisziplinären Teamsitzung fest.

Das Hauptziel besteht eindeutig in der Rückkehr in das Berufsleben als Landschaftsgärtner, die mit Erreichen der folgenden Teilziele gelingen soll:

- Verbesserung der linksseitigen Kniegelenksflexion,
- Verbesserung der Fähigkeit, auf den Knien zu arbeiten,
- Förderung der Stabilisierungsfähigkeit des linken Kniegelenks,
- Verlängerung der gesamten Dauer kniebelastender Tätigkeiten während eines Tages.

Ferner verzichten wir in dieser Sitzung auf Beteiligung der psychosomatischen Abteilung in unserem Hause, da Juliuss Schmerzerleben sowie die psychosozialen Faktoren nicht im Vordergrund stehen und er selbst auch keinen Bedarf anmeldet.

Wir entscheiden, die Fachstelle „Arbeit" erst dann wieder einzuschalten, wenn Unterstützung bei der Koordination des Wiedereinstiegs notwendig sein sollte oder sich während des Rehabilitationsverlaufs abzeichnet, dass eine Rückkehr als Landschaftsgärtner nicht mehr realistisch ist.

6.3.8 Prognose

Ob die Wiedereingliederung in den angestammten Beruf gelingen wird, ist noch unsicher. Einerseits besteht ein gutes Arbeitsverhältnis und der Arbeitgeber hat eine gewisse Flexibilität bezüglich angepasster Arbeitseinsätze signalisiert. Ferner scheint Julius motiviert, ein intensives Training aufzunehmen. Ein hinderliches Schmerzerleben steht nicht im Vordergrund und das Erreichen einer besseren muskulären Kontrolle – auch bei längerdauernder Belastung – schätze ich als möglich ein.

Andererseits erachte ich aufgrund der Tatsache, dass sich in Juliuss Vorgeschichte die Kniegelenksbeugung trotz intensiver Physiotherapie nicht verbessern ließ, es als fraglich, die volle Beugefähigkeit (und damit den Fersensitz) des linken Kniegelenks bis zum Ende der Rehabilitation erreichen zu können. Daher müssen frühzeitig auch andere Arbeitshaltungen und eventuelle Anpassungen evaluiert werden.

6.4 Behandlungsverlauf

6.4.1 1. Therapiesitzung

Wiederbefund

Nach den Tests sowie am nächsten Tag konnte ich keine vermehrte Schwellung oder Überwärmung des Knies feststellen. Die Schmerzen lagen wieder bei 3/10 (NRS).

Behandlung

Eigenmobilisation

Für die Beweglichkeit des Kniegelenks zeige ich Julius zunächst entsprechende Eigenübungen, welche er mehrmals täglich an allen Wochentagen durchführen soll. Einerseits sind dies Übungen insbesondere für die Beugung, aber auch für die Streckung des Kniegelenks. Anderseits zeige ich ihm auch, wie er bei gestrecktem Bein die Patella in alle Richtungen maximal verschieben kann. Weiterhin leite ich ihn an, den Recessus suprapatellaris im Sitzen selbstständig zu mobilisieren (▶ Abb. 6.3).

Eine weitere einfache Möglichkeit, die Beugung des Kniegelenks zu verbessern, ist, darauf zu achten, das Knie beim Sitzen bewusst zu beugen. Dabei sollte Julius im

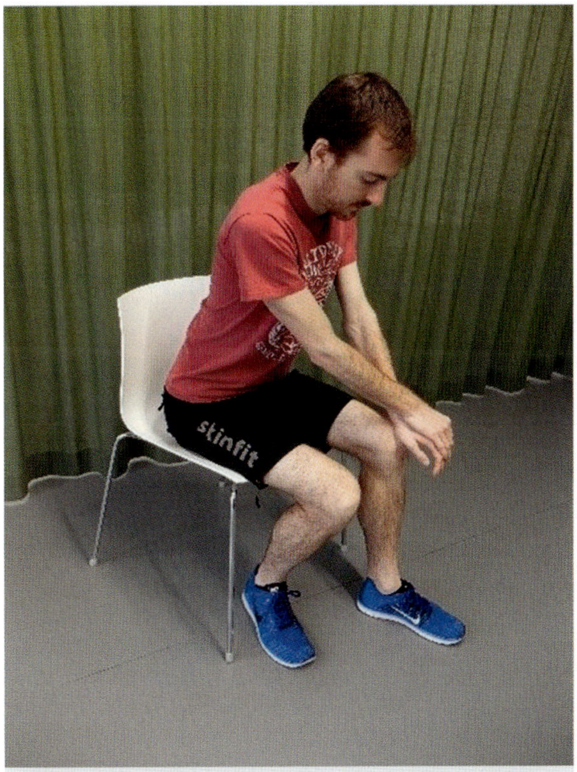

Abb. 6.3 Eigenmobilisation des Recessus suprapatellaris. **ASTE:** Sitz, das betroffene Knie soll dabei so weit wie möglich, aber schmerzfrei gebeugt sein. Der Fuß steht auf einer festen Unterlage. **Durchführung:** Der Patient platziert seinen Handballen auf den proximalen Rand der Patella und schiebt diese mit einem flächigen Griff bis ans Bewegungsende nach kaudal. Dabei soll eine Verschiebbarkeit der Patella erreicht und eine Kompression des Gelenks vermieden werden. Es ist besser, den Kaudalschub oft zu wiederholen oder im schmerzarmen Bereich länger zu halten (bis zu 40 sek.) als zu stark zu forcieren. So soll eine weitere Narbenbildung vermieden werden. **Ziel:** Verbesserung der Kniegelenksflexion durch eine verbesserte Patellabeweglichkeit. (Bildquelle: B. Jansen und U. Schwarzer; Symbolbild)

schmerzarmen Bereich bleiben, um trotzdem entspannt sitzen zu können. Auch bitte ich ihn, in Bauchlage sein Knie ebenfalls regelmäßig aktiv so weit wie möglich zu beugen. Solange er mit dem linken Bein nicht bis ans passive Bewegungsende kommt, soll er dies mit dem rechten Bein unterstützen und dann langsam das Bein absinken lassen.

Trainingsprogramm und Arbeitssimulation

Im Anschluss an das Eigenprogramm wird ein ausführliches individuelles Trainingsprogramm inklusive Arbeitssimulationen (▶ Abb. 6.4a–d) erstellt.

Clinical Reasoning

Die Arbeitssimulation bietet die Möglichkeit, Arbeitsabläufe in einem therapeutischen Rahmen ohne Leistungsdruck des Betriebs zu trainieren, Vertrauen in die eigenen Fähigkeiten auf- und Ängste abzubauen. Ein zentraler Aspekt der Arbeitssimulation ist, dass der Patient/die Patientin realisiert, dass das Programm klar auf die Arbeit ausgerichtet ist (Oliveri 2011).

In ▶ Tab. 6.1 sind die in der Arbeitssimulation enthaltenen Schlüsselübungen und deren Zielerreichung ersichtlich. Diese Übungen werden in ein ausführlicheres Rehabilitationsprogramm integriert und täglich ausgeführt. Insbesondere bei den Arbeitssimulationen (▶ Abb. 6.4 a–d) wird dabei nach dem Prinzip der graduellen Steigerung gearbeitet.

Beim Training der Oberschenkelmuskulatur wird das Gewicht so gewählt, dass Julius die Bewegung möglichst im gesamten vorhandenen Bewegungsumfang des linken Kniegelenks, schmerzarm und mit guter Qualität durchführen kann. Da Julius bei Ausführung der Squats anfänglich das linke Bein noch entlastet, soll er diese zunächst noch unter Entlastung im Schlingentrainer koordinativ üben. Die Kräftigung der Oberschenkelmuskulatur wird einbeinig auf der Beinpresse begonnen. Beim Step-down aus 10 cm Höhe kann Julius das linke Knie noch gut kontrollieren und flüssig beugen. Da nach 5 Wiederholungen die Schmerzen deutlich zunehmen, beginnt Julius mit dieser Wiederholungszahl.

Beim Training aber v. a. auch bei der Arbeitssimulation möchte ich nach dem Prinzip der graduellen, täglichen Steigerung vorgehen. Julius schätzt, 30 Sekunden lang auf den Knien arbeiten zu können, wenn beide Knie gleichermaßen belastet sind. Angst vor den dabei auftretenden Schmerzen habe er nicht. Wir vereinbaren, dass er anfänglich mit 2 Wiederholungen à 30 Sekunden beginnt und die Übung dann täglich um 10 Sekunden steigert. Zudem gebe ich ihm vor, das allgemeine Arbeiten auf Bodenhöhe in verschiedenen Rumpfpositionen minuten-

Tab. 6.1 Schlüsselübungen im Training und Zielerreichung.

Übung	Ziel	Woche 1	Woche 2	Woche 3	Woche 4	Woche 5
Kräftigung der Oberschenkelmuskulatur in geschlossener Kette	• M.quadriceps femoris: MFT 5 • M. triceps surae: • MFT 5	Leg press • 15 kg • 15 Wdh. • 2 Serien	Leg press • 20 kg • 15 Wdh. • 2 Serien	Squat ohne Entlastung • 15 Wdh. • 4 Serien	entlasteter Lunge mit Schlingentrainer • 15 Wdh. • 4 Serien	Lunge ohne Entlastung • 15 Wdh. • 4 Serien
Koordination	• Beinachsenstabilität • Gleichgewicht • Reaktionsfähigkeit • Orientierungsfähigkeit	Step-down • 10 cm • 5 Wdh. • 4 Serien	Step-down • 10 cm • 10 Wdh. • 4 Serien	Step-down • 10 cm • 15 Wdh. • 4 Serien	Treppenstufen • 20 Stufen • 3 Serien	Treppenstufen • 50 Stufen • 2 Serien
Arbeitssimulation	• knien	• 60 sek. • 2 Serien	• 120 sek. • 2 Serien	• 120 sek. • 2 Serien (in max. Flexion)	• 180 sek. • 2 Serien (in max. Flexion)	• 240 sek. • 2 Serien (in max. Flexion)
	• in verschiedenen Positionen auf Bodenhöhe arbeiten (stehend vorgeneigt, kniend, in halber Hocke)	• 1 min. • 2 Serien	• 15 min. • 2 Serien	• 30 min. • 1 Serie	• 35 min. • 1 Serie	• 45 min. • 1 Serie
	• Lasten 15 m tragen	• 25 kg • 4 Serien	• 25 kg • 6 Serien	• 30 kg • 5 Serien	• 30 kg • 7 Serien	• 30 kg • 10 Serien
	• Leitersteigen	alternierend • 5 Wdh. • 4 Stufen	alternierend • 10 Wdh. • 4 Stufen	alternierend • 15 Wdh. • 4 Stufen	Montagetätigkeiten auf 2. Stufe 15 min.	Montagetätigkeiten auf 3. Stufe 30 min.
Gesamte tägliche Belastungsdauer	aktive Therapie	2 std.	3 std.	3–4 std.	4 std.	4–5 std.

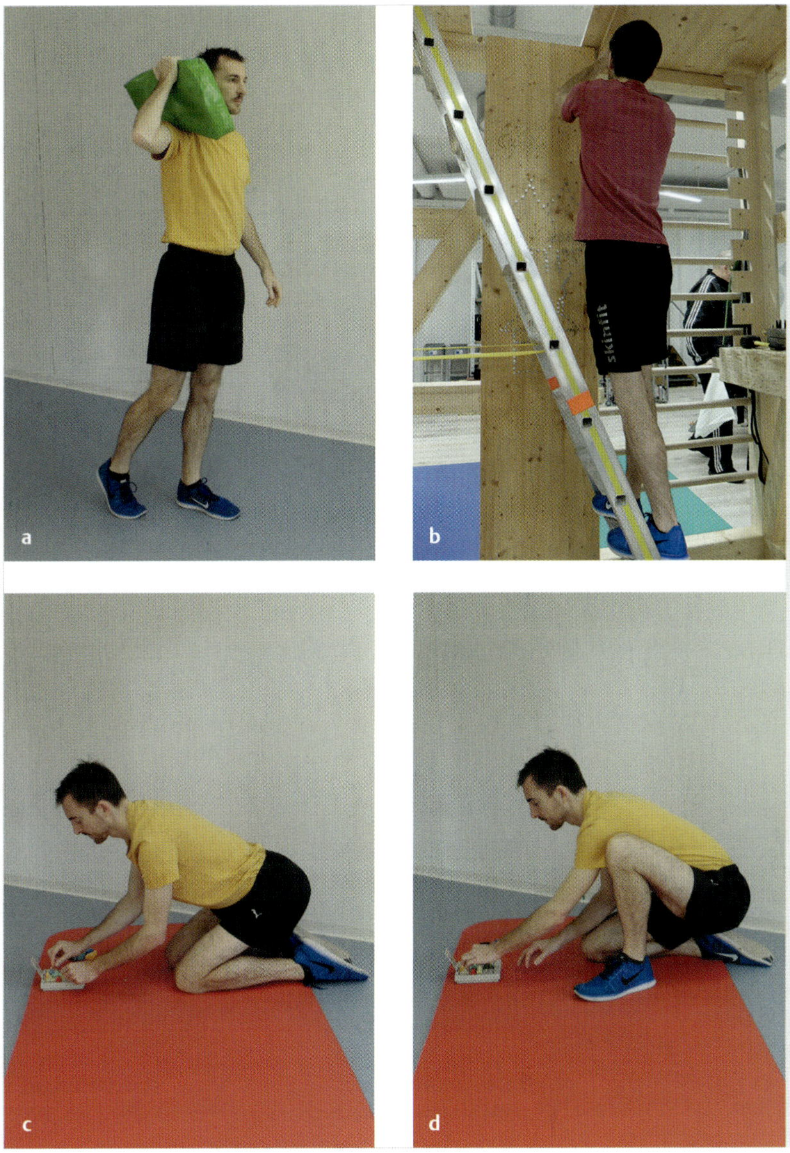

Abb. 6.4 Arbeitssimulation: Der Patient übt hierbei verschiedene spezifische Funktionen aus seinem Arbeitsalltag. (Bildquelle: B. Jansen und U. Schwarzer; Symbolbild)
a Tragen eines 25 kg schweren Sacks z. B. Erde.
b Arbeiten auf einer Leiter.
c Knien in maximaler Flexion.
d Variation des Arbeitens im Knien.

weise zu steigern. Beim Tragen von Lasten entscheiden wir gemeinsam, statt einer Kiste wie beim Test (▶ Abb. 6.2b), einen Gewichtssack auf einer Schulter zu tragen (▶ Abb. 6.4a), da dies eher seiner tatsächlichen beruflichen Tätigkeit entspricht. Das Leitersteigen lasse ich ihn mit nur wenigen Stufen beginnen, dafür jedoch alternierend.

6.4.2 1. Behandlungswoche

Behandlung

Bereits in der ersten Woche kann beobachtet werden, wie Julius regelmäßig im Sitzen die Patella selbst mobilisiert und wie er in verschiedenen alltäglichen Situationen im Sitzen den linken Unterschenkel so weit wie möglich unter den Stuhl schiebt, um das Knie vermehrt in Beugung zu halten. Seiner Aussage zufolge habe er die Mobilisation des Kniegelenks vor der Reha als nicht so wichtig empfunden und deshalb auch nicht konsequent gemacht. Erst nachdem wir so ausführlich über die Arbeit gesprochen hätten, habe er die Wichtigkeit eingesehen und auch, dass er selbst mehr dafür tun könne und müsse. Das Knie kann er nun aktiv bis 95° beugen.

Entlastungstape

Im Training auf der Leg press und beim Heruntersteigen von einer Stufe zeigt sich, dass aufgrund der Schmerzen auch mit geringer Belastung nicht das volle Bewegungsausmaß ausgeschöpft werden kann. Zudem nehmen die Schmerzen im Trainingsverlauf zu. Daher versuche ich

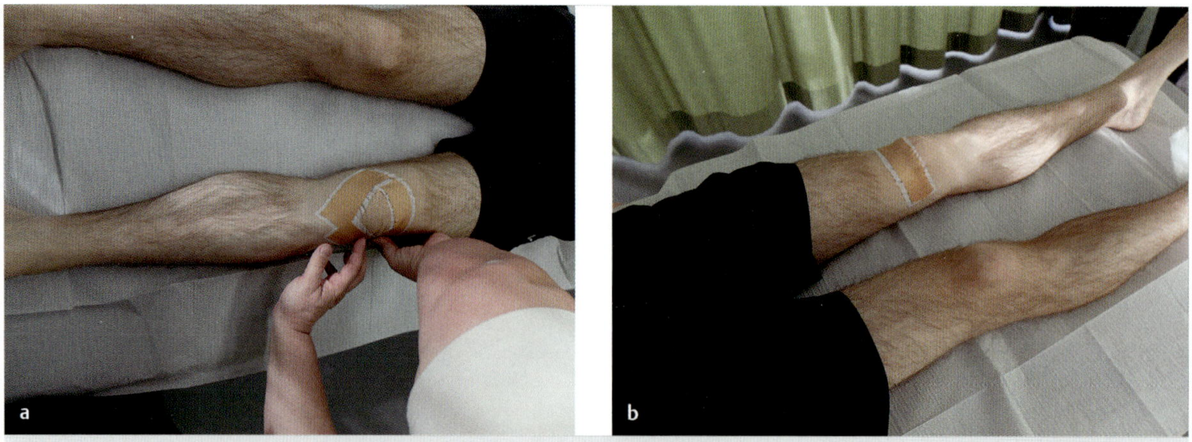

Abb. 6.5 Tape-Anlagen nach McConnell zur Entlastung der Patella. (Bildquelle: B. Jansen und U. Schwarzer; Symbolbild)

a Tape zur anterioren Kippung der Patella. ASTE: RL. **Anlage:** Um Hautirritationen zu vermeiden, legt der Therapeut unter dem eigentlichen Tape zunächst ein hypoallergenes Untertape an. Das erste Tape bringt er dann halbüberlappend am oberen Patellapol an. Dabei drückt er mit einer Hand die Patella gegen das Femur, sodass der untere Pol nach vorne kippt und der Fettkörper entlastet wird.

b Zusätzliches Entlastungstape für den Hoffa'schen Fettkörper. ASTE: RL. **Anlage:** Der Therapeut appliziert das Tape von lateral nach medial. Ein weiteres Tape legt er medial der Tuberositas tibia an. Während die eine Hand das Gewebe in Richtung Patella schiebt, spannt die andere Hand das Tape und setzt es medial fest. Das Gleiche wird lateral wiederholt. **Ziel:** Entlastung des Hoffa'schen Fettkörper

mittels einer Tape-Anlage den Hoffa'schen Fettkörper zu entlasten. Ziel des Tapes ist es, eine anteriore Kippung der Patella zu erzeugen und der posterioren entgegenzuwirken, um so den Druck des unteren Patellarpols auf den Hoffa'schen Fettkörper zu reduzieren (► Abb. 6.5a). Die Entlastung des Fettkörpers kann mit einem zusätzlichen Entlastungstape noch weiter unterstützt werden (► Abb. 6.5b). Verwendet wird dazu eine Technik nach Jenny McConnell (McConnell und Bennell 2006).

Obschon nach heutiger Evidenz der mechanische Effekt der Tape-Anwendung zur Beeinflussung des Patellofemoralgelenks in der Kritik steht, belegen verschiedene Studien, dass die beschriebene Anlage zu einer deutlichen Schmerzreduktion führt und somit ein effizienteres Training ermöglicht (Witvrouw et al. 2013, Barton et al. 2014).

Dies entspricht auch meinen eigenen Erfahrungen und Julius scheint gegenüber der Maßnahme offen zu sein, was für eine Probebehandlung spricht. Die Anlage des Tapes empfindet er beim Treppabgehen und bei den Kräftigungsübungen als deutlich schmerzlindernd. Zudem vermittle ihm das Tape ein Gefühl von Sicherheit. Das Bewegungsausmaß ist nun deutlich verbessert und die Wiederholungszahl bei der Leg press, beim Step-down sowie bei den Arbeitssimulationen kann gesteigert werden.

Clinical Reasoning

Julius ist gut ins Training eingestiegen. Er zeigt ein deutlich geringeres Schonverhalten und steigert sich kontinuierlich – auch in den Arbeitssimulationen. Dies möchte ich weiter fördern. Die rasche Verbesserung der Beweglichkeit stimmt sowohl Julius wie auch mich optimistisch in Bezug auf den weiteren Verlauf und wird hoffentlich Juliuss Commitment, „dran zu bleiben", weiter bestärken.

Zudem bestätigt dies die Hypothese einer defizitären Gewebeadaptation nach operativer Patellarsehnennaht mit biomechanischen und nozizeptiven Folgen auf

- das Patellofemoralgelenk,
- das umliegende Gewebe,
- die Ansteuerung der Extensoren/Flexoren des Kniegelenks,
- und auf das Bewegungsverhalten des Patienten.

Auch wenn ein mechanischer Effekt des Tapes umstritten ist, wird durch die Tape-Anwendung eine Schmerzmodulierung erreicht, was wiederum das Training positiv beeinflusst. Die weitere Strategie beruht deshalb primär auf der Aktivitäts- und Partizipationsebene (arbeitsorientiert). Durch Kraftaufbau und Koordinationstraining soll eine Verbesserung der intra- und intermuskulären Koordination erreicht werden. Eine Gewebsadaptation wird durch den funktionellen Input mittels länger andauernder arbeitsorientierter Funktionen angestrebt. Durch eine fortlaufende Evaluation der körperlichen Leistungsfähigkeit sollen Perspektiven und Anpassungsmöglichkeiten erarbeiten werden, um eine erfolgreiche Reintegration zu ermöglichen.

6.4.3 2. Behandlungswoche

Wiederbefund und Behandlung

Die Beweglichkeit des linken Kniegelenks verbessert sich kontiuierlich. Seit der Tape-Anwendung kann Julius das Training ohne sich verstärkende Beschwerden durchführen. Schmerzmittel nimmt er keine mehr. Anfänglich wird das Tape noch täglich mit therapeutischer Unterstützung appliziert. Nach 2 Wochen zeigt sich, dass die zusätzlichen Tapes (von der Tuberositas nach medial und lateral) keine zusätzliche Schmerzreduktion mehr bewirken und es wird nur noch das proximale Tape angewendet. Eine vermehrte Schwellung tritt nach Juliuss Angabe nicht mehr auf.

6.4.4 3. Behandlungswoche

Behandlung

Mittlerweile ist Julius in der Lage das Tape selbst anzubringen. Das Training und insbesondere die Arbeitssimulation kann weiterhin nach Plan gesteigert werden (▶ Tab. 6.1). Bei der Arbeitssimulation „Knien" (▶ Abb. 6.4c–d) verändert Julius von sich aus die Übung, indem er diese mit der für ihn maximal tolerierbaren Knieflexion ausführt. Dies zeigt, dass er verstanden hat, dass es nötig ist, die Kniebeugung wiederholt zu trainieren, um somit seinem Ziel näher zu kommen, zur Arbeit zurückzukehren.

Gruppentherapie

Um die tägliche Gesamtbelastungsdauer von täglich 2 Stunden auf 4–5 Stunden aktive Therapie zu erreichen, wird das Training um einige Gruppentherapien mit Schwerpunkt auf Ausdauer, Gangschule und Qi-Gong erweitert. Des Weiteren spielt er regelmäßig mit anderen Patienten oder Therapeuten Tischtennis und nimmt am Nordic Walking in unebenem Gelände teil. Dabei geht er eine Stunde lang mit einer Durchschnittsgeschwindigkeit von 5–6 km/h.

6.4.5 Weiterer Therapieverlauf bis Ende der Rehabilitation

In der 4. und letzten Behandlungswoche wiederhole ich die funktionellen arbeitsbezogenen Tests. Die Resultate im Vergleich zur Eingangsbewertung sind in ▶ Tab. 6.2 dargestellt.

Aus der erneuten Evaluation der funktionellen Leistungsfähigkeit geht hervor, dass das Arbeiten in der (angepassten) Hocke und dem Knien erheblich verbessert werden konnte, der Fersensitz jedoch noch nicht ganz erreicht wird. Zu Beginn der Rehabilitation löste das Ansprechen von möglichen Hilfsmitteln beim Arbeiten auf den Knien – wie bei der Rabattenpflege – noch starken Widerstand bei Julius aus. Das gezielte Abwechseln der Arbeitspositionen wie Stehen mit vorgeneigtem Rumpf, kniend, halbkniend und hockend fand er jedoch sinnvoll

Tab. 6.2 Die Ergebnisse der EFL zu Beginn und am Ende der arbeitsorientierten Rehabilitation.

funktioneller Test	erreichter Wert zu Beginn der Rehabilitation	Beobachtungen zu Beginn der Rehabilitation	erreichter Wert am Ende der Rehabilitation	Beobachtungen am Ende der Rehabilitation
Lasten/Kraft				
Heben eines Gewichts vom Boden auf Taillenhöhe	25 kg	• vermehrte Entlastung des linken Beines • reduzierte Flexion und vermehrte Abduktion des linken Beins bei zunehmender Last	35 kg	• fließende Bewegung • gleichmäßige Kniebeugung • erst ab 30 kg leichte Entlastung des linken Beines erkennbar
Tragen eines Gewichtes vor dem Körper	25 kg	• deutlich vermehrtes Entlastungshinken links	35 kg	• leichtes Entlastungshinken ab 30 kg
Haltung/Beweglichkeit				
Knien	60 sek. von max. 300 sek.	• belastet das linke Knie unter Angabe von starken Schmerzen kaum • Das linke Bein steht etwas hinter dem rechten und das Knie ist nicht ganz 90° flektiert. • keine Belastung des linken Knies nach 60sek. • Abstützen beim Aufstehen • Der Fersensitz ist aufgrund der eingeschränkten ROM kaum möglich.	300 sek. von max. 300 sek.	• leichte Entlastung des linken Knies gegen Testende • Der bei der Arbeit erforderliche Fersensitz wird nur knapp nicht erreicht.

Tab. 6.2 Fortsetzung

funktioneller Test	erreichter Wert zu Beginn der Rehabilitation	Beobachtungen zu Beginn der Rehabilitation	erreichter Wert am Ende der Rehabilitation	Beobachtungen am Ende der Rehabilitation
Hocke	0 sek. von max. 60 sek.	• ungenügende Beweglichkeit im linken Kniegelenk • vollständige Hocke nicht möglich • angepasste halbe Hocke mit nach vorne gestelltem linkem Bein: zunehmend unruhig werdend und Abbruch nach 32 sek. unter Angabe von verstärkten Knieschmerzen	60 sek. von max. 60 sek.	ruhiges Arbeiten mit leicht nach vorne gestelltem linkem Bein ca. 60 sek. möglich
Stehen und Gehen	60 min. von max. 60 min.	im Verlauf vermehrtes Entlastungshinken links und Angabe von zunehmenden Knieschmerzen	60 min.	• keine Einschränkung • 1 std. Nordic Walking ist uneingeschränkt machbar
Sitzen	30 min. von max. 30 min.	unruhiges Sitzen mit nach vorne ausgestrecktem linkem Bein		Ruhiges Sitzen ohne nach vorne gestelltem Bein
Fortbewegung				
6-Minuten-Gehtest	620 m	• Die Leistung ist innerhalb des Referenzwertes. • über die Zeit deutlich zunehmendes Entlastungshinken erkennbar	656 m	keine Einschränkungen
Treppensteigen (max. 5 min.)	100 von 100 Stufen	• benutzt den Handlauf • ungenügende ROM im linken Kniegelenk beim Treppabgehen • anfänglich alternierendes Treppabgehen, nach 51 Stufen nur im Nachstellschritt links unter Schmerzen möglich • beim alternierenden Treppaufgehen zunehmendes Entlastunghinken unter Angabe von Kraftlosigkeit	100 von 100 Stufen	• alternierend, ohne Handlauf • gegen Testende minimal verminderte Belastungsphase beim Heruntersteigen
Leiter steigen	40 von 40 Stufen	• klammert sich an die Holme • steigt im Nachstellschritt hoch und runter und entlastet die linke Seite • Angabe von Unsicherheit	40 von 40 Stufen	• steigt sicher die Stufen herauf und herunter • freihändiges Stehen auf der Leiter erzeugt noch immer ein Unsicherheitsgefühl
Gleichgewicht	7 von maximal 6 erlaubten Fehlern	insbesondere bei Belastung auf dem linken Bein und beim Rückwärtsgehen noch deutlich Mühe die Beinachse zu stabilisieren	2 von maximal 6 erlaubten Fehlern	unauffällig

und setzte es in der Arbeitssimulation engagiert um. Im Verlauf der Rehabilitation konnte das Verweilen in den unterschiedlichen Stellungen auch in der Dauer deutlich gesteigert werden.

Gegen Ende der Rehabilitation sieht auch Julius ein, dass er den Fersensitz bis zu seiner Abreise nach Hause noch nicht ganz erreichen wird. Ich bespreche mit ihm verschiedene Alternativen hierfür. Eine Sitzhilfe mit Rädern (▶ Abb. 6.6a) oder dergleichen lehnt er kategorisch ab – da würden ja die Kunden denken, er sei faul. Varianten wie Sitzen auf einem umgekehrten Eimer oder auf einer Yoga-/Meditationsbank (▶ Abb. 6.6b) findet er hingegen super. Diese seien unauffälliger und er wolle sich so eine Bank selbst basteln.

Gehen, auch in unebenem Gelände, und Treppensteigen haben sich ebenfalls deutlich gebessert. Das gelegentliche Hantieren von Lasten bis 25 kg sollte jetzt möglich sein, bis 35 kg sogar, wenn dies selten vorkommt. Erst beim Tragen eines Gewichts ab 30 kg entsteht ein leichtes Entlastungshinken. Auch wenn das Arbeiten auf einer Lei-

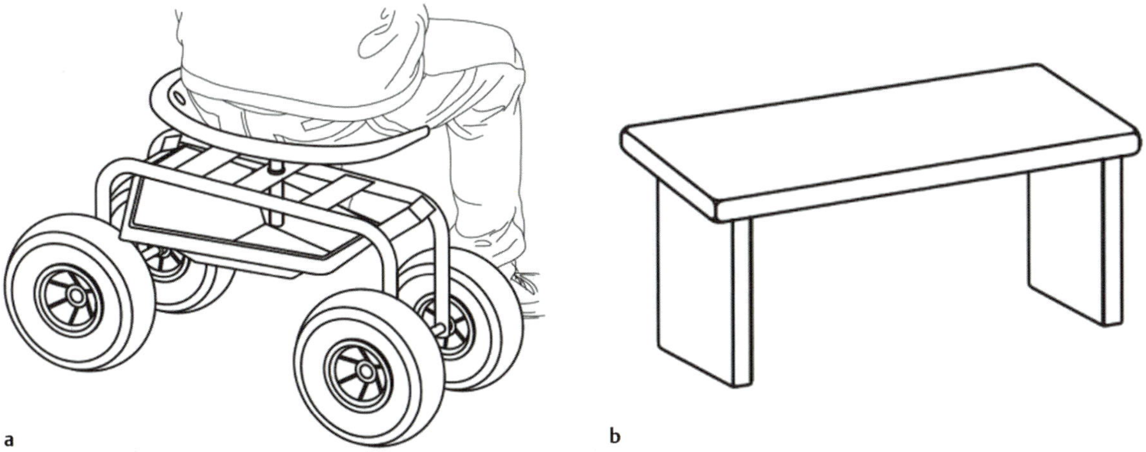

a b

Abb. 6.6 Sitzhilfen als Alternative zum Fersensitz. (Bildquelle: B. Jansen und U. Schwarzer)
a Gartenhocker mit Rädern.
b Meditationsbank.

ter in der Arbeitssimulation sicher möglich ist, fühlt sich Julius dabei jedoch noch immer etwas unsicher.

Bei Austritt aus der Reha gibt Julius an, keine Ruheschmerzen mehr zu haben und die Schmerzen steigen im Tagesverlauf noch maximal bis 4/10 (NRS) an. Schmerzmittel nimmt er keine mehr und das Tape wendet er nur noch bei Bedarf an. Die Beweglichkeit des linken Kniegelenks hat sich kontinuierlich verbessert und liegt bei 135°. Die Verschiebbarkeit der Patella ist im Vergleich zur Gegenseite nur noch nach proximal leicht vermindert.

Ein erneuter Arbeitsversuch scheint realistisch und erfolgversprechend. Juliuss Einschätzung zufolge und nach Rücksprache der „Fachstelle Arbeit" mit Juliuss Arbeitgeber, ist ein langsamer Arbeitseinstieg mit halbtägiger Präsenz nicht erwünscht. Als Kompromiss werden ein ganztägiger Einsatz mit reduzierter Leistung und eine Leistungsüberprüfung der Versicherung nach 4–6 Wochen vorgeschlagen. Der Arbeitgeber bietet zudem an, Julius anfangs einen Lehrling zur Seite zu stellen. Arbeiten auf einer Leiter soll er zurzeit noch nicht ausführen.

6.5 Fazit

Die Schmerzen konnten durch die Tape-Anwendung so moduliert werden, dass ein effektives Training möglich war. Die gemeinsame Zielerarbeitung, die in Juliuss Fall eindeutig auf die Rückkehr zur Arbeit und die dafür notwendigen Voraussetzungen ausgerichtet war, führte bei Julius zu einer Veränderung des Verhaltens bzw. der Fokussierung, die Folgendes implizierte: weniger Schonung, Fokus auf arbeitsrelevante Ziele sowie die Bereitschaft, die Arbeitsweise anzupassen. Hierdurch konnte trotz der langwierigen, stagnierenden Beugefähigkeit, welche sich auch durch Narbenlösung und therapeutische Mobilisation nicht verbessen ließ, eine Gewebeanpassung erreicht und die Belastungstoleranz für kniebelastende Tätigkeiten gesteigert werden.

Das positive Ergebnis der funktionellen Tests bei Austritt ließ bereits vermuten, dass die Wiedereingliederung erfolgreich sein würde. Dass dies letztendlich auch wirklich der Fall war, ist sicherlich auch der Bereitschaft des Arbeitgebers zu verdanken, Julius bei dem erneuten Arbeitsversuch zu unterstützen.

Kommentar des Herausgebers Peter Oesch
Dieses Fallbeispiel zeigt einen klar funktionsorientierten Behandlungsansatz mit dem primären Ziel, zur Arbeit zurückzukehren. Die Behandlungen fanden während eines stationären Rehabilitationsaufenthalt in einem multidisziplinären Setting statt und mögen beim ersten Lesen in der physiotherapeutischen Einzelpraxis als nicht praktikabel erscheinen. Die ersten Studien zu diesem Behandlungsansatz wurden jedoch bereits 1992 in einer physiotherapeutischen Einzelpraxis durchgeführt (Lindström et al. 1992). Ziel der damaligen Studie war es, die Mobilität, Kraft und Fitness sowie die Rückkehr zur Arbeit nach einem konventionellen und einem abgestuften Aktivitätsprogramm unter Anleitung einer Physiotherapeutin zu vergleichen. Die Resultate waren eindeutig zu Gunsten des funktionsorientierten Behandlungsansatzes. So kehrten die Patienten der Funktionsgruppe früher zur Arbeit zurück und zeigten eine signifikante Funktionsverbesserung im Vergleich zu den Patienten der Kontrollgruppe. Diese frühen Resultate wurden in einer 2010 durchgeführten Literaturstudie und Metaanalyse bestätigt (Oesch et al. 2010). Bei Patienten mit unspezifischen chronischen Rückenbeschwerden zeigte sich die Übungstherapie hinsichtlich der Rückkehr zur Arbeit gegenüber konventionellen Therapien als klar überlegen.

Das vorliegende Fallbeispiel beschreibt jedoch einen Patienten mit chronischen Kniebeschwerden. Demzufolge können die Behandlungsresultate der oben zitierten Studie bei Patienten mit chronischen Rückenbeschwerden nicht ohne Vorbehalt übertragen werden. Ich verweise jedoch auf den in diesem Buch beschriebenen Fall eines Patienten mit chronischen Kniebeschwerden von Georg Supp (s. Kap. 3). Da zeigte sich dasselbe Behandlungsprinzip einer funktionsorientierten Herangehensweise als wirksam – allerdings ohne intensive Kräftigungsprogramme und verhaltenstherapeutische Interventionen. Weitere Forschungsarbeiten werden der Frage nachgehen, wie viel in der physiotherapeutischen Praxis in einem monodisziplinären Setting möglich ist. Bis dahin kann den Physiotherapeuten jedoch sicherlich geraten werden, die Funktionsfähigkeit konsequent zu verfolgen.

6.6 Literatur

Barton C, Balachandar V, Lack S et al. Patellar taping for patellofemoral pain: a systematic review and meta-analysis to evaluate clinical outcomes and biomechanical mechanisms. Br J Sports Med 2014; 48(6): 417–424. doi: 10.1136/bjsports-2013-092437

Bethge M, Schwarz B, Neuderth S. Medizinisch-beruflich orientierte Rehabilitation bei muskuloskelettalen Erkrankungen. B & G 2015; 31(06): 250–254. DOI: 10.1055/s-0035-1558526

Guzmán J, Esmail R, Karjalainen K et al. Multidisciplinary rehabilitation for chronic low back pain: systematic review. BMJ 2001; 322(7301): 1511–1516

Heinrichs G, Kiene J, Hillbricht S et al. Patellarsehnenruptur. Trauma und Berufskrankheit 2010; 12(4): 453–456. doi:10.1007/s10039-010-1669-9

Isernhagen SJ. Functional capacity evaluation: Rationale, procedure, utility of the kinesiophysical approach. J Occup Rehabil 1992; 2(3): 157–168. doi:10.1007/BF01077187

Lindström I, Öhlund C, Eek C et al. Mobility, strength, and fitness after a graded activity program for patients with subacute low back pain. A randomized prospective clinical study with a behavioral therapy approach. Spine 1992; 17(6): 641–652

McConnell J und Bennell K. Conservative Management of Anterior Knee Pain: The McConnell Program. In: Sanchis-Alfonso V, Hrsg. Anterior Knee Pain and Patellar Instability. 1. Aufl. London: Springer; 2006

Norlund A, Ropponen A and Alexanderson K. Multidisciplinary interventions: review of studies of return to work after rehabilitation for low back pain. J Rehabil Med 2009; 41(3): 115–121. doi: 10.2340/16501977-0297

Oesch P, Kool J, Hagen KB et al. Effectiveness of exercise on work disability in patients with non-acute non-specific low back pain: Systematic review and meta-analysis of randomised controlled trials. J Rehabil Med 2010; 42(3): 193–205. doi:10.2340/16501977-0524

Oliveri M. Work Hardening. In: Hildebrandt J, Pfingsten M, Hrsg. Rückenschmerz und Lendenwirbelsäule: Interdisziplinäres Praxisbuch entsprechend den Nationalen Versorgungsleitlinien. 1. Aufl. München: Elsevier/Urban und Fischer; 2011

Salathe CR, Trippolini MA, Terribilini LC et al. Assessing Psycho-social Barriers to Rehabilitation in Injured Workers with Chronic Musculoskeletal Pain: Development and Item Properties of the Yellow Flag Questionnaire (YFQ). J Occup Rehabil 2018; 28(2): 365–376. doi: 10.1007/s10926-017-9728-8

Schonstein E, Kenny DT, Keating J et al. Work conditioning, work hardening and functional restoration for workers with back and neck pain. Cochrane Database Syst Rev 2003; (1): CD001822

US Department of Labor. Dictionary of Occupational Titles. 4.überarbeitete Aufl. Washington DC: Bernan Press; 1991

Verein IG Ergonomie SAR. Manual: Evaluation der funktionellen Leistungsfähigkeit (EFL). Stand 2016

Witvrouw E, Callaghan MJ, Stefanik JJ et al. Patellofemoral pain: consensus statement from the 3rd International Patellofemoral Pain Research Retreat held in Vancouver, September 2013. Br J Sports Med 2014; 48(6): 411–414. D 10.1136/bjsports-2014-093450

Kapitel 7

Leistenschmerzen

7

7 Leistenschmerzen

Roland Gautschi

Charlotte L. leidet unter Schmerzen in der linken Leiste und im vorderen rechtseitigen thorakalen/abdominalen Bereich. Vor etwa 3 Monaten sind diese ohne erkennbaren Grund aufgetaucht. Die Schmerzen sind progredient und seit 2 Monaten so störend, dass Charlotte ärztlichen Rat sucht. Am Institut für Arbeitsmedizin diagnostiziert die Ärztin Blockaden der BWS sowie Verspannungen des M. psoas major und stellt eine Überweisung zur Physiotherapie aus.

7.1 Hintergrund zur myofaszialen Triggerpunkt-Therapie

Viele Schmerzen und Funktionsstörungen des Bewegungssystems haben ihren Ursprung in der Muskulatur. Oft spielen myofasziale Triggerpunkte (mTrPs) und begleitende Faszienveränderungen eine wichtige Rolle (Travell und Simons 2002, Dejung 2009, Gautschi 2016).

7.1.1 Ätiologie von myofaszialen Triggerpunkten

Faktoren, die zur Entstehung von mTrPs führen, lassen sich in 5 ätiologische Kategorien zusammenfassen:

1. direktes Trauma
2. akute Überdehnung
3. akute Überlastung
4. chronische Überlastung
   - repetitiv
   - postural
   - langandauernde Aktivierung in angenäherter bzw. gedehnter Position
5. Triggerpunkt-Aktivität in anderen Muskeln
   - sekundäre TrPs in Synergisten bzw. Antagonisten
   - Satelliten-TrPs im Referred-Pain-Gebiet eines primären TrPs

Häufig wirken bei der Entstehung von mTrPs verschiedene Faktoren (z. B. akute Überdehnung und akute Überlastung) zusammen.

7.1.2 Klinische Diagnostik von myofaszialen Triggerpunkten

MTrPs werden palpatorisch diagnostiziert. Die klinischen Diagnosekriterien für mTrPs sind in ▶ Tab. 7.1 zusammengefasst.

Aktive und latente myofasziale Triggerpunkte

Für die Praxis ist es nützlich, aktive und latente mTrPs zu unterscheiden.

▶ **Aktive Triggerpunkte:** Sie liegen vor, wenn die dem Patienten bekannten Symptome durch Provokation eines TrPs (Druck, Zug, Nadelung) ausgelöst werden können. Aktive TrPs zeigen bei Alltagsbelastungen und -bewegungen die dem Patienten bekannten Symptome.

▶ **Latente Triggerpunkte:** Diese sind überempfindliche Gewebsareale, die in Ruhe und bei alltäglicher Belastung/ Bewegung nicht spontan schmerzhaft sind. Latente TrPs sind klinisch stumm. Erst bei Druckprovokation können – meist ausstrahlende – Schmerzen ausgelöst werden, die dem Patienten aus seinem Alltag jedoch nicht bekannt sind.

Tab. 7.1 Klinische Diagnosekriterien aktiver mTrPs (nach Travell und Simons 2002).

Hauptdiagnosekriterien	Ergänzende Diagnosekriterien

• Hartspannstrang (Taut Band)
• maximale Druckempfindlichkeit (Spot Tenderness) im Hartspannstrang
• Reproduktion der Symptome (Pain Recognition) durch mechanische Stimulation
  ◦ Druck
  ◦ Zug
  ◦ Nadelung
	• ausstrahlende Schmerzen (Referred Pain) oder andere übertragene Phänomene
	  ◦ sensorisch
	  ◦ motorisch
	  ◦ autonom
	• Gewebsverdichtung bzw. lokale, ödematöse Verquellung innerhalb des Hartspannstrangs
	• lokale Zuckungsreaktion (Local Twitch Response)
	• Reproduktion der Symptome durch
	  ◦ Muskeldehnung
	  ◦ Muskelkontraktion
	• Muskelschwäche ohne Atrophie
	• propriozeptive Störungen mit Beeinträchtigung der Koordination
	• autonom-vegetative Phänomene

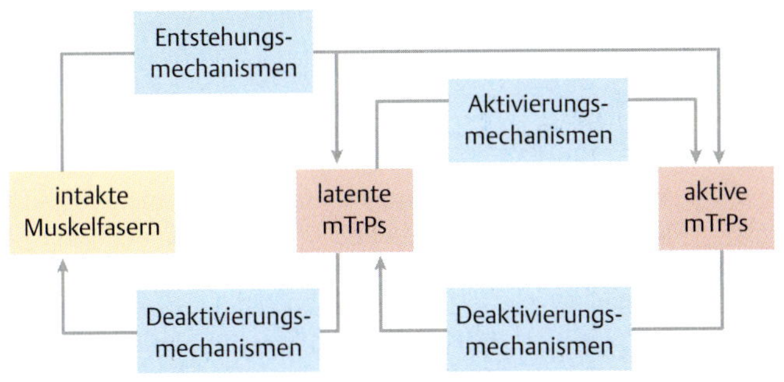

Abb. 7.1 Entstehungs-, Aktivierungs- und Deaktivierungsmechanismen von aktiven und latenten Triggerpunkten (Gautschi 2016)**:** In einem gesunden Muskel können sich durch Entstehungsmechanismen (z. B. akute oder chronische Überlastung) Triggerpunkte bilden. Diese sind aktiv (Schmerz bei Alltagsbelastung) oder latent (kein Schmerz im Alltag). Latente Triggerpunkte werden durch Aktivierungsmechanismen (z. B. Kälte, Nässe, Durchzug, ungünstige Belastung) oder durch das andauende Einwirken von Entstehungsmechanismen zu aktiven Triggerpunkten. Aktive Triggerpunkte können durch Deaktivierungsmechanismen (z. B. Ruhe, Meiden von Fehlbelastung, Therapie) zu latenten Triggerpunkten werden bzw. sich ganz zurückbilden. (Bildquelle: R. Gautschi, Thieme, 2016)

► **Aktivierung/Deaktivierung:** Latente mTrPs können zu aktiven mTrPs werden (Aktivierungsmechanismen) und aktive mTrPs können zu latenten werden (Deaktivierungsmechanismen, ► Abb. 7.1).

In der Therapie suchen und behandeln wir aktive mTrPs. Gleichzeitig werden unterhaltende Faktoren (Aktivierungsmechanismen) gesucht und wenn möglich in die Therapie miteinbezogen.

7.1.3 Primäres bzw. sekundäres myofasziales Syndrom

Alle durch aktive mTrPs und Faszienveränderungen verursachten Symptome (Schmerzen sowie motorische und vegetativ-trophische Dysfunktionen) werden als myofasziales Syndrom bezeichnet.

Primäres myofasziales Syndrom

Die Ursache für die Entstehung der mTrPs liegt in der Muskulatur selbst und es ist somit eine kausale Behandlung möglich. Die Prognose zur bleibenden Beseitigung der Schmerzen ist gut, wenn gleichzeitig auslösende und perpetuierende Faktoren erkannt und ins Behandlungskonzept miteinbezogen werden.

Sekundäres myofasziales Syndrom

Die myofaszialen Schmerzen sind die Folge einer anderen zugrunde liegenden Störung, die beispielsweise arthrogen, neurogen, viszerogen oder psychogen sein kann. In diesen Fällen kann mit der Triggerpunkt-Therapie keine kausale Behandlung erfolgen. Wenn immer möglich, soll kausal behandelt werden. Falls dies nicht durchführbar ist, kann allenfalls eine symptomatische Therapie der myofaszialen Schmerzen mittels Triggerpunkt-Therapie zur (vorübergehenden) Schmerzlinderung in Betracht gezogen werden.

Ob ein primäres oder sekundäres myofasziales Syndrom vorliegt, ist manchmal ganz offensichtlich. Zuweilen ist eine Zuordnung jedoch nicht einfach und erst nach erfolgter Probebehandlung möglich.

MTrPs sind nicht nur für Schmerzen und Funktionsstörungen im Sinne eines (primären bzw. sekundären) myofaszialen Syndroms verantwortlich. Oft leisten sie einen wesentlichen Beitrag bei sog. Reizsummationsproblemen.

7.1.4 Reizsummation

Nozizeptive Signale erreichen – über das primäre afferente Neuron geleitet – im Hinterhorn des Rückenmarks gelegene Neuronen, auf welche sie umgeschaltet werden (2. Neuron der Noziafferenz). Die Hinterhornneurone sind als Wide-Dynamic-Range-Neurone (WDR-Neurone) durch multirezeptive Konvergenzen charakterisiert. Da zu denselben WDR-Neuronen Afferenzen aus unterschiedlichen Geweben (Haut, Muskel, Gelenk, Eingeweide) derselben Segmenthöhe gelangen, ist es möglich, dass die Summation einströmender nozizeptiver Impulse aus unterschiedlichen Geweben zur Überschreitung eines Schwellenwerts führt. Diese löst die Generierung eines überschwelligen Potenzials bei den WDR-Neuronen aus, welches dann nach zentral weitergeleitet wird und dort als Schmerz interpretiert wird (ausführliche Darstellung in Böhni et al. 2015, Gautschi 2016). Auch nicht-nozizeptive Afferenzen vermögen mittels multifunktionaler Faserkonvergenz an den WDR-Neuronen zur Erhöhung des Summationseffekts beizutragen (Böhni 2006, Böhni et al. 2015).

In den Muskeln mit ihren faszialen Strukturen liegen sehr viele Rezeptoren (Schleip et al. 2014, Gautschi 2016). Daher können Störungen des myofaszialen Organs oft wesentlich zum Reizsummationseffekt beitragen und durch die Behandlung der myofaszialen Strukturen lassen sich die meisten Reizsummationsprobleme ausgeprägt günstig beeinflussen.

7.1.5 Einfache und zusammengesetzte Schmerzmuster

Einfaches Schmerzmuster

Die Schmerzen eines Patienten sind durch mTrPs in einem einzigen Muskel bedingt. In der Therapie genügt es, die aktiven mTrPs in diesem einen Muskel zu behandeln.

Zusammengesetztes Schmerzmuster

Ein klinisches Schmerzbild ist oft nicht ausschließlich auf die TrP-Aktivität in einem einzelnen Muskel zurückzuführen. Die Ausstrahlungsmuster mehrerer aktiver TrPs in unterschiedlichen Muskeln können sich gleichzeitig überlagern und formen so ein sogenanntes zusammengesetztes Schmerzmuster (Travell und Simons 2002). Beispielsweise zeigen sich Rücken-, Kopf- oder Leistenschmerzen oft als zusammengesetzte Schmerzmuster, da sie nicht durch die Triggerpunkt-Aktivität in ausschließlich einem Muskel verursacht sind.

Dergestalt entstandene Schmerzen erfordern die Behandlung der TrPs in den verschiedenen mitbeteiligten Muskeln. Beim Triggerpunkt-Diagnosekriterium „Reproduktion der bekannten Symptome" wird in diesen Fällen jeweils nicht das ganze klinische Schmerzbild hervorgerufen, sondern nur einzelne Teilaspekte davon.

7.1.6 Behandlungstechniken

Myofasziale Triggerpunkte und Faszienveränderungen können mit manuellen Techniken (▶ Tab. 7.2, ▶ Abb. 7.8b), mit Dry Needling (▶ Abb. 7.15) oder mit Stoßwelle gezielt behandelt werden. Diese Hands-on-Maßnahmen sind zu kombinieren mit aktiver Rehabilitation (Dehnen, funktionellem Training; ▶ Tab. 7.2) sowie mit der Reduktion von Faktoren, welche das myofasziale Problem aufrechterhalten (Ergonomie etc.).

7.1.7 Fraktionierte Vorgehensweise bei Anamnese und Befund

Die Diagnostik myofaszialer Probleme ist oft nicht in einer Sitzung (Erstkonsultation) abschließend möglich. Anamnese und Befund werden deshalb oft aufgeteilt und schrittweise über mehrere Sitzungen (in Portionen) erhoben. Dies ist zum einen aus zeitlichen Gründen zweckmäßig, denn in einer 30-minütigen Therapieeinheit ist es

Tab. 7.2 Manuelle Triggerpunkt-Therapie: Behandlungstechniken.

Technik	Maßnahme	Lokale gewebsspezifische therapeutische Effekte
Technik I	manuelle Kompression des TrPs	• „Auspressen" der entzündlichen Suppe und des lokalen Ödems • auf Ischämie folgende reaktive Hyperämie → Stoffwechselsteigerung • reflektorische Detonisierung des zum TrP gehörenden Hartspannstrangs
Technik II	manuelle Dehnung der TrP-Region	• „Auspresssen" der entzündlichen Suppe und des lokalen Ödems • auf Ischämie folgende reaktive Hyperämie → Stoffwechselsteigerung • reflektorische Detonisierung des zum TrP gehörenden Hartspannstrangs • Zerstörung des lokalen Rigorkomplexes • Aufdehnen reaktiv entstandener bindegewebiger Adhäsionen (pathologische Crosslinks) und Verkürzungen → Verbesserung der intramuskulären Versorgung und Geschmeidigkeit
Technik III	Faszien-Dehnung (manuelle Dehnung der oberflächlichen und intramuskulären Faszien)	• Lösen reaktiv entstandener bindegewebiger Adhäsionen (pathologische Crosslinks) und Verkürzungen → reflektorische Detonisierung des zum TrP gehörenden Hartspannstrangs → Senkung der Sympathikusaktivität, Senkung des globalen Grundtonus
Technik IV	Faszien-Trennung (manuelles Lösen von intermuskulären Faszienverklebungen)	• Lösen von Verklebungen zwischen Faszien benachbarter Muskeln → Verbesserung der intermuskulären Beweglichkeit
Technik V	Dehnung/Detonisierung (Therapeutendehnung/Autostretching)	• Detonisierung/Verbesserung der Dehnbarkeit des Muskels
Technik VI	funktionelles Training/Ergonomie	• physiologische Belastung und Bewegung unterstützen den Regenerationsprozess bzw. machen die Muskeln belastbarer • Ergonomie reduziert Fehlbelastungen der Muskulatur

manchmal nicht möglich, Patientenbefragung und Funktionsuntersuchung umfassend und ins Detail gehend durchzuführen. Zugleich ermöglicht eine fraktionierte, über mehrere Therapiesitzungen sich erstreckende Anamnese und Befundung, Erfahrungen aus den Probebehandlungen laufend in die Hypothesenfindung zu integrieren. Die Bildung der Arbeitshypothese erfolgt somit prozesshaft in einem Clinical-Reasoning-Prozess, den ich in die 5 Schritte Anamnese, Befund, Arbeitshypothese, Probebehandlung und Wiederbefund gliedere (▶ Abb. 7.2). Alle in der Anamnese und im Befund gesammelten Informationen werden analysiert und interpretiert: Inwieweit geben sie Hinweise auf eine artikuläre, neurale oder myofasziale (oder andere) Quelle der Symptome (▶ Abb. 7.3)? Die gewonnenen Informationen interpretiere ich und bilde damit eine Arbeitshypothese, auf deren Grundlage ich eine Probebehandlung durchführe. Der Wiederbefund zeigt, ob die Arbeitshypothese zutreffend war oder angepasst werden muss. Daraus entwickeln sich prozesshaft Diagnostik und physiotherapeutische Behandlung (▶ Abb. 7.2).

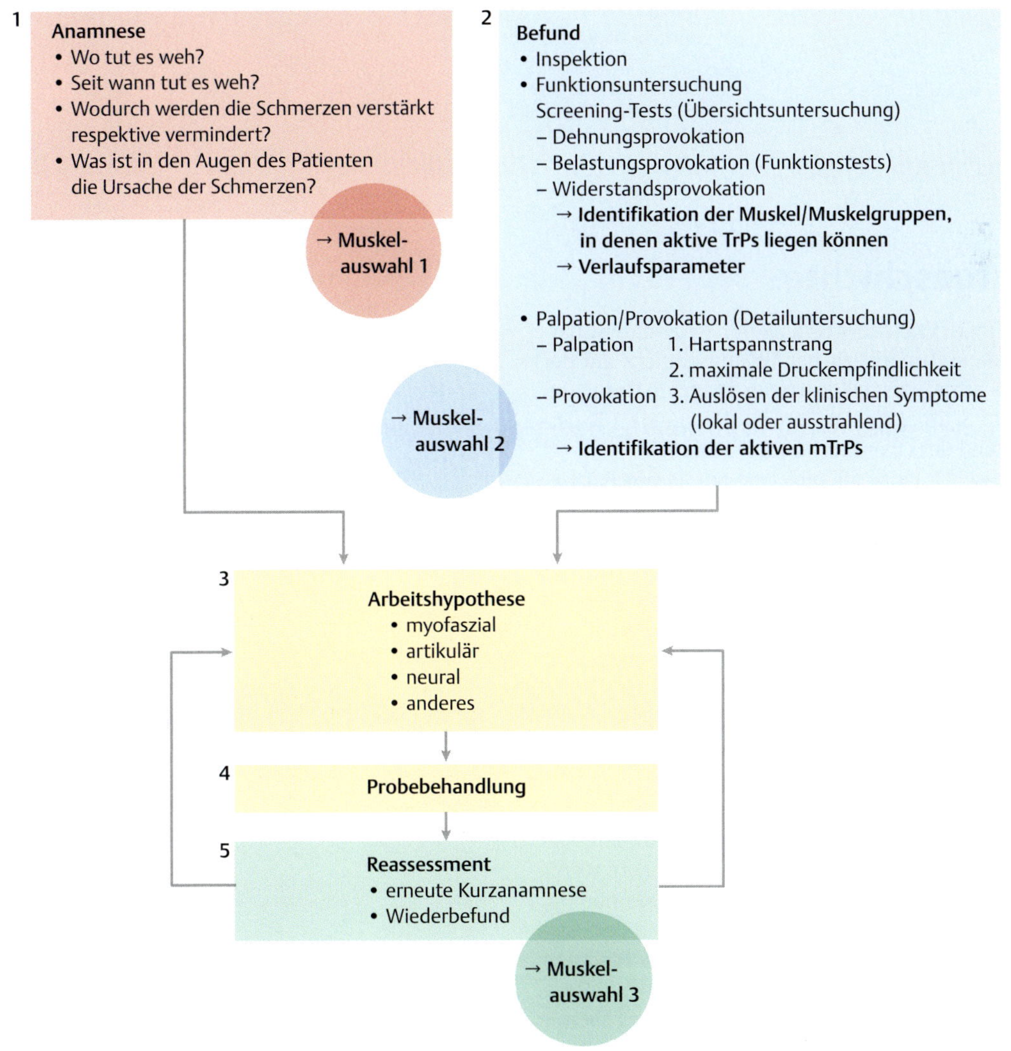

Abb. 7.2 Der Clinical-Reasoning-Prozess in 5 Schritten: Anhand von Anamnese und Befund kann eine erste Arbeitshypothese gestellt werden und auf deren Grundlage wird eine Probebehandlung durchgeführt. Im Wiederbefund zeigt sich, ob die erste Annahme richtig war oder ob eine neue Hypothese erstellt werden muss. (Bildquelle: R. Gautschi, Thieme, 2016)

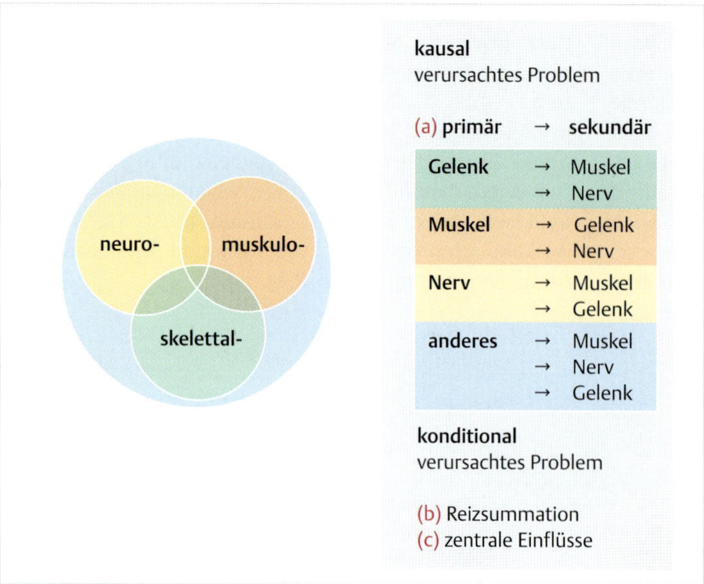

Abb. 7.3 Schmerzen im Bewegungssystem: Im Clinical-Reasoning-Prozess ist zu klären, ob (a) eine primäre bzw. sekundäre Problematik oder (b) ein Reizsummationsproblem vorliegt und inwieweit (c) zentrale Einflüsse eine Rolle spielen. (Bildquelle: R. Gautschi, Thieme, 2016)

7.2 Vorgeschichte

Auf meine Frage „Was führt dich zu mir?“ berichtet Charlotte, dass sie ein unerklärlicher Leistenschmerz auf der linken Seite störe. Zusätzlich treten manchmal auf der rechten Seite Schmerzen im Bereich des unteren Brustkorbrandes und des Oberbauchs auf (▶ Abb. 7.4).

Charlotte ist 27 Jahre alt und lebt mit ihrem Partner zusammen. Sie arbeitet seit mehreren Jahren zu 90 % als Kinderbetreuerin in einer Kinderkrippe. Ihre Tätigkeit mit den Kindern, die zwischen 3 Monaten und 4 Jahre alt sind, bereitet ihr Freude. In der Freizeit tanzt sie gerne in der Disco und besucht gelegentlich den Vita Parcours – ein Trainingsparcours mit verschiedenen Übungsstationen im Freien.

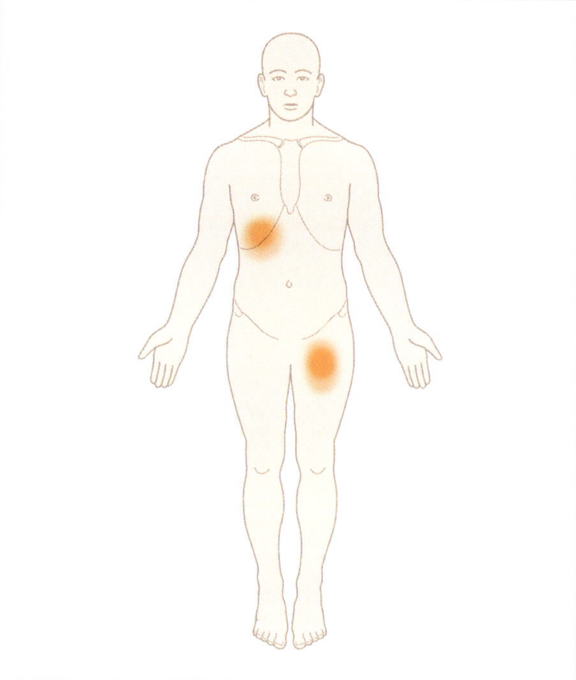

Abb. 7.4 Bodychart: Charlottes Schmerzen sind überwiegend in der linken Leiste, aber auch im rechten Oberbauch bzw. unteren Brustkorbrand lokalisiert.

7.2.1 Schmerzanamnese

Im Verlauf der (Schmerz-)Anamnese erfahre ich, dass für Charlotte die Beschwerden in der Leiste eindeutig im Vordergrund stehen und die Thorax-/Bauchschmerzen weniger heftig und weniger bedrohlich sind. Wir vereinbaren, uns in der Therapie vorerst auf die Schmerzen in der Leistenregion zu fokussieren. Diese sind vor etwa 3 Monaten erstmals aufgetaucht, ohne dass es dafür einen offensichtlich erkennbaren Grund gibt. Anfänglich sind sie nur sporadisch aufgetreten, haben sich dann aber allmählich stetig verstärkt. Seit etwa einem Monat besteht ein Ruheschmerz, variierend zwischen 1 und 4 von maximal 10 möglichen Punkten auf der numerischen Ratingskala (NRS). Das aktuelle Schmerzniveau liegt bei 2/10. Am stärksten sind die Schmerzen, wenn sie sich im Bett von der Seitenlage links auf den Rücken dreht. Dann tut nicht nur die Leiste (6/10 NRS), sondern auch der untere Brustkorb (4/10 NRS) weh. Abgesehen von den Schmerzen ist Charlotte v. a. verunsichert, da die Schmerzen seit 2 Monaten zunehmen. So etwas habe sie noch nie erlebt. Sonst seien gelegentliche Schmerzen immer nach einigen Tagen wieder weniger geworden und dann verschwunden. Aus diesem Grund habe sie auch den Arzt aufgesucht.

Ich erkundige mich, ob es – neben dem Umdrehen im Bett – Bewegungen bzw. Situationen gibt, wodurch die Schmerzen verstärkt werden. Charlotte berichtet, dass es auch bei der Arbeit, wenn sie mit den Kindern auf dem Boden spiele, manchmal mit der Zeit zu schmerzen beginne. Auf die Frage, wodurch die Schmerzen verringert werden, antwortet sie, sie habe nichts gefunden, was ihr helfe. Eine Schmerzlinderung sei nur möglich, indem sie schmerzauslösende Situationen vermeide. Ich frage Charlotte, was sie selbst als Schmerzursache vermute und sie antwortet, da sei sie völlig ratlos.

7.2.2 Spezielle Fragen

Da mTrPs durch Faktoren verursacht werden können, die sich in 5 ätiologische Kategorien zusammenfassen lassen (s. Ätiologie von myofaszialen Triggerpunkten (S. 94)), frage ich gezielt nach, ob im Umfeld der erstmals wahrgenommenen Schmerzen eine außerordentliche Belastung wie einen Sturz, ein Unfall, eine ungeschickte Bewegung oder eine ungewohnte Aktivität im Beruf bzw. in der Freizeit oder etwas Ähnliches stattgefunden habe (entsprechend der Kategorien akute Überlastung, akute Überdehnung, direktes Trauma). Charlotte kann sich an kein außergewöhnliches Ereignis erinnern, auch hat sie nach eigener Angabe früher noch nie solche oder ähnliche Leistenschmerzen gehabt.

Clinical Reasoning

Wie sind diese in der Anamnese gewonnenen Informationen zu verstehen? Gibt es Hinweise auf eine artikuläre, neurale oder myofasziale (bzw. eine andere) Ursache für Charlottes Leistenschmerzen?

Häufig ermöglichen die Aussagen der Patienten im Verlauf der Anamnese, sich bereits ein erstes Bild über die Schmerzquelle zu machen. Dies ist hier nicht der Fall. Weder finde ich Hinweise auf ein eindeutig artikuläres noch auf ein neurales oder myofasziales Hauptproblem. Ich kann aber aufgrund des Zuhörens auch keinen dieser 3 Bereiche ausschließen.

Mir gehen folgende Gedanken durch den Kopf:

- Eine artikuläre Problematik aufgrund eines degenerativen Prozesses wie einer Koxarthrose ist bei dieser jungen Patientin nicht zu erwarten. Möglich wäre jedoch eine Koxarthrose infolge einer kongenitalen Hüftdysplasie oder ein femoroazetabuläres Impingement (FAI).
- Eine neurale Schmerzursache zeigt sich in der Regel nicht lokal begrenzt im Leistenbereich und ist damit unwahrscheinlich.
- Obwohl Leistenschmerzen häufig eine myofasziale Ursache haben (Dejung 1996, Travell und Simons 2000, Dejung 2009), deutet bei Charlotte auf den ersten Blick nichts auf ein primär myofasziales Problem hin. Die Schmerzen treten nicht belastungsabhängig auf. Damit handelt es sich nicht um ein ischämisches Schmerzmuster, das charakteristisch für myofasziale Probleme wäre. Die Schmerzen nehmen am prägnantesten im Liegen und beim Drehen von der Seitenlage auf den Rücken zu. Es liegt kein Trauma als auslösender Faktor vor. Weder eine direkte Muskelverletzung noch eine akute Überlastung oder Überdehnung können mTrPs aktiviert haben. Im Auge behalten muss ich somit besonders die beiden anderen Kategorien, welche zur Entstehung von mTrPs führen können (s. „Ätiologie von myofaszialen Triggerpunkten" (S. 94)). Möglicherweise besteht irgendwo eine chronische Überlastung, die ich noch nicht erkannt habe. Oder Triggerpunkte in anderen Muskeln (z. B. im M. quadratus lumborum) führen zur Aktivierung von sogenannten Satelliten-Triggerpunkte, die dann für Charlottes Leistenschmerz verantwortlich sein können (Triggerpunkt-Ketten).
- Vielleicht liegt eine entzündliche Problematik vor, da die stärksten Schmerzen im Liegen – also in Ruhe und Entlastung – auftreten?
- Psychosoziale Faktoren scheinen nicht dominant zu sein. Charlotte ist erwerbstätig, hat Freude an ihrer Arbeit und lebt in einer Beziehung. Dass sie bei unerklärlichen, progredienten Schmerzen nach 2 Monaten einen Arzt aufsucht, scheint mir angemessen, auch wenn noch keine Partizipations- und Aktivitätseinschränkung aufgetreten sind.

Da ich im Verlauf der Anamnese noch keine plausible Ersthypothese und keinen Fokus gefunden habe, bin ich neugierig und offen, was sich in der körperlichen Untersuchung zeigt.

7.2.3 Erwartung der Patientin

Auf die Frage, was sie sich von der physiotherapeutischen Behandlung erwarte, antwortet Charlotte: Sie möchte, dass die Schmerzen weggehen und sie versteht, woher sie kommen – dann kann sie vielleicht etwas tun, damit sie nicht wiederkommen. Dies scheint mir eine realistische Erwartung zu sein.

7.3 Körperliche Untersuchung

Die körperliche Untersuchung gliedere ich in die 2 Phasen Übersichtsuntersuchung und Detailuntersuchung.

Mit der Übersichtsuntersuchung verfolge ich 2 Ziele: Erstens möchte ich einen Fokus finden, welche Struktur (Nerv, Muskel, Gelenk, anderes) dominant für das vorliegende Problem verantwortlich ist. Zweitens möchte ich einen Verlaufsparameter gewinnen, mit dessen Hilfe der Erfolg der therapeutischen Intervention gemessen und überprüft werden kann.

Der aus der Übersichtsuntersuchung gewonnene Fokus ermöglicht mir während der anschließenden Detailuntersuchung, dass die (zeitintensive) palpatorische Untersuchung der in Frage kommenden Strukturen dort erfolgen kann, wo mit großer Wahrscheinlichkeit das Hauptproblem liegt.

7.3.1 Übersichtsuntersuchung

Die Übersichtsuntersuchung bezieht die LWS, den Beckenring und die Hüftregion (LBH) mit ein und umfasst die Inspektion (Statik, Muskelrelief etc.), die Prüfung der aktiven und passiven Beweglichkeit sowie die Testung der Muskelkraft und -länge in der LBH-Region. Die Befunde werde ich dahingehend analysieren, ob sie auf eine neurale, artikuläre, myofasziale oder eine andere Symptomquelle hinweisen. In der Praxis bewährt es sich, eine Basisuntersuchung zu etablieren, die immer gleich durchgeführt wird (Algorithmus). Die verwendeten Tests der Basisuntersuchung sollen einfach und der Gesamtuntersuchungsgang soll kurz sein. Damit lassen sich in der Regel die am häufigsten vorkommenden Pathologien mit geringem Aufwand finden und es besteht weniger die Gefahr, sich zu früh in einem Detail zu verlieren und Wichtiges zu übersehen. Ein Netz mit großer Maschenweite eignet sich sehr gut dazu, die großen Fische – d. h. die dominanten Pathologien – zu fangen, während die kleinen Fische – d. h. Nebenbefunde für das im Alltag sich zeigende Problem – zwischen den Maschen des groben Netzes hindurchschlüpfen und nicht als Beifang wieder mühsam entfernt werden müssen.

Inspektion

In der Übersichtsuntersuchung fördert die Inspektion (Statik, Muskelrelief etc.) keine Besonderheiten zu Tage.

Beweglichkeitstests

Bei der körperlichen Untersuchung der LBH-Region folge ich einem Untersuchungsgang, wie er sich in meinem Berufsalltag in den letzten 20 Jahren entwickelt und bewährt hat (Details in Gautschi 2016). Ich untersuche Charlotte zuerst im Stehen, dann in Rücken- und schließlich in Bauchlage ▸ Tab. 7.3).

Bei Prüfung der aktiven und passiven Beweglichkeit sowie der Muskellänge und -kraft sind in der Übersichtsuntersuchung 2 Tests auffällig:

1. Die Abduktion im linken Hüftgelenk ist im Vergleich zur symptomfreien rechten Seite leicht eingeschränkt und es treten am Ende der durch den Therapeuten passiv ausgeführten maximalen Abduktion die bekannten Leistenschmerzen auf (Endphasenschmerz).

> **Clinical Reasoning**
>
> Ich interpretiere dies als möglichen Hinweis auf ein durch Muskeldehnung ausgelöstes myofasziales Problem in den Adduktoren. Die Adduktorengruppe umfasst mit dem M. adductor longus, M. adductor brevis und M. adductor magnus, dem M. pectineus sowie dem M. gracilis 5 Muskeln und es würde viel Zeit beanspruchen, sie alle palpatorisch zu untersuchen. Es wäre für mich daher hilfreich zu wissen, ob ich den einen oder anderen der Adduktoren priorisieren bzw. ausschließen kann. Deshalb bin ich interessiert herauszufinden, ob ich im M. gracilis, dem einzigen zweigelenkigen Muskel der Adduktorengruppe, oder in einem der anderen Adduktoren mit der Suche nach mTrPs beginnen soll.

Da der M. gracilis der einzige zweigelenkige Muskel der Adduktorengruppe ist, kann ich durch eine einfache Zusatzuntersuchung differenzieren, ob er für den Endphasenschmerz in Abduktion ursächlich ist oder nicht.

Zunächst wiederhole ich den Basistest zur Prüfung der endgradigen Abduktion im Hüftgelenk (▸ Abb. 7.5a). Die Leistenschmerzen treten wieder auf – ich denke: der Test ist wiederholbar und damit brauchbar für die Verlaufskontrolle. Zur genaueren Beurteilung führe ich nun einen Differenzierungstest durch (▸ Abb. 7.5b), bei dem Charlottes Leistenschmerzen unverändert bleiben. Somit kann ich den M. gracilis ausschließen und weiß, dass ich mit der palpatorischen Suche nach mTrPs in den anderen Adduktoren beginnen werde.

2. Durch die Bewegung des linken Hüftgelenks in Flex-Add-IR werden die bekannten Leistenschmerzen reproduziert.

Tab. 7.3 Übersicht über die Parameter der körperlichen Untersuchung.

Position	Körperregion	Tests
Stand	LWS	• Beweglichkeit: ○ Flexion ○ Extension ○ Lateralflexion zu beiden Seiten • lumbale Stabilität im Einbeinstand • Koordination im Einbeinstand
	SIG	• Vorlaufphänomen • Spine-Test
	Hüftgelenke	• Beweglichkeit der ○ Flexion ○ Extension • Kraft der ○ Flexoren (Anheben des Beines im Einbeinstand) ○ Abduktoren im Einbeinstand • Gleichgewicht/Koordination im Einbeinstand
Rückenlage	Hüftgelenke	• Beweglichkeit der ○ Flexion ○ Extension ○ AR in 90° Hüftflexion ○ IR in 90° Hüftflexion ○ Abduktion ○ Adduktion ○ Flexion + Adduktion + AR ○ Flexion + Adduktion + IR ○ Flexion + Abduktion + AR ○ Flexion + Abduktion + IR • Straight Leg Raise ○ passiv (ggf. neurodynamische Differenzierung) ○ aktiv (Kraft der Hüftflexoren, Beckenstabilität)
Bauchlage	Hüftgelenke	• Beweglichkeit: ○ AR in 0° Hüftflexion ○ IR in 0° Hüftflexion • Kraft: ○ aktive Extension (Kraft der Hüftextensoren
	Kniegelenke	• Beweglichkeit ○ Flexion (Länge des M. quadriceps femoris) • Prone Knee Bend (ggf. neurodynamische Differenzierung)

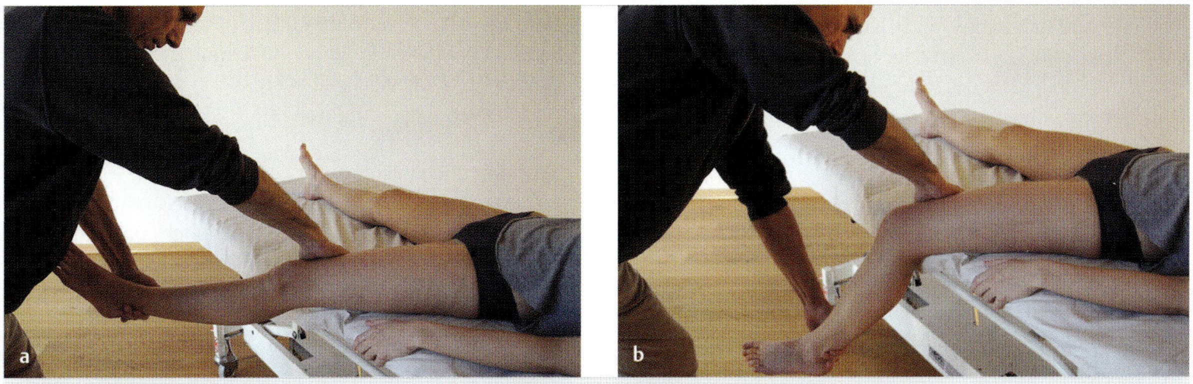

Abb. 7.5 Übersichtsuntersuchung der Adduktoren. (Bildquelle: R. Gautschi; Symbolbild)

a Basistest zur globalen Überprüfung der Adduktoren an der Schmerzentstehung. ASTE: RL. **Durchführung:** Im Sinne der gängigen Beweglichkeitsuntersuchung abduziert der Therapeut zunächst das betroffene Bein und bringt dabei sämtliche Adduktoren auf Dehnung. Treten bei wiederholter Ausführung des Tests die bekannten Symptome – im vorliegenden Fall die Leistenschmerzen – jedes Mal auf, ist der Test aussagekräftig und damit auch brauchbar für die Verlaufskontrolle. Es kann jedoch noch nicht gesagt werden, welcher der Hüftadduktoren für die Schmerzen verantwortlich ist.

b Differenzierungstest für den M. gracilis gegenüber den übrigen Adduktoren. ASTE: RL. **Durchführung:** Der Therapeut hält das Bein der Patientin weiterhin in maximaler Abduktion und führt gleichzeitig passiv eine Flexion im Kniegelenk durch. Damit wird der zweigelenkige M. gracilis über seinen Drehpunkt im Kniegelenk angenähert. Bleibt der Schmerz unverändert bestehen, kann der M. gracilis als Symptomauslöser ausgeschlossen werden.

Clinical Reasoning

Ich weiß, dass dieser Befund in der Fachliteratur und bei den Orthopäden als Zeichen für ein FAI gilt. Dass bei diesem Provokationsmanöver nicht nur die artikuläre Struktur (im Sinne eines Impingements) irritiert werden kann, sondern auch myofasziale Strukturen provoziert werden und für Leistenschmerzen ursächlich sein können, ist zu wenig bekannt. Zum einen ist es möglich, dass der M. pectineus und/oder der M. iliopsoas in der Leiste komprimiert und gegen den vorderen Schambeinast gepresst und dadurch die Leistenschmerzen ausgelöst werden (▶ Abb. 7.16). Zum anderen wird durch Flex-Add-IR im Hüftgelenk der M. obturatorius externus gedehnt, was ebenfalls zu übertragenen Schmerzen in der Leiste führen kann. Für mich heißt das: Im Moment ist es sinnvoll, den Blick offen zu lassen und sowohl eine artikuläre Ursache (FAI) als auch eine myofasziale Ursache (Kompression bzw. Dehnung der erwähnten Muskeln) in Erwägung zu ziehen.

Ich überlege, ob eine bildgebende Untersuchung der Hüfte zur Klärung notwendig bzw. für die Therapie hilfreich wäre. Aufgrund der Fachliteratur weiß ich, dass dies wenig aussagekräftig ist. Die Häufigkeit von mittels MRT festgestellten strukturellen Veränderungen des Hüftgelenks, die auf ein FAI hinweisen (Cam-Deformität mit sichtbaren strukturellen Veränderungen am Pfannenrand) beträgt bei jungen Männern ohne klinische Symptome ca. 25 % (Reichenbach et al. 2011). D.h. viele strukturell nachweisbare FAIs sind symptomlos. Es ist daher davon auszugehen, dass ein bildgebend diagnostiziertes FAI in vielen Fällen nicht für die klinisch beklagten Symptome ursächlich ist.

Ich entscheide, dass es diagnostisch und ökonomisch sinnvoller ist, im Verlauf der Physiotherapie eine gezielte palpatorische Untersuchung der in Frage kommenden Muskeln und – bei entsprechendem Befund – eine myofasziale Probebehandlung durchzuführen. Beim Wiederbefund wird sich zeigen, ob sich die Leistenschmerzen damit beeinflussen lassen oder nicht. Bei ausbleibendem Therapieerfolg kann das Hüftgelenk später immer noch bildgebend untersucht werden.

7.3.2 Detailuntersuchung: Palpatorische Diagnostik

Als Bestandteil der Detailuntersuchung untersuche ich nun die Strukturen palpatorisch, die sich mir in der Übersichtsuntersuchung als auffällig zeigten. Ich beschließe, in der Erstbehandlung den M. adductor longus zu prüfen und ggf. zu behandeln. Meine Entscheidung ist primär motiviert durch den festgestellten Endphasenschmerz bei Abduktion des Hüftgelenks. Zusätzlich bekräftigt mich dabei die – auch in der eigenen Erfahrung mehrfach bestätigte – Beobachtung von Travell und Simons (Travell und Simons 2000), dass mTrPs im M. adductor longus sehr oft für Leistenprobleme verantwortlich sind.

Clinical Reasoning

Physiotherapeutische Diagnose

Ich überlege, welche Symptomquelle (▶ Abb. 7.6) am wahrscheinlichsten ist. Anamnese und Befund führen zu folgender Gesamteinschätzung:

Das von Charlotte in der Anamnese beschriebene Schmerzmuster weist nicht auf einen zugrundeliegenden peripher-neuralen Schmerzmechanismus hin. Ich finde keinerlei Hinweise auf eine ausgeprägte Schmerzverarbeitungsstörung und auch nicht auf maßgebliche Output-Schmerzmechanismen. Charlottes Verunsicherung infolge der progredienten Beschwerden interpretiere ich als adäquat und sehe keine Anzeichen, die auf eine Tendenz zur Katastrophisierung hinweisen. Psychosoziale Aspekte drängen sich nicht in den Vordergrund. Im Sinne einer „Restmenge" kann aufgrund der Anamnese ein peripher-nozizeptiver Schmerzmechanismus vermutet werden, obwohl die Patientenbefragung diesbezüglich keinen offensichtlichen und eindeutigen Fingerzeig gibt.

Bei der körperlichen Untersuchung ergeben sich ebenfalls Hinweise auf einen peripher-nozizeptiven Schmerzmechanismus – vermutlich mechanisch und/oder ischämisch bedingt, da keinerlei Hinweise auf eine entzündliche Komponente vorliegen. Unklar ist noch, inwiefern die artikuläre bzw. myofasziale Komponente maßgeblich sind. Es ist auch gut möglich, dass ein Reizsummationsproblem (s. „Reizsummation" (S. 95)) vorliegt. Die Provokation der Leistenschmerzen durch Flex-Add-IR im Hüftgelenk kann als Indiz auf eine möglicherweise artikuläre Komponente im Sinne eines FAI und/oder eine möglicherweise myofasziale Komponente (Kompression bzw. Dehnung der Muskulatur) interpretiert werden. Ich vermute weiterhin, dass der Endphasenschmerz bei endgradiger Abduktion der Hüfte mit großer Wahrscheinlichkeit auf mTrPs in den gedehnten Adduktoren zurückzuführen ist.

Schmerzmechanismen

Insgesamt schätze ich, dass Charlottes Leistenschmerzen zum größten Teil (≥ 70 %) ein peripher-nozizeptiver Schmerzmechanismus zugrunde liegt (▶ Abb. 7.7). Die Schmerzen bestehen bereits seit 3 Monaten und so ist auch eine gewisse periphere und zentrale Sensibilisierung wahrscheinlich. Diese schätze ich als gering ein (≤ 10 %), denn klinisch zeigen sich keine Hinweise in diese Richtung. Auch der Einfluss möglicher Output-Schmerzmechanismen (Unsicherheit und Angst, weil die Schmerzen zunehmen, können zu Stress führen) scheint im Moment geringfügig (≤ 10 %).

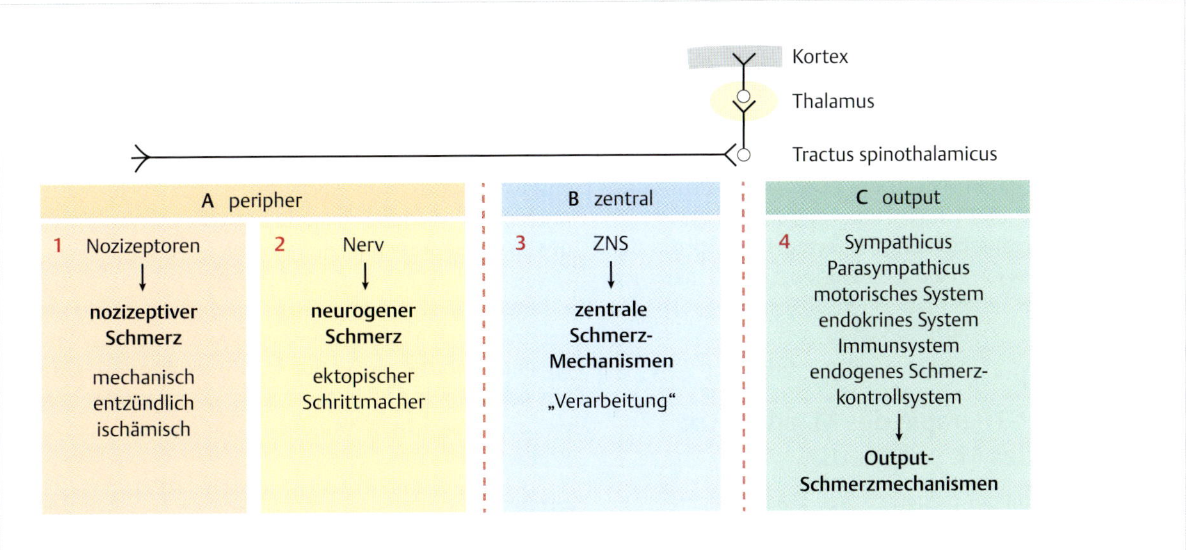

Abb. 7.6 Schmerzmechanismen: Neuromuskuloskelettale Schmerzen können aus 4 Quellen resultieren. (Bildquelle: R. Gautschi, Thieme, 2016)

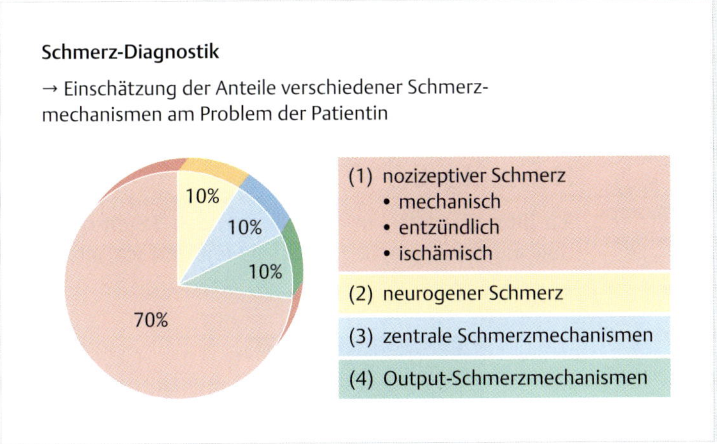

Abb. 7.7 Schmerzdiagnostik: Charlottes Schmerzen sind vermutlich zu einem maßgeblichen Teil peripher-nozizeptiv (≥ 70 %) und zu je kleinen Anteilen (jeweils ≤ 10 %) peripher-neural bzw. durch zentrale Schmerzverarbeitungsprozesse und Output-Schmerzmechanismen verursacht. (Bildquelle: R. Gautschi, Thieme, 2016)

7.4 Arbeitshypothese und Behandlungsplan

Ich habe noch keine griffige Hypothese entwickeln können, welche Ursache(n) den vorwiegend peripher-nozizeptiven Schmerzmechanismus in Gang gebracht und damit zur Entstehung der Leistenschmerzen geführt haben. Auch kann ich die beitragenden bzw. unterhaltenden Faktoren noch nicht näher bestimmen.

Aufgrund der auf 30 Minuten begrenzten Therapiezeit gehe ich zu einer fraktionierten Vorgehensweise über (s. „Fraktionierte Vorgehensweise“ (S. 96)) und beschließe, dies in der Folgesitzung weiter zu erforschen. In der heutigen Erstbehandlung ist jedoch noch ausreichend Zeit, um den M. adductor longus palpatorisch zu untersuchen und gegebenenfalls zu behandeln.

7.5 Behandlungsverlauf

7.5.1 1. Therapiesitzung

Als Erstes möchte ich wissen, ob es aktive mTrPs in den Adduktoren gibt, die oberflächlich liegen und am vorderen Schambeinast (Ramus superior ossis pubis) inserieren.

Palpatorische Diagnostik

Im Zentrum der Detailuntersuchung steht die palpatorische Diagnostik. Zuerst suche ich im M. adductor longus nach mTrPs und Faszienveränderungen. Dabei gehe ich systematisch vor (▶ Tab. 7.1). Ich finde mehrere Hartspannstränge – sogenannte Taut Bands – im Muskel, denen ich palpatorisch folge. An einzelnen Stellen zuckt Charlotte ein wenig zusammen. Ich bleibe an den Stellen, die am druckempfindlichsten sind (maximale Druckempfindlichkeit, Spot Tenderness) und provoziere sie mit einem langsam zunehmenden Druck. Zuvor habe ich Charlotte darüber informiert, dass die manuelle Untersuchung und die Therapie der Muskeln teilweise schmerzhaft sein können und dass es wichtig ist, dass sie „stopp" sagt, wenn es zu stark wehtun sollte. An einigen Punkten spürt Charlotte nicht nur dort, wo ich drücke einen Schmerz (lokaler Druckschmerz), sondern gleichzeitig eine Schmerzausstrahlung (Referred Pain) in die bekannte Leistenregion (Pain Recognition). Damit habe ich an diesen Stellen aktive mTrPs identifiziert.

Behandlung

Triggerpunkt-Therapie des M. adductor longus und des M. pectineus

Der Übergang von der palpatorischen Diagnostik zur Therapie der mTrPs erfolgt nahtlos, indem ich die gefundenen aktiven mTrPs sogleich behandle. Ich verwende vorwiegend die manuellen Techniken II und III (▶ Tab. 7.2) – d. h. manuelles Aufdehnen der Triggerpunkt-Region (▶ Abb. 7.8a) und manuelles Dehnen der Faszien (▶ Abb. 7.8b). Beim Aufdehnen des Triggerpunkt-Bereichs achte ich darauf, die Finger nur ganz wenig (< 3 mm) und so langsam wie möglich zu bewegen. Dies optimiert unserer Erfahrung nach die Wirkung der manuellen Behandlung (Dejung 2009, Gautschi 2016).

Nach einigen Hin- und Her-Bewegungen beginnen die Schmerzen sich zu verändern: Sowohl der lokale Druckschmerz (therapeutisch induzierter Schmerz) als auch der Schmerz in der Leiste (klinischer Schmerz) lassen nach. Nach einigen Wiederholungen mit Technik II bringe ich den M. adductor longus durch passive Abduktion im Hüftgelenk in eine leichte Vordehnung und bearbeite seine Faszie (▶ Abb. 7.8b).

Anschließend untersuche ich palpatorisch den M. pectineus. Ich finde ebenfalls aktive mTrPs, wobei der bekannte Leistenschmerz lokal an der Stelle, wo ich drücke, ausgelöst wird (Pain Recognition, kein Referred Pain). Auch im M. pectineus behandle ich die aktiven mTrPs mit den manuellen Techniken II und III.

▶ **Retest.** Nach erfolgter Behandlung der mTrPs im M. pectineus und M. adductor longus sowie der Faszien teste ich nochmals die passiv durchgeführte Abduktion im linken Hüftgelenk. Charlotte ist jetzt nicht mehr in ihrer Bewegung eingeschränkt und die Schmerzen in ihrer Leiste sind weniger stark.

Clinical Reasoning

Ich schließe aus dieser Probebehandlung, dass der M. adductor longus und der M. pectineus einen Einfluss auf die Leistenschmerzen und die Bewegungseinschränkung haben, weiß aber noch nicht, ob es sich um ein primäres oder sekundäres myofasziales Problem handelt (s. „Primäres bzw. sekundäres myofasziales Syndrom" (S. 95)).

Hausaufgabe

Ich bitte Charlotte, in den kommenden Tagen die Reaktion auf die Therapie zu beobachten und ich informiere

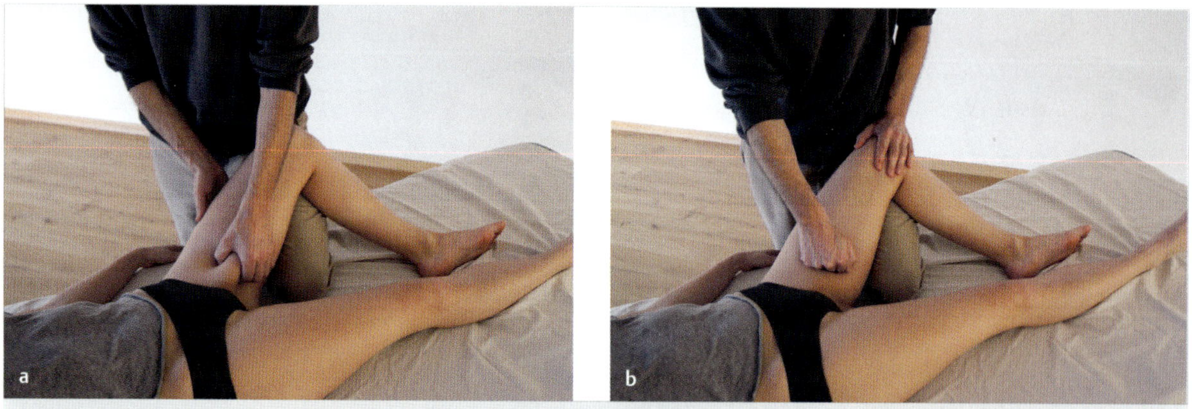

Abb. 7.8 Manuelle Techniken zur Behandlung von Triggerpunkten. (Bildquelle: R. Gautschi; Symbolbild)

a Technik II: Manuelles Aufdehnen der Triggerpunkt-Region mittels Pinzettengriff. **ASTE:** RL, das betroffene Bein liegt in leichter Flexion und Abduktion auf dem Oberschenkel des Therapeuten. **Durchführung:** Der Therapeut nimmt den mTrP zwischen Daumen und Zeigefinger und komprimiert ihn so stark, dass die bekannten Leistenschmerzen ausgelöst werden und es für die Patientin dennoch nicht zu stark schmerzt. Hierbei wird ein maximaler Schmerzwert von 7 auf der NRS zugelassen. Während der Therapeut den mTrP weiterhin im Pinzettengriff komprimiert, bewegt er zugleich beide Finger bei konstantem Fingerdruck langsam entlang der Faserrichtung des Hartspannstranges des M. adductor longus, in welchem sich der mTrPs befindet – wechselweise nach distal und proximal. Die Bewegung der Finger ist dabei äusserst klein (< 3 mm).

b Technik III: Faszien-Dehnung. **ASTE:** RL, das betroffene Bein liegt in leichter Flexion und Abduktion auf dem Oberschenkel des Therapeuten. **Durchführung:** Nach einigen Wiederholungen mit Technik II bringt der Therapeut den M. adductor longus durch passive Abduktion im Hüftgelenk in eine leichte Vordehnung und bearbeitet dessen Faszie, indem er wiederholt (3- bis 5-mal) mit breitflächigem, sattem Knöcheldruck von distal nach proximal gleitet. Die Bewegung ist großräumig, im ganzen Verlauf des Muskels.

sie, dass die behandelten Stellen für 2–3 Tage etwas druckempfindlich sein oder das Gefühl eines blauen Flecks bzw. Muskelkaters auftreten können.

7.5.2 2. Therapiesitzung (7 Tage nach 1. Intervention)

Wiederbefund

In der zweiten Sitzung möchte ich zunächst wissen, wie es Charlotte ergangen ist und sie wiederbefunden. Sie berichtet, dass nach der letzten Behandlung die Leistenschmerzen für 2 Tage deutlich geringer waren (variierend zwischen 0/10 und 2/10 NRS). Danach sind die Schmerzen wieder auf das Niveau wie vor der ersten Therapie zurückgekehrt. Die erneute Testung der Abduktion des linken Hüftgelenks zeigt denselben Befund wie bei der Erstuntersuchung: eine diskrete Bewegungseinschränkung mit Endphasenschmerz.

Clinical Reasoning

Die zweitägige deutliche Schmerzabnahme im Anschluss an die manuelle Therapie der aktiven mTrPs im M. adductor longus und M. pectineus interpretiere ich als Hinweis, dass die myofasziale Komponente als Nozigenerator für Charlottes Leistenschmerzen eine Rolle spielt und dass es Sinn macht, diese Spur weiter zu verfolgen. Ich beschließe, heute im M. adductor magnus nach aktiven mTrPs zu suchen. Bevor ich damit beginne, nehme ich mir jedoch Zeit zu erkunden, wo weitere unterhaltende Faktoren liegen könnten.

Suche nach unterhaltenden Faktoren

Die Tatsache, dass Charlottes Schmerzen sich nach der ersten Behandlung nur vorübergehend verbessert haben und auf das Ausgangsniveau zurückgekehrt sind, interpretiere ich als Zeichen, dass irgendwo ein dominanter unterhaltender Faktor liegen muss, der zur erneuten Aktivierung der mTrPs geführt hat. Ich entscheide mich, in der aktuellen Sitzung zunächst vorrangig nach Aktivierungsmechanismen für mTrPs in den Muskeln der Adduktorengruppe zu suchen (s. „Fraktionierte Vorgehensweise" (S. 96)). Auf meine Bitte hin schildert Charlotte einen für sie typischen Tagesablauf:

Bereits morgens treten die Leistenschmerzen auf, wenn sie sich im Bett von der linken Seitenlage auf den Rücken dreht. Ich lasse mir zeigen, wie sie sich dreht. Das untenliegende linke Bein bleibt bei leichter Flexion im Hüftgelenk (▶ Abb. 7.9) auf dem Bett liegen, während das rechte Bein sich vom linken Bein komplett abhebt und damit die Drehbewegung auf den Rücken initiiert. Der linke Oberschenkel und das linke Knie lösen sich erst vom Bett, wenn die transversale Abduktion im linken Hüftgelenk endgradig ausgeschöpft ist und die Adduktoren links gedehnt werden.

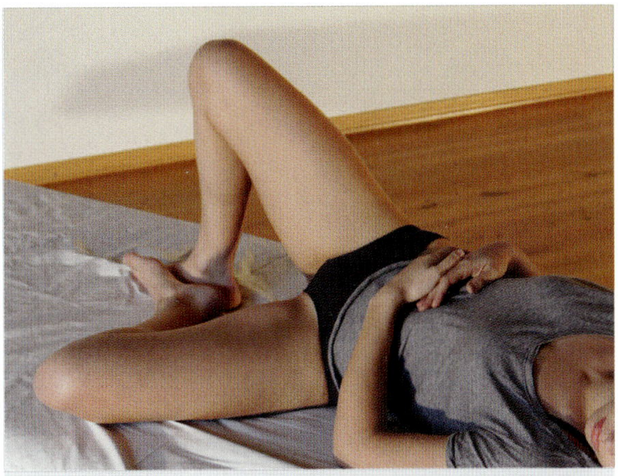

Abb. 7.9 SAS 1: Beim Drehen von Seitenlage links in Rückenlage verspürt Charlotte am Ende der Bewegung ihre typischen Leistenschmerzen. Dabei bleibt ihr untenliegendes Bein auf dem Bett, d. h. eine Abduktion im linken Hüftgelenk vom proximalen Gelenkpartner aus führt zu einer Dehnung der linken Adduktorengruppe. (Bildquelle: R. Gautschi; Symbolbild)

Clinical Reasoning

Für mich ist offensichtlich, dass diese symptomauslösende Situation (SAS 1) mit großer Wahrscheinlichkeit weder die Ursache für die Entstehung der mTrPs noch ein dominanter unterhaltender Faktor für das myofasziale Problem sein kann. Denn diese Bewegung wird nicht wiederholt am Tag ausgeführt und geht weder mit einer akuten Überlastung bzw. Überdehnung noch mit einer chronischen Überlastung einher und entspricht damit keinem der ätiologischen Faktoren (s. „Ätiologie von mTrP" (S. 94)). Diese SAS 1 kann ich jedoch als wertvollen Verlaufsparameter nutzen und die Analyse der SAS 1 bekräftigt mich in meiner Arbeitshypothese, dass die Muskeln der Adduktorengruppe eine Rolle für das Leistenproblem spielen.

Schritt für Schritt gehen wir Charlottes Tagesablauf weiter durch. Dabei werde ich hellhörig, als sie von einer Arbeitssituation berichtet, die manchmal ebenfalls schmerzauslösend ist: Wenn ein Kleinkind beim Spielen am Boden auf ihrem Schoss sitzt, treten manchmal die Leistenschmerzen auf. Ich bitte Charlotte mir zu zeigen, welche Körperhaltung sie dabei einnimmt. Ein Kissen imitiert das Kind und es wird deutlich, dass es dabei auf ihrem linken Oberschenkel sitzt und mit dem linken Arm gehalten wird, sodass der rechte Arm und die rechte Hand handlungsfähig sind. Mir fällt auf, dass in dieser Position weder das linke Knie noch der linke Ober- bzw. Unterschenkel den Boden berühren (▶ Abb. 7.10a). Die Muskeln der Adduktorengruppe (links) müssen in dieser Stellung das Gewicht des Beins und des Kindes halten. Sie arbeiten dabei unablässig fallverhindernd in gedehnter Position (SAS 2).

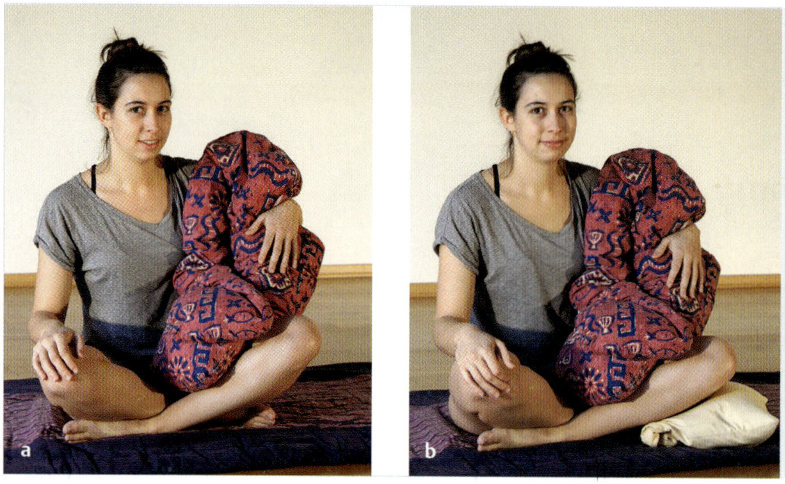

Abb. 7.10 Symptomauslösende Situation (SAS 2): (Bildquelle: R. Gautschi; Symbolbild)
a Im beruflichen Alltag als Kinderbetreuerin ist die Patientin oft im Schneidersitz auf dem Boden und ein Kleinkind sitzt auf ihrem linken Oberschenkel. Da die Außenseite des linken Beines den Boden nicht berührt, erfordert dies eine Daueraktivität der linken Adduktorengruppe.
b Zur Entlastung ist ein Kissen unter den linken Ober- und Unterschenkel platziert. So wird das Gewicht des Beins und des Kindes abgegeben und muss nicht mehr aktiv gehalten werden – die Adduktorengruppe wird entlastet.

Clinical Reasoning

Aha, denke ich – dies entspricht einem klassischen Entstehungs- und Aktivierungsmechanismus für mTrPs. Denn ich weiß, dass ein Muskel, der in gedehnter bzw. angenäherter Position längere Zeit isometrisch aktiviert ist, infolge der ungünstigen Überlappungssituation der Myosin- und Aktinfilamente unökonomisch arbeiten muss. Diese ungünstige Kraft-Längen-Relation begünstigt die chronische Überlastung der Muskulatur und damit die Entstehung von mTrPs (▶ Abb. 7.11; s. Box „Kraft-Längen-Relation“ (S. 106)).

Zusatzinfo

Kraft-Längen-Relation

Die Kraft, die ein Muskel entwickeln kann, ist abhängig von der Länge, in welcher er aktiviert wird (▶ Abb. 7.11). Diese Kraft-Längen-Relation lässt sich experimentell einfach erfahren: Bei isometrischer Muskelaktivität kann ein gedehnter bzw. bereits verkürzter Muskel deutlich weniger Kraft erzeugen im Vergleich zur Aktivierung in seiner Ruhelänge. Die maximale isometrische Kraftentwicklung ist nur möglich, wenn sich die Sarkomere in Ruhelänge (2,0–2,5 µm) befinden (van den Berg 2011), da die Anzahl der Aktin-Myosin-Brücken in der Ruhelänge maximal groß ist. Ist der Muskel gedehnt, sind die Sarkomere länger und die Überlappung der Myosin- und Aktinfilamente ist weniger günstig. Die Anzahl der Aktin-Myosin-Brücken ist geringer und damit kann weniger Kraft entwickelt werden. Befindet sich der Muskel in angenäherter Position, sind die Sarkomere kürzer als in Ruhelänge. Die dünnen Aktinfilamente können dabei überlappen, sodass weniger funktionell wirksame Myosin-Aktin-Brücken möglich sind und daher weniger Kraft erzeugt werden kann (van den Berg 2011).
Klinisch bedeutet dies, dass länger andauernde isometrische Muskelaktivität, wie sie bei stabilisierender Funktion bzw. Haltearbeit gefordert ist, ein Muskel nur ökonomisch erbringen kann, wenn er sich in seiner Ruhelänge befindet. Ist der Muskel in gedehnter bzw. angenäherter Position über längere Zeit isometrisch aktiv, erfordert dies eine erhöhte Aktivierung, die unökonomisch ist und leicht zur chronischen Überlastung der Muskulatur und damit zur Entstehung von mTrPs führt.

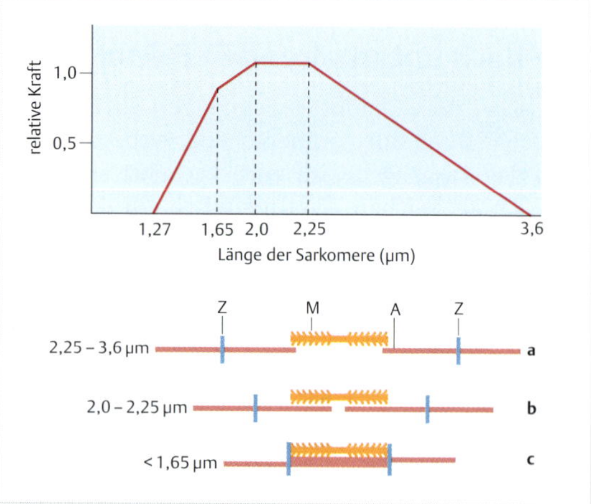

Abb. 7.11 Verhältnis zwischen Kraft und Länge eines Muskels (van den Berg 2011)
a Sarkomer (bzw. Muskel) in gedehnter Position.
b Sarkomer (bzw. Muskel) in Ruhelänge.
c Sarkomer (bzw. Muskel) in angenäherter Position. (Bildquelle: R. Gautschi)

Ich erkläre Charlotte, dass die Muskulatur der Leistenregion in dieser Haltung lange und ungünstig belastet wird und zeige ihr, wie sie künftig beim Sitzen am Boden den Ober- und Unterschenkel bzw. das Knie mit einem Kissen unterlagern kann. So kann das Gewicht des Beins und des Kindes abgelegt werden und muss nicht gehalten werden (▶ Abb. 7.10b).

Behandlung

Triggerpunkt-Therapie des M. adductor magnus

Für die Untersuchung des linksseitigen M. adductor magnus liegt Charlotte zunächst in Rückenlage. Ich finde im Muskelbereich distal des M. adductor longus keine mTrPs. Den proximal gelegenen Teil des M. adductor magnus untersuche ich aus Seitenlage links (▶ Abb. 7.12a). Hier finde ich mehrere mTrPs, die den bekannten Leistenschmerz auslösen. Ich behandle diese aktiven mTrPs mit den manuellen Techniken II und III. Die mTrPs liegen in diesem kräftigen, voluminösen Muskel zum Teil in der Tiefe und es ist ein beträchtlicher Druck notwendig, um diese mTrPs zu erreichen. Ein Triggerpunkt-Hölzchen zur Entlastung meiner Finger leistet wertvolle Dienste (▶ Abb. 7.12b).

Hausaufgabe

Ich bitte Charlotte erneut, die Reaktion auf die Therapie zu beobachten und wir halten fest, dass sie immer, wenn sie ein Kind auf ihren Oberschenkel setzt, ein Kissen seitlich unter den Oberschenkel links legen soll.

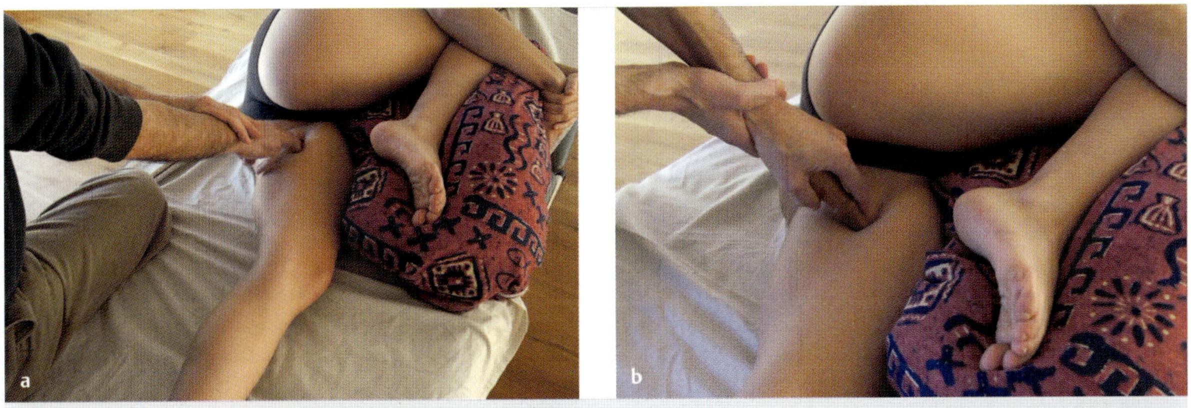

Abb. 7.12 Palpatorische Diagnostik und Behandlung von Triggerpunkten im M. adductor magnus. (Bildquelle: R. Gautschi; Symbolbild)

a Untersuchung des proximalen Anteils des M. adductor magnus auf aktive TrPs. ASTE: SL, das zu testende Bein liegt ausgestreckt unten, das andere ist im Hüftgelenk maximal flektiert und auf einem Kissen gelagert. Dabei wird der Zugang zum am hinteren Schambeinast inserierenden M. adductor magnus problemlos möglich. **Durchführung:** Zuerst suche ich verspannte Muskelfaserstränge, indem ich quer zur Faserrichtung palpiere. Anschließend folge ich den Hartspannsträngen in Faserrichtung und identifiziere die maximal druckempfindlichen Stellen. Durch Verstärkung des Drucks prüfe ich, ob hier die bekannten Schmerzen ausgelöst werden können. Falls ja, gehe ich gleich zur Behandlung dieser aktiven TrPs über (Technik I und II).

b Behandlung von Triggerpunkten im M. adductor magnus mit einem Triggerpunkt-Hölzchen. ASTE: SL, das betroffene Bein liegt ausgestreckt unten, das andere ist im Hüftgelenk maximal flektiert und auf einem Kissen gelagert. **Durchführung:** Die zuvor palpatorisch identifizierten, aktiven Triggerpunkte können mit einem Triggerpunkt-Hölzchen behandelt werden (Techniken I, II und III). Der M. adductor magnus ist ein voluminöser Muskel und es erfordert oft einen starken Druck, um die Triggerpunkte im Muskel zu finden und zu behandeln. Die Verwendung eines Triggerpunkt-Hölzchens entlastet die Finger des Therapeuten.

7.5.3 3. Therapiesitzung (6 Tage nach 2. Intervention)

Wiederbefund

Ich führe zunächst eine Re-Anamnese und einen Wiederbefund durch. Charlottes Aussage zufolge hatte sie im Anschluss an die 2. Behandlung für ca. 1,5–2 Tage vermehrte Leistenschmerzen. Auch waren die behandelten Stellen im Bereich des M. adductor magnus während dieser Zeit druckempfindlicher. Nach 2 Tagen waren diese Reaktionen aber wieder abgeklungen und die Schmerzen hatten dann für 2–3 Tage um ca. 20 % abgenommen. Seit 1–2 Tagen sind die Schmerzen wieder auf dem gleichen Niveau wie vor Therapiebeginn. Für den Wiederbefund nutze ich SAS 1, der jedoch keine Veränderung zeigt.

Clinical Reasoning

Die knapp zweitägige Schmerzzunahme im Anschluss an die manuelle Therapie der aktiven mTrPs im M. adductor magnus zeigt, dass ich am oberen Limit der Behandlungsintensität gearbeitet habe und es nicht sinnvoll ist, die Behandlungsintensität weiter zu steigern. Die anschließende Schmerzabnahme interpretiere ich als Zeichen, dass auch mTrPs im M. adductor magnus an der Entstehung der Leistenschmerzen beteiligt sind. Somit wird deutlich, dass die für das klinische Muster verantwortlichen mTrPs in mehreren Muskeln liegen und es sich um ein sog. zusammengesetztes Schmerzmuster (s. „Einfache und zusammengesetzte Schmerzmuster“ (S. 96)) handelt. Alle in Frage kommenden Muskeln, die für Leistenschmerzen verantwortlich sein und an einem zusammengesetzten Schmerzmuster beteiligt sein können, sind im Pain Guide (▸ Abb. 7.13) zusammengefasst (Gautschi 2016).

Ich entscheide, in der aktuellen Sitzung zu klären, ob aktive mTrPs im M. iliopsoas bzw. in den abdominalen Muskeln ebenfalls einen Anteil am Leistenschmerz haben. Obwohl in der Funktionsuntersuchung nichts direkt auf diese Muskeln hinweist, möchte ich darüber Klarheit gewinnen, denn ich weiß, dass mit den Screening-Tests der Übersichtsuntersuchung myofasziale Probleme nicht absolut zuverlässig diagnostiziert werden können. Screening-Tests sind nur geeignet, Probleme ein-, nicht aber auszuschließen. Nur die gründliche palpatorische Untersuchung eines Muskels gibt zuverlässig Auskunft, ob aktive mTrPs vorliegen oder nicht.

Meine Entscheidung, heute die abdominalen Muskeln und den M. iliopsoas palpatorisch zu untersuchen, ist zusätzlich darin begründet, dass diese Muskeln in der SAS 2 aktiviert sind und daher überlastet werden können. Aber auch durch die Möglichkeit, dass die linksseitigen abdominalen Muskeln mit den Schmerzen im rechten vorderen Thorax-/Abdomenbereich in Zusammenhang stehen können. Die Mm. obliquus externus abdominis und internus abdominis strahlen meiner Erfahrung nach gelegentlich in die andere Körperseite aus und so ist denkbar, dass die ventro-thorakalen Schmerzen rechts durch mTrPs in den linken abdominalen Muskeln verursacht werden.

Behandlung

Triggerpunkt-Therapie des M. iliopsoas und der abdominalen Muskeln

Die gründliche palpatorische Untersuchung des M. iliacus, des M. psoas major und der abdominalen Muskeln (Mm. obliquus externus und internus abdominis, M. rectus abdominis) zeigt, dass in diesen Muskeln keine aktiven mTrPs liegen. Diese Information ist für mich im Sinne einer Ausschlussdiagnostik wichtig und wertvoll. Im M. iliopsoas finde ich jedoch distal, zwischen Leistenband und Trochanter minor, mehrere aktive mTrPs, die lokal deutlich ausgeprägt die bekannten Schmerzen in der linken Leiste auslösen (Pain Recognition ohne Referred Pain). Diese mTrPs behandle ich manuell mit Technik II a und II b (▸ Tab. 7.2). Da noch Zeit zur Verfügung steht, nutze ich diese zur erneuten Behandlung der aktiven mTrPs im M. pectineus und M. adductor longus. Diese führe ich analog zur ersten Sitzung durch.

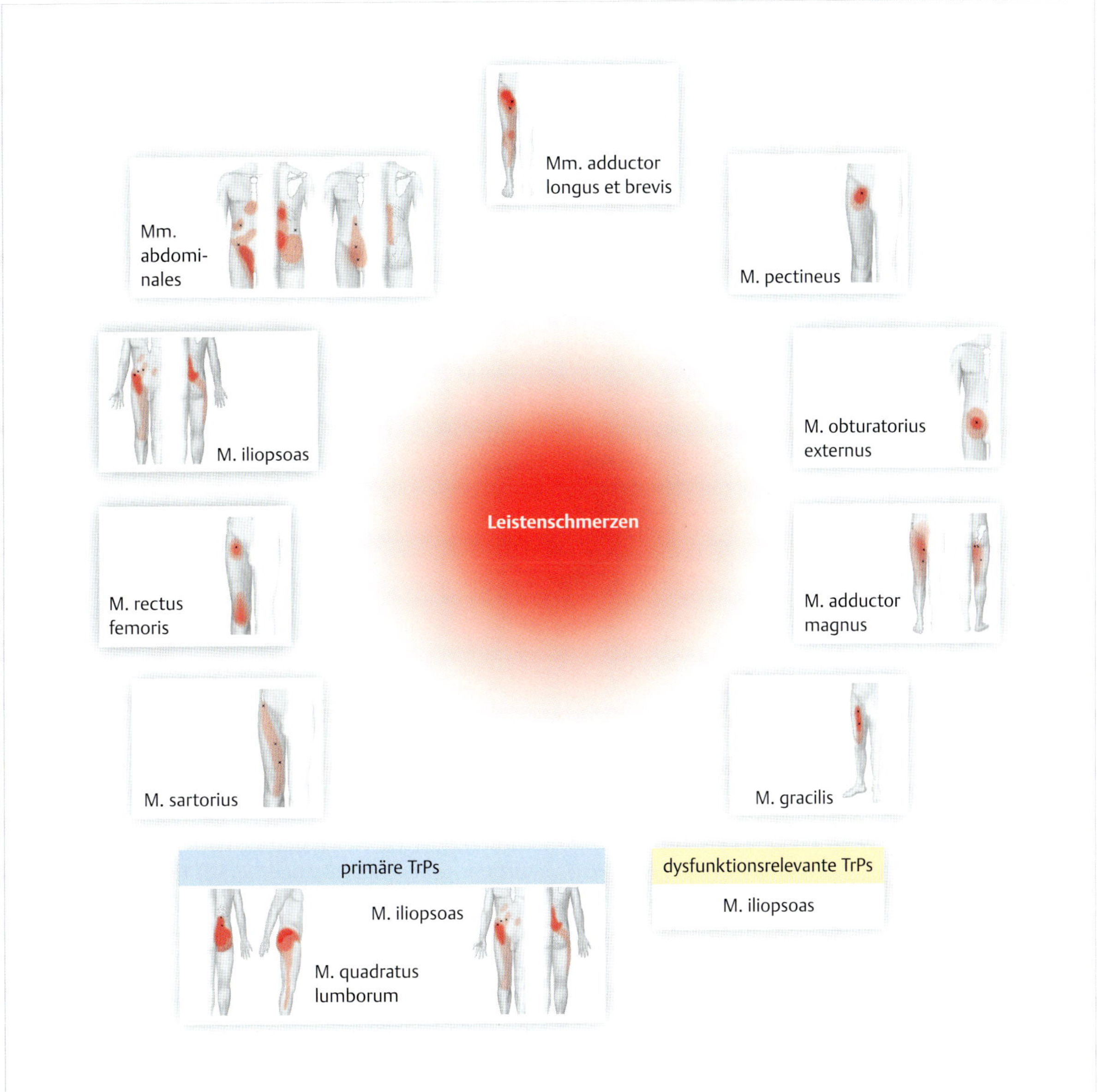

Abb. 7.13 Pain Guide für Leistenschmerzen: Die abgebildeten Muskeln sind häufig für Schmerzen in der Leiste verantwortlich. (modifiziert nach: R. Gautschi, Thieme, 2016)

Hausaufgabe

Charlotte beobachtet weiterhin die Reaktion auf die Therapie und verwendet beim Sitzen am Boden ein Kissen zur Unterlagerung des lateralen Ober- und Unterschenkels. Ich instruiere die Dehnung der Adduktoren (► Abb. 7.14) und informiere Charlotte, dass wir die mTrPs zusätzlich zur manuellen Therapie auch mittels einer Nadel (Dry Needling) behandeln können (► Abb. 7.15). Spontan ist sie einverstanden und ich bitte sie, ihre Entscheidung bis zur nächsten Sitzung nochmals zu überdenken.

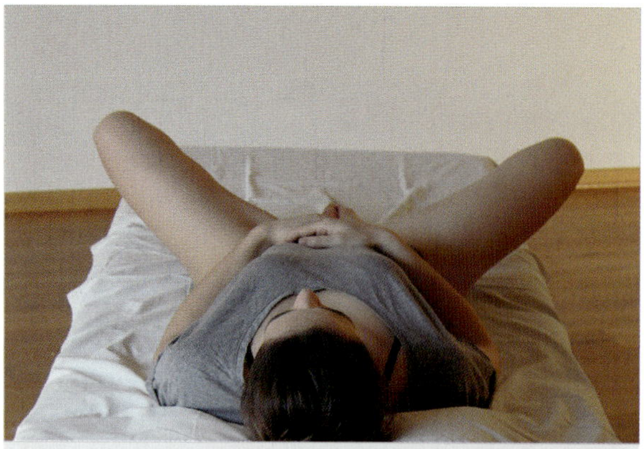

Abb. 7.14 Dehnung der Adduktoren. ASTE: RL. **Durchführung:** Die Patientin winkelt beide Beine an und bewegt die Knie seitlich voneinander weg, während die Füße aufeinander zugleiten, bis sich die Fußsohlen gegenseitig berühren. Die Knie werden soweit zur Seite geöffnet, bis auf der Innenseite der Oberschenkel eine sanfte Dehnung spürbar wird. Diese Dehnposition wird für 8–10 Atemzüge beibehalten und nach einer kurzen Pause wiederholt. (Bildquelle: R. Gautschi; Symbolbild)

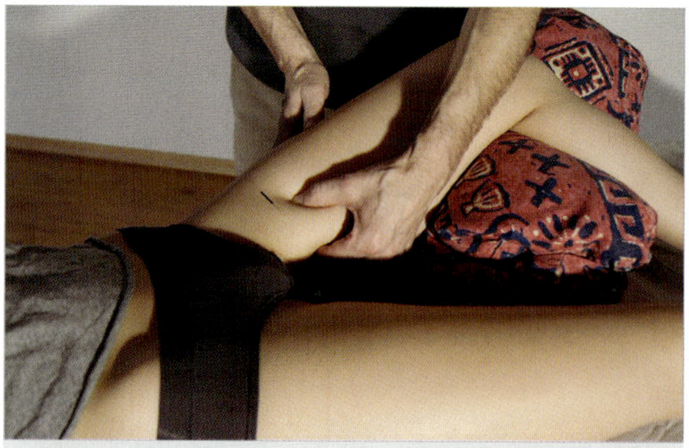

Abb. 7.15 Dry Needling zur Behandlung von Triggerpunkten im M. adductor longus: Dry Needling ist die Behandlung von Triggerpunkten mit Akupunkturnadeln und kann ergänzend zur manuellen Triggerpunkt-Therapie eingesetzt werden. (Bildquelle: R. Gautschi; Symbolbild)

7.5.4 4. Therapiesitzung (10 Tage nach 3. Intervention)

Wiederbefund

Bei meiner Frage, wie es Charlotte nach der letzten Behandlung ergangen war, antwortet sie, dass die Schmerzen in der linken Leistenregion für mehrere Tage um 20 % verringert gewesen seien. Beim Wiederbefund mit SAS 1 zu Beginn der Sitzung treten die Leistenschmerzen später auf als zu Beginn der 3. Sitzung. Aufgrund dieser Verbesserungen entscheide ich mich, die Triggerpunkt-Therapie weiterzuführen.

Behandlung

Dry Needling des M. adductor longus

Ich beschließe, die Behandlungsintensität zu steigern und da Charlotte einverstanden ist, behandle ich den M. adductor longus zusätzlich mittels Dry Needling (► Abb. 7.15). Physiotherapeuten in der Schweiz ist dies mit einer entsprechenden Ausbildung gestattet, während in Deutschland Physiotherapeuten die große Heilpraktikerprüfung absolviert haben müssen, um Dry Needling anwenden zu dürfen.

7.5.5 5. Therapiesitzung (17 Tage nach 4. Intervention)

Wiederbefund

Die Reaktion auf die vorherige Behandlung ist erfreulich. Charlottes Schmerzen waren für einige Tage um 50–60 % zurückgegangen. Heute sind sie noch immer um 20 % reduziert. Beim Wiederbefund (SAS 1) zeigen sich die Leistenschmerzen später und weniger ausgeprägt.

Behandlung

Erneute Triggerpunkt-Behandlung des M. adductor magnus

Eine erneute und intensivierte Behandlung des M. adductor magnus (manuell und mit Dry Needling) führt zu einer bleibenden Verbesserung von 30–40 % (bezogen auf die Erstbehandlung). Beim erneuten Wiederbefund mit SAS 1 sind die Schmerzen nur noch ganz diskret vorhanden und es liegt keine Bewegungseinschränkung mehr vor.

Clinical Reasoning

„Do never change a winning team." Charlottes Beschwerden nehmen – wenn auch in kleinen Schritten – von Behandlung zu Behandlung ab. Dies legt nahe, den eingeschlagenen Weg weiter zu verfolgen. Dies umso mehr, als ein Faktor erkannt und in die Therapie miteinbezogen werden konnte, der mit großer Wahrscheinlichkeit zur Entstehung und Aufrechterhaltung der Beschwerden maßgeblich beigetragen hat: langdauernde Aktivierung der Adduktoren beim arbeitsbedingten Sitzen am Boden. Bisher habe ich mich bei den Entscheidungen, was als Nächstes zu tun ist, v. a. auf die SAS 1 und SAS 2 bezogen und mich dadurch führen lassen. Das ist sinnvoll, denn diese Testbewegungen sind in Charlottes Alltag verankert und ihre Interpretation hat ermöglicht, einen Weg einzuschlagen, der in die richtige Richtung führt.

Die Interpretation des in der Erstuntersuchung durchgeführten Provokationsmanövers, das durch die Flex-Add-IR im Hüftgelenk Leistenschmerzen verursachte, habe ich bisher nicht weiterverfolgt. Wie oben beschrieben kann dies auf eine artikuläre Ursache oder ein myofasziales Problem hinweisen. Zwischenzeitlich habe ich den M. pectineus und den M. iliopsoas triggerpunktspezifisch behandelt und ich bin neugierig, ob sich dadurch beim Provokationsmanöver Flex-Add-IR eine Veränderung eingestellt hat. Ich nehme mir vor, dies zu Beginn der nächsten Sitzung zu prüfen.

7.5.6 6. Therapiesitzung (3 Wochen nach der 5. Intervention)

Wiederbefund

Die Leistenschmerzen sind seit der fünften Sitzung durchgängig um weitere 30–40 % besser geworden. Insgesamt haben sich Charlottes Beschwerden im Alltag nun bereits um 60–70 % verbessert. SAS 1 löst die Schmerzen kaum mehr aus.

Überprüfung des Hüftgelenks und Behandlung

Wie geplant teste ich gezielt das linke Hüftgelenk in Flex-Add-IR. Am Ende der Bewegung werden die bekannten Beschwerden deutlich provoziert. Dieser Test ist unspezifisch. Als Schmerzursache kommen ein FAI, die Dehnung des M. obturatorius externus oder die Kompression des M. pectineus bzw. M. iliopsoas in Frage. Zuerst untersuche ich palpatorisch den M. iliopsoas – ausschließlich distal des Leistenbandes – und behandle die gefundenen aktiven mTrPs manuell wie bereits in der dritten Sitzung. Der anschließende Wiederbefund der Hüftgelenksbewegung in Flex-Add-IR zeigt keine Veränderung der Leistenschmerzen.

Clinical Reasoning

Aus diesem Ergebnis schließe ich, dass der M. iliopsoas keinen maßgeblichen Einfluss auf den durch Flex-Add-IR provozierten Leistenschmerz hat.

Überprüfung der weiteren Muskulatur

Als Nächstes untersuche ich den M. obturatorius externus und den M. pectineus (▶ Abb. 7.17). Über Hüft-Adduktion „entdehne" ich zunächst den M. pectineus. Dies ermöglicht mir, vom ventro-kaudalen Rand des vorderen Schambeinastes kommend, durch den angenäherten M. pectineus (▶ Abb. 7.16) hindurch, nach kaudal weiter in Richtung des Foramen obturatum zu palpieren. Mittels Daumendruck provoziere ich beide Muskeln – den M. pectineus und M. obturatorius externus (▶ Abb. 7.16). Der bekannte Leistenschmerz tritt auf. Ich weiß jedoch nicht, ob die Schmerzen von mTrPs im tief liegenden M. obturatorius externus oder im oberflächlich liegenden M. pectineus herrühren.

Zur Differenzierung, welcher der beiden Muskeln schmerzauslösend wirkt, bringe ich den M. pectineus bei gehaltenem Daumendruck unter Dehnung, indem ich Charlottes Bein passiv in Hüft-Abduktion bringe (▶ Abb. 7.17b). Dabei nehmen Charlottes Leistenschmerzen deutlich ab. Ich werte dies als Hinweis darauf, dass die aktiven TrPs im M. obturatorius externus liegen. Denn durch die Dehnung des oberflächlich liegenden M. pectineus kann mein Daumendruck den dahinter in der Tiefe liegenden M. obturatorius externus nicht mehr gleich stark provozieren.

Der Vollständigkeit halber untersuche ich aber den M. obturatorius externus palpatorisch auch noch vom hinteren Schambeinast her. Jedoch werden durch meinen Druck keine Schmerzen produziert.

So kehre ich zurück zur Therapie des M. obturatorius externus vom vorderen Schambeinast her und behandle die aktiven TrPs intensiv mit Technik II. Nach der gründlichen manuellen Behandlung des M. obturatorius externus (▶ Abb. 7.17a) lassen sich die Leistenschmerzen im Wiederbefund (Flex-Add-IR) kaum mehr auslösen.

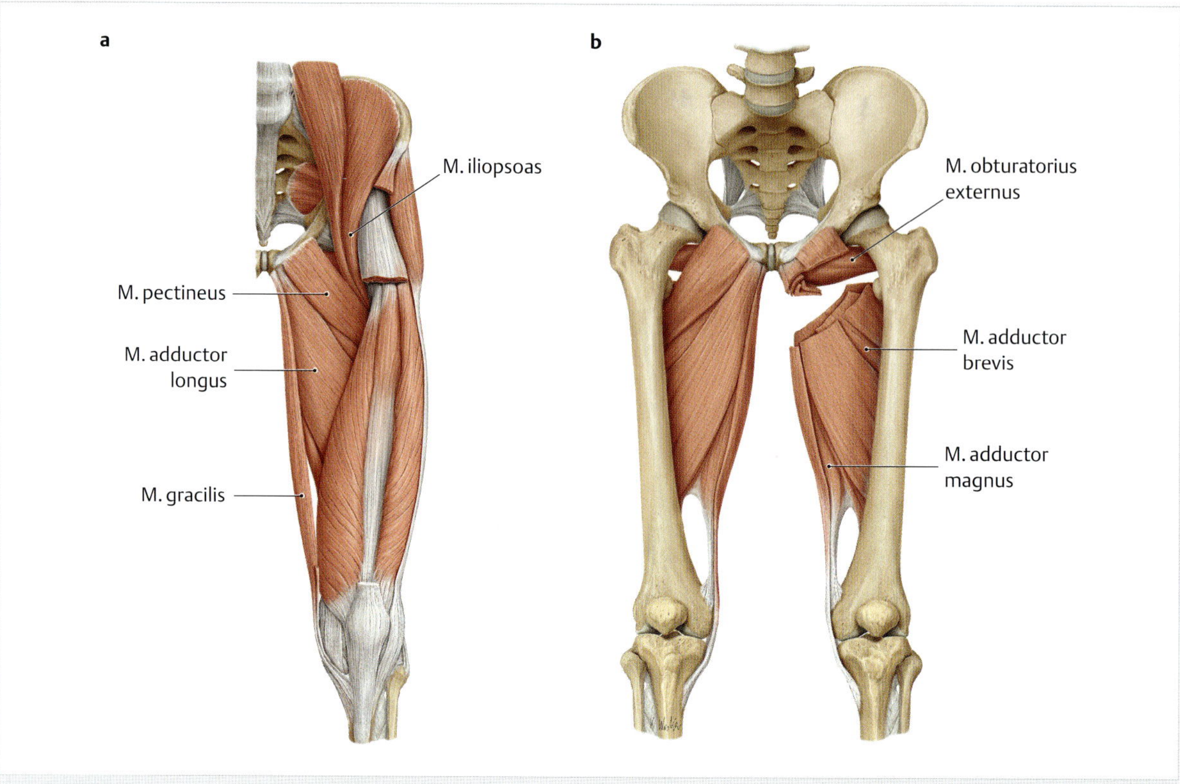

Abb. 7.16 Muskuläre Strukturen in der Leistenregion. (Bildquelle: M. Schünke, PROMETHEUS LernAtlas der Anatomie – Allgemeine Anatomie und Bewegungssystem, 5. Auflage, Thieme, 2018)

a Oberflächlich liegende Muskeln: M. iliopsoas, M. pectineus, M. adductor longus, M. gracilis.

b Tief liegende Muskeln: M. adductor brevis, M. adductor magnus, M. obturatorius externus.

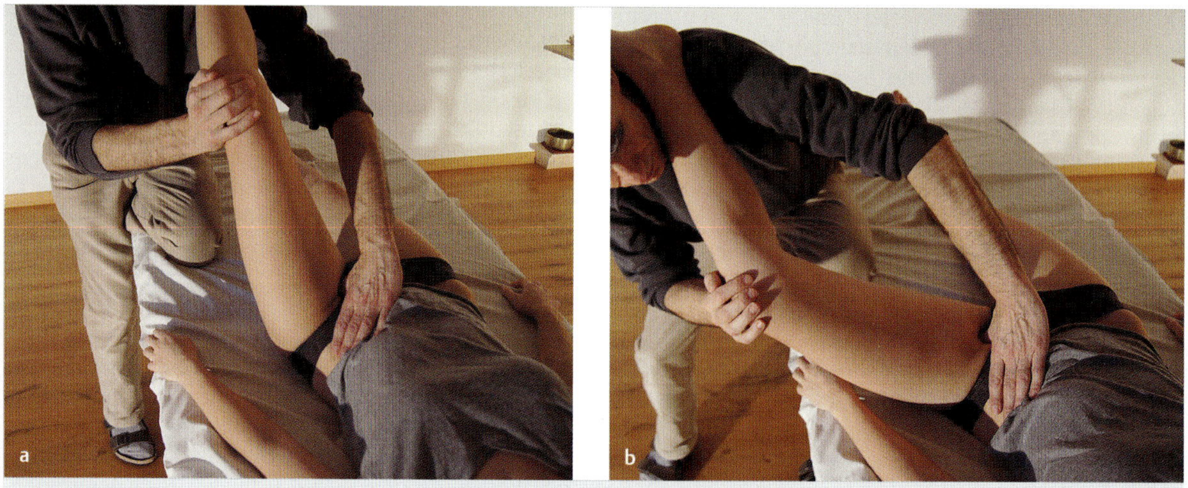

Abb. 7.17 Palpation und Behandlung des M. obturatorius externus. (Bildquelle: R. Gautschi; Symbolbild)

a Palpatorische Diagnostik und Behandlung von Triggerpunkten im M. obturatorius externus. ASTE: RL, das zu untersuchende Bein ruht dabei mit dem Unterschenkel auf der Schulter des Therapeuten. **Durchführung:** Über Adduktion des linken Hüftgelenks wird der M. pectineus zunächst so stark wie möglich angenähert. Der Zugang zum M. obturatorius externus erfolgt palpatorisch durch den M. pectineus hindurch. Medial der A. femoralis tastet man zunächst den M. pectineus (oberflächlich) und palpiert anschließend vom vorderen Schambeinast aus weiter nach kaudo-dorsal in Richtung Foramen obturatum. Durch den M. pectineus hindurch wird der M. obturatorius mit dem Druck des patientennahen Daumens provoziert. Dies wird zur Diagnostik aktiver TrPs und zur Behandlung (Technik I und II) genutzt.

b Differenzierungstest aktiver TrPs im M. pectineus und M. obturatorius externus. ASTE: RL, das zu untersuchende (linke) Bein ruht dabei mit dem Unterschenkel auf der Schulter des Therapeuten. Durchführung: Während der Therapeut mit seinem patientennahen, linken Daumen den Druck und somit die Provokation konstant beibehält, führt der Therapeut das linke Bein des Patienten in eine transversale Abduktion. Dabei wird der oberflächlich liegende M. pectineus gedehnt. Nehmen bei diesem Manöver die Leistenschmerzen ab, liegen aktive mTrPs im tiefliegenden M. obturatorius externus vor.

> **Clinical Reasoning**
>
> Die deutliche Abnahme der Beschwerden im Re-Assessment lassen mich vermuten, dass ein nicht unbeträchtlicher Teil der Leistenschmerzen auf mTrPs im M. obturatorius externus zurückzuführen sind. Ich weiß jedoch noch nicht, ob der myofasziale Befund lediglich ein sekundäres Problem darstellt (sekundäres myofasziales Syndrom bei vielleicht artikulärer Primärursache) – oder ob ein primäres myofasziales Syndrom vorliegt (s. „Primäres myofasziales Syndrom“ (S. 95)). Das kann ich erst im Laufe der Zeit herausfinden.
>
> Wirkt die Behandlung nachhaltig, ist davon auszugehen, dass das Problem primär myofaszial verursacht ist. Stellt sich nur eine kurzzeitige Besserung ein, müssen unterhaltende bzw. primäre Faktoren vorliegen, möglicherweise ein FAI.

7.5.7 7. Therapiesitzung (2 Wochen nach 6. Intervention)

Wiederbefund

Seit der letzten Sitzung vor 2 Wochen ist Charlotte im Alltag schmerzfrei. Auch beim Wiederbefund mit SAS 1 treten keine Schmerzen mehr auf. Das Testen der Flex-Add-IR im Hüftgelenk ist endgradig im Vergleich zur vorangegangenen Therapiesitzung deutlich weniger schmerzhaft.

Weiteres Vorgehen

Wir besprechen das weitere Vorgehen. Charlotte ist zufrieden mit dem, was wir hinsichtlich ihrer Leistenschmerzen erreicht haben. Erfreulicherweise sind seit über 3 Wochen auch die Beschwerden im rechten thorakalen/abdominalen Bereich nicht mehr aufgetreten, sodass diesbezüglich kein Behandlungsbedarf besteht. Charlotte ist bereit, die Physiotherapie abzuschließen und als Selbstmanagement für 8 Wochen weiterhin ein Kissen zur Entlastung zu nutzen, wenn sich ein Kind auf ihren Oberschenkel setzt. Danach kann sie das Kissen immer häufiger weggelassen. Ich empfehle ihr, auch die Adduktoren als Heimprogramm während der 8 Wochen weiterhin selbst zu dehnen (▶ Abb. 7.14).

> **Clinical Reasoning**
>
> Grundsätzlich ist von einer guten Prognose auszugehen. Unter Berücksichtigung der im Verlauf der Therapie gewonnen Informationen handelt es sich rückblickend mit sehr großer Wahrscheinlichkeit um ein primäres, myofasziales Schmerzsyndrom. Die chronische Überlastung der Adduktoren entstand infolge einer ungünstigen Arbeitsposition (das Sitzen eines Kindes auf Charlottes Oberschenkel). Die Wahrscheinlichkeit, dass die Leistenschmerzen kuriert sind und nicht wieder auftreten, ist aus 4 Gründen sehr hoch:
>
> 1. Die Schmerzursache (mTrP) konnte gefunden und
> 2. mittels manueller Triggerpunkt-Therapie und Dry Needling gezielt behandelt werden.
> 3. Da auch der auslösende und aufrechterhaltende Faktor für die chronische Überlastung erkannt (ungünstige Arbeitsposition) und
> 4. reduziert werden konnte (Kissen unter den Ober- und Unterschenkel legen).

7.5.8 Follow-up (6 Monate nach 7. Intervention)

Ein halbes Jahr nach Abschluss der Therapie bestätigt ein telefonisch durchgeführtes Interview die Prognose: Charlotte ist beschwerdefrei.

7.6 Fazit

Rückblickend kann aufgrund des dargestellten Clinical-Reasoning-Prozesses und des Behandlungsverlaufs die ärztliche Diagnose differenziert und präzisiert werden. Charlottes Leistenschmerzen sind zu verstehen als primäres myofasziales Schmerzsyndrom. Als Auslöser ist eine ungünstige Arbeitshaltung anzusehen, die zu einer Fehlbelastung und damit zur Entstehung aktiver TrPs in mehreren Muskeln führte (zusammengesetztes Schmerzmuster): M. adductor longus, M. adductor magnus, M. iliopsoas und M. obturatorius externus.

Die Arbeitshypothese konnte nicht in einer Sitzung gewonnen werden und daher konnte auch kein Behandlungsplan für mehrere Sitzungen erstellt werden, der dann hätte eingehalten werden können oder sollen. Die Arbeitshypothese entstand prozesshaft über mehrere Sitzungen und der Behandlungsplan wurde immer wieder neu an die sich entwickelnde Arbeitshypothese angepasst. Es gelang, einen klaren Fokus zu gewinnen und es zeigte sich, dass einerseits das wiederholte Behandeln der überlasteten Strukturen mittels manueller Triggerpunkt-Therapie und Dry Needling sowie andererseits das Erkennen und das Ausschalten unterhaltender Faktoren die Kernpunkte der erfolgreichen Therapie darstellten.

Die relativ langen Pausen zwischen den einzelnen Sitzungen (zweite und dritte Sitzung jeweils im Abstand von einer Woche, danach längere Abstände) sind atypisch. Normalerweise behandle ich 1-mal pro Woche. Diese sind auf kursbedingte Abwesenheit meinerseits sowie auf den unflexiblen Arbeitsplan der Patientin zurückzuführen. Die längeren Behandlungspausen behinderten den Therapieverlauf jedoch keineswegs. Sie ermöglichten vielmehr, die Dauer der Wirkung der einzelnen Anwendungen zu beobachten und sie als Richtlinie für die Folgebehandlung optimal zu nutzen.

Im Verlauf der Therapie wurde deutlich, dass ein positiver FAI-Test keinesfalls als spezifisch für ein FAI gelten kann. Wie die anhaltende positive Reaktion auf die gezielte Behandlung der myofaszialen Strukturen zeigte, war der Endphasenschmerz bei Flex-Add-IR des linken Hüftgelenks im vorliegenden Fall ein Zeichen für aktive mTrPs im M. obturatorius externus.

Kommentar des Herausgebers Peter Oesch

Die myofasziale Triggerpunkt-Therapie wird in diesem Fallbeispiel eindrücklich beschrieben und mit Abbildungen dokumentiert. Dem Leser, der Leserin wird bewusst, dass diese von Physiotherapeuten oft verwendete Therapieform nicht als einzige Maßnahme, sondern in Kombination mit aktiven rehabilitativen Maßnahmen und zusätzlichen Interventionen wie physikalische Therapie und ergonomische Beratung zur Reduktion von muskuloskelettalen Risikofaktoren durchgeführt werden soll. Damit entspricht das vorliegende Fallbeispiel der aktuellen Evidenzlage.

In den letzten Jahren wurden verschiedenste Literaturstudien zu Dry Needling und/oder manueller Triggerpunkt-Massage bei Kreuzschmerzen (Hu et al. 2018, Liu et al. 2018), Nackenbeschwerden (Cagnie et al. 2015, Liu et al. 2015), Kiefergelenksbeschwerden (Machado et al. 2018), Schulter- und Armbeschwerden (Hall et al. 2018) und muskuloskelettalen Problemen (Espejo-Antunez et al. 2017, Gattie et al. 2017) publiziert. Die meisten Studien fanden moderate Evidenz, dass Dry Needling und/oder manuelle Triggerpunkt-Massage, kombiniert mit anderen Therapien, zur Schmerzbehandlung bei muskuloskelettalen Problemen empfohlen werden kann. Dry Needling und/oder manuelle Triggerpunkt-Massage als alleinige Therapie zeigte wohl bessere Effekte als eine Plazebo-Behandlung, im Vergleich mit anderen Therapieverfahren jedoch vergleichbare Effekte (Gattie et al. 2017). Die klinische Überlegenheit von Dry Needling zur Verbesserung der funktionellen Behinderung und deren Folgewirkungen ist nach wie vor unklar (Gattie et al. 2017, Liu et al. 2018).

Antwort des Therapeuten

Das Fallbeispiel zeigt, wie ich als Physiotherapeut konkret arbeite. Die Kombination von Hands-on- und Hands-off-Maßnahmen ist erfahrungsgemäß oft erfolgreich, so auch in diesem Beispiel reflektierter Praxis.

Bezüglich der im Kommentar erwähnten Studien ist auf 2 Punkte hinzuweisen:

1. In den zitierten Studien zur Wirksamkeit der manuellen Behandlung von mTrPs findet die Therapie ausschließlich durch manuelle Kompression der mTrPs statt. In unserer Arbeitsweise entspricht dies der Technik I, während die unserer Erfahrung nach deutlich effektivere Technik II (manuelles Aufdehnen der Triggerpunkt-Region) sowie die Techniken III (Faszien-Dehnung) und IV (Faszien-Trennung), die auch die gezielte Therapie der Faszien miteinschließen, in den genannten Studien nicht angewendet wurden.
2. Die genannten Studien untersuchen, ob die isolierte Behandlung von mTrPs – ohne Einbindung in ein Gesamtbehandlungskonzept – wirksam ist. Dies entspricht weder unserer Intention noch unserem Praxisalltag. Die Behandlung der mTrPs mittels manueller Techniken und Dry Needling (Triggerpunkt-Therapie als Interventionsstrategie) findet eingebunden in ein Behandlungskonzept myofaszialer Schmerzen und Funktionsstörungen (Triggerpunkt-Therapie als Behandlungskonzept) statt. Hands-on- und Hands-off-Maßnahmen werden dabei kombiniert eingesetzt. Die volle Wirksamkeit der Behandlung der Triggerpunkte entfaltet und zeigt sich erst in diesem Zusammenspiel. Die aktuellen Studien zur Wirksamkeit der Triggerpunkt-Therapie tragen diesem Kontext keine Rechnung. Sie untersuchen nicht, wie die Triggerpunkt-Therapie im dargestellten Sinn im physiotherapeutischen Alltag eingesetzt wird und sind damit nicht praxisnah und wenig aussagekräftig.

7.7 Literatur

Berg van den F. Angewandte Physiologie: Das Bindegewebe des Bewegungsapparates verstehen und beeinflussen. 3. überarbeitete Auflage. Stuttgart: Thieme; 2011

Böhni U. Schmerzanalyse am Bewegungsorgan als Basis einer rationalen Differenzialtherapie. The Medical Journal 2006; 5f

Böhni U, Lauper M, Locher H. Manuelle Medizin 1. Fehlfunktion und Schmerz am Bewegungsorgan verstehen und behandeln. 2. überarbeitete Auflage. Stuttgart: Thieme; 2015

Cagnie B, Castelein B, Pollie F et al. Evidence for the Use of Ischemic Compression and Dry Needling in the Management of Trigger Points of the Upper Trapezius in Patients with Neck Pain: A Systematic Review. Am J Phys Med Rehabil 2015; 94: 573–583. doi:10.1097/PHM.0000000000000266

Dejung B. Die Therapie muskulär verursachter Leistenschmerzen. Physiotherapie 1996; 9ff

Dejung B. Triggerpunkt-Therapie: Die Behandlung akuter und chronischer Schmerzen im Bewegungsapparat mit manueller Triggerpunkt-Therapie und Dry Needling. 3.überarbeitete und erweiterte Auflage. Bern: Hans Huber; 2009

Espejo-Antunez L, Tejeda JF, Albornoz-Cabello M et al. Dry needling in the management of myofascial trigger points: A systematic review of randomized controlled trials. Complement Ther Med 2017 ; 33: 46–57. doi: 10.1016/j.ctim.2017.06.003

Gattie E, Cleland JA, Snodgrass S. The Effectiveness of Trigger Point Dry Needling for Musculoskeletal Conditions by Physical Therapists: A Systematic Review and Meta-analysis. J Orthop Sports Phys Ther 2017; 47: 133–149. doi:10.2519/jospt.2017.7096

Gautschi R. Manuelle Triggerpunkt-Therapie. Myofasziale Schmerzen und Funktionsstörungen erkennen, verstehen und behandeln. 3. aktualisierte und erweiterte Auflage. Stuttgart: Thieme; 2016

Hall ML, Mackie AC, Ribeiro DC. Effects of dry needling trigger point therapy in the shoulder region on patients with upper extremity pain and dysfunction: a systematic review with meta-analysis. Physiotherapy 2018; 104(2): 167–177. doi: 10.1016/j.physio.2017.08.001

Hu HT, Gao H, Ma RJ et al. Is dry needling effective for low back pain?: A systematic review and PRISMA-compliant meta-analysis. Medicine (Baltimore) 2018; 97(26): e11225. doi:10.1097/MD 0000000000011225

Liu L, Huang QM, Liu QG et al. Effectiveness of dry needling for myofascial trigger points associated with neck and shoulder pain: a systematic review and meta-analysis. Arch Phys Med Rehabil 2015; 96(5): 944–955. doi: 10.1016/j.apmr.2014.12.015

Liu L, Huang QM, Liu QG et al. Evidence for Dry Needling in the Management of Myofascial Trigger Points Associated With Low Back Pain: A Systematic Review and Meta-Analysis. Arch Phys Med Rehabil 2018; 99(1): 144–152 e142. doi: 10.1016/j.apmr.2017.06.008

Machado E, Machado P, Wandscher VF et al. A systematic review of different substance injection and dry needling for treatment of temporomandibular myofascial pain. Int J Oral Maxillofac Surg 2018. doi: pii: S 0901–5027 (18)30175–9. doi: 10.1016/j.ijom.2018.05.003

Reichenbach S, Leunig M, Werlen S et al. Association between cam-type deformities and magnetic resonance imaging-detected structural hip damage: a cross-sectional study in young men. Arthritis Rheum 2011; 63(12): 4023–4030. doi: 10.1002/art.30589

Schleip R, Findley T, Chaitow L, Huijing P. Lehrbuch Faszien. Grundlagen, Forschung, Behandlung. München: Elsevier; 2014

Travell JG, Simons DG. Handbuch der Muskel-Triggerpunkte: Untere Extremität und Becken. München: Urban & Fischer; 2000

Travell JG, Simons DG. Handbuch der Muskel-Triggerpunkte: Obere Extremität, Kopf und Thorax. 2. Auflage. München: Urban & Fischer; 2002

Teil III

Obere Extremität und Kopf

III

Kapitel 8

Karpaltunnelsyndrom

8 Karpaltunnelsyndrom

Agnès Verbay

Die 49-jährige Johanna M. leidet seit rund 2 Jahren unter einem schleichend zunehmenden Kribbeln und Einschlafen beider Hände – insbesondere der Finger III–V. Nachdem vor einem halben Jahr eine reduzierte Leitgeschwindigkeit des N. medianus auf beiden Seiten festgestellt wurde, die Parästhesien links jedoch schlimmer als rechts waren, ließ Johanna sich vor 2 Monaten an der linken Hand operieren. Da der Eingriff die Symptome jedoch lediglich um 50 % reduzierte, erhofft Johanna nun, einer Operation an der rechten Hand durch physiotherapeutische Behandlungen entgehen zu können.

8.1 Hintergrund zum Karpaltunnelsyndrom

Das Karpaltunnelsyndrom (CTS) ist die häufigste Einklemmungs-Neuropathie – auch Entrapment-Neuropathie genannt – der oberen Gliedmaßen, die durch Kompression des N. medianus im Karpaltunnel verursacht wird. Häufig auftretende Symptome in der Hand sind

- intermittierendes Kribbeln,
- Taubheit in Dig. I–III,
- Schmerzen,
- nächtliche Beschwerden und
- ggf. eine motorische Schwäche.

Zwei Drittel der Patienten mit Symptomen eines CTS verspüren jedoch Ausstrahlungen in Regionen, die außerhalb des Innervationsgebietes des N. medianus liegen (Zanette et al. 2010). Solche extraterritorialen Symptome können nicht allein einer lokalen intraneuralen Entzündung zugeschrieben werden, sondern vielmehr einer zentralen Sensibilisierung, Veränderungen der kortikalen Repräsentation oder einer neuralen Entzündung im Hinterwurzelganglion (Zanette et al. 2010).

Als weitere Ursachen eines CTS werden zusätzliche Entrapments entlang des Mediannervs im Sinne des Double-Crush-Syndroms (DCS), des vaskulären/neurogenen Thoracic-Outlet-Syndroms (TOS) oder einer Repetitive-Strain-Injury (RSI) diskutiert:

- Im Hinblick auf das DCS formulieren Upton und McComas (Upton und McComas 1973) die Hypothese, dass Symptome einer Körperregion erst durch einen wiederholten Druck an einer anderen Stelle eines Axons ausgelöst werden. Dieses Modell versucht zu erklären, warum ein CTS mit einer HWS-Radikulopathie oder Plexus-Brachialis-Kompression assoziiert sein könnte. Das wirkliche Bestehen eines DCS wird jedoch kontrovers diskutiert (De-la-Llave-Rincón et al. 2012).
- Beim TOS handelt es sich um Engpässe im Bereich der Skalenuslücke, des kostoklavikulären Raums oder unterhalb des M. pectoralis minor. Kompression oder Zugbelastung auf die obere Thoraxapertur können Gefäße und den Plexus brachialis einengen und Symptome wie Schmerzen, Parästhesien und Schwäche in der oberen Extremität verursachen (Watson et al. 2009). Demnach lassen sich durch Entlastung des neuralen Systems in der oberen Thoraxapertur die Beschwerden des CTS reduzieren. Weiterhin begünstigen eine Fehlhaltung, eine Forward-Head-Posture (FHP), ein steifer zervikothorakaler Übergang (CTÜ) und eine Schulterprotraktion ein TOS.
- Beim RSI wird vermutet, dass durch repetitive stereotype Bewegungen und chronischer mechanischer Überbeanspruchung von Handgelenk und Fingern Mikroverletzungen in der Muskulatur und Degenerationen der Sehnen entstehen, was wiederum in einem erhöhten Druck im Karpaltunnel resultiert (Tulder et al. 2007).

Weiterhin werden zu den möglichen Risikofaktoren eines CTS das weibliche Geschlecht, ein mittleres Alter von 40–60 Jahren, Diabetes mellitus, eine Schilddrüsenunterfunktion, eine vorausgegangene Handfraktur, Adipositas, Alkoholabusus sowie Berufsgruppen mit einer chronischen, mechanischen Hand-Fingerbelastung diskutiert.

8.1.1 Neurologische Untersuchung

Das Ziel der neurologischen Untersuchung ist, mit sensorischen Tests die neuropathischen Zeichen/Symptome in „Loss of Function" (–) und „Gain of Function" (+) zu unterteilen. Zusätzliche Untersuchungen für „Loss of Function" sind Tests der Motorik und Reflexe.

- „Loss of Function" gibt Hinweise über über einen Wahrnehmungsverlust wie Hypästhesie.
- „Gain of Function" liefert Informationen über eine Herabsetzung der Schmerzschwelle, eine erhöhte Erregbarkeit oder eine herabgesetzte Hemmung des Nervensystems wie Hyperalgesie, Kraftverlust oder Parese, verminderte oder fehlende Reflexe, Allodynie, Parästhesie (Schmid et al. 2013).

Die konventionelle Elektroneurographie (ENG) und die klassischen Neurologie-Tests erfassen ausschließlich die Funktion der dick-myelinisierten Fasern (motorische α- und sensorische Aβ -Fasern), welche nur 20 % des peripheren Nervensystems (PNS) ausmachen. Dabei ist es genauso wichtig, den Zustand der dünnen Fasern (Aδ- und unmyelinisierte C-Fasern) zu überprüfen, die Informationen zu Schmerzen und Temperatur vermitteln und 80 % des PNS ausmachen (Schmid et al. 2013, Tampin 2014).

Tab. 8.1 Klinische sensorische Tests der peripheren Nervenfasern (abgeändert nach Tampin 2014), anhand derer „Loss of Function" oder „Gain of Function" identifiziert werden können.

periphere Nervenfasern	Stimulus	klinischer Test	Loss of Function	Gain of Function	zentrale Weiterleitung
	mechanisch				
Aβ	• Light Touch • streichende Berührung	• Wattebausch • Pinsel	Hypästhesie	• Hyperalgesie • Allodynie • Wind-up bei mehrmaligem Bestreichen	Hinterstrang
Aβ	• punktförmige Berührung (Test der Berührungswahrnehmung)	von Frey-Filamente	Hypästhesie		Hinterstrang
Aβ	Vibration	Stimmgabel	herabgesetzter Vibrationssinn		Hinterstrang
Aδ	• Pinprick* (Wahrnehmungstest) • Spitzer, stechender Reiz	• Zahnstocher • Nadelreize	• Hypalgesie • nicht spüren, ob etwas spitz ist	• Hyperalgesie • Allodynie • Wind-up bei mehrmaligem Pieksen	spinothalamisch
Aδ und C	• Druckschmerzschwelle • Test der Empfindlichkeit auf dumpfen Druck	Druck mit dem Daumen (Algometer)		• Hyperalgesie • Allodynie	spinothalamisch
	thermisch				
Aδ	Kälte	**TipTherm oder kalte Münze	Hypästhesie: nicht spüren können, ob etwas kalt ist		spinothalamisch
C	Wärme	**TipTherm oder warme Münze	Hypästhesie: nicht spüren können, ob etwas warm ist		spinothalamisch
Aδ und C	nicht schmerzhafter Kaltreiz	Eiswürfel 10 Sek.		Hyperalgesie	spinothalamisch
Aδ und C	nicht schmerzhafter Warmreiz	Reagenzglas gefüllt mit 40° heißem Wasser 10 Sek.		Hyperalgesie	spinothalamisch

*Mit dem Pinprick-Test (spitzes Hölzchen) werden Aδ -Fasern getestet. Mit ihm kann schnell eine zentrale Sensibilisierung festgestellt werden. Ein Zeichen dafür wäre, dass anstelle des Gefühls „spitz" vielmehr Schmerz empfunden wird und bei mehrmaligem Pieksen ein Wind-up – d. h. eine Schmerzzunahme – entstehen kann.
** Die dünnen Aδ- und/oder C-Fasern werden über das Wärme- und Kälteempfinden mit einem Stift (TipTherm), bei dem eine Seite eher kühl und die andere Seite eher warm ist, getestet. Es kann aber auch eine kalte und eine angewärmte Münze genommen werden.

Trotz massiver Parästhesien und bestehender Abnormitäten der dünnen Fasern kann die ENG beim CTS ein negatives Resultat zeigen (Tamburin et al. 2011).

Daher sollen auf Basis sensorischer Tests frühzeitig eine partielle Demyelinisierung, Deafferenzierung oder ein Axonverlust wie auch eine Degeneration der dünnen Nervenfasern und der Ort der Störung identifiziert werden.

▶ Tab. 8.1 zeigt, mit welchen Stimuli die Funktion der unterschiedlichen peripheren Nervenfasern getestet und inwiefern neuropathische Zeichen wie „Loss of Function" oder „Gain of Function" erkannt werden sowie inwieweit zentrale Sensibilisierungsprozesse beteiligt sind.

8.2 Vorgeschichte

Johanna M. ist 49-jährig, Mutter von 2 Kindern und arbeitet an 2 Tagen pro Woche als kaufmännische Angestellte in einem Büro. Dabei tippt sie täglich 7 Stunden lang Zahlen in einen Computer mit externer Tastatur. Zudem ist sie Bewegungspädagogin und erteilt 2-mal wöchentlich Gymnastikunterricht für Erwachsene.

Als Jugendliche hatte sie während der Lehrzeit immer wiederkehrende Sehnenscheidenentzündungen in beiden Händen, wobei sich die Schmerzen bis in die Ellbogen erstreckten. Einem CTS ähnliche Symptome hatte sie vor 15 bzw. 17 Jahren während ihrer Schwangerschaften, die sie jedoch stets mit Eigenübungen lindern konnte. Seitdem waren ihre Hände bis vor 2 Jahren beschwerdefrei.

8.2.1 Aktuelle Beschwerden

Seit nunmehr 2 Jahren leidet Johanna unter einem schleichend zunehmenden intermittierenden Kribbeln sowie unter Gefühlsstörungen und dem Einschlafen beider Hände (▶ Abb. 8.1 Sy1a, Sy1b). Vor einem halben Jahr wurde an beiden Händen im Rahmen einer motorischen und sensiblen ENG eine deutlich verzögerte Leitgeschwindigkeit des N. medianus festgestellt und somit ein mittelschweres CTS beidseits bestätigt. Vor 2 Monaten hat sie sich entschieden, ihre linke Hand operieren zu lassen, da diese stärkere und unangenehmere Parästhesien in den Fingern III, IV und V aufwies als die rechte und das Kribbeln nicht mehr wegging. Die Operation brachte jedoch nur eine Besserung von 50 %.

Johanna ist aufgrund ihrer Beschwerden nach wie vor gezwungen, nach 10 Minuten PC-Arbeit ihre Arme auszuschütteln, damit ihre Beschwerden abklingen – und das trotz ergonomisch optimiertem Arbeitsplatz. Schaut sie beim Zeitunglesen 5 Minuten nach unten oder verharrt sie in einer starren, unveränderten Armstellung, beginnen beide Hände komplett zu kribbeln und erholen sich beim Wechseln der Position erst nach 2 Minuten. Auch das Tragen einer leichten Einkaufstasche löst Johannas Symptome in der tragenden Hand rasch aus. Wenn sie während der Gymnastik auf dem Rücken mit angelegten Armen liegt, schlafen beide Hände bereits nach 5–10 Minuten ein. Indem sie ihre Hände auf dem Bauch legt, lassen sich die Symptome nur leicht lindern. Das nach oben Halten der Arme kann Johanna nur 1–2 Minuten lang aushalten.

Nachts liegt Johanna in der Regel auf ihrer rechten Seite und nutzt ein spezielles Kopfkissen. Die Symptome der rechten Hand sind nur erträglich, wenn sie eine Nachtschiene trägt. Links zieht sie seit der Operation keine Schiene mehr an. Beim Aufwachen sind meistens beide Hände eingeschlafen, allerdings wachen diese mit Bewegung innerhalb von 2 Minuten wieder auf.

Johanna erwähnt, dass sie seit 3 Jahren an einem Burnout leide und ihre Schlafstörungen vermutlich daher rühren. Bis vor einem Jahr sei sie deshalb in psychologischer Behandlung gewesen. Seit einem halben Jahr gehe es ihr nun besser und sie habe wieder mehr Energie. Insgesamt fühle sie sich aber psychisch nicht mehr so belastbar wie früher.

Neben dem CTS leidet sie unter chronischen, muskuloskelettalen Beschwerden am ganzen Körper v. a. im Bereich des Nackens, der Schultern, aber auch am Rücken und an den unteren Extremitäten. Es beängstigt und verunsichert sie, dass diese bereits bei geringster körperlicher Mehrbelastung wie eine leichte Intensitätssteigerung bei den Gymnastikübungen auftreten und sich schlecht erholen.

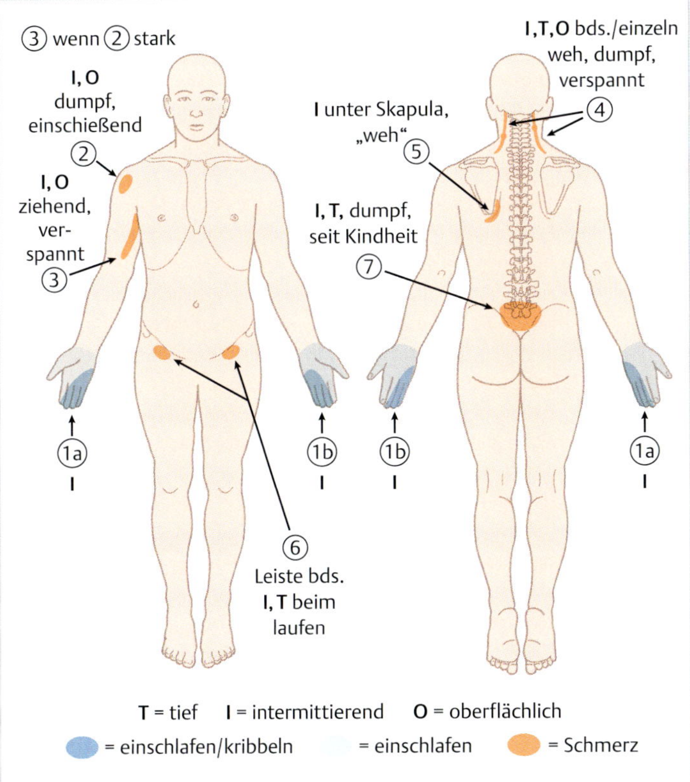

Abb. 8.1 Bodychart. Die Patientin leidet unter Schmerzen sowie Parästhesien im Bereich beider Hände. Insbesondere in den Fingern III–V verspürt sie ein starkes Kribbeln, das u. A. bei monotonen Arbeiten, beim Tragen oder Überkopfpositionen der Arme auftritt. Des Weiteren plagen sie chronische, muskuloskelettale Beschwerden im gesamten Körper, am stärksten jedoch am Nacken, momentan an der rechten Schulter, am Rücken sowie an den unteren Extremitäten.

8.2.2 Erwartungen der Patientin

Johanna erwartet eine physiotherapeutische Abklärung und möchte wissen, inwiefern der Nacken und der Schultergürtel zu ihren Beschwerden beitragen. Sie möchte ohne Operation erreichen, dass die rechte Hand nicht mehr einschläft und das Kribbeln verschwindet, indem im Nacken- und Schultergürtelbereich Platz für den Nerv geschaffen wird. Sie ist links mit dem operativen Ergebnis nicht zufrieden und möchte die linke Hand ebenfalls behandelt bekommen. Auch wenn sich die Symptome um die Hälfte reduziert haben und das starke schmerzhafte Kribbeln in den Fingern III–V weniger ausgeprägt ist, so kribbelt jedoch die ganze Hand erneut. Eine Rücksprache mit dem Handchirurgen ist zum Ende der siebten Therapiesitzung anvisiert.

8.2.3 Spezielle Fragen/Screening

Um mögliche Red Flags auszuschließen, stelle ich Johanna einige spezifische Fragen – mit insgesamt negativem Resultat:

- kein Kraftverlust der Beine, keine Schwäche in den Händen sowie keine Einschränkungen in der Feinmotorik. Ein unkontrolliertes Fallenlassen von Gegenständen trat niemals auf.
- Fragen zur Cranio-Arteriellen-Dysfunktion (CAD) sind negativ. Die Abklärung mittels Ultraschalls durch einen Neurologen zeigt einen unauffälligen Gefäßstatus.
- Gewichtszunahme von 10 kg seit dem Burnout
- keine Medikamenteneinnahme
- kein Bestehen schwerer Krankheiten
- HWS-Trauma mit 17 Jahren, seither niemals beschwerdefrei im Nackenbereich
- Abgesehen von der CTS-Operation erfolgten keine relevanten Operationen.
- Präsenz diverser Nahrungsmittelallergien, die homöopathisch behandelt werden.
- Nächtliches Schwitzen, das Johanna jedoch auf das Klimakterium zurückführt.

Clinical Reasoning

Johannas Symptome in den Händen scheinen auf den ersten Blick – im Sinne einer Entrapment-Neuropathie mit einer peripheren Sensibilisierung – peripher neurogener Natur und außerhalb des Medianusgebietes manifestiert zu sein.

Obwohl die tatsächliche Existenz eines DCS kontrovers diskutiert wird, benutze ich dieses Erklärungsmodell. Ich frage mich auch, inwieweit lokale Pathomechanismen eine Rolle spielen. Folgende maladaptive Zeichen lassen eher eine zentrale Sensibilisierung vermuten:

- inadäquate Reaktion bei leichter Belastung,
- Angst bzgl. Belastbarkeit,
- eine lange persönliche Vorgeschichte mit diversen muskuloskelettalen Beschwerden im oberen Quadranten,
- bilaterale Beschwerden,
- Burnout-Symptome,
- hormonelle Faktoren.

Die Tatsache, dass die Operation der linken Hand zu keiner sofortigen Linderung führte, weist im Hinblick auf die Ergebnisse von Zanette et al. (Zanette et al. 2010) ebenfalls auf zentrale Mechanismen hin.

Begründung weiteres Vorgehen

Da Johannas Hauptsymptome neuropathischer Natur sind, werde ich sie neurologisch im Hinblick auf die Sensorik (Berührung, Pinprick, Druck, Vibration, Kälte, Wärme), Zwei-Punkte-Diskrimination und Motorik gründlich untersuchen. Mit dem Upper-Limb-Neurodynamic-Test 1 (ULNT 1) möchte ich die neurale Mechanosensitivität prüfen. Der Tinel- und der Phalen-Test (s. Box „Provokationstest des N. medianus“ (S. 123)) dienen mir zur Überprüfung der lokalen Irritierbarkeit des N. medianus. Ich entscheide mich, den Slump-Test vorerst wegzulassen, obwohl Johannas Symptome in beiden Händen bei gehaltener Nackenflexion – einer slumpähnlichen Position – auftauchen.

Im Anschluss an die neurologischen Tests möchte ich mit wenigen TOS-Tests überprüfen, inwiefern sich das Einschlafen der Hände reproduzieren lässt und v. a., ob sich dabei gleichzeitig der Radialispuls abschwächt.

Außerdem werde ich einen Fokus auf die Untersuchung der HWS, oberen BWS und oberen Thoraxapertur legen. Dazu gehören auch die Inspektion und Tests des Schultergürtels, der Schultergelenke, der 1.Rippe sowie andere mögliche Engpassursachen bei einem TOS.

Da Johannas Symptome in den Händen sich über Nacken- und Schultergürtelpositionen, neurale Spannungserhöhung sowie durch Armbewegungen auslösen und schnell reduzieren lassen, erwarte ich, die Symptome reproduzieren zu können. Der Nerv könnte mit Latenz reagieren, daher achte ich auf die Dosierung.

Provokationstest des N. medianus

Tinel-Zeichen

Beim Tinel-Zeichen beklopft man mit dem Mittelfinger den N. medianus in leichter Vordehnung – also in DE des Handgelenks – im Bereich des Karpaltunnels. Der Test ist positiv, wenn ein elektrisierendes Gefühl mit Parästhesien im Innervationsgebet des N. medianus auftritt.

Phalen-Test

Hierbei drückt die zu testende Person beide Handrücken in maximaler Volarflexion 1 Minute lang gegeneinander. Durch diese Position wird der Druck im Karpaltunnel erhöht und der Nerv vermehrt komprimiert. Der Test ist positiv, wenn es zu Parästhesien im Medianusgebiet kommt.

8.3 Körperliche Untersuchung

Zu Beginn der Untersuchung kribbelt Johannas rechte Hand nicht. Die operierte linke Hand fühlt sich etwas eingeschlafen an.

8.3.1 Inspektion im Sitz/Stand

Inspektion von lateral

Johanna zeigt (▸ Abb. 8.2a)

- eine leichte Swayback-Haltung,
- eine Plus-Lordose im thorakolumbalen Übergang (TLÜ) bei nach anterior gekipptem Becken,
- eine rückwärtsgeneigte Brustkorb-Längsachse mit einer Minus-Kyphose in Höhe der Schulterblätter,
- einen prominenten CTÜ,
- eine leichte FHP im Stehen, eine deutliche im Sitzen
- protrahierte, ventralrotierte Schultergürtel rechts > links.

Inspektion von dorsal

In der Ansicht von dorsal (▸ Abb. 8.2b) fällt Folgendes auf:

- leicht funktionelles Abduktionssyndrom,
- links konvexe thorakale Skoliose,
- Thorax leicht nach rechts rotiert,
- links geneigte Stellung der oberen HWS mit rechts rotierter Kopfposition, v. a. von vorne ersichtlich,
- erhöhter Tonus paravertebral beidseits v. a. in der LWS und im TLÜ sowie des M. trapezius pars descendens beidseits,
- abwärts rotierte Scapulae.

Inspektion von ventral

In der Betrachtung von ventral ist zu erkennen:

- ein prominenter M. sternocleidomastoideus rechts,
- asymmetrische SCGs (rechts höher als links),
- eine steil gestellte Klavikula links.

Inspektion beider Hände

Zum Schluss schaue ich mir noch Johannas Hände an, die beide im Großen und Ganzen unauffällig sind:

- keine Thenar-Atrophie,
- keine Verfärbung,
- keine Schwellung,
- operierte linke Hand: derbe rote Narbe.

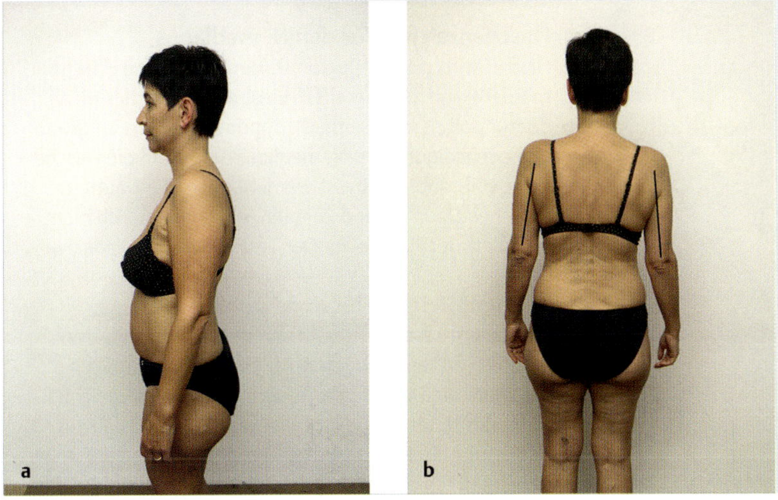

Abb. 8.2 Inspektion. (Bildquelle: A. Verbay)
a Inspektion von lateral: Die Patientin weist eine Swayback-Haltung auf. Der thorakolumbale Übergang ist übermäßig lordosiert bei nach anterior gekipptem Becken und der Brustkorb nach rückwärts geneigt. Der Schultergürtel ist protrahiert, ventralrotiert.
b Inspektion von dorsal: Die Patientin hat thorakal eine links konvexe Skoliose mit leicht nach rechts rotiertem Thorax. Die Arme befinden sich in leichter Abduktion.

8.3.2 Spezifische Tests

Neurologische Tests

Ich führe zunächst Tests für „Loss of Function" und „Gain of Function" durch (▶ Tab. 8.1., ▶ Abb. 8.3).

Sensorische Tests rechts und links

- *Light Touch mit Wattebausch:* „Loss of Function" nur palmar ulnar rechts
- *Pinseln* (mehrmals über betroffene ulnare Seite): o. B.
- *Vibration mit Stimmgabel:* o. B.
- *Pinprick mit Zahnstocher:* o. B., kein Wind-up
- *Kälte- und Wärmeempfinden*: Zwischen den Temperaturformen kann beidseits im Hypothenar und im Kleinfinger nicht unterschieden werden – es liegt ein „Loss of Function" vor.
- *Druckschmerzschwelle* (Druck mit Daumen entlang des Ober- und Unterarms): laterale Epicondylen, Unterarmextensoren und M. biceps brachii beidseits druckdolent max. möglicher „Gain of Function"
- *Tinel-Zeichen für CTS*: positiv im Sinne eines „Gain of Function" – d. h., es entsteht ein elektrisierendes Gefühl lokal und in Richtung Mittelfinger; nur rechts getestet (Klopfen entlang des Nervs bis zum Ellenbogen)
- *Phalen-Test*: beiderseits positiv: Nach 30 Sekunden entsteht das Kribbeln, zuerst im Mittelfinger, dann in der ganzen Hand.
- *Zwei-Punkte-Diskrimination (Kap. 17.3.5):* o. B. (Test für die kortikale Reorganisation, kann aber täuschen, wenn eine axonale Degeneration i. S. einer „Loss of Function" besteht, weil dadurch die Rezeptorendichte vermindert ist.)

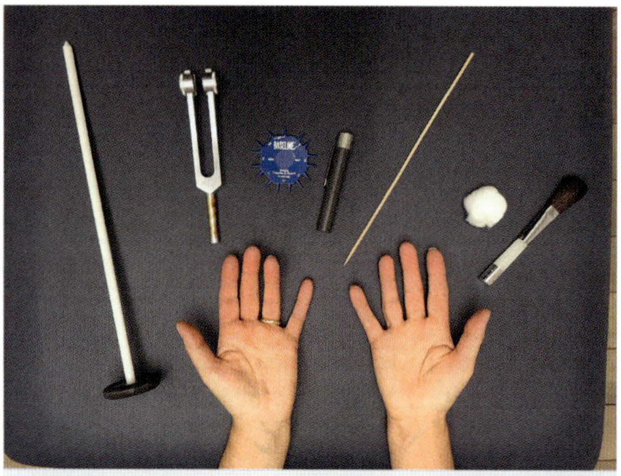

Abb. 8.3 Utensilien für die Tests „Loss of Function" und „Gain of Function". (Bildquelle: A. Verbay)

Motorik rechts und links

Hier zeigen sich keine Auffälligkeiten. Ich teste die Thenarmuskeln, die Mm. interossei, Mm. lumbricales, den M. pronator teres sowie die Kennmuskeln von C5–Th1. Es ist alles o. B. Das Flaschen- und Froment-Zeichen (s. Box „Motorische Zeichen" (S. 124)) ist ebenfalls negativ.

Reflexe

Es ist alles o. B.

TOS-Test (Radialispuls testen)

- *Halstead-Manöver (kostoklavikulärer Test):* Unter Palpation des Radialispulses führe ich eine Depression und einen posterioren Tilt des Schultergürtels aus und stelle einen positiven Befund auf beiden Seiten fest. Rechts verschwindet der Puls sofort, links etwas später. Auch tritt rechts sofort das Kribbeln/Einschlafen der lateralen 3 Finger (Sy1a) und Kribbeln des Mittelfingers links auf.
- *Roos-Test bzw. Elevated-Arm-Stress-Test (EAST):* Ich lasse Johanna max. 1 Minute lang einen kräftigen Faustschluss in 90° glenohumeraler Abd. und maximaler AR sowie 90° Ellenbogenflexion beider Arme machen. Das Ergebnis ist beidseits positiv. Links treten ihre Symptome nach 9 Sekunden, rechts nach 40 Sekunden auf.
- *Wright-Hyperabduktionstest (Einengung im Bereich des Processus coracoideus):* Unter Palpation des Radialispulses führe ich Johannas gestreckten Arm aus der Nullstellung in die Abduktion bis zur vollen Elevation. Dabei beobachte ich, ob und wie schnell sich der Puls während der Bewegung abschwächt oder verschwindet. Der Test ist auf beiden Seiten positiv – der Puls wird schwächer und verschwindet fast in der Endstellung.

Motorische Zeichen bei einer Schädigung des N. medianus und N. ulnaris

Flaschenzeichen für den N. medianus
Hierbei wird die Testperson aufgefordert, eine Flasche mit der Hand zu umgreifen. Liegt ein Ausfall des M. abductor pollicis brevis und M. opponens pollicis aufgrund einer Schädigung des N. medianus vor, kann die Flasche nicht vollständig umfasst werden – d. h. die Hautfalte zwischen Daumen und Zeigefinger schmiegt sich nicht komplett der Flasche an. Der Test gilt dann als positiv.

Froment-Zeichen für den N. ulnaris
Bei diesem Test wird versucht, einen Teststreifen, an dem von außen gezogen wird, mit dem gestreckten Daumen und Zeigefinger festzuhalten. Bei einer Schädigung des N. ulnaris gelingt dies durch den Ausfall des M. adductor pollicis nur schwer. Kompensatorisch entsteht dabei – durch den vom N. medianus innervierten M. flexor pollicis longus – eine Flexion im Daumenendgelenk und das Ergebnis wird positiv bewertet.

Clinical Reasoning

Der neurologische Befund zeigt überraschend wenig sensorische Ausfälle und auch keine Allodynie. Johanna klagt auch nicht über Schmerzen, sondern über Parästhesien. In beiden Händen besteht ein „Loss of Function" im Bereich des N. ulnaris, eine leichte sensorische Störung der dünnen (Aδ und C) Fasern bzgl. des Kälte- und Wärmeempfindens sowie rechts eine geringfügige sensorische Störung der dicken Fasern bzgl. des Berührungsempfinden (Hypästhesie).

Ein „Gain of Function" könnte dem Druckschmerz und der extraterritorialen Ausstrahlung des N. medianus zugeordnet werden, was ein Hinweis für zentrale Mechanismen wäre. Das Tinel-Zeichen und der Phalen-Test sind positiv und bestätigen, dass der N. medianus mechanosensitiv ist. Beide Tests sowie die früheren nächtlichen Beschwerden an den Händen geben Hinweise auf eine intraneurale Entzündung bzw. eine Schwellung im Nerven (Schmid et al. 2013).

Anhand der TOS-Tests können mögliche neurogene und vaskuläre Engpässe in der oberen Thoraxapertur nicht ausgeschlossen werden. Die posturalen Veränderungen unterhalten eine TOS-Symptomatik. Beim Abduktionssyndrom können die Arme – konstitutionell bedingt – nicht frei neben dem Körper hängen, was zu einer permanenten Hyperaktivität und Tonuserhöhung in der Schulter-, Schultergürtel-, Nackenmuskulatur führt. Eine Entlastung der Arme wie auch eine passive Annäherung des Schultergürtels sind daher wichtig. Dem Ausstrahlungsgebiet nach könnte es sein, dass eine erhöhte 1. Rippe im kostoklavikulären Raum den Truncus inferior des Plexus brachialis reizt.

Da ich bereits einige Informationen über den Schultergürtel durch die TOS-Tests habe, möchte ich zuerst die HWS aktiv untersuchen, um festzustellen, ob sich Symptome in der Hand reproduzieren lassen. Um den ULNT 1 passiv zu testen, werde ich zuvor die dazugehörigen Gelenke untersuchen.

8.3.3 Beweglichkeit

Aktive Bewegungen

Ich überprüfe die aktive Beweglichkeit der HWS und des Schultergürtels im Sitzen (▸ Tab. 8.2). Da Johanna aus Angst vor zusätzlichen Symptomen nicht möchte, dass Provokationstests an der HWS durchgeführt werden, vereinbaren wir, dass sie sich so weit wie möglich aktiv bewegt, und ich die Bewegung, wenn nötig, nur mit ihrem Einverständnis assistiv weiterführe.

Physiologische/aktive Bewegungen und passives Weiterbewegen

Im Anschluss an die Untersuchung der HWS überprüfe ich auch die Gelenke der Extremitäten – zuerst aktiv und dann passiv weiter. Die Ergebnisse sind in ▸ Tab. 8.3 dargestellt.

Clinical Reasoning

Johanna hat trotz Angst vor einer Symptomverschlimmerung die HWS so weit wie möglich bewegt. Die HWS ist in allen Richtungen aktiv eingeschränkt und weist eine schlechte Bewegungskontrolle bei Extension, Rotation und Flexion auf. LF und Rotation nach links lösen die gleichen lokalen Symptome aus, was artikulär bedingt sein kann. Die HWS werde ich im Anschluss an den ULNT 1 mit akzessorischen Tests (PAIVMs) (s. Box „Passive Accessory Intervertebral Movements (S. 321)") weiter untersuchen. Dabei hoffe ich auf eine klare Symptomreproduktion in den Händen.

Der Schultergürtel löst wie bereits beim TOS-Test die Symptome in beiden Händen (Kribbeln, Einschlafen) aus. Die Schultergelenke sind für Johannas bestehende Problematik unbedeutend eingeschränkt und in fast allen Richtungen überraschend symptomfrei. Die Skapula-Dyskinesie erachte ich als Nebenbefund, werde aber auf eine gute Skapula-Position eingehen, um die Protraktion, Ventralrotation und Länge des M. pectoralis minor zu beeinflussen. Beide Handgelenke sind massiv in DE eingeschränkt. Die weitere Untersuchung der Handwurzelknochen vertage ich auf später. Mit dem ULNT 1 möchte ich die Mechanosensitivität des Nervensystems testen. Dabei werde ich beim Abduzieren des Armes auf Johannas anterioren Schulterschmerz rechts Rücksicht nehmen.

Tab. 8.2 Überprüfung der aktiven Beweglichkeit der HWS und des Schultergürtels im Sitzen.

Bewegung	ROM/Auffälligkeiten
HWS	
Flexion	• mit ca. 40° stark eingeschränkt • Kinn-Sternum-Abstand = 7 Finger, Bewegung v. a. aus oberen HWS, keine Flexion in der mittleren HWS • bei aktivem Weiterbewegen erfolgt eine Flexion im CTÜ • symptomfrei
Extension	• Etwas Angst vorhanden, da Johanna zuvor vermittelt wurde, dass man die HWS nicht extendieren sollte. • ca. 45°, v. a. in der oberen HWS • Bei aktivem Weiterbewegen entsteht ein Angulieren in der mittleren HWS. • C5 hypermobil • CTÜ sehr steif • schlechte Motor Control • symptomfrei
LF nach links	• 20° • bewegt ungern • lokale Schmerzen in der mittleren HWS links, v. a. Bewegung Nacken auf Thorax
LF nach rechts	• 25° • bewegt ungern • mittlere HWS stark eingeschränkt, v. a. Bewegung des Kopf auf den Nacken und des Nackens auf den Thorax • seitliches Ziehen an der HWS (Sy 4) (Annäherung Schultergürtel reduziert, LF geht weiter)
Rotation nach links	• 70° • schlechte Motor Control, etwas suchend • gleiche Symptome wie LF links in der mittleren HWS
Rotation nach rechts	• 60° • schlechte Motor Control, etwas suchend • Ziehen linksseitig
Protraktion	• viel Bewegung • symptomfrei
Retraktion	o. B.
Schultergürtel	
Elevation	o. B.

Depression	• sofort symptomauslösend Sy1a und Sy2b:
	  ◦ rechts tritt ein intensives Kribbeln, Einschlafen der lateralen 3 Finger auf
	  ◦ links Kribbeln im Mittelfinger
	  ◦ Schulterelevation und Schütteln der Arme eliminiert die Symptome sofort

Protraktion	leichte, ziehende Symptome in beiden Mittelfingern, gehen sofort wieder weg
Retraktion	o. B.

8.3.4 Neurodynamik

Wie geplant überprüfe ich die Neurodynamik des N. medianus mittels des ULNT 1 (▶ Tab. 8.4). Da ich rechts aufgrund aufkommender Symptome bei der DE-Komponente den Test in der herkömmlichen Durchführung abbrechen muss, füge ich die Testung in abgewandelter Abfolge zur Schonung des Nervs an (▶ Tab. 8.4, ▶ Abb. 8.4).

Beide herkömmlichen ULNT 1 sind positiv, reproduzieren deutlich die Symptome in den Händen und reagieren mit Latenz. Beim modifizierten ULNT 1 wurden links bei –40° Ellenbogenextension das Kribbeln und Einschlafen der lateralen 3 Finger und rechts bei –50° ein Ziehen im Unterarm ausgelöst.

Tab. 8.3 Physiologische, aktive Bewegungen des Schulter- und Ellenbogengelenks sowie der Hände mit passiver Weiterbewegung (Overpressure) im Stehen.

Bewegung	ROM/Auffälligkeiten
Schultergelenk	

Flexion	• links < rechts, mit Overpressure o. B.
	• Skapula:
	  ◦ zuerst leichter Tilt, Skapula-Dyskinesie bei der Rückbewegung aus Flexion
	  ◦ Rotations-Timing Klavikulabewegung o. B. (d. h. ACG/SCG vorerst o. B.)
	  ◦ Skapula-Kontrolle in EOR der Flexion: o. B.

Abduktion	• links < rechts, mit Overpressure o. B.
	  ◦ bei passivem Weiterbewegen links straffer
	• Skapula-Dyskinesie:
	  ◦ zuerst Abwärtsrotation linke Skapula
	  ◦ bei der Rückbewegung aus der Abduktion Verlust der Skapula-Kontrolle (links > rechts)
	• aktive Abduktion bei 0° AR mit gebeugtem Ellenbogen:
	  ◦ o. B. beidseits (90°)
	  ◦ bei passivem Weiterbewegen anterior einschießender Schulterschmerz rechts (Sy2)

Hand behind neck	o. B.
Hand behind back	o. B. • rechter Mittelfinger bis Th 6 • linker Mittelfinger bis Th 8
Extension	nicht getestet
horizontale Flexion und Extension	o. B.
AR	• in Neutralstellung links < rechts, mit Overpressure o. B. • in 90° Abduktion o. B.
IR	in 90° Abduktion: • rechts o. B. • links aktiv beim EOR leichter ventraler Schulterschmerz
Ellenbogengelenk	
alle Bewegungsrichtungen	o. B.
Handgelenke	
DE	• links 25°, rechts 20°; beidseits symptomfrei • beim passiven Weiterbewegen hartes Endgefühl beidseits (war laut Patientin immer sehr stark eingeschränkt, Stützen war immer schwierig)
VF, Radial- und Ulnarduktion	o. B.
Fingergelenke	
Alle Bewegungsrichtungen aller Finger	o. B.
Berger-Test*	negativ

*Berger-Test: Hierbei wird der Patient gebeten, einen Faustschluss in neutraler Handgelenksstellung für 30–60 Sekunden auszuführen. Bei einer Fingerflexion können die Mm. lumbricales anatomisch bedingt in den Karpaltunnel münden und ihn bei Faustschluss einengen. Der Test ist positiv, wenn Schmerzen und Parästhesien im Medianusgebiet auftreten.

Clinical Reasoning

Da beide Formen des ULNT 1 positiv ausfallen, eignen sie sich grundsätzlich beide als Verlaufsparameter. Ich entscheide mich, zunächst den schonenden, modifizierten Test als vergleichbares Verlaufszeichen (Vz) zu nutzen, um nicht jedes Mal während des Wiederbefundens den Nerven zu reizen. „Positiv" bedeutet, dass der Test die bekannten Symptome auslöst und entfernt davon sich mit Sensitizing Movements modifizieren lässt, und das Bewegungsausmaß ist eingeschränkt.

Tab. 8.4 Ergebnisse des herkömmlichen ULNT 1 und des modifizierten ULNT 1.

ULNT 1	Abd. GHG	Supination Ellenbogen	Handgelenk/ Fingerextension	GHG + AR	Ellenbogen-extension	LF der HWS	Schultergürtelelevation, falls HWS keinen Einfluss
Herkömmliche Abfolge des ULNT 1							
links	√ (95°)/√	• bei 80° Ziehen im Handgelenk • minus Sup/ √	sehr straff bei 10°/√	90°/√	bei –60° Extension Auftreten des Kribbelns und Einschlafens der Finger III–V (Sy1b)	kein Einfluss, die Symptome bleiben bestehen	symptomlindernd
rechts	√ (95°)/√	√ /√	• sehr straff bei 10° • sofortiges Auftreten des Kribbelns und Einschlafens der Finger III–V (Sy1a) • minus Handgelenk-/Fingerextension nur leichte Symptomlinderung → Testabbruch	nicht mehr ausgeführt	nicht mehr ausgeführt	nicht mehr ausgeführt	In Null-Grad-Stellung des Arms Linderung der ausgelösten Symptome
Modifizierte Abfolge des ULNT 1							
links	√ (95°)/√	• bei 80° Ziehen im Handgelenk • minus Sup./ √	Nullstellung	nicht gemacht	bei –40° Extension Kribbeln, Einschlafen der linken Hand (Sy1b)	zur betroffenen Hand: • Kribbeln, Einschlafen leicht besser, bleibt → Testabbruch	In Null-Grad-Stellung des Arms Linderung der ausgelösten Symptome
rechts	√ (95°)/√	√/√	Nullstellung	nicht gemacht	Bei –50° Extension Ziehen im Unterarm	zur betroffenen Hand: Ziehen im Unterarm ist geringer	lindert ebenfalls wie die LF der HWS

Das Häkchen √ bedeutet „unauffällig“
Das erste √ bzgl. Beweglichkeit, das zweite √ bzgl. Symptome

8.3.5 Palpation

Nun setze ich meine Befundung mit der Palpation der HWS und Schultergürtelregion in RL und BL fort und achte hierbei auf knöcherne Ausrichtungen, Gewebeveränderungen und Druckdolenzen.

- *1. Rippe:* rechts höherstehend
- *Schultergürtel:* Druckdolenz und erhöhte Spannung im M. pectoralis major und M. pectoralis minor (beidseitig). Die Mm. subclavii sind ebenfalls druckdolent.
- *Nackenmuskulatur:* Druckdolenz und Tonuserhöhung beidseits im M. trapezius pars descendens, M. levator scapulae sowie Tonuserhöhung der Mm. scaleni (rechts > links) und des M. sternocleidomastoideus (rechts > links)
- beidseitige paravertebrale und interskapuläre Tonuserhöhung, druckdolenter M. serratus posterior superior
- sichtbare Quellung im CTÜ, Druckdolenz auf Th 4
- tiefliegender C 5, etwas verquollen und druckdolent
- Irritationszone C 2/3 rechts verdickt und druckdolent

Bei der Palpation der linken Hand ist die Narbe etwas erwärmt, schlecht verschiebbar und schlecht abhebbar.

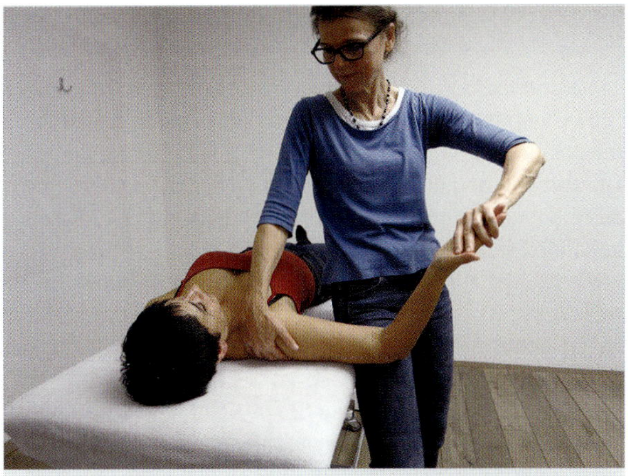

Abb. 8.4 Modifizierter ULNT 1. Der Test wird wie der herkömmliche ULNT 1 mit glenohumeraler Abduktion begonnen, jedoch wird zur Schonung des N. medianus im Handgelenksbereich auf eine DE verzichtet und die AR weggelassen. Bei -50° Ellenbogenextension wird ein Ziehen im Unterarm ausgelöst, die sich über eine LF der HWS oder Schultergürtelelevation modifizieren lässt. **Ziel:** schonende Überprüfung, inwiefern der Nerv mechanosensitiv ist. (Bildquelle: A. Verbay)

Zusatzbewegungen der HWS/BWS (C 2–Th 4) und der 1. Rippe in BL

- *CTÜ:* sehr steife zentrale und unilaterale PAs
- *1. Rippe*: rechts nach kaudal steifer als links, PAs beidseits lokal druckdolent und steif
- *HWS:*
  - C 2/3: unilaterale PAs rechts sehr steif
  - C 5: Johanna reagiert bei einem zentralen PA im Grad IV^{-} empfindlich und mit einem Schutzspasmus.
  - Beim unilateralen PA auf C 5/6 rechts im Grad IV^{--} wird das Kribbeln und Einschlafen der rechten Hand reproduziert (Sy1a) und geht nicht sofort weg. Positionswechsel in RL, Lagerung des Schultergürtels in Elevation und leichte Bewegung lindern etwas. Erst eine Traktion in ganz leichter Flexion im Segment C 5/6 eliminiert das Kribbeln wieder vollständig.

> **Clinical Reasoning**
>
> Die Tatsache, dass das Kribbeln und Einschlafen der Hände über PAs in der mittleren HWS lokal reproduzierbar sind, betrachte ich kritisch. Vielleicht haben die längere Bauchlagenstellung oder die Summation der Tests die Symptome ausgelöst. Die Linderung über Traktion in leichter Flexion könnte einen neurophysiologischen Input auf das Foramen intervertebrale verursacht oder das Foramen etwas entlastet haben.

Bevor ich mit der Untersuchung fortfahre, teste ich den modifizierten ULNT 1 rechts erneut. Überraschenderweise ist der Befund besser, die Spannung bei der Ellenbogenextension tritt deutlich später auf. Da Johanna für eine ganze Stunde bestellt ist, werde ich später noch eine Probebehandlung an der mittleren HWS – im Bereich von C 5 – ausführen.

8.3.6 Muskellängen

- beidseitig verkürzter M. pectoralis minor: in RL steht der dorsale Akromionrand ca.7 cm von der Liege ab. Die Spinae scapulae können nicht nach dorsal auf die Liege platziert werden. Die Dehnung des Brustmuskels verstärkt das Kribbeln auf beiden Seiten (obwohl die Schultergürtel-Retraktion im Stehen symptomfrei war).
- beidseitig verkürzter M. trapezius pars descendens und verkürzter M. levator scapulae

8.3.7 Krafttests

Im Rahmen der neurolgischen Untersuchung habe ich bereits etliche Muskeln abklären können. So waren die Thenarmuskeln, die Mm. interossei, Mm. lumbricales, der M. pronator teres sowie die Kennmuskeln von C 5–Th 1 alle unauffällig.

Dennoch habe ich mir bislang noch keinen Eindruck von der stabilisierenden Muskulatur im HWS- und Schulterbereich machen können, sodass ich hierzu weitere spezifische Tests für die tiefen Nackenflexoren im Rahmen der Motor Control und die Überprüfung der Skapula-Stabilisatoren für eine spätere Sitzung plane.

Clinical Reasoning

Bisher konnte ich nur wenig eindeutige, mechanische Zeichen für Johannas Problematik finden. Die Symptome sind beidseitig, symmetrisch und die Frage bleibt, ob sie sich auch als unilaterales Problem behandeln lassen.

Physiotherapeutische Diagnose

Im vorliegenden Fall geht es wahrscheinlich um eine lokale wie auch nicht lokale Entrapment-Neuropathie mit beidseitigen, atypischen CTS-Zeichen – Hypästhesien und Parästhesien im Bereich des N. ulnaris, des mechanosensitiven N. medianus und ein positiver ULNT 1.

Es könnte ein DCS vorliegen mit Beeinträchtigung des N. medianus proximal des Karpaltunnels, im Foramen intervertebrale der HWS und in der oberen Thoraxapertur. Folgende Faktoren können die Problematik weiterhin unterhalten:

- FHP,
- hypomobiler CTÜ,
- Defizite in der motorischen Kontrolle der HWS,
- protrahierte, ventralrotierte Schultergürtel,
- evtl. eine funktionelle Instabilität in der mittleren HWS,
- beidseitige TOS-Komponenten,
- myofasziale Veränderungen im Nacken- und Schultergürtelbereich.

Ungünstige prognostische Faktoren sind Zeichen zentraler Sensibilisierungsprozesse. Hierzu zählen Johannas lange Krankengeschichte und ihre Andeutungen zu Yellow Flags wie Verunsicherung, Überreaktion bei leichter körperlicher Belastung und Angst vor zervikale Bewegungen. Weiterhin ungünstig ist, dass bereits neuropathische Störungen bestehen, und dass auch nach der Untersuchung das Problem nicht ganz klar ist. Aus diesen Gründen erwarte ich keine schnelle Veränderung.

Positiv wirkt sich Johannas Motivation aus und die Tatsache, dass sie trotz Schmerzen aktiv bleibt, über gute Copingstrategien verfügt und bei der Untersuchung klar Auskunft geben konnte. Auch ist es für den Therapieverlauf hilfreich, dass sie sich durch den Nebenberuf etwas in der Bewegungstherapie auskennt.

Therapieplanung

Ich werde mit Johanna vereinbaren, dass sich meine Therapie auf die Symptome der rechten Hand fokussieren wird. Jedoch können sich dadurch auch die Symptome in der linken Hand indirekt verbessern. Das Ziel ist, eine mögliche Schwellung im Nerv zu reduzieren und dadurch die Parästhesien und Hypästhesien zu lindern. Alle Faktoren, die ein Entrapment begünstigen, Zug oder Druck auf den Nerv ausüben und die Neurodynamik beeinträchtigen, sollen behandelt werden.

Wichtig ist auch, dass Johanna versteht, was los ist und weshalb sie sich entsprechend verhalten soll. Aus Respekt vor Johannas Angst vor einer möglichen Verschlechterung werde ich die HWS, den CTÜ sowie den Schultergürtelbereich vorsichtig therapieren. Da es sich um eine komplexe Situation handelt, sind eine offene gute Zusammenarbeit, die Befolgung meiner Anleitungen und Johannas Bereitschaft, mögliche unterhaltende Faktoren zu ändern, sehr wichtig. Um evaluieren zu können, ob und wie die Therapie einen Einfluss auf die Problematik nimmt, bin ich auf klare Rückmeldungen von Johanna angewiesen.

Die Sitzungen finden in den ersten 2 Wochen zunächst 2-mal wöchentlich, anschließend wöchentlich statt. Bis zum ärztlichen Kontrolltermin in 4 Monaten, bei dem über einen operativen Eingriff an der rechten Hand entschieden werden soll, plane ich 18 Sitzungen à 30 Minuten.

Zur Verlaufskontrolle lassen sich folgende Verlaufsparameter ableiten:

- *Verlaufssymptom (Vs):* v. a. Sy1a und Sy1b (▶ Abb. 8.1) – d. h. Ausstrahlung/Kribbeln in die Finger III–V und Einschlafen der Hände. Tritt auf bei:
    - 5-minütigem Zeitung lesen in HWS-Flexion,
    - 10-minütiger Computerarbeit,
    - RL,
    - Taschentragen,
    - Hochhalten der Arme.
- *Verlaufszeichen (Vz):*
    - modifizierter ULNT 1 rechts (bei glenohumeraler Abd. o. B.; bei Supination o. B.; bei -50° Ellenbogenextension Ziehen im Unterarm)
    - sensorische Tests und Provokationstests (Light Touch, warm-kalt, Phalen-Test, Tinel-Test)
    - lokale Schmerzen links bei HWS-Rotation nach links
    - lokale Schmerzen links bei LF nach links
    - Ausmaß/Qualität bei HWS-Extension und -Flexion, Rotation nach links und rechts
    - Reproduktion Sy1a und Sy1b bei Schultergürteldepression
    - TOS-Tests

8.4 Behandlungsverlauf

8.4.1 1. Therapiesitzung

Nach der Befundaufnahme habe ich noch etwas Zeit für eine erste Behandlung. Neben der Patientenaufklärung plane ich noch eine Probebehandlung mittels manueller Techniken auf C5. Als Verlaufssymptom wähle ich das Kribbeln und Einschlafen der Hände und als Verlaufszeichen den modifizierten ULNT1 rechts sowie die LF der HWS nach links.

Patientenedukation

Ich erläutere Johanna, was meines Erachtens nach ihr Problem darstellt und was sie selbst tun kann, um die Beschwerden zu reduzieren:

- Vorhandensein von Kompressionsmechanismen, die auf den Nerv einwirken und somit dessen Durchblutung mindern und den intraneuralen Druck negativ beeinflussen.
- Es gilt, den Zug und Druck auf den Nerv zu vermeiden. Der Nerv braucht Sauerstoff und muss frei gleiten können.
- Aufklärung darüber, dass eine periphere wie auch zentrale Sensibilisierung besteht, dass langandauernde Afferenzen und länger bestehende Störungen im PNS Veränderungen im ZNS verursachen. Die komplexe Situation verlangt Zeit, Geduld und Durchhaltevermögen.
- Erkennen, Modifizieren bzw. Eliminieren provozierender Haltungen, Lagerungen und Aktivitäten. Dabei soll sie beobachten, wann die Parästhesie/Hypästhesie auftritt und wie sie sich verändert.
- Im Alltag soll Johanna darauf achten, welche Positionen einen Zug auf den Nerven geben und wie diese verhindert werden können.
- Beim Gymnastikunterricht soll sie keine Stützübungen machen und keine „neuralen Stretchings".
- Aktivitäten soll sie so ausführen, dass die Hand in Neutralstellung ist.
- Belastungen wie kraftvolles Greifen und Tragen von Gewichten soll sie reduzieren, evtl. vermeiden.
- Die Schiene ist wichtig, um die Kompression im Karpaltunnel zu reduzieren und das Gelenk neutral zu halten.
- Erläuterung des Ziels und Zwecks der Hausaufgaben: Mitverantwortung und Betonung, wie wichtig das Übungsprogramm für die HWS-, Schultergürtel-, BWS-Region ist.

Tipps zur Entlastung des Schultergürtels und Arms im Alltag

Ich empfehle Johanna, im Beruf und Alltag folgende entlastende Positionen einzunehmen:

- die Hände in den Hosensack stecken,
- bei der Zugfahrt die Arme vorne auf Tasche platzieren,
- beim Lesen im Sitzen die Arme in der Skapula-Ebene auf den Tisch legen, unterlagert mit einem Kissen,
- in RL ein Kissen unter den Schultergürtel und beide Oberarme legen, die Hände auf dem Bauch platzieren.

Ergonomie bei der Arbeit und Zuhause

- *„Alle-Stunden-Übung" zur Unterbrechung statischer Positionen*: Hierbei soll Johanna sich aufrecht hinsetzen und ihre Hände locker auf den Oberschenkeln ablegen. In dieser Ausgangsposition soll sie 3 verschiedene Übungen durchführen:
  - Zuerst soll sie ihre gesamte WS zuerst in Flexion, dann in Extension bewegen. Die Arme nimmt sie danach nach oben in eine O-Position (Ellbogen bleiben leicht gebeugt) und den Nacken hält sie neutral.
  - Anschließend legt sie ihre Hände auf das Brustbein und führt 10-mal hubfreie BWS-Rotationen aus.
  - Als Nächstes legt sie ihre Hände in Supination auf die Oberschenkel und kreist ihren Schultergürtel 10x nach hinten. Hiermit bezwecke ich eine neurale Mobilisation und Dehnung des Brustmuskels.
- *Haltung beim Lesen der Zeitung anpassen:* Hierbei soll sie durch Vermeidung einer Nackenflexion einen neuralen Zug auf die Dura verhindern, indem sie ihre mit Kissen unterlagerte Arme auf einen Tisch ablegt, sodass sie die Zeitung auf Brusthöhe vor sich halten kann. Sie soll nur maximal 3 Minuten nach unten schauen.

Wahrnehmungsschulung/ Haltungsinstruktion im Sitzen und Stehen

Nun zeige ich Johanna Übungen zur Wahrnehmungsschulung und Haltungskorrektur:

- *Wahrnehmung:* Ich bitte Johanna, sich aufrecht hinzusetzen. Sie kennt mittlerweile die Neutralposition der gesamten WS und weiß, wie die FHP im Sitzen zu korrigieren ist, sodass ich mit dem sensomotorischen Training für den Schultergürtel und den Deep-Neck-Flexor (DNF) beginnen kann. ASTE: Stand mit dem Rücken an eine Wand gelehnt, welche als Feedback dient.
  - Skapula-Setting: Johanna soll ihre Skapula an die Wand anschmiegen – jedoch ohne Kontakt des Angulus inferior mit der Wand. Dies soll sie 10-mal für 10 Sekunden durchführen.
  - DNF: Johanna stellt ihren Nacken in eine neutrale Position ein. Ihr Hinterkopf berührt dabei die Wand. Nun bitte ich sie, 5-mal mit dem Kopf leicht zu nicken – ohne jegliche Spannung im Kiefer- und vorderen Halsbereich. Anschließend soll sie die Neutralposition wieder einnehmen. Mit dieser Übung hat Johanna noch Mühe.
- *Haltungskorrektur:* Johanna soll ihre WS, den Schultergürtel und den Nacken im Alltag mehrmals neutral positionieren – dies soll sie sowohl im Sitzen wie auch Stehen umsetzen.

Probebehandlung

Als Nächstes führe ich die geplante manuelle Mobilisationstechnik als Probebehandlung durch. Hierbei mobilisiere ich C 5 in BL mittels 3-mal 30 zentraler PAs im Grad IV⁻.

Im unmittelbaren Wiederbefund ist der ULNT 1 rechts bei -40° Ellenbogenextension sowie die zervikale LF nach links beweglicher.

Heimprogramm

Aus der Fülle der Informationen der heutigen Sitzung gebe ich Johanna abschließend folgende Eigenübungen mit:

- Lagerung/Entlastungsstellungen ausprobieren
- Skapula-Setting an der Wand
- DNF an der Wand
- Beobachten und Überprüfen von Stellungen/stereotypen Bewegungen. Sie soll ebenfalls die Haltung am Bildschirm inkl. Tastaturposition kontrollieren.
- Aktivitäten abbrechen, bevor die Symptome in der Hand auftreten.
- „Alle-Stunden-Übung"

Clinical Reasoning

Die Korrektur des FHP, der Schulterprotraktion und Motor-Control-Dysfunction sollen das neurale, myofasziale und artikuläre System entlasten und gute Voraussetzungen für das Mechanical Interface – die mechanische Berührungsfläche zwischen dem Nerv und seinem umliegenden Gewebe – schaffen.

Sofortige Effekte der akzessorischen Techniken werden nicht nur dem Gate-Control-Mechanismus, sondern auch zentralen und supraspinalen Mechanismen zugeschrieben. Mit manueller Therapie werden schmerzlindernde Zentren und absteigenden Bahnen fazilitiert (Schmid et al. 2008).

Allgemeine aktive Bewegungen bringen einen neuen Input ins neurophysiologische System und wirken einer Ischämie entgegen. Zudem können BWS-Bewegungen indirekt beide Extremitäten positiv beeinflussen.

Vorläufiges Fazit

Zum Ende der ersten Therapieeinheit gab es keine Verschlechterung, aber auch keine bedeutende Veränderung. Mit der lokalen Probebehandlung von C 5 konnte ich neurophysiologische Effekte stimulieren, was sich in der Verbesserung des ULNT 1 zeigt. Trotz meiner Skepsis gegenüber einer vorliegenden lokalen und strukturellen Problematik lege ich den Fokus der Behandlung zunächst auf die HWS – insbesondere, da Johanna hier Bewegungseinschränkungen und ein Defizit in der motorischen Kontrolle aufweist. Johanna hatte mit der Rekrutierung der DNF Mühe, sodass ich in der nächsten Sitzung gezielter darauf eingehen werde. Sie war bereit, sich zu bewegen und hatte keine negativen Reaktionen auf die Übungen. Johanna verstand, worum es bei den Anpassungen im Alltag geht, was das Ziel der Haltungsschulung und des Heimprogramms ist, und dass es vorerst um eine Änderung des afferenten Inputmusters geht.

In der nächsten Sitzung werde ich die Hausaufgaben aufgreifen, um auch die Adhärenz zu überprüfen. Die in der Patientenedukation thematisierten möglichen zentralen Sensibilisierungsprozesse wurden von Johanna gut aufgenommen. Je nach Therapieverlauf kann es sein, dass ich hier die Zusammenhänge noch tiefgreifender erläutern muss.

8.4.2 2. Therapiesitzung (2 Tage nach 1. Intervention)

Wiederbefund

Zu Beginn der zweiten Sitzung überprüfe ich die Vs und Vz. Hierbei gibt Johanna an, dass das Kribbeln und Einschlafgefühl der Hände nach der letzten Therapie etwas geringer gewesen seien. Allerdings störe sie die Narbe links. Als Vz dienen mir heute der modifizierte ULNT 1 rechts, die LF der HWS nach links sowie die Schultergürteldepression. Alle Zeichen sind unverändert.

Es gab keine Reaktion auf die letzte Untersuchung und Therapie. Ich werde weitere akzessorischen Richtungen an der HWS untersuchen und den CTÜ und die 1. Rippe mobilisieren. Da Johanna das Skapula-Setting noch schwerfällt, werde ich die Wahrnehmung der Skapula gezielter in Seitenlage schulen.

Überprüfung der Tipps und Übungen der letzten Intervention

Bevor ich die manuelle Behandlung fortsetze, kontrolliere ich, ob Johanna die Inhalte der Patientenedukation verstanden hat und diesbezüglich kooperativ ist. Weiterhin bespreche ich mit ihr, was sie an sich im Alltag möglicherweise beobachtet hat und was sie wie umgesetzt hat. Danach überprüfe ich das Heimprogramm und ergänze es ggf. um neue Alltagsanpassungen:

- Johanna war noch nicht im Büro arbeiten und konnte daher die Ratschläge nicht ausprobieren. Den PC-Bildschirmschoner soll sie so einstellen, dass sie regelmäßig an die „Alle-Stunden-Übung" erinnert wird.
- Johanna hat noch keine entlastende Leseposition gefunden. Sobald sie die Hände etwas hochhält, kribbelt es in den Händen. Ich wiederhole mit ihr erneut die Lagerung und passe die Kissenhöhe an.
- In der Gymnastik kann sie die Übungen gut anpassen.
- Die Unterlagerung des Schultergürtels und der Arme mit einem Kissen in RL ergibt keine Verbesserung.

- Entlastung und Kreisen des Schultergürtels tun ihr gut. 10 Wiederholungen sind ihr jedoch zu viel und sie kann nur 7 beschwerdefrei ausführen.
- Die „Alle-Stunden-Übung“ tut ihr gut.
- Bei der Übung „Rücken an der Wand“ spürt Johanna ihre Schulterblätter, kann diese jedoch nicht gut einstellen und verkrampft sich.

Behandlung

Wahrnehmungsschulung, Skapula-Setting, Dehnung in linker Seitenlage

- *Wahrnehmung:* Mit gut unterlagertem Arm führe ich sanfte, widerstandfreie Mobilisationen des Schultergürtels in alle Richtungen durch:
  - 5-mal Elevation und Depression,
  - 5-mal Pro- und Retraktion,
  - 5-mal Up- und Downward-Rotation,
  - 5-mal posterior-anteriorer Tilt.
- *Skapula-Setting in SL:* Ich führe die Skapula in eine neutrale Position (posterior tilt und leichte Aufwärtsrotation) und Johanna soll diese Position 10-mal 10 Sekunden lang halten.
- *Dehnung*: leichte Dehnung des M. pectoralis minor für 20 Sekunden.

Test DNF und Behandlung

- *Kraniozervikale Flexion:* In RL zeigt sich eine Dominanz der oberflächlichen Muskulatur aufgrund einer schlechten Rekrutierung der tiefliegenden ventralen Halsmuskulatur. Im Sitzen (Hinterkopf lehnt an der Wand) kann Johanna 7 Bewegungen durchführen, ohne dabei die oberflächliche Muskulatur zu aktivieren. Die Bewegungen sind dabei allerdings nicht fließend.
- *Aktivierung der DNF (im Sitzen und Stehen):* Johanna gelingen 5 Wiederholungen á 10 Sekunden.

Manuelle Mobilisationstechniken

Ich führe folgende Mobilisationen in BL aus:

- *CTÜ:* Je 3-mal 30 zentrale und unilaterale PAs am CTÜ mit einem Grad IV. Johanna empfindet dies als sehr angenehm. Im Wiederbefund zeigt die HWS-Extension eine bessere Qualität.
- *HWS:*
  - zentrale PAs auf C 5 entsprechend der ersten Intervention (3-mal 30 im Grad IV⁻). Hierbei entsteht kein Schutzspasmus und die Symptome sind unverändert.
  - Einmalig 30 unilaterale PAs auf C 5/6 rechts mit einem Grad IV⁻, da das Kribbeln und Einschlafen der Hände auftreten. Bei Wechsel in RL gehen die Symptome mit der Positionierung der Hände auf dem Bauch zurück. Der ULNT 1 rechts bleibt unverändert.

Die Auslösung der Symptome könnte lagebedingt sein. Deshalb fahre ich in RL mit folgenden Techniken fort:

- *HWS:* Unilaterales AP auf C 5 rechts im Grad IV⁻ (▶ Abb. 8.5.) reproduziert die Symptome im rechten vorderen Schulterbereich und das Ziehen im rechten Oberarm (Sy2 und Sy3). Nach 30 Wiederholungen sind die Symptome jedoch geringer und der ULNT 1 leicht verbessert.
- *1. Rippe:* Mobilisation der rechten 1. Rippe nach kaudal im Grad IV. Hierbei tritt ein lokaler Schmerz auf. Nach 3-mal 30 Wiederholungen ist der ULNT 1 leicht verbessert (-30° Ellenbogenextension). Die Depression des Schultergürtels als Vz habe ich nicht überprüft.

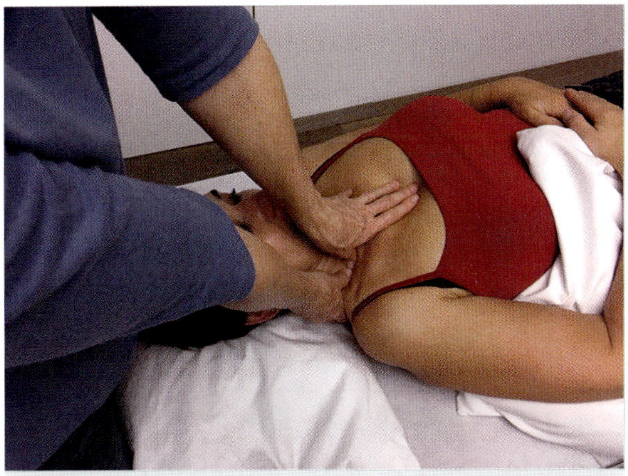

Abb. 8.5 AP-Mobilisation von C 5. Die Therapeutin platziert von ventral beide Daumen unilateral rechts auf Höhe C 5 und führt eine Mobilisation in anterior-posteriorer Richtung im Grad IV⁻ durch. (Bildquelle: A. Verbay)

Narbenbehandlung linke Hand

Ich zeige Johanna, wie sie ihre Narbe mit leichtem Druck der Fingerspitzen selbst mobilisieren kann – ohne dabei die rechte Hand zu überfordern. Auch empfehle ich ihr zu einem Silikonpflaster, das dabei helfen soll, die Narbe geschmeidig zu halten.

Heimprogramm

Ich bitte Johanna, 2 weitere Dinge in ihr Programm zu integrieren:

- *DNF im Sitzen und Stehen:* Sie soll die Übung mehrmals täglich mit 5 Wiederholungen à 10 Sekunden durchführen. Dies soll sie sowohl mit als auch ohne Kontakt ihres Hinterkopfs zur Wand umsetzen. Als Erinnerungshilfe für eine korrekte Nackenposition mit gleichzeitiger kurzer Anspannung der DNF rate ich ihr, rote Punkte in der Wohnung und im Büro verteilt zu kleben.
- *Übungsprotokoll:* Ich gebe Johanna eine Zeichnung aller Übungen (DNF, Skapula-Setting, „Alle-Stunden-Übung“ etc.) inklusive eines Protokollfeldes mit und bitte sie, dieses ausgefüllt jedes Mal zur Therapie mitzubringen.

Im Sinne der Adhärenz muss ich Johanna motivieren, die vereinbarten Aufträge einzuhalten und appelliere an ihre Mitverantwortung, und dass sie die Hausaufgaben täglich protokolliert.

Clinical Reasoning

Ich möchte das Mechanical Interface in der oberen Thoraxapertur und HWS zunächst durch manuelle Mobilisationstechniken und dann auch über eine Tonusregulation der Muskulatur beeinflussen. Zudem soll die Mobilisation des CTÜ dem FHP entgegenwirken, die mittlere HWS und neurale Strukturen entlasten sowie die HWS-Extension verbessern.

8.4.3 3. Therapiesitzung (5 Tage nach 2. Intervention)

Wiederbefund

Sowohl die Vs als auch Vz sind unverändert, obwohl einzig beim modifizierten ULNT 1 das Ziehen im Unterarm erst bei -30° Ellenbogenextension auftritt.

Die AP-Bewegung an der HWS hatte einen positiven Effekt auf die Symptome im rechten vorderen Schulterbereich und das Ziehen im rechten Oberarm (Sy2 und Sy3). Die Mobilisation der 1. Rippe wirkte sich positiv auf den ULNT 1 aus, sodass ich die Techniken wiederholen werde. Sollten diese Anwendungen heute wirkungslos sein, werde ich jedoch weiter auf Weichteil- und Neurodynamiktechniken eingehen.

Ich überprüfe erneut Johannas Verständnis und Kooperation hinsichtlich der in den ersten Sitzungen besprochenen Inhalte. Weiterhin bespreche ich mit ihr ihre möglichen Beobachtungen und Umsetzungen und kontrolliere das Heimprogramm:

- Die Symptome sind unverändert bei Arbeit und daheim. Trotz Anpassungen und des auf sich Achtens besteht weiterhin das Kribbeln. Ich motiviere Johanna, weiterzumachen. Die Situation sei stabil und lasse sich in der Therapie modifizieren.
- *Motor Control:* Die DNF-Übung ist verbessert. Beim Skapula-Setting an der Wand findet Johanna die neutrale Position nicht, verkrampft sich dabei und das Kribbeln in beiden Händen wird provoziert. Ich instruiere die Übung nun in RL und lasse sie von Johanna durchführen. Auch passe ich das Heimprogrammprotokoll entsprechend an.

Behandlung

Manuelle Mobilisationstechniken

- *CTÜ:* Da die BL nach einer gewissen Zeit das Kribbeln und Einschlafen der Hände auslöst (Sy1a und Sy1b), wende ich in dieser ASTE nur die Mobilisation des CTÜ entsprechend der letzten Sitzung an.
- *HWS:* In RL führe ich unilaterale APs auf C 5 rechts im Grad IV⁻ durch. Dies löst anfänglich das anteriore Schultersymptom etwas aus, das sich während der ersten 10 APs wieder erholt. Nach 3-mal 30 Wiederholungen ist der ULNT 1 im Wiederbefund unverändert.
- *1. Rippe:* Weiterhin mobilisiere ich die rechte 1. Rippe in RL nach kaudal mit einem Grad IV und IV⁺. Der ULNT 1 und die Schulterdepression sind daraufhin unverändert.

Weichteilbehandlung in SL (10 Minuten)

- *Funktionsmassage des M. trapezius pars descendens und M. levator scapulae:* Ich führe eine Elevation und Depression des Schultergürtels aus und übe bei leichter Verlängerung der Muskulatur einen manuellen Druck auf die Muskeln aus.
- *Weichteilmobilisation der Mm. scaleni sowie der Halsfaszie:* Die Mobilisationführe ich im Atemrhythmus durch und verschiebe dabei die oberflächlichen Faszien.
- *Faszientechniken* des M. pectoralis major und M. pectoralis minor; Massage des M. subclavius
- *Dehnung des M. pectoralis minor:* über eine Mobilisation des Schultergürtels (Elevation und dorsaler Tilt der Skapula sowie sanfte Depression und ventraler Tilt)

Im Anschluss an die Weichteilbehandlung führe ich erneut das Skapula-Setting in SL entsprechend der letzten Sitzung durch.

Neurodynamik/Slider

- *Neurodynamik:* In RL führe ich bei 90° glenohumeraler Abd. mit extendiertem und supiniertem Ellenbogen eine Elevation und leichte Depression des Schultergürtels durch (▶ Abb. 8.6). Diese wiederhole ich 10-mal im widerstandsfreien Bereich. Im Wiederbefund ist der ULNT 1 verbessert, bei -30° Ellenbogenextension symptomfrei.

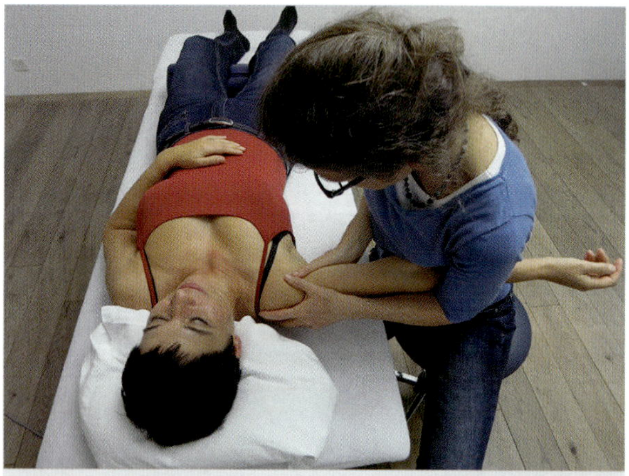

Abb. 8.6 Slider-Übung des Schultergürtels. Die Therapeutin umfasst mit einer Hand flächig in der Axilla die Skapula (von kaudal greifend) und von kranial das Akromion – der Am der Patientin befindet sich dabei in 90° Abduktion mit extendiertem, supiniertem Ellenbogen. Nun führt sie wiederholt eine Elevation und Depression des Schultergürtels durch. **Ziel:** neurale Mobilisation. (Bildquelle: A. Verbay)

- *Slider:* Ich zeige Johanna sanfte Slider-Übungen mit den Armen, die ich ihr nachfolgend als Hausaufgabe mitgebe.
  - Unterarm-Drehübung: Hierbei soll sie ihre 90° flektierten Unterarme in entgegengesetzter Richtung drehen und dabei jeweils auf die nach oben zeigenden Handgelenke schauen.
  - „Jonglier-Übung": Flexion des Ellenbogens in Kombination mit einer Extension des Handgelenks mit anschließender Extension des Ellenbogens in Kombination mit einer Flexion des Handgelenks (▶ Abb. 8.7). Die Übung soll nicht nur mit den Händen nach oben ausgerichtet ausgeführt werden, sondern auch zueinander.

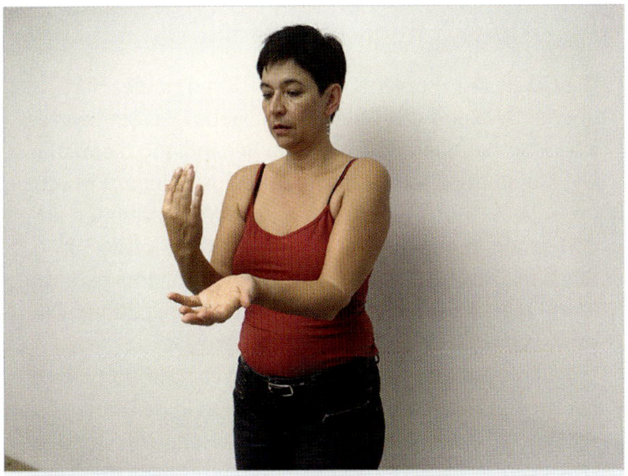

Abb. 8.7 Slider-Übung „Jonglieren". Die Patientin wird angeleitet, ihre Unterarme jeweils gegensinnig in Ellenbogenflexion mit Handgelenksextension und Ellenbogenextension mit Handgelenksflexion zu bewegen. **Ziel:** neurale Mobilisation. (Bildquelle: A. Verbay)

Heimprogramm

Ich ergänze Johannas Heimprogramm um die soeben erlernten Slider-Übungen. Sie soll die „Jonglier-Übung" sowie die „Unterarm-Drehübung" jeweils 5-mal täglich mit je 10 Wiederholungen im Wechsel rechts und links machen.

Clinical Reasoning

Nach Schmid und Kollegen (Schmid et al. 2013) reduzieren Nerven- und Sehnengleitübungen intraneurale Schwellungen und sanfte Mobilisationen führen nicht zu einer Verschlimmerung des entzündlichen Prozesses. Mit den neurodynamischen Übungen möchte ich ähnliche Wirkungsmechanismen erzielen wie bei der manuellen Therapie. Gemäß Bialosky et al. (Bialosky et al. 2009) beeinflussen diese zudem auch zentrale Mechanismen. Auch wenn ich weiß, dass das Mechanical Interface frei sein muss, bevor Slider-Techniken angewendet werden, werde ich diese dennoch sanft– d. h. ohne Widerstand – anwenden. Hiermit beabsichtige ich, sowohl die zentralen Mechanismen zu beeinflussen als auch peripher die Trophik im und um den Nerv anzuregen.

Mit der Funktionsmassage wird neben einer Tonussenkung indirekt eine sanfte Mobilisation des neuralen Systems erzielt. Auch Weichteiltechniken wie neurodynamische und manuelle Mobilisations-Techniken an potenziellen Engpässen entlang des N. medianus können eine desensibilisierende Wirkung auf zentralen Schmerzmechanismen haben. Eine Studie von Fernández-de-las-Peñas und Kollegen (Fernández-de-las-Peñas et al. 2015) zeigt, dass die Kombination von desensibilisierenden Maßnahmen bei Patienten mit einem CTS in den ersten 3 Monaten effektiver bzgl. Schmerzen und Funktion ist als eine Operation.

8.4.4 4. Therapiesitzung (2 Tage nach 3. Intervention)

Wiederbefund

Ich überprüfe erneut die Vs und Vz:

- *Vs:* Das Kribbeln und Einschlafen der Hände (Sy1a/1b) sind heute etwas besser. Johannas Hände kribbeln weniger lang und sie kann mittlerweile länger lesen (10 Min). Ihre HWS fühlt sich nach ihrer Angabe weniger verspannt an.
- *Vz:* Der ULNT 1 rechts ist etwas verbessert. Zusätzlich zur glenohumeralen Abd. kann nun eine AR ergänzt werden: Bis 95° Abd. und 90° AR sowie einer Supination ist alles o. B., bei einer Ellenbogenextension von -40° entsteht ein Ziehen im Unterarm. Die Sensibilität und Schultergürteldepression sind unverändert. Der Kinn-Sternum-Abstand beträgt bei der HWS-Flexion 5 Finger, d. h. die Flexion ist um ca. 10° erweitert. Auch die Bewegungsqualität ist hier verbessert. Da ich Sensibilisierungsprozesse bei den neuropathischen Zeichen und beim Angstvermeidungsverhalten bei der HWS-Bewegung nicht fördern will, verzichte ich auf Provokationstest des N. medianus und lasse sporadisch nur einzelne HWS-Bewegungen ausführen.

Clinical Reasoning

Die Quelle des Problems scheint nicht nur in der HWS, oberen BWS und der 1. Rippe zu liegen. Trotzdem werde ich in der heutigen 60-minütigen Behandlung die manuelle Mobilisation fortsetzen, jedoch Dosierung und Technik ändern. Durch die akzessorischen Mobilisationen an den genannten Regionen werden nicht nur lokale, biomechanische, sondern auch segmentunabhängige, entfernte Mechanismen ausgelöst (Schmid et al. 2008). Diese wirken auch bei zentralen Mechanismen.

Wie die Rekrutierung des M. transversus abdominis bei wiederkehrenden Rückenschmerzen in der Studie von Tsao et al. könnte das sensomotorische Training des DNF eventuell auch einen positiven Einfluss auf den sensomotorischen Kortex haben und ebenfalls das Gehirn wieder reorganisieren (Tsao et al. 2010). Zudem fördert das Training Johannas Vertrauen in die HWS-Bewegung. Daher werde ich auch dieses fortsetzen.

Bei zentralen Sensibilisierungsprozessen und einer Entrapment-Neuropathie kann die Rechts-links-Erkennung beeinträchtigt sein, weil das somatosensorische Repräsentationsfeld betroffen und die kortikale Reorganisation verändert ist (Schmid und Coppieters 2012). Die Rechts-links-Erkennung der Hände werde ich mit der „Recognise-App“ der NOI-Group überprüfen.

Die Patientenedukation, die Erklärung der Entstehung und Verarbeitung von Schmerzen, werde ich vertiefen und auf kognitiv-affektive Komponenten eingehen. Die Suche nach weiteren möglichen nozizeptiven Quellen wie eine genaue Untersuchung der Handwurzeln plane ich für später.

Sowohl die Slider- als auch Weichteiltechniken haben bei Johanna momentan einen entspannenden Effekt. Daher werde ich diese langsam steigern und miteinander kombinieren. Weiterhin werde ich weitere potenzielle Engpässe des N. medianus entlang des Arms palpieren.

Behandlung

Ich kontrolliere zunächst, wie Johanna die neuen Slider-Übungen umsetzt. Weiterhin steigere bzw. verändere ich folgende Übungen:

Progression DNF und Fortsetzen des Skapula-Settings

In leichter Schräglage soll Johanna nun die tiefliegenden Nackenflexoren 10-mal 10 Sekunden lang statisch anspannen sowie die Anspannung auch in die HWS-Rotation integrieren. Das Skapula-Setting in RL geht gut. Sie soll wieder versuchen, die Übung auch im Sitzen und im Stehen an der Wand durchzuführen.

Manuelle Mobilisationstechniken

- *CTÜ:* Mobilisation des CTÜ entsprechend der dritten Sitzung
- *1. Rippe:* Mobilisation entsprechend der dritten Sitzung, zudem auch PAs an der 1. Rippe
- *HWS:*
  - zentrale PAs und rechts unilaterale APs auf C 5 und C 6 in RL mit einem Grad III-. Nach 2-mal 30 Wiederholungen ist der ULNT 1 unverändert.
- „foramen openers“ in Höhe C 5/C 6 rechts (▸ Abb. 8.8). Diese führe ich mit 3 Wiederholungen à 15 Sekunden statisch aus. Dies löst das Kribbeln in der rechten Hand (Sy1a) aus – vielleicht ist dies noch eine Latenz von zuvor. Die Elevation des Schultergürtels lindert die Symptome.

Patientenedukation

Auf Grundlage des Buches „Schmerzen verstehen“ von Butler und Moseley (Butler und Moseley 2016) erkläre ich Johanna die Mechanismen der peripheren und zentralen Sensibilisierung sowie die Überempfindlichkeitsreaktion auf Mehrbelastung. Zudem erläutere ich ihr, dass schlechte Erfahrungen und Angst im Kontext mit HWS-Bewegungen unnötig das Alarmsystem aktivieren, was Veränderungen auf Rückenmarksebene und im Gehirn zur Folge habe. Sie soll Graded-Exposure-Strategien bei den Übungen einsetzen, aber auch in der Gymnastik. Es

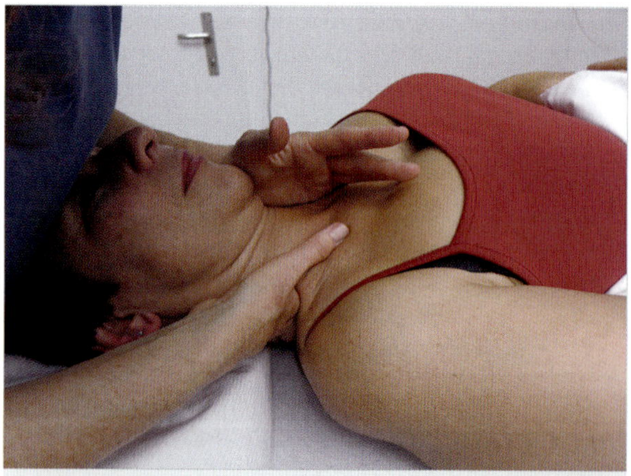

Abb. 8.8 Foramen opener. Die Therapeutin stellt vorerst das Segment C 5/C 6 in LF links und Rotation rechts ein. Dann stabilisiert sie diese Position mit ihrem linken Daumenballen an der linken unteren Gesichtshälfte der Patientin und schient gleichzeitig deren Kopf und Hals mit ihrem Unterarm und Rumpf. Anschließend schiebt sie C 6 mit dem rechten Zeigefingergrundgelenk nach kaudal-ventral in die Linksrotation. **Ziel:** Facettenseparation/Erweiterung des Foramen intervertebrale und dadurch Entlastung der darin gelegenen Strukturen. (Bildquelle: A. Verbay)

gilt, das Gehirn neu umzuprogrammieren (Veränderungen im somatosensorischen Kortex) sowie Vertrauen in die HWS und den Körper zu gewinnen. Ein weiteres Ziel ist, ein Verständnis für die inadäquate Reaktion des Körpers zu erzeugen und den Umgang mit der Unsicherheit zu erlernen.

„Recognise-App“

Die Rechts-links-Erkennung ist bei beiden Händen beeinträchtigt, die rechte Hand wird jedoch schlechter als links identifiziert.

Palpation und Weichteilbehandlung

Bei der Palpation der Weichteile hinsichtlich eines möglichen Engpasses des N. medianus stelle ich muskuläre Tonuserhöhungen im Bereich des M. pronator teres, der Aponeurosis musculi bicipitis sowie der Fingerflexoren fest. Der M. biceps brachii rechts ist druckdolent und das Lig. carpi transversum rechts lösen das Kribbeln in der Hand (Sy1a) aus.

Daraufhin führe ich folgende Weichteiltechniken aus:

- lokale Massage und Faszientechniken des M. biceps brachii, des Sulcus bicipitalis, der Aponeurois musculi biciptitis und der Fingerflexoren
- Funktionsmassage des M. pronator teres (▶ Abb. 8.9) über eine Bewegung aus Ellenbogenflexion und Pronation in Ellenbogenextension und Supination. Im Wiederbefund entsteht das Ziehen im Unterarm beim ULNT 1 erst bei -30° Ellenbogenextension.
- Die Funktionsmassage des Schultergürtels führe ich entsprechend der letzten Sitzung durch.

Neurodynamik/Slider

- *Neurodynamik:* Ich führe eine neurodynamische Mobilisation über den Schultergürtel entsprechend der dritten Intervention durch. Diese tut erneut gut und der ULNT 1 ist im Wiederbefund verbessert.
- *Slider:* Slider aus Ellenbogenextension, Supination und Schultergürtelelevation in Ellenbogenflexion, Pronation und Schultergürteldepression (10 Wiederholungen)
- Die Nerven- und Sehnengleitübungen, die Johanna im Heimprogramm bereits macht, soll sie fortführen.
- *Mobilisation des Lig. carpi transversum:* Manuelle Mobilisation des Lig. carpi transversum (▶ Abb. 8.10) bei flektiertem Ellenbogen (Shacklock 2005) (6-mal 10 Sek.). Der anschließende Wiederbefund zeigt einen verbesserten ULNT 1 (mit AR Schulter), der bei -30° Ellenbogenextension nun symptomfrei ist.

Heimprogramm

Johanna soll nun zusätzlich sanfte Nerven- und Sehnengleitübungen der Hände in ihr Programm aufnehmen. Hierbei soll sie die aufeinanderliegenden Handinnenflächen (Betstellung) mit leicht flektierten Fingern auf Gesichtshöhe anheben und abwechselnd eine leichte DE/VF, aber auch ein leichtes Kreisen (indirekte Narbenmobilisation links) in den Handgelenken machen. Wichtig ist hierbei, die DE nicht zu forcieren und eine Zunahme der Symptome zu vermeiden. Johanna soll hierbei 3-mal täglich 10 Wiederholungen durchführen.

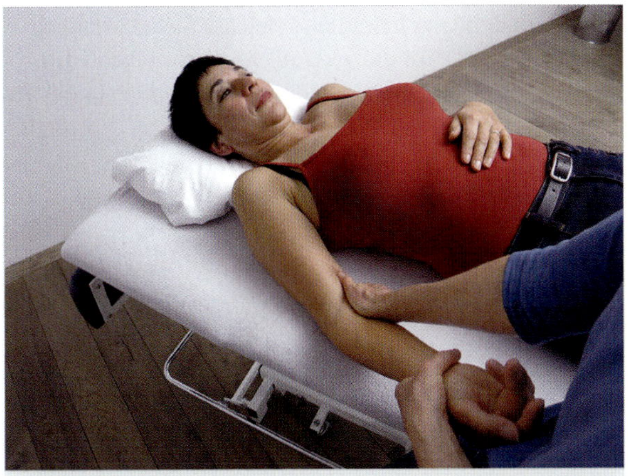

Abb. 8.9 Funktionsmassage des M. pronator teres. Mit der patientennahen Hand führt die Therapeutin einen Druck auf den M. prontator teres in angenäherter Stellung des Muskels aus (Flexion und Pronation). Dabei bewegt sie gleichzeitig den Unterarm in Extension und Supination – ohne jedoch in die endgradige Stellung zu gelangen. Bei der Bewegungsumkehr wird der Druck wieder losgelassen. **Ziel:** Lockerung des Muskels sowie Behandlung des Mechanical Interface des N. medianus. (Bildquelle: A. Verbay)

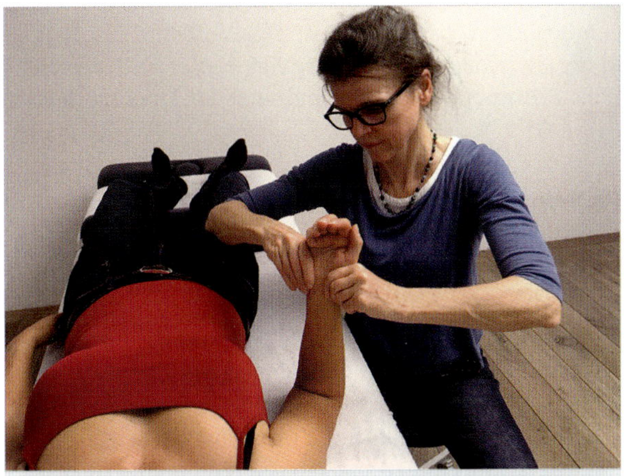

Abb. 8.10 Mobilisation des Lig. carpi transversum. Die Therapeutin legt beide Daumen dorsal auf das Handgelenk der Patientin und umklammert radial mit ihren Zeigefingern das Os metacarpale I und das Os scaphoideum und ulnar das Os metacarpale V und Os hamatum. In transversaler Ebene bewegt sie nun die Zeigefinger über den Gegendruck der Daumen nach außen. Dies erzeugt eine Dehnung des Lig. carpi transversum. **Ziel:** Mobilisation des Lig. carpi transversum und Behandlung des Mechanical Interface. (Bildquelle: A. Verbay)

8.4.5 5. Therapiesitzung (5 Tage nach 4. Intervention)

Wiederbefund

Johanna ist enttäuscht, weil die rechte Hand seit 2 Tagen bei der Arbeit am PC fast noch mehr kribbelt als zuvor. Möglicherweise hat sie zu viele Sliders mit dem Handgelenk gemacht – so ihre Vermutung. Die linke Hand hingegen schläft weniger oft ein. Sensorische Tests und der ULNT 1 rechts sind unverändert, die HWS-Bewegung zeigt eine bessere Qualität und ist symptomfrei. Ich ermutige Johanna, dranzubleiben und zeige ihr die kleinen Fortschritte auf.

Clinical Reasoning

Die Nerven- und Sehnengleitübungen über die Handgelenke, Finger und transversale Mobilisation des Lig. carpi transversum haben einen positiven Effekt. Bei der Gleitübung übers Handgelenk ist jedoch Vorsicht geboten, da hierbei keine Druckzunahme im Karpaltunnel entstehen darf. Daher werde ich auch keinen Tensioner üben. Johannas Beschwerden haben sich verschlechtert, da sie die neue Übung mit zu viel Extension des Handgelenks und der Finger ausgeführt hatte.

Kontrolle des Heimprogramms

Ich bespreche mit Johanna das gesamte Heimprogramm. Die „Alle-Stunden-Übung" soll sie um eine LF der BWS erweitern. Weiterhin soll sie die Übungen inkl. Veränderungen protokollieren. Johanna ist von den Recognise-Übungen begeistert, hat sich die App gekauft und übt fleißig. In der Zwischenzeit ist sie deutlich besser in der Rechts-links-Erkennung geworden und setzt das Training mit der App fort.

Behandlung

Anpassung der Nerven- und Sehnengleitübungen der Hand

- *leichte Fingerübungen:* Sitz, die Ellenbogen sind auf einem Tisch abgestützt, die Hände zeigen nach oben.
  - Johanna soll im Sitzen ihre rechte Hand aus einer DE mit Fingerflexion in eine VF mit Fingerextension bewegen. Dies soll 10-mal alternierend rechts-links wiederholen.
  - Johanna hält die Finger extendiert bei neutralem Handgelenk: Nun soll sie die Finger maximal einrollen, dabei von distal beginnen und bei 90° Flexion im Grundgelenk stoppen. Dann soll sie aus dieser Position nur die PIP und DIP strecken, anschließend nur das PIP flektieren und wieder zurück in die ASTE gehen. Insgesamt führt sie diese Übung 10-mal gleichzeitig aus.
- *„Bet-Übung":* Ich stoppe vorläufig die Übung, da sie für Johanna zu aggressiv ist.
- *Ellenbogen-Hand-Mobilisation in 90° glenohumeraler Abduktion:* Diese Übung erfolgt wie die Jonglierübung, jedoch soll Johanna hierbei ihren Arm aus Ellenbogenflexion mit DE und leichter Fingerflexion in eine Ellenbogenextension mit VF und leichter Fingerextension bewegen. Dies führt sie einseitig jeweils 10-mal rechts und links aus.

Progression des Skapula-Settings

Als Steigerung führe ich mit Johanna eine Dissoziationsübung der Skapula und glenohumeralen Scaption (Flexion in der Skapula-Ebene) durch. Dabei soll sie ihre rechte Skapula neutral einstellen und dann den rechten Arm 5-mal langsam in der Skapula-Ebene bis ca. 60° anheben und senken, ohne dass sie die Position der Skapula verliert. Dann absolviert sie das gleiche links. Mit dieser Übung soll über eine bessere Skapula-Kontrolle die Wahrnehmung und Reduzierung TOS-ähnlicher Symptome gefördert werden.

Manuelle Mobilisationstechniken

Ich stoppe die Mobilisation der 1. Rippe nach kaudal, da diese unauffällig ist und keinen Einfluss auf die Problematik zeigt.

- *Automobilisation des CTÜ:* in RL mit Hilfe von zwei Tennisbällen in einer Socke, der Kopf bleibt dabei auf ein Kissen abgestützt. Ich platziere die Tennisbälle quer unter die obere BWS, Johannas Finger und Handballen stabilisieren ihren Kopf bzw. Nacken. Sie soll diese Position 30 Sekunden lang halten und sich auf die Bälle sinken lassen. Ich gebe ihr diese Übung als Hausaufgabe mit.
- *„Foramen-opener"*: Fortsetzung der Technik wie in der vierten Sitzung.

Neurodynamik/Slider

Ich führe die Techniken unverändert wie in der letzten Sitzung durch. Im Wiederbefund ist der ULNT 1 verbessert.

Weichteilbehandlung

Zuerst mache ich eine Massage im Bereich der betroffenen Engpässe, dann wechsle ich zu einer mobilisierenden Massage kombiniert mit Slider-Techniken.

8.4.6 6.–7. Therapiesitzung (1-mal pro Woche)

Behandlung

Ich setze die nächsten beiden Behandlungseinheiten unverändert fort. Die manuellen Techniken an der HWS sowie die Weichteil- und Slider-Techniken tun Johanna momentan gut. Für kurze Zeit waren auch die Parästhesien und das Zeitunglesen besser. Die linke Hand schlief deutlich weniger ein und Johanna konnte durch die Anpassungen besser auf dem Rücken liegen. Die Symptome blieben bei der Computerarbeit sowie beim Tragen und Armehochhalten in beiden Händen unverändert. Das Ausmaß und die Qualität der zervikalen Bewegung sind verbessert sowie die Bewegungen angstfrei.

Heimprogramm

Johanna führt das Heimprogramm konsequent durch. Eine Progression der Übungen war nur beim DNF möglich. Johanna stoppte die Dissoziationsübungen zwischen Skapula und GHG, da diese jeweils die Parästhesien verstärkten.

Im Anschluss an die siebte Intervention halte ich Rücksprache mit dem Handchirurgen. Aufgrund meiner Argumentation, dass das CTS über die Techniken im zervikothorakalen Bereich beinflussbar sei, die Therapie infolge der lokalen und zentralen Mechanismen Zeit benötige und die Adhärenz gut sei, stellt dieser eine Folgeverordnung aus.

8.4.7 8. Therapiesitzung (1 Woche nach 7. Intervention)

Wiederbefund

Vor 2 Tagen stürzte Johanna auf ihr Gesäß und stützte sich dabei mit beiden Händen ab. Seitdem ist der Nacken wieder beidseits verspannt und das Kribbeln und Einschlafen der Hände (Sy1a und Sy1b) sind wieder gleich wie bei der ersten Behandlung. Die sensorischen Tests, der Phalen- und Tinel-Test, der ULNT 1 rechts und links sowie die Schultergürteldepression sind unverändert. Die HWS ist wieder in allen Richtungen eingeschränkt. Johanna traut sich nicht mehr, die HWS endgradig (v. a. in Extension) zu bewegen.

An dieser Stelle erkläre ich Johanna im Hinblick auf den „Explain-Pain-Gedanken", dass dieser Zwischenfall einen kleinen Rückfall darstellt – zwar aufgrund eines Ereignisses, aber ohne eine sichtbare Verletzung. Dieser löste im Körper einen unnötigen Alarm aus und aktivierte dadurch wieder alte Muster. Ich erhoffe mir, dass sie mit dieser Information und dem bisher erlangtem Verständnis für die Schmerzmechanismen in Kombination mit Anpassung der Übungsdosierung wieder Zuversicht und Vertrauen erlangt.

Untersuchung der Handgelenksregion

Das Os lunatum rechts ist in DE druckdolent, ansonsten alles o. B.

Behandlung

Manuelle Mobilisationstechniken

- *HWS:*
  - zentrale PAs in RL auf C 5/C 6, statisch im Grad IV⁻
  - sanfte HWS-Rotationen mit Funktionsmassage
- *BWS:* Mobilisation der oberen BWS in SL

Die Extension und Rotation der HWS ist im Wiederbefund verbessert.

Weichteiltechniken

- Mobilisation der Halsfaszien
- Triggerpunkt-Behandlung des M. scalenus medius, da dieser das Symptom im anterioren Schulterbereich rechts (Sy2) reproduziert.

Neurodynamik/Slider

- sehr sanftes HWS-Side-Gliding im Grad II (▶ Abb. 8.11). Dies tut Johanna gut und der ULNT 1 ist anschließend verbessert.
- Ich stoppe das Nerven-Sehnengleiten über das Handgelenk bzw. Lig. carpi transversum, da diese Region sturzbedingt mechanosensitiv ist.
- Als Hausaufgabe soll Johanna lediglich ein leichtes Nerven-Sehnengleiten über die Finger ausüben – das Handgelenk muss dabei in neutraler Position bleiben.

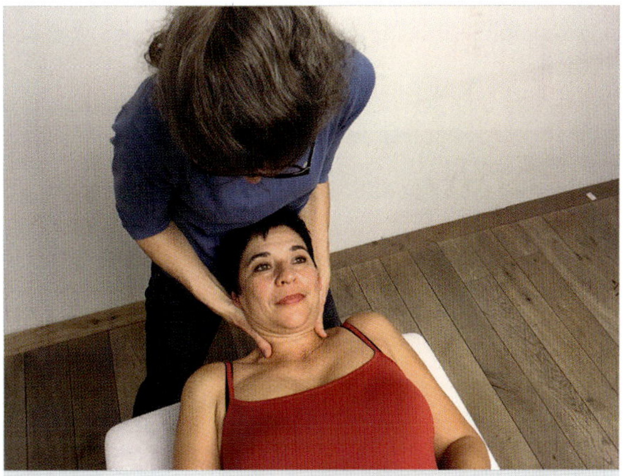

Abb. 8.11 Neurodynamische Mobilisation mittels zervikalem Side-Gliding. Die Therapeutin führt eine sanfte Transversalverschiebung der HWS in einem Grad II durch. (Bildquelle: A. Verbay)

Entlastungstape

Ich appliziere ein Tape zur Entlastung der neuralen Strukturen am Schultergürtel, das sich positiv auf Johannas Kribbeln in der rechten Hand auswirkt.

Heimprogramm

Johanna soll das Heimprogramm bis auf die soeben besprochenen Anpassungen unverändert fortführen.

8.4.8 9.–17. Therapiesitzung (1-mal pro Woche)

Wiederbefund

Johannas Nacken und ihre Hände haben sich in der Zwischenzeit wieder vom Sturz erholt und ich kann den ursprünglichen Behandlungsplan fortsetzen.

Behandlung

Fortsetzung der vorherigen Techniken

Ich behandle das Mechanical Interface weiterhin – in der Hoffnung, damit das Kribbeln und das Einschlafen der Hände (Sy1a und 1b) doch noch verbessern zu können, zumal sich die Symptome in der Therapie modifizieren ließen.

Ich mobilisiere die HWS und den CTÜ mit unterschiedlichen manuellen Techniken ohne Dosierungssteigerung innerhalb der nächsten Sitzungen. Zusätzlich untersuche ich die BWS und Rippen anhand von PAIVMs (s. Box Passive Accessory Intervertebral Movements (S. 321)) und mobilisiere Th 5–Th 7 mittels unilateraler und zentral PAs.

Je nach dem betone ich in den einzelnen Sitzungen mal mehr die Weichteiltechniken oder die Slider-Techniken oder kombiniere beide miteinander. Abgesehen von den aktiven Slider-Übungen des Arms beziehe ich die LF der HWS in die Technik mit ein. Weitere Steigerungsformen der neuralen Techniken sind nicht möglich, da dann Johannas Hände anfangen zu kribbeln.

Triggerpunkt-Behandlung des M. subscapularis

Im Verlauf der Behandlungen screene ich noch die Weichteile im Schulterbereich und stelle fest, dass die Triggerpunkte im M. subscapularis das Kribbeln und Einschlafen der Hände auslösen. Die Behandlung dieser Punkte können die Symptome (Sy1a und 1b) kurzfristig reduzieren. Es ist bekannt, dass Triggerpunkte im M. subscapularis CTS-Symptome hervorrufen können (Gautschi 2010).

Handtape

Neben dem neuralen Entlastungstape im Bereich des Schultergürtels appliziere ich auch ein Handtape (► Abb. 8.12a–b), das eine „Dehnung" des Lig. carpi transversum imitieren soll. Beide Tape-Anlagen empfand Johanna als vorrübergehend sehr wohltuend.

Fortsetzung der Übungen

Ich setze die aktiven Übungen aus der ersten Behandlungsserie nahezu unverändert fort – eine Steigerung ist nur minimal möglich. Den Versuch, ein leichtes Training der allgemeinen Ausdauer auf dem Hometrainer zu absolvieren, muss ich abbrechen, da Johanna bereits bei minimaler Belastung Beschwerden in den Knie- und Hüftgelenken bekommt. In der letzten Sitzung überprüfe ich nochmals das gesamte dokumentierte Heimprogramm und empfehle Johanna, dieses aufgrund des positiven Effekts für die Schulter- und Nackenregion weiterzuführen.

Im gesamten Behandlungsverlauf thematisiere ich wiederholt die Bedeutung der zentralen Mechanismen und

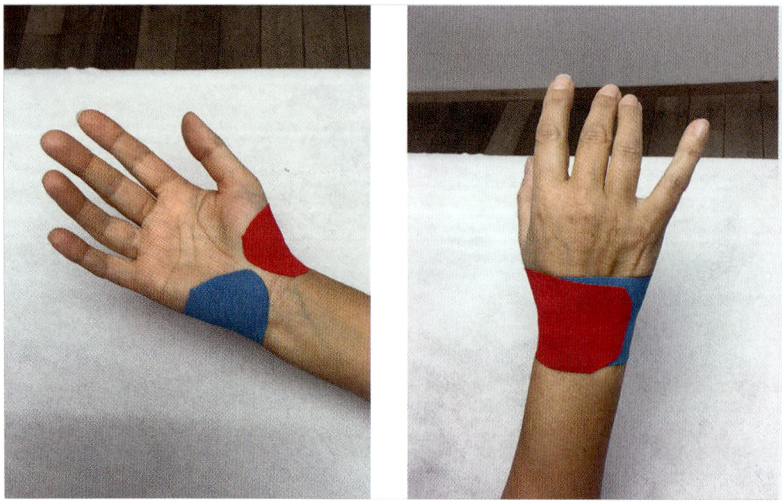

Abb. 8.12 Tape-Anlage für das karpale Ligament. Palmar beginnend am Metacarpale I und dem Scaphoid befestigt die Therapeutin einen Tape-Streifen und führt diesen mit Zug nach dorsal über den Handrücken. Umgekehrt appliziert sie einen zweiten Streifen palmar – beginnend vom Metacarpale V und dem Hamatum – und legt ihn mit Zug nach dorsal über den Handrücken. Es kann auch zuerst wie auf der Abbildung der Tapestreifen ulnar (blaues Tape) und dann radial (rotes Tape) angelegt werden. **Ziel:** „Dehnung" des karpalen Ligaments.

erkläre Johanna, dass ihre Problematik durch alleinige Hands-on-Techniken nicht behebbar sei.

Mein Therapieplan wird unterbrochen, als Johanna mir in der 11. Sitzung eine separate Verordnung mit der Diagnose „Diskusprotrusion mit radikulären Zeichen bei S 1" überreicht. Diese wurde aufgrund von neu aufgetretenen Symptomen in Form eines Kribbelns im rechten Bein und Einschlafens der rechten Fußsohle und einer darauffolgenden MRT der LWS getroffen. Daraufhin passe ich die Ausgangsstellungen und das Heimprogramm für das CTS entsprechend an. In einer jeweils separaten Sitzung behandle ich nun 1-mal pro Woche das CTS und 1-mal die LWS. Mir gelingt es, die lumbalen und radikulären Beschwerden innerhalb einer Behandlungsserie erfolgreich zu therapieren.

8.4.9 18.Therapiesitzung (5 Monate nach 1. Intervention)

Wiederbefund

Da alle Therapiemöglichkeiten ausgeschöpft sind, die Parästhesien rechts immer häufiger auftreten und als neues Symptom ein Nadelgefühl im dritten und vierten Finger hinzukam, rate ich Johanna nun in der heutigen letzten Sitzung zur Operation des CTS. Insgesamt sind die sensorischen Tests wie auch größtenteils die anderen Verlaufsparameter unverändert geblieben:

- *Vs Sy1a und 1b:*
  - Die Ausstrahlung/das Kribbeln in die Finger III–V und das Einschlafen der linken Hand sind verbessert, rechts hingegen etwas verschlechtert.
  - Johanna kann 15 Minuten lang beschwerdefrei Zeitung lesen.
  - Die Symptome bei der Computerarbeit, beim Taschentragen und Hochhalten der Arme sind unverändert.
  - Die Symptome sind in Rückenlage geringer.
- *Vz:*
  - Die sensorischen Tests, der Phalen- und Tinel-Test sowie die Schultergürtel-Depression sind eher unverändert.
  - Der modifizierte ULNT 1 (mit glenohumeraler AR) ist beidseits verbessert. Das Kribbeln rechts wird erst bei -20° Ellenbogenextension ausgelöst, links bei -10°.
  - Die TOS-Tests sind ebenfalls etwas verbessert. Beim Roos-Test tritt das Kribbeln in beiden Händen nach ca. 50 Sekunden auf.
  - Die HWS ist beweglicher und zeigt eine verbesserte Bewegungsqualität in allen Richtungen (HWS- Flexion 60°, der Kinn-Sternum-Abstand beträgt 3 Finger).

8.4.10 Follow-up

Da sich die Symptome nach 6 Monaten in der rechten Hand etwas verschlechterten, wurde Johanna operiert. Einen Monat nach der Operation erhielt sie eine neue Verordnung mit der Diagnose „Epicondylopathie beidseits, links mehr als rechts". Das Resultat der Operation zeigt eine Verbesserung der Symptome von nur 30 %.

8.5 Fazit

Insgesamt wurden 2 Behandlungsserien durchgeführt, ohne dabei eine anhaltende Symptomverbesserung zu erzielen. Vielmehr traten die Parästhesien in der rechten Hand am Schluss etwas gehäufter auf. Die linke Hand war nach Johannas Einschätzung nur um etwa 10 % verbessert. Das Ergebnis ist enttäuschend. Ich habe mich sanft an das Problem herangetastet und alle möglichen Register gezogen und ausgeschöpft. Weiterhin habe ich alle durch die Befundung identifizierten Engpassstellen (Mechanical Interface) von der HWS, oberen Thoraxapertur, BWS bis zu den Armen/Händen manualtherapeutisch und mit Weichteiltechniken behandelt. Auch habe ich Nerven- und Sehnengleittechniken angewendet und versucht, das neurale System mit Hilfe von Tape-Anlagen im Schulter- und Handgelenksbereich zu entlasten.

Unterhaltende Faktoren wie Fehlhaltung, eine Motor-Control-Dysfunction sowie die Ergonomie im Alltag, Beruf und Gymnastikunterricht ging Johanna konsequent an – auch setzte sie das erarbeitete Heimprogramm ohne Unterbrechung um. Johannas Adhärenz war sehr gut. Sie hat verstanden, dass möglicherweise eine zentrale Sensibilisierung vorliegt, die einen langfristigen Behandlungsverlauf impliziert. Johanna fühlte sich gut aufgeklärt und das Verständnis für ihre Krankheit war da. Sie lernte, mit den Beschwerden umzugehen und entwickelte ein größeres Vertrauen in die Bewegungen der HWS und des CTÜ. Die obere BWS wurde beweglicher und sie hatte eine bessere Haltung.

Auch wenn Johannas Beschwerden im Schulter- und HWS-Bereich nicht im Fokus der Behandlungen standen, so waren diese wiederum als positiver Nebeneffekt am Schluss der Therapie symptomfrei – wenn auch immer noch sehr empfindlich bei Belastungen. Trotz des Versuchs einer schrittweisen Belastungssteigerung (Pacing) konnten die Übungen nur sehr geringfügig gesteigert werden und es war nur eine sehr minimale Dosierung möglich. Johannas Belastungstoleranz blieb weiterhin sehr tief.

Möglicherweise besteht bei Johanna bereits eine fortgeschrittene Fibrosierung im Karpaltunnel mit einer irreversiblen Schädigung der dünnen Fasern des N. medianus, was erklären könnte, warum sie nicht auf die Therapie ansprach. Das häufige, symmetrische Auftreten von Symptomen und die sehr tief bleibende Belastungstoleranzgrenze des muskuloskelettalen Gewebes hinsichtlich der Belastbarkeit des muskuloskelettalen Gewebes im unteren und oberen Quadranten, könnten auch auf eine andere Pathologie hinweisen wie Fibromyalgie oder eine systemische Sklerose wie bei Johannas Mutter.

Die Tatsache, dass der operative Eingriff nahezu erfolglos blieb und Johanna mit der Epicondylopathie eine neue Diagnose attestiert wurde, bestätigt mir die Präsenz einer zentralen Sensibilisierung.

Kommentar des Herausgebers Peter Oesch

Die Autorin beschreibt eindrücklich die systematische Untersuchung und Behandlung einer Patientin mit einem Karpaltunnelsyndrom – mit einem leider letztendlich enttäuschenden Behandlungsresultat. Es braucht Mut über solche Misserfolge zu berichten. Einfacher ist es, Erfolge zu beschreiben. Die Leser und Leserinnen dieses Buches werden der Autorin für diesen interessanten Fallbericht jedoch dankbar sein, da sie sicher ähnliche, enttäuschende Behandlungssituationen erlebt haben.

Bei diesem Fallbeispiel stellt sich aus Sicht einer evidenzbasierten Physiotherapie die Frage, ob die Autorin die gegenwärtig beste wissenschaftliche Evidenz für die Wahl ihrer Behandlungsmethoden verwendet und diese genügend in ihre klinische Expertise integriert hat? Eine weitere wichtige Frage ist, ob die Behandlungserwartungen der Patientin gebührend berücksichtigt wurden?

Letztere Frage lässt sich klar mit ja beantworten. Die Patientin verlangte zu Behandlungsbeginn, dass sie ohne Operation erreichen möchte, dass die rechte Hand nicht mehr einschläft und das Kribbeln verschwindet, indem im Nacken- und Schultergürtelbereich „Platz" für den Nerv geschaffen wird.

Die Frage nach der gegenwärtig besten wissenschaftlichen Evidenz für die Wahl der Behandlungsmethoden ist vorerst nicht eindeutig zu beantworten. Die Autorin zitiert in ihrem Clinical Reasoning verschiedene wissenschaftliche Arbeiten, die auf physiologischen Untersuchungen oder mechanischen Überlegungen basieren. Diese Arbeiten entsprechen der niedrigsten Evidenzstärke 5. Meine aktuelle Literatursuche nach wissenschaftlichen Arbeiten mit der höchsten Evidenzstärke 1 zum Thema der Behandlungswahl beim CTS ergibt 3 Cochrane Reviews. Diese untersuchten die Effektivität einer Schienenversorgung (Page et al. 2012a), verschiedener Mobilisationstechniken und Übungsbehandlungen (Page et al. 2012b) sowie einer postoperativen Rehabilitation (Peters et al. 2016). Diese Literaturstudien fanden jedoch keine aussagekräftigen Hinweise für die erhöhte Wirksamkeit einer bestimmten Behandlungsmethode und schlussfolgern, dass die Behandlungswahl letztendlich auf der klinischen Expertise der Behandelnden und den Patientenerwartungen basieren soll. Genau dies hat die Autorin getan und somit entsprechend der aktuellen Evidenz gehandelt. Es bleibt jedoch eine Patientin, der nicht geholfen werden konnte. Weitere Forschungsarbeiten zur Identifikation der effektivsten Behandlung des CTS sind daher nötig.

Antwort der Autorin

Es macht im Praxisalltag Sinn, die jüngsten Cochrane Reviews zu kennen, um den eigenen Behandlungsstrategien gegenüber kritisch zu bleiben. Das jüngste Cochrane Review von MJ Page und Kollegen (Page et al. 2012b) bzgl. Übungen und Mobilisation bei einem CTS hatte ich auch berücksichtigt. Die hierin analysierten Studien liegen 9–20 Jahre zurück. Die in diesem Fallbeispiel angewandten Interventionen wurden in einigen dieser Studien analysiert, die ich trotz niedrigster Evidenzstufe im Praxisalltag erfolgreich anwende. Es braucht aber Expertenwissen und viel Praxiserfahrung, wie man wissenschaftliche Arbeiten mit niedriger Evidenzstufe für sich nutzt und entsprechend am Patienten anwendet. Für mich bedeutet solch eine Studienkategorie nicht, dass diese nicht individuell je nach Patienten anwendbar sind. Ich habe versucht, anhand von Überlegungen zu den physiologischen und mechanischen Wirkungsmechanismen – die leider auch nicht gründlich erforscht sind – zu begründen, warum trotz niedrigster Evidenzstufe gewisse Techniken ihre Berechtigung haben können.

Zudem bleibt es eine große Herausforderung, Interventionen aus Studien mit einer hohen Evidenzstärke in den Praxisalltag zu integrieren, da diese nicht immer auf den individuellen Patienten übertragbar sind. Dies lässt mich 2 Dinge hinterfragen:

1. Sind Studien mit höchster Evidenzstärke überhaupt replizierbar?
2. Was sind die Gründe, dass es manchmal keine Studien mit höchster Evidenz zu bisher erfolgreich angewandten Behandlungstechniken gibt?

8.6 Literatur

Bialosky JE, Bishop, MD, Price DD et al. A randomized sham-controlled trial of a neurodynamic technique in the treatment of carpal tunnel syndrome. J Orthop Sports Phys Ther 2009; 39(10): 709–723. doi: 10.2519/jospt.2009.3117

Butler D, Moseley L. Schmerzen verstehen. 3. Aufl. Heidelberg: Springer; 2016

De-la-Llave-Rincón AI, Puentedura EJ, Fernández-de-las-Peñas C. New advances in the mechanisms and etiology of carpal tunnel syndrome. Discov Med 2012; 13(72): 343–348

Fernández-de-Las Peñas C, Ortega-Santiago R, de la Llave-Rincon AI et al. Manual Physical Therapy Versus Surgery for Carpal Tunnel Syndrome: A Randomized Parallel-Group Trial. J Pain 2015; 16(11) : 1087–1094. doi: 10.1016/j.jpain.2015.07.012

Gautschi R. Manuelle Triggerpunkt-Therapie. Myofasziale Schmerzen und Funktionsstörungen erkennen, verstehen und behandeln. 1. Aufl. Stuttgart: Thieme; 2010

Page MJ, Massy-Westropp N, O'Connor D et al. Splinting for carpal tunnel syndrome. Cochrane Database Syst Rev 2012(a); 11(7): CD010003. doi:10.1002/14651858.CD010003

Page MJ, O'Connor D, Pitt V et al. Exercise and mobilisation interventions for carpal tunnel syndrome. Cochrane Database Syst Rev 2012(b); 13(6): CD009899. doi:10.1002/14651858.CD009899

Peters S, Page MJ, Coppieters MW et al. Rehabilitation following carpal tunnel release. Cochrane Database Syst Rev 2016; 17:2: CD004158. doi:10.1002/14651858.CD004158.pub3

Schmid A, Brunner F, Wright A et al. Paradigm shift in manual therapy? Evidence for a central nervous system component in the response to passive cervical joint mobilisation. Man Ther 2008; 13(5): 387–396. doi: 10.1016/j.math.2007.12.007

Schmid AB, Coppieters MW. Left/right judgment of body parts is selectively impaired in patients with unilateral carpal tunnel syndrome. Clin J Pain 2012; 28(7): 615–622. doi: 10.1097/AJP.0b013e31823e16b9

Schmid AB, Nee RJ, Coppieters MW. Reappraising entrapment neuropathies-Mechanisms, diagnosis and management. Man Ther 2013; 18(6): 449–457. doi: 10.1016/j.math.2013.07.006

Shacklock M. Clinical neurodynamics: A new system of Neuromusculoskeletal treatment. 1.Aufl. Edinburgh: Elsevier/Butterworth Heinemann; 2005

Tamburin S, Cacciatori C, Praitano ML et al. Median nerve small- and large-fiber damage in carpal tunnel syndrome: a quantitative sensory testing study. J Pain 2011; 12(2): 205–212. doi: 10.1016/j.jpain.2010.06.010

Tampin B. Neuropathischer Schmerz. physioscience 2014; 10(04): 161–168. doi: 10.1055/s-0034-1385495

Tsao H, Galea MP, Hodges PW. Driving plasticity in the motor cortex in recurrent low back pain. Eur J Pain 2010; 14(8): 832–839. doi: 10.1016/j.ejpain.2010.01.001

Upton AR, McComas AJ. The double crush in nerve entrapment syndromes. Lancet 1973; 2(7825): 359–362

Tulder van M, Malmivaara A, Koes B. Repetitive strain injury. Lancet 2007; 369(9575): 1815–1822. doi: 10.1016/S 0140-6736(07)60820-4

Watson LA, Pizzari T, Balster S. Thoracic outlet syndrome part 1: Clinical manifestations, differentiation and treatment pathways. Man Ther 2009; 14 (6): 586–595. doi: 10.1016/j.math.2009.08.007

Zanette G, Cacciatori C, Tamburin S. Central sensitization in carpal tunnel syndrome with extraterritorial spread of sensory symptoms. Pain 2010; 148(2): 227–236. doi: 10.1016/j.pain.2009.10.025

Kapitel 9

Rekonstruktion der Rotatorenmanschette

9

9 Rekonstruktion der Rotatorenmanschette

Bettina Haupt-Bertschy

Der 57-jährige Karl N. erlitt im August 2017 eine traumatisch bedingte anterior-inferiore Schultergelenksluxation mit partiellem Ausfall des N. axillaris und kompletter Ruptur der Rotatorenmanschette. Letztere wurde im September des gleichen Jahres operativ versorgt. Nun befindet er sich in der anschließenden Rehabilitation.

9.1 Hintergrund zur Rotatorenmanschettenruptur

Für die Ätiologie einer Rotatorenmanschettenruptur gibt es zusammengefasst 2 Möglichkeiten:

1. *extrinsisch:* Die Ruptur ist durch eine von außen einwirkender Kraft entstanden.
2. *intrinsisch:* Die Ruptur resultiert von innen heraus, d. h. aufgrund von strukturellen Veränderungen.

Des Weiteren ist zwischen akuten und chronischen Rupturen zu unterscheiden. Eine akute Ruptur hat dabei eine rein extrinsische Ursache, da diese auf eine Unfallverletzung zurückgeht. Es handelt sich dabei meist um Patienten im jüngeren Lebensalter.

Bei chronischen Rupturen sind die Ursachen meist multifaktoriell, d. h., sowohl degenerative als auch traumatische Faktoren sind daran beteiligt.

Kurz gesagt kann ein Riss der Rotatorenmanschette folglich entweder durch eine Degeneration innerhalb der Sehne selbst, durch ein Impingement der umgebenden Strukturen oder durch ein traumatisches Ereignis wie eine Schulterluxation zustande kommen. Insbesondere bei einer Schulterluxation kommt es häufig zu Begleitverletzungen. Neben den gängigen Traumata wie einer Bankart- oder Hill-Sachs-Läsion kommt es bei einem Viertel der Fälle auch zu einer Ruptur der Rotatorenmanschette (Habermeyer et al. 2007).

9.1.1 Behandlungsmethoden

Bei degenerativ bedingten Rupturen kommt sowohl eine konservative Behandlung durch Physiotherapie wie auch eine Operation in Frage.

Für traumatisch verursachte Totalrupturen wird meist ein chirurgisches Vorgehen empfohlen. Ist die Sehne des M. subscapularis betroffen, muss in jedem Fall operiert werden. Grund hierfür ist, dass er der einzige Innenrotator ist und es nach seiner Ruptur zu einer starken Dezentrierung des Humeruskopfes kommt.

Die operativen Behandlungsmöglichkeiten einer Rotatorenmanschettenruptur haben sich in den letzten Jahrzenten stark entwickelt. Bereits 1911 wurden die Grundlagen für eine transossäre Refixation der Sehnen von Codman beschrieben (Codman 1911). Mittlerweile wird eine Vielzahl der Eingriffe arthroskopisch angegangen. Je nach Begleitverletzung, Retraktion der Sehne oder Rupturgröße kommt die offene Chirurgie jedoch immer noch zum Einsatz. Für die Sehnennähte werden verschiedene ein- oder mehrreihige Fixationstechniken verwendet. Dazu wird die Sehne häufig mit einem Anker am Knochen fixiert und mit einem reißfesten, flexiblen Polyethylenfaden genäht (Beatty-Jakobi 2017).

9.1.2 Rerupturen

Hinsichtlich vorkommender Rerupturen wird in der Literatur im Allgemeinen eine Rate von 16–94 % beschrieben, d. h. die Rehabilitation und die postoperativen Limitierungen scheinen wichtig und von großem Interesse zu sein. Studien haben gezeigt, dass im Falle einer Reruptur einer refixierten Sehne diese in 98 % der Fälle innerhalb des ersten halben Jahres passiert (Miller et al. 2011).

Ist die initiale Ruptur größer als 4 cm, tritt eine Reruptur zu 78 % der Fälle innerhalb der ersten 3 Monate auf (Iannotti et al. 2013) – d. h. früher als bei kleineren Initialverletzungen.

9.1.3 Postoperative Limitierungen

Es herrscht immer noch kein Konsens über den besten Zeitpunkt, um nach erfolgter Refixation der Sehne mit passiven Bewegungsübungen zu starten und darüber, wie diese limitiert werden sollten. Die Ursache liegt wahrscheinlich in der Variabilität der Rupturen und Sehnenqualität. Der Chirurg muss diese jeweils intraoperativ beurteilen und die postoperative Verordnung anhand seines Befunds ausstellen. So gibt es aktuell für die ersten 12 postoperativen Wochen eine Vielzahl von sehr unterschiedlichen Nachbehandlungsmöglichkeiten (Jung et al. 2018).

Bei uns im Inselspital läuft die Nachbehandlung in der Regel nach einem klaren Schema ab: Innerhalb der ersten 6 postoperativen Wochen ist nur ein passives Bewegen des Armes im individuell verordneten Bewegungsausmaß erlaubt. Ab der siebten Woche und bis zur Implementierung eines Widerstandstraining nach 3 Monaten darf der Arm aktiv im beschwerdefreien Bereich bewegt werden (Ross et al. 2014, Shen et al. 2014).

In Bezug auf die Beweglichkeit des Schultergelenks innerhalb des ersten halben postoperativen Jahres deuten aktuelle Ergebnisse darauf hin, dass das frühzeitige Bewegen einem späteren Start der Physiotherapie überlegen ist. Im längerfristigen Verlauf, d. h. in der Jahreskontrolle, waren die Resultate der Probanden jedoch vergleichbar. Ich bin grundsätzlich überzeugt, dass ein sanftes Bewegen in den ersten 6 Wochen den Rehabilitationsprozess positiv unterstützt. Dies sollte jedoch nicht forciert und immer schmerzlindernd erfolgen.

Über die Jahre hinweg haben sich bei mir 3 Grundsätze manifestiert, welche für mich einen großen Stellenwert in der Rehabilitation von Patienten mit einer refixierten Rotatorenmanschette einnehmen:

Grundsatz 1: Schwerpunkt glenohumerale Beweglichkeit

Im gesamten Rehabilitationsverlauf folge ich dem untenstehenden Algorithmus (▶ Abb. 9.1). Dieser gibt mir sowohl den Ablauf einer optimalen Befunderhebung wie auch zugleich die Behandlungsschwerpunkte vor.

Ist die Beweglichkeit in der Schulter glenohumeral eingeschränkt, kann eine skapulothorakale Bewegung und Anbindung nicht beurteilt werden. Das Bewegungsmuster wäre durch die kapsulären Einschränkungen verändert und somit der Befund nicht klar einzuordnen. Da die Rotatorenmanschette ihren Ursprung an der Skapula hat, ist ihre Humeruskopf zentrierende Kraft stark von der Skapula-Position abhängig.

Grundsatz 2: systematische und kontrollierte Belastungssteigerung unter Beachtung der Sehnenreißfestigkeit

Ein wichtiger Faktor für eine erfolgreiche Rehabilitation einer Sehnennaht ist das Respektieren und Einhalten der Wundheilungsphasen des betroffenen Gewebes sowie dessen spezifische Belastbarkeit. Zu frühe und v. a. zu aggressive Mobilisation sollte vermieden werden, um den Heilungsverlauf nicht zu stören und keine Rerupturen zu begünstigen. Es muss also in jeder Phase eine Balance gefunden werden, um einerseits so wenig Stress zu erzeugen, dass die Sehnenheilung optimal verlaufen kann, und andererseits eine Schultersteife zu verhindern.

Sehnen haben viskoelastische Eigenschaften. D.h., sie benötigen einen adäquaten Dehnungsreiz, damit es zu einer Parallelausrichtung der Sehnenfasern kommt. Ist dieser zu stark, entstehen Mikrorisse bis hin zu Rerupturen. Bei komplett fehlender mechanischer Beanspruchung wiederum kann der physiologische Belastungsbereich aber auch kleiner werden, und es entstehen Strukturfehler im Gewebe. Die Meinungen der Schulterspezialisten gehen weit auseinander, wie progressiv und ab wann eine Schulter postoperativ bewegt werden sollte. Um den Stoffwechsel zu aktivieren und einen sanften Dehnungsreiz auf das Gewebe zu bringen, bin ich überzeugt, dass eine sanfte Frühmobilisation ab dem ersten postoperativen Tag innerhalb der Limitierungen gewinnbringend für die Wundheilung ist. Jedoch sollte man sich grundsätzlich bewusst sein, wie diffizil eine Sehnenheilung an der Schulter ist und wie hoch die Reruptur-Rate ausfällt. Diese Tatsache veranlasst mich auch, die Schulter während der ersten 3 Monaten kaum über Zusatzbewegungen zu mobilisieren, sondern innerhalb der physiologischen Bewegungen zu bleiben, da die einwirkenden Kräfte dort besser eingeschätzt werden können. Eine Untersuchung von C. Gerber und Kollegen aus dem Jahre 1999 (Gerber et al. 1999) bekräftigt dieses vorsichtige Vorgehen (▶ Abb. 9.2).

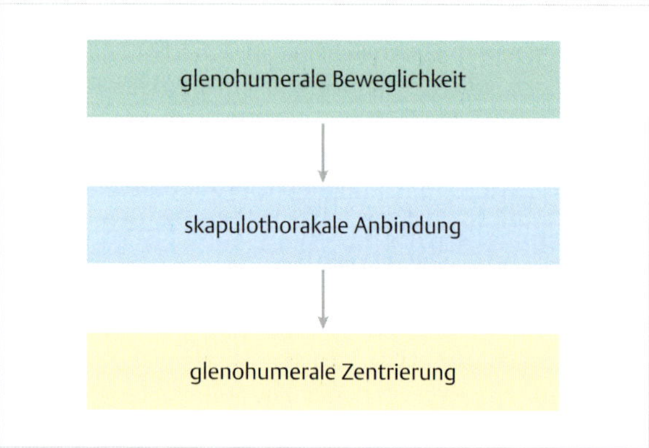

Abb. 9.1 Algorithmus: Der Aufbau der Rehabilitation richtet sich im Grundsatz nach dem abgebildeten Algorithmus. Dies bedeutet jedoch nicht, dass Übungen, die man in der nächsten Stufe machen würde, nicht schon früher in die Therapie miteinfließen lässt.

Grundsatz 3: time-based versus criterion-based rehabilitation

Die Nachbehandlung einer Rotatorenmanschettennaht wird grundsätzlich in Phasen eingeteilt. Die Kontraindikationen sind dabei time-based, d. h., dass in den ersten 6 Wochen nur passiv, danach für weiter 6 Wochen passiv und aktiv ohne Kraft und Belastung bewegt werden darf. Nach 3 Monaten werden in der Regel sämtliche Bewegungen freigegeben. Ich bin jedoch überzeugt, dass der Wechsel in die nächste Phase nicht time-based sondern criterion-based stattfinden sollte. Sollte z. B. ein Krafttraining laut zeitlichem Schema bereits erlaubt sein, jedoch die aktive und passive Beweglichkeit dies noch gar nicht richtig zulassen, macht es unter Umständen keinen Sinn, mit der Kräftigung zu beginnen.

So existieren zwar innerhalb der klinischen Rehabilitationsphasen einer Rotatorenmanschettenrefixation folgende Therapieschwerpunkte, jedoch sollte hierbei aus genannten Gründen nicht strikt im 6 Wochenintervall in die nächste Rehaphase übergegangen werden.

1. *Rehaphase 1:* passive Mobilisierung
2. *Rehaphase 2*: passive wie aktive Mobilisierung, Förderung der Koordination
3. *Rehaphase 3:* Training von Koordination und Kraft
4. *Rehaphase 4:* Berufs- und sportartspezifisches Training

9.2 Vorgeschichte

Karl N., 57 Jahre alt, kommt nach einer komplexen, wenn auch alltäglichen Schulteroperation, zu mir in die ambulante Nachbehandlung. Kennengelernt haben wir uns bereits im Akutspital, dort verbrachte er postoperativ 5 Ta-

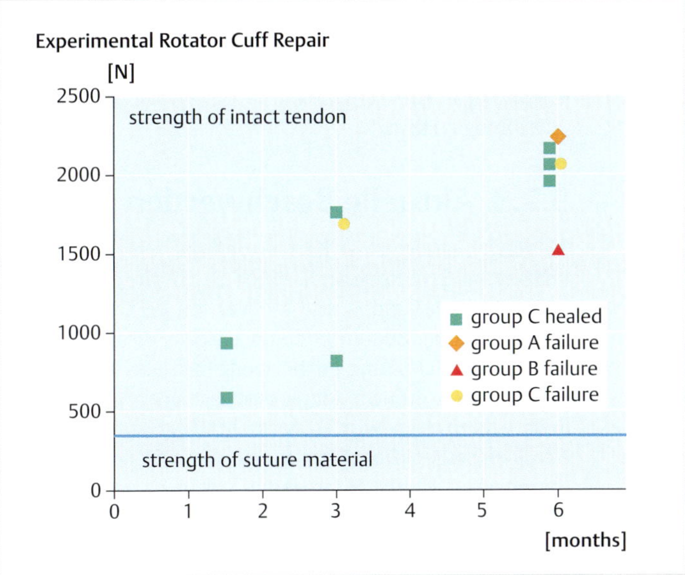

Abb. 9.2 Reißfestigkeit einer Rotatorenmanschettennaht. In einer Tierstudie von C. Gerber (Gerber et al. 1999) wurden mechanische Tests an 7 Schafen mit intakter Refixation der Rotatorenmanschette durchgeführt. Dabei betrug die durchschnittliche Reißfestigkeit der Sehne nach 6 Wochen 755N, was ungefähr 30 % einer normalen Sehne entspricht. Nach 3 Monaten betrug die Reißfestigkeit 1291N (52 %) und nach 6 Monaten 2030±99 N (81 %).

ge, bevor er nach Hause entlassen wurde. Ich hatte damals Wochenenddienst und da die Schulterpatienten bei uns in der akuten Phase täglich behandelt werden, ging ich auch bei ihm vorbei. Aufgrund der wohnlichen Nähe zu uns, jedoch auch aufgrund des Vertrauens in unsere Physiotherapie war schnell klar, dass wir auch die Nachbehandlung übernehmen werden. Das ist mittlerweile 6 Wochen her und die erste Verlaufskontrolle beim Arzt hat bereits stattgefunden. Nun darf er seinen Arm wieder aktiv im Alltag einsetzen, jedoch für weitere 6 Wochen noch ohne Kraft und Belastung.

Die ersten 6 Wochen war Karl bei meiner Kollegin in Therapie, danach habe ich ihn aufgrund einer längeren Abwesenheit ihrerseits übernommen.

9.2.1 Persönliche Vorgeschichte

Karl hatte eigentlich nie Schulterprobleme. Vor 3 Monaten war er zusammen mit seinem Lebenspartner in Urlaub und sie unternahmen mehrere Tageswanderungen in Italien. Gegen Ende eines längeren Ausflugs waren sie etwas in Eile, um das Hotel rechtzeitig zu erreichen. So sind sie einen Teil der Strecke gejoggt und in einem etwas dunkleren Tunnel blieb er mit dem Fuß stecken und stürzte auf die linke Seite. Sein rechter Arm verhedderte sich dabei in den Trägern des Rucksacks, sodass seine Schulter nach hinten gezogen und fixiert wurde. Dies verursachte eine anterior-inferiore Schulterluxation rechts mit einer kompletten Rotatorenmanschettenmassenruptur sowie einem partiellen Ausfall des N. axillaris. Karls Schulter wurde daraufhin in einem italienischen Spital reponiert, luxierte jedoch im Verlauf erneut und musste ein zweites Mal reponiert werden.

Aus diesem Grund entschied Karl, schnellstmöglich zurück in die Schweiz zu kommen und sich umgehend in unserer Notfallambulanz vorzustellen. Aufgrund der Größe und Schwere der Verletzung sowie der Mitbeteiligung des M. subscapularis entschieden die behandelnden Ärzte, die Verletzung operativ zu versorgen: Es erfolgte eine offene Refixierung der Rotatorenmanschette – des M. supraspinatus (SSP), des M. infraspinatus (ISP) und M. subscapularis – sowie einer Bizepstenotomie der rechten Schulter. Karl trug die ersten 6 postoperativen Wochen einen Ultrasling, um seinen Arm zu schützen und zu lagern. Es handelt sich dabei um eine sogenannte teilimmobilisierende Lagerung. D.h., Karl darf für die Körperpflege den Ultrasling ausziehen, den Arm locker ohne Muskelaktivität hängen lassen und auch mehrmals täglich die Übungen durchführen. In der restlichen Zeit lässt er den Arm jedoch ruhen. Zusätzlich mussten Bewegungslimitierungen eingehalten werden, um keinen oder zumindest kaum Stress auf die Sehne zu bringen. Somit durfte die Schulter in den ersten 6 Wochen nur bis zu einer passiven Außenrotation (AR) von 0°, einer Innenrotation (IR) von 20°, einer Abduktion von 60° und einer Elevation in Skapula-Ebene von 100° bewegt werden. Im Rahmen eines ärztlichen Kontrolltermins vor 2 Tagen wurden die Limitierungen für die aktiven und passiven Bewegungen nun aufgehoben, sodass Karl auf den Ultrasling verzichten kann. Jedoch darf für weitere 6 Wochen noch keine Kraft oder Belastung angewendet werden.

Karl hatte bisher einen sehr guten Verlauf, ohne jemals eine Schmerzzunahme zu verspüren und konnte die postoperativ erhaltenen Schmerzmedikamente bereits nach einer Woche absetzen. Leichte Schmerzen hat er nur noch, wenn er seine Heimübungen, die er von der Physiotherapeutin erhalten hat, durchführt.

Karl bringt als Krankenpfleger ein medizinisches Fachwissen mit, das ihm erleichterte, die Limitierungen einzuhalten und die Körperpflege sowie das Handling mit der Lagerungsschiene perfekt zu meistern. Er ist in einem Spital in der Umgebung tätig und übernimmt dort auch einen großen Teil der Berufsbildung. Aktuell ist er zu 100 % krankgeschrieben, normalerweise arbeitet er 80 %.

Clinical Reasoning

Soweit scheint alles einem normalen postoperativen Verlauf zu entsprechen. Wichtig erscheint mir, dass die Schmerzen als sehr niedrig (VAS < 3) einzuordnen sind und somit einem strukturellen Therapieren nichts im Wege stehen sollte. Bei der Schwere der Verletzung bin ich nun auf Karls aktuelle Beweglichkeit und die Aktivierbarkeit seiner Rotatorenmanschette gespannt. Um nichts zu verpassen, ergänze ich die Anamnese noch mit den nachfolgenden Fragen.

9.2.2 Ergänzende Fragen

- *Hobbies und Anspruch an seine Schulter:* Er geht leidenschaftlich gern Wandern, macht Yoga und reist gerne. Stark belastende Hobbies für die Schulter hat er in dem Fall nicht, beruflich gesehen gilt er eher als „high-demander".
- *Medizinische Vorgeschichte:* 2015 erlitt er einen Herzinfarkt und wurde in der Folge mit einem Bypass versorgt.
- *Medikamente:* Seit der Herzoperation nimmt er Blutverdünner (Aspirin Cardio und Xarelto). Aufgrund seiner bekannten Wirkung als freier Radikalfänger und somit der positiven Beeinflussung der Bindegewebeheilung nimmt er zusätzlich ein Vitamin C Präparat.
- *Soziales:* Er wohnt mit seinem Partner zusammen und hat dementsprechend Unterstützung im Haushalt und bei den Alltagsaktivitäten.
- *Neurologie:* Hier scheint anamnestisch wieder alles in Ordnung zu sein.

9.2.3 Aktuelle Beschwerden

Als Rechtshänder stört Karl aktuell die fehlende Beweglichkeit im Schultergelenk. Diese ist in alle Bewegungsrichtungen vorhanden und hindert ihn bei fast allen Alltagsaktivitäten. Zudem bemerkt er, dass er aufgrund der 6-wöchigen Schonung mittlerweile fast alles links macht. Er muss sich nun im Alltag bewusst umgewöhnen und den rechten Arm wieder vermehrt und kontrolliert im Alltag einsetzen. Das fällt ihm noch schwer, v. a., da er automatisch die linke Hand nutzt, wenn es schnell gehen muss.

Karl fühlt sich fit und klagt nur über leichte Schmerzen in der Schulter und im Oberarm beim Ausüben seines Heimprogramms oder nach der Physiotherapie. Diese Beschwerden klingen jedoch innerhalb der nächsten halben Stunde wieder ab. Ansonsten gibt er bei der Erfragung der restlichen Körperregionen bis auf die Steifigkeit in der Brustwirbelsäule (▶ Abb. 9.3) keinerlei Symptome oder Beschwerden an.

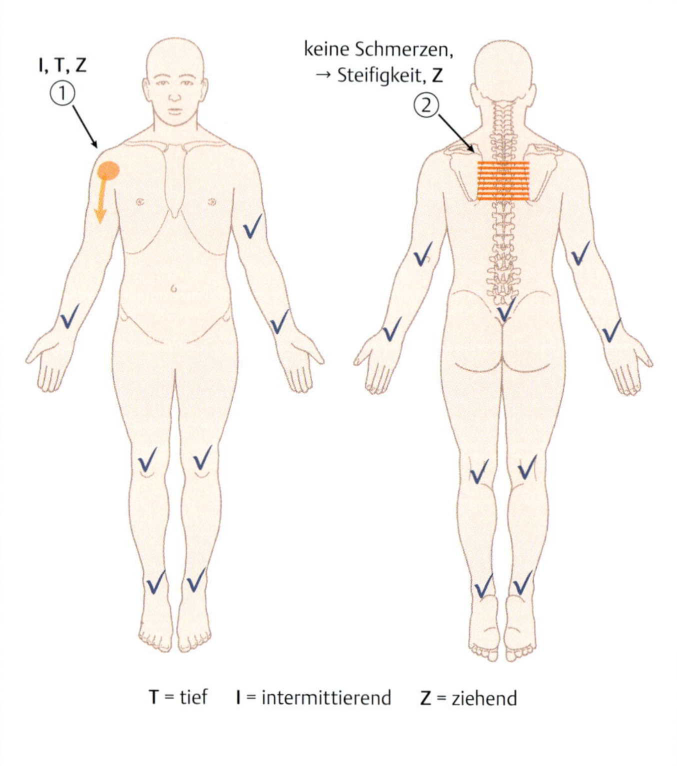

Abb. 9.3 Bodychart: P1 ist intermittierend, tief, ziehend, in den Oberarm ausstrahlend, bis 3/10 auf der VAS Skala. Diesen On-off-Schmerz spürt der Patient in der Physiotherapie, beim Üben Zuhause oder bei leichten Alltagsaktivitäten. P2 ist kein eigentlicher Schmerz, doch der Patient gibt eine deutliche Steifigkeit im gesamten Bereich der Brustwirbelsäule von Th 4–Th 8 an.

9.2.4 Erwartungen des Patienten

Karl möchte seinen Arm nach Möglichkeit wieder seitengleich bewegen können und die Kraft sollte wieder so gut sein, dass er uneingeschränkt arbeiten kann.

Clinical Reasoning

Karls operativer Eingriff ist nun 6 Wochen her. Dabei mussten alle 3 Sehnen der Rotatorenmanschette refixiert werden. Zudem litt er direkt nach der OP noch an einer Teilläsion des N. axillaris – inwieweit er diesbezüglich noch Beschwerden hat, ist im Moment noch unklar. Daher möchte ich Folgendes im Rahmen der Befunderhebung noch abklären:

- Die Teilläsion des N. axillaris stellt nun einen wichtigen Teil der nachfolgenden Befundung dar. Die Sensibilität und Motorik und somit die Muskelfunktion des M. deltoideus muss getestet werden. Sollte dort ein Defizit vorhanden sein, könnten ansonsten mit dem Start der aktiven Beweglichkeit die Sehnennähte überlastet und somit allenfalls eine Reruptur begünstigt werden.
- Auch sollten die Sehnennähte mittels modifizierten LAG-Signs überprüft werden. Doch aufgepasst, diese dürfen noch nicht wie herkömmlich ausgeführt werden. Die Sehnen dürfen zu diesem Zeitpunkt noch keine Kraft und/oder Geschwindigkeit erfahren. Der Arm darf also noch nicht auf Kommando fallengelassen werden. Doch können die einzelnen Positionen eingenommen werden und Karl wird dann in aller Ruhe gefragt, ob er diese Positionen im freien Raum ohne meine Hilfe halten kann. Somit können bereits erste Rückschlüsse auf die muskuläre Rekrutierung gezogen werden.

Als Lag Signs werden Tests bezeichnet, welche die Rotatorenmanschette auf eine Ruptur untersuchen. In diesem Fallbeispiel sind sowohl der SSP, der ISP sowie der M. subscapularis betroffen, weshalb man die Sehnen mit dem Außenrotations-Lag-Sign, dem Drop Sign wie auch dem Belly-press-Test überprüfen kann. Im postoperativen Setting werden die gleichen Tests benutzt, es wird jedoch darauf geachtet, dass die Positionen zwar eingenommen werden, aber auf ein abruptes Loslassen des Armes verzichtet wird. Kann der Arm nach 6 Wochen Ruhigstellung in diesen Positionen gehalten werden, ist dies ein positives Zeichen für eine intakte Sehne.

- Ansonsten scheint die eingeschränkte aktive und passive Beweglichkeit das Hauptproblem zu sein. Dort gilt es zu überprüfen, ob diese primär passiv glenohumeral oder global begründet ist und inwieweit Karl diese bereits aktiv umsetzen kann. Mich interessieren dabei insbesondere die Bewegungsqualität und das -ausmaß sowie das jeweilige Endgefühl.
- Nach langem Tragen des Ultrasling und dem erwähnten, einseitigen Alltagsverhalten gilt es auch, kurz die angrenzenden Gelenke zu screenen, auch wenn Karl dort grundsätzlich keine Beschwerden äußert.

9.3 Körperliche Untersuchung

Ich starte die Untersuchung mit der funktionellen Demonstration. Dort zeigt Karl, wie schwer es ihm fällt, den Arm aktiv zu heben. Danach folgt die Inspektion im Stand. Für die weitere Befunderhebung wechsle ich jedoch wie bei allen Schulterpatienten in den Sitz und teste standardisiert in dieser Position weiter.

9.3.1 Inspektion im Stand

Bei Betrachtung des Schultergürtels (▶ Abb. 9.4a–d) fallen hier v. a. die Atrophien im Bereich des ISP und SSP auf. Zudem zeigt Karl eine verstärkt abwärts sowie vorwärts rotierte Skapula. Dadurch entsteht auch ein Seitenunterschied in der Armposition – der rechte Arm ist stärker adduziert und innenrotiert als der linke. Der rechte Schultergürtel steht zudem etwas tiefer als der linke. Die Narbe scheint trocken und reizlos und die Haltung ist ansonsten unauffällig.

9.3.2 Beweglichkeit

Aktive Beweglichkeit

Alle Bewegungsrichtungen sind deutlich eingeschränkt (▶ Tab. 9.1). Während der Bewegung hat Karl keine Schmerzen, am jeweiligen Bewegungsende kommt jedoch sein bekannter ziehender Schmerz im Bereich des Bizeps und er klagt über ein Gefühl von fehlender Kraft.

Passive glenohumerale Beweglichkeit

Karl fällt das komplette Loslassen während der passiven Bewegungsprüfung (▶ Abb. 9.5a–d, ▶ Tab. 9.2) schwer, obwohl er praktisch keine Schmerzen hat.

- Am Ende der Bewegung in Elevation tritt wiederum der ziehende Schmerz entlang des M. biceps brachii auf, ansonsten ist er schmerzfrei.
- Am Ende der Bewegungen bemerke ich einen zäh-elastischen Stopp, der am deutlichsten bei der AR auftritt. Die Spannung der Muskulatur – insbesondere des M. subscapularis und des M. teres minor – ist sehr hoch.

9.3.3 Palpation

Die Narbe ist bereits gut beweglich, die gesamte Schulter weist eine vergleichbare Wärme zur Gegenseite auf. Bis auf den Hypertonus des M. subscapularis und des M. teres minor sind keine spezifischen Weichteilbefunde vorhanden.

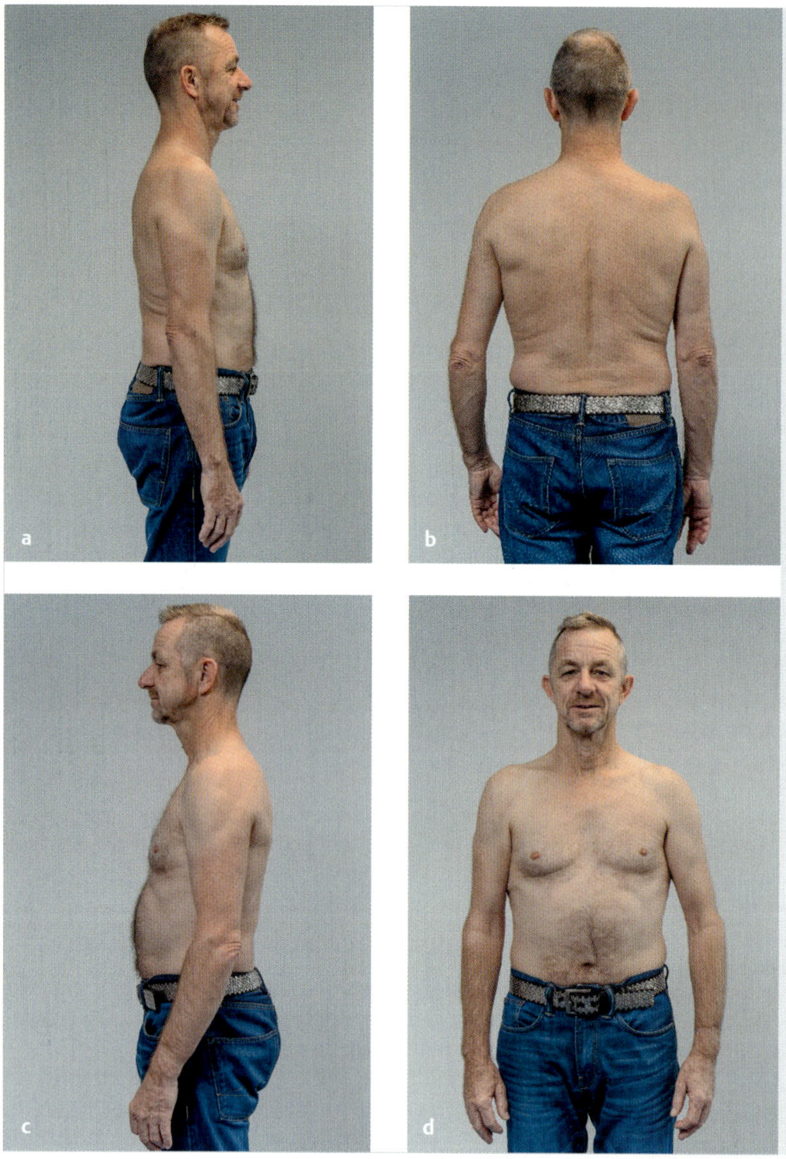

Abb. 9.4 Inspektion. (Bildquelle: B. Haupt-Bertschy)

a Ansicht von lateral rechts: Der rechte Arm ist vermehrt innenrotiert.

b Ansicht von dorsal: Es ist rechts eine deutliche Atrophie des M. infraspinatus sowie des M. supraspinatus zu erkennen. Die rechte Skapula ist abwärts und vorwärts rotiert. Der rechte Arm ist zudem stärker adduziert und die rechte Schulter steht tiefer als links.

c Ansicht von lateral links: Abgesehen vom Schultergürtel hat der Patient eine an sich unauffällige Haltung.

d Ansicht von frontal: Auch in der Ansicht von vorne ist der Schultertiefstand rechts und eine Adduktion des gleichseitigen Arms zu beobachten.

Tab. 9.1 Aktive Beweglichkeitsmessung 6 Wochen post-OP – gemessen im Sitz.

Bewegungsrichtung	rechts	links
Abduktion	50°	180°
IR	Hand gelangt auf den Bauch	Fingerspitzen gelangen bis Th 9
AR	15°	80°
Elevation	70°	160°

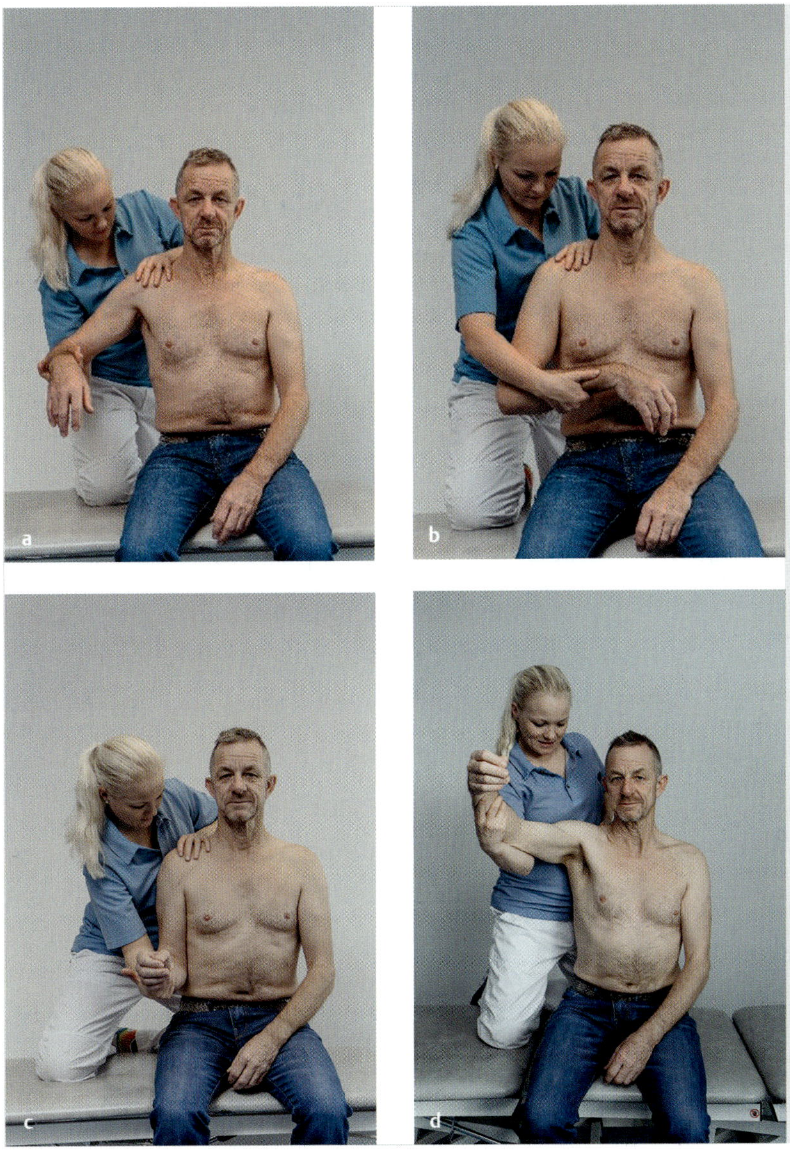

Abb. 9.5 Passive Beweglichkeit. Ich messe standardisiert in einer sitzenden Position. Die Skapula wird dabei nicht fixiert. Der Arm wird so lange in eine Bewegungsrichtung geführt, bis es zu einem Mitlaufen der Skapula kommt. Der so erreichte Wert wird als glenohumeraler Wert notiert. (Bildquelle: B. Haupt-Bertschy)

- **a Abduktion:** Der Arm kann bis 50° bewegt werden.
- **b Innenrotation:** Die Hand des Patienten kann lediglich bis zu Bauch, nicht hinter den Rücken bewegt werden.
- **c Außenrotation:** Bereits bei 5° tritt der Bewegungsstopp auf.
- **d globale Elevation:** Insgesamt kann der Arm nur auf 90° gehoben werden.

Tab. 9.2 Passive glenohumerale Beweglichkeitsmessung 6 Wochen post-OP – gemessen im Sitz.

Bewegungsrichtung	rechts	links
Abduktion	50°	95°
IR	50°	70°
AR	5°	70°
globale Elevation	90°	160°

9.3.4 Skapulothorakaler Befund

In der Befunderhebung der Skapula zeigt sich bereits statisch eine vermehrte Vor- sowie Abwärtsrotation der Skapula. Im dynamischen Bewegen fällt eine verminderte Aufwärtsrotation auf, wodurch das Glenoid nicht optimal unter dem Humeruskopf positioniert wird. Diese Skapula-Dyskinesie wird mittels des Scapula-Assistance-Test – kurz SAT (s. Box „Scapula-Assistance-Test" (S. 152)) – als Teil des Problems bestätigt.

Zusatzinfo

Scapula-Assistance-Test

Hierbei wird die Testperson gebeten, ihren Arm aktiv zu elevieren. Sie schätzt die bei dieser Bewegung auftretenden Schmerzen auf einer VAS von 0–10 ein und das Bewegungsausmaß wird dokumentiert. Im Anschluss erfolgt eine erneute Elevation, wobei der Untersucher die Skapula in ihrer normalen Bewegung unterstützt – in diesem Fall in eine AR, Aufwärtsrotation und am Schluss noch in einen leichten posterioren Tilt. Innerhalb dieses Bewegungsablaufs werden der vorhandene Schmerz und das Bewegungsausmaß erneut erfasst.

Erreicht die Testperson auf der VAS eine Verminderung von 2 Punkten oder kann sie den Arm deutlich höher heben, gilt der Test als positiv. Der SAT wird im ursprünglichen Sinn bei einer bestehenden Dyskinesie angewendet, um die Beteiligung der Skapula am eigentlichen Problem zu bestätigen. Allerdings sollten therapierelevante Rückschlüsse nur bei einem glenohumeral freien Gelenk getroffen werden. Als Parameter für die Mitbewegung der Skapula bei der aktiven Elevation ist er jedoch trotzdem anwendbar, sollte jedoch mit Vorsicht interpretiert werden.

9.3.5 Glenohumerale Zentrierung

Diese kann zum aktuellen Zeitpunkt noch nicht vollständig erhoben werden, da nach ärztlicher Vorgabe noch keine Krafttests durchgeführt werden dürfen. Doch zeigt sich die aktive AR deutlich schwächer als die IR und wird daher mit großer Wahrscheinlichkeit nicht einem konzentrisch dynamischen Verhältnis der IR:AR von 3:2 entsprechen.

9.3.6 Angrenzende Gelenke

Das allgemeine Screening der angrenzenden Gelenke ist – abgesehen von der BWS – unauffällig. Dort imponiert eine Hypomobilität in den Kostovertebralgelenken re > li von Th 3–Th 6. Zusätzlich ist die 1. Rippe druckschmerzhaft und hypomobil in ihrer Beweglichkeit.

9.3.7 Spezifische Tests

Zur Überprüfung der LAG-Signs führe ich dieses modifiziert durch, da einerseits die fehlende glenohumerale Beweglichkeit ein korrektes Platzieren des Arms im Raum noch nicht zulässt und andererseits noch keine Kraft und Geschwindigkeit auf die Sehnen wirken dürfen. Daher platziere ich Karls Arm frei im Raum und überprüfe, ob er die unterschiedlichen Positionen bei einem langsamen und kontrollierten Loslassen halten kann. Alle LAG-Signs sind negativ.

9.3.8 Neurologie

Die Sensibilität und Motorik des N. axillaris habe ich sorgfältig geprüft. Die Befunde sind alle negativ, der Nerv scheint sich von seinem Trauma erholt zu haben.

9.3.9 Funktionelle Einschätzung

Zur funktionellen Einschätzung des aktuellen Stadiums wird jeweils der DASH-D-Score (s. Box „DASH-Score" (S. 152)) erhoben. Dieser wird alle 6 Wochen wiederholt. 6 Wochen postoperativ wies dieser bei Karl 62,5 Punkte von insgesamt 100 auf.

Zusatzinfo

DASH-Score

Der DASH-Score (Disabilities of Arm, Shoulder and Hand) wurde 1996 in Amerika für orthopädische Patienten entwickelt (Gummesson et al. 2003) und beinhaltet insgesamt 30 Fragen:

- 21 Fragen zu Funktionsstörungen von Hand, Arm und Schulter. Diese Fragen beziehen sich auf die oberen Extremitäten und die Testperson beantwortet die Fragen ungeachtet davon, welcher Arm sie für die jeweilige Tätigkeit normalerweise verwendet – d. h., es wird nicht zwischen den Seiten differenziert. Der DASH-Score ist nicht gelenkspezifisch, sondern prüft im Allgemeinen, ob der Patient/die Patientin innerhalb der letzten Woche Schwierigkeiten hatte, bestimmte Tätigkeiten auszuführen.
- 6 Fragen zur Erfassung spezifischer Symptome wie Schmerzen, Parästhesien und Schlafstörungen,
- 3 Fragen zu sozialen und beruflichen Einschränkungen.

Die Auswertung

Der DASH-Score kann nur ausgewertet werden, wenn nicht mehr als 3 Antworten unbeantwortet sind. Die Berechnung wird wie folgt durchgeführt:

$$\text{Dash-Wert} = \frac{[\text{Summe der n Antwortpunkte}]\ \text{-1}}{\text{n}} \times 25$$

Dabei reicht die mögliche Punktzahl von 0 bis 100 Punkte. 0 Punkte stellt dabei eine uneingeschränkte und somit volle Funktion der oberen Extremitäten dar, während 100 Punkte die schwerste und größtmögliche Funktionseinschränkung bedeuten. Kennedy et al. definiert weiterhin folgende Cutt-off-Scores (Kennedy et al. 2011):

- < 15: kein Problem
- 16–40: vorhandenes Problem, aber arbeiten ist möglich
- > 40: unfähig zu arbeiten

9.3.10 Klinische Gruppe

Karl gilt zu diesem Zeitpunkt als EOR Patient – d. h. er hat nur noch On-off-Beschwerden, die am Ende der Bewegung auftreten. Jedoch weist er im Sinne einer Nature-Komponente – d. h. durch die große Operation und anschließenden Limitierungen beziehungsweise Kontraindikationen bedingte – Einschränkungen auf.

Clinical Reasoning

Physiotherapeutische Diagnose

Karls Hauptbefund weist auf eine deutliche glenohumerale Einschränkung hin. Betroffen sind v. a. die anterioren und inferioren Kapselanteile.

Auch wenn Karl bereits aktiv bewegen darf, steht nun die passive glenohumerale Mobilisation im Vordergrund, da er aktiv bereits auch das passiv gemessene Bewegungsausmaß erreichen kann. Nach 6 Wochen Teilimmobilisation mit entsprechender Bewegungslimitierung muss davon ausgegangen werden, dass sich im Hinblick auf das Bindegewebe pathologischer Crosslinks gebildet haben, was sich mit dem zäh-elastischen Endgefühl deckt.

Ich vermute, dass eine schwache bis fehlende motorische Kontrolle der Rotatorenmanschette sowie die abgeschwächte Aufwärtsrotation der Skapula mit konsekutiver, fehlender aktiver glenohumeraler Zentrierung die Gründe dafür sind, dass die passive globale Elevation nicht aktiv umgesetzt werden kann. Dies bedeutet für meine Therapie, dass ich diese Strukturen zwar aktivieren muss, ohne dabei jedoch die Sehnennähte und Sehnenansatzstellen zu reizen oder zu gefährden.

Aber Achtung – die Befunde hinsichtlich der Skapula sind mit größter Vorsicht zu betrachten. Grundsätzlich gilt, dass eine Skapula-Dyskinesie nur bei einem glenohumeral freien Gelenk beschrieben und diagnostiziert werden kann. Und doch gibt es mir Anhaltspunkte dafür, dass ich von Anfang an die Skapula-Bewegung in meine Therapieplanung miteinfließen lasse.

Bezogen auf den 1. Grundsatz heißt dies nun, dass die Verbesserung der glenohumeralen und somit passiven Beweglichkeit für meine nächsten Therapiesitzungen im Vordergrund steht. Da ich bei anderen Patienten einen starken Einfluss hypomobiler Kostovertebralgelenke auf eine passive wie auch aktive AR beobachten konnte, plane ich zudem eine Probebehandlung hinsichtlich Karls subjektiv und objektiv wahrgenommener BWS-Steifigkeit.

Nach Karls Zustimmung werde ich innerhalb der Therapie nun ausschließlich an der passiven Beweglichkeit arbeiten. Zusätzlich zu den Dehnungsübungen werde ich ihm erste Übungen zur Aktivierung der Rotatorenmanschette vermitteln, welche er Zuhause und im Anschluss an die Therapiesitzung selbstständig durchführen soll. Eine aktive Umsetzung der passiv neu gewonnenen Beweglichkeit ist ein wichtiger Bestandteil im gesamten Rehabilitationsverlauf.

Im Hinblick auf den 2. Grundsatz muss ich in meiner Behandlung berücksichtigen, dass die Sehnenheilung in der aktuellen Phase – also 6 Wochen postoperativ – erst bei knapp 30 % ihrer normalen Reißfestigkeit angelangt ist. Die Patientenedukation, aber auch die Auswahl der richtigen Übungen sowie deren Dosierung spielen nun eine wichtige Rolle.

Patientenedukation

Karl soll nun primär aktiv üben, aber noch mit kurzem Hebel. Er kann erst dann mit einem langen Hebel trainieren, wenn dies gut und schmerzfrei geht. Zudem muss er darauf achten, im Alltag kein zusätzliches Gewicht zu heben oder den Arm sonst zu belasten. D.h., er darf den Arm beim Rasieren, Zähneputzen und Essen einsetzen, muss dabei jedoch sehr achtsam sein, um eine Überlastung zu vermeiden.

Erste Interventionen

Innerhalb der ersten 3 Therapiesitzungen werde ich eruieren, wie stark die Wirbelsäule an der eingeschränkten passiven Beweglichkeit beteiligt ist und wie hoch die optimale Dosierung der Mobilisationstechniken ist.

9.4 Behandlungsverlauf

9.4.1 1. Therapiesitzung (6 Wochen post-OP)

Zielsetzung

Das Ziel dieser ersten Behandlung ist eine Verbesserung der passiven glenohumeralen Beweglichkeit in die AR, Abduktion und Elevation. Zudem möchte ich Karl hinsichtlich seiner Schmerzgrenze besser kennenlernen, um die Dosierung für die nächsten Sitzungen konkreter bestimmen zu können. Dabei ist mir wichtig, dass ich bei den späteren Behandlungen lediglich das Gefühl eines „Ziehens", jedoch keinen Schmerz verursache und toleriere.

Wiederbefund

Wie zuvor bereits beschrieben beträgt das derzeitige maximale glenohumerale Bewegungsausmaß 5° AR, 50° Abduktion und 90° Elevation.

Behandlung

Mobilisation des Schultergelenks

Als Maßnahmen zur Verbesserung der Beweglichkeit dienen mir rein physiologische Dehntechniken (▶ Abb. 9.6a–c). Ich behandle Karl heute in Rückenlage, da er in dieser Position gut entspannen kann, wir direkten Augenkontakt haben und ich so wiederum die Dosierung gut abschätzen kann. Ich beginne mit der isolierten AR, danach folgt die isolierte Abduktion, die ich im Anschluss noch mit einer AR kombiniere. Um den Reiz möglichst glenohumeral zu setzen, fixiere ich dabei die Skapula und bleibe jeweils 1 Minute in den jeweiligen Dehnpositionen. Die Skapula-Fixierung kann in unterschiedlichen Ausgangsstellungen und mit diversen Techniken erfolgen.

Bei Dehnung in Elevation sollte darauf geachtet werden, dass der Arm sich in einer neutralen Rotationsposition befindet. In IR gehalten würde der subakromiale Raum durch das hochstehende Tuberculum minus verringert werden, was zu Schmerzen und bei repetitiver Belastung auch zu einer Überbelastung der Rotatorenmanschette führen könnte. Aus demselben Grund ist die straffe Fixierung der Skapula bei dieser Technik sehr wichtig. Es muss gewährleistet werden, dass eine glenohumerale Dehnung stattfindet und wir nicht einfach einen subakromialen Druck aufbauen, indem wir den Arm in seine Endposition und darüber hinaus drücken. Ich schließe die Sitzung mit einer Mobilisation in Elevation mittels Dehntechnik ab (▶ Abb. 9.6a–c).

Clinical Reasoning

Während der frühen passiven Mobilisation achte ich hinsichtlich der Dosierung jeweils darauf, dass der Patient/die Patientin zwar ein deutliches Dehngefühl, jedoch keinen Schmerz empfindet. Dieses Dehngefühl sollte er/sie über mehrere Minuten aushalten können. Ich lehne die Dosierung der Mobilisation bei der Schulter grundsätzlich an die Angaben von Kaltenborn/Evjenth an. D.h., dass ich dabei nicht oszilliere, sondern die jeweilige Endposition für mindestens 1 Minute halte.

▶ **Retest.** Beim Wiederbefund direkt im Anschluss an die Behandlung zeigt sich in alle Bewegungsrichtungen eine Verbesserung von 15°–20°.

Heimprogramm

Karl hat bereits während seines stationären Aufenthalts 2 passive Beweglichkeitsübungen in Rückenlage sowie die Pendelübung als Heimprogramm erhalten. Dabei handelte es sich um folgende Übungen:

- *passive Eigenmobilisation in AR:* Karl nimmt hierfür z. B. einen Kleiderbügel in seine Hände und schiebt mit der gesunden Hand die betroffene Seite in AR. Die Ellenbogen sind dabei auf 90° angewinkelt und Karl soll darauf achten, den rechten Ellenbogen am Rumpf zu halten. Ein gefaltetes Handtuch befindet sich zwischen Ellenbogen und Rumpf, um eine entspannte Kapselposition zu gewährleisten. Der Kleiderbügel dient hierbei als Hebelverlängerung.
- *assistive Eigenmobilisation in Elevation:* Karl hebt mit dem gesunden Arm den betroffenen in Elevation – hierbei sind seine Hände gefaltet und er soll sich bemühen, den rechten Arm dabei möglichst locker zu lassen, damit eine rein passive Bewegung entsteht.
- *Pendelübung:* Karl neigt seinen Oberkörper nach vorne und lässt seine Arme passiv baumeln. Dabei sollte er je nach ärztlicher Limitierung das erlaubte Bewegungsausmaß nicht überschreiten und auch den Arm nicht aktiv zurückhalten.

Im Moment soll er diese Übungen erst mal unverändert weiterführen bzw. langsam beginnen, die Übungen aktiv mitzumachen.

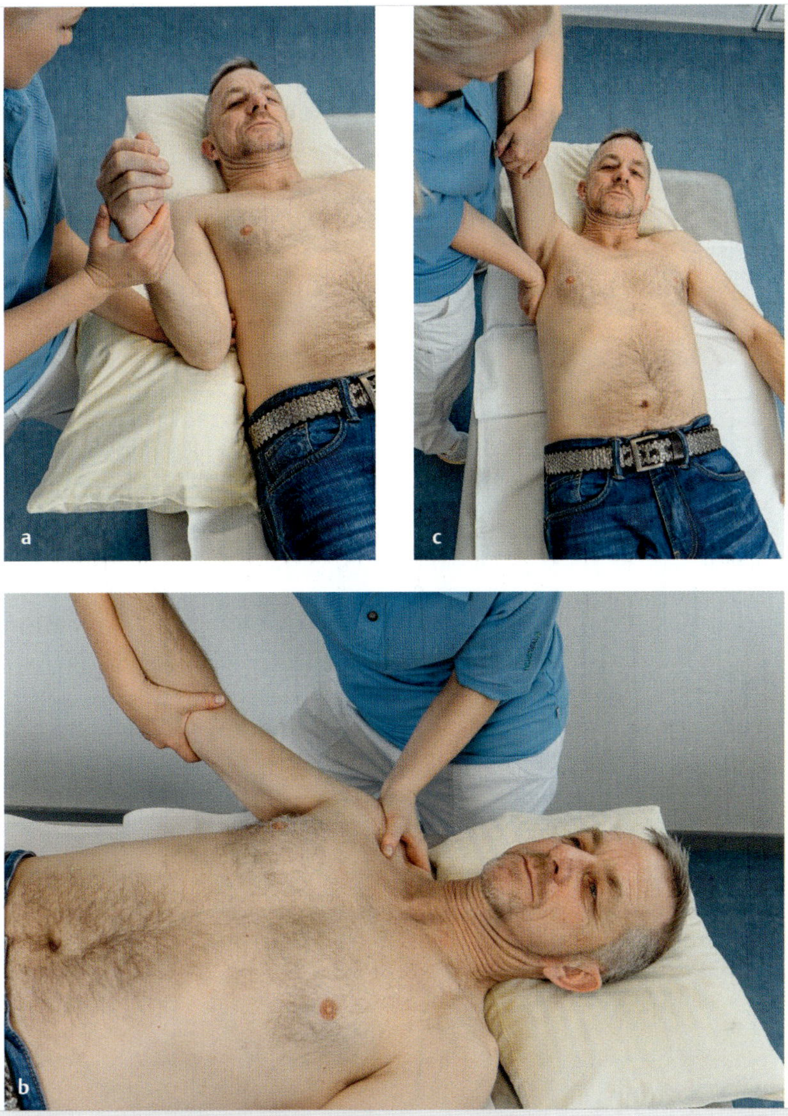

Abb. 9.6 Physiologische glenohumerale Dehnung. (Bildquelle: B. Haupt-Bertschy)

a Dehnung in AR. ASTE: RL. **Durchführung:** Die Fixierung der Skapula ist bei einer glenohumeralen Dehnung in AR schwierig. Man kann hierbei höchstens versuchen, den Humeruskopf in seiner weiterlaufenden Gleitbewegung zu hemmen. Die Therapeutin fixiert jedoch meistens eher den Ellenbogen am Körper, um eine ausweichende Abduktionsbewegung zu verhindern. Da die Skapula nicht viel IR aufweist und die Wirbelsäule die natürliche Limitierung der IR darstellt, kann man in die physiologische Dehnposition gehen und dabei gut wahrnehmen, wenn die Bewegung skapulothorakal ausgeschöpft ist. Somit setzt man einen glenohumeralen Reiz. **Ziel:** Mobilisation des glenohumeralen Gelenks.

b Dehnung in Abduktion. ASTE: RL. **Durchführung:** Bei der Abduktionsbewegung ist die Skapula-Fixierung einfacher umzusetzen. Dabei muss immer der gesamte Schultergürtel nach kaudal fixiert werden. So kann auch das Gewicht des operierten Armes optimal von der Therapeutin übernommen werden und der Patient kann lockerlassen. Sowohl bei AR wie auch Abduktion wird die Skapula somit zum Punctum fixum, während die Bewegung und die Dehnung über den Arm gesteuert werden. **Ziel:** Mobilisation des glenohumeralen Gelenks.

c Dehnung in Elevation. ASTE: RL. **Durchführung:** Bei der Elevation kann das gleiche Vorgehen beibehalten werden wie bei der Dehnung in Abduktion. Jedoch funktioniert hier im Allgemeinen auch die Umkehr von Punctum fixum zu Punctum mobile sehr gut: Mit einer Hand wird die Skapula fixiert und an einer AR sowie übermäßiger Aufwärtsrotation gehindert. Über den anderen Therapeutenarm wird die Elevation initiiert. Nun kann jedoch auch der elevierte Arm in der endgradigen Position gehalten werden und zusätzlich über ein Zurückschieben der Skapula in IR ein glenohumeraler Dehnreiz erzeugt werden. **Ziel:** Mobilisation des glenohumeralen Gelenks.

9.4.2 2. Therapiesitzung (3 Tage nach 1. Intervention)

Zielsetzung

In der zweiten Sitzung möchte ich den Einfluss der BWS sowie des Sympathikotonus auf die Beweglichkeit testen. Das Ziel ist, über eine globale manuelle Behandlung der BWS eine Verbesserung der Beweglichkeit insbesondere in die AR und allenfalls eine Linderung von Karls thorakalen Steifigkeitsgefühl zu erzielen.

Wiederbefund

Karl nimmt das thorakale Steifigkeitsgefühl praktisch konstant wahr. Das Ziehen paravertebral vom Nacken bis ungefähr zur mittleren BWS ist am deutlichsten im Sitzen spürbar.

Sitzend gemessen beträgt die glenohumerale AR wiederum 5°, die Abduktion 55° und die Elevation 90°. Auf Wirbelsäulenniveau zeigt sich eine zentrale und kostovertebrale Hypomobilität rechts von Th 3–Th 6 sowie der 1. Rippe.

Behandlung

Mobilisation der BWS und Kostotransversalgelenke

In Bauchlage mobilisiere ich zuerst mit einem Grad III zentral auf Th 8–Th 3, danach jedoch primär mit einem Grad IV auf Th 3–Th 6. Danach schließe ich eine Mobilisation der rechtsseitigen Kostovertebralgelenke an – insbesondere der 3. und 4. Rippe – und beende die Behandlung mit einer Mobilisation der 1. Rippe in Rückenlage.

▶ **Retest.** Insbesondere die AR hat sich durch diese Behandlung mit einer Bewegungserweiterung um 10° deutlich verbessert. Auch fühlt sich Karl danach deutlich entspannter und beschreibt seinen Schultergürtel als merklich freier. Das Steifigkeitsgefühl in der BWS spürt er zu diesem Zeitpunkt nicht mehr. Die Abduktion beträgt immer noch 55°, die Elevation ist auch um nahezu 10° verbessert.

> **Clinical Reasoning**
>
> Mein Fazit aus den ersten 2 Behandlungen ist, dass ich aufgrund des detonierenden Effekts der thorakalen Techniken jeweils die nachfolgenden Therapiesitzungen mit einer kurzen BWS-Mobilisation beginnen und erst im Anschluss die Schulter physiologisch aufdehnen werde. Diese Reihenfolge werde ich solange beibehalten, wie ich positive Befunde der Wirbelsäule finde, sich die Beweglichkeit der Schulter im Wiederbefund verbessert zeigt und sich Karls subjektive Gefühl damit deckt.

9.4.3 3. Therapiesitzung (5 Tage nach 2. Intervention)

Zielsetzung

Für die heutige Behandlung habe ich das Ziel, die passive glenohumerale Beweglichkeit in AR, Abduktion und Elevation zu verbessern.

Wiederbefund

Das Steifigkeitsgefühl in der BWS ist insgesamt deutlich vermindert, jedoch fühlt sich Karl im Vergleich zum Ende der letzten Behandlung wieder etwas verspannter. Sitzend gemessen beträgt die AR immer noch 5°, die Abduktion 55° und die Elevation 95°. Die BWS zeigt immer noch die gleiche zentrale und kostovertebrale Hypomobilität auf wie zuvor.

Behandlung

Wiederholung der Techniken

Ich starte mit einer zentralen Mobilisation von Th 2–Th 8. Karl liegt dabei in Bauchlage. Danach mobilisiere ich erneut das zweite und dritte Kostovertebralgelenk.

Ich halte diesen Teil kurz – d. h. inklusive aktueller Befundung sind bis dahin 10 Minuten der Therapiesitzung vergangen. Anschließend lasse ich Karl sich auf den Rücken drehen und mobilisiere die rechte Schulter entsprechend der ersten Sitzung passiv in AR, Abduktion und Elevation. Nach der isolierten AR gehe ich immer mehr in Abduktion und arbeite mich so von einer AR in 0° Abduktion in 10° Schritten hoch bis zu 70°. Erst danach arbeite ich in die isolierte Abduktion und Elevation.

▶ **Retest.** Die thorakale Steifigkeit ist komplett verschwunden, die glenohumerale AR beträgt 15°, die Abduktion 70° und die Elevation 110°.

> **Clinical Reasoning**
>
> Das jeweils neu erreichte Bewegungsausmaß der AR geht zwischen den Therapieeinheiten immer wieder deutlich zurück. Karl scheint die neugewonnene Beweglichkeit kaum beibehalten zu können. Somit muss ich einerseits die Häufigkeit der Therapieeinheiten überdenken, jedoch auch sein Heimprogramm. Eine höhere Frequenz der Sitzungen wäre zum aktuellen Zeitpunkt zwar hilfreich, jedoch verspreche ich mir viel mehr davon, wenn Karl den Schwerpunkt auf das Heimprogramm legt.
>
> Daher werde ich ihn instruieren, nach jeder Dehneinheit – unabhängig ob durch mich oder ihn – aktiv und endgradig in die neugewonnene Beweglichkeit zu bewegen.

Heimprogramm

Da sich das durch die Behandlung verbesserte Bewegungsausmaß hinsichtlich der AR bislang nicht dauerhaft aufrechterhalten ließ, bitte ich Karl nun, seinen rechten Arm grundsätzlich nach sämtlichen Dehnübungen jeweils aktiv in AR zu bewegen. Dies soll er in 3 Serien à 20 Wiederholungen, ohne Zusatzgewicht durchführen und dabei die endgradige Position jeweils ca. 2 Sekunden lang halten.

9.4.4 4. Therapiesitzung (3 Tage nach 3. Intervention)

Zielsetzung

Ich verändere die Zielsetzung der letzten Stunde kaum und setze die passive Mobilisation der glenohumeralen AR, und Elevation fort. Lediglich verzichte ich heute auf die Verbesserung der Abduktion und konzentriere mich stattdessen auf die Erweiterung der IR.

Wiederbefund

Das Steifigkeitsgefühl der BWS, das am Ende der letzten Behandlung vollständig verschwunden war, ist nun wieder etwas da, aber Karl spürt es kaum noch. Die AR konnte er dieses Mal besser aufrechterhalten und sie beträgt, sitzend gemessen, zwischen 10° und 15°. Karl kommt bis 65° in Abduktion, bis 105° in Elevation und bis 50° in IR. Die Wirbelgelenke zeigen sich heute schon deutlich beweglicher, kostovertebral ist die Gelenksbeweglichkeit jedoch immer noch deutlich eingeschränkt.

Behandlung

Ich mobilisiere kurz die BWS in Bauchlage. Dabei fokussiere ich die Rippengelenke, bei denen die Hypomobilität noch am auffälligsten ist – also in Höhe der 2. und 3. Rippe. Danach lasse ich Karl die Position wechseln und mobilisiere passiv das Glenohumeralgelenk in Rückenlage. Zuerst dehne ich die AR auf und gehe danach direkt über zur Mobilisation in Elevation.

Abschließend dehne ich das Schultergelenk in IR bei 60° Abduktion und mit ventraler Fixierung des Humeruskopfes, um ein weiterlaufendes Gleiten nach ventral zu unterbinden.

► **Retest.** Karls thorakale Steifigkeit ist erneut verschwunden und die passive glenohumerale Beweglichkeit hat sich wiederum verbessert. Die AR beträgt 15°, die Abduktion 70°, die Elevation 115° und die IR 60°.

Clinical Reasoning

Die IR war bereits zu Beginn sehr gut, im Vergleich zur Gegenseite zeigt sich jedoch trotzdem eine Differenz von 20°. Auch wenn die Mobilisation der AR klar im Vordergrund steht, integriere ich die IR dennoch gerne in etwa jede fünfte Behandlung, da die hinteren unteren Kapselanteile auch an einer isolierten Abduktion und v. a. an einer Elevation beteiligt sind. Dies erklärt, warum sich auch die glenohumerale Abduktion nach dieser Behandlung verbessert hat. Aber sicher hat auch die Mobilisation in Elevation dazu beigetragen.

Abgesehen vom Heimprogramm muss ich im Hinterkopf behalten, in den nächsten Wochen die Skapula zunehmend in die Therapie zu integrieren – auch wenn dies nicht an erster Stelle steht. Dies ist jedoch als Vorbereitung für das nachfolgende Krafttraining absolut notwendig.

Heimprogramm

Ich ergänze das Heimprogramm der ersten 6 Wochen nun um folgende Übungen:

- *Wall-walk für eine assistive Elevation:* Karl platziert hierbei seine Hände an einer Wand und „krabbelt" nun mit seinen Fingern an der Wand entlang nach oben und auch wieder herunter. Dies soll er täglich in 2 Serien à 10 Wiederholungen umsetzen.
- *Seilzugübung zur Dehnung:* Karl sitzt dazu mit dem Rücken gegen die Rolle des Seilzugs und unterstützt mit seinem linken Arm den rechten in einer Elevations- oder auch Abduktionsbewegung. In der Endposition verweilt und dehnt er jeweils 1 Minute, bevor er den Arm wieder langsam absinken lässt. Diese Übung führt er täglich in 2 Serien à 10 Wiederholungen durch.
- *Seilzugübung mit anschließendem Place and Hold in der endgradigen Elevation zur Aktivierung*: Im Grunde erfolgt die Übung wie die reine Seilzugübung, jedoch soll Karl am Ende der Elevation die Position des rechten Schultergelenks für 5–10 Sekunden halten. Dies übt er täglich in 2 Serien à 10 Wiederholungen.

Weiterhin soll Karl nach wie vor das neu gewonnene Bewegungsausmaß erhalten, indem er aktiv in die jeweils zuvor passiv gedehnte Bewegungsrichtung endgradig geht. Aktuell führt er dies noch mit einem kurzen Hebel aus, in der Folge wird es dies allmählich steigern können.

9.4.5 5. und 6. Therapiesitzung (4 Tage nach 4. Intervention)

Da die bisherigen Interventionen weiterhin eine Verbesserung erzielen, ändere ich mein Procedere für die fünfte und sechste Therapieeinheit nicht, sondern arbeite weiterhin an der BWS-Mobilisation sowie Verbesserung der Schultergelenksbeweglichkeit. Allerdings steigere ich die Dosierung.

9.4.6 7.–12. Therapiesitzung (bis zum 3. Monat post-OP)

Behandlung

Skapula-Setting und Kräftigung der Skapula-Stabilisatoren

Nach 6 Sitzungen kann ich die Mobilisation der BWS weglassen. Dafür beginne ich, die Skapula in die Therapiesequenzen zu integrieren. Ich führe einerseits eine Bewegungsschulung in Seitenlage im Sinne einer Faszilitation durch, andererseits instruiere ich Karl auch 4 Übungen, die von Ann Cools zur optimalen Kräftigung der Skapula-Stabilisatoren beschrieben sind (Cools et al. 2007):

1. AR in Seitenlage (▸ Abb. 9.7a–b)
2. Flexion in Seitenlage (▸ Abb. 9.7c–d)
3. horizontale Abduktion aus Bauchlage (▸ Abb. 9.7e–f)
4. Retraktion der Schulter aus Bauchlage (▸ Abb. 9.7g–h)

Diese Übungen benötigen nicht zwingend Zusatzgewichte und können deshalb bereits in dieser frühen Rehabilitationsphase angeleitet werden. Ich ergänze das Programm weiterhin noch durch ein simples Training des M. serratus in offener Kette aus Rückenlage.

Kontrolle nach 3 Monaten

Nach 3 Monaten erfolgt eine erneute Arztkontrolle. Karl äußert sich als nahezu schmerzfrei, er mache Fortschritte, doch sei seine Geduld schon stark gefordert. Der Arzt untersucht die Schulter und seine Befunde decken sich hinsichtlich der Beweglichkeit mit meinen (▸ Tab. 9.3). Der Jobe-Test, welcher vorsichtig durchgeführt wird, zeigt sich noch abgeschwächt zur Gegenseite. Beim Belly-press-Test wird eine gute Kraftentwicklung festgestellt. Zudem weist Karl kein Außenrotationslag auf. Der Punktestand des DASH-Scores ist auf 44,5 gesunken.

Karl beginnt, 50 % seines früheren Arbeitspensums zu absolvieren und so zumindest die Berufsbildung wieder zu leiten.

Clinical Reasoning

Nach dieser Zwischenuntersuchung ist Karl nun von ärztlicher Seite in allen Aktivitäten freigegeben und wir können auch mit dem Kraftaufbau beginnen. Hierbei wird nun der dritte Grundsatz wichtig. Wie bereits beschrieben, verläuft die Rehabilitation in Phasen. Zentral ist jedoch, dass der Übergang in die nächste Phase und somit die gesamte Nachbehandlung nicht nur time-based sondern v. a. auch criterion-based erfolgt. Die Phasenübergänge hängen somit vom individuellen Verlauf des Patienten/der Patientin ab und nicht von der Anzahl vergangener Wochen der Rehabilitation. Der erste Grundsatz steht an zentraler Stelle: Ist die Schulter noch stark in ihrer glenohumeralen Beweglichkeit eingeschränkt, so ist die gesamte Mechanik des Schultergelenks verändert, womit sich ein Krafttraining kontraproduktiv auswirken kann. Und doch muss die Belastbarkeit mit der Zeit erhöht werden, denn der Patient/die Patientin muss sich in der Folge auch wieder bereit fühlen, in seinem/ihrem Beruf uneingeschränkt arbeiten zu können.

Abb. 9.7 Übungen zur Kräftigung der Skapula-Stabilisatoren nach Ann Cools: Alle 4 Übungen haben das Ziel, den M. trapezius, M. serratus sowie die Außenrotatoren in einem optimalen Verhältnis zu trainieren. Es geht hierbei um ein Best-Ratio-Training – d. h. viel Aktivierung des M. trapezius pars ascendens und M. trapezius pars transversa und wenig des M. trapezius pars descendens sowie mehr Aktivierung des M. serratus anstatt des M. trapezius pars descendens und M. pectoralis major. Im Sinne eines Kraftausdauertrainings werden alle Übungen zunächst mit 20 Wiederholungen in 2–3 Serien ausgeführt, anfangs ohne Gewicht, später mit. (Bildquelle: B. Haupt-Bertschy) ▸

a Training der Außenrotatoren. ASTE: SL auf der nicht betroffenen Seite. Ein zusammengerolltes Handtuch liegt zwischen Ellenbogen und Taille des Patienten. Dieser hält zudem ein geringes Gewicht in der Hand und der Arm befindet sich in Nullstellung.

b Training der AR. Durchführung: Nun führt der Patient eine AR durch, d. h. er bewegt das Gewicht senkrecht nach oben in den Raum. Dabei soll er darauf achten, die Handtuchrolle nicht zu verlieren, diese jedoch auch nicht „einzuklemmen".

c Training der Flexoren. ASTE: Seitenlage auf der nicht betroffenen Seite. Der Patient hält ein leichtes Gewicht in seiner Hand. Der Arm befindet sich ausgestreckt an seiner obenliegenden Körperseite.

d Training der Flexoren. Durchführung: Der Patient wird aufgefordert, seinen extendierten Arm nach vorne bis auf Gesichtshöhe zu führen und wieder in ASTE zurückzugehen.

e Training der horizontalen Abduktoren. ASTE: BL an der Kante der Behandlungsbank, der betroffene Arm hängt seitlich an der Bank herunter. In seiner Hand hält der Patient ein leichtes Gewicht.

f Training der horizontalen Abduktoren. Durchführung: Der Patient hebt nun den gestreckten Arm seitlich bis auf 90° bzw. bis Ende des schmerzfreien Bereichs an und geht wieder zurück in ASTE.

g Training der Retraktoren. ASTE: BL, mit der betroffenen Seite an der Kante der Behandlungsbank. Der Patient hält ein leichtes Gewicht in seiner Hand und hält seinen betroffenen Arm parallel zum Körper nach hinten gestreckt.

h Training der Retraktoren. Durchführung: Der Patient hebt den extendierten Arm im schmerzfreien Bereich nach hinten-oben – d. h. hinter seine Körperlängsachse. Anschließend senkt der den Arm weder bis zur ASTE ab.

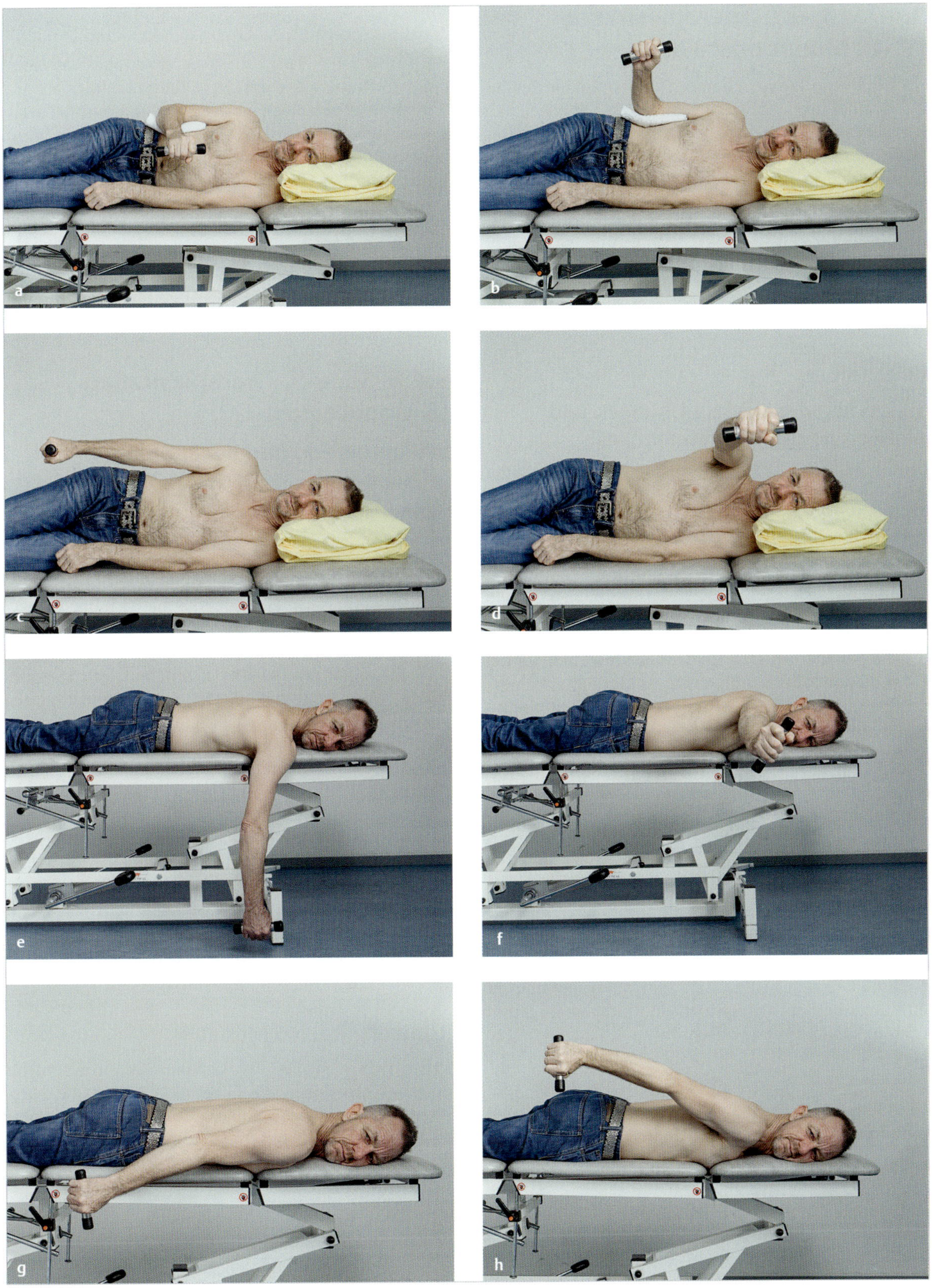
a
b
c
d
e
f
g
h

9.4.7 13.–37. Therapiesitzung (3.–6. Monat post-OP)

Nach Erkenntnissen von Gerber et al. beträgt die Reißfestigkeit einer rekonstruierten Sehne nach 3 Monaten 52 %. (Gerber et al. 1999). Von daher ist ein Kraftaufbau nun erlaubt, was mich dazu ermutigt, jetzt auch mit Zusatzbewegungen an der passiven glenohumeralen Beweglichkeit zu arbeiten. Da die Beweglichkeit jedoch immer noch stark eingeschränkt ist, lege ich den Schwerpunkt der Behandlung zunächst weiterhin auf die Gelenksmobilisation. Ich werde mir aber zum Ende der Sitzungen immer noch etwas Zeit nehmen, um die Übungen des Heimprogramms weiter auszubauen.

Behandlung

Steigerung der Skapula-Übungen und Aktivierung des M. subscapularis

So steigere ich die 4 Übungen nach Ann Cools, indem Karl diese nun mit einem leichten Gewicht (500g) durchführen soll (▶ Abb. 9.7a–h). Auch möchte ich den M. subscapularis aktivieren. Diesbezüglich zeige ich Karl folgende Übungen:

- *Flaschenzugübung als Eigenübung:* Anhand einer Schlingenkonstruktion wird ein Seil an einer Türklinke befestigt. Karl hält das eine Ende des Seils in der betroffenen Hand, am anderen Seilende wird ein Gewicht befestigt – in diesem Fall eine mit Wasser gefüllte Pet-Flasche. Dieses Gewicht zieht er nun mit einer Innenrotationsbewegung seiner Schulter nach oben und lässt es mit einer Außenrotationsbewegung wieder runter. Diese Bewegung soll er täglich 20-mal in 3 Serien wiederholen.
- *Seilzugübung im Rahmen der Therapie:* Karl macht die Übung häufig auch direkt im Anschluss an unsere Therapie und kann dazu ein herkömmliches Seilzuggerät benutzen. Die Umlenkrolle wird dazu auf Ellbogenhöhe eingestellt. Auch an diesem Gerät macht er die Übung 20-mal in 3 Serien pro Einheit.

Nach 18 Wochen erhöht Karl sein Arbeitspensum auf 60 %. Aufgrund der noch fehlenden Kraft wird er jedoch noch zu 20 % krankgeschrieben.

Clinical Reasoning

Ich achte immer darauf, zuerst die lokalen Stabilisatoren und somit die zentrierende Muskulatur zu aktivieren, bevor ich in der Folge dann mit einem globalen Krafttraining starte. Da wir in der Klinik häufig die Erfahrung gemacht haben, dass Patienten, die trotz einer passiv eingeschränkten Beweglichkeit bereits ein globales Krafttraining durchführen, eher Rückschritte in ihrer Beweglichkeit und eine Schmerzzunahme entwickeln, starte ich mit einem globalen Krafttraining erst sehr spät. In Karls Fall habe ich erst nach 5 Monaten damit begonnen.

9.4.8 38.–45. Therapiesitzung (6 Monate post-OP)

Wiederbefund und Behandlung

Mittlerweile sind seit Karls Operation knapp 6 Monate vergangen. Die passive Beweglichkeit hat sich stark verbessert (▶ Tab. 9.3) und die aktive Umsetzung funktioniert sehr gut. Die passive glenohumerale AR beträgt nun 35° und aktiv kommt Karl somit auf eine globale Bewegung von 50°. Auch die Abduktion hat sich deutlich gesteigert und liegt nun glenohumeral bei 85°.

Die meiste Zeit musste ich in die passive wie auch aktive Mobilisation der Elevation investieren. Dort stagnierten die Werte lange Zeit auf 110°, mittlerweile erreichen wir 140°. Die passive Mobilisation stellt deshalb immer noch einen Teil der Therapie dar. Das globale Krafttraining an Geräten haben wir wie erwähnt erst vor 4 Wochen in Karls Heimprogramm integriert.

Erst jetzt, ein halbes Jahr post-OP, arbeitet Karl wieder in Vollzeit. Der DASH-Score beträgt aktuell 7,5 von 100 Punkten. Dies bedeutet, dass Karl mittlerweile beschwerdearm ist und nur noch bei Aktivitäten eingeschränkt ist, die eine endgradige Bewegung oder eine höhere Kraftentwicklung erfordern. Während der gesamten Rehabilitationszeit hatte Karl kaum Schmerzen. Auch erlebte er niemals eine Phase der Exazerbation.

Kontrolle nach 6 Monaten

Karl berichtet auch in der Arztkontrolle von einem für ihn guten Therapieverlauf. Er hat mehr Kraft und ein besseres Bewegungsausmaß. Er empfand die Physiotherapie als äußerst hilfreich. Neben der Verbesserung der Beweg-

Tab. 9.3 Passiver Bewegungsstatus im Verlauf der verschiedenen Rehabilitationsphasen.

Bewegungsrichtung	6 Wochen post-OP	3 Monate post-OP	6 Monate post-OP
passiv glenohumeral			
AR	5°	15°	35°
Abduktion	50°	70°	85°
IR	60°	65°	70°
passiv global			
Elevation	90°	105°	140°

lichkeit waren insbesondere die Tests der refixierten Sehne von Interesse, die im Ergebnis unauffällig waren. Auch zeigte Karls Schultergelenk keine Instabilitätszeichen. Der Arzt beschreibt dies in Anbetracht der Schwere der initialen Verletzung als zeitgerechten Heilungsverlauf.

9.5 Fazit

Auch nach meinen Erfahrungen entspricht Karls Behandlungsverlauf im Prinzip der Norm. Es ist meistens so, dass Patienten nach Refixation einer solch großen Rotatorenmanschettenläsion mindestens 6 Monate in die Therapie kommen. Bis sie dann wirklich zufrieden sind und die betroffene Extremität wieder voll einsetzbar ist, vergeht mindestens 1 Jahr.

Nichtsdestotrotz scheint in Karls Fall der Rehabilitationsverlauf doch etwas verzögert, da die glenohumerale Beweglichkeit noch deutlich von der Gegenseite abweicht. Da dennoch eine kontinuierliche Verbesserung zu verzeichnen war, ziehe ich das Fazit, dass meine Dosierung richtig gewählt war. Karl hatte zwar direkt nach der Therapie ab und zu etwas Schmerzen, diese vergingen jedoch immer innerhalb der nächsten 2 Stunden und wurden von ihm als gut ertragbar beschrieben.

Schlussendlich ist die Wundheilung der Sehne der entscheidende Faktor, um zu beurteilen, wie gut die Rehabilitation verlaufen ist. Und diesbezüglich scheint alles in Ordnung zu sein. Insofern sollte es nach meiner Einschätzung möglich sein, innerhalb der nächsten 3 Monate die restlichen funktionellen Einschränkungen zu beheben und Karl bis zur Jahreskontrolle ein beschwerdefreies Leben mit seiner rechten Schulter zu ermöglichen.

Kommentar des Herausgebers Martin Verra

Nach einer traumatischen Totalruptur der gesamten Rotatorenmanschette ist ein chirurgischer Eingriff oft unumgänglich. Die meist vorkommenden Komplikationen sind dabei Rerupturen und eine Steifheit des Schultergelenks – dies gilt es in der Therapie zu berücksichtigen. Obwohl diese Operationen sehr häufig durchgeführt werden, gibt es erstaunlicherweise wenig Evidenz betreffend die Wirksamkeit der anschließenden Rehabilitation – z. B. individuelle Physiotherapie oder nicht-supervisierte Therapie, Continuous Passive Motion oder Manuelle Therapie, Kryotherapie (Thigpen et al. 2016). Die „American Society of Shoulder and Elbow Therapists“ hat ein systematisches Review von 117 Studien durchgeführt mit dem Ziel, ein Konsensus-Statement betreffend der Rehabilitation nach (arthroskopischer) Rotatorenmanschettenrekonstruktion zu entwickeln (Jancuska et al. 2018). Diese Gesellschaft empfiehlt das folgende Vorgehen:

- *Woche 0–2:* Immobilisation
- *Woche 2–6:* passiv-assistive ROM-Übungen
- *ab Woche 12:* Steigerung zu Kraftübungen und schlussendlich Rückkehr zu sportlichen Tätigkeiten oder zur Arbeit.

Das therapeutische Vorgehen im vorliegenden Fallbeispiel bzgl. eines postoperativen Funktionsverlusts der rechten Schulter folgt im Wesentlichen den nur wenig vorhandenen, evidenzbasierten Empfehlungen. Je weniger wissenschaftliche Evidenz von hoher Qualität vorhanden ist, umso wichtiger ist es, dass die Physiotherapeutin/der Physiotherapeut über viel Erfahrung und Kompetenz in der Rehabilitation dieser Pathologie verfügt. Das Fallbeispiel veranschaulicht daher eindrücklich die Wichtigkeit eines fortlaufenden Clinical Reasonings, die Berücksichtigung der physiologischen Wundheilungsstadien der betroffenen anatomischen Strukturen sowie die Wahl der physiotherapeutischen Behandlungsmethoden. Die Therapeutin befolgt das auf Empirie basierende Nachbehandlungsschema mit den unterschiedlichen Rehabilitationsphasen stringent, passt es jedoch immer wieder individuell an. Zielorientiert werden Techniken aus verschiedenen Behandlungskonzepten eingesetzt. Der Therapieverlauf war von Beginn an vielversprechend, jedoch war rasch klar, dass für die Rehabilitation viel Energie und Zeit nötig sein würde. Trotz des ausbleibenden sofortigen Behandlungserfolgs hat sich die behandelnde Therapeutin nicht von ihrem strukturierten Vorgehen in Form von Wiederbefund, Behandlung (inklusive Heimprogramm) und fortlaufendem Clinical Reasoning abhalten lassen und letztendlich Erfolg mit ihrer Behandlung gehabt.

9.6 Literatur

Beatty-Jakobi Y. Arthroskopische ankerfreie transossäre Naht. Leading Opinions Orthopädie & Rheumatologie 2017; 3:6–10

Codman EA. Complete rupture of the supraspinatus tendon: operative treatment with report of two successful cases. Oston Med Surg 1911; 164: 708–710. doi: 10.1056/NEJM191105181642002

Cools AM, Dewitte V, Lanszweert F et al. Rehabilitation of scapular muscle balance. Which exercises to prescribe? Am J Sports Med 2007; 35(10): 1744–1751. doi: 10.1177/0363546507303560

Gerber C, Schneeberger AG, Perren SM et al. Experimental rotator cuff repair. A preliminary study. J Bone Joint Surg Am 1999; 81(9):1281–90

Gummesson C, Atroshi I, Ekdahl C. The disabilities of the arm, shoulder and hand (DASH) outcome questionnaire: longitudinal construct validity and measuring self-rated health change after surgery. BMC Musculoskelet Disorders 2003; 4: 11. doi: 10.1186/1471-2474-4-11

Habermeyer P, Lichtenberg S, Magosch P. Rotatorenmanschettenruptur und Schulterinstabilität. Arthroskopie 2007; 30(3): 217–222. doi: 10.1007/s00142-007-0405-3

Iannotti JP, Deutsch A, Green A et al. Time to failure after rotator cuff repair: a prospective imaging study. J Bone Joint Surg Am 2013; 95(11):965–971. doi: 10.2106/JBJS.L.00708

Jancuska J, Matthews J, Miller T et al. A Systematic Summary of Systematic Reviews on the Topic of the Rotator Cuff. Orthop J Sports Med 2018; 6(9): 2325967118797891. doi: 10.1177/2325967118797891

Jung C, Tepohl L, Tholen R et al. Rehabilitation following rotator cuff repair. A work of the Commission Rehabilitation of the German Society of Shoulder and Elbow Surgery e. V. (DVSE) in collaboration with the German Association for Physiotherapy (ZVK) e. V., the Association Physical Therapy, Association for Physical Professions (VPT) e. V. and the Section Rehabilitation-Physical Therapy of the German Society for Orthopaedics and Trauma e. V. (DGOU). Obere Extrem 2018; 13(1): 45–61. doi: 10.1007/s11678-018-0448-2

Kennedy CA, Beaton DE, Solway S et al. The DASH Outcome Measure User´s Manual 3rd ed. Toronto: Institute for Work & Health; 2011

Miller BS, Downie BK, Kohen RB et al. When do rotator cuff repairs fail? Serial ultrasound examination after arthroscopic repair of large and massive rotator cuff tears. Am J Sports Med 2011; 39(10): 2064–2070. doi: 10.1177/0363546511413372

Ross D, Maerz T, Lynch J et al. Rehabilitation following arthroscopic rotator cuff repair: a review of current literature. J Am Acad Orthop Surg 2014; 22(1): 1–9. doi: 10.5435/JAAOS-22-01-1

Shen C, Tang ZH, Hu JZ et al. Does immobilization after arthroscopic rotator cuff repair increase tendon healing? A systematic review and meta-analysis. Arch Orthop Trauma Surg 2014; 134(9): 1279–1285. doi: 10.1007/s00402-014-2028-2

Thigpen CA, Shaffer MA, Gaunt BW et al. The American Society of Shoulder and Elbow Therapists' consensus statement on rehabilitation following arthroscopic rotator cuff repair. J Shoulder Elbow Surg 2016; 25(4): 521–535. doi: 10.1016/j.jse.2015.12.018

Kapitel 10

Multidirektionale Instabilität des Schultergelenks

10

10 Multidirektionale Instabilität des Schultergelenks

Tobias Baierle

Frau Emma N. stellt sich mit der Diagnose einer habituellen Schultergelenksluxation vor. Betroffen ist ihre rechte Seite, was ihr als Rechtshänderin besondere Beschwerden bereitet. Bereits seit ihrer Jugend hat sie mit wiederholten Luxationen zu kämpfen, aber da diese ihren Alltag zuvor nicht negativ beeinflussten, kam sie bislang damit gut zurecht. Nachdem die Schmerzen jedoch in den vergangenen eineinhalb Jahren stetig zunahmen und diese sie in ihrem täglichen Leben mittlerweile massiv einschränken, beschloss sie, sich ärztliche Hilfe bei einem auf Schultererkrankungen spezialisierten Arzt zu holen. Dieser diagnostiziert eine multidirektionale Schulterinstabilität.

10.1 Hintergrund zur multidirektionalen Instabilität

Eine atraumatische multidirektionale Instabilität (MDI) liegt vor, wenn der Humeruskopf in mindestens 2 Richtungen nicht im Gelenk zentriert werden kann (Beasley et al. 2000). Die Entstehung der atraumatischen MDI wird als Dekompensation einer bisher kompensierten unphysiologischen Situation verstanden.

Die MDI ist gegenüber einer multidirektionalen Hyperlaxität abzugrenzen, die zwar eine vermehrte multiaxiale Humeruskopftranslation zulässt, aber nicht mit unkontrollierbaren Luxationen einhergeht (Habermeyer et al. 1998). Die MDI entsteht meist auf dem Boden einer allgemeinen Laxität (Bahu et al. 2008). Kennzeichnend hierfür ist eine nach vorne und hinten ausgedehnte Kapsel mit vergrößertem Kapselvolumen (Hewitt et al. 2003). Da eine bestehende Laxität nicht immer zu einer beidseitigen Instabilität führen muss, können nicht nur strukturelle Faktoren des Kapsel-Band-Apparates als verantwortlich dafür angesehen werden (Hewitt et al. 2003). Sondern man muss davon ausgehen, dass bei einer habituellen atraumatischen Instabilität neben einer Laxität auch Koordinations- und Kraftdefizite vorliegen (Bahu et al. 2008), was durch diverse Studien bestätigt werden konnte.

So definiert Takwale die Positionsinstabilität als unwillkürliche, tief verwurzelte, abnormale, unbalancierte Muskelaktion (Takwale et al. 2000). Und auch nach Bayley liegt die Ursache der muskulären Dysbalance in einer gestörten Innervation der Schulter- und Schultergürtelmuskulatur (Bayley 2003). Pathologische Muskelaktivitätsmuster verhindern eine koordinierte muskuläre Führung des Schulterkopfes in der Gelenkpfanne.

Mangelnde Kraft und Koordination der Rotatorenmanschette, eine unzureichende Führung der Skapula sowie eine gesteigerte, dominierende Aktivität der dezentrierenden äußeren Schultermuskeln wie dem M. pectoralis major und/oder des M. deltoideus (Jaggi et al. 2007) können Gründe für eine gestörte koordinierte muskuläre Führung des Humeruskopfes in der Gelenkpfanne sein (Bayley 2003). Morris et al. konnten zudem nachweisen, dass bei Patienten mit einer MDI die Kraft der Außenrotatoren und Abduktoren des Schultergelenks reduziert ist. Sie fanden ebenfalls heraus, dass der mittlere und vordere Anteil des M. deltoideus eine zu geringe Aktivität bei Außenrotation der Schulter in 90° Abduktion aufweist (Morris et al. 2004).

10.1.1 Konservative versus operative Therapie

Für die Diagnose einer atraumatischen multidirektionalen Instabilität zeigt die Literatur gute Ergebnisse hinsichtlich eines primär konservativen Vorgehens (Burkhead und Rockwood 1992, Warby et al. 2017, Watson et al. 2018). Für die operative Therapie der atraumatischen und multidirektionalen Instabilität werden Fehlschläge von bis zu 68 %, für die atraumatische hintere Instabilität von bis zu 72 % beschrieben (Metcalf et al. 2003). Diese Ergebnisse rechtfertigen zunächst einen nicht invasiven konservativen Therapieversuch über die Dauer von mindestens 6 Monaten. Burkhead und Rockwood erzielten im Falle atraumatischer Schulterinstabilitäten bei 80 % ihrer Patienten mit Übungstherapie gute bis sehr gute Therapieerfolge (Burkhead und Rockwood 1992). Allerdings unterschieden sie hierbei nicht zwischen einer uni- oder multidirektionalen atraumatischen Instabilität. Zudem blieb ungeklärt, ob Patienten mit einer Schultergelenkinstabilität infolge repetitiver Mikrotaumata auch als atraumatisch galten. Misamore et al. konnten in einer retrospektiven Studie nachweisen, dass die Langzeitergebnisse (von durchschnittlich 8 Jahren nach Therapiebeginn) bei operierten Patienten mit multidirektionaler Instabilität entsprechend des Sore Rowe Scores relativ schlecht sind – bei 49 % der konservativ behandelten Patienten dagegen gut bis sehr gut (Misamore et al. 2005).

Watson et al. konnten nachweisen, dass ein 12-wöchiges Rehabilitationsprogramm zu folgenden signifikanten Veränderungen führt (Watson et al. 2018):

- optimierte Skapula-Stellung: verbesserter posteriorer Tilt in Ruhe sowie verbesserte Skapula-Aufwärtsrotation zwischen 0° und 60° Abduktion und Flexion des Schultergelenks,
- verbesserte Muskelkraft im Schulterbereich,
- Abnahme der Schmerzen,
- reduziertes Instabilitätsgefühl,
- Verbesserung bei Arbeit, Sport und Freizeitaktivitäten.

In einem systematischen Review von Longo et al. kommen die Autoren ebenfalls zu dem Schluss, dass ein primär konservatives Vorgehen in der Therapie der multidirektionalen Instabilität empfehlenswert ist (Longo et al. 2015). Sie konnten zeigen, dass bei einem Follow-up von 4,2 Jahren nur 21 % von 253 konservativ therapierten Patienten in der Folgezeit operiert werden mussten.

10.1.2 Therapieempfehlungen

Abgesehen von einer ausführlichen Aufklärung der Patienten, variieren die Therapieempfehlungen für eine MDI etwas. In einer Untersuchung von Burkhead und Rockwood bestand der Schwerpunkt der Therapie in einem Training der Rotatorenmanschette (Burkhead und Rockwood 1992). Watson et al. ergänzten die Behandlung mit dem Training der Skapula-Aufrichtung – dem posterioren Tilt (Watson et al. 2018). Warby et al. verglichen beide Behandlungsregime miteinander und stellten fest, dass die von Watson durchgeführte Therapie der von Burkhead signifikant überlegen war (Warby et al. 2017). Auch gibt es verschiedene Empfehlungen hinsichtlich der Frage, ob die Therapie im offenen oder geschlossenen System begonnen werden soll. Watson therapiert primär im offenen System, da ihrer Meinung nach hier die Hauptdefizite in der Funktion der Rotatorenmanschette und der die Skapula umspannenden Muskulatur zu erkennen sind. Cools et al. hingegen beginnen die Behandlung im geschlossenen System, da ihrer Ansicht nach durch die axiale Belastung sowohl die proximalen Anteile der kinetischen Kette als auch die Skapula umspannende Muskulatur und die Rotatorenmanschette aktiviert werden (Cools et al. 2017).

10.2 Vorgeschichte

Die 22-jährige Emma berichtet, dass ihr rechtes Schultergelenk bereits seit ihrer Jugend mehrfach täglich luxiert und/oder subluxiert. Schmerzen hatte sie in der Vergangenheit dabei nie und sie fühlte sich dadurch auch nicht in ihren Aktivitäten behindert. Seit zirka einem halben Jahr subluxiert nun auch das linke Schultergelenk, wenn sie ihren Arm über 90° anhebt. Sie hat dabei keine Schmerzen und kann ihre Schultergelenke auch selbst reponieren. An ein traumatisches Ereignis in der Vergangenheit kann sie sich nicht erinnern.

Seit einem Jahr nehmen jedoch die Luxationen und Schmerzen stetig zu. Rund 10-mal täglich luxiert der Humeruskopf – mal nach posterior, jedoch meist nach anterior. Aus diesem Grund hat sie auch einen Schulterspezialisten aufgesucht, der radiologische Untersuchungen anordnete. Röntgen und MRT zeigten neben einer ausgedehnten Gelenkkapsel im vorderen und hinteren Bereich mit einem vergrößertem Kapselvolumen keine weiteren positiven Befunde. Auch sonst waren sämtliche medizinischen Untersuchungen im Ergebnis unauffällig. Der Arzt erklärte Emma, dass sie eine generalisierte Gelenklaxität habe. Bei ihr liege eine muskuläre Dysbalance vor, die wahrscheinlich die Luxationen auslöst. Dies solle man primär konservativ behandeln. Aus diesem Grunde verordnete er ihr 10 Einheiten Physiotherapie.

10.3 Aktuelle Beschwerden

Emma klagt über konstante, tiefe ziehende/bohrende Schmerzen dorsal und ventral des rechten Schultergelenks sowie entlang der langen Bizepssehne (▶ Abb. 10.1). Die Schmerzintensität ist nicht konstant, sondern variiert je nach Belastung sehr (2/10–9/10 VAS).

Solange die Schultergelenke nicht luxiert sind, kann sie die meisten Aktivitäten im Haushalt mit nur leichten Schmerzen gut ausführen. Aber aus Angst, das Schultergelenk könnte auskugeln, benutzt sie ihren rechten Arm nur noch bei Aktivitäten in Hüfthöhe. Sobald sie über 90° oder über die Körperlängsachse greift, sich abstützt und bei vielen alltäglichen Bewegungen wie Pullover ausziehen, luxiert insbesondere das rechte Schultergelenk oft. Emmas Aussage zufolge kann sie im Vergleich zu einer gesunden Schulter rechts nur noch ca. 25 % der Alltagsaktivitäten machen. Nach Hausarbeiten wie Staubsaugen oder längerer Computerarbeit verstärken sich die Schmerzen und dauern dann häufig auch in Ruhe über Tage an. Sie wacht nachts ca. 2-mal aufgrund von Schulterschmerzen auf, was dazu führt, dass sie sich häufig den ganzen Tag über abgeschlagen fühlt.

In der Zwischenzeit ist sie in ihrem Sozialleben massiv eingeschränkt. Treffen mit Freundinnen sagt sie meist schmerzbedingt oder aus Angst, es könnte zu viel für ihre Schulter sein, ab. Ihr Jurastudium leidet aufgrund der schmerzbedingten Konzentrationsschwierigkeiten und vermehrten Fehltage deutlich. Auch ihren Hockeysport, den sie bis vor einem Jahr noch ausüben konnte, hat sie aufgrund der zunehmenden Beschwerden aufgeben müssen.

Bei der Frage nach ihrem persönlichen Therapieziel wünscht sich Emma, dass ihre Schmerzen nachlassen, sie wieder durchschlafen und ihren rechten Arm im Alltag wieder voll und ganz einsetzen kann.

Clinical Reasoning

Emmas Geschichte zeigt das Bild einer atraumatischen Schulterinstabilität. Die Tatsache, dass ihr rechtes Schultergelenk sowohl nach ventral wie auch dorsal luxiert und es kein adäquates Trauma in der Vergangenheit gibt, deutet jedoch nicht nur auf eine atraumatische, sondern auch multidirektionale Instabilität des Schultergelenks hin (s. „Multidirektionale Instabilität" (S. 164)).

10.4 Körperliche Untersuchung

Das Ziel der objektiven Untersuchung von Emma ist es, die funktionellen Dysfunktionen der skapulären und glenohumeralen Muskulatur zu identifizieren und dabei herauszufinden, ob eine zu hohe oder zu geringe Aktivität vorliegt. Des Weiteren ist zu prüfen, ob Defizite in der Statik und Stabilisationsfähigkeit des Rumpfes und der unteren Extremität vorliegen. Diese können – neben der allgemeinen Hyperlaxität – zu habituellen Luxationen beitragen. Hierfür bietet sich ein modifiziertes Vorgehen des von JS Lewis beschriebenen „The Shoulder Symptom Modification Procedure (SSMP)“ an (Lewis 2009). Dabei wird über Korrektur der Haltung, Voraktivierung der Rotatorenmanschette mit Positionierung des Schultergelenks in Außenrotation (AR), manueller Unterstützung der Skapula und/oder Stabilisierung des Glenohumeralgelenks (GHG) untersucht, ob es zu einer Verbesserung des Bewegungsausmaßes oder Schmerzes kommt (▶ Abb. 10.2a–c). Ergänzend zu dem Standardverfahren macht es bei Patienten mit einer MDI aus eigener Erfahrung Sinn zu prüfen, ob eine Veränderung der Ausgangsstellung zu einer gesteigerten Aktivierung des Rumpfes und der unteren Extremität führt (▶ Abb. 10.3a) und/oder eine manuelle Hemmung des M. pectoralis major (▶ Abb. 10.3b) sich das Bewegungsausmaß verbessert. Zeigt sich durch eine der Interventionen eine Verbesserung, bietet diese die Grundlage für einen funktionellen Therapieansatz. Führt z. B. die Unterstützung des posterioren Skapula-Tilts zu einer Bewegungserweiterung, sollte die Beseitigung der Skapula-Dysfunktion Inhalt der Behandlung sein. In Emmas Fall werde ich die Flexion als Testbewegung verwenden.

Aufgrund der hohen Luxationstendenz muss ich bei der Untersuchung des Bewegungsausmaßes, der Kraft und der speziellen Tests auf provozierende Tests verzichten. Eine neurologische Untersuchung werde ich nicht vornehmen, da bei Emma keine Anzeichen einer neurologischen Symptomatik vorliegen.

10.4.1 Inspektion

Emmas Schultern und Schulterblätter sind protrahiert und die BWS ist steil gestellt. Zwischen Akromion und Humeruskopf ist ein ca. 2 Finger breiter Sulkus deutlich zu erkennen – rechts stärker als links. Der Margo medialis beider Schulterblätter ist prominent und entspricht Typ 2 der Kibler-Klassifikation (Kibler und McMullen 2003). Die Knie stehen beiderseits in vermehrter Innenrotation (IR). Den gestreckten Einbeinstand kann Emma auf beiden Seiten nur schlecht stabilisieren, wobei im Einbeinstand rechts das linke Becken absinkt. Beugt Emma zudem ihr Kniegelenk bis 20° kann sie die Beinachse nicht mehr halten und knickt mit den Knien nach innen. Die Valgisation und Instabilität verstärken sich mit zunehmender Flexion deutlich und zwar links deutlicher als rechts. Sie muss mit ihrem Oberkörper massiv ausgleichen, um nicht aus dem Gleichgewicht zu geraten.

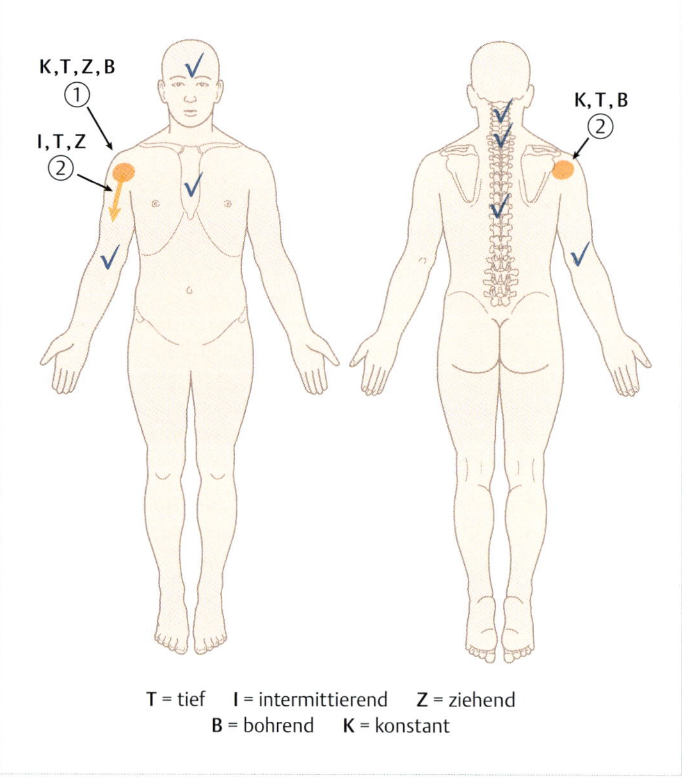

Abb. 10.1 Bodychart. Die Patientin plagen tiefe, intermittierende, ziehende Schmerzen ventral und bohrend stechende Schmerzen dorsal des rechten Schultergelenks sowie entlang der langen Bizepssehne.

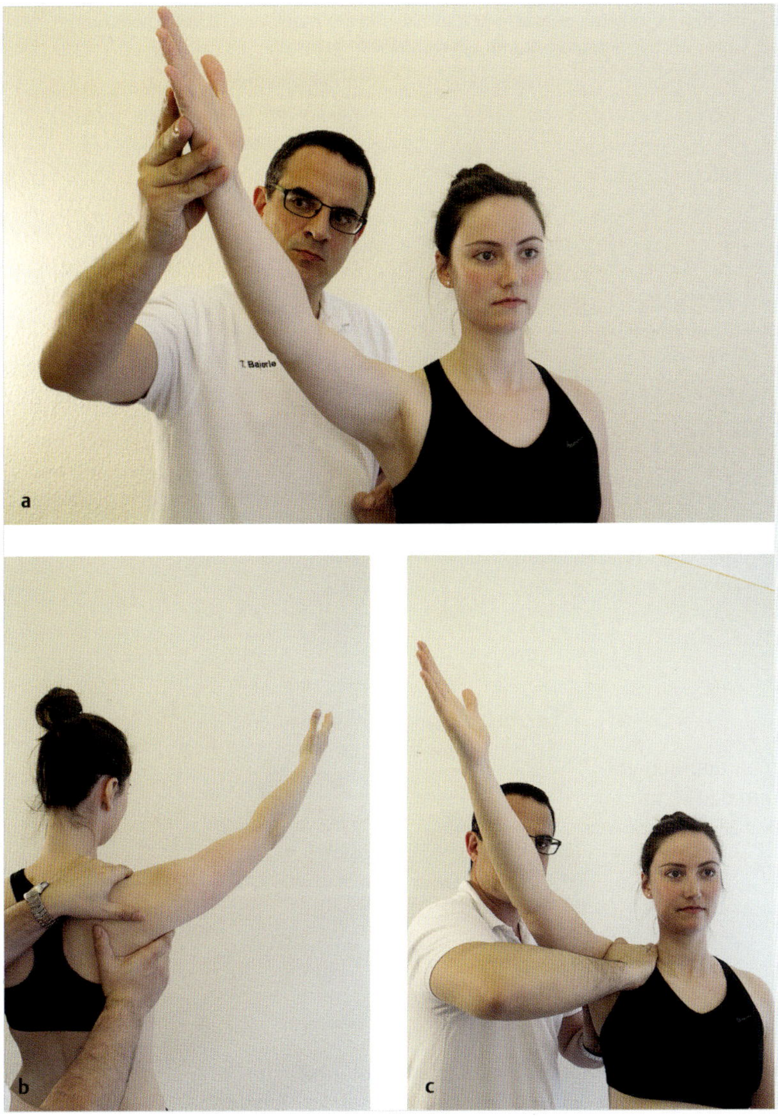

Abb. 10.2 Modifiziertes Vorgehen des „Shoulder Symptom Modification Procedures“ (Lewis 2009). (Bildquelle: T. Baierle; Symbolbild)

- **a** Voraktivierung der Rotatorenmanschette und Positionierung des Schultergelenks in AR.
- **b** Manuelle Unterstützung der Skapula.
- **c** Manuelle Stabilisierung des GHG.

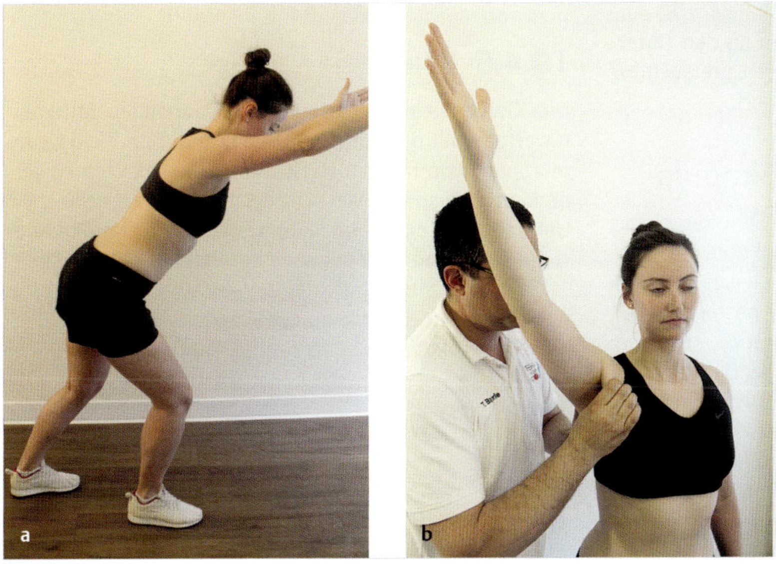

Abb. 10.3 Sinnvoll bei einer MDI zu überprüfen: (Bildquelle: T. Baierle; Symbolbild)

- **a** Führt eine veränderte Ausgangsstellung zu einer gesteigerten Aktivierung des Rumpfes und der unteren Extremität?
- **b** Verbessert eine manuelle Hemmung des M. pectoralis major das Bewegungsausmaß des Schultergelenks?

Tab. 10.1 Eingangsuntersuchung: Messergebnis der Beweglichkeit beider Schultergelenke und des modifizierten Vorgehens des „The Shoulder Symptom Modification Procedure“ (Lewis 2009) – letzteres nur für die rechte Seite getestet.

Bewegung	links aktiv	rechts aktiv	Auffälligkeiten
Flexion – spontan ausgeführt in glenohumeraler IR	180°	90°	bei 80°–90° Luxation nach dorsal (rechts), Subluxation (links)
Flexion – in AR und vor Aktivierung der Rotatorenmanschette	180°	150°	keine
Flexion - mit Unterstützung des posterioren Tilts (Scapula-Assistance-Test)	180°	170°	keine
Flexion – mit Stabilisierung des GHG von anterior	180°	110°	keine
Flexion – mit veränderter Ausgangsstellung (Oberkörpervorneige um 80°)	180°	160°	keine
Flexion bei manueller Hemmung des M. pectoralis major	180°	170°	keine
Abduktion – spontan in glenohumeraler IR ausgeführt	110°	90°	bei 60°–80° Luxation nach ventral mit sofortiger Reposition- rechts, Subluxation -links
AR in Neutralposition	100°	100°	keine
horizontale IR in 90° Abd. (passiv)	90°	90°	keine
horizontale AR in 90° Abd. (passiv)	125°	120°	keine

10.4.2 Palpation

Die Schulter-Nacken-Muskulatur zeigt einen deutlich gesteigerten Tonus. Die lange Bizepssehne und der M. infraspinatus sind lokal druckschmerzhaft. Der M. pectoralis major ist stark hyperton.

10.4.3 Beweglichkeit

In ▶ Tab. 10.1 sind die Ergebnisse der aktiven und passiven Beweglichkeitsprüfung der Schultergelenke dargestellt. Die Untersuchung der Flexion und Abduktion erfolgt im Stehen, die horizontale IR und AR in Rückenlage. Des Weiteren war die Untersuchung an das SSMP-Verfahren (Lewis 2009) angelehnt (▶ Abb. 10.2a–c).

Das Screening der angrenzenden Gelenke offenbart eine symptomfreie allgemeine Hypermobilität, z. B. eine übermäßige Umklappbarkeit der Daumen an den Unterarm oder der Füße an das Gesäß. Bei der Untersuchung der HWS kann ich keine Symptome auslösen.

10.4.4 Untersuchung der Skapula

Bei Elevation des rechten und linken Schultergelenks kippt der Margo medialis vom Thorax nach dorsal, begleitet von einer frühen exzessiven Skapula-Elevation. Ab ca. 60° Elevation zeigen sich ein reduzierter posteriorer Tilt (reduzierte Retraktion und Aufwärtsrotation) und ein Verlust der dynamischen Skapula-Kontrolle. Der Kontrollverlust geht einher mit einer Subluxation des linken und Luxation des rechten Schultergelenks und verstärkt sich bei exzentrischer Aktivität des Arms während des Absenkens. Bei manueller Unterstützung der Skapula in Retraktion und Aufwärtsrotation kann Emma die Flexion bis 170° rechts und 180° links ohne Luxation ausführen, was als positiver Scapula-Assistance-Test (s. Kap. 9.3.4) zu bewerten ist.

Tab. 10.2 Eingangsuntersuchung: Ergebnisse der Kraftmessung der Schultermuskulatur im Seitenvergleich.

	links	rechts
Extensoren	120N	128N
Innenrotatoren	130N	132N
Außenrotatoren	53N	48N (ventrale Schmerzen auslösend)
Abduktoren	70N	62N

10.4.5 Kraft

Die Kraftmessung der schulterumspannenden Muskulatur erfolgt mit dem „microFET®2 Digital Handheld Dynamometer“ von Hoggan Health. Um eine Luxation zu vermeiden wird auf die Messung der Flexoren verzichtet. Die Untersuchung erfolgt im Seitenvergleich im Stand in Neutralposition und zeigt folgende Resultate (▶ Tab. 10.2):

Zur Prüfung der Kraft des M. serratus anterior absolviert Emma Liegestütze an der Wand. Dabei kann sie beide Schulterblätter nicht am Rumpf stabilisieren.

10.4.6 Spezielle Tests

Bei den Testverfahren zur Ermittlung einer Laxität erzielt der Load-and-Shift-Test respektive Schubladen-Test (Gerber und Ganz 1984) auf beiden Seiten nach dorsal und ventral Grad 3 und es ist eine Verschiebbarkeit des Humeruskopfes auf über den Glenoidrand zu beobachten. Der in IR und AR ausgeführte Sulkustest ergibt rechts und links einen Grad 3 (starke Hypermobilität). Auf spezielle Impingement-, Rotatoren-, Bizepsehnen- und Instabilitätstests wie den Apprehension-Test wird verzichtet, um keine Luxation zu provozieren. Bei Flexion des Schultergelenks zeigt sich beidseitig eine massiv gesteigerte Aktivität des M. pectoralis major, was zu einer gestörten muskulären Führung des Humeruskopfes in der Pfanne führen kann (Barden et al. 2004).

10.4.7 Sore Rowe Score und Quick DASH-Score

Zur Verlaufskontrolle habe ich bei Emma den auf Quick-DASH-Score (QDS) und Sore Rowe Score (SRS) angewendet (s. Box „Fragebögen Schultergelenksinstabilität" (S. 169)).

Emma erreicht im Rowe Score rechts 15 und links 64 Punkte. Somit wird ihr rechtes Schultergelenk mit „schlecht" beurteilt. Emma hat einen QuickDASH-Wert von 80.

Fragebögen zur Beurteilung einer Schultergelenksinstabilität

QuickDash-Score

Der QuickDASH-Score ist ein etabliertes, schnell durchzuführendes, valides Instrument und gilt im Gegensatz zum Rowe Score, der speziell auf den Nachweis einer bestehenden Instabilität ausgerichtet ist, bei Patienten mit Funktionsstörungen der oberen Extremitäten als zuverlässig (Wylie et al. 2014).

Der QuickDASH-Wert kann zwischen 0 und 100 Punkten liegen. 0 Punkte stellt dabei eine vollständige, uneingeschränkte Funktion der oberen Extremitäten dar, während 100 Punkte die größtmögliche Funktionseinschränkung bedeuten.

Der QuickDASH Wert für die Behinderung/Symptome wird mit folgender Formel berechnet:

$$\frac{[\text{Summe der n Antwortpunkte}] - 1}{n} \times 25$$

Sore Rowe Score (SRS)

Der Rowe Score dient v. a. dem Auffinden von Schulterinstabilitäten (Rowe et al. 1988). Aktivitäten des täglichen Lebens, Schlafstörungen und Schmerzen werden nicht erfragt. Damit handelt es sich um ein spezifisches Instrument, das eine relative Beurteilung des Behandlungserfolgs bei Schulterinstabilität erlaubt. Dabei sind bestenfalls 100 Punkte zu erreichen. Der SRS beurteilt folgende Kriterien: Stabilität (max. 50 Punkte), Beweglichkeit (max. 20 Punkte) und Funktion (max. 30 Punkte). Schmerzen werden in der Funktion miterfasst, jedoch nicht separat bewertet. Entsprechend der erreichten Punktzahl ergeben sich folgende Bewertungen:

- *ausgezeichnet:* 90–100 Punkte
- *gut:* 75–89 Punkte
- *mäßig:* 51–74 Punkte
- *schlecht:* 0–50 Punkte

Clinical Reasoning

Physiotherapeutische Diagnose

Gemäß der Klassifikation nach Gerber deuten die Befunde aus Anamnese und Untersuchung auf eine multidirektionale Instabilität der Schulter hin, die auf dem Boden einer generalisierten Hypermobilität durch neuro-muskuläre Fehlsteuerung entstanden ist. Eine generalisierte Hypermobilität ist ein Risikofaktor für eine multidirektionale Schulterinstabilität, jedoch müssen Patienten mit einer hypermobilen Schulter oder strukturellen Defiziten nicht instabil sein, solange sie ihre Defizite funktionell kompensieren können.

Die Klassifikation nach Stanmore (Bayley et al. 2003) eignet sich in der Physiotherapie zur Beurteilung des Instabilitätstyps. Sie teilt die Instabilitätsformen in 3 Gruppen ein – den sogenannten Polar-Group I–III (s. Box „Stanmore-Klassifizierung" (S. 170), ► Abb. 10.4). Diese richten sich nach dem strukturellen Schaden und der neuromuskulären Steuerung.

Entsprechend ihres Befundes ist Emma dem Polar-Typ III (habituell, nicht strukturell) zuzuordnen: Sie erlitt kein Trauma, weist keine strukturellen Gelenkschäden auf, hat kapsuläre und muskuläre Dysfunktionen und beide Schultergelenke sind betroffen.

Bei ihr liegt eine allgemeine Hyperlaxität vor, was eine Grundvoraussetzung für das Vorhandensein einer multidirektionalen Instabilität darstellt. Das Gesamtbewegungsausmaß der Schultergelenke ist speziell in horizontaler AR und IR stark vergrößert und der positive Schubladen-Test sowie das positive Sulcus Sign sind Zeichen einer kapsulären Dysfunktion.

Die proximale Kontrolle – d. h. von Rumpf und Beinachse – ist mäßig. Die Kraft der Außenrotatoren ist reduziert. Die Führung der Skapula zeigt statisch ein Defizit an Stabilität und in Bewegung einen deutlichen Verlust der dynamischen Kontrolle. Es bestehen gestörte Bewegungsmuster und muskuläre Dysfunktionen. So führt Emma die Flexion insbesondere des rechten Schultergelenks in IR durch und weist eine Überaktivität des M. pectoralis major in Ruhe sowie bei Flexion auf. Der QuickDASH-Score von 80 deutet auf eine schlechte Funktion der oberen Extremität hin. Die Gesamtpunktzahl von rechts 15 und links 70 beim Rowe-Score spiegelt das Bestehen einer Schultergelenksinstabilität wider. Trotz Emmas schwierigen Alltagssituation liegen bei ihr keine Anzeichen einer psychischen Störung vor, die eine willkürliche Luxation als Maskierung einer psychiatrischen Erkrankung (Gerber und Ganz 1984) vermuten lassen würde.

Hinsichtlich der Therapieplanung werde ich bei Emma anfangs Übungen im geschlossenen System durchführen, da es nach meiner klinischen Erfahrung bei Patienten mit hoher Luxationsrate und Defiziten in der proximalen Stabilität so seltener zu Luxationen bei Armbewegungen über 90° kommt.

Stanmore-Klassifizierung

Die Stanmore-Klassifizierung (Bayley et al. 2003) ist in der Physiotherapie ein hilfreiches Mittel, um den Instabilitätstyp eines Schultergelenks zu bewerten. Sie teilt die Instabilitätsformen in 3 Gruppen ein – den sogenannten Polar-Group I–III:

- traumatische Polar-Gruppe I
  - meist Operationsindikation
- atraumatisch strukturelle Polar-Gruppe II
  - rezidivierende Mikrotraumata
  - keine muskuläre Dysbalance
  - beidseits möglich
  - Indikation zur Physiotherapie, je nach struktureller Pathologie Operation
- habituell nicht-strukturelle Polar-Gruppe III
  - kein Trauma
  - Kapselinsuffizienz
  - pathologisches Muskel-Pattern/muskuläre Dysfunktion
  - häufig beidseitig
  - Indikation zur Physiotherapie

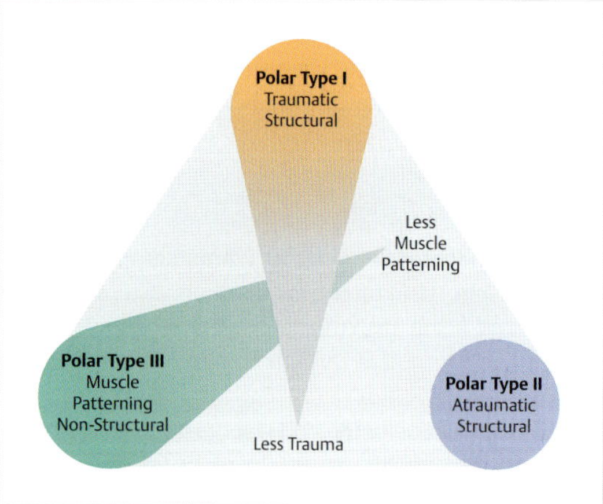

Abb. 10.4 Einteilung der Schultergelenksinstabilität nach Stanmore: Die Einteilung der Instabilität nach Stanmore (Bayley et al. 2003) erfolgt auf Basis der strukturellen Schädigung und neuromuskulären Steuerung. (Umsetzung: Thieme Gruppe)

10.5 Behandlungsverlauf

Emma hat eine Verordnung über 10-mal 30 Minuten Physiotherapie. Da sie ca. 30 km entfernt wohnt und es zum Therapieplan passt, werden nach der Befundaufnahme 2 einstündige Termine in den nächsten 2 Wochen (1-mal wöchentlich) und 2 weitere in einem 4-wöchigem Abstand vereinbart. Ein zusätzlicher einstündiger Kontrolltermin findet nach 4 Monaten statt.

Clinical Reasoning

Aus den zuvor genannten Ergebnissen leiten sich folgende Therapieziele und Maßnahmen ab:

- Edukation: Für einen guten Behandlungserfolg ist es wichtig, Emma genau zu erklären, was ihr Problem ist, wie sie selbst Einfluss auf ihre Beschwerden nehmen kann und warum ihr eigenes Engagement für einen guten Outcome entscheidend ist. Bei der Aufklärung stehen folgende Inhalte im Vordergrund:
  - Vermittlung realistischer Therapieziele,
  - Information über den zeitlichen Aufwand eines therapiebegleitenden Eigentrainings,
  - Erklärung des Einflusses von proximaler Stabilität und Skapula-Kontrolle auf die glenohumerale Stabilität,
  - Vermeidung von Bewegungen, die eine Luxation auslösen.
- Verbesserung pathologischer Bewegungs- und muskulärer Rekrutierungsmuster durch Wahrnehmungsschulung und gezielte Kontrolle der entsprechenden skapulären und glenohumeralen Muskulatur,
- Erlernen eines manuellen Biofeedback-Trainings für den überaktiven M. pectoralis major mithilfe der Palpation in Ruhe und in Bewegung,
- Erarbeitung eines Kräftigungsprogramms für die das GHG und die Skapula stabilisierende Muskulatur,
- Training der statischen und dynamischen Skapula-Kontrolle – zuerst in der geschlossenen und später offenen Kette. Dieses findet unter besonderer Beachtung der weiterlaufenden Bewegung der Skapula in Retraktion und Aufwärtsrotation sowie unter Einbeziehung der proximalen Stabilität und Vermeidung einer IR des Schultergelenks statt.
- Beseitigung der bestehenden Defizite in der Statik,
- Stabilisierungsfähigkeit des Rumpfes und der unteren Extremität.

10.5.1 1. Therapiesitzung

Nach der Befundung erkläre ich Emma, dass es für den Erfolg der Therapie notwendig ist, täglich ein Eigentraining über 3–12 Monate durchzuführen. Ziel ist es, eine automatisierte physiologische Rekrutierung der Muskulatur und somit ein effektives Training zu erreichen. Weiterhin erläutere ich ihr, dass es zu Beginn der Behandlung nicht möglich sein wird, ihre Schmerzen zu beseitigen oder Luxationen zu vermeiden. Anfangs ist es zunächst einmal wichtig, dass Emma ihre Übungen möglichst schmerzfrei und ohne Luxation absolvieren kann. Die Beschwerden im Alltag werden sich wahrscheinlich nur langsam verbessern.

An einem anatomischen Schultermodell erkläre ich Emma die Funktion der Rotatorenmanschette und den Einfluss der Skapula-Position auf das Schultergelenk. Ebenfalls verdeutliche ich ihr den Einfluss von proximaler Stabilität und Skapula-Kontrolle auf die glenohumerale Stabilität. Insbesondere zu Beginn der Therapie ist es von großer Wichtigkeit, Bewegungen zu vermeiden, die eine Luxation provozieren.

Behandlung

Vermeidung von Luxation und Schmerzen

Hierzu bitte ich Emma, dass sie beim Heben des Armes eine IR im Schultergelenk vermeidet. Hebt sie ihren Arm in einer leichten AR-Stellung in Skapula-Ebene, kommt es nicht so früh zu einer Luxation. Wir besprechen, dass sie versucht, dies im Alltag umzusetzen. Dieses neue Bewegungsmuster üben wir mehrmals praktisch und ich gebe ihr dabei einen leichten manuellen Widerstand in die AR (▸ Abb. 10.2a). Sie kann jetzt, wenn sie auf die richtige Durchführung achtet, den Arm bis 115° anheben ohne dabei das Gefühl zu haben, er würde luxieren.

Im Anschluss bespreche ich mit ihr, wie sie die Bewegungen verändern kann, die häufig Schmerzen und Luxationen auslösen. So soll sie beim Ausziehen von Oberteilen nicht die Arme über dem Kopf überkreuzen und beim Schlafen die Seiten- und Bauchlage vermeiden. Danach übe ich mit ihr den posterioren Tilt – also die Skapula-Aufrichtung. Hierfür positioniere ich die Skapula manuell in die Aufrichtung und sage Emma, dass sie die Bewegung mitmachen soll. Nach einigen Wiederholungen führt sie die Skapula-Bewegung nun selbstständig durch. Dabei soll sie darauf achten, den Arm nicht in Extension zu bringen, da sonst der M. latissimus dorsi als ein die Luxation begünstigender Muskel beteiligt ist.

Reduzierung der Anspannung des M. pectoralis major

Da Emma beim Versuch, die rechte Skapula aufzurichten, den M. pectoralis major stark anspannt, zeige ich ihr, wie sie ihn mit der linken Hand palpieren und die Anspannung im Sinne eines Biofeedbacks kontrollieren kann. Sie soll nun erneut versuchen, die Skapula aufzurichten und den M. pectoralis major dabei locker zu lassen. Dies gelingt ihr gut. Zur Unterstützung der Skapula-Korrektur appliziere ich ein Leukotape, das vom rechten Akromion über den Angulus inferior scapulae bis zur Wirbelsäule zieht.

Üben in der geschlossenen Kette

Ich zeige Emma noch eine Übung in der geschlossenen Kette – die Goldfisch-/Seeigel-Übung (▸ Abb. 10.5a–b). Anfangs hat sie bei der Bewegung Angst, zeigt sich dann aber positiv überrascht, dass es funktioniert und die Schultern nicht luxieren. Diese Übung wiederholt sie in 3 Sätzen mit je 12 Wiederholungen.

Heimprogramm

Als Hausaufgabe gebe ich ihr die zuvor eingeübte Skapula-Aufrichtung mit. Ich betone nochmals, dass es wichtig ist, dass sie dabei beachtet, den M. pectoralis major locker zu lassen. Bei jedem Handyklingeln soll sie sich für 10 Sekunden aufrichten und die Skapula in den posterioren Tilt führen. Weiterhin soll sie die Übung Goldfisch/Seeigel (▸ Abb. 10.5) 1-mal täglich mit 3x 10 Wiederholungen trainieren.

10.5.2 2. Therapiesitzung (1 Woche nach 1. Intervention)

Wiederbefund

Nach Emmas Angabe hat sich die Luxationshäufigkeit durch das Vermeiden der IR bei Flexion und Abduktion des Schultergelenks und das korrigierte Ausführen der Alltagsaktivitäten in der Skapula-Ebene um ca. 50 % reduziert. Die Übungen funktionieren gut und sind schmerzfrei. Sie hat das Gefühl, die Skapula schon besser kontrollieren zu können.

Ihr rechtes Schultergelenk luxiert so gut wie gar nicht mehr nach posterior und sie kommt im Alltag besser zurecht. Das in der ersten Behandlung geklebte Tape und die Hausaufgabe, die Skapula zu retrahieren, haben gut funktioniert. Zu Beginn hatte sie zwar einen deutlichen Muskelkater im Bereich des M. trapezius pars descendens verspürt, dieser hat jedoch im Laufe der Woche nachgelassen. Emma meint, ihre Beschwerden während des Tages haben sich durch die verringerten Luxationen zwar leicht verbessert, jedoch wache sie nachts noch immer mit Schmerzen auf.

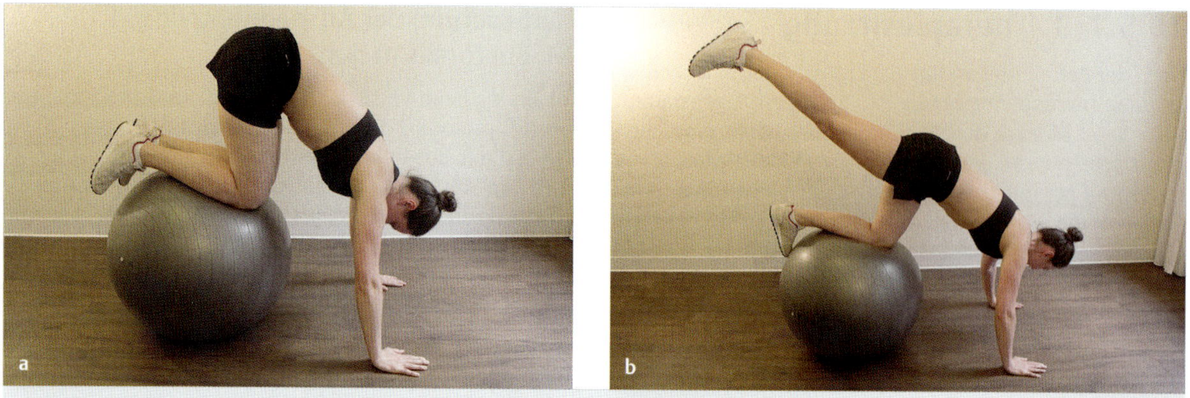

Abb. 10.5 Übung „Goldfisch/Seeigel“. (Bildquelle: T. Baierle; Symbolbild)

a **ASTE:** Liegestütz mit den Unterschenkeln auf einem Pezziball platziert. **Durchführung:** Die Patientin zieht beide Beine an den Bauch und streckt sie anschließend wieder. **Ziel:** Training der Schultergelenksflexion, Skapula-Stabilität und der proximalen Abschnitte des Schultergürtels.

b **Steigerung der Übung „Seeigel/Goldfisch“. ASTE:** Liegestütz mit den Unterschenkeln auf einem Pezziball platziert. **Durchführung:** Die Patientin führt die Standardübung „Seeigel“ nun zur Steigerung einbeinig aus.

Behandlung

Wiederholung der Übungen

Ich wiederhole mit Emma die Übungen des Skapula-Settings. Auch hier lege ich das Hauptaugenmerk auf die Kontrolle des M. pectoralis major und steigere die Übung auf eine Flexion von 125°. Hierfür gebe ich wieder leichten manuellen Widerstand in die AR und unterstütze die Skapula-Aufwärtsrotation anfangs manuell. Damit Emma dies auch allein üben kann, zeige ich ihr, wie sie die Übung anstatt meines manuellen Widerstands mit einem Theraband machen kann (▶ Abb. 10.6a–b).

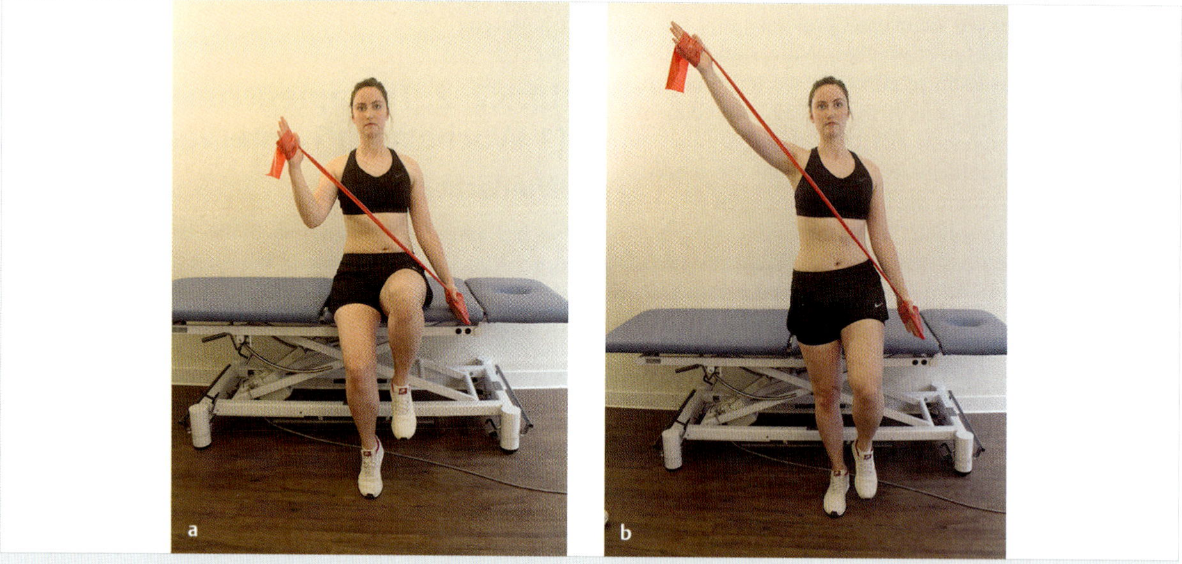

Abb. 10.6 Skapula-Setting mithilfe eines Therabands. (Bildquelle: T. Baierle; Symbolbild)

a **ASTE:** aufrechter Sitz an der Bank-/Bettkante. Die Patientin hält mit der Hand der nicht betroffenen Seite das eine Ende eines Therabands fest. Die Hand ist neben dem Becken platziert. Das andere Ende des Therabands ist um die Hand der betroffenen Seite gewickelt und der Arm ist locker vor dem Körper angewinkelt. Nun hebt sie ein Bein etwas an.

b **Durchführung:** Damit auch die proximalen Abschnitte der kinetischen Kette mittrainiert werden, bittet der Therapeut die Patientin, über das sich am Boden befindende Bein aufzustehen. Gleichzeitig soll sie den betroffenen Arm gegen den Widerstand des Therabands in Flexion/AR bis 125° heben. Bei dieser Kombinationsbewegung soll sie darauf achten, dass sie ihre Beinachse korrigiert, das Becken nicht absinkt und die Skapula nicht aufwärts rotiert. **Ziel:** Beinachsentraining und Rumpf-/Skapula-Stabilisierung

Training der Außenrotatoren

Im nächsten Schritt kombiniere ich das Training der Außenrotatoren mit dem posterioren Tilt (▶ Abb. 10.7).

Nach bereits 8 Wiederholungen empfindet Emma die Übung als sehr anstrengend und gibt Schmerzen im Bereich der langen Bizepssehne an. Ich reduziere das Bewegungsausmaß und weise sie an, nur von 45° IR bis 0° zu üben. Die Bewegung ist nun schmerzfrei möglich und sie kann 3-mal 12 Wiederholungen durchführen.

Heimprogramm

Ich lege Emma erneut ein Tape zur Skapula-Positionierung an. Ich steigere die Übung Seeigel/Goldfisch und zeige Emma, wie sie die Übung auch einbeinig ausführen kann (▶ Abb. 10.5b). Mit Emmas Handy fotografiere ich die Ausführungen der ersten und der heutigen Therapieeinheit und bitte sie zu notieren, wie häufig sie daheim geübt hat und ob es Schwierigkeiten dabei gab.

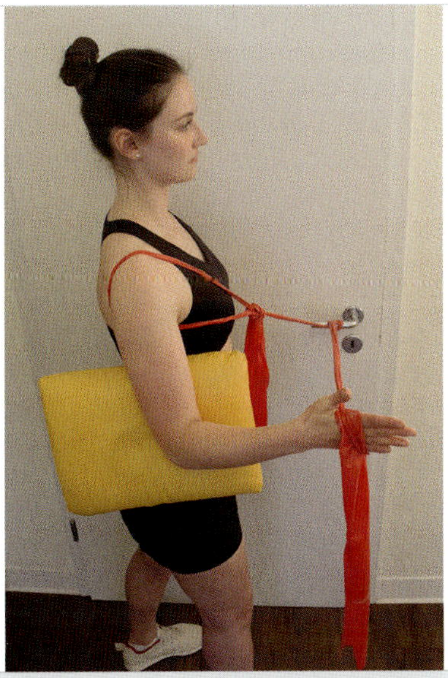

Abb. 10.7 Training der Schultergelenk-Außenrotatoren. ASTE: aufrechter Stand. Der Therapeut knotet eine Schlinge in ein Theraband und positioniert diese dorsal des betroffenen Schultergelenks (hier rechts). Das andere Ende läuft nach vorne entlang des M. pectoralis major. Dann fixiert er das Theraband an einer Türklinke und gibt der Patientin das andere Ende in die Hand der gleichen Seite. Ein Kissen ist zwischen Rumpf und Ellenbogen platziert, um das Bewegen in der Skapula-Ebene sicherzustellen. **Durchführung:** Die Patientin soll nun die rechte Skapula gegen den Widerstand des Therabands in den posterioren Tilt bewegen und statisch halten. Mit dem anderen Ende des Therabands führt sie wiederholt eine AR des rechten Schultergelenks aus. **Ziel:** Kräftigung der Außenrotatoren des Schultergelenks mit gleichzeitigem Training der Skapula-Kontrolle. (Bildquelle: T. Baierle; Symbolbild)

10.5.3 3. Therapiesitzung (1 Woche nach 2. Intervention)

Emma kann die Übungen täglich ohne Schmerzzunahme ausführen. Die Schmerzen am Tag und v. a. in der Nacht haben zwar noch nicht deutlich abgenommen, aber Emma kann mehr Alltagsaktivitäten ohne verstärkte Beschwerden oder Luxation ausführen – wie längeres Schreiben und leichtere Sachen in ein Regal heben. Insgesamt luxiert das rechte Schultergelenk zwar weiterhin nahezu täglich, jedoch nur noch 2- bis 3-mal und dies lediglich, wenn sie nicht auf die Bewegungsausführung achtet. Das Tape, das ich ihr zur besseren Positionierung der Skapula geklebt hat, hat ihr gut geholfen, an die Skapula-Stellung zu denken. Ich kann jedoch kein weiteres Tape anbringen, da Emma deutliche Hautreizungen nach der letzten Tape-Applikation zeigt.

Behandlung

Erneut möchte ich kontrollieren, wie Emma ihre Hausaufgaben absolviert und lasse sie mir von ihr zeigen. Gleichzeitig bespreche ich mit ihr, wie sie die Übungen gegebenenfalls steigern kann.

Bei der Skapula-Positionierung gelingt es Emma noch immer nicht, den M. pectoralis major spontan völlig locker zu lassen. Setzt sie ihre linke Hand als Biofeedback ein (wie in der ersten Behandlung erlernt), kann sie die Ausführung leicht kontrollieren und die Übung funktioniert gut. Die Übung Goldfisch/Seeigel (▶ Abb. 10.5b) kann sie inzwischen einbeinig ausführen. Emma schafft es, bei der Aufsteh-Übung aus dem Sitz mit gleichzeitiger Armhebung gegen den Widerstand eines Therabands (▶ Abb. 10.6), den Arm auf 140° zu flektieren. Dabei entstehen weder Schmerzen noch eine Luxation. Ich erkläre ihr, dass sie, wenn sie sich sicher fühlt, im Laufe der nächsten Wochen die Flexion des Schultergelenks weiter steigern kann.

Das Training der Außenrotatoren (▶ Abb. 10.7) kann sie schmerzfrei ausführen. Sie soll jetzt versuchen, das Bewegungsausmaß von 45° IR bis 45° AR zu erweitern. Sie kann 3-mal 12 Wiederholungen im schmerzfreien Bereich umsetzen.

Heimprogramm

Standwaage

Nachdem ich die Hausaufgaben kontrolliert habe, zeige ich ihr eine weitere Übung – die Standwaage (▶ Abb. 10.8). Diese Übung erzielt bei Patienten mit glenohumeralen Instabilitäten häufig gute Ergebnisse, da sie durch die veränderte Stellung des Oberkörpers sowohl die Rumpf- als auch die Skapula-Aufrichtung aktiviert. Bei Emma kombiniere ich die Standwaage mit einer zusätzlichen Aktivierung der Außenrotatoren mittels Theraband.

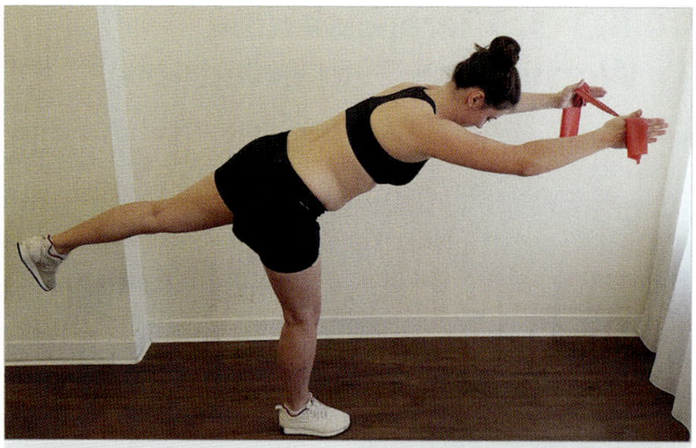

Abb. 10.8 Standwaage. ASTE: aufrechter Stand. Die Patientin umfasst mit beiden Händen ein Theraband und spannt es auf Schulterbreite.
Durchführung: Während die Patientin ein Bein nach hinten in die Standwaage streckt, hebt sie beide Arme – unter Beibehaltung der Therabandspannung – auf Kopfhöhe an. Dabei soll sie die Beinachse ihres Standbeins kontrollieren und den Rumpf stabilisieren.
Ziel: Stabilisierung der Beinachse und des Rumpfes. (Bildquelle: T. Baierle; Symbolbild)

Emma kann ihren rechten Arm während der Standwaage bis 170° heben, ohne dass Schmerzen auftreten oder das Schultergelenk luxiert. Sie ist dabei jedoch noch sehr unsicher und hat Mühe, ihre Beinachse und ihr Gleichgewicht zu stabilisieren. Wir fotografieren auch diese neue Übung mit ihrem Handy, sodass sie im täglichen Praktizieren eine Anleitung hat.

10.5.4 4. Therapiesitzung (4 Wochen nach 3. Intervention)

Emma erzählt mir, dass alle Übungen bisher sehr gut klappen würden und dass sie sie – bis auf wenige Tage – ausführen konnte. Die Schmerzen haben sich über den Tag weiterhin deutlich verbessert (0–4/10 VAS). Sie kann den rechten Arm jetzt bis ca. 170° heben, ohne dass er luxiert. Auch im Alltag ist sie bei leichten Belastungen häufig schmerzfrei. Nachts wacht sie jedoch noch immer mit Beschwerden auf. Sobald sie aber die Position verändert, klingen diese rasch ab, sodass sie weiterschlafen kann. Auch wenn das Schultergelenk nun seltener luxiert, hat sie jetzt aber 2-mal das Problem gehabt, dass das Gelenk einige Versuche benötigt sich zu reponieren.

Wiederbefund

Ich möchte wissen, wie weit Emma ihren rechten Arm mittlerweile heben kann und lasse sie eine Flexion machen. Ihr gelingt es, den Arm bis 175° anzuheben, ohne dass ihr Schultergelenk dabei luxiert.

> **Clinical Reasoning**
>
> Da die bisherigen Übungen Emmas Beschwerden erfolgreich verbessern konnten, entscheide ich mich, keine neuen zu zeigen, sondern lediglich das Übungsprogramm erneut zu kontrollieren und ihr Steigerungsmöglichkeiten mitzugeben.

Heimprogramm

- *Flexionsübung*: Emma kann bei der Flexionsübung mit AR ihren rechten Arm bis auf 170° heben, ohne dabei Schmerzen oder eine Luxation auszulösen. Anstelle mit dem Theraband zu üben, soll sie nun eine 1 kg schwere Hantel hochdrücken. Dabei soll sie weiterhin darauf achten, die Flexion mit einer leichten AR zu kombinieren.
- *Goldfisch/Seeigel:* Auch wenn Emma die Übung Goldfisch/Seeigel inzwischen mühelos einbeinig ausführen kann, soll sie sie weiterhin machen.
- *Training der Außenrotatoren*: Ich weise Emma an, jetzt in 45° Flexion und 45° Abduktion zu üben. Hierbei soll sie darauf achten, dass die Rotationsachse durch den Oberarm verläuft. Da Emma bei dieser Steigerung noch sehr schnell ermüdet, empfehle ich ihr, die Außenrotatoren in den nächsten 2 Wochen nur jeden zweiten Tag zu trainieren.
- *Standwaage*: Emma gelingt die Standwaage mittlerweile sehr gut und sie kann sie korrekt ausführen. Sie kann den Arm jetzt bis 180° heben und die Beinachse deutlich besser halten. Auch hier soll sie zur Steigerung das Theraband mit einer 1 kg Hantel tauschen.

Auch wenn Emmas Beschwerden sich zunehmend bessern, kann sie nachts noch immer nicht durchschlafen. Sie hat Angst, das Schultergelenk könne (sub)luxieren. Daher schlage ich ihr vor, den rechten Arm zum Schlafen am Körper zu fixieren, sodass er nicht mehr unbewusst über Kopfhöhe gelangt. Hierfür soll sie einfach nicht durch den rechten Ärmel ihres Schlafanzugs schlupfen.

10.5.5 5. Therapiesitzung (4 Wochen nach 4. Intervention)

Emma kann alle Übungen mühelos umsetzen und auch nahezu alle Alltagsaktivitäten wie Wäsche aufhängen problemlos verrichten. Allerdings gelingt ihr dies nur, wenn sie weiterhin die Bewegungen in Skapula-Ebene ausführt und eine IR des Schultergelenks beim Armheben sowie bei Abstützbewegungen vermeidet. Mittlerweile kann sie ihren rechten Arm problemlos bis 180° heben und das Schultergelenk luxiert nur noch ca. alle 2 Tage. Des Weiteren hat sie den Eindruck, dass sie den M. pectoralis major nicht mehr ständig anspannt. Nach anfänglichen Schwierigkeiten beim Einschlafen mit dem fixierten Arm, hat Emma sich jedoch an die neue Position gewöhnt und sie wacht nicht mehr schmerzbedingt auf.

Behandlung

In der heutigen Therapiestunde wiederholen wir – wie zuvor auch – die Hausaufgaben und intensivieren sie. Wir einigen uns, dass sie die Übungen weiterhin konsequent durchführt.

Während alle Übungen soweit unverändert bleiben, steigere ich nur das Training der Außenrotatoren, indem ich Emma in 90° Flexion und 90° Abduktion des Schultergelenks trainieren lasse. Zum jetzigen Zeitpunkt schafft sie kräftemäßig nur 3-mal 8 Wiederholungen. Ich teile ihr in der heutigen und vorerst letzten Sitzung mit, dass sie die Wiederholungszahl in den nächsten Wochen langsam steigern soll und plane mit ihr einen Kontrolltermin.

10.5.6 Follow-up (4 Monate nach 1. Intervention)

Beim Kontrolltermin berichtet Emma, dass das Heimprogramm nun Bestandteil ihres Alltags geworden sei und sie täglich ca. 20 Minuten lang übe. Im Verlauf der letzten Wochen ginge es ihr immer besser, sodass sie die Übungen teilweise selbst gesteigert habe. Einzig das Heben des gestreckten Arms mit einer 1,5 kg schweren Hantel verursache noch Schmerzen im anterioren Bereich der Schulter. Diese seien jedoch nur im endgradigen Bewegungsradius vorhanden und nicht anhaltend. Sie merke jetzt, dass sie ihre Arme deutlich angstfreier im Alltag einsetze und nur noch selten wie nach langem Putzen leichte Schmerzen im ventralen Schulterbereich habe. Abstützen und Sachen in ein Regal räumen ginge problemlos. Das rechte Schultergelenk luxiere nur noch sehr selten und sie habe lediglich bei schnellen Bewegungen und hinter der Körperlängsachse Angst vor einer Luxation, obwohl dies nicht passieren würde.

Bei meiner Frage, wie gut sie ihre Schulterfunktion nun einschätzen würde, antwortet Emma, dass ihre rechte Schulter subjektiv zu 85 % einer normalen Schulter entsprechen würde.

Abschließend bespreche ich mit ihr, dass sie die Übungen weiterhin wie gehabt fortführt. Ich zeige ihr lediglich eine Steigerung des Trainings der Außenrotatoren/Flexoren. Hierbei soll sie nun die Kombinationsbewegung aus Flexion und AR gegen den Widerstand des Therabands mit gestreckten Armen, d. h. mit langem Hebel, ausführen.

10.6 Ergebnisse

Zum Abschluss der Therapie führe ich erneut eine Untersuchung durch, bei der ich insbesondere die Entwicklung der Schmerzen sowie der Luxationshäufigkeit erfrage.

Die Ergebnisse dieser Untersuchung im Vergleich zu den Ausgangswerten bei Therapiebeginn sind in ▶ Tab. 10.3 zusammengefasst und zeigen eine deutliche Abnahme der Beschwerden.

10.7 Fazit

Emmas Fall zeigt deutlich, dass Patienten mit einer MDI und abnormaler Muskelaktivierung primär nicht operiert werden müssen. Vielmehr gilt es, die fehlerhafte Muskelaktivierung zu korrigieren, die Rotatorenmanschette zu trainieren und die proximale Rumpfstabilität zu fördern. Aufklärung und Eigenübungen stellen hierbei die absolute Grundlage einer erfolgreichen Therapie dar.

Des Weiteren versprechen der Einsatz eines Biofeedback-Trainings – wie in Emmas Fall die Palpation eines überaktiven M. pectoralis major – und das Training der dynamischen Skapula-Kontrolle gute Erfolge. In der Therapie der MDI ist ebenfalls wichtig, luxationsauslösende Bewegungen zu vermeiden. Während des Tages gelingt dies leicht durch aktive Kontrolle, nachts kann eine vorübergehende Fixierung der Arme eine Luxation vermeiden und somit Schmerzen reduzieren.

Kommentar des Herausgebers Peter Oesch

Diese Fallbeschreibung erklärt in der Einleitung schön, wie eine multidirektionale Instabilität (MDI) der Schulter von einer multidirektionalen Hyperlaxität abzugrenzen ist. Diese Unterscheidung ist äußerst wichtig, deswegen betone ich sie hier gerne nochmals mit anderen Worten. Die multidirektionale Instabilität impliziert eine behandlungsbedürftige Funktionsstörung, während Patienten mit einer allgemeinen Hyperlaxität häufig keine Beschwerden haben und keine Behandlung benötigen. Diese Unterscheidung wird im klinischen Alltag teilweise vergessen und bei beiden Personengruppen wird, zum nachteiligen Ansehen der muskuloskelettalen Physiotherapie, die Behandlungsindikation gestellt.

Die Untersuchung und Behandlung von Emma verfolgt konsequent die Differenzierung zwischen ihrer allgemeinen Hyperlaxität und der MDI der rechten Schulter. Die wichtigen Behandlungselemente sind Edukation, Wahrnehmungsschulung der rechten Schulter, ein differenziertes Kräftigungsprogramm instruiert als Eigenübungen wie auch die Korrektur der Statik.

Das Behandlungsresultat ist äußerst erfreulich und entspricht wahrscheinlich nicht der allgemeinen Erfahrung bei diesem doch recht komplexen Krankheitsbild. Die Äußerung der Patientin, dass das Heimprogramm nun Bestandteil ihres Alltags geworden sei und sie täglich ca. 20 Minuten lang übe, erklärt wohl mehrheitlich den Behandlungserfolg. Trainingsprogramme sind nur dann effektiv, wenn die Compliance stimmt. Um diese zu erreichen, benötigt es Edukation. Auch das war Teil der Behandlung!

Tab. 10.3 Vergleich der Ergebnisse der körperlichen Untersuchung zu Beginn und zum Ende der Therapie.

Ausgangswerte bei 1. Sitzung	Ergebnis nach 18 Wochen
Anamnese	
Schmerzen dorsal und ventral sowie im Bereich der langen Bizepssehne (2–9/10 VAS)	nur noch Schmerzen ventral im Bereich der langen Bizepssehne des rechten Schultergelenks unter Gewichtsbelastung (0–2/10 VAS)
10 Luxationen täglich	0–2 Luxationen pro Woche
nächtliches Aufwachen mit Schmerzen im rechten Arm	kein nächtliches Aufwachen mehr – auch ohne Fixierung des Arms
Luxationen beim Wäsche aufhängen, Abstützen und bei Bagatellbewegungen	• kann alltägliche Aktivitäten ausführen • rechte Schulter luxiert nur noch sehr selten, links nur Subluxationen
• deutlicher Rückzug aus dem Sozialleben • vermehrte Konzentrationsstörungen und Fehltage im Studium aufgrund von Schulterschmerzen	• Teilhabe am Sozialleben wieder möglich • keine Schwierigkeiten beim Studium
Die prozentuale subjektive Angabe der Schulterfunktion rechts liegt bei 25 %.	Die subjektive Schulterfunktion rechts liegt jetzt bei 85 %.
Sicht- und Tastbefund	
• beidseits protrahierte Scapulae • tastbarer Sulkus zwischen Akromion und Humeruskopf (ca. 2 Finger breit) • prominenter Margo medialis scapulae rechts • Bei Elevation kippt der Margo medialis scapulae vom Thorax nach dorsal, begleitet von einer frühen exzessiven Skapula-Elevation. • Ab ca. 60° Elevation zeigen sich ein reduzierter posteriorer Tilt und ein Verlust der dynamischen Skapula-Kontrolle, der mit einer Subluxation der Schulter einhergeht und sich bei exzentrischer Aktivität des Arms während des Absenkens noch verstärkt.	• noch beidseits bestehende Protraktion der Skapula, aber spontan korrigierbar • Der Sulkus zwischen Akromion und Humeruskopf hat sich auf ca. 0,5 cm verringert. • prominenter Margo medialis scapulae nur noch bei exzentrischer Aktivität der Schulterflexoren • Flexion und Abduktion ist in neutraler Rotationstellung mit gut kontrollierter Retraktion und Aufwärtsrotation der Skapula und ohne Luxation bis 180° Flexion möglich.
Kraftmessung im Stand in Neutralposition	
• Extension 120N links und 128N rechts • IR 130N links und 132N rechts • AR 53N links und 48N rechts • Abduktion 70N links und 62N rechts • Kraftprüfung des M. serratus anterior mittels Liegestütz an der Wand: Beide Scapulae können nicht am Rumpf stabilisiert werden.	• Extension 170N links und 189N rechts • IR 130N links und 132N rechts • AR 77N links und 78N rechts • Abduktion 96N links und 94N rechts • Kraftprüfung des M. serratrus anterior mittels Liegestütz an der Wand: Eine leichte Prominenz des Margo mediales der Skapula ist noch erkennbar.
Beweglichkeit aktiv (bei Bedarf auch passiv)	
Flexion • rechts 90° (Luxation nach dorsal mit sofortiger Reposition) • links 180° (Subluxation)	Flexion • rechts 180° • links 180°
Abduktion in glenohumeraler IR • rechts 90° (bei 60°–80° Luxation nach ventral mit sofortiger Reposition) • links 110° (Subluxation)	Abduktion in glenohumeraler IR • rechts 110° • links 115°
AR in Neutralposition (aktiv/passiv) rechts 100°/100° links 110° /110°	AR in Neutralposition (aktiv/passiv) rechts 100°/100° links 110°/110°
horizontale IR in 90° Abd. (passiv) • rechts 90° • links 90°	horizontale IR in 90° Abd. (passiv) • rechts 90° • links 90°
horizontale AR passiv • rechts 120° • links 125°	horizontale IR passiv • rechts 120° • links 125°
Laxitätstests	
Load-and-Shift/Schubladen Test sowie Sulkustest: Grad 3	Load-and-Shift/Schubladen Test sowie Sulkustest unverändert: Grad 3
Fragebögen	
• Sore Rowe Score: 15 Punkte rechts, 50 Punkte links (schlecht) • QuickDASH: 80 Punkte (schlechte Funktion)	• Rowe Score: 55 Punkte rechts (mäßig), 85 Punkte links QuickDASH: 20 Punkte (gute Funktion)

10.8 Literatur

Bahu MJ, Trentacosta N, Vorys GC et al. Multidirectional instability: evaluation and treatment options. Clin Sports Med 2008; 27(4): 671–689. doi: 10.1016/j.csm.2008.07.002

Barden JM, Balyk R, Raso VJ et al. Dynamic upper limb proprioception in multidirectional shoulder instability. Clin Orthop Relat Res 2004; 420:181–189

Bayley I. The Classification of shoulder instability – New light through old windows. Heidelberg: 17th Congress of ESSSE/SECEC; 2003

Beasley L, Faryniarz DA, Hannafin JA. Multidirectional instability of the shoulder in the female athlete. Clin Sports Med 2000; 19(2): 331–349

Burkhead WZ Jr, Rockwood CA Jr. Treatment of instability of the shoulder with an exercise program. J Bone Joint Surg Am 1992; 74(6): 890–896

Cools A. Shoulder pain. In: Brukner P, Clarsen B, Cook J, Cools A, Crossley K: Brukner & Khan's Clinical Sports Medicine: Injuries, Vol 1; 5. Aufl. Australia: McGraw-Hill Education; 2017

Gerber C, Ganz R. Clinical assessment of instability of the shoulder. With special reference to anterior and posterior drawer tests. J Bone Joint Surg Br 1984; 66(4): 551–556

Habermeyer P, Jung D, Ebert T. Behandlungsstrategie bei der traumatischen vorderen Erstluxation der Schulter. Plädoyer für ein Mehrstufenkonzept einer präventiven Erstversorgung. Unfallchirurg 1998; 101: 328–341; Diskussion:327

Hewitt M, Getelman MH, Snyder SJ. Arthroscopic management of multidirectional instability: pancapsular plication. Orthop Clin North Am 2003; 34(4): 549–557

Jaggi A. Scapuladyskinesie – The Management of Muscle Patterning Shoulder Instability. In: Brunner UH (Hrsg). Spezialgebiete aus der Schulter- und Ellenbogenchirurgie, Bd. 2. Darmstadt: Steinkopff; 2007

Kibler WB, McMullen J. Scapular dyskinesis and its relation to shoulder pain. J Am Acad Orthop Surg 2003; 11(2): 142–151

Lewis JS. Rotator cuff tendinopathy/subacromial impingement syndrome: is it time for a new method of assessment? Br J Sports Med 2009; 43(4): 259–264

Longo UG, Rizzello G, Loppini M et al. Multidirectional Instability of the Shoulder: a Systematic Review. Arthroscopy 2015; 31(12): 2431–2443. Doi: 10.1016/j.arthro 2015.06.006

Metcalf MH, Savoie FH, Field LD. Arthroscopic stabilization in posterior or multidirectional instability of the shoulder. Instr Course Lect 2003; 52:17–23

Misamore GW, Sallay PI, Didelot W. A longitudinal study of patients with multidirectional instability of the shoulder with seven-to ten-year follow-up. J Shoulder Elbow Surg 2005; 14(5):466–470. doi: 10.1016/j.jse.2004.11.006

Morris AD, Kemp GJ, Frostick SP. Shoulder electromyography in multidirectional instability. J Shoulder Elbow Surg 2004; 13(1): 24–29. doi: 10.1016/S1058274603002489

Rowe CR. Evaluation of the Shoulder. S. 631–637. In: Rowe CR (Hrsg.). The Shoulder. New York: Churchill Livingstone; 1988

Takwale VJ, Calvert P, Rattue H. Involuntary positional instability of the shoulder in adolescents and young adults. Is there any benefit from treatment? J Bone Joint Surg Br 2000; 82(5): 719–723

Wylie JD, Beckmann JT, Granger E et al. Functional outcomes assessment in shoulder surgery. World J Orthop 2014; 5(5):623–33. doi: 10.5312/wjo.v5.i5.623

Warby S, Ford J, T. Pizzari et al. The effect of rehabilitation programs on multidirectional instability of the shoulder: A randomized controlled trial. J Sci Med Sport 2017; 20S: e106–e128. doi: 10.1016/j.jsams.2017.01.222

Watson L, Balster S, Lenssen R et al. The effects of a conservative rehabilitation program for multidirectional instability of the shoulder, J Shoulder Elbow Surg 2018: 27(1):104–111. doi: 10.1016/j.jse.2017.07.002

Kapitel 11

Unklare Schulterschmerzen

11 Unklare Schulterschmerzen

Atsushi Hasegawa

Die 1964 geborene Clara P. leidet seit 8 Monaten unter Schmerzen in der linken Schulter mit Ausstrahlung in den Oberarm. Ihre Schmerzen begannen, als sie im Winter des vorangegangenen Jahres mit Langlaufen angefangen hat. Sie dachte, dass die Schmerzen wieder verschwinden würden, wenn sie den für sie neuen Sport aufhört und ihren Arm im Alltag nicht belastet. Die Schmerzen wurden dennoch sukzessiv stärker, sodass sie nach 6 Monaten einen Rheumatologen aufsuchte. Dieser diagnostizierte ein Impingement-Syndrom der Schulter und verordnete nicht-steroidale Entzündungshemmer sowie ambulante Physiotherapie 2-mal pro Woche.

11.1 Hintergrund zur Ursachenermittlung von Schultergelenksschmerzen

Schmerzen in der Schulter treten häufig bei Aktivitäten über Kopfhöhe auf. Anhand der klinischen Präsentation und der individuellen Geschichte des Patienten/der Patientin können wir gelegentlich typische klinische Muster erkennen, die Hinweise auf die verursachende Struktur, den Verlauf, therapeutische Maßnahmen und Prognose geben. Zum Beispiel sind ein schmerzhafter Bogen beim Impingement-Syndrom eine eingeschränkte Schulterbeweglichkeit mit frühzeitiger Skapula-Elevation bei einer Frozen shoulder oder einschießende Schmerzen bei unkontrollierten schnellen Armbewegungen im Falle einer funktionellen Schultergelenksinstabilität in der Praxis oft beobachtbar.

Haben wir das klinische Muster erkannt, können wir durch eine deduktive Denkweise schnell effiziente Therapiemaßnahmen wählen. Dieser Entscheidungsprozess wird durch unser Fachwissen und die klinische Erfahrung unterstützt und im Clinical Reasoning als „Forward Reasoning" bezeichnet. Nachteil dieser Vorgehensweise ist, dass durch Fehlinterpretation und ungenügende Nachprüfung der Hypothese falsche Entscheidungen getroffen werden können.

In der Praxis kann das Problem des Patienten/der Patientin jedoch nicht immer klinischen Mustern zugeordnet werden. Oft ist/sind die strukturelle(n) Ursache(n) der Schmerzen und/oder der Funktionsstörung(en) multifaktoriell. In solchen Fällen müssen beim Entscheidungsprozess gleichzeitig mehrere Hypothesen erstellt und überprüft werden, um die wirksame Behandlung sicher durchzuführen. Dieser induktive Denkprozess wird als „Backward Reasoning" bezeichnet.

Hypothesen können im muskuloskelettalen Bereich in folgende Kategorien unterteilt werden:

1. Ziel der Behandlung
2. Ursache der Symptome/Dysfunktion(en)
3. Heilungs- und Schmerzmechanismen
4. beitragende Faktoren
5. Vorsichtsmaßnahme und Kontraindikation
6. Behandlung und Management
7. Prognose

Vor, während und nach der Behandlung müssen bereits erstellte Hypothesen kontinuierlich überprüft und eventuell erneut erstellt werden.

Im nachfolgenden Fallbeispiel werden mehrere spezifische Untersuchungstests beschrieben, um die strukturelle Ursache der Symptome und Dysfunktionen zu differenzieren.

Bei einer artikulären Problematik sind Kompression und Distraktion der Gelenksfläche nützlich – nicht nur um die Struktur zu differenzieren, sondern auch, um die nötige Behandlungstechniken auszuwählen. Symptomverstärkung durch eine Gelenkskompression deutet auf eine intraartikuläre Ursache hin. Symptomverstärkung durch Distraktion weist auf ein periartikuläres Problem hin. Z.B. können beim subakromialen Impingement-Syndrom durch Kompression der subakromialen Strukturen über passive Bewegungen des Humeruskopfes gegen das Akromion während der Armelevation die Symptome verstärkt werden.

Die alleinige Differenzierung der Ursache der Symptome und/oder Dysfunktion des Schultergelenks reicht nicht aus, um eine optimale Behandlung durchzuführen. Um Rückfälle zu verhindern ist es unerlässlich, ebenfalls die beitragenden Faktoren (Ursache der Ursache) zu evaluieren und mitzubehandeln.

11.2 Vorgeschichte

Clara ist leitende Angestellte und arbeitet primär am Schreibtisch und PC. Als Ausgleich treibt sie in der Freizeit regelmäßig Sport wie Yoga und Jazztanz. Im Sommer joggt sie und im Winter fährt sie Snowboard. Vor 8 Monaten begann sie mit Langlaufen und seither verspürt sie Schmerzen in der linken Schulter (▶ Abb. 11.1). Diese sind weder auf einen Sturz noch auf einen Unfall zurückzuführen und sie sieht – außer dem Langlaufen – keinen klaren Auslöser. Obwohl sie mit dem neuen Sport aufhörte und ihren Arm im Alltag nicht belastete, wurden ihre Beschwerden zunehmend stärker. Die Behandlung mit einer entzündungshemmenden Salbe verschaffte ihr zunächst eine leichte Linderung, jedoch verschlimmerten sich die Schmerzen nach Ende dieser Anwendung ebenfalls wie-

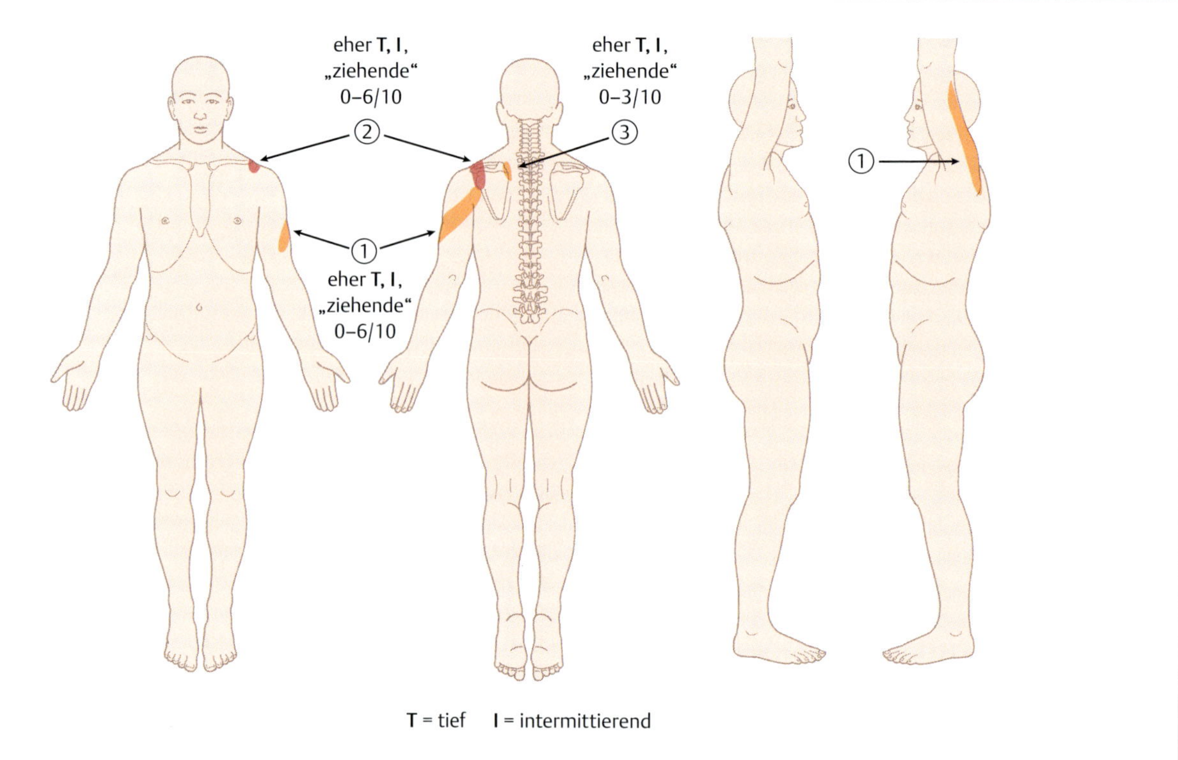

Abb. 11.1 Bodychart. Die Patientin weist tief intermittierende Schmerzen im Verlauf des linken Delta- bis Bizepsmuskels (1), im Bereich des linken ACG (2) sowie am linken oberen Skapula-Winkels (3) auf.

der und die Bewegungseinschränkung des linken Schultergelenks wurde offensichtlicher. Bereits vor dem Langlaufen war ihr im Vergleich mit den Kursteilnehmerinnen beim Yoga bewusst geworden, dass ihre beide Schultergelenke unbeweglich waren. Im Alltag fühlte sie sich allerdings bis dahin weder in ihren Funktionen eingeschränkt noch hatte sie Schmerzen im Schultergelenk. Nach der ärztlichen Diagnose eines Impingement-Syndroms erhofft sie sich nun von der Physiotherapie Hilfe. Die nichtsteroidalen Entzündungshemmer, die der Rheumatologe ebenfalls verordnete, erzielten keine große Schmerzlinderung, weshalb sie diese auch abgesetzt hat.

11.2.1 Aktuelle Beschwerden

Claras aktuelles Hauptproblem begrenzt sich auf nächtliche Schmerzen im Bereich des linken Oberarms und des linken oberen Schulterblattwinkels (▶ Abb. 11.1, Region 1 und 3) – nicht nur beim Liegen auf der linken Schulter, sondern auch in Rückenlage. Sie wacht öfters auf, muss deswegen aber nicht aufstehen. Die Schmerzen am linken Schulterblatt sind nur in der Nacht vorhanden, jedoch nicht so stark und häufig wie am Oberarm. Letztere spürt sie ebenfalls morgens, sie halten aber nicht lange an und werden durch leichte Armbewegungen schnell besser. Des Weiteren hat sie Beschwerden bei gewissen Alltagsaktivitäten wie dem Zusammenbinden der Haare und Anziehen des BHs.

Tagsüber sind die Schmerzen im Bereich des Oberarms und des ACG (▶ Abb. 11.1., Region 1 und 2) nur bei Armaktivitäten links, v. a. am Ende des Bewegungsausmaßes (EOR) des Schultergelenks links, vorhanden. Diese werden bei schnellen Armbewegungen stärker. Im Vergleich dazu sind kontrollierte Bewegungen weniger schmerzhaft. Durch leichte Armbewegungen wie dem Schulterkreisen oder Armpendeln verbessern sie sich schnell. Bei der Arbeit am Computer und beim Tragen von Gewichten hat Clara keine Probleme.

11.2.2 Spezifische Fragen

Clara ist ansonsten gesund und nimmt keine Medikamente. Es gibt keine Hinweise auf eine neurologische Störung. Die Kraft und die Sensibilität der oberen Extremität sind normal. Röntgen-, CT- und MRT-Bilder sind nicht vorhanden. Es liegen keine früheren Traumata im Schulter-/Nackenbereich vor.

11.2.3 Erwartung der Patientin

Die Bewegungstherapie für die Schulter ist für Clara erstmalig. Ich frage sie, was sie denn konkret von der Behandlung erwarte, und sie antwortet, dass sie gerne wieder schmerzfrei schlafen und den linken Arm besser bewegen können möchte.

Clinical Reasoning

In Anbetracht der Anamnese und Schmerzbereiche (▶ Abb. 11.1) ist zuerst an eine Überlastung der Schulterstrukturen durch die intensive, neuartige Belastung beim Langlaufen zu denken. Als Ursache der Symptome vermute ich spontan eine mögliche Beteiligung folgender Strukturen:

- subakromiale Strukturen wie die Bursa subacromialis, die Supraspinatussehne, die Gelenkkapsel sowie die lange Bizepssehne,
- GHG und ACG inklusive Gelenkskapsel und Ligamente,
- linksseitige Schulter- und Oberarmmuskulatur.

Eine Neuropathie wie eine Radikulopathie oder periphere Nervenläsion ist unwahrscheinlich, da es in der Anamnese keine Hinweise auf entsprechende Symptome wie Kraftverlust oder Sensibilitätsstörung gibt. Die Symptome deuten darauf hin, dass es sich eher um ein mechanisches Problem handelt. Die Verstärkung der Beschwerden durch schnelle Armbewegungen weist auf ein Stabilitätsproblem oder eine verminderte Bewegungskontrolle des Schultergelenks hin. Eine entzündliche Komponente kann nicht ausgeschlossen werden, da der Nachtschmerz auch in Rückenlage vorhanden ist. Aus diesem Grunde muss ich bei der Untersuchung darauf achten, keine allzu starken Schmerzen auszulösen. Da sich Claras Beschwerden jedoch bei leichter Armbewegung schnell verbessern, kann wiederum keine massive Entzündung vorliegen. Die geringen morgendlichen Schmerzen unterstützen diese Hypothese.

Zusammenfassend schätze ich Claras Hauptproblem als mechanischer Natur ein. Es gibt Hinweise sowohl auf ein Impingement als auch auf eine mögliche Instabilität des linken Schultergelenks. Da die Schmerzbereiche separat auftreten, könnten verschiedene Strukturen für die Symptome ursächlich sein. Bei der Untersuchung dürften Claras Beschwerden leicht reproduzierbar sein.

11.3 Körperliche Untersuchung

11.3.1 Inspektion im Sitzen

Clara zeigt eine Protraktion des Kopfes und beider Schultern, wobei die linke deutlicher protrahiert ist als die rechte (▶ Abb. 11.2). Des Weiteren ist eine Hyperkyphose

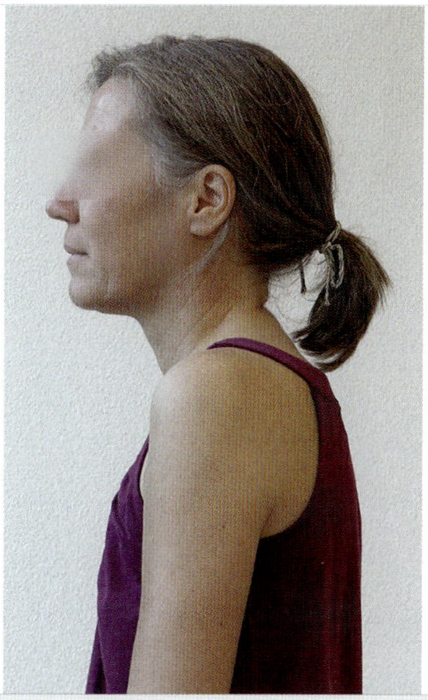

Abb. 11.2 Inspektion. In der Inspektion ist eine deutliche Protraktion des Kopfes sowie der Schultern zu erkennen. Die obere BWS weist eine übermäßige Kyphose auf. (Bildquelle: A. Hasegawa)

der oberen BWS zu beobachten. Der Schulterstand ist ausgeglichen. Eine lokale Schwellung und Muskelatrophie sind im Bereich des GHG und ACG nicht feststellbar.

11.3.2 Palpation

Im Tastbefund kann ich keine Anzeichen einer bestehenden Entzündung (Erwärmung, lokale Sekretion oder Schwellung) erkennen – weder am GHG noch ACG. Die Palpation des Akromions, des GHG und ACG ist unauffällig und schmerzfrei. Der Muskeltonus des M. supraspinatus, M. deltoideus, M. biceps brachii, M. triceps brachii sowie des M. brachialis ist auf beiden Seiten normal, die Palpation der Muskeln schmerzfrei. Im Gegensatz dazu haben der M. infraspinatus und die Mm. teres minor und major einen deutlich erhöhten Muskeltonus und sind stark druckdolent, sodass Clara bei deren Palpation zusammenzuckt.

11.3.3 Beweglichkeit

Aktive Bewegungen des Schultergelenks im Stand

Die Bewegung der Schultergelenke ist in alle Richtungen reduziert, wobei die linke Seite eingeschränkter ist als die rechte. Die Flexion links ist bis 125° möglich, eine Ausweichbewegung der unteren BWS und LWS in Extension ist dabei zu beobachten (▶ Abb. 11.3a). Die Abduktion

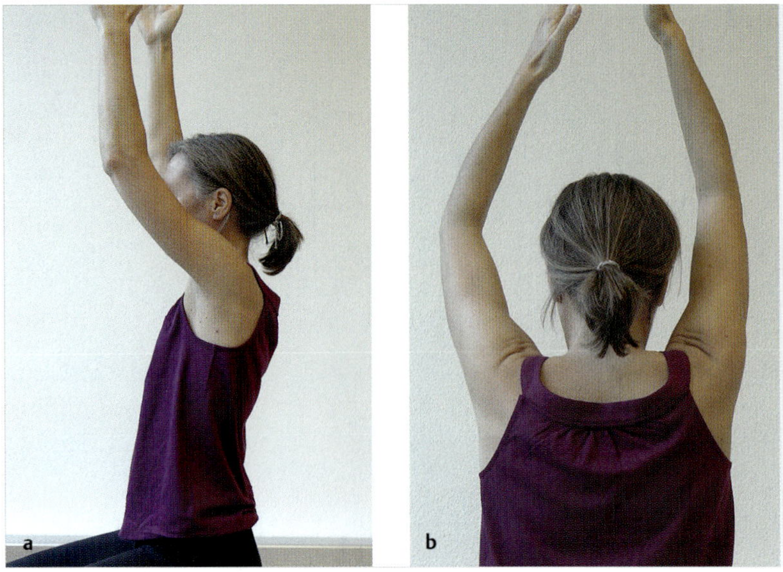

Abb. 11.3 Beweglichkeitsprüfung. (Bildquelle: A. Hasegawa)
a Bei Elevation des linken Arms weicht die Patientin in eine Extension der BWS aus.
b Bei Flexion und Abduktion zeigt sich eine übermäßige Aufwärtsrotation der Skapula.

links ist bis 155° machbar (▶ Abb. 11.3b). Beide Bewegungen provozieren leichte Schmerzen im EOR im Bereich des linken ACG und Oberarms.

Bei der aktiven Flexion und Abduktion zeigt sich eine verfrühte Skapula-Bewegung, wobei in der EOR die linke Skapula mehr aufwärts rotiert als rechts (▶ Abb. 11.3b). Ein schmerzhafter Bogen (Painful Arc), der ein typisches Zeichen für ein subakromiales Impingement-Syndrom darstellt, ist bei diesen Bewegungen nicht zu beobachten. Im Schürzengriff, d. h. beim Führen der Hand auf den Rücken, kommt Clara auf beiden Seiten ungefähr gleich weit, wobei links die Bewegung nicht so flüssig ist.

Aktive Bewegungstests des Schultergelenks in Rückenlage

Ich stelle fest, dass die aktive Beweglichkeit des linken Schultergelenks in Rückenlage in gleichem Maße eingeschränkt ist wie die im Stehen – bis auf die Abduktion. Diese ist aufgrund auftretender Schmerzen im Oberarm nur bis 90° möglich. Des Weiteren ist auffällig, dass die Außenrotation (AR) in 85° Abduktion des Schultergelenks links fast nicht möglich ist. Die Innenrotation (IR) in dieser Stellung ist beidseitig bis 70° möglich und schmerzfrei.

Passive Bewegungen des Schultergelenks und strukturelle Differenzierung

Aufgrund von Zeitmangel während der ersten Therapieeinheit untersuche ich nur die isolierte passive Abduktion des GHG bei fixierter Skapula. Die passive Abduktion ist hierbei links bis 90° und rechts bis 95° möglich, wobei Schmerzen im Bereich des Oberarms die Bewegung limitieren. Ich stelle dabei jedoch keinen festen Widerstand fest.

Anschließend führe ich in dieser Stellung Differenzierungstests durch, bei denen ich jeweils die Gelenkfläche des GHG und den subakromialen Raum in separaten Manövern erst komprimiere und dann distrahiere. Bei Kompression können weder im GHG noch in den subakromialen Strukturen vermehrt Schmerzen ausgelöst werden. Bei Distraktion kann ich in beiden Strukturbereichen verstärkte Schmerzen im Oberarm provozieren und stelle dabei ebenfalls keinen festen Widerstand fest.

Clinical Reasoning

Physiotherapeutische Diagnose

Die verfrühte Skapula-Bewegung und die vermehrte Skapula-Aufwärtsrotation bei der endgradigen Schulterflexion und -abduktion weisen auf eine Bewegungseinschränkung des GHG und/oder auf eine schmerzbedingte Ausweichbewegung infolge eines eingeengten Subakromialraums hin. Dazu könnte der erhöhte Muskeltonus und/oder die Verkürzung des M. infraspinatus, M. teres minor und M. teres major beigetragen haben. Die Resultate der Differenzierungstests schließen ein subakromiales Impingement – d. h. eine Kompression der subakromialen Strukturen – aus. Claras Schmerzen scheinen vielmehr durch eine Verkürzung der inferioren passiven Strukturen (Gelenkkapsel und/oder der Ligg. glenohumerale mediale et inferiore) des linken GHG bedingt zu sein. Eine Instabilität des GHG links kann ich jedoch zum jetzigen Zeitpunkt noch nicht ausschließen. Am auffälligsten sind Claras erhöhter Muskeltonus und die starke Druckdolenz bei Palpation des M. infraspinatus und der M. teres minor und M. teres major auf der linken Seite.

11.4 Behandlungsverlauf

11.4.1 1. Therapiesitzung

Behandlung

Dry Needling

Als erste Behandlungstechnik führe ich ein Dry Needling (s. Box „Dry Needling" (S. 183)) im M. infraspinatus sowie im M. teres minor und M. teres major links durch (▶ Abb. 11.4). Beim Dry Needling kann ich mehrere lokale Muskelzuckungen (Twitch) auslösen und lokale Schmerzen provozieren.

▶ **Retest.** Nach der Behandlung haben sich Claras Schmerzen und die Beweglichkeit des linken Schultergelenks in Flexion und Abduktion etwas (ca. 5°) verbessert. Jedoch tritt bei der Rückbewegung aus der Abduktion ein Painful Arc bei ca. 100°–90° (▶ Abb. 11.5) als neues Symptom auf.

Zusatzinfo

Dry Needling

Dry Needling ist eine wirksame Form der myofaszialen Triggerpunkt-Therapie. Abgesehen von grundsätzlichen Maßnahmen wie Hautdesinfektion und Gebrauch sterilen Materials sind Kenntnisse der Anatomie und der myofaszialen Triggerpunkte Grundvoraussetzung für die Durchführung des Dry Needling.

Durch das Einstechen der zu behandelnden Muskulatur wird die lokale Durchblutung verbessert und somit die Sauerstoffversorgung der Muskelfasern und Faszien angeregt sowie Entzündungsreaktionen gemindert. Muskelverspannungen können sich lösen.

Das Dry Needling erfolgt nach einer standardisierten Vorgehensweise:

1. **ASTE:** Die Ausgangsstellung wird jeweils so gewählt, dass der Therapeut gut an die zu behandelnde Muskulatur gelangen kann und der Patient/die Patientin sich dennoch entspannen kann.
2. **Vorbereitung:** Die Haut des gewünschten Behandlungsbereichs wird gründlich desinfiziert. Der Therapeut/die Therapeutin palpiert den entsprechenden Muskel mit den Fingern und sucht den Hartspannstrang des Muskels auf. Anschließend strafft er/sie mit den Fingern die Haut, die direkt über dem Hartspannstrang liegt. Dieser Bereich wird erneut desinfiziert. Der Therapeut/die Therapeutin nimmt eine Nadel in die andere Hand und sticht zwischen den palpierenden Fingen. Dabei achtet er/sie darauf, keine scharfen oder brennenden Schmerzen zu provozieren. Diese könnten auf das Treffen von Blutgefäßen oder Hautnerven hinweisen.
3. **Aufsuchen des lokalen Twitch**: Anschließend sticht der Therapeut/die Therapeutin die Nadel langsam in die Muskulatur ein und sucht die lokale Zuckungsantwort des Muskels – den Twitch. Dieser bestätigt das Treffen des Hartspannstrangs und kann die Heilungsprozesse anstoßen. Beim Twitch werden häufig tiefe krampfartige Schmerzen für einige Sekunden ausgelöst, die dann langsam wieder verschwinden. Ohne die Nadel aus der Haut zu ziehen, sucht der Therapeut/die Therapeutin weitere Twitches an anderen Trigger-Punkten entlang des Hartspannstrangs des Muskels.
4. **Nach Ausziehen der Nadel:** Kann ein Twitch nicht mehr provoziert werden, wird die Nadel aus der Haut gezogen. Sollte die Einstichstelle bluten, muss diese mit einer Kompresse ca. 1 Minute lang komprimiert werden. Falls es nicht blutet, kann der Therapeut/die Therapeutin die Haut und Muskulatur leicht massieren, um die Schmerzen vom Einstich zu lindern. Auch kann die Behandlung mit einer Muskeldehnung fortgesetzt werden.

Tipp für „strong oder weak responder":

Beim Einstechen der Nadel reagieren einige Patienten vegetativ und emotional stark und haben oft Angst vor Schmerzen – diese Patienten werden als sogenannte „strong responder" bezeichnet. In diesem Fall sollte die Nadel ruhig unverändert belassen werden, bis die Schmerzen der Zuckungsreaktion abklingen. Anschließend können weitere Triggerpunkte gesucht oder die Nadel herausgezogen werden. Diese Technik nennt man „statisches Nadeln".

Im Gegensatz dazu gibt es Menschen, bei denen die lokale Zuckungsantwort des Muskels nicht so stark ausfällt („weak responder"). Im diesem Fall können nach Auslösen des Twitch sofort andere Triggerpunkten genadelt werden – ohne die Nadel dabei aus der Haut zu ziehen. Diese Technik wird als „dynamisches Nadeln" bezeichnet.

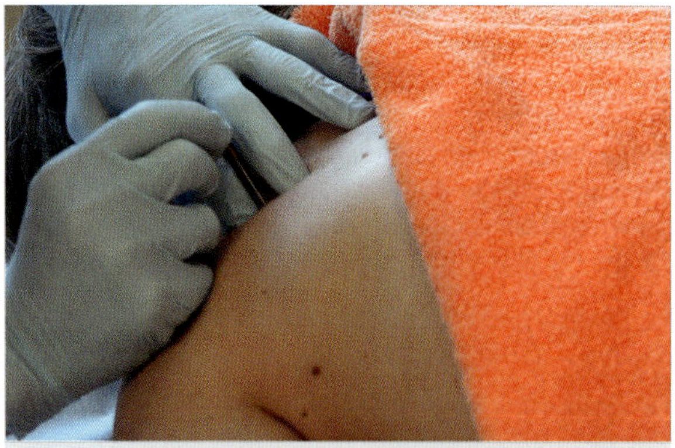

Abb. 11.4 Dry Needling des M. infraspinatus: ASTE: BL. Der Therapeut sitzt an der linken Schulter der Patientin. **Vorbereitung:** Nach Desinfektion der Haut im Bereich der linken Skapula palpiert der Therapeut den M. infraspinatus mit seinem linken Zeige- und Mittelfinger. Nach Auffinden des Hartspannstrangs des Muskels strafft er mit seinen Fingern die darüberliegende Haut und desinfiziert diesen Bereich erneut. Der Therapeut sticht nun die Nadel (0,3 mm dick und 30 mm lang) zwischen seinen linken Zeig- und Mittelfinger. Nachdem er sich vergewissert hat, kein Blutgefäß oder Nerv getroffen zu haben, sticht er langsam weiter in die Muskulatur ein und sucht die lokale Zuckungsantwort des Muskels. Ohne die Nadel aus der Haut zu ziehen, sucht der Therapeut weitere Twitches an anderen Trigger-Punkten entlang des Hartspannstrangs des Muskels. Sobald er keinen Twitch mehr provozieren kann, beendet er das Needling. **Ziel:** Verbesserung der Durchblutung und Muskelentspannung. (Bildquelle: A. Hasegawa)

Distraktion des Humeruskopfes

Um die Hypothese auf ein Impingement-Syndrom nochmals zu überprüfen, distrahiere ich bei der aktiven Schulterabduktion den Humeruskopf vom Akromion leicht nach kaudal. Dabei hat Clara keinen Painful Arc mehr. Durch die Repetition dieses Manövers kann ich Claras Schmerzen schnell verbessern. Das Bewegungsausmaß der passiven AR in 85° Abduktion des linken GHG in Rückenlage bleibt unverändert.

Am Ende der ersten Behandlung erkläre ich Clara, wie das Schultergelenk biomechanisch funktioniert und wodurch m. E. ihre Schmerzen verursacht werden. Auch kläre ich sie darüber auf, dass sie im Anschluss möglicherweise lokale Schmerzen als Reaktion auf das Dry Needling spüren wird.

Clinical Reasoning

Die Tatsache, dass sich Claras Schmerzen und auch die Beweglichkeit ihres linken Schultergelenks in Flexion und Abduktion infolge des Dry Needling verbesserten, unterstützt die Hypothese, dass das eingeschränkte GHG die Ursache für ihre Symptome darstellt. Jedoch kann das Auftreten des Painful Arcs auch auf ein subakromiales Impingement-Syndrom hinweisen. Als weitere mögliche Ursache kommt nach wie vor eine funktionelle Instabilität des GHG in Frage, da die Behandlung mit Dry Needling die intermuskuläre Koordination für die Zentrierung des Humeruskopfes verändern kann.

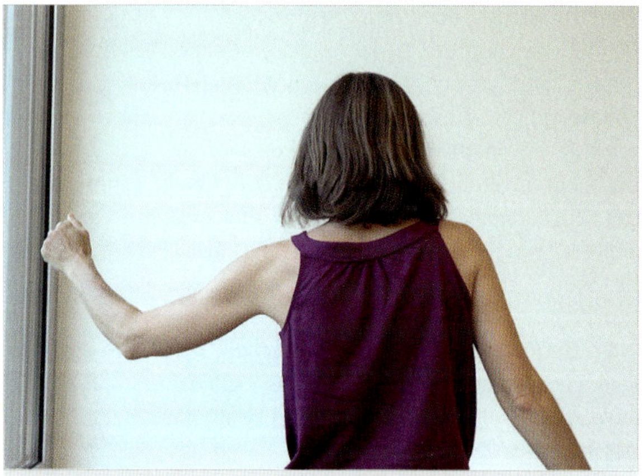

Abb. 11.5 Wiederbefundung. Durch die Behandlung mit dem Dry Needling haben sich die Schmerzen der Patientin sowie die Schulterflexion- und abduktion etwas verbessert. Allerdings tritt bei der Rückbewegung aus der Abduktion bei ca. 100° ein Painful Arc auf. (Bildquelle: A. Hasegawa)

11.4.2 2. Therapiesitzung (3 Tage nach 1. Intervention)

Als Clara zur zweiten Behandlung kommt, teilt sie mir mit, dass sie seit dem letzten Termin nachts deutlich weniger Schmerzen habe und besser schlafen könne. Zur Wiederbefundung teste ich erneut die aktive Beweglichkeit des linken Schultergelenks und stelle objektiv betrachtet keinen Unterschied zum Eingangsbefund fest. Die Schmerzen im Bereich des Oberarms und des Akromions sind bei endgradiger Bewegung minimal besser als nach der ersten Behandlung. Bei Abduktion ist kein Painful Arc mehr vorhanden.

Da ich bei der ersten Untersuchung das Schultergelenk nicht vollständig prüfen konnte, führe ich weitere passive Untersuchungen des Schulterkomplexes durch.

Passive Bewegungstests in Rückenlage

Die passive Flexion des linken Schultergelenks ist bis 160° möglich. Dann limitieren Schmerzen am ACG und Oberarm die weitere Bewegung und ich nehme dabei einen mittelmäßigen Widerstand wahr. Zur Differenzierung führe ich in dieser Stellung eine Kompression und Distraktion des GHG und der subakromialen Strukturen durch. Die Resultate sind ähnlich wie bei dem Differenzierungstest für die Abduktion während der ersten Sitzung – d. h. die Symptome verändern sich nicht bei Kompression, bei Distraktion des GHG und der subakromialen Strukturen nehmen die Beschwerden deutlich zu. Am Ende der Flexion des linken Schultergelenks führe ich Zusatzbewegungen des ACG aus und kann keine Zu- oder Abnahme der Schmerzen feststellen.

Clinical Reasoning

Aufgrund der Ergebnisse der Differenzierungstests scheinen Claras Schulterschmerzen durch die periartikulären Strukturen des GHG verursacht zu werden. Trotz Verbesserung der Symptome hat die Beweglichkeit des Schultergelenks abgenommen. Dies führt mich zu dem Entschluss, als nächsten Schritt das GHG zu mobilisieren.

Da die Entzündungszeichen gering sind und die Schmerzintensität nicht so hoch ist, werde ich die verkürzten Strukturen durch Mobilisation dehnen – d. h. ich gehe bei der Mobilisation hinsichtlich der Intensität in den Widerstandsbereich hinein und lasse beim Bewegen eine leichte Schmerzprovokation zu.

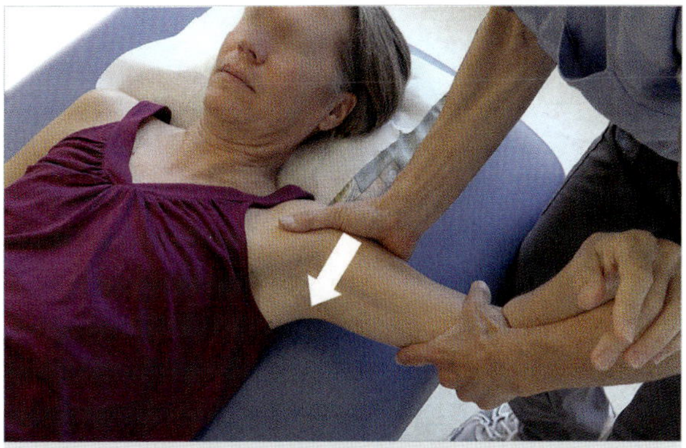

Abb. 11.6 Mobilisation des GHG. ASTE: RL. Der Therapeut steht auf der linken Seite der Patientin und umfasst mit seiner rechten Hand gelenknah ihren linken Humeruskopf. Nun abduziert er mit seiner linken Hand ihren linken Arm schmerzfrei bis 90°. **Durchführung:** Der Therapeut appliziert mit der rechten Hand einen kaudal gerichteten Druck auf den Humeruskopf. Dabei findet der Druck vielmehr durch Gewichtsverlagerung seines Körpers als durch seinen Griff statt. Diese Technik wird mit ca.15 Oszillationen im Widerstandsbereich ausgeführt und es wird eine leichte Schmerzprovokation im Bewegungsrhythmus mit kleiner Amplitude zugelassen. **Ziel:** Bewegungserweiterung des GHG. (Bildquelle: A. Hasegawa)

Behandlung

Mobilisation des Glenohumeralgelenks

Wie geplant beginne ich Claras zweite Behandlung mit der Mobilisation des GHG (▸ Abb. 11.6) und lasse sie auf den Rücken legen. Nun führe ich passive, kaudal gerichtete Zusatzbewegungen am linken Humeruskopf durch und gehe dabei in den mittelmäßigen Widerstandsbereich. Bei der langsamen Mobilisation akzeptiere ich eine leichte Schmerzprovokation und wähle eine kleine Bewegungsamplitude mit ca. 15 Oszillationen. Um mögliche Schmerzen als Reaktion auf die Behandlung zu minimieren, bewege ich Claras Schultergelenk etwa 1 Minute lang mit einer großen Amplitude von ca. 0–30° wiederholt in eine physiologische Abduktion – dies erfolgt schmerzfrei. Diese Technik wiederhole ich 2-mal.

▸ **Retest.** Im Anschluss überprüfe ich erneut die aktive Flexion und Abduktion der linken Schulter. Beide Bewegungen haben sich verschlechtert und am Ende der Bewegungen klagt Clara über vermehrte Schmerzen.

Clinical Reasoning

Meine ursprüngliche Hypothese, dass Claras Symptome durch eine Einschränkung des GHG bedingt ist, muss ich nun aufgrund der vermehrten Beschwerden im Wiederbefund revidieren. Ich gehe davon aus, dass vielmehr eine mangelnde Stabilisierung des GHG vorliegt.

Passive Zusatzbewegungen

Um die bei der Behandlung provozierten Schmerzen wieder zu vermindern, führe ich passive PA-Zusatzbewegungen am Humeruskopf in neutraler Stellung des Schultergelenks in Rückenlage durch (▸ Abb. 11.7). Diese oszillierenden Zusatzbewegungen wiederhole ich langsam ca. 20-mal mit großer Amplitude im schmerzfreien Bereich.

▸ **Retest.** Im Wiederbefund sind die aktiven Armbewegungen wieder im gleichen Ausmaß wie vor der ersten Behandlung beim zweiten Termin möglich und auch Claras Schulterschmerzen haben sich verringert.

Wiederholung der Techniken der 1. Intervention

Da das Dry Needling des M. infraspinatus und des M. teres minor in der ersten Behandlung eine gute Wirkung hinsichtlich Claras Beschweren erzielte, wiederhole ich diese Anwendung unverändert. Im anschließenden Wiederbefund ist die Beweglichkeit des Schultergelenks unverändert. Die AR in 85° Abduktion ist weiterhin nicht möglich. Jedoch stelle ich dabei fest, dass durch die Haltungskorrektur in Form von Kopf- und Schulterretraktion sich die übrigen aktiven Armbewegungen sowohl subjektiv als auch objektiv verbessert haben.

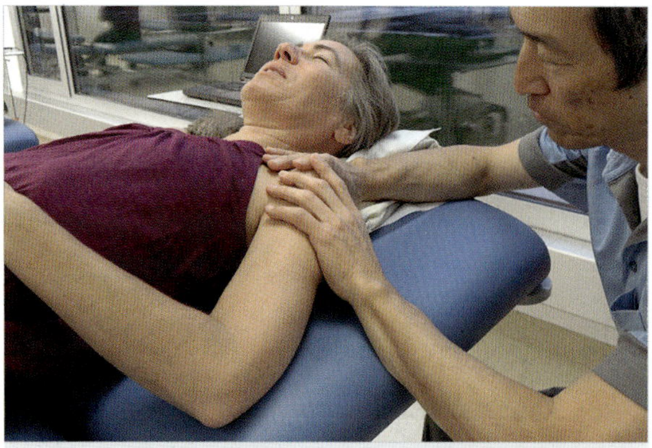

Abb. 11.7 PA-Zusatzbewegungen am Humeruskopf. ASTE: RL auf einer erhöhten Bank. Die linke Hand der Patientin ruht auf ihrem Bauch. Der Therapeut sitzt linksseitig der Patientin mit Blick zu ihren Füßen. **Durchführung:** Der Therapeut umfasst flächig mit beiden Händen den linken Humeruskopf der Patientin. Hierbei sind beide Daumen dorsal nebeneinander platziert und die übrigen Finger liegen ventral auf. Die Ellenbogen des Therapeuten sind rechtwinklig gebeugt und befinden sich außerhalb der Bankkante. Durch Kippung der Unterarme (Drehpunkt ist an der Bankkante) führt der Therapeut nun wiederholte PA-Zusatzbewegungen am Humeruskopf mit großer Amplitude im schmerzfreien Bereich durch. **Ziel:** Schmerzlinderung. (Bildquelle: A. Hasegawa)

Heimprogramm

Abschließend leite ich Clara an, wie sie die Übungen zur Haltungskorrektur der Kopf- und Schulterretraktion mit BWS-Extension selbst durchführen soll: Im Sitzen auf einem Stuhl ohne Rückenlehne soll sie hierfür zunächst ihre spontane Haltung einnehmen. Anschließend bitte ich sie, ein Doppelkinn zu machen und ihre Schulterblätter nach hinten zu bewegen. Gleichzeitig soll sie ihren Oberkörper mit einer leichten Beckenkippung soweit nach vorne aufrichten, bis sich ihr Akromion und Trochanter in einer senkrechten Linie befinden. Danach geht sie zurück in ihre Ausgangsposition und wiederholt diesen Bewegungsablauf 10-mal hintereinander. Ich empfehle Clara, ihre Haltung im Alltag regelmäßig wählend Armaktivitäten und bei ihrer Arbeit zu korrigieren.

Da derzeit noch unklar ist, wo genau Claras Hauptproblem liegt, instruiere ich keine spezifischen Übungen zur Behandlung des GHG.

11.4.3 3. Therapiesitzung (4 Tage nach 2. Intervention)

Clara berichtet, dass ihre linke Schulter nach der letzten Behandlung ziemlich geschmerzt habe und die Schmerzen bis zum Abend anhielten. Sie habe ihren linken Arm nach der Behandlung nicht besonders belastet. Vor dem Schlafen habe sie eine Schmerztablette eingenommen und damit recht gut schlafen können. Beim Aufstehen am nächsten Morgen wäre alles wieder wie gewohnt gewesen.

Wiederbefund

Als ich die Beweglichkeit ihres Schultergelenks überprüfe, sind das Ausmaß der aktiven Bewegung und die Schmerzen am Oberarm im endgradigen Bereich gleich wie nach der ersten Behandlung.

Clinical Reasoning

Eine Schmerzzunahme als Reaktion auf eine Behandlung erwarte ich generell nur für kurze Zeit und diese sollte nicht bis zum Abend anhalten. Da in Claras Fall jedoch die Schmerzen länger andauerten, könnte die Ursache ihrer Schmerzen doch in einer entzündlichen Reaktion durch Überreizung der Strukturen liegen. Daher muss ich in der Behandlung darauf achten, bei Bewegungen des Schultergelenks die Schmerzgrenze zu respektieren. Da ich bislang eine mögliche Instabilität des GHG noch nicht ausgeschlossen habe, nehme ich mir vor, die Stabilität des linken Schultergelenks zu testen.

Stabilitätstest des GHG

Der dynamische Stabilitätstest des GHG (s. Box „Stabilitätstests des Glenohumeralgelenks“ (S. 187)) zeigt bei Clara keine funktionelle Instabilität des linken Humeruskopfes.

Rove-Test

Beim Rove-Test sind das sogenannte Sulcus Sign, das mit einer inferioren Gleitbewegung getestet wird, sowie die posteriore Gleitbewegung negativ. Jedoch stelle ich bei der posterioren Gleitbewegung einen größeren Widerstand auf der linken als auf der rechten Seite fest. Bei der anterioren Bewegung bemerke ich links einen geringeren Widerstand als auf der rechten Seite und stelle eine leicht vermehrte Gleitbewegung fest. Die Bewegungen sind beim Testen in alle Richtungen schmerzfrei.

Apprehension-Test

Es ist nicht möglich, den Apprehension-Test bei Clara durchzuführen, da ihr bereits die AR in dieser Stellung ziemlich starke Schmerzen bereitet.

Relocation-Test

Um den Relocation-Test durchzuführen, abduziere ich das linke GHG passiv um 85° im schmerzfreien Bereich und bewege den Humeruskopf nach posterior. In dieser Stellung versuche ich das GHG vorsichtig nach außen zu rotieren. Dies ist bis 60° ohne Schmerzen möglich, was erstaunlich ist, da diese Bewegung bisher noch nie möglich war. Zusätzlich stelle ich fest, dass die Skapula-Bewegung links nach posterior steif und leicht eingeschränkt ist.

Stabilitätstests des Glenohumeralgelenks

Dynamischer Stabilitätstest des GHG
Dieser Test beurteilt mittels Palpation die Stabilität des Humeruskopfes während aktiver, repetitiver rotatorischer Bewegung des GHG.

Rove-Test
Bei diesem Test wird die passive Gleitbewegung des Humeruskopfes in verschiedenen Richtungen untersucht.

Apprehension-Test (Crank-Test)
Der Apprehension-Test überprüft das Bestehen einer vorderen Schultergelenksinstabilität. Dabei wird in 90° Abduktion und AR des Schultergelenks passiv ein anteriores Gleiten des Humeruskopfes durchgeführt. Der Test gilt als positiv, wenn dabei Schmerzen im vorderen Schulterbereich auftreten und die Muskulatur reflektorisch anspannt. Der Patient/die Patientin bekommt dabei häufig das Gefühl, das Schultergelenk luxiere.

Relocation-Test
Beim Relocation-Test wird in abduzierter und außenrotierter Position des Schultergelenks der Humeruskopf passiv nach posterior bewegt. Der Test wird als positiv bewertet, wenn die Schmerzen beim Druck von ventral spontan nachlassen.

Palpation der ventralen Strukturen

Neben den Stabilitätstests führe ich nun auch noch eine Palpation der ventralen Strukturen durch. Hierbei weisen der M. pectoralis major und M. pectoralis minor auf der linken Seite einen erhöhten Muskeltonus und eine starke Druckempfindlichkeit auf. Die passive Zusatzbewegung der 2.–4. linken Rippe ist ebenfalls schmerzhaft und es ist ein vermehrter Widerstand spürbar.

Clinical Reasoning

Es ist sehr erstaunlich, dass die AR des GHG in 85° Abduktion mit inferiorer Gleitbewegung des Humeruskopfes möglich ist. Dies deutet auf eine mangelnde Zentrierung des Humeruskopfes hin. Zusätzlich könnte die Positionskorrektur der Skapula nach dorsal den subakromialen Raum vergrößern. Sollte dieser Mechanismus die Ursache der eingeschränkten AR sein, würde dies wiederum erneut auf ein subakromiales Impingement-Syndrom hindeuten. Unterstützt wird diese Hypothese durch die Tatsache, dass sich Claras Symptome durch Korrektur ihrer Haltung im Sinne einer Schulterretraktion verringerten und auch die Flexion der linken Schulter sich verbesserte. Der erhöhte Muskeltonus des M. pectoralis major und des M. pectoralis minor sowie die eingeschränkte Mobilität der Rippen könnten hierbei wichtige beitragende Faktoren sein.

Behandlung

Erneute Triggerpunkt-Behandlung

Ich entscheide mich, heute mit einer Triggerpunkt-Behandlung zu beginnen. Am M. pectoralis major führe ich diese mittels Dry Needling durch, am M. pectoralis minor setze ich manuelle Techniken ein. Im Anschluss dehne ich beide Muskeln über eine posteriore Translation des Humeruskopfes. Zusätzlich mobilisiere ich die 2.–4. Rippe mit AP-Zusatzbewegungen.

► **Retest.** Nach diesen Anwendungen hat sich die aktive AR des linken Schultergelenks in 85° Abduktion um ca. 20° verbessert. Dennoch ist die Bewegung nicht so gut wie bei der passiven posterioren Translation des Humeruskopfes. Aus diesem Grunde entscheide ich mich, als nächsten Behandlungsschritt den Humeruskopf zu zentralisieren.

Zentralisierung des Humeruskopfes

Hierfür umfasse ich in Rückenlage Claras linken Ellenbogen und palpiere mit meinem rechten Zeigfinger und Daumen den Zwischenraum zwischen linkem Akromion und Humeruskopf. Clara stabilisiert nun aktiv ihren linken Ellenbogen im rechten Winkel und ihre Schulter in 30° Abduktion. Dann ziehe ich Claras linken Oberarm leicht nach kaudal bis sich der Abstand zwischen Akromion und Humeruskopf etwas vergrößert. Ich bitte Clara, ihren Humeruskopf entgegengesetzt in Richtung Schultergelenkspfanne zurückzuziehen – ohne dabei jedoch die Skapula mitzubewegen.

Nachdem Clara ein Gefühl für die Zentrierung entwickelt hat und diese gut umsetzen kann, lasse ich sie ihren Arm im Wechsel aktiv nach außen und innen rotieren. Sie soll darauf achten, dabei die zentralisierende Spannung nicht zu verlieren. Clara gelingt es, diese Übung bis 45° Abduktion schmerzfrei umzusetzen.

Heimprogramm

Ich gebe Clara diese Übung als Hausaufgabe mit und empfehle ihr, diese in 3 Serien mit je 20 Wiederholungen, 1- bis 2-mal pro Tag durchzuführen. Zusätzlich zeige ich ihr Übungen zur Skapula-Stabilisation und intermuskulären Koordination der Schultermuskulatur (► Abb. 11.8a–b): Gegen den Widerstand eines Therabands soll sie sowohl die AR als auch Extension des linken Schultergelenks trainieren. Beides soll sie mit je 20 Wiederholungen in 3 Serien umsetzen. Direkt im Anschluss an diese Übungen zeigt Clara keine negativen Reaktionen hinsichtlich der aktiven Armbewegungen.

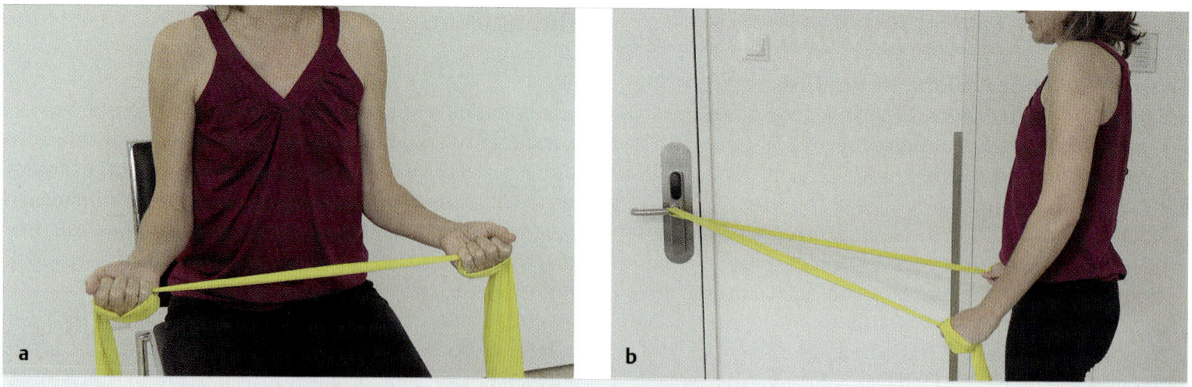

Abb. 11.8 Intermuskuläre Koordination der Schultermuskulatur mit Skapula-Stabilisation. (Bildquelle: A. Hasegawa)
a Unter Zentrierung des Schultergelenks und in neutraler Gelenkstellung bewegt die Patientin ihre Arme gegen den Widerstand eines Therabands zunächst in Außenrotation.
b Anschließend führt sie auch eine Extensionsbewegung durch. Dabei achtet sie darauf, die Zentrierung während der Übungen beizubehalten.

11.4.4 4. Therapiesitzung (3 Tage nach 3. Intervention)

Als Clara 3 Tage später zu mir kommt, erzählt sie, dass es ihr – außer einer lokalen Reaktion im Brustbereich für ca. 1 Stunde – nach der Behandlung recht gut ergangen wäre und die Schulterbewegung wieder ziemlich gut sei.

Wiederbefund

Bei Überprüfung der Beweglichkeit entsprechen die aktive Flexion und Abduktion des linken Schultergelenks sowie die Rückbewegung der Hand auf den Rücken dem Befund der ersten Sitzung. Bei der Kontrolle der passiven Abduktion gibt Clara an, subjektiv das Gefühl zu haben, ihr linkes Schultergelenk blockiere. So ist es mir nicht mehr möglich, in 85° glenohumeraler Abduktion das Gelenk passiv nach außen zu rotieren. Daraufhin zentralisiere ich das GHG in dieser Stellung durch eine posteriore Translation des Humeruskopfes und versuche, den linken Arm nach außen zu drehen. Dennoch gelingt es aufgrund von Claras Schmerzen im linken Oberarm weder aktiv noch passiv, das GHG zu rotieren. Palpatorisch kann ich weiterhin keine entzündlichen Zeichen feststellen. Der Tonus des M. pectoralis major und M. pectoralis minor ist besser als zuvor. Im Gegensatz hierzu ist der Tonus der linksseitigen Schulteraußenrotatoren erhöht und sehr druckschmerzhaft.

Clinical Reasoning

Auch wenn Claras Hauptproblem – die nächtlichen Schmerzen – durch die anfängliche Triggerpunkt-Behandlung mit Dry Needling des M. infraspinatus und M. teres minor links deutlich besser geworden ist, so frage ich mich dennoch, wieso die Beweglichkeit des linken Schultergelenks trotz der verschiedenen Behandlungen nicht grundlegend besser wird. Alle bisherigen Interventionen wirken nur für kurze Zeit und Claras Beschwerden gehen auf den Ausgangszustand zurück.

Was ist die Ursache dieser eingeschränkten Schulterbeweglichkeit? Ist es doch eine Einklemmung der subakromialen Strukturen (Impingement), eine Entzündung der Gelenkkapsel (Frozen Shoulder) oder eine ungenügende intermuskuläre Koordination (funktionelle Schulterinstabilität)? Vielleicht liegt auch eine Kombination dieser Probleme vor oder noch eine ganz andere Problematik? Immerhin bestehen Claras Schulterschmerzen bereits seit 8 Monaten. Handelt es sich möglicherweise um ein chronisches Problem mit einer gestörten zentralen Schmerzverarbeitung?

Auch wenn ich die verschiedenen Ursachen in Betracht ziehe, so erscheint mir Claras Problem aufgrund der Anamnese nach wie vor mechanischer Natur zu sein. Aus diesem Grunde entscheide ich mich, die an die Schulter angrenzenden Strukturen (HWS, BWS und posteriore Rippen) zu untersuchen, die bei bestehenden Schulterproblemen oftmals eine sehr große Rolle spielen.

Untersuchung der angrenzenden Gelenke

Inspektion der HWS und BWS im Sitzen

Clara kann nach Aufforderung die Protraktion ihres Kopfes und ihrer Schultern aktiv korrigieren. Ihr fällt es jedoch schwer, ihre kyphosierte BWS aktiv zu strecken. Bei der passiven Korrektur der Hyperkyphose spüre ich einen mittelmäßigen Widerstand gegen die BWS-Extension.

Aktive Bewegungen der HWS und BWS

Das Bewegungsausmaß der zervikalen Extension und Flexion ist normal und schmerzfrei. Bei Extension bleibt die obere BWS jedoch in Flexion, die mittlere und untere HWS ist auf Höhe von C4–C6 eher hypermobil. Die Rotation nach rechts ist bis 90°, nach links bis 80°möglich und schmerzfrei. Durch Überdruck kann ich die Linksrotation bis 90° erweitern, jedoch gibt Clara hierbei leichte, ziehende Schmerzen im Bereich des linksseitigen M. trapezius descendens an. Durch die passive Elevation des Schultergürtels verschwinden die Schmerzen in dieser Stellung. Die Lateralflexion ist nach rechts bis 40° schmerzfrei, nach links nur bis 35° möglich und es treten leichte Schmerzen im linksseitigen M. trapezius descendens auf.

Die Beweglichkeit der BWS ist normal und schmerzfrei – abgesehen von der Extension. Diese ist im oberen und mittleren Bereich eingeschränkt und durch den Überdruck werden leichte lokale Schmerzen ausgelöst.

Palpation und passive Zusatzbewegungen

Bei der Palpation kann ich keine lokalen Entzündungszeichen im Bereich des Nackens und des oberen Thorax feststellen. Die Haut und das Bindegewebe sind elastisch und schmerzfrei. Auch kann ich keine abnormale knöcherne Fehlstellung der HWS und BWS ertasten. Der Tonus der Nackenmuskulatur ist links v. a. im Bereich der mittleren und unteren HWS, der oberen BWS und bis zur 6. Rippe erhöht. Diese Regionen sind ebenfalls druckempfindlich.

Ich führe passive Zusatzbewegungen der HWS durch und stelle unilateral einen erhöhten Widerstand im linksseitigen Bereich von C4–C6 fest. Bei den zentralen und unilateralen PA-Zusatzbewegungen auf Th1–Th6 spüre ich sowohl zentral als auch unilateral links ebenfalls einen erhöhten Widerstand. Die PA-Zusatzbewegungen der 1.–6. Rippe auf der linken Seite können die Schmerzen im Bereich des oberen Schulterblattwinkels (▶ Abb. 2.1, Region 3) reproduzieren.

Nach diesen Untersuchungen teste ich erneut die Armbewegung, um die Zusammenhänge zwischen Schulterbeweglichkeit und Wirbelsäule zu beurteilen. Die aktive Flexion und Abduktion des linken Schultergelenks haben sich in der Beweglichkeit um ca. 5° verbessert. Die AR ist sowohl in neutraler Stellung als auch in 85° Abduktion unverändert. Clara berichtet, dass die Bewegungen subjektiv in allen Richtungen einfacher und weniger schmerzhaft seien.

Clinical Reasoning

Clara arbeitet den ganzen Tag im Sitzen am PC. Die vermehrte ventrale Neigung der Schulterblätter infolge der vermehrten kyphosierten Sitzhaltung könnte zu einer Verengung des subakromialen Raums führen. Der dadurch erhöhte Druck auf die subakromialen Strukturen könnte somit Claras Schulterschmerzen unterhalten. Zusätzlich könnte die Brustmuskulatur verkürzt und die die Skapula umliegende Muskulatur wie der M. trapezius pars ascendens und die Mm. rhomboidei verlängert sein. Die beschriebene Haltung kann bei einem subakromialen Impingement-Syndrom häufig als beitragender Faktor beobachtet werden.

Obwohl Clara bei der PC-Arbeit keine zervikalen oder thorakalen Schmerzen hat, könnte die HWS (C5/C6) dennoch zu den Schmerzen im Bereich des Oberarms und des ACG beitragen. Muskulatur und Gelenke an der Schulter werden mehrheitlich von den 4.–6. zervikalen Nerven innerviert. Eine Fehlhaltung im Sitzen könnte sowohl die zervikalen Facettengelenke wie auch die umliegende Muskulatur irritieren und somit die Schulterschmerzen verursachen.

Da ich die Schmerzen im Bereich des linken Angulus superior der Skapula durch PA-Zusatzbewegungen der 1.–6. Rippe auf der linken Seite reproduzieren konnte, bieten sich diese PA-Bewegungen als Behandlungstechnik an.

Ebenfalls ist bekannt, dass eine eingeschränkte BWS-Extension und eine verkürzte Brustmuskulatur häufig zu Schulterschmerzen beitragen.

Behandlung

Um beurteilen zu können, ob die HWS, BWS und Rippen am Schmerzgeschehen beteiligt sind, führe ich als vierte Behandlung folgende passive Mobilisation durch:

- unilaterale PA-Zusatzbewegung der HWS links auf C4, C5 und C6 (▶ Abb. 11.9),
- zentrale PA-Zusatzbewegung der BWS auf Th1–Th6,
- PA-Zusatzbewegung an der 1.–6. Rippe links (▶ Abb. 11.10).

Ich führe die oben erwähnten Behandlungstechniken mit kleiner Amplitude im Widerstandsbereich von ca. 20 Oszillationen pro Segment in 3 Serien durch. Hierbei lasse ich eine leichte Schmerzprovokation im Bewegungsrhythmus zu.

▶ **Retest.** Nach diesen Anwendungen sind sowohl die aktiven Bewegungen der HWS als auch des linken Schultergelenks verbessert. Claras Schmerzen im endgradigen Bewegungsbereich haben in allen Richtungen abgenommen außer bei AR in abduzierter Stellung.

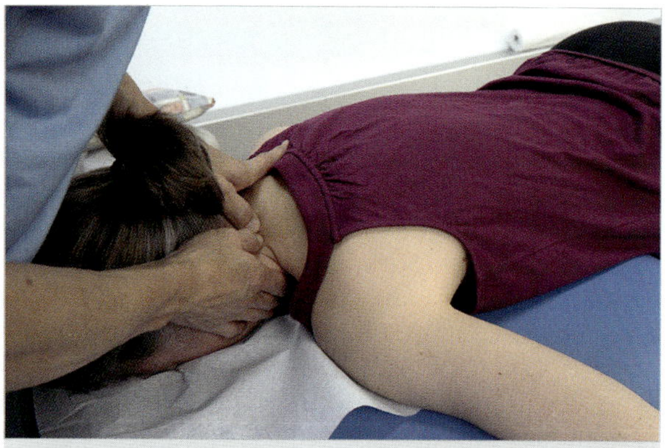

Abb. 11.9 Unilaterale PA-Zusatzbewegung der HWS links auf C 4, C 5 und C 6. ASTE: BL mit neutraler Stellung der HWS. Der Therapeut setzt seine Daumenspitzen nebeneinander auf die hintere Fläche des zu mobilisierenden Gelenkfortsatzes. Die Finger seiner linken Hand ruhen quer auf der Rückseite des Nackens der Patientin und die Finger der rechten Hand umfassen ihren Nacken zur Halsvorderseite. Der Therapeut neigt seinem Oberkörper soweit nach vorne, bis sein Sternum senkrecht über seine Daumen kommt. **Durchführung:** Die oszillierende Mobilisation des Zwischenwirbelgelenks erfolgt aus der sanften, wiederholten Rumpfbewegung und nicht aus dem Handgriff. Daumen und Finger bilden mit den Armen eine Einheit und bewegen sich mit dem Rumpf mit. Der Kontakt zwischen Daumenspitzen und Haut sollte während der Bewegung beibehalten werden. **Ziel:** segmentale Mobilisation. (Bildquelle: A. Hasegawa)

Heimprogramm

Am Ende der Behandlungseinheit gebe ich Clara weitere Übungen für zuhause mit. Ich zeige ihr zunächst die Haltungskorrektur mit Kopfretraktion (▶ Abb. 11.11), die sie wiederholt im Laufe des Tages machen soll. Damit Clara ihre verbesserte Haltung auch über einen längeren Zeitraum halten kann, vermittle ich ihr auch eine Übung für die Kraftausdauer der BWS-Extension sowie Skapula- und Kopf-Retraktion: In Bauchlage hebt Clara ihren Kopf und ihre Schulterblätter leicht nach oben an, sodass sich ihr Ohr, Akromion und Trochanter in einer waagerechten Linie befinden. Dabei soll sie ihren Bauchmuskel anspannen, um eine Hyperlordose der LWS zu vermeiden. Beim Wiederbefund nach diesen Übungen stelle ich keine negative Reaktion hinsichtlich der Schulter- und HWS-Bewegungen fest.

Ich bitte Clara, die Haltungskorrektur mit Retraktion des Kopfes 5- bis 6-mal pro Tag mit ca. 10–15 Bewegungen regelmäßig zu wiederholen. Das Kraftausdauertraining soll Clara in 3 Serien mit 15 Wiederholungen 1-mal pro Tag durchführen.

▶ **Retest.** Beim Wiederbefund stelle ich hinsichtlich der Schulter- und HWS-Bewegungen keine negativen Reaktionen fest.

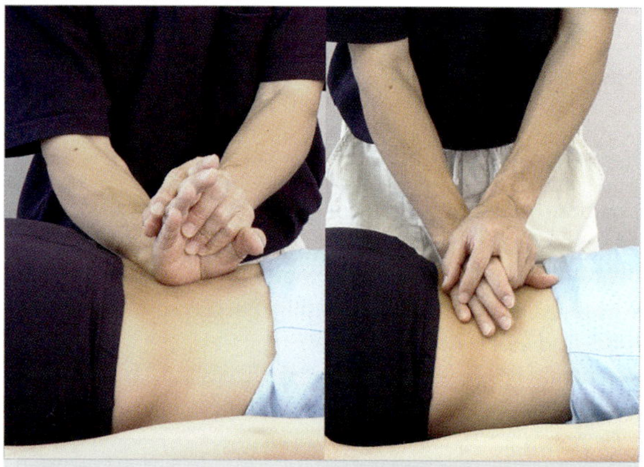

Abb. 11.10 PA-Zusatzbewegung an der 1.–6. Rippe links. ASTE: BL mit seitlich am Körper angelegten Armen. Der Therapeut steht an der linken Seite der Patientin. Der Therapeut setzt seine Daumenspitzen nebeneinander an den Rippenwinkel und erzeugt dadurch eine maximale Kontaktfläche zwischen den Daumen und der Rippe. Die Finger setzt er abgespreizt auf den Brustkorb der Patientin, um die Hand zu stabilisieren. Er neigt seinen Oberkörper so weit nach vorne, bis sein Sternum senkrecht über seine Daumen kommt. **Durchführung:** Die oszillierende Bewegung wird erneut über die Rumpfbewegung erzeugt und über die Daumen bzw. Hände auf die Rippe übertragen. **Ziel:** Mobilisation der Rippengelenke. **Tipp:** Wenn die Rippe sehr steif ist, kann die Mobilisation anstatt über den Daumen auch mit der gesamten ulnaren Seite der Hand durchgeführt werden. (Bildquelle: A. Hasegawa)

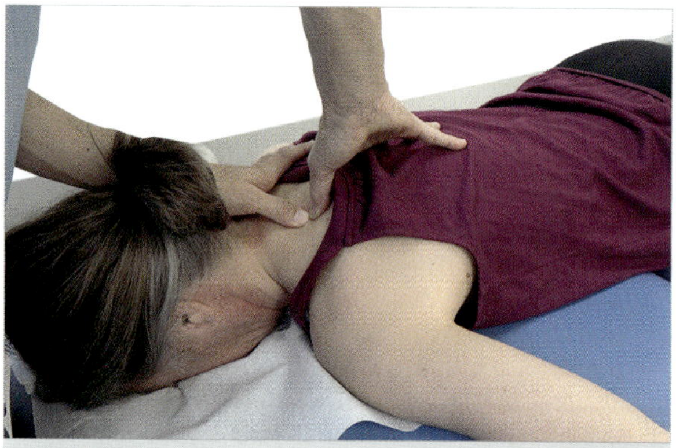

Abb. 11.11 Haltungskorrektur. ASTE: Sitz (das Becken und der Rücken haben mit der Rückenlehne Kontakt). **Durchführung:** Die Patientin führt eine aktive Retraktion der HWS durch und appliziert am Ende der Bewegung mit ihren Zeige- und Mittelfingern einen manuellen Überdruck am Kinn. **Tipp:** Bei dieser Übung können leichte ziehende Schmerzen im Nacken provoziert werden. Diese entstehen oft durch Dehnung der adaptiven Muskelverkürzung. Verschwinden die Schmerzen nach der Übung sofort, sind sie als harmlos einzustufen. Dies kann als wichtiger Hinweis der Patientin kommuniziert werden. **Ziel:** Eigenkorrektur der HWS-Position. (Bildquelle: A. Hasegawa)

11.4.5 5. Therapiesitzung (4 Tage nach 4. Intervention)

Bei meiner Frage wie es Clara nach der letzten Behandlung ergangen wäre, antwortet sie, dass alles gut gewesen sei und sie keine negative Auswirkung gehabt hätte. Sie könne ihren linken Arm nun besser über Schulterhöhe heben und das Zusammenbinden der Haare gehe einfacher. Die nächtlichen Schmerzen bestünden noch immer, aber seien in der Intensität nicht mehr so stark.

Wiederbefund

Objektiv betrachtet stelle ich eine verbesserte Bewegungsqualität des linken Schultergelenks fest (Clara kann den Arm schneller bewegen), jedoch ist die Bewegungseinschränkung unverändert.

Clinical Reasoning

Ich scheine einen Schritt in meiner Suche nach dem Schmerzauslöser weiter gekommen zu sein: Bis auf die passive Mobilisation des GHG im Widerstandsbereich mit zugelassener Schmerzprovokation wirken sich soweit alle Behandlungen positiv auf Clara Schmerzen aus. Da ich die horizontale Adduktion noch nicht getestet habe, werde ich dies als Nächstes nachholen.

Untersuchung der horizontalen Armbewegung

Clara hat große Schwierigkeiten, ihre linke Hand über ihre rechte Schulter zu bringen. Die rechte Seite ist diesbezüglich normal.

Um eine Hand über die andere Schulter zu bewegen, muss die Flexion des Schultergelenks mit einer IR kombiniert werden. Bei Clara ist die aktive IR des GHG in 90° Flexion aufgrund von auftretenden Schmerzen im Bereich des linken Oberarms nur bis 50° möglich (▸ Abb. 11.12), auch wenn die IR in neutraler Stellung um mehr als 90° erreicht wird. Das Bewegungsausmaß ist bei passiver und aktiver Bewegung identisch. Zur Entlastung der subakromialen Strukturen kaudalisiere ich den Humeruskopf passiv in 90° Flexion. Jedoch verstärken sich dabei Claras Schmerzen im Oberarm und die IR im GHG ist nicht mehr möglich.

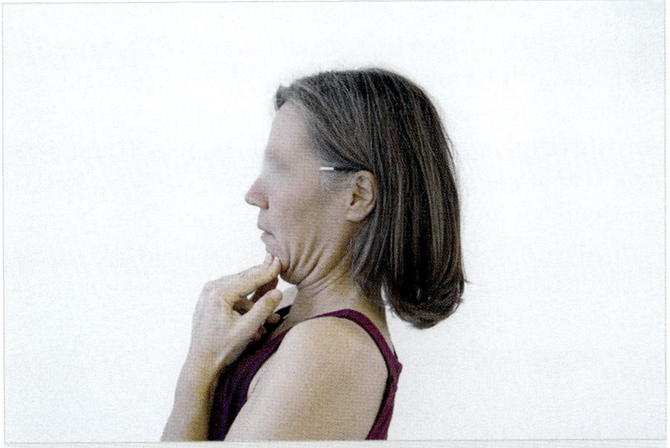

Abb. 11.12 Aktive Beweglichkeitsprüfung in der Horizontalen: Die aktive IR des linken Schultergelenks ist in 90° Flexion schmerzbedingt nur bis ca. 50° möglich. (Bildquelle: A. Hasegawa)

Clinical Reasoning

Zusammenfassend ist festzustellen, dass Clara bei der passiven Bewegung des Humeruskopfes nach kaudal generell Schulterschmerzen bekommt. Diese Bewegung sollte die subakromialen Strukturen entlasten und bei einem subakromialen Impingement zu einer Schmerzlinderung und nicht wie in Claras Fall zum Gegenteil führen.

Wie ist das zu erklären? Die Bewegung des Humeruskopfes nach kaudal belastet in dieser Stellung kaum die Schultermuskulatur. Die einzig möglichen Bereiche des GHG, die belastet werden können, sind die inferioren Anteile des GHG – wie die Gelenkkapsel, das Lig. glenohumerale oder das Labrum.

Um dies näher eingrenzen zu können, werde ich das GHG in der nächsten Therapiesitzung schmerzfrei in diese Richtung mobilisieren. Sollten sich Claras Beschwerden im Anschluss nicht verbessert haben, plane ich, das Dry Needling der Schulter-Außenrotatoren zur Detonisierung zu wiederholen, da sie Antagonisten der an der horizontalen Adduktion beteiligten Muskeln sind.

Behandlung

Aktiv-assistive Mobilisation des Glenohumeralgelenks

In Rückenlage stabilisiere ich Claras GHG in 90° Flexion und führe aktiv-assistiv eine IR bis zur Schmerzgrenze durch, die bei ca. 50° erreicht ist. Diese Bewegung wiederhole ich 20-mal.

► **Retest.** Nach dieser Behandlung haben sich sowohl die Beweglichkeit des Schultergelenks in allen Richtungen als auch die Schmerzen im endgradigen Bereich nicht verändert. Ich wiederhole die Technik, doch bleibt der Wiederbefund unverändert. Daraufhin behandle ich Clara erneut wie in der vierten Behandlung mit passiven Zusatzbewegungen an der HWS, BWS und den 2.–6. Rippen. Nach diesen Behandlungen sind die Schmerzen im Bereich des linken Oberarms am Ende des Bewegungsausmaßes verringert und auch die IR in 90° Flexion verbesserte sich geringfügig um ca. 5°.

Dry Needling

Abschließend führe ich erneut das Dry Needling am linksseitigen M. infraspinatus, M. teres minor und M. teres major durch.

11.4.6 6. Therapiesitzung (3 Tage nach 5. Intervention)

Clara berichtet, dass sie nachts noch manchmal Schulterschmerzen habe. Jedoch seien diese nicht mehr so stark wie vor der Behandlung. Bei den Armbewegungen im Alltag habe sie weniger Schwierigkeiten, so gehe das Haarekämmen beispielweise besser.

Wiederbefund

Beim aktiven Bewegungstest der Schulter ist die Bewegung weiterhin in alle Richtungen leicht eingeschränkt und die endgradigen Schmerzen im Bereich des linken Oberarms sind unverändert.

Die passive AR in 85° Abduktion ist trotz Zentrierung des Humeruskopfes aufgrund der Schmerzen im Bereich des linken Oberarms nicht möglich. Clara meint, wenn sie das Schulterblatt nach hinten bewege, gehe diese Bewegung besser. In Rückenlage könne sie dies wegen der Liege jedoch nicht machen. Ich lasse sie diese Bewegung daher in Bauchlage durchführen. In Bauchlage abduziere ich passiv das linke GHG um 85°. In dieser Stellung bewegt Clara nun ihre Skapula nach hinten und versucht, ihren Arm nach außen zu rotieren. Es fällt ihr schwer, die richtige Skapula-Position zu finden. Schlussendlich gelingt es ihr und sie kann tatsächlich ihren Arm bis 70° rotieren.

Clinical Reasoning

Da die Position der Skapula bei der Bewegung des GHG eine große Rolle spielt, denke ich, dass das Problem doch im subakromialen Raum liegt. Ich erkläre mir den starken Widerstand bei der posterioren Bewegung der Skapula und des Humeruskopfes durch die verkürzten Strukturen des GHG – wie dem hinteren Teil der Gelenkkapsel und der Muskulatur (M. pectoralis major, M. infraspinatus und M. teres minor). Deshalb werde ich als Nächstes die Skapula und den Humeruskopf passiv nach dorsal mobilisieren und diese Position stabilisieren.

Behandlung

Mobilisation des Glenohumeralgelenks

In Bauchlage mobilisiere ich wie geplant den linken Humeruskopf bei 85° abduziertem GHG passiv nach dorsal und wiederhole diese Bewegung ca. 20-mal im schmerzfreien Bereich (► Abb. 11.13). Dabei führe ich die Bewegung bis in den Widerstandsbereich hinein durch, um die verkürzten Strukturen zu dehnen. Diese Technik wiederhole ich anschließend mit Lockerungsbewegungen in die gleiche Richtung in insgesamt 3 Serien, wobei ich hierbei im widerstandsfreien Bereich bleibe. Beim Wiederbefund fällt es Clara in der gleichen Ausgangsposition leichter, ihre Schulter aktiv bis 80° zu bewegen.

Weiterhin stabilisiere ich die Skapula in Bauchlage und lasse Clara ihre Schulter im schmerzfreien Bereich aktiv nach außen rotieren (► Abb. 11.14). Gemeinsam wiederholen wir diese Bewegung 10-mal in 3 Serien.

► **Retest.** Anschließend teilt mir Clara mit, dass sich ihre linke Schulter lockerer anfühle und die Armbewegung über Schulterhöhe leichter gehe. Ich stelle jedoch keine Verbesserung hinsichtlich Bewegungsausmaß und endgradiger Schmerzen fest. Clara kann ihren Arm lediglich schneller bewegen als vor der Behandlung.

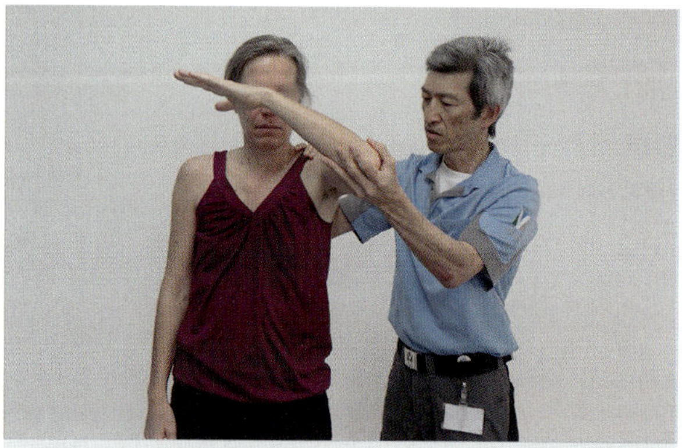

Abb. 11.13 Passive Mobilisation des linken Humeruskopfes nach dorsal bei 85° abduziertem GHG. ASTE: BL mit seitlich herabhängendem, linkem Arm. Der Therapeut umfasst mit beiden Händen flächig den Oberarmkopf der Patientin. Hierbei liegen beide Daumen nebeneinander im dorsalen Bereich des Humeruskopfes, die Finger zeigen Richtung Achsel. **Durchführung:** Bei fixiertem Griff führt der Therapeut wiederholte Rückneigebewegungen mit seinem Oberkörper durch, sein Sternum befindet sich dabei ungefähr über der Schulter der Patientin. Um die verkürzten Strukturen zu dehnen, wird die Bewegung in den Gewebswiderstand durchgeführt und ca. 20-mal im schmerzfreien Bereich wiederholt. **Ziel:** Verbesserung des Bewegungsausmaßes des Schultergelenks und der Skapula. (Bildquelle: A. Hasegawa)

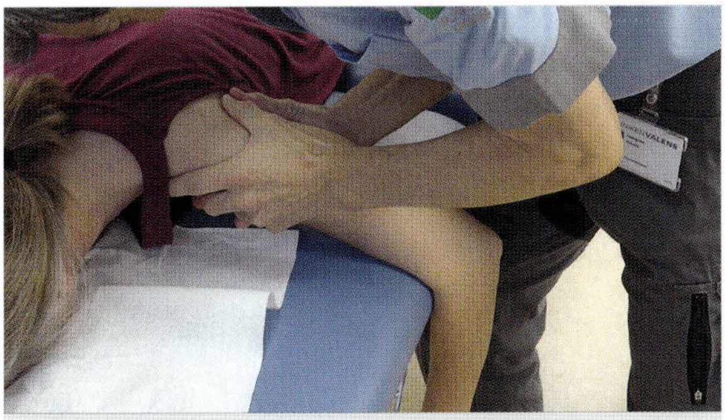

Abb. 11.14 Aktive Mobilisation der AR in BL. ASTE: BL. **Durchführung:** Bei abduziertem GHG von ca. 85° retrahiert die Patientin ihre Skapula und stabilisiert sie. Dann rotiert sie ihren Arm aktiv-assistiv nach außen. So gelingt ihr eine AR bis 70°. **Ziel:** Stabilisation der Skapula und Mobilisation der Schultergelenksaußenrotation. (Bildquelle: A. Hasegawa)

11.4.7 7. Therapiesitzung (4 Tage nach 6. Intervention)

Clara erzählt mir, dass es ihr nach der letzten Behandlung im Allgemeinen gut gegangen sei. Jedoch seien die Einschränkung des linken Schultergelenks bei Bewegungen über Kopfhöhe und die Schmerzen im Oberarm bei endgradigen Bewegungen unverändert geblieben.

Clinical Reasoning

Die passiven Mobilisationstechniken und das Dry Needling zeigen keinen wesentlichen Effekt auf die Mobilität des linken Schultergelenks und die Schmerzen im Bereich des Oberarms bei endgradigen Bewegungen. Ich komme zu dem Schluss, dass die Ursache des stagnierenden Behandlungsverlaufs wohl doch in einer entzündlichen Komponente wie einer adhäsiven Kapsulitis (Frozen Shoulder) zu finden ist und weniger in den verkürzten Strukturen und/oder Triggerpunkten. Daher entscheide ich mich, als Nächstes Schulterbewegungen im schmerzfreien Bereich aktiv und aktiv-assistiv durchzuführen.

Behandlung

Ich führe folgende Behandlungstechniken durch:

- *Schulterflexion in RL:* Clara unterstützt mit rechter Hand ihren distalen linken Vorderarm und bewegt ihren linken Arm in Flexion. Sie stoppt die Bewegung, sobald sie Schmerzen in der Schulter verspürt. Ich umfasse mit einer Hand den linken Humeruskopf, um das Schultergelenk zu zentrieren, und führe die Bewegung mit meiner anderen Hand, die an Claras Oberarm platziert ist.
- *Schulter-IR in 90° Flexionsstellung in RL:* Ich unterstütze mit einer Hand Claras linken Unterarm und umgreife mit der anderen Hand ihren linken Humeruskopf. Zudem stabilisiere ich das linke GHG in 90° Flexion. Anschließend stabilisiert Clara ihren linken Ellenbogen im rechten Winkel und bewegt ihr linkes Schultergelenk in IR. Ich führe sie dabei unterstützend in die Bewegung.
- *Zentrierung des Humeruskopfes in RL:* Ich wiederhole die Zentrierung, die ich mit Clara bereits in der dritten Sitzung erarbeitet habe, nun in gleicher Weise in RL. Nach erfolgter Vorspannung bewegt Clara ihren linken Arm nach außen und innen (ca. 30°).
- *Schürzengriff (Hand auf Rücken) im Stand:* Clara legt ihre linke Hand auf dem Rücken und greift mit der rechten Hand ihre linke. Dann zieht sie leicht mit der rechten Hand ihre linke entlang des Rückens und bewegt so ihre linke Schulter in Adduktion.

Die beschriebenen Übungen habe ich mit Clara zusammen in je 3 Serien mit jeweils 10 Wiederholungen im schmerzfreien Bereich durchgeführt.

▸ **Retest.** Im Wiederbefund merkt Clara an, dass sich ihre linke Schulter nach den schmerzfreien Bewegungen angenehm anfühle. Jedoch sind die Bewegungseinschränkungen des GHG und die endgradigen Schmerzen im Oberarm nach wie vor unverändert.

Da Claras nächtliche Schmerzen und alltäglichen Armfunktionen sich deutlich verbessert haben, beschließe ich in Absprache mit Clara, die Therapie auf 1-mal pro Woche zu reduzieren.

11.4.8 8.–12. Therapiesitzung (4 bis 56 Tage nach 7. Intervention)

Clara berichtet, dass sie nach der letzten Anwendung keine besonderen Beschwerden gehabt hätte. Sie habe in der Nacht relativ gut schlafen können und auch tagsüber ginge es recht problemlos.

Wiederbefund

Leider sind jedoch die Bewegungseinschränkung des GHG und die Schmerzen im Oberarm bei endgradigen Bewegungen nach wie vor unverändert.

Behandlung

Ich entscheide mich, zunächst einmal bei den Techniken zu bleiben, die bislang positive Effekte zeigten und werde in den anschließenden 4 Behandlungen – abhängig von den jeweiligen Symptomen – folgende Techniken anwenden:

- aktives und schmerzfreies Durchbewegen des linken GHG,
- Stabilisation der linken Skapula,

- Mobilisation der HWS, BWS und Rippen auf der linken Seite,
- Manuelle Triggerpunkt-Behandlung des linksseitigen M. infraspinatus, M. teres minor und M. teres major.

11.4.9 13. Therapiesitzung (7 Tage nach 12. Intervention)

Clara kommt dieses Mal mit einem ernsten Gesichtsausdruck zur Therapie. Ich beobachte, dass sie beim Gehen ihren linken Arm am Körper fixiert. Bei meiner Frage, was denn passiert sei, teilt sie mir mit, dass sie in den letzten Tagen 2-mal sehr starke Schulterschmerzen gehabt hätte. Beim ersten Mal habe sie ein leichtes Gewicht über den Kopf gehoben. Beim zweiten Mal habe sie reaktiv mit der linken Hand nach einem Gegenstand gegriffen, als sie das Gleichgewicht verloren hätte. In der darauffolgenden Nacht seien die Beschwerden so schlimm geworden, dass sie Schmerztabletten hätte nehmen müssen. Tagsüber habe sie dann ihren linken Arm wegen der Schmerzen im Oberarm und im Bereich des ACG nicht mehr so gut bewegen können.

Wiederbefund

Bei Überprüfung von Claras Schulterbeweglichkeit stelle ich fest, dass die aktiven Bewegungen des linken GHG aufgrund der besagten Schmerzen in allen Richtungen deutlich verschlechtert sind (Flexion 120°, Abduktion 100°, AR 30°). Ich taste zudem eine Schwellung im Bereich des linken M. supraspinatus und M. infraspinatus. Bei den passiven Bewegungen zeigt sich ein ziemlich starker Schutzspasmus.

Clinical Reasoning

Aus irgendeinem Grund kam es bei Clara zu einem Rückschritt. So wie sie ihre Beschwerden jetzt beschreibt, scheint eine akute Entzündung vorzuliegen. Vielleicht hat sich die Kapsulitis durch die plötzliche Belastung der linken Schulter verschlechtert oder es wurde möglicherweise dabei eine andere Struktur, z. B. Muskelsehne, verletzt. In jedem Fall muss ich bei der Behandlung darauf achten, die Techniken sanft auszuführen und werde Kälte gegen die bestehende Entzündung anwenden.

Behandlung

Sanfte physiologische und akzessorische Bewegungen

Aufgrund von Claras akuten Schmerzen führe ich nur sanfte physiologische und akzessorische Bewegungen der linken Schulter und Skapula durch. Anschließend kühle ich die linke Schulter mit kalter Luft (criojet). Trotz dieser Maßnahmen verbessern sich jedoch Claras Symptome nicht.

11.4.10 14. Therapiesitzung (6 Tage nach 13. Intervention)

Als Clara zur Behandlung kommt, ist ihr linker Arm am Körper fixiert und sie geht deutlich verlangsamt. Sie berichtet mir, was in der Zwischenzeit passiert war:

Da nach der letzten Behandlung ihre Schmerzen bis am nächsten Tag anhielten, sei sie zum Arzt gegangen. Dieser habe ihr einen Schmerz- und Entzündungshemmer in das linken GHG injiziert.

Am Tag darauf seien die Schulterschmerzen deutlich besser gewesen und sie habe ihren linken Arm wieder im Alltag einsetzen können. Deshalb sei sie zum Skifahren gegangen – währenddessen und danach habe sie keine Schulterschmerzen gehabt. Am Folgetag sei es jedoch zu einer massiven Verschlechterung gekommen und sie habe aufgrund der starken Schmerzen in der gesamten linken Schulter ihren Arm gar nicht mehr bewegen können. Daraufhin sei sie erneut zum Arzt gegangen, der daraufhin ihre linke Schulter röntgen ließ und eine Verkalkung in der Supraspinatussehne feststellte. Da Clara ihre Schulter links nicht mehr nach außen drehen konnte, habe der Arzt eine Läsion der Rotatorenmanschette vermutet und weiterhin eine MRT-Untersuchung angeordnet. Zudem habe er die Anzahl der Physiotherapiesitzungen auf 3-mal pro Woche erhöht.

Clara beendet ihre Geschichte und äußert, dass sie nun große Angst vor Schmerzen bei Armbewegungen hat. Die MRT-Untersuchung sei erst nach Ende der heutigen Physiotherapie geplant.

Wiederbefund

Bei der aktiven Bewegungsprüfung kann ich erkennen, dass sie ihren Arm mittlerweile sehr vorsichtig bewegt. Die Abduktion und AR in neutraler Stellung sind wegen der starken Schmerzen nicht mehr möglich. Die aktive Flexion ist nur bis 15° durchführbar. Die Schwellung im Bereich der Schulter ist zwar leicht zurückgegangen, jedoch ist ödematöses Weichteilgewebe oberhalb der linken Skapula tastbar. Der Muskeltonus im gesamten Schulterbereich ist erhöht.

Clinical Reasoning

Ganz offensichtlich ist nun der Verdacht auf eine Sehnenruptur der Rotatorenmanschette vordergründig. Da die MRT-Untersuchung nach dieser Sitzung erfolgen wird, werde ich nicht riskieren, spezielle Maßnahmen durchzuführen wie eine weitere Untersuchung zur strukturellen Differenzierung oder eine strukturbelastende Behandlungsmetode. In der Behandlung werde ich versuchen, Claras Beschwerden über sanfte, schmerzfreie Schulterbewegungen zu lindern.

Behandlung

Schmerzlindernde Mobilisation

Ich bitte Clara, ihren Oberkörper nach vorne zu neigen und gleichzeitig ihren linken Arm einfach nach vorne hängen zu lassen. Clara hat dabei große Mühe. Sie versucht, die gleiche Bewegung mit Unterstützung der anderen Hand auszuführen. Das Resultat ist jedoch nicht besser.

Daraufhin lasse ich Clara sich hinsetzen und ihre beiden Unterarme auf einen Tisch legen. Ich ermutige sie, durch Rumpfbewegungen in Vor- und Rückneige ihr Schultergelenk – ohne Armbewegung – indirekt zu mobilisieren. Diese Übung kann sie recht gut ausführen. Sie probiert nun durch eine Rumpfdrehung ihr Schultergelenk rotatorisch zu bewegen, was ihr ebenfalls gelingt. Ich empfehle Clara, diese Übungen auch daheim regelmäßig über den Tag verteilt weiter zu machen. Die Behandlung beende ich, indem ich Claras linke Schulter kühle und bitte sie, mir doch bitte kurz Rückmeldung zu geben, wenn sie das Ergebnis der MRT-Untersuchung habe.

Ein paar Tage später ruft Clara mich an und teilt mir das Resultat der MRT-Untersuchung mit: Der Arzt habe eine Teilruptur der Supraspinatussehne links festgestellt. Die Infraspinatussehne sei intakt. Sie sei darüber aufgeklärt und dazu angehalten worden, ihre Schulter vorläufig zu schonen.

Clinical Reasoning

Nun ist klar, warum die Bewegungseinschränkung des GHG und die Schmerzen im EOR bis jetzt nicht besser wurden. Ich vermute, dass Clara sich bereits beim Langlaufen im letzten Winter durch die Überlastung der Schulter eine kleine Teilruptur ihrer Supraspinatussehne links zugezogen hat. Deshalb hatte sie einige Zeit lang starke Schulterschmerzen. Um die Schulter zu stabilisieren und zu bewegen, reagierten andere Muskeln wie der M. infraspinatus, M. teres minor und M. teres major mit einer kompensatorischen Hyperaktivität. Diese könnte der Grund für die Entstehung der Triggerpunkte gewesen sein, die wiederum Claras nächtliche Schmerzen bedingt haben können.

Jetzt wird auch klarer, warum der Painful Arc nach dem Dry Needling des M. infraspinatus, des M. teres minor und M. teres major ausgelöst wurde. Durch diese Anwendung könnte der Schutzmechanismus dieser 3 Muskeln außer Kraft gesetzt worden sein und somit Schmerzen erzeugt haben. Die Schmerzzunahme nach der passiven Mobilisation des GHG, bei der ich auch eine gewisse Schmerzprovokation zugelassen habe, könnte auf eine Überreizung der verletzten Supraspinatussehne zurückzuführen sein. Um Schulterschmerzen zu vermeiden, hat Clara ca. ein halbes Jahr lang ihren Arm nicht über die Schmerzgrenze bewegt. Die Bewegungseinschränkung des linken Schultergelenks ist daher wahrscheinlich durch die adaptive Verkürzung der umliegenden Strukturen des Schultergelenks wie Gelenkkapsel und Muskulatur verursacht. Da ich die Mobilisation nicht stark genug im Widerstandsbereich (d. h. mit einer ungenügenden Dehnung der verkürzten Struktur) durchgeführt habe, konnte die eingeschränkte Schulterbeweglichkeit nicht effektiv verbessert werden.

Da der Arzt eine konservative Behandlung empfohlen hat, muss Clara in den nächsten Wochen viel Geduld haben, bis der Heilungsprozess der angerissenen Supraspinatussehne abgeschlossen ist. In der Behandlung dürfen nur Maßnahmen durchgeführt werden, welche die Heilung unterstützen. Es ist unbedingt darauf zu achten, sowohl eine Überlastung des M. supraspinatus als auch eine übermäßige Ruhigstellung des Schultergelenks zu vermeiden und die Durchblutung insbesondere des Sehnenbereichs durch Bewegung zu fördern.

11.4.11 15.–18. Sitzung (9 bis 14 Tage nach 14. Intervention)

Wiederbefund

Am Anfang hat Clara vor der Armbewegung sehr große Angst. Die passive Flexion und Abduktion der linken Schulter sind aufgrund des Schutzspasmus nicht möglich. Die passive AR aus innenrotierter Position ist in RL bis zur neutralen Stellung möglich, wobei ein Kissen unter Claras Oberarm platziert ist. In Seitenlage rechts kann sie die Skapula-Bewegungen in Richtung Protraktion/Retraktion und Elevation/Depression aktiv durchführen.

Behandlung

Eine leichte detonisierende Massage des linken M. infraspinatus, des M. teres minor und M. teres major lindert ihre Schmerzen.

Ich kontrolliere erneut die durch die Rumpfbewegung am Tisch ausgeführten indirekte Schultermobilisation und bitte Clara, diese Übungen weiterhin daheim fortzusetzen.

11.4.12 19. Sitzung (3 Tage nach 18. Intervention)

Clara kommt mit lächelndem Gesicht zur Therapie und teilt mir mit, dass ihre Beschwerden nach der letzten Behandlung in Ruhestellung von Tag zu Tag abgenommen hätten. Ich kann beobachten, dass sie beim Gehen ihren Arm wieder entspannt mitpendeln lässt. Jedoch äußert sie, dass sie weiterhin große Angst davor habe, ihren linken Arm zu bewegen.

Wiederbefund

Im Wiederbefund erkenne ich eine leichte Verbesserung der aktiven Schulterbeweglichkeit. Clara kann ihre linke Schulter bis 45° Flexion, 30° Abduktion und aus neutraler Stellung bis 15° AR bewegen, jedoch ist sie dabei sehr vorsichtig. Ich prüfe den Reizzustand der linken Schulter und stelle fest, dass die Schwellung zurückgegangen und das Weichteilgewebe weniger druckempfindlich ist.

Clinical Reasoning

Es ist klar zu erkennen, dass die Entzündung in Claras linker Schulter ein wenig abgeklungen ist. Ich sehe Claras Hauptproblem im Moment eher in ihrer Angst davor, die Schmerzen durch Bewegung ihres Arms erneut zu provozieren.

Schonhaltung und Angst vor Bewegung beeinflussen den Heilungsprozess negativ. Deshalb ist es wichtig, Claras Angst zu nehmen, indem ich vermehrt aktive Bewegungen im schmerzfreien Bereich fördere. So kann Clara ihr Vertrauen in die Armbewegungen zurückgewinnen.

Behandlung

Als ich Clara über die nächsten Behandlungsschritte aufkläre, ist sie zunächst sehr skeptisch, ob sie das meistern wird. Jedoch ist sie bereit, sich darauf einzulassen.

Aktive Bewegungsübungen

Da ich vermute, dass Clara aktive Bewegungen gegen die Schwerkraft wie beim Armheben aus Angst vermeiden würde, lasse ich sie zunächst eine Übung mit Unterstützung eines Balls durchführen. Es ist elementar, diese Bewegungen ablenkend auszuführen, ohne dass Clara sich dabei auf den Schmerz konzentriert.

- *Ball rollen (auf einem Tisch):* Ich lege einen großen Ball (ca. 60 cm Durchmesser) vor Clara auf einen Tisch und lasse sie beide Hände auf ihn legen. Nun bitte ich sie, ihren Oberkörper vor und zurück zu bewegen. Dies entspricht einer aktiv-assistiven Bewegung und Clara gelingt es, dabei ihre Schultern bis 100° Flex zu mobilisieren.

Da diese Übung gut gelingt, steigere ich die Aktivität und lasse Clara folgende Übungen durchführen:

- *Ball rollen (auf dem Boden):* Clara steht in einem Abstand von ca. 1 m vor einer Wand. Nun soll sie sich bücken und ihre Hände auf den Ball legen. Anschließend soll sie versuchen, den Ball mit beiden Händen gegen die Wand zu stoßen und ihn dann beim Zurückrollen wieder zu halten.
- *Ball prellen:* Im Stand lasse ich Clara einen kleinen Ball mit ca. 20 cm Durchmesser mit beiden Händen auf den Boden prellen und anschließend wieder mit beiden Händen fangen.
- *Einen Tennisball werfen:* Ich gebe Clara einen Tennisball in die linke Hand. Sie soll versuchen, ihn hochzuwerfen und mit der rechten Hand zu fangen. Anfangs ist Clara dabei unsicher und beginnt, den Ball mit der rechten Hand zu werfen und mit der linken Hand zu fangen. Nach einigen Versuchen gelingt es ihr jedoch, ihn mit der linken Hand hochzuwerfen und sogar mit der linken Hand wieder zu fangen. Im Seitenwechsel übt sie das Werfen und Fangen weiter.

Alle Übungen lasse ich Clara in 3 Serien mit je 10 Wiederholungen durchführen.

Claras anfängliche Skepsis legt sich im Laufe der Übungen. Durch die wiederholten Versuche, das sanfte Annähern an die Bewegungen und das schmerzfreie Erleben wird sie immer zuversichtlicher. Am Schluss der Behandlung teilt sie mir mit, dass sie nun etwas Selbstvertrauen gewonnen habe.

11.4.13 20.–36. Therapiesitzung (3 bis 104 Tage nach 19. Intervention)

Behandlung

Steigerung der aktiven Bewegungsübungen

Clara führt in Absprache die Übungen weiter. Es geht nach und nach zunehmend besser und wir können die Übungen wie folgt steigern: Wir erhöhen stetig die Wiederholungszahl und Intensität der Bewegungen. Beim Ballrollen auf dem Boden vergrößere ich sukzessive die Abstände zur Wand. Das Ballprellen kann Clara in der Zwischenzeit abwechslungsweise mit einer Hand und auch während des Gehens durchführen.

Clara kann ihren Arm von Tag zu Tag vermehrt im Alltag funktionell einsetzen und die Schulterschmerzen vermindern sich stetig. Die Beweglichkeit des linken Schultergelenks hat sich auf 140° Flexion, 100° Abduktion und 40° AR verbessert. Die Oberarmschmerzen sind bei endgradigen Bewegungen noch mittelmäßig stark vorhanden. Da Clara aber nicht mehr so große Angst hat, ihren Arm über Schulterhöhe zu bewegen und sich zutraut, die Übungen selbstständig fortzusetzen, beschließen wir, die Behandlung vorläufig zu pausieren.

11.4.14 37.–45. Therapiesitzung (ca. 15 bis 18 Wochen nach 36. Intervention)

Nach der 36. Behandlung verstärkten sich die Schulterschmerzen wieder. Clara fühlt sich im Schultergelenk nicht ausreichend beweglich. Deshalb möchte sie die Behandlung wieder fortsetzen.

Wiederbefund

Nach erneuter Untersuchung stelle ich fest, dass jetzt die eingeschränkte Beweglichkeit des linken Schultergelenks im Vordergrund steht. Da die Angst vor Armbewegung und die Entzündung von der angerissenen Supraspinatussehne nicht mehr aktuell sind, entscheide ich, die durch Schonung verkürzten Strukturen zu dehnen.

Behandlung

Aktive und passive Mobilisation des Schultergelenks

Sowohl die Beweglichkeit als auch die Schmerzen lassen sich durch die aktive und passive Mobilisation des Schultergelenks von Tag zu Tag verbessern: Beim letzten aktiven Bewegungstest ist eine Flexion bis 145°, Abduktion bis 130° und AR bis 50° möglich. Die Oberarmschmerzen sind bei endgradigen Bewegungen nur noch minimal vorhanden, allerdings kann Clara ihren linken Arm im Alltag schmerzfrei einsetzen.

14 Monate nach den vom Langlauf ausgelösten Schulterschmerzen kann Clara nun endlich wieder mit dem Jazztanz beginnen und hat sehr große Freude daran. Mit diesem erfreulichen Resultat beschließen wir, die langdauernde Therapie zu beenden.

11.5 Fazit

Am Anfang war es für mich schwierig, die genaue Ursache der Bewegungseinschränkung des GHG und der Schmerzen im endgradigen Bereich der Schulter zu definieren. Nach der MRT-Untersuchung wurde klar, dass die Hauptursache eine Sehnenruptur des M. supraspinatus war. Bis zu diesem Zeitpunkt dachte ich kaum daran, dass eine Sehnenruptur ursächlich sein könnte, da es in der Anamnese keine Hinweise auf eine Verletzung gab (kein Sturz, kein Unfall).

Auf jeden Fall habe ich von diesem Fall gelernt, wie sich eine Teilruptur der Supraspinatussehne klinisch präsentiert und dass es sehr wichtig ist, die Angst vor Bewegung ab- und das Vertrauen in die Bewegung aufzubauen.

Kommentar des Herausgebers Peter Oesch

Dieses Fallbeispiel von chronischen Schulterschmerzen beschreibt eindrücklich die Wichtigkeit eines fortlaufenden Clinical Reasoning, die Schwierigkeiten der Differenzierung der betroffenen anatomischen Strukturen wie auch der physiotherapeutischen Behandlungswahl. Der Therapieverlauf war zu Beginn vielversprechend, dann aber deutlich verschlechternd. Trotz dem fehlenden Behandlungserfolg hat sich der behandelnde Therapeut nicht von seinem strukturierten Vorgehen von Wiederbefund, Behandlung und fortlaufendem Clinical Reasoning abhalten lassen und letztendlich Erfolg mit seiner Behandlung gehabt.

Kritiker mögen bei dieser langdauernden physiotherapeutischen Behandlung viel früher eine MRT-Untersuchung, einen operativen Eingriff oder intraartikuläre Injektionen fordern und grundsätzlich den Einsatz von physiotherapeutischen Methoden zur Behandlung von Schulterbeschwerden hinterfragen. Dem ist jedoch die aktuelle Evidenzlage gegenüber zu halten: Operative Eingriffe zeigten weder bei Rotatorenmanschettenrupturen (Piper et al. 2018) noch bei einem Impingement-Syndrom (Saltychev 2015) einen klinisch relevanten Vorteil gegenüber einer konservativen Therapie. Die Patientin erhielt im Behandlungsverlauf eine intraartikuläre Injektion des linken GHG. Diese erbrachte jedoch nur einen äußerst kurzzeitigen Effekt, was auch das Ergebnis einer Literaturstudie widerspiegelt: Die Autoren dieser Studie schlussfolgerten, dass Steroidinjektionen und Physiotherapie gleich effektiv in der Behandlung einer Kapsulitis sind (Sun et al. 2016). Es bleibt die Möglichkeit offen, dass der Plazeboeffekt und nicht die manuelle Therapie zusammen mit der Übungstherapie geholfen hat. Ein kürzlich publiziertes Cochrane Review fand in 60 Studien nur eine Studie, welche eine Kombination von manueller Therapie und Bewegung mit einer Plazebobehandlung verglich. Diese qualitativ gute Studie fand keine klinisch relevanten Unterschiede zwischen den Gruppen (Page et al. 2016).

11.6 Literatur

Page MJ, Green S, McBain B et al. Manual therapy and exercise for rotator cuff disease. Cochrane Database Syst Rev 2016: 10(6):CD012224. doi:10.1002/14651858.CD012224

Piper CC, Hughes AJ, Ma Y et al. Operative versus nonoperative treatment for the management of full-thickness rotator cuff tears: a systematic review and meta-analysis. J Shoulder Elbow Surg 2018; 27(3): 572–576. doi: 10.1016/j.jse.2017.09.032

Saltychev M, Äärimaa V, Virolainen P et al. Conservative treatment or surgery for shoulder impingement: systematic review and meta-analysis. Disabil Rehabil 2015; 37(1):1–8 doi:10.3109/09638288.2014.907364

Sun Y, Lu S, Zhang P et al. Steroid Injection Versus Physiotherapy for Patients With Adhesive Capsulitis of the Shoulder: A PRIMSA Systematic Review and Meta-Analysis of Randomized Controlled Trials. Medicine (Baltimore) 2016; 95(20): e3469. doi:10.1097/MD.0000000000003469

Kapitel 12

Kiefer- und Gesichtsschmerz

12 Kiefer- und Gesichtsschmerz

Harry von Piekartz

Die 35-jährige Frieda R. ist Mutter von 2 Kindern im Alter von 1 und 3 Jahr(en) und arbeitet als Einkaufsmanagerin. Seit ungefähr 7 Wochen leidet sie unter zunehmenden Schmerzen im Bereich des Hinterkopfes, die begleitet sind von gelegentlich einschießenden Schmerzen ins linke Auge. Sie kann schlecht durch ihr linkes Nasenloch atmen und spürt ein konstantes Gefühl von Muskelspannung in ihrer linken Gesichtshälfte. Zudem fühlt sie sich bereits seit Auftreten einer Grippe vor 3 Monaten müde und abgeschlagen. Nach etlichen Untersuchungen bei ihrem Hausarzt, HNO-Arzt und Neurologen, die – außer empfindlicher Schleimhäute der Stirnhöhlen – ohne nennenswerten Befund waren, erhält sie die Diagnose „post gravidales Stress-Syndrom". Bisherige physiotherapeutische Behandlungen brachten nichts.

12.1 Hintergrund zur kranialen Manuellen Therapie

Kraniale manuelle Therapie (CMT) ist definiert als eine vom Therapeuten passiv ausgeführte Behandlung des Schädels und des Gesichts. Zudem dient sie dem Assessment von Störungen in diesen beiden Bereichen. Während der Untersuchung werden folgende 3 Parameter untersucht:

- **Resistance (Widerstand)** ist die Anwesenheit und die Qualität (Widerstand) der Reaktion des Gewebes, die während des zunehmenden Drucks bei den passiven Bewegungen vom Therapeuten registriert wird (Maitland et al. 2013).

- **Rebound** ist eine Reaktion des kranialen Gewebes auf Kräfte mit einer Compliance, z. B. wenn eine passive Bewegung ausgeführt wird. Diese Reaktion basiert auf der Umwandlung der Kräfte überwiegend zwischen den Knochenstrukturen, was auch Stress-Transducer-System genannt wird (Oudhof 2001, Proffit et al. 2013).

- **Sensorische und physikalische Antwort.** Die sensorische Antwort ist die persönliche Erfahrung des Patienten/der Patientin während der kranialen passiven Bewegung und kann sich in Schmerzen, Schwindel, Tinnitus, einem schwerem Körpergefühl etc. äußern. Diese kann sich aber auch in einer sichtbaren physikalischen Antwort zeigen wie Hautröte, muskuläre Tonusänderung oder einer verbesserten Inspiration, beispielsweise durch nur ein Nasenloch.

Die Parameter basieren auf dem Beweis von kraniellen Wachstumsmodellen aus der Kieferorthopädie, plastischen Chirurgie und der neuronalen Chirurgie (Proffit et al. 2013) – dem neuesten pathobiologischen Wissen aus der Schmerzwissenschaft und Innervation des kraniellen Gewebes (Schueler et al. 2013).

Die Ausgangspunkte der CMT sind also nicht vergleichbar mit den manuellen Techniken basierend auf der kraniosakralen Therapie (von Piekartz 2015).

12.2 Vorgeschichte

Als Frieda zu mir in die Behandlung kommt, möchte ich zunächst einmal wissen, seit wann die Beschwerden bestehen, ob es Auslöser für ihre Schmerzen gab und was bislang unternommen wurde.

Frieda berichtet, dass sie vor 3 Monaten einen Schnupfen bekommen hatte, der auch nach 3 Wochen noch nicht verschwunden war. Allerdings hat sie währenddessen normal weitergearbeitet. Sie war zu dieser Zeit sehr müde und hatte das Gefühl, einen „vollen" Kopf zu haben. Zudem verspürte sie einen hohen Druck in ihrer Stirnregion. Sie ging daraufhin zum Hausarzt, der eine Stirnhöhlenentzündung im frontalen Bereich feststellte und ihr 2 Wochen Ruhe sowie ein Antibiotikum verschrieb. Nach dieser Ruhephase hatte der Schnupfen zwar um 60 % nachgelassen, aber dafür begannen allmählich die okzipitalen Schmerzen (▶ Abb. 12.1, Region 2). Friedas linkes Auge fühlte sich ihrer Meinung nach anders an und sie spürte gelegentlich einen einschießenden Schmerz an der Innenseite des linken Auges (▶ Abb. 12.1, Region 1). Daraufhin ging sie erneut zum Hausarzt. Dieser konstatierte, dass die Schleimhäute des Sinus frontalis möglicherweise noch empfindlich seien und schlug die Konsultation eines HNO-Arztes vor. Nach einer a. p.-Aufnahme der Stirnhöhlen bestätigte dieser den Verdacht. Er erkannte aber keine deutliche Entzündung. Er erklärte, Friedas Müdigkeit sei möglicherweise eine Reaktion des Immunsystems und die frontalen Augenschmerzen seien durch eine Ausstrahlung der Schleimhäute der linken Stirnhöhle bedingt. Frieda wurde daraufhin noch einmal 2 Wochen krankgeschrieben und sollte ruhen. Jedoch nahmen die Hinterkopf- und Augenschmerzen nicht ab, sondern eher zu.

Eine Woche später überwies der Hausarzt sie zum Neurologen, der nach einem MRT, einer Blutabnahme und allgemeinen neurologischen Tests keine Anomalitäten und Pathologien bei ihr feststellen konnte. Da Frieda auch in den ersten 3 Monaten nach der Geburt ihres zweiten Kindes sehr müde gewesen war und nicht gut schlafen konnte, erhielt sie die Diagnose „post gravidales Stress-Syndrom". Sie wurde wieder für 6 Wochen krankgeschrieben. In dieser Zeit ruhte und schlief Frieda viel, woraufhin sie das Gefühl hatte, dass die Müdigkeit um mehr als die Hälfte nachließ. Die Schmerzen im Augen- und Hinterkopfbereich wurden allerdings nicht weniger. In Abstimmung mit dem Hausarzt wurde Frieda beim Physio- und Manualtherapeuten vorstellig. Dort erhielt sie Massagen, Wärme und hochzervikale Mobilisationen. Diese Anwendungen veränderten die Beschwerden jedoch in keiner Weise.

Auch wenn Frieda nicht mehr so häufig müde ist, macht sie sich nun Sorgen, da sich die Augen- und Hinterkopfschmerzen eher stetig verschlimmern und ihr die Medikamente (3-mal 400 mg Aspirin pro Tag) auch keine Linderung mehr verschaffen. In Abstimmung mit dem Hausarzt habe sie daraufhin entschieden, zu einem auf die Behandlung des Kopf- und Gesichtsbereichs spezialisierten Physiotherapeuten zu gehen.

12.2.1 Aktuelle Beschwerden

Nachdem ich mir einen Eindruck über die Entstehungsgeschichte von Friedas Beschwerden gemacht habe, bitte ich sie, mir ihre aktuellen Schmerzen hinsichtlich Lokalisation und Intensität genau zu beschreiben.

Seit rund 7 Wochen hat sie einen starken, drückenden Schmerz tief in ihrem Hinterkopf (▶ Abb. 12.1 Region 2), den sie mit 3/10 Punkten auf der Visuellen Analogskala (VAS) und als eher konstant angibt. Mit der Zeit ist auch ein dumpfer, manchmal brennender Schmerz rund um ihr linkes Auge (▶ Abb. 12.1, Region 1) hinzugekommen, der in seiner Stärke sehr variiert (3–8/10 VAS). Weiterhin gibt sie an, dass sie nicht gut durch ihr linkes Nasenloch atmen kann (▶ Abb. 12.1, Region 3) und sich die Muskeln in ihrer linken Gesichtshälfte permanent angespannt anfühlen (▶ Abb. 12.1, Region 4, schraffiert).

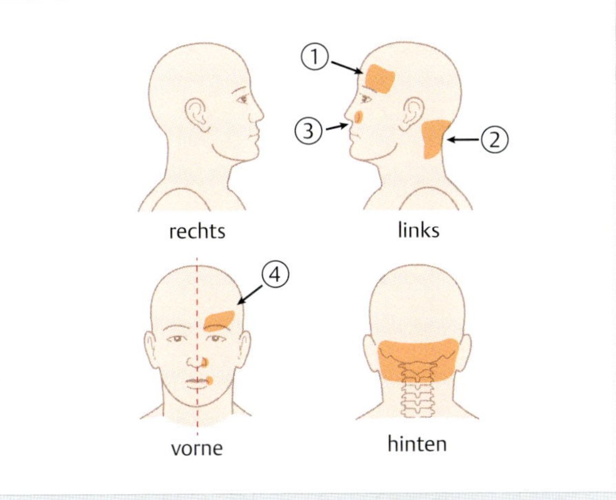

Abb. 12.1 Bodychart. Die Patientin beschreibt (1) dumpfe, manchmal brennende Schmerzen (3–8/10 VAS) rund um ihr linkes Auge; (2) einen starken, drückenden, tiefen und konstanten Hinterkopfschmerz (3/10 VAS); (3) eine subjektiv verminderte Atemdurchlässigkeit durch das linke Nasenloch sowie (4) ein konstantes steifes Muskelspannungsgefühl der linken Gesichtshälfte (2/10 VAS).

24-Stunden-Schmerzverhalten

Mich interessiert nun, wie sich Friedas Beschwerden im Verlauf eines Tages verhalten und frage konkret danach:

Der Schmerz um Friedas Augen verstärkt sich in der Regel deutlich, wenn sie ihre Augen betont nach unten bewegt und müde ist. Auch Stress bei der Arbeit oder Zuhause – z. B., wenn sie ihre Kinder vor der Arbeit zum Kindergarten bringen muss – verschlechtern diese Symptome. Ebenso tritt der Schmerz auf, wenn sie am PC sitzt und sich konzentrieren muss. Wenn sie versucht, forciert durch ihr linkes Nasenloch zu atmen, beginnt nach 4-maligem Atmen ihr linkes Auge zu schmerzen. Anschließend treten auch die Schmerzen am Hinterkopf leicht auf. Leichte Berührungen ihres Augenlids, beispielsweise beim Schminken der Augen, können den Augenschmerz ebenfalls abrupt auslösen. Dies ist aber nicht immer so.

Der Schmerz am Hinterkopf ist immer leicht vorhanden, verstärkt sich aber innerhalb einer halben Stunde deutlich, wenn der Augenschmerz zunimmt. Das Kämmen oder Tragen ihrer Haare in einem Zopf verschlimmern die Schmerzen am Hinterkopf allmählich. Nackenbewegungen haben, Friedas Aussage zufolge, keinen Einfluss auf die beiden Schmerzregionen.

Friedas aktuelle Schmerzen liegen bei:

- Augenschmerz 3/10 (VAS)
- Schmerz am Hinterkopf 4/10 (VAS)

12.2.2 Spezielle Fragen zum allgemeinen Gesundheitszustand

Meine Frage nach Friedas allgemeinen Gesundheitszustand ergeben keine besonderen Auffälligkeiten:

- allgemeine Gesundheit: Frieda hat keine weiteren Probleme und fühlt sich gesund.
- *Gewichtsabnahme:* nein
- *Medikamente:* 3-mal 400 mg Aspirin pro Tag
- *MRT des Schädels (Neurologie):* kein Befund
- *Nachtschmerzen:* keine
- *Schlafverhalten:* Frieda kann immer gut schlafen.
- *vorangegangene Traumata und Operationen:* nein
- *Blutdruck:* normal (124/82 mmHg)
- *orofaziale Aktivitäten wie sprechen, kauen, essen und küssen:* keine Auffälligkeiten
- *parafunktionale Aktivitäten wie Zähnepressen, Nägelkauen etc.:* keine Auffälligkeiten

Clinical Reasoning

Friedas Beschwerden haben einen leicht progressiven, stabilen Charakter. Die Augen- und Hinterkopfschmerzen nehmen langsam zu und können durch bestimmte Aktivitäten ausgelöst werden wie beim Senken des Blicks (Lesen) und beim Schminken der Augen.

Da Friedas Beschwerden weder durch Nackenbewegungen ausgelöst werden können noch ein vorangegangenes Schädeltrauma als mögliche Ursache vorliegt, erachte ich die kraniozervikale und kraniale Region als Quelle der Symptome für unwahrscheinlich. Ebenso schließe ich die kraniomandibuläre Region als Ursache vorerst aus, da ihre Beschwerden nicht durch orofaziale Aktivitäten verursacht werden. Auch hat es in der Vorgeschichte weder eine Kieferverletzung noch einen invasiven kieferorthopädischen Eingriff gegeben.

Aufgrund dieser Informationen entscheide ich mich, durch spezifische Fragen zum kranialen Nervensystem und mittels gängiger Screening-Tests möglicherweise bestehende Red Flags auszuschließen.

12.2.3 Spezifische Fragen

Schmerzen in der Augenregion können durch kraniale Nerven, die die Augenregion versorgen, beeinflusst werden (▶ Abb. 12.2, ▶ Tab. 12.1). Hierzu zählen der N. ophthalmicus (V1), N. facialis (VII), das okulomotorische System – N. abducens (VI), N. trochlearis (IV), N. oculomotorius (III) – und N. opticus (II). Letzterer hat eine deutliche bindegewebige Verbindung des hinter dem Auge liegenden Bereichs mit dem Foramen ophthalmicus des Os sphenoidale. Der tiefe Schmerz im Hinterkopf könnte mit der neuromeningealen Innervation oder den Strukturen in der Umgebung des Kleinhirnbrückenwinkels assoziiert sein.

12.2.4 Screening-Fragen

Aufgrund der okzipitalen Schmerzen stelle ich noch die folgenden Fragen, die hier tabellarisch abgebildet werden (▶ Tab. 12.2):

Tab. 12.1 Spezifische Fragen zum kranialen Nervensystem.

Nerv	Frage	Friedas Antwort
N. opticus (II)	„Hast du Sehstörungen?“	„Nein.“
	„Warst du in den letzten 3 Monaten bei einem Augenarzt?“	„Ja, der hat aber nichts gefunden.“
Okulomotorisches System (III, IV, VI)	„Wann tun die Augen weh?“	„Die Augenschmerzen links fangen v. a. an, wenn ich meine Augen schnell bewege und leicht nach unten schaue. Manchmal drücke ich leicht auf mein linkes, oberes Augenlid, dann wird der Schmerz ein bisschen weniger. Weder Augenarzt noch Optiker konnten eindeutige Abweichungen finden.“
N. ophthalmicus (V1)	„Fühlt sich die linke Gesichtshälfte anders an als die rechte?“	„Ja, beim Waschen des Gesichts fühlt es sich links nicht so an wie rechts. Kaltes Wasser ist mir unangenehm.“
	„Wie ist es mit der Luft aus der Klimaanlage?“	„Das ist ganz schlecht. Dabei kommen die Schmerzen im Bereich der Augen und am Hinterkopf ganz schnell. Manchmal spüre ich dann auch die Zähne des linken Oberkiefers und kann das gar nicht haben. Ich war aber immer schon empfindlich gegenüber Klimaanlagen.“
N. facialis (VII)	„Wie ist es mit dem Geschmack?“	„Es gibt keinen Unterschied zu vorher.“
	„Wie ist die Speichelproduktion?“	„Gut, ich habe keinen trockenen Mund.“
	„Hast du trockene Augen?“	„Ja manchmal, wenn das linke Auge etwas geschwollen ist.“
	„Kannst du deine Gesichtsmuskeln gut anspannen?“	„Ich kann die Mundwinkel schlecht heben, aber das ist schon mehr als 15 Jahre so.“
	„Was war vor 15 Jahren?“	„Da hatte ich eine plötzlich auftretende Fazialisparese der linken Seite. Nach 6 Wochen war aber alles wieder völlig normal – außer, dass ich bis heute bei Müdigkeit den linken Mundwinkel schlechter hochziehen kann.“

Tab. 12.2 Screening-Fragen zum Ausschluss ernsthafter Pathologien als Ursache für okzipitale Schmerzen.

Therapeutische Frage	Friedas Antwort
„Bist du als Kind einmal auf den Hinterkopf gefallen und hast dich verletzt?“	„Nein.“
„Hattest du als Kind eine Enzephalitis oder Meningitis – also eine Hirn- oder Hirnhautentzündung?“	„Nein.“
„Gibt es spezielle Nacken- oder Kopfpositionen, die deine Schmerzen am Hinterkopf auslösen?“	„Ja. Wenn ich meine rechte Achsel rasiere oder mein Kind an der rechten Brust stille, kommt der Schmerz langsam auf.“

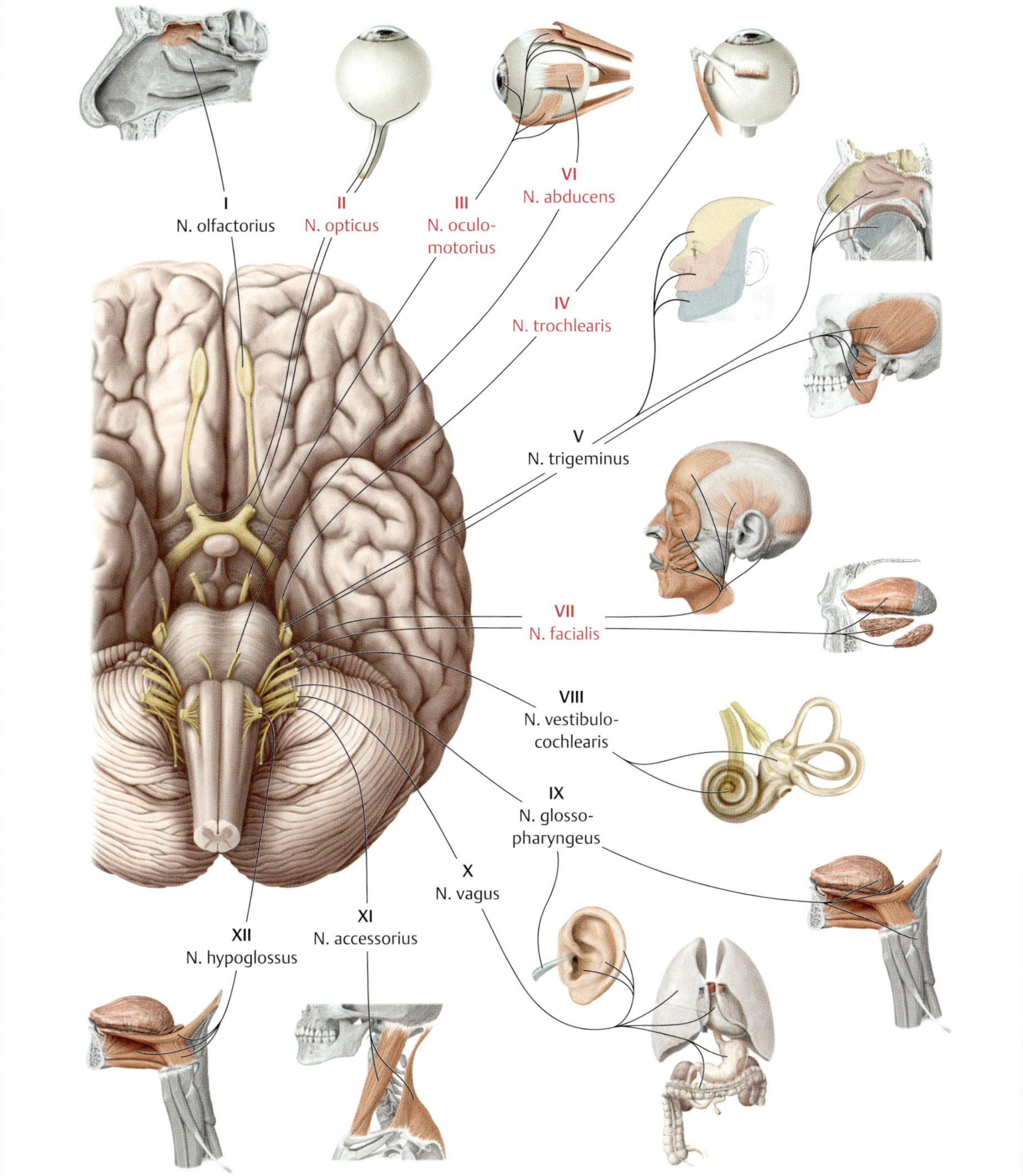

Abb. 12.2 Kleinhirnbrückenwinkel. Die Abbildung zeigt die Austrittsstellen der kranialen Nerven und die Verbindung der neuromeningealen Strukturen. (Bildquelle: Schünke M, PROMETHEUS LernAtlas der Anatomie – Kopf, Hals und Neuroanatomie, 5. Auflage, Thieme, 2018)

> **Clinical Reasoning**
>
> Schlussfolgernd kann angemerkt werden, dass Frieda möglicherweise an einer multiplen (kranialen) Neuropathie leidet. Möglicherweise hat sie auch eine Prädisposition aufgrund der vorangegangenen Bell'schen Parese (Fazialisparese).
>
> Das klinische Muster, das Frieda beschreibt, deutet sehr stark auf eine Dysfunktion des N. ophthalmicus (V1) hin. Die okzipitalen Schmerzen sind aufgrund der MRT-Ergebnisse und der Screening-Fragen kein Hinweis auf bestehende Red Flags. Auffällig sind die auslösenden Positionen (Achsel rasieren und Stillen), die beide eine hochzervikale Flexion, Lateralflexion und Rotation nach rechts beinhalten und die Schmerzen am Hinterkopf auslösen. Dies könnte möglicherweise auf ein neurodynamisches Problem hinweisen.
>
> Ich plane, zuerst die Konduktionstests der kranialen Nerven – des N. ophthalmicus (V1) und des okulomotorischen Systems (III, IV, VI) – durchzuführen. Reagiert Frieda nicht mit einer Zunahme der Symptome, werde ich im Anschluss die neurodynamischen Tests der ersten Kategorie (hochzervikale Flexionsvariationen) und der zweiten Kategorie (V1, eventuell auch III, IV, VI) vorsichtig, bis zum ersten Schmerz, ausführen.

12.3 Körperliche Untersuchung

12.3.1 Inspektion

Ich nehme eine leichte Verdickung des linken Augenlids und eine hochzervikale Extension wahr. Bei Korrektur der Kopfstellung verändern sich Friedas Beschwerden nicht.

12.3.2 Konduktionstests des kranialen Nervensystems

N. ophthalmicus

Ich stelle eine deutliche Dysästhesie des medialen Augenwinkels, des Augenlids und eines Teils der Stirn fest (▶ Abb. 12.3).

- *Propellertest* (▶ Abb. 12.4a): Mit einem Propeller wird 10 cm vom Auge entfernt ein Luftzug produziert. Nach 14 Sekunden spürt Frieda, dass sie ein trockenes Auge bekommt und sich ihr Augenschmerz verstärkt (5/10 VAS).
- *Eye-lid-pull-Test* (▶ Abb. 12.4b):Langsames Ziehen (Grad IV nach Maitland) am linken Augenlid provoziert scharfe Augenschmerzen (6/10 VAS).

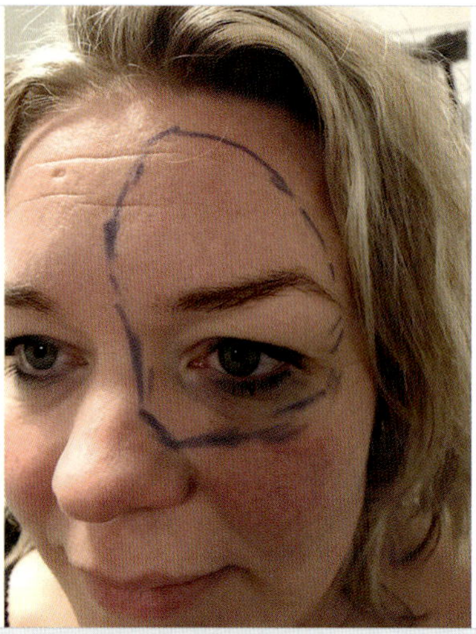

Abb. 12.3 Dysästhesie im Gesichtsbereich: Die Dysästhesie der Patientin umfasst zu Beginn der Therapie den medialen Augenwinkel der linken Seite, das Lid und einen Teil der Stirn. (Bildquelle: H. von Piekartz; Symbolbild)

- *Forciertes Atmen durch das linke Nasenloch* (▶ Abb. 12.4c): Ich lasse Frieda das rechte Nasenloch zudrücken und sage ihr, dass sie einige Male durch das linke Nasenloch einatmen soll. Nach 4 Atemzügen nimmt der Augen-/und Stirnschmerz zu (4/10 VAS). Er verschwindet nach 20 Sekunden wieder.

Okulomotorisches System

- *Motilitätstest* (▶ Abb. 12.5a): Dieser Test löst keine Beschwerden oder okulomotorischen Dysfunktionen aus.
- *Perlenketten-Test* (▶ Abb. 12.5b): Dieser Test überprüft die Akkommodationsfähigkeit der Linse und Konvergenz der Augen. Bei Frieda zeigt er keine negativen Resultate und reproduziert auch nicht die bekannten Beschwerden.

> **Clinical Reasoning**
>
> Aufgrund dieser Befunde stelle ich die Hypothese auf, dass eher eine Neuropathie des N. ophthalmicus für Friedas Beschwerden verantwortlich ist als eine Dysfunktion des okulomotorischen Systems. Da die Beschwerden sich nicht verstärkt haben, werde ich die neurodynamischen Tests verstärkt ausführen und bis zum ersten Schmerz gehen.

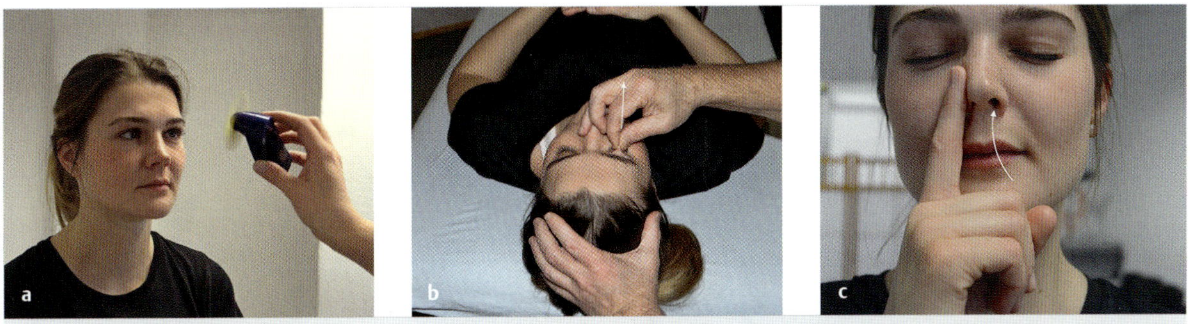

Abb. 12.4 **N. ophtalmicus-Tests.** (Bildquelle: H. von Piekartz; Symbolbild)

a **Propellertest. ASTE:** Sitz oder Stand. **Durchführung:** Mit einem Propeller wird 10 cm vom Auge des Patienten entfernt ein Luftzug produziert. Gemessen wird, ab wann das zu testende Auge trocken wird und ob Schmerzen auftreten.

b **Eye-lid-pull-Test. ASTE:** Sitz, Stand oder RL. **Durchführung:** Der Therapeut zieht mit seinem Zeige- oder Mittelfinger langsam (Grad IV nach Maitland) am Augenlid der Patientin. Als auffällig wird der Test bewertet, wenn hierbei scharfe Augenschmerzen entstehen.

c **Forciertes Atmen. ASTE:** Sitz oder Stand. **Durchführung:** Der Therapeut bittet die Patientin, ein Nasenloch mit ihrem Finger zuzudrücken. Nun soll sie einige Male durch das noch offene Nasenloch atmen. Beobachtet wird, ob hierbei die typischen Schmerzen provoziert werden oder nicht.

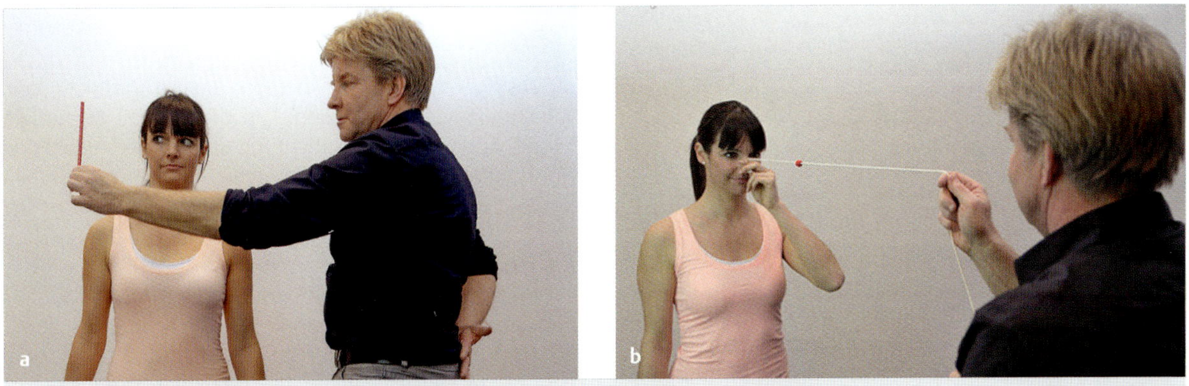

Abb. 12.5 **Testung des okulomotorischen Systems.** (Bildquelle: H. von Piekartz; Symbolbild)

a **Motilitätstest. ASTE:** Sitz oder Stand. **Durchführung:** Der Therapeut hält einen Kugelschreiber 10 cm von den Augen der Patientin entfernt vor sie. Mit diesem führt er nun 8 standardisierte Bewegungen mit jeweils 5 Wiederholungen durch, denen die Patientin mit ihren Augen folgen soll. Beobachtet wird, ob der Test Beschwerden oder okulomotorische Dysfunktionen auslöst.

b **Perlenkettentest. ASTE:** Sitz oder Stand. **Durchführung:** Der Therapeut spannt eine Schnur vor dem Gesicht der Patientin und stellt eine aufgefädelte Kugel in verschiedenen Abständen zu ihrer Nasenspitze ein. Die Patientin soll dabei die Kugel jeweils fokussieren und mit den Augen scharf stellen. Der Therapeut achtet währenddessen darauf, ob die bekannten Symptome ausgelöst werden oder negative Resultate hinsichtlich der Akkommodationsfähigkeit der Linse und Konvergenz der Augen vorliegen.

12.3.3 Neurodynamische Tests

Ich begutachte zuerst im Sitzen die aktive Flexion der HWS. Dabei erkenne ich, dass die hochzervikale Flexion zwar eingeschränkt ist, manueller Überdruck jedoch keinen Schmerz verursacht. Dementsprechend teste ich wie folgt weiter:

Zervikaler Slump

Als Erstes bitte ich Frieda, ihre HWS soweit wie möglich zu flektieren. Anschließend soll sie zudem die BWS und LWS nacheinander beugen und zusätzlich beide Knie strecken. Während dieser Ausführung achte ich darauf, ob und wann Symptome auftreten. Bei 40° zervikaler Flexion spürt Frieda ein Ziehen im Nacken. Bei Durchfüh-

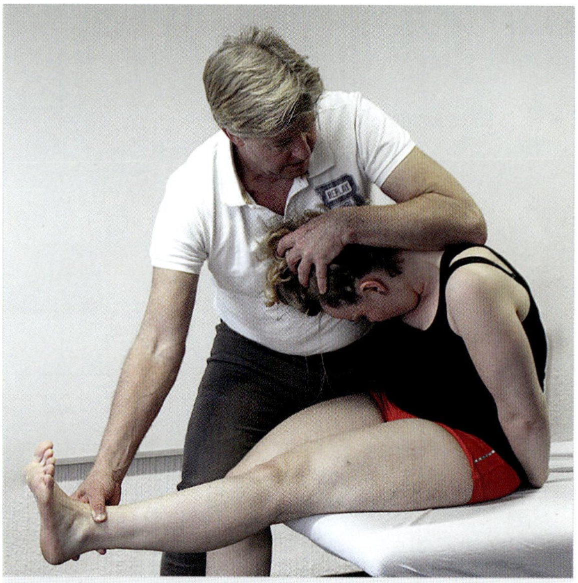

Abb. 12.6 N.-occipitalis-major-Test. ASTE: Sitz an der Bankkante in Slump-Position, getestet wird hier die linke Seite. **Durchführung:** Der Therapeut lässt die Patientin das linke Bein strecken und positioniert anschließend ihre HWS langsam in hochzervikaler Flexion, Lateralflexion und Rotation der HWS nach rechts. Provoziert diese Einstellung bereits die okzipitalen Schmerzen, spricht dies für eine Beteiligung des N. occipitalis major an der Symptomentstehung. (Bildquelle: H. von Piekartz; Symbolbild)

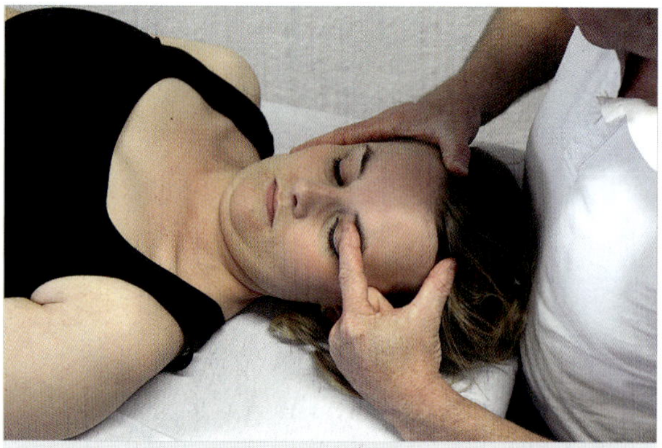

Abb. 12.7 Test des linksseitigen N. ophthalmicus. ASTE: RL. **Durchführung:** Entsprechend des Standardtests stellt der Therapeut die HWS der Patientin in hochzervikale Flexion, hochzervikale Lateralflexion und Rotation zur Gegenseite des zu testenden Nervs ein. Daraufhin zieht er mit dem Zeigefinger die Haut des Augenlids der Patientin nach kaudal und bewegt ebenfalls ihren Augapfel nach kaudal. (Bildquelle: H. von Piekartz; Symbolbild)

rung der thorakalen und lumbalen Flexion und zusätzlicher Extension beider Knie nimmt das Ziehen im Nacken nicht zu. Jedoch tritt eine leichte Missempfindung um Friedas linkem Auge herum auf.

Da die Kombination von Flexion, Lateralflexion und Rotation der HWS nach rechts Friedas Schmerzen reproduziert und Bestandteil des N.-occipitalis-major-Tests (OMT) ist, werde ich diesen Test als Nächstes durchführen (von Piekartz 2015):

N.-occipitalis-major-Test

Frieda fühlt bei hochzervikaler Flexion und Lateralflexion sowie Rotation nach rechts einen leichten Druck (2/10 VAS) im Hinterkopf. Thorakale und lumbale Flexion verstärken den Druck (4/10 VAS) und provozieren auch den okzipitalen Schmerz leicht (2/10 VAS). Die Ausführung des Tests für die linke Seite ist negativ (▸ Abb. 12.6).

Differenzierungstest einer N.-occipitalis-Neuralgie:

Um herauszufinden, ob möglicherweise eine N.-occipitalis-Neuralgie vorliegt, nutze ich folgende sensibilisierende Bewegung: Direkt im Anschluss an den N. occipitalis-major-Test bewege ich mit meinen Fingern die okzipitale, subakute Haut und Faszien – in diesem Fall der linken Seite – in longitudinaler Richtung und palpiere dabei den N. occipitalis. Treten hier Anzeichen einer neuralgischen Komponente auf, gilt der Test als positiv. Frieda zeigt bei dieser Palpation keine Anzeichen einer neuralgischen Komponente.

Demzufolge schließe ich daraus, dass der N. occipitalis nicht an der Entstehung der okzipitalen Schmerzen beteiligt ist. Vielmehr verhärtet sich mein Verdacht, dass eine veränderte Sensitivität des intrakranialen Duralgewebes oder des Gewebes in der Region des Kleinhirnbrückenwinkels vorliegt und die Symptome verursacht. Nun möchte ich wissen, ob der N. ophthalmicus an den Beschwerden beteiligt ist.

N.-ophthalmicus-Test

Bei Untersuchung des rechtseitigen N. ophthalmicus zeigt sich dieser als unauffällig. Beim Test des linken Nervs (▸ Abb. 12.7) jedoch entsteht der Schmerz am Hinterkopf (2/10 VAS) bereits bei Einstellung der HWS. Durch Bewegung des Augapfels kann ich den exakten Augenschmerz reproduzieren (7/10 VAS). Reduziere ich die Nackenflexion ein wenig, lassen die Augenschmerzen wieder nach (3/10 VAS).

Da beim Testen des N. ophthalmicus Friedas Beschwerden schnell zugenommen haben und aufgrund der empfindlichen Natur neuropathischer Schmerzen, verzichte ich auf die Palpation des Nervs.

12.3.4 Veränderung des Körpergefühls (Body disruption)

Da Friedas Problematik bereits einige Monate besteht und sie ihre linke Gesichtshälfte subjektiv als „anders" und angespannt empfindet, erachte ich es als sinnvoll, direkt einige Tests hinsichtlich möglicher Störungen ihrer Körperwahrnehmung vorzunehmen.

Zwei-Punkte-Diskrimination

Ich teste die Zwei-Punkte-Diskrimination (Kap. 17.3.5) im Gesicht im Seitenvergleich mit einem kleinen standardisierten Zirkel an jeweils 3 Stellen. Das Ergebnis ist in ▶ Tab. 12.3 abgebildet und zeigt links einen deutlich größeren Abstand als rechts.

Gesichtslateralisation und Emotionstest mittels CRAFTAS „MyFaceTraining"-App:

Bei der Lateralisation (▶ Abb. 12.8) wird geprüft, ob beide Gesichtshälften in der Erkennung gleich präzise und schnell sind, was in der Regel der Fall ist, wenn keine Beschwerden vorliegen. Dabei soll die Testperson z. B. bei 48 aufeinander folgenden Dias von verschiedenen Gesichtshälften in verschiedenen Positionen sagen, um welche Hälfte des dargestellten Gesichts es sich jeweils handelt. Hierbei wird Präzision und Geschwindigkeit gemessen. Frieda zeigt eine Lateralität rechts von 92 % in 1,9 Sekunden und links 90 % in 3,1 Sekunden.

Der Emotionstest zeigt, ob die Testperson Grundemotionen einer anderen Person richtig erkennt. Frieda erkennt alle Emotionen zu über 80 %. Nur „Ekel" und „Überraschung" werden von ihr zu über 50 % miteinander verwechselt.

Tab. 12.3 Zwei-Punkte-Diskrimination. Die Werte zeigen, dass die Diskrimination auf der linken Seite einen deutlichen Abstandsunterschied zeigt im Vergleich zu rechts. Die linke Gesichtshälfte zeigt durch den deutlich vergrößerten Radius eine ausgeprägte Wahrnehmungsstörung.

	1 cm oberhalb der Augenbrauen	1 cm lateral des Nasenflügels	Kinn: 0,5 cm unterhalb des Lippenwinkels
rechts	9 mm	5 mm	2 mm
links	21 mm	7 mm	4 mm

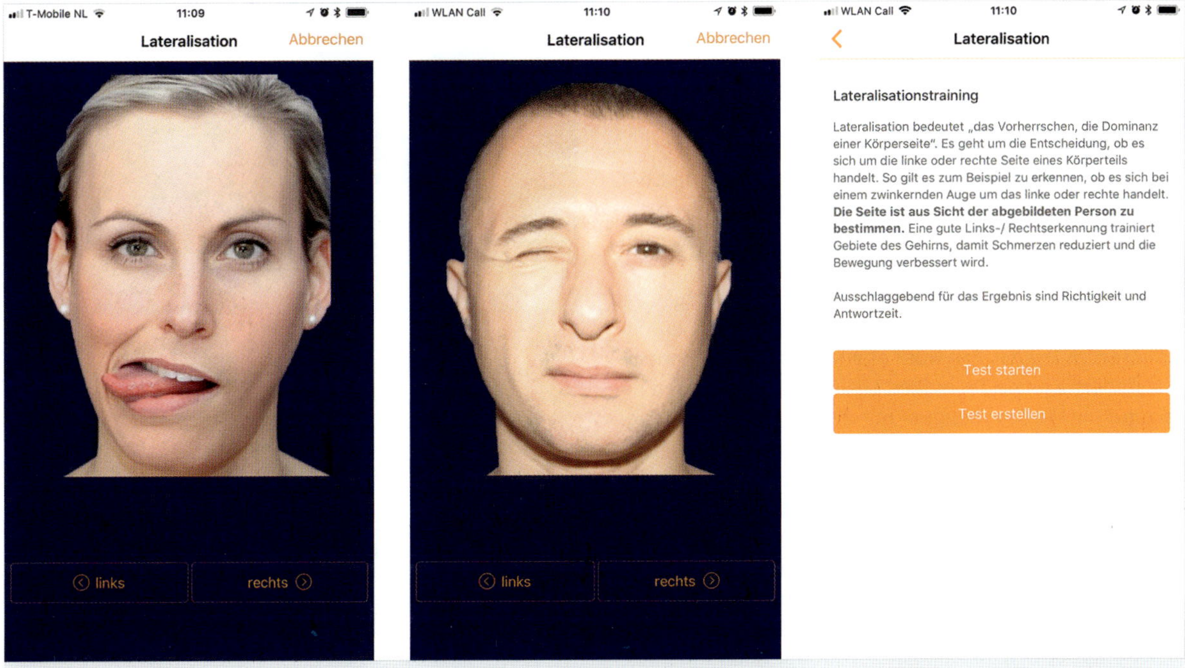

Abb. 12.8 Training der Gesichtslateralität. Mit Hilfe der App „MyFaceTraining" übt die Patientin die Gesichtslateralität auf Tempo. **Durchführung:** Mit Hilfe der App werden der Patientin randomisierte Bilder von Gesichtshälften aus unterschiedlicher Perspektive gezeigt. Anzahl der Bilder und Maximalzeit können zuvor eingestellt werden. Im konkreten Fall wurde mit 15 Bildern begonnen, die die Patientin maximal 5 Sek. lang sieht. **Ziel:** Gewünscht ist, so schnell und so gut wie möglich, zwischen linker und rechter Gesichtshälfte zu differenzieren – sie also korrekt zu erkennen und zuzuordnen. **Vorteil der App:** Mit ihr kann die Patientin auch ihre Erfolge direkt kontrollieren. (Bildquelle: H. von Piekartz)

Clinical Reasoning

Physiotherapeutische Diagnose
Aufgrund der bisherigen Ergebnisse komme ich zu folgender Hypothese, was Ursache und Schmerzmechanismus anbelangt:

Es ist möglich, dass Friedas Beschwerden infolge einer erhöhten trigeminalen, peripheren Sensibilisierung des kranialen Nervensystems mit distaler Quelle ausgelöst werden – wie die Austrittsstelle des N. ophthalmicus im supraorbitalen Bereich des Foramens.

Wie bereits erwähnt, könnte auch eine dorsale intrakranielle Ursache hierfür verantwortlich sein – wie im Bereich der dorsalen neuromeningealen Strukturen und/oder des Kleinhirnbrückenwinkels, in dem 8 der 12 kranialen Nerven entspringen.

Auf Basis der klinischen und wissenschaftlichen Evidenz ist bekannt, dass sich eine kraniale Neuropathie in der Vorgeschichte – in Friedas Fall die Fazialisparese – und/oder eine vorrübergehende Schwäche des Immunsystems, bei der eine neuroimmunologische Dysbalance entsteht, häufig in einer „spontanen" neuropathischen Reaktion der lokalen (kranialen) und neuromeningealen Strukturen äußern kann (Zakrzewska 2013). Durch die langwierigen Beschwerden kann sich auch das eigene Körperbild ändern, was sich in einer veränderten Zwei-Punkte-Diskrimination (rechts und links), einer veränderten Lateralisation und einer gestörten Emotionserkennung zeigt.

12.3.5 Therapieplan

Aufgrund der empfindlichen Natur einer Neuropathie, aus der eine peripherere Sensibilisierung des Nervenstamms und der Meningen resultieren kann, sowie des Einflusses des umliegenden Gewebes (Mechanical Interface = MI), ist es angebracht, das MI zu untersuchen, zu behandeln und einen direkten Wiederbefund durchzuführen. In Friedas Fall wäre es zudem sinnvoll, manuelle lastübertragende Techniken anzuwenden, die einen direkten Kontakt des Okziputs mit den dorsalen neuromeningealen Strukturen und dem Os frontale herstellen. Sinnvoll deswegen, da der N. ophthalmicus durch das Foramen supraorbitale des Os frontale verläuft.

Bei der Untersuchung des Okziputs können Friedas Schmerzen (Augenschmerz 4/10 VAS und Hinterkopfschmerz 7/10 VAS) durch eine Rotation des Schädels um seine sagittale Achse nach rechts in 10° hochzervikaler Flexion am besten reproduziert werden. Auch die Compliance und der Rebound (s. „12.1) waren deutlich reduziert. Bewegungen des Os frontale in verschiedene Richtungen rufen Friedas Augenschmerz (8/10 VAS) hervor. Aufgrund der starken Provozierbarkeit der Schmerzen und hohen Schmerzintensität bei Bewegungen des Os frontale verzichte ich auf diese als erste Behandlungstechnik.

12.4 Behandlungsverlauf

12.4.1 1. Therapiesitzung

Behandlung

Mobilisation des Okziputs

In der ersten Behandlungseinheit beginne ich mit der Mobilisation des Okziputs (▶ Abb. 12.9). Diese wird ohne Schmerzen in den Widerstand hinein ausgeführt. Hierbei setze ich eine anhaltende Technik im Grad IV⁻ ein und führe diese in 2–3 Serien über je ungefähr 1 Minute durch, bis sich der Widerstand und die Compliance verändern. In der dritten Serie wird der Widerstand weniger und der Rebound besser, die Hinterkopf- und Augenschmerzen nehmen nicht zu.

▶ **Retest.** Beim Wiederbefund stelle ich Folgendes fest:

- Die Dysästhesie in der vom N. ophthalmicus innervierten Augenregion ist deutlich reduziert (▶ Abb. 12.10).
- Beim forcierten Atmen durch das linke Nasenloch tritt der Augenschmerz (2/10 VAS) erst nach 9 Atemzügen allmählich auf.
- Im zervikalen Slump ist die zervikale Flexion bis 60° widerstandsfrei und Frieda empfindet dabei kein Zie-

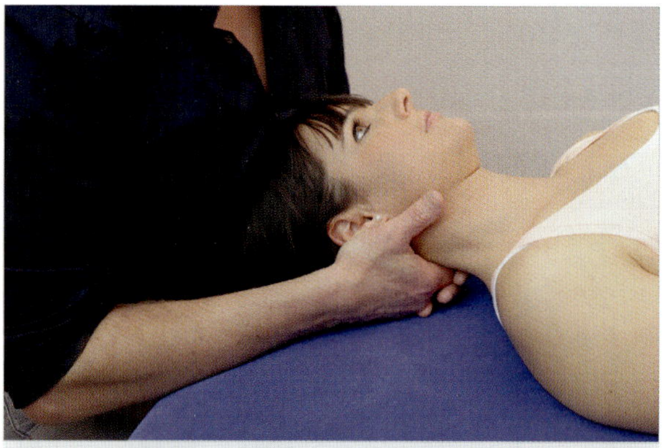

Abb. 12.9 Mobilisation des Os occipitale. ASTE: Die Behandlungsbank ist so tief eingestellt, dass die Unterseite der Bank in Kontakt mit den Oberschenkeln des Therapeuten steht. Die Patientin liegt entspannt in RL, mit dem Kopf in 10° Extension, sodass die kranioneuralen Strukturen nicht auf Vordehnung kommen. **Durchführung:** Der Therapeut umfasst mit beiden Händen das gesamte Okziput der Patientin. Nun führt er eine Rotation um die sagittale Achse präzise aus. Weil es hier um eine Transformation der kraniofazialen Spannung geht, findet keine Bewegung des Kopfes statt. Der Therapeut erhöht den Druck innerhalb von 46 Sekunden auf 4–6 kg. Anschließend lässt er den Druck wieder nach und beurteilt dabei den Rebound des Gewebes hinsichtlich möglicher Veränderungen. **Ziel:** Beurteilung der okzipitalen Gewebsstrukturen hinsichtlich möglicher Störungen. **Hinweis:** Bei kranialen Techniken ist es wichtig, dass die Schultern des Therapeuten entspannt und die Hände flächig am Okziput anmodulliert sind. Die Bewegung wird aus dem Körper des Therapeuten initiiert, nicht aus seinen Händen – die Patientin darf dabei keinen lokalen Druck spüren, da es um die Spannungsübertragung der intrakraniellen Kräfte geht. (Bildquelle: H. von Piekartz; Symbolbild)

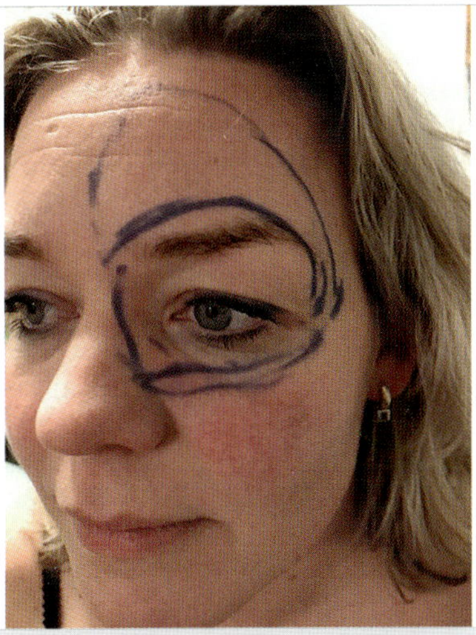

Abb. 12.10 Dysästhesie im Gesichtsbereich. Nach Behandlung des Okziputs hat sich die Dysästhesie im Gesicht der Patientin verringert. Die innere Linie zeigt das reduzierte Areal. (Bildquelle: H. von Piekartz; Symbolbild)

hen im Nacken – auch nicht während thorakaler/lumbaler Flexion und Extension der Knie.
- Beim neurodynamischen Test des N. ophthalmicus entstehen bei hochzervikaler Flexion, hochzervikaler Lateralflexion und Rotation der HWS zur Gegenseite des zu testenden Nervs keine okzipitalen Schmerzen. Durch die linksseitige Augapfelbewegung nach kaudal wird der Augenschmerz leicht reproduziert (4/10 VAS), bei Abnahme der Nackenflexion bleibt der Schmerz gleich (4/10 VAS).

Zusammenfassend kann angemerkt werden, dass die generelle (trigeminale) Sensitivität des kraniofazialen und zervikalen Bereichs etwas abgenommen und die Konduktion des N. ophthalmicus zugenommen hat.

Information an die Patientin

Ich erkläre Frieda, dass möglicherweise das Nervengewebe im Kopfbereich durch die vorangegangene starke Erkältung und die erhöhte Sensibilität infolge der früheren Fazialisparese empfindlicher auf verschiedene Reize wie Druck, Zug und Temperaturveränderungen reagiert. Diese Empfindlichkeit ist teilweise abhängig von der Leitfähigkeit der Nerven selbst, aber auch von deren Umgebung. Die soeben erfolgte Behandlung hat den Druck des kranialen Knochengewebes leicht verändert und somit auch den Druck im Hinterkopf etwas reduziert. Dies kann einen positiven Einfluss auf das Nervengewebe im Kopf, die Durchblutung des Kopfes und so auch auf die Nerven haben. Ich bitte Frieda, in den kommenden Tagen darauf zu achten, ob sich etwas verändert.

Da Frieda nicht in der Nähe wohnt, vereinbare ich mit ihr, nach 3 und 6 Tagen per WhatsApp in Kontakt zu treten.

12.4.2 1. WhatsApp-Kontakt (3 Tage nach 1. Intervention)

Harry: „Hallo Frieda, wie ist es dir bis jetzt ergangen?“

Frieda: „Direkt nach der Behandlung hatte ich ein gutes, leichtes Gefühl in meiner linken Gesichtshälfte. Auch das Einatmen von kalter Luft durch die Nase war sicher um 50 % weniger problematisch. Die Schmerzen am Hinterkopf waren ein bisschen stärker als vorher, aber ich war froh, dass die Augenschmerzen geringer waren.“

Harry: „Danke für die Info. Wie ist es dir in den letzten 2 Tagen gegangen?“

Frieda: „Die Augenschmerzen waren nach dem Fahrradfahren etwas stärker, aber die Schmerzen am Hinterkopf sind deutlich weniger.“

Harry: „Das ist ein gutes Zeichen. Die Info bezüglich des Fahrradfahrens ist neu für mich. Wie häufig pro Woche fährst du Fahrrad?“

Frieda: „Jeden Tag 15 Minuten. Wegen der Kälte merke ich die Augenschmerzen sicher noch 30–60 Minuten danach. Auch mein Gesicht fühlt sich dann „geschrumpft“ an. Wenn ich dann eine Tablette Aspirin nehme, lassen die Schmerzen meist nach.“

Harry: „Entschuldige, dass ich das nicht erfragt habe. Ich würde Folgendes vorschlagen: Versuch in den kommenden Tagen während des Fahrradfahrens deine Stirn gut abzudecken, am besten auch deine Ohren. Wenn es dann besser ist, versuche die Anzahl der Aspirintabletten zu reduzieren.“

Frieda: „Okay, danke. Das mache ich.“

Harry: „Oh, was ich noch vergessen habe: Vermeide Klimaanlagen und melde dich in 3 Tagen, okay?“

Frieda: „Okay :-)“

12.4.3 2. WhatsApp-Kontakt (6 Tage nach 1. Intervention)

Frieda: Sorry, einen Tag später als geplant. Danke für den Tipp. Es geht mir deutlich besser mit den Augenschmerzen. Gestern kam der Schmerz am Ende des Tages nur ein klein wenig. Die Schmerzen am Hinterkopf sind wieder da :-(“

Harry: „Danke für die Info. Hast du weniger Medikamente gebraucht und wie stark ist der Schmerz am Hinterkopf auf einer Skala von 0–10?“

Frieda: „Ja, ich habe die letzten 2 Tage nur 3 Tabletten genommen. Die Schmerzen liegen bei 5 von 10.“

Harry: „Okay, danke. Das ist schon eine gute Progression. In 4 Tagen haben wir ja einen Termin. Mach bis dahin so weiter :-)“

Frieda: „Ja klar, bis dann.“

12.4.4 2. Therapiesitzung (12 Tage nach 1. Intervention)

Frieda berichtet mir Erfreuliches: Ihre Augenschmerzen sind nicht mehr so stark (maximal 4/10 VAS), das muskulär angespannte Gefühl im Gesicht hat zu 50 % abgenommen und sie kann durch ihr linkes Nasenloch besser atmen. Die Schmerzen am Hinterkopf sind noch immer gleich stark, aber nicht mehr konstant. Nur während des Stillens und des Achselrasierens treten sie noch leicht auf (2/10 VAS). Mein Tipp, die Stirn beim Radfahren abzudecken, hat Friedas Meinung nach sehr geholfen.

Wiederbefund

Bevor ich Frieda erneut behandle, untersuche ich sie hinsichtlich ihrer körperlichen Einschränkungen:

- Die Dysästhesie der Augenregion ist deutlich reduziert (▶ Abb. 12.11).
- Das forcierte Atmen durch das linke Nasenloch ist nicht mehr schmerzhaft.
- Der Eye-Lid-pull-Test mit einem Grad IV erzeugt einen Augenschmerz von 4/10 (VAS).
- Im zervikalen Slump kann ich eine zervikale Flexion von 75° widerstandsfrei ausführen und Frieda verspürt kein Ziehen im Nacken – auch nicht während thorakaler/lumbaler Flexion.
- Der neurodynamische Test für den N. ophthalamicus löst bei der Positionierung der HWS in hochzervikaler Flexion, hochzervikaler Lateralflexion und Rotation zur Gegenseite des zu testenden Nervs keine Schmerzen am Hinterkopf aus. Die Augapfelbewegung nach kaudal reproduziert den Augenschmerz leicht (2/10 VAS) und bleibt bei Verringerung der Nackenflexion gleich (2/10 VAS).
- Bei der okzipitalen Rotation um die sagittale Achse ist die Compliance und das Rebound rechts zu mehr als 50 % verbessert und löst keine Symptome aus. Bei Rotation nach links treten keine abnormen Reaktionen auf.

Weitere Tests

Da die subjektiven Beschwerden und die Ergebnisse der körperlichen Untersuchung eher besser geworden sind, kann ich einige zusätzliche Tests in die Therapie einplanen:

- *Palpation des N. ophthalmicus im Foramen supraorbitale:* Mit sanftem Druck suche mit meinem Zeige- oder Mittelfinger den Austrittspunkt des N. ophthalmicus auf, der im medialen Drittel der Augenbraue zu finden ist. Hierbei frage ich Frieda nach möglicherweise auftretenden Symptomen.
  - rechts: lokaler Schmerz nach 5-maligem Zupfen des Nervs (2/10 VAS)
  - links: lokaler Schmerz und Augenschmerz nach 3-maligem Zupfen des Nervs (6/10 VAS)
- *lokale frontale Bewegungen:* Hierbei fällt v. a. die longitudinale Bewegung nach kaudal auf: Widerstand > 50 % und Rebound < 50 % im Vergleich zu den anderen Richtungen. Der Augenschmerz liegt nach 4-maligem anhaltenden Druck von 4–5 Sek. bei 4/10 (VAS).
- *Test in neurodynamischer Position:* d. h. im bilateralen Straight Leg Raise (▶ Abb. 12.12) mit 60° Flexion beider Hüftgelenke und maximaler, aktiver Extension der Kniegelenke in Seitenlage.

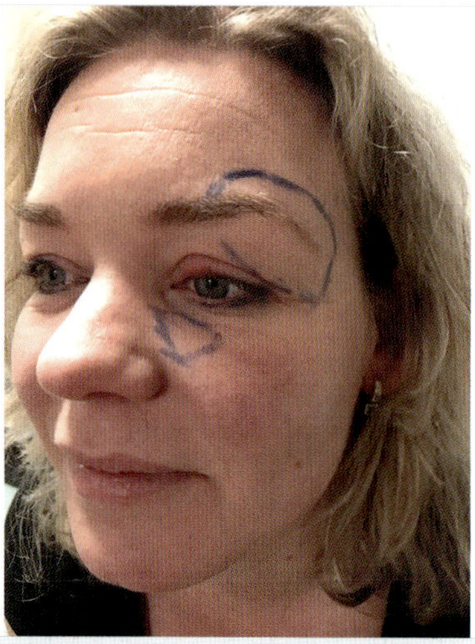

Abb. 12.11 Dysästhesie im Gesichtsbereich. Das Areal der Missempfindung hat sich sowohl in der orbitalen Region, wie auch im Nasenbereich zu Beginn der zweiten Behandlung weiterhin verkleinert. (Bildquelle: H. von Piekartz; Symbolbild)

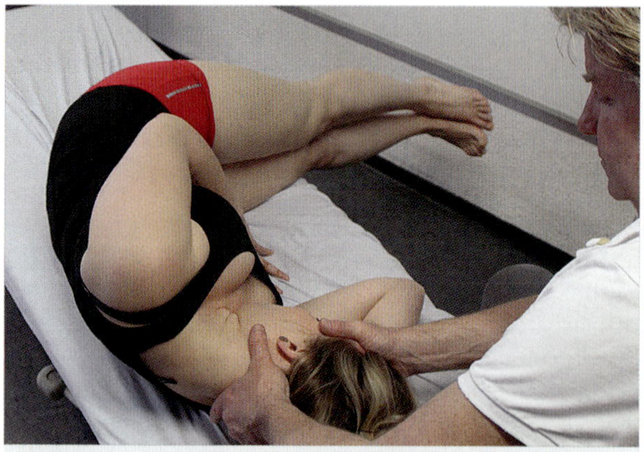

Abb. 12.12 Neurodynamischer Test über Rotation des Okziputs in Seitenlage mit bilateralem SLR. ASTE: SL mit ca. 60° Hüftflexion und extendierten Knien. **Durchführung:** Der Therapeut umfasst mit seinen Händen Stirn und Okziput der Patientin. Nun führt er eine hochzervikale Flexion und eine aus dem Oberkörper initiierte Rotationsbewegung des Okziputs in Richtung Bank durch. **Ziel:** Überprüfung des Okziputs hinsichtlich einer neurodynamischen Beteiligung. (Bildquelle: H. von Piekartz; Symbolbild)

- neurodynamische Tests des N. ophthalmicus: unauffällig
- Rotation des Okziputs um die sagittale Achse in 10° hochzervikaler Flexion: rechts Widerstandszunahme > 50 %, Abnahme des Rebounds: Der Augenschmerz liegt bei 4/10 (VAS) und der Schmerz am Hinterkopf bei 6/10 nach 3-maliger Rotation des Okziputs in einem Grad IV.

Clinical Reasoning

Ich reflektiere die Ergebnisse der erneuten Untersuchung und stelle fest, dass Friedas Symptome abgenommen haben, und dass Bewegungen des Okziputs in der neurodynamischen Position des bilateralen SLR ihre Beschwerden dominierend provozieren. Offensichtlich reagiert Frieda gut auf die MI-Techniken

Behandlung

Probebehandlung des Os frontale

Für die zweite Behandlung werde ich zuerst eine Probebehandlung des Os frontale durchführen (▶ Abb. 12.13). Sollten sich Friedas Beschwerden sofort verbessern, werde ich auch gleich in die Behandlung des Okziputs im bilateralen SLR übergehen.

In Friedas Fall war die longitudinale Bewegung nach kranial und die Rotation nach links um die sagittale Achse am auffälligsten. Beides wird abwechselnd in einem Grad IV- behandelt.

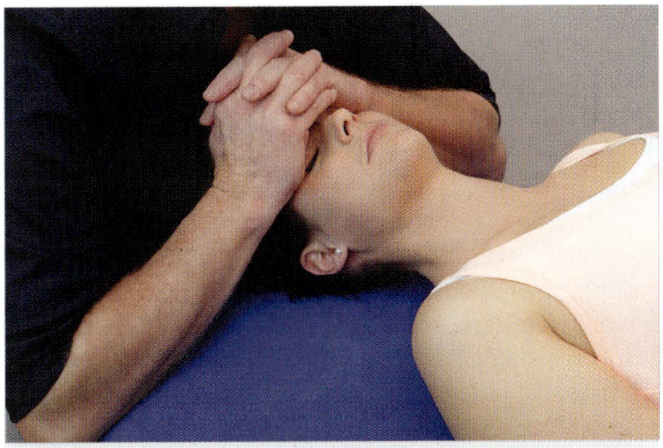

Abb. 12.13 Mobilisation des Os frontale: ASTE: Die Patientin liegt entspannt in RL. **Durchführung:** Der Therapeut umfasst mit seinem linken Daumen und rechten Zeigefinger das Os maxillare oben in der Orbita. Mit der flachen rechten Hand umgreift der er das ganze Os frontale und der rechte Zeige- und Mittelfinger gehen in Kontakt mit der Glabella – dem Teil, der den Kontakt u. a. mit dem kranialen Teil der Maxilla herstellt. In dieser Position kann er alle Zusatzbewegungen bzgl. sensorischer Antwort, Widerstand und Rebound überprüfen. **Ziel:** Überprüfung und zugleich Mobilisation des Os frontale. (Bildquelle: H. von Piekartz; Symbolbild)

▶ **Retest.** Der Wiederbefund ergibt Folgendes:

- Die Dysästhesie der Augenregion ist unverändert.
- Beim forcierten Atmen durch das linke Nasenloch tritt kein Schmerz mehr auf.
- Der Eye-Lid-pull-Test mit einem Grad IV erzeugt Augenschmerzen von 2/10 (VAS).
- Beim neurodynamischen Test des N. ophthalmicus ist bei der Augenbewegung nach kaudal in neurodynamischer Position der Widerstand > 50 % und der Augenschmerz liegt bei 2/10 (VAS).
- Die Rotation des Okziputs um die sagittale Achse zeigt bei 60° das gleiche Resultat wie vor der Behandlung.

Behandlung des Okziputs in neurodynamischer Position

Da sich Friedas Schmerzen während der Probebehandlung nicht verschlechterten, gehe ich zur Behandlung des Okziputs in neurodynamischer Position über.

In einer etwas intensiveren neurodynamischen Position (70° bilateraler SLR) führe ich die Rotation des Okziputs um die sagittale Achse nach rechts über 2½ Minuten aus, bis der Widerstand deutlich reduziert ist und der Rebound zugenommen hat. Anschließend wird der Kopf in hochzervikale Flexion und Lateralflexion sowie Rechtsrotation positioniert. Hierbei nimmt der Widerstand zu, der Rebound ab und der Schmerz am Hinterkopf wird leicht provoziert (2/10 VAS). Auch in dieser Position behandle ich 3 Minuten, d. h. so lange bis sich Widerstand und Rebound normalisieren und der okzipitale Schmerz verschwunden ist.

▶ **Retest.** Bei der Wiederbefundung des N. ophthalmicus zeigt sich, dass alle Parameter (Dysästhesie der Augen, forciertes Atmen, Eye-Lid-pull-Test, neurodynamischer Test) gleichgeblieben sind. Jedoch ist der Okziput-Test in Slump-Position nicht mehr auffällig.

Information für Frieda

Nach der Behandlung bespreche ich mich nochmals mit Frieda. Ich spiegle ihr, dass wir intensiv am Schädel gearbeitet und sich alle Beschwerden auch sukzessive verbessert haben. Ich teile ihr mit, dass ich daher die Therapie für heute sein lassen werde und bitte sie, sich weiterhin an die Verhaltensweisen zu halten, die wir das letzte Mal besprochen haben. Weiterhin vereinbare ich mit ihr einen Termin in 14 Tagen. Bis dahin soll sie versuchen, die Aspirin-Einnahme weiter zu reduzieren. Ich bitte sie, mir nach einer Woche über WhatsApp Bescheid geben, wie es ihr geht.

12.4.5 3. WhatsApp-Kontakt (7 Tage nach 2. Intervention)

Frieda: „Ich habe nicht vergessen, dir eine Nachricht zu schreiben :-). Es geht mir richtig gut. Ich spüre die Augenschmerzen kaum noch, habe aber noch immer das angespannte Gefühl der linken Gesichtshälfte. Die Schmerzen am Hinterkopf kommen nur abends leicht, wenn ich etwas müde bin. Übrigens ist die Müdigkeit insgesamt auch deutlich weniger.“

Harry: „Schön, das zu hören, Frieda! :-) Dann sehen wir uns in 7 Tagen.“

Frieda: „Ja, noch eine Frage: Darf ich im Hallenbad schwimmen gehen?“

Harry: „Da deine Entzündung weg und das Wasser nicht zu warm oder zu kalt ist, kannst du normal im Hallenbad schwimmen gehen.“

Frieda: „Okay, danke. Bis dann.“

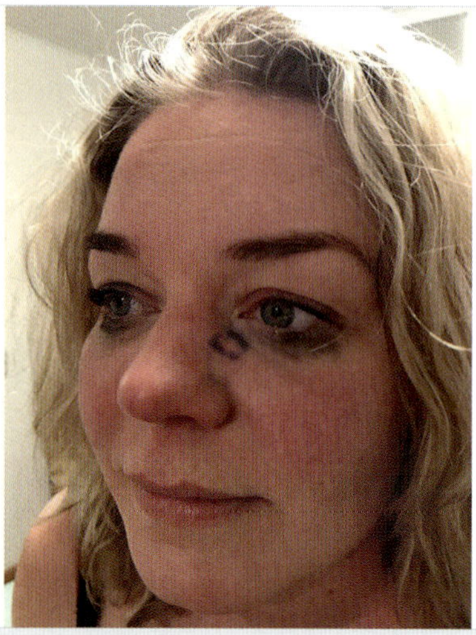

Abb. 12.14 Dysästhesie im Gesichtsbereich. Vor der dritten Behandlung zeigt sich, dass sich die Dysästhesie der Patientin nur mehr auf eine kleine Region 8–10 mm kaudal der orbitalen Region beschränkt. (Bildquelle: H. von Piekartz; Symbolbild)

12.4.6 3. Therapiesitzung (14 Tage nach 2. Intervention)

Frieda geht es schon deutlich besser. Ihr Augenschmerz ist seit der letzten Behandlung nur noch einmal dagewesen und auch nicht so stark (2/10 VAS). Er ist zusammen mit dem Schmerz am Hinterkopf (2/10 VAS) aufgetreten, nachdem sie am Vortag auf einer Party gewesen war, wo sie 4 Gläser Rotwein getrunken und nicht viel Schlaf abbekommen hatte. Aspirin hat sie nur einmal gebraucht – und das morgens nach der Party.

Allgemein hat Frieda ein sehr gutes Gefühl bzgl. ihrer Beschwerden und kann noch gar nicht glauben, dass die Schmerzen und die Müdigkeit beinahe weg sind. Zudem sagt sie, dass ihre linke Gesichtshälfte sich weniger verschrumpft und gespannt anfühle.

Wiederbefund

Der wiederholte körperliche Befund zeigt eine deutliche Verbesserung:

- Die Dysästhesie der Augen beträgt nur 8–10 mm Diameter am medialen Augenwinkel (▶ Abb. 12.14).
- Das forcierte Atmen durch das linke Nasenloch ist problemlos und beschwerdefrei.
- Der Eye-lid-pull-Test mit Grad IV verursacht keine Schmerzen.
- Die Palpation des N. ophthalmicus ist unauffällig.
- Der neurodynamische Test des N. ophthalmicus mit Augenbewegung nach kaudal in neurodynamischer Position ergibt > 50 % Widerstand, aber keinen Schmerz.
- Die Rotation des Okziputs um seine sagittale Achse im bilateralen SLR von 70° ist unauffällig.
- Der zervikale Slump ist ebenfalls unauffällig.

Weitere Tests

Für die weitere Behandlung füge ich nun weitere Tests hinzu.

- *Rotation des Okziputs nach rechts in Slump-Position im Langsitz (LSS):* Hierüber möchte ich differenzieren, ob das Kranium in dieser Stellung noch auffällig ist.
- *Lateralflexion der HWS nach rechts und Rotation nach rechts im Grad IV (2/10 VAS):* Diese zervikale Bewegungskombination stellt eine funktionelle Belastung des N. okzipitalis major dar und ich möchte dabei herausfinden, ob der lokale Schmerz womöglich als Zeichen noch eine Rolle spielt.

Wegen des veränderten Körpergefühls des Kopfes evaluiere ich zudem die Zwei-Punkte-Diskrimination, den Lateralitäts- und Emotionserkennungstest erneut und stelle Folgendes fest:

- *Zwei-Punkt-Diskrimination* (▶ Tab. 12.4): Frieda kann nun den Abstand der Zirkelenden auf ihrem Gesicht bis auf eine kleine Region oberhalb ihrer linken Augenbraue auf beiden Seiten gleichermaßen erspüren.
- *Gesichtslateralisations- und Emotionstest* mittels des CRAFTA-Programms „MyFaceTraining“
  - Lateralität: rechts 92 % in 1,9 Sekunden, links 90 % in 2,8 Sekundenob beide Gesichtshälften
  - Emotionserkennung: Alle Emotionen werden zu über 84 % erkannt. „Ekel“ und „Überraschung“ werden bei mehr als 44 % miteinander verwechselt.

Tab. 12.4 Zwei-Punkte-Diskrimination: Zu Beginn der dritten Behandlung hat sich die Diskriminationsfähigkeit im Bereich beider Gesichtshälften nahezu vollständig angeglichen.

	1 cm oberhalb der Augenbrauen	1 cm lateral des Nasenflügels	Kinn: 0,5 cm unterhalb des Lippenwinkels
rechts	9 mm	5 mm	2 mm
links	13 mm	5 mm	2 mm

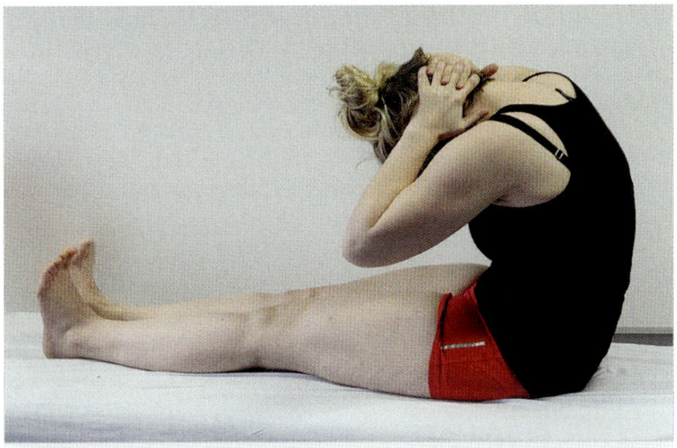

Abb. 12.15 Automobilisation der okzipitalen Rechtsrotation um die sagittale Achse. ASTE: Slump im Langsitz. **Durchführung:** Die Patientin modelliert beide Handballen an den Hinterkopf, führt eine Rotation des Okziputs um die sagittale Achse durch. Anschließend übt sie einen 4–5 Sek. lang anhaltenden Druck aus. Dabei soll sie nur einen minimalen Schmerz im Bereich des Hinterkopfes zulassen (2/10 VAS). **Ziel:** Eigenmobilisation der okzipitalen Rotation. (Bildquelle: H. von Piekartz; Symbolbild)

Erneute Behandlung

Automobilisation im Langsitz

Wegen der Progression wähle ich jetzt eine Hands-off-dominante Behandlung und zeige Frieda die *Automobilisation im LSS* (▶ Abb. 12.15). Diese Übung soll Frieda jeden Tag machen. Am besten morgens, wenn der Schmerz langsam beginnt.

Information für Frieda

Ich bitte Frieda, weiterhin mit der App die Gesichtslateralität zu trainieren (▶ Abb. 12.8). Dieses Programm soll sie 4- bis 6-mal täglich über 1–2 Minuten wiederholen.

12.4.7 4. Therapiesitzung (12 Tage nach 3. Intervention)

Frieda berichtet mir, dass sie seit der letzten Behandlung keine Beschwerden mehr habe. Auch wenn sie müde von der Arbeit gewesen sei oder eines der Kinder sie wachgehalten habe, hätte sie keine Probleme gehabt.

Wiederbefund

Trotz der subjektiven Schmerzfreiheit möchte ich Frieda erneut befunden und stelle Erfreuliches fest: Die Ergebnisse des Lateralitätstests rechts liegen bei 98 % in 1,6 Sekunden, links bei 96 % in 1 Sekunden. Das verschrumpfte, angespannte Gefühl ihrer linken Gesichtshälfte tritt zu weniger als 20 % auf und Frieda gibt an, dass es sie nicht mehr richtig stört.

Da sich Friedas Beschwerden nahezu vollkommen aufgelöst haben, einige ich mich mit ihr, die Behandlung zu beenden. Sie weiß, dass sie sich, wenn sie Fragen hat oder wenn die Beschwerden wiederkommen, jederzeit wieder melden kann.

12.5 Fazit

Friedas langwieriges Gesichtsproblem hat retrospektiv mit einer starken peripheren Sensibilisierung des neurokranialen Bereichs des Kopfes zu tun. Hierbei ist es durchaus möglich, dass eventuelle ektopische Impulse und die Nozizeption des Bindegewebes des kranialen Nervengewebes Friedas Schmerzen und Einschränkungen stark unterhielten. Wie in Friedas Fall kann eine trigeminale Sensibilisierung ohne eindeutige medizinische Diagnose durch spezialisierte Physiotherapie deutlich positiv beeinflusst werden.

Kommentar des Herausgebers Martin Verra

Der Leidensdruck von Patienten mit komplexen und multidimensionalen Beschwerden im Kiefer-/Gesichtsbereich ist oft beträchtlich, und herkömmliche Physiotherapie oder Manuelle Therapie ist bei diesen Beschwerden und Symptomverhalten leider oft nicht erfolgreich. Dieses Fallbeispiel beschreibt eindrücklich, wie sich das Indikationsgebiet der spezialisierten muskuloskelettalen Physiotherapie weiter vergrößert. Zusammen mit verschiedenen medizinischen Fachbereichen – u. a. HNO, Neurologie, plastische Chirurgie, Kieferchirurgie – entstehen Kooperationen der (manuellen) Physiotherapie, die für die betroffenen Patienten als sehr positiv zu werten sind.

Die präzisen Untersuchungen mittels Clustering (Gruppierung), standardisierten und validierten Konduktionstests der kranialen Nerven und dem okulomotorischen System, neurodynamischer Tests der kranialen Nerven, Zwei-Punkt-Diskrimination, Gesichtslateralisation und Emotionstest führen in diesem hochinteressanten Fallbeispiel zur physiotherapeutischen Diagnose einer erhöhten, trigeminalen (peripheren) Sensibilisierung des kranialen fazialen und neuralen Systems. Die anschließende multimodale Behandlung wird fortlaufend evaluiert und wenn nötig adaptiert. Die Patientin bekommt diverse hilfreiche Tipps für den Alltag und führt ein maßgeschneidertes Heimprogramm durch. Die eminent wichtige Kommunikation zwischen Therapeuten und Patientin wird innovativ und intensiv u. a. per WhatsApp gepflegt. Nur 4 Behandlungen innerhalb 38 Tagen ergeben ein hervorragendes Resultat: Die Patientin ist praktisch symptom- und zeichenfrei, in ihrem Alltag nicht länger eingeschränkt und demzufolge sehr zufrieden. Möglicherweise besteht hier eine enge Verbindung zwischen dem Erkennen eines speziellen klinischen Musters durch den Therapeuten und seinen speziellen manuellen und kommunikativen Fähigkeiten. Dies stellt eine hohe Anforderung an den Therapeuten dar.

Da dieser Behandlungsansatz noch relativ jung ist, ist demzufolge wissenschaftliche Evidenz betreffend Wirksamkeit und Wirtschaftlichkeit auf höchster Stufe noch ausstehend – auch wenn es bereits ein paar Fallstudien hierzu gibt und einige Test validiert worden sind. Zukünftige randomisiert-kontrollierte Studien zu dieser Thematik sind zu erwarten und zu begrüßen.

12.6 Literatur

Maitland GD, Hengeveld E, Banks K, English. Vertebral manipulation, 6. Aufl. Oxford: Butterworth-Heinemann; 2013

Oudhof H. Skull growth in relation to mechanical stimulation. In: von Piekartz H, Bryden L. Craniofacial Dysfunction and Pain, Assessment, Manual Therapy and Management. 1. Aufl. Oxford: Butterworth-Heinemann; 2001

Piekartz von H. Behandlung des kranialen Nervensystems. In: Kiefer-, Gesichts- und Zervikalregion. Neuromuskuloskeletale Untersuchung, Therapie und Management. 2. Aufl. Stuttgart: Thieme; 2015

Proffit WR, Fields HW, Sarver DM, Ackerman JL. Contemporary Orthodontics. 5.Aufl. St. Louis: Elsevier Mosby; 2013

Schueler M, Messlinger K, Dux M et al. Extracranial projections of meningeal afferents and their impact on meningeal nociception and headache. Pain 2013; 154(9): 1622–1631. doi: 10.1016/j.pain.2013.04.040

Zakrzewska JM. Multi-dimensionality of chronic pain of the oral cavity and face. J Headache Pain 2013; 14: 37. doi: 10.1186/1129-2377-14-37

Kapitel 13

Schwindel

13 Schwindel

Stefan Schädler

Die 44-jährige Laura S. leidet seit mehr als einem Monat unter einem bewegungsinduzierten Schwindel. Dieser tritt insbesondere bei Tätigkeiten wie dem Fensterputzen oder Hochschauen, aber auch in alltäglichen Situationen wie im Supermarkt und in Menschenmengen auf. Ausgelöst wurde der Schwindel durch eine emotional aufreibende Situation. Der Besuch bei einer HNO-Ärztin ergab keinen auffälligen Befund. Auch wenn bisherige physiotherapeutische Behandlungen nicht erfolgreich waren, erhofft Laura sich von einem erneuten Behandlungsversuch Hilfe.

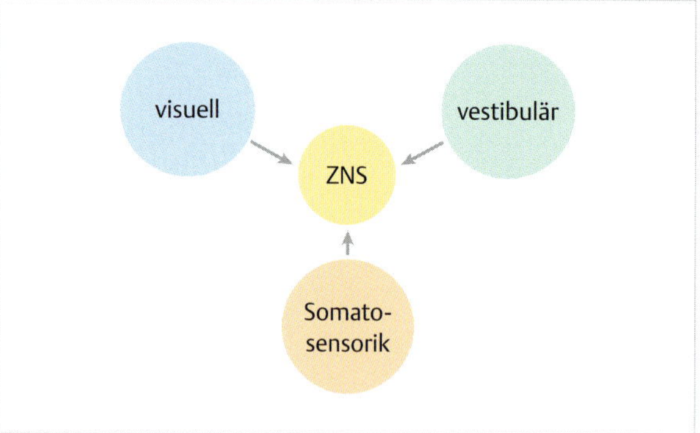

Abb. 13.1 Sensorische Systeme für das Gleichgewicht. Das ZNS erhält permanent zahlreiche Informationen aus dem somatosensorischen, visuellen und vestibulären System. Je nach Situation und Anforderung werden diese Informationen unterschiedlich gewichtet – d. h. sie erleben im ZNS eine aufgabenabhängige Dominanz.

13.1 Hintergrund zu Schwindel

Um unser Gleichgewicht in verschiedenen Situationen zu erhalten, benötigen wir nebst genügend Koordination, Kraft und Aufmerksamkeit u. a. mindestens 3 sensorische Systeme:

1. das Gleichgewichtsorgan (vestibulär),
2. die Somatosensorik (der Füße und Beine) und
3. das visuelle System (▶ Abb. 13.1).

Das ZNS wird von den sensorischen Inputs ständig mit Afferenzen versorgt und wählt hieraus die jeweils relevanten aus. Je nach Situation und Aufgabe werden die sensorischen Systeme unterschiedlich gewichtet – man spricht von einer sog. sensorischen Gewichtung. Im ruhigen Stand beispielsweise ist die Gewichtung bei 70 % somatosensorisch, 20 % vestibulär und 10 % visuell (Huber 2018). Zudem zeigen zahlreiche funktionelle MRT-Untersuchungen, dass eine sich gegenseitig hemmende Interaktion der sensorischen Hirnareale besteht (Dieterich 2008).

Die sensorischen Systeme für das Gleichgewicht sind sehr komplex miteinander verbunden und zentral organisiert (▶ Abb. 13.2). Bei der Erkrankung eines Systems, beispielsweise des Vestibularorgans, können andere Systeme wie die Okulomotorik beeinträchtigt werden. Schwindel entsteht dann, wenn die sensorischen Systeme keine kongruenten Informationen liefern und damit einen sog. „Mismatch“ verursachen und zu Scheinbewegungen führen.

Die Rehabilitation von Gleichgewichtsstörungen bzw. Schwindel – auch vestibuläre Rehabilitation genannt – ist bereits seit vielen Jahren bekannt, wissenschaftlich sehr

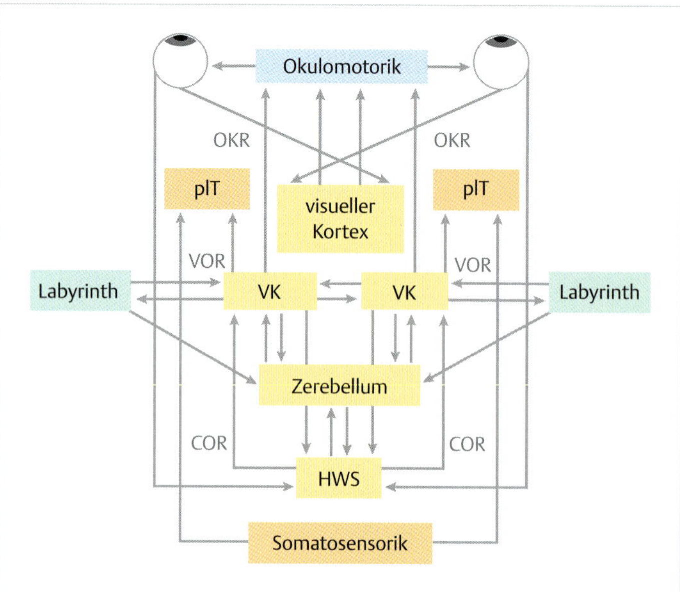

Abb. 13.2 Vereinfachte Darstellung neuronaler Verbindungen von Gleichgewicht, vestibulären und okulomotorischen Funktionen. Vielfältige Reflexe und Netzwerke sind an der komplexen Regelung des Gleichgewichts beteiligt: Es herrscht ein ständiger, sich teilweise gegenseitig beeinflussender Informationsaustausch zwischen dem visuellen und okulomotorischen, vestibulären und dem somatosensorischen System mit den Vestibulariskernen und dem Kleinhirn, dem Thalamus und visuellen Kortex sowie der HWS (VK = Vestibulariskerne, COR = zerviko-okulärer Reflex, VOR = vestibulo-okulärer Reflex, OKR = optokinetischer Reflex, pIT = posterolateraler Thalamus).

Tab. 13.1 Behandlungsschwerpunkte bei Schwindel gemäß der entsprechenden Symptom- und Funktionsgruppen (Schädler 2016).

Symptom-/Funktionsgruppe	Behandlungsschwerpunkte
Gleichgewichtsstörungen	spezifisches Gleichgewichtstraining
benigner paroxysmaler Lagerungsschwindel	Lagerungsmanöver
zentral und peripher vestibuläre Dysfunktion	vestibuläre Rehabilitation
okulomotorische Dysfunktionen	Blickstabilisation, okulomotorisches Training
reduzierte Somatosensorik/Wahrnehmung	Stimulation/Integration der Somatosensorik
visuelle Abhängigkeit	Abbau visueller Abhängigkeit
zervikogener Schwindel: a) ursächlich: funktionelle Instabilität b) ursächlich: myofaszial/artikulär c) ursächlich: vaskulär d) reaktiv: Vermeidungshaltung	 a) segmentale muskuläre Stabilisation b) manuelle Behandlung/Mobilisation c) Differenzierung/Haltungsänderung d) vestibuläre Rehabilitation/Detonisierung
Orthostase/Herz-, Gefäßsystem	Differenzierung, Verhaltensänderung
Dosierung von Aktivität und Pausen im Alltag	Pacing
emotionale Beteiligung	problemorientierte Behandlung, dosierte Expositionstherapie
multifaktorieller Schwindel	problemorientierte Behandlung, Förderung der allgemeinen Mobilität

gut untersucht und zeigt eine sehr gute Wirksamkeit (McDonnell und Hillier 2015, Schädler 2016). In der vestibulären Physiotherapie hat sich aufgrund der Komplexität der neuronalen Verbindungen (▶ Abb. 13.2) ein problemorientiertes multifaktorielles Vorgehen sehr bewährt (Bronstein und Lempert 2010, Schädler 2016). Die Untersuchung und Behandlung von vestibulär bedingten Gleichgewichtsstörungen wird in Symptom- und Funktionsgruppen eingeteilt (▶ Tab. 13.1). Jede dieser Symptom- und Funktionsgruppen lässt sich anhand von Hintergrundinformationen (Physiologie/Pathosphysiologie), typischer Anamnese, spezifischen Tests und Behandlung beschreiben (Schädler 2016).

Zusatzinfo

Definition

Schwindel

Schwindel ist keine Krankheitseinheit, sondern umfasst multisensorische und sensomotorische Syndrome unterschiedlicher Ätiologie und Pathogenese (DGN 2015).

Schwindel ist ein häufiger Grund für einen Arztbesuch und nicht selten haben Patienten mehrere Ärzte konsultiert, bis sie eine Diagnose erhalten. Die Lebenszeitprävalenz für mittelstarken bis heftigen Schwindel liegt bei 29,5 % und steigt mit zunehmendem Alter (DGN/ÖGN 2015). Eine Übersicht über die häufigsten in einer neurologischen Spezialambulanz vorkommenden Schwindelsyndrome zeigt ▶ Tab. 13.2. Der zervikogene Schwindel ist nicht aufgeführt, da unter Fachexperten diese Ursache nach wie vor umstritten ist, obwohl es zahlreiche Belege und umfangreiche Literatur hierzu gibt (Hauswirth 2008, Schädler 2016).

Tab. 13.2 Häufigkeiten verschiedener Schwindelsyndrome in einer neurologischen Spezialambulanz für Schwindel- und Okulomotorikstörungen (DGN/ÖGN 2015)

Diagnose	Anzahl der Fälle	prozentualer Anteil
benigner peripherer paroxysmaler Lagerungsschwindel	2618	17,8
somatoformer phobischer Schwankschwindel	2157	14,7
zentralvestibulärer Schwindel	1789	12,2
vestibuläre Migräne	1662	11,3
Morbus Menière	1490	10,1
Neuritis vestibularis	1198	8,2
bilaterale Vestibulopathie	1067	7,3
Vestibularisparoxysmie	569	3,9
psychogener Schwindel (andere)	453	3,1
Perilymphfistel	83	0,6
unklare Schwindelsyndrome	408	2,8
andere Formen	1287	8,8

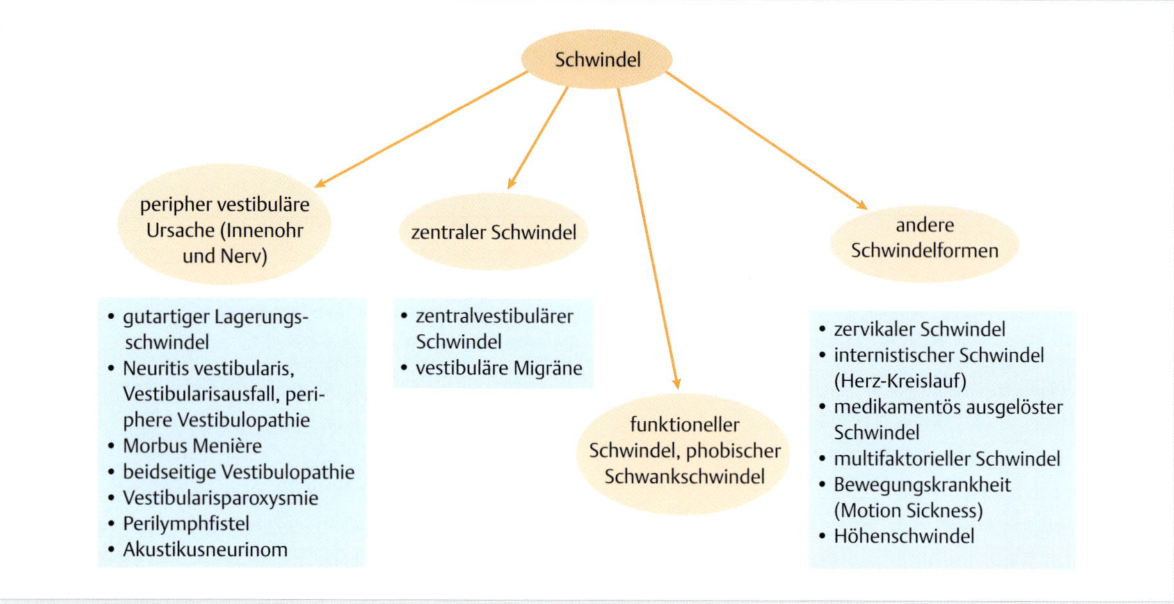

Abb. 13.3 Einteilung der verschiedenen Formen von Schwindel. Entsprechend seiner Ursache wird Schwindel in 4 große Gruppen kategorisiert: 1. peripher vestibulär, 2. zentral, 3. funktionell/phobisch und 4. andere Ursachen. (Bildquelle: S. Schädler)

13.2 Vorgeschichte

Laura S. wird von der HNO-Ärztin mit der Diagnose Schwindel/Motion Sickness (s. Box „Motion Sickness“ (S. 218)) zur ambulanten Physiotherapie überwiesen. Sie ist 44 Jahre alt, verheiratet und hat 2 Kinder. Laura arbeitet bei der Post im Zustellungsbereich mit einem Beschäftigungsgrad von 60 %. Ihre tägliche Arbeitszeit ist von 6:30–11:30 Uhr.

Motion Sickness

Motion Sickness wird auch als Bewegungskrankheit oder Reisekrankheit bezeichnet. Es handelt sich um einen Mismatch der sensorischen Systeme (vestibulär, visuell, somatosensorisch), die zentral organisiert sind. Mögliche Ursachen können u. a. die Verarbeitung von Bewegungen aus der Umgebung (Bronstein et al. 2013) oder die HWS (Yacovino und Hain 2013) sein. Zur medikamentösen Behandlung wird in erster Linie Scopolamin empfohlen – ein Wirkstoff, der sich hemmend auf das Brechzentrum im Gehirn auswirkt (Brainard und Gresham 2014). Auch wird gerne zu Ingwer geraten, dessen Wirkung jedoch umstritten ist – frühere Studien zeigen einen positiven Effekt, aktuelle stellen dies in Frage (Brainard und Gresham 2014). Physiotherapeutische Interventionsstudien liegen zurzeit nicht vor.

13.2.1 Fragebogen

Da ich mit der überweisenden HNO-Ärztin regelmäßig zusammenarbeite, habe ich mit dieser grundsätzlich vereinbart, den Patienten zeitgleich mit der physiotherapeutischen Verordnung den Dizziness Handicap Inventory (DHI) auszuhändigen. Diesen bringt Laura mir heute ausgefüllt mit und ich schaue ihn mir noch vor Beginn der Anamnese an (▶ Abb. 13.4). Das Gesamtergebnis spiegelt eine deutliche Problematik mit einem Gesamtscore von 52 von 100 Punkten – insbesondere hinsichtlich der Alltagsaktivtäten und Kopfbewegungen. Das DHI-Kurzassessment für zervikogenen Schwindel beträgt 8 Punkte. Bei Werten größer 9 wird per Definition ein zervikogener Schwindel vermutet (Reid et al. 2017).

13.2.2 Aktuelle Beschwerden

Laura berichtet über einen Schwindel, der bei Bewegungen im Stehen und Gehen sowie bei Drehungen oder beim nach oben Blicken ausgelöst wird. Weitere schwindelprovozierende Aktivitäten sind Fenster putzen und Küstenspaziergänge. Während der Arbeit entsteht im Rahmen der Briefzustellung beim Aussteigen aus dem Auto das Gefühl, dass das Auto nach hinten weggeht. Auch verstärkt sich das Gefühl, wenn sie sich in Einkaufsläden oder in Menschenmengen befindet. Morgens ist der Schwindel besser und auch, wenn sie die Augen schließt. Die Qualität des Schwindels beschreibt sie als ein Schwanken wie bei einer Reisekrankheit (▶ Abb. 13.5).

Dizziness Handicap Inventory (DHI)

Quelle: Kurre A, van Gool CJ, Bastianen CH et al. Translation, cross-cultural adaptation and reliability of the German version of the Dizziness Handicap Inventory. Otol Neurotol 2009; 30:359-67.

Name: ______________ Geburtsdatum: ____________ Datum: 20.10.15

Anleitung:
Dieser Fragebogen dient dazu, die Probleme herauszufinden, die Sie wegen Ihres Schwindels oder Ihrer Gleichgewichtsprobleme haben können. Beantworten Sie bitte jede Frage entweder mit „ja", „nein" oder „manchmal". Beantworten Sie jede Frage nur in Bezug auf Ihr Schwindel- oder Gleichgewichtsproblem.

	Fragen	Ja 4	Manchmal 2	Nein 0
P1	Verstärken sich Ihre Probleme, wenn Sie nach oben schauen?	☐	☒	☐
E2	Fühlen Sie sich wegen Ihrer Probleme frustriert?	☒	☐	☐
F3	Schränken Sie wegen Ihrer Probleme geschäftliche oder private Reisen ein?	☒	☐	☐
P4	Verstärken sich Ihre Probleme, wenn Sie einen Gang im Supermarkt entlang gehen?	☒	☐	☐
F5	Haben Sie wegen Ihrer Probleme Schwierigkeiten beim ins Bett gehen oder beim Aufstehen aus dem Bett?	☐	☐	☒
F6	Schränken Ihre Probleme Sie deutlich ein, an gesellschaftlichen Aktivitäten teilzunehmen (z.B. auswärts essen gehen, Einladungen folgen, zu Parties gehen, ins Kino gehen, Theater oder Konzerte besuchen)?	☒	☐	☐
F7	Haben Sie wegen Ihrer Probleme Schwierigkeiten beim Lesen?	☐	☐	☒
P8	Verstärken sich Ihre Probleme bei anspruchsvolleren Aktivitäten z.B. im Sport, beim Tanzen oder bei Hausarbeiten?	☒	☐	☐
E9	Haben Sie wegen Ihrer Probleme Angst, das Haus ohne Begleitung zu verlassen?	☐	☒	☐
E10	Sind Sie wegen Ihrer Probleme schon einmal in eine peinliche Situation geraten?	☐	☐	☒
P11	Verstärken schnelle Kopfbewegungen Ihre Probleme?	☒	☐	☐
F12	Meiden Sie die Höhe wegen Ihrer Probleme (zum Beispiel: Berge, Hochhaus, Leiter, Gerüst)?	☐	☐	☒
P13	Verstärkten sich Ihre Probleme, wenn Sie sich im Bett drehen?	☐	☐	☒
F14	Haben Sie wegen Ihrer Probleme Schwierigkeiten, anstrengende Haus- oder Gartenarbeit zu erledigen?	☒	☐	☐
E15	Befürchten Sie, dass andere Leute wegen Ihrer Probleme denken, Sie seien betrunken?	☐	☒	☐
F16	Haben Sie wegen Ihrer Probleme Schwierigkeiten, alleine spazieren zu gehen?	☐	☐	☒
P17	Verstärken sich Ihre Probleme, wenn Sie auf einem Trottoir/Bürgersteig gehen?	☐	☐	☒
E18	Ist es wegen Ihrer Probleme schwierig für Sie, sich zu konzentrieren?	☐	☒	☐
F19	Ist es wegen Ihrer Probleme für Sie schwierig, sich im Dunkeln in Ihrer Wohnung zu bewegen?	☐	☐	☒
E20	Haben Sie wegen Ihrer Probleme Angst, alleine zu Hause zu bleiben?	☐	☐	☒
E21	Fühlen Sie sich wegen Ihrer Probleme behindert/eingeschränkt?	☒	☐	☐
E22	Belasten Ihre Probleme die Beziehung zu Familienmitgliedern oder Freunden?	☐	☒	☐
E23	Fühlen Sie sich auf Grund Ihrer Probleme deprimiert?	☒	☐	☐
F24	Werden Sie durch Ihre Probleme beeinträchtigt, Ihre Aufgaben im Beruf oder Haushalt wahrzunehmen?	☒	☐	☐
P25	Verstärken sich Ihre Probleme, wenn Sie sich nach vorne beugen?	☐	☒	☐
		40	12	
	Total	52 /100		

Aus: Schädler, Kool, Lüthi, Marks, Pfeffer, Oesch, Wirz: Assessments in der Rehabilitation – Band 1: Neurologie.
© Verlag Hans Huber 2012. Alle Rechte vorbehalten.

Abb. 13.4 Dizziness Handicap Inventory (DHI). Anhand des Fragebogens kann ermittelt werden, welche Bewegungen oder Aktivitäten dem Patienten/der Patientin Probleme bereiten und Schwindel auslösen. Im vorliegenden Beispiel beträgt der Gesamtscore 52 von 100 Punkten, was auf eine deutliche Problematik hinweist. Auffällig sind insbesondere Fragen zu Alltagsaktivitäten (F2, F3, F6, F14, F24) sowie zu Kopfbewegungen (P1, P11). (Bildquelle: S. Schädler)

Clinical Reasoning

Bereits die ersten Aussagen von Laura treffen auf die ärztliche Diagnose einer Motion Sickness zu. Lauras Schwindel wird über Bewegungen getriggert. Einige ihrer Symptome treten jedoch auch bei einem phobischen Schwankschwindel auf wie der Schwankschwindel im Stehen und Gehen, der Schwindel in Menschenmengen oder Einkaufszentren.

Auf therapeutischer Seite habe ich Hypothesen zu folgenden Symptom- und Funktionsgruppen:

- okulomotorische Dysfunktionen,
- zentral und peripher vestibuläre Dysfunktion,
- zervikogene Dysfunktion,
- somatosensorisches Wahrnehmungsdefizit.

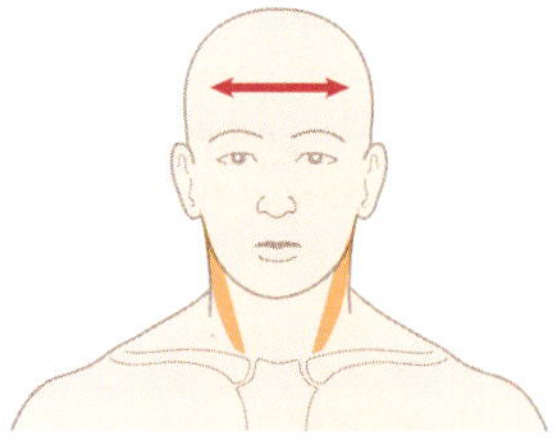

Abb. 13.5 Bodychart. Die Patientin leidet unter einem Schwankschwindel, der durch Bewegungen wie Gehen, Fensterputzen und Hochblicken ausgelöst wird. Auch tritt er in Menschenmengen oder in Einkaufsläden auf.

Der Schwindel begann vor mehr als einem Monat nach einem emotionalen Gespräch, in dem sie sich sehr aufregte. Sie schwitzte und zitterte erst, dann verstärkte sich der Schwindel durch Bewegungen. Laura erhoffte sich damals durch eine physiotherapeutische Nackenmassage Linderung, doch diese verstärkte die Symptome.

Clinical Reasoning

Nun horche ich auf – Laura kann mir mit dem emotional besetzten Gespräch ein auslösendes Ereignis nennen. Es besteht folglich eine weitere Hypothese einer emotionalen Beteiligung vor.

Unter einer emotionalen Beteiligung versteht man, dass Emotionen wie Angst, Stress, Aufregung oder Ärger den Schwindel auslösen oder verstärken können. In zahlreichen Studien wurde gezeigt, dass ein erhöhter Angstscore (Anxiety) einen negativen Einfluss auf das Gleichgewicht und den Schwindel hat (Schädler 2016). Typische Diagnosen hierfür sind der phobische Schwankschwindel, Höhenangst/-schwindel, Angst an bestimmten Orten (Agoraphobie) u. a.

Da eine Nackenmassage den Schwindel verstärkt, gesellt sich eine weitere Hypothese einer zervikalen Instabilität hinzu.

Bereits während des Anamnesegesprächs fallen mir die sehr prominenten Mm. sternocleidomastoidei auf. Lauras Sitzhaltung (BWS, HWS) ist unauffällig.

13.2.3 Spezifische Fragen/Screening

Es liegen keine Red Flags oder Erkrankungen vor. Dem Bericht der HNO-Ärztin entnehme ich, dass bei der Untersuchung normale peripher vestibuläre Funktionen und regelrechte Hörfunktionen vorliegen.

Laura wirkt ruhig und schildert ihre Probleme klar und strukturiert. Sie zeigt keine emotionalen/psychischen Auffälligkeiten.

Clinical Reasoning

Aufgrund der bisherigen Informationen stufe ich Lauras Problem weiterhin als eine Motion Sickness ein, die möglicherweise durch Störungen der folgenden Bereiche hervorgerufen wird:

- *Somatosensorik:* Das Auftreten der Symptome im Stehen und Gehen lässt hier eine Beteiligung vermuten und ich muss daher weitergehend die Somatosensorik der Füße und Beine testen. Allerdings erwarte ich dabei aufgrund des Alters und des Gesundheitszustandes normale Befunde. Auch ist bei Vorliegen einer emotionalen Beteiligung häufig eine Störung der somatosensorischen Wahrnehmung zu beobachten.
- *Okulomotorik:* Die Zunahme der Beschwerden im Supermarkt/Laden, in Menschenmengen und beim Betrachten des Wellengangs am Strand sowie deren Abnahme beim Augenschließen könnte eine okulomotorische bzw. visuelle Ursache haben.
- *HWS:* Die Symptomauslösung durch Kopfbewegungen, die prominenten Mm. sternocleidomastoidei und die Verschlechterung durch eine Nackenmassage lassen auf eine zervikogene Ursache i. S. einer Instabilität (Gruppe A) oder muskulären Dysfunktion (Gruppe B) schließen.
- *emotionale Beteiligung:* Diese ist durch das initiale, aufwühlende Gespräch gegeben. Auch die Abnahme des Schwindels durch das Schließen der Augen kann auf eine emotionale Beteiligung hinweisen.
- *vestibuläres System:* Ob das vestibuläre System ebenfalls als Ursache in Frage kommt, kann ich bislang noch nicht beurteilen. Da Kopfbewegungen und Drehungen bei Laura den Schwindel auslösen und bei einer Motion Sickness häufig eine vestibuläre Überempfindlichkeit vorliegt, sollte das vestibuläre System kursorisch untersucht bzw. ausgeschlossen werden. Ich erwarte diesbezüglich jedoch einen unauffälligen Befund, da die HNO-Untersuchung keine Auffälligkeiten ergab.

Auch wenn viele Faktoren bereits auf eine Motion Sickness hindeuten, so könnten jedoch einige von Lauras Beschreibungen (Schwankschwindel im Stehen und Gehen, Schwindel in Menschenmengen und im Supermarkt, keine objektivierbaren HNO-Befunde, emotionale Beteiligung) auch auf einen phobischen Schwankschwindel zutreffen.

13.2.4 Erwartungen der Patientin

Laura erwartet von der Physiotherapie einen Rückgang des Schwindels bis hin zur völligen Symptomfreiheit im Alltag.

13.3 Körperliche Untersuchung

Basierend auf meinem Clinical Reasoning führe ich verschiedene Tests durch, um meine Hypothesen zu bestätigen oder zu verwerfen. Aufgrund der Symptome im Stehen und Gehen untersuche ich als erstes die Somatosensorik der Füße und Beine. Ich erwarte aufgrund des Alters und des Gesundheitszustandes normale Befunde.

13.3.1 Somatosensorik

Stehtests

Ich beginne mit der Untersuchung der Somatosensorik anhand verschiedener Stehtests. Sowohl das Stehen in normaler Spurbreite und geschlossenen Augen als auch der Stand mit geschlossenen Füßen und offenen Augen ist unauffällig. Es wird kein Schwanken und kein Schwindel ausgelöst.

Als Nächstes führe ich den Romberg-Test durch. Hierbei bitte ich Laura, die Füße so eng wie möglich zusammenzustellen, die Arme locker hängen zu lassen und für 20 Sekunden die Augen zu schließen. Der Test ist positiv, wenn innerhalb dieser Zeit ein bedeutendes Schwanken auftritt (Khasnis und Gokula 2003). Laura hat ein verstärktes Schwanken – der Test ist positiv.

Fuß-Strategie

Da bei somatosensorischen Beeinträchtigungen häufig die Fuß-Strategie (s. Box „Gleichgewichtsstrategien“ (S. 221)) vermindert ist, überprüfe ich diese als Nächstes. Laura steht hierfür in normaler Spurbreite und ich gebe ihr am Becken einen so kleinen Impuls nach vorne und hinten, dass nur eine Reaktion der Füße (DE bei Impuls nach hinten, PF bei einem Impuls nach vorne) entsteht.

Dann teste ich die aktive Fuß-Strategie, indem ich Laura auffordere, mit einer leichten Gewichtsverlagerung nach vorne und hinten (vom Vorfuß auf die Ferse) zu schaukeln. Auffällig ist, wenn die Bewegung unkoordiniert, eine Bewegung (meist DE) reduziert ist oder wenn die Patientin das Gleichgewicht verliert.

Die reaktive und die aktive Fuß-Strategie sind bei Laura unauffällig.

Zusatzinfo

Gleichgewichtsstrategien

Um das Gleichgewicht im Zweibeinstand bei Störungen zu halten, verfügen wir über mindestens 3 Strategien, die in zahlreichen Untersuchungen nachgewiesen wurden (Schädler 2016):

1. *Fuß-Strategie:* Bei kleinen Impulsen entsteht eine Muskelaktivierung von distal nach proximal, insbesondere den Sprunggelenksmuskeln. Bei einem somatosensorischen Defizit ist häufig die Fuß-Strategie reduziert (Schädler 2016).
2. *Hüft-Strategie:* Im Falle einer größeren Gleichgewichtsstörung oder wenn eine Rotation des Patienten/der Patientin induziert wird oder wenn die Person auf einem Balken steht, werden physiologischerweise zuerst die Muskeln der Hüfte und des Rumpfes aktiviert.
3. *Schritt-Strategie:* Wird das Gleichgewicht des Patienten/der Patientin – z. B. durch einen Therapeuten induzierten Impuls – in dem Maße gestört, dass der Körperschwerpunkt außerhalb der Unterstützungsfläche verlagert wird, erfolgt reaktiv ein Schritt mit einer Aktivierung der Fußmuskulatur und Abduktoren des Standbeins.

Sensorik

Um ein sensorisches Defizit auszuschließen, messe ich nun mit einer Rydel Seiffer Stimmgabel den Vibrationssinn an Metatarsale 1 links und rechts. Laura sitzt auf einem Stuhl, die Füße sind barfuß auf dem Boden aufgestellt. Ich fordere sie auf, „jetzt“ zu sagen, sobald die Vibration weg ist und bitte sie, die Augen zu schließen. Ich bringe die Stimmgabel zum Vibrieren und setze sie am Metatarsale 1 links an. Sobald Laura „jetzt“ sagt, lese ich auf der Skalierung den Wert ab. Die Messung wird auf derselben Seite noch 2-mal durchgeführt und anschließend der Mittelwert bestimmt. Dann wechsle ich die Seite. Laura zeigt bei dieser Untersuchung normale Werte (links 8/8, rechts 7/8).

Clinical Reasoning

Zwar sind fast alle somaosensorischen Tests unauffällig, dennoch ist der Romberg-Test positiv und die Symptome treten meist im Stehen und Gehen auf. Daraus folgere ich, dass zwar die Sensibilität normal ist, aber ein somatosensorisches Wahrnehmungsdefizit vorliegt. Aufgrund übermäßiger Reize aus anderen sensorischen Systemen kann es zu einer Deaktivierung somatosensorischer Hirnareale führen (Dieterich 2008) und eine emotionale Beteiligung kann die Verarbeitung somatosensorischer Reize bei offenen Augen beeinträchtigen (Goto 2011, Ohno 2004).

Organisation der sensorischen Systeme für das Gleichgewicht

Zusatzinfo

Clinical Test for Sensory Interaction in Balance (CTSIB)

Der CTSIB (▶ Abb. 13.6, ▶ Tab. 13.3) untersucht die Organisation der sensorischen Systeme für das Gleichgewicht (vestibulär, visuell, somatosensorisch) und den Kompensationsmechanismen (Shumway-Cook und Woollacott 2012). In der Physiotherapie von vestibulären Störungen hilft er im Falle einer noch unklaren Ursache und fehlenden Hypothese oder zur Bestätigung oder zum Verwerfen einer Hypothese.

Bei der Durchführung steht der Patient/die Patientin unter verschiedenen sensorischen Bedingungen 30 Sekunden lang in folgenden 6 Positionen – dabei befindet sie sich barfuß in einem schulterbreiten Stand (▶ Abb. 13.6a–f):

1. Stand mit offenen Augen
2. Stand mit verbundenen Augen
3. Stand mit offenen Augen mit Lampenschirm
4. Stand auf einer 8 cm dicken Schaumstoffplatte mit offenen Augen
5. Stand auf einer 8 cm dicken Schaumstoffplatte mit verbundenen Augen
6. Stand auf einer 8 cm dicken Schaumstoffplatte mit Lampenschirm

In jeder Position wird das Schwanken beurteilt und anhand der folgenden Skala bewertet:

1 = minimale (normale) Oszillation
2 = leichte Oszillation
3 = bedeutende Oszillation
4 = hält sich, macht Schritte oder muss gehalten werden, um nicht zu stürzen

In der Interpretation ist weniger das Gesamtresultat interessant, als vielmehr das vorliegende Muster. Auf der Basis mehrerer Untersuchungen hat Anne Shumway-Cook (Shumway-Cook und Woollacott 2012) eine Tabelle erstellt (▶ Tab. 13.3), anhand derer das Testresultat analysiert und interpretiert werden kann: Schwankt die Testperson besonders in Position 5 und 6, könnte es sich um einen vestibulären Verlust handeln. Ist das Schwanken besonders in Position 2 und 5 oder 3 und 6 verstärkt, deutet dies auf eine visuelle Abhängigkeit hin. Tritt das Schwanken besonders im Stand auf dem Schaumstoff verstärkt auf, ist die Testperson von der Oberfläche abhängig, was auf ein somatosensorisches Defizit hindeutet.

Tab. 13.3 Clinical Test for Sensory Interaction in Balance: Auf der Basis mehrerer Studien wurde ein Klassifikationsschema zur Interpretation der Testresultate erstellt (Shumway-Cook und Woollacott 2012). N = normal, A = auffällig.

Position	1	2	3	4	5	6
gesunder Erwachsene (7–60)	N	N	N	N	N	N
visuelle Abhängigkeit	N	N/A	A	N	N/A	A
vestibulärer Verlust	N	N	N	N	A	A
Oberflächen-Abhängigkeit	N	N	N	A	A	A
sensomotorische Selektionsprobleme	N	N	A	A	A	A

Zur Differenzierung der sensorischen Systeme wende ich bei Laura den CTSIB an und erhalte für die 6 Positionen folgende Werte: 1 – 2 – 1 – 1 – 2 – 1 (N – A – N – N – A – N)

D.h. Position 2 und 5 sind auffällig (A) und wurden mit einem Wert von 2 beurteilt. Das Resultat ist somit als weitgehend normal anzusehen – mit einem Hinweis auf eine visuelle Abhängigkeit. Im CTSIB finden sich somit keine Hinweise für eine peripher oder zentral vestibuläre Störung.

Vestibuläre Tests

Im HNO-Bericht waren die vestibulären Funktionen unauffällig, ebenso im CTSIB. Um eine vestibuläre Überempfindlichkeit, die häufig bei einer Motion Sickness vorliegt, dennoch ausschließen zu können, führe ich 2 zusätzliche vestibuläre Tests durch (s. Box „Vestibuläre Tests“ (S. 224)):

1. *Kopfimpulstest (KIT):* Bei Laura ist der KIT für beide Seiten normal.
2. *Test der Mustererkennung:* Beim Test der Mustererkennung im Sitzen verspürt Laura bei einer Kopfrotation nur wenig Schwindel. Daher führe ich den Test erneut im Stehen mit 2 Rotationen durch. Der Schwindel tritt nun deutlicher auf und dauert pro Bewegung (2 × Rotation) jeweils 2–3 Sekunden immer gleich lang an. Aufgrund dieses Testresultats vermute ich keine therapierbare vestibuläre Überempfindlichkeit.

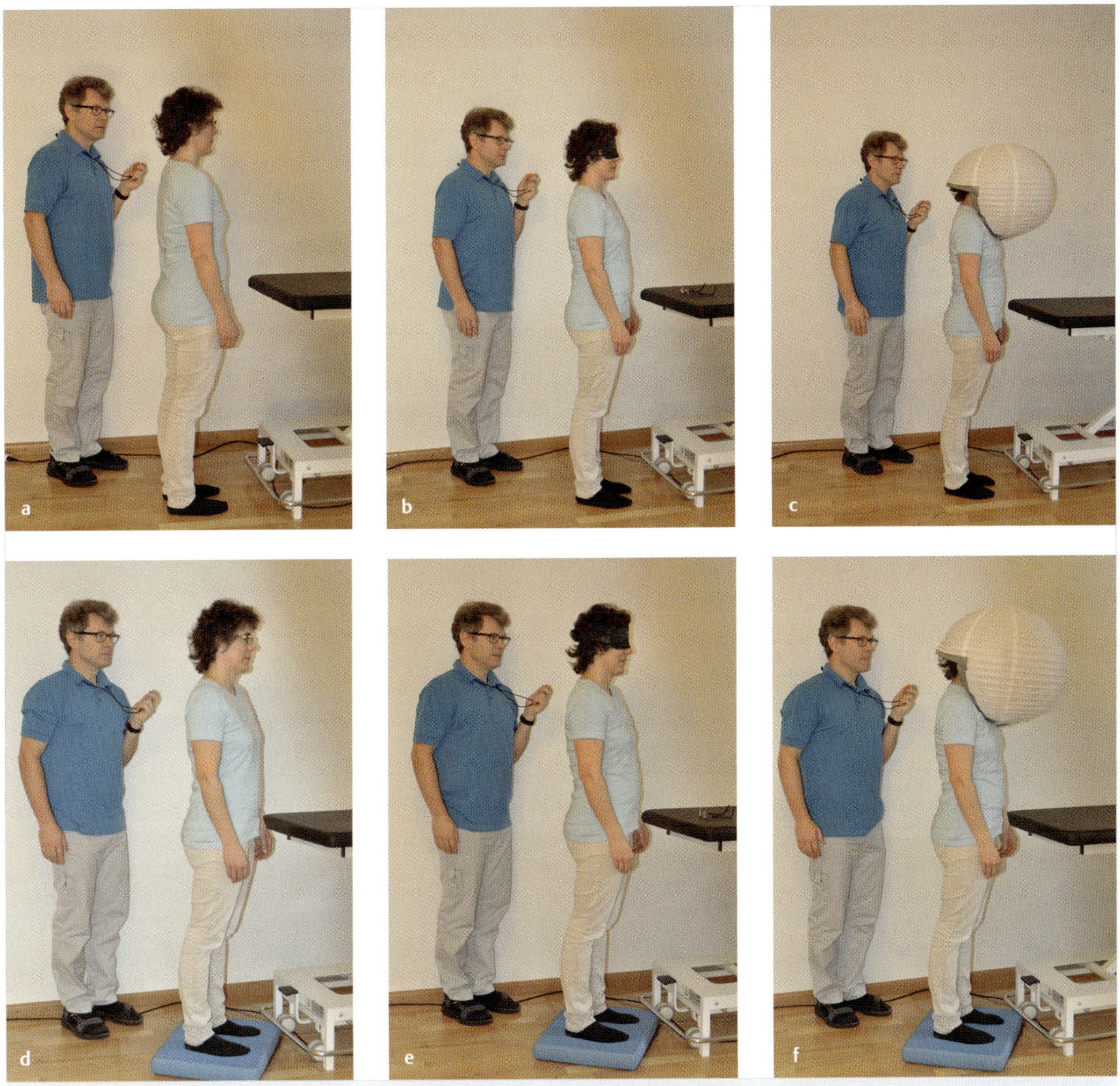

Abb. 13.6 Clinical Test for Sensory Interaction Balance. Die Testperson durchläuft im barfüßigen Stand 6 verschiedene sensorische Anforderungen. Mit dem Lampenschirm ist der Visus zwar vorhanden, liefert aber keine zuverlässigen Informationen über die Position im Raum. (Bildquelle: S. Schädler)

a Stand mit offenen Augen,
b Stand mit geschlossenen Augen,
c Stand mit offenen Augen, aber mit dem Kopf im Lampenschirm,
d Stand auf einer 8 cm dicken Schaumstoffplatte mit offenen Augen,
e Stand auf einer 8 cm dicken Schaumstoffplatte mit geschlossenen Augen,
f Stand auf einer 8 cm dicken Schaumstoffplatte mit offenen Augen, aber mit Kopf im Lampenschirm.

Zusatzinfo

Vestibuläre Tests

Kopfimpulstest (KIT)

Der KIT untersucht die Funktion des peripher vestibulären Systems und ist ein sehr anerkannter und häufig verwendeter Test.

Dabei sitzt der Therapeut/die Therapeutin vor der Testperson und hält ihren Kopf von beiden Seiten mit seinen Händen. Der Patient/die Patientin wird aufgefordert, direkt vor sich einen Punkt zu fixieren. Nun bewegt der Therapeut/die Therapeutin den Kopf erst locker hin und her, damit die Testperson lockerlassen kann. Anschließend bewegt er den Kopf erst etwa 30° zur rechten Seite und dann in einer sehr raschen, impulsartigen Bewegung zur Mitte. Dabei beurteilt er die Reaktion der Augen des Patienten/der Patientin. Blicken seine/ihre Augen stets nach vorne auf den Punkt, ist der Test normal. Tritt eine Rückstellbewegung (entgegen der Bewegungsrichtung, in diesem Fall nach rechts) auf, ist der Test positiv (Unterfunktion des linken Organs). Im Anschluss wird der Test in gleicher Weise zur Gegenseite wiederholt.

Test der Mustererkennung

Dieser Test wurde 2016 erstmals beschrieben (Schädler 2016) und dient der Erkennung einer therapierbaren, peripher oder zentral vestibulären Dysfunktion. Dabei wird eine Bewegung – wie etwa eine Kopfrotation nach links/rechts durchgeführt und die Dauer des Schwindels gemessen. Dies wird mehrmals wiederholt. Nimmt die Schwindeldauer mit jeder Bewegung ab (z. B. 4,5 s/3,5 s/3 s/2,5 s/2s), ist diese Bewegung und Dosierung als Training (Heimübung) geeignet und verspricht eine gute Prognose für die vestibuläre Rehabilitation.

Differenzierungstest zwischen vestibulärem und zervikogenem Test

Dabei sitzt die Testperson auf einem Drehstuhl und es werden 3 verschiedene Drehmanöver durchgeführt:

1. *vestibulär:* Die ganze Person wird en bloc nach links und rechts rotiert.
2. *zervikal:* Der Kopf wird fixiert und der Körper wird nach links und rechts rotiert.
3. *vestibulär und zervikal:* Die Testperson dreht nur den Kopf nach links und rechts.

Nach jeder Testbewegung wird die Person nach ihren Symptomen gefragt. Treten ihre typischen Symptome bei Test 1 und 3 auf, weist dies auf eine vestibuläre Ursache hin. Berichtet sie bei Test 2 und 3 über ihre typischen Symptome, weist dies auf eine zervikogene Ursache hin.

Ich verzichte auf die Tests für den gutartigen Lagerungsschwindel BPLS (Dix Hallpike-Test, Pagnini-McClure's Test), da in der Anamnese nichts auf einen BPLS hindeutet wie Drehschwindel mit Latenz beim Abliegen, Aufsitzen oder Drehen im Bett.

Okulomotorische Tests

Aufgrund der Zunahme des Schwindels durch Bewegungen in Lauras Umfeld (im Supermarkt, in Menschenmengen etc.) sowie einer Abnahme beim Schließen der Augen führe ich wie geplant verschiedene okulomotorische Tests (s. Box „Okulomotorische Tests“ (S. 225)) durch. Wie bereits beschrieben ist der Kopfimpulstest für den vestibulo-okulären Reflex (VOR) unauffällig.

Bei Laura ergeben die Tests folgende Resultate:

- *Vergenz:* unauffällig
- *Sakkaden:* vertikal unauffällig, horizontal verlangsamt
- *langsame Blickfolge:* objektiv unauffällig, subjektiv den typischen Schwindel auslösend
- *Smooth Pursuit Neck Torsion Test (SPNT, s. Box* „Okulomotorische Tests (S. 225)“*):* positiv – der typische Schwindel ist v. a. in Kopfrotation nach links deutlich stärker als in Neutralstellung.
- *Optokinetischer Reflex (OKR, s. Box* „Okulomotorische Tests (S. 225) “*):*
  - horizontal gesteigerter Nystagmus und produzierter Schwindel, v. a. bei Bewegung nach rechts
  - vertikal gesteigerte Nystagmus, aber ohne Schwindel

Zusatzinfo

Okulomotorische Tests

Vergenz

Die Funktion der Vergenz stellt die Augen auf ein nahes und entferntes Sehziel ein, indem es zu einer Adduktion bzw. Abduktion der Augen kommt. Zur Testung hält der Therapeut/die Therapeutin einen Punkt oder Stift in einem Abstand von ca. 30 cm vor die Augen der sitzenden Testperson. Dann führt er den Stift auf gleicher Höhe bis ca. 90 cm von der Testperson weg und kehrt wieder zurück. Dabei beurteilt er die Ab- und Adduktion der Augen (objektiv) und ob die Testperson den Punkt immer scharf und klar sieht oder die typischen Symptome ausgelöst werden (subjektiv). Dann fordert der Therapeut/die Therapeutin die Testperson auf, in einem Tempo von ca. 2 Hz. zwischen dem 30 cm entfernten Punkt und einem Punkt in der Ferne hin und her zu wechseln. Die Beurteilung erfolgt wie oben.

Sakkaden

Die Sakkadenbewegungen der Augen sind unser Alltagsmodus, mit welchen wir Sehziele wählen und explorieren. Die Sakkaden werden getestet, indem der Therapeut/die Therapeutin der Testperson 2 Punkte (Stifte) auf Augenhöhe hinhält. Diese haben einen Abstand von ca. 40 cm zu den Augen und ca. 50 cm zueinander. Die Testperson wird aufgefordert, in einem Rhythmus von ca. 2 Hz zwischen dem linken und rechten Punkt hin und her zu wechseln. Dasselbe wird in vertikaler Richtung von oben nach unten durchgeführt. Beurteilt wird, wie genau die Testperson von Punkt zu Punkt wechselt und ob sie das Tempo beibehalten kann oder die Symptome ausgelöst werden.

Langsame Blickfolge

Um ein bewegtes Objekt mit den Augen zu verfolgen, ist die langsame Blickfolge erforderlich (▶ Abb. 13.7)

Test der langsamen Blickfolge in 45° Kopfrotation (Smooth Pursuit Neck Torsion Test = SPNT)

Beim SPNT wird nach dem Test (in HWS-Neutralstellung) die langsame Blickfolge in 45° Kopfrotation wiederholt (▶ Abb. 13.8). Sind die Befunde in Kopfrotation schlechter oder besser als in Neutralstellung, gilt der Test als positiv und gibt somit einen Hinweis auf einen zervikogenen Einfluss.

Optokinetischer Reflex (OKR)

Schließlich wird der OKR mit der Nystagmustrommel (drehbare Trommel mit schwarz-weißen Streifen) untersucht (▶ Abb. 13.9).

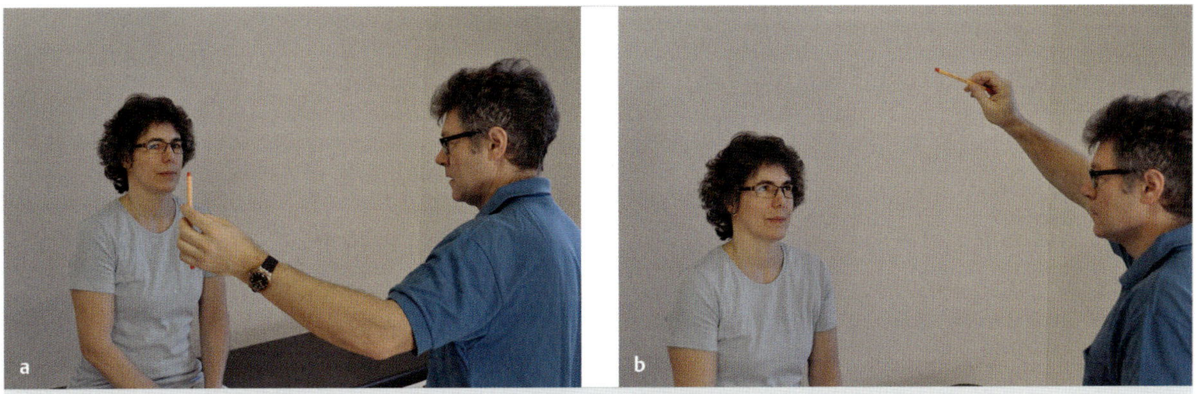

Abb. 13.7 Okulomotorische Tests: langsame Blickfolge. (Bildquelle: S. Schädler)

a Horizontale Testung. ASTE: Sitz. **Durchführung:** Die sitzende Patientin fixiert einen Punkt (Stift), den ihr der Therapeut auf Augenhöhe ca. 40 cm vor die Augen hält. Nun bewegt er den Stift bogenförmig nach links und rechts. Dabei soll die Patientin den Punkt mit den Augen verfolgen, der Kopf bleibt ruhig.

b Vertikale Testung. ASTE: Sitz. **Durchführung:** Der Therapeut führt den Test wie zuvor in horizontaler Ebene nun in vertikaler Richtung nach oben und unten durch.
Dabei beobachtet er die Genauigkeit der Augenbewegungen. Diese sollen kontinuierlich dem Punkt folgen. **Interpretation:** Als auffällig gilt für beide Testrichtungen, wenn objektiv der Kopf mitbewegt oder die Augen abweichen oder subjektiv ein unscharfes oder doppeltes Bild entsteht oder die typischen Schwindelsymptome auftreten.

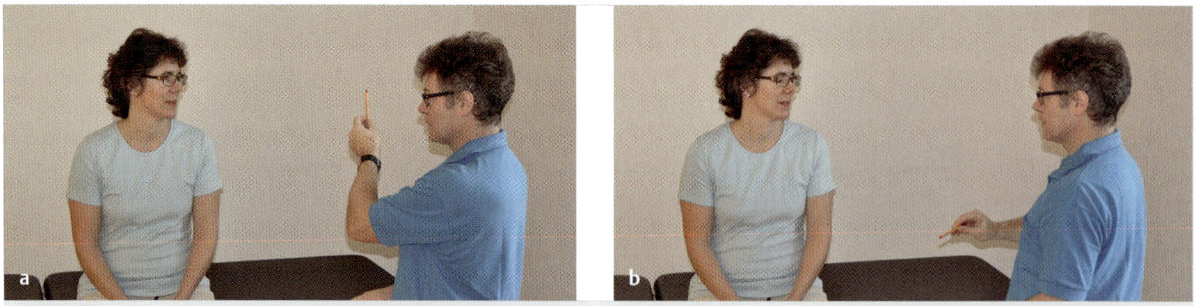

Abb. 13.8 Okulomotorische Tests. Test der langsamen Blickfolge in 45° Kopfrotation (SPNT). (Bildquelle: S. Schädler)

a horizontale Testung. ASTE: Sitz. **Durchführung:** Der Test wird identisch zum Test der langsamen Blickfolge in Neutralstellung der HWS durchgeführt – jedoch ist hier der Oberkörper bei unverändert stabilem Kopf um 45° nach links bzw. rechts rotiert. Die Bewegung erfolgt zuerst nach links-rechts.

b vertikale Testung. Dann bewegt der Therapeut den Stift nach oben und unten.

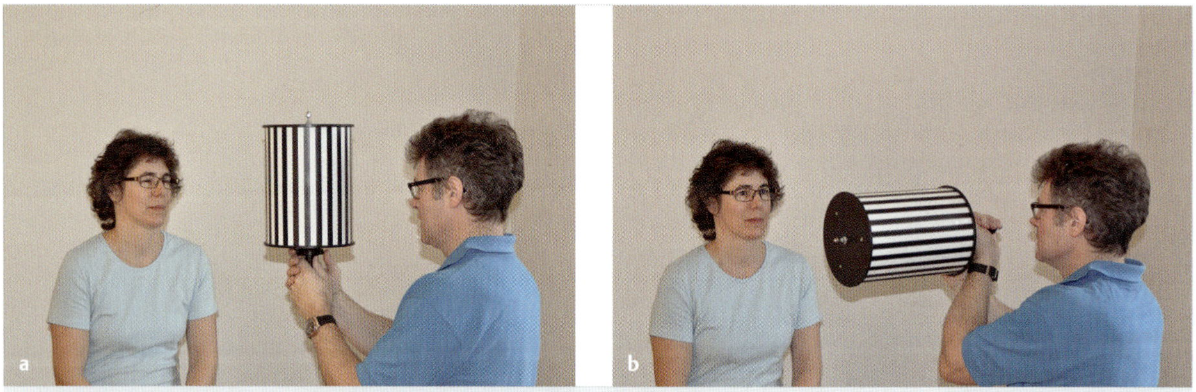

Abb. 13.9 Okulomotorische Tests: Optokinetischer Reflex (OKR). (Bildquelle: S. Schädler)

a horizontale Testung. ASTE: Sitz. **Durchführung:** Der Therapeut hält eine Nystagmustrommel in einem Abstand von ca. 30 cm in vertikaler Richtung auf Augenhöhe vor die sitzende Patientin. Nun lässt er die Trommel langsam nach links bzw. rechts drehen und beurteilt die Augenbewegungen der Patientin. **Interpretation:** Als normale Reaktion sollte ein horizontaler, optokinetischer Nystagmus (OKN) zu sehen sein. Pathologisch ist, wenn der OKN reduziert oder gar nicht vorhanden ist oder die typischen Symptome auftreten.

b vertikale Testung. ASTE: Sitz. **Durchführung:** erfolgt wie die Testung der horizontalen Bewegung, nur eben vertikal. Das heißt, der Therapeut hält die Trommel in horizontaler Richtung. **Interpretation:** Als normale Reaktion sollte ein vertikaler, optokinetischer Nystagmus (OKN) zu sehen sein. Pathologisch ist, wenn der OKN reduziert oder gar nicht vorhanden ist oder die typischen Symptome auftreten.

Emotionale Beteiligung

Aufgrund der anamnestischen Angaben (Beginn, Auslöser, Verbesserung bei geschlossenen Augen, Verstärkung in Einkaufsladen und Menschenmengen) könnte eine emotionale Beteiligung vorliegen.

Hinweise darauf gibt der CTSIB: Im Falle einer emotionalen Beteiligung sind häufig die Positionen 3 und 6 schlechter als die Positionen 2 und 5. Dies stimmt mit zahlreichen Studien überein, wonach der Einfluss von erhöhter Angst auf das Gleichgewicht nur bei geöffneten, nicht jedoch bei geschlossenen Augen zu messen ist (Goto 2011, Ohno 2004). Bei Laura war Position 2 und 5 schlechter als 3 und 6, was in diesem Test nun gegen eine emotionale Beteiligung sprechen würde.

13.3.2 Inspektion

In der Inspektion lege ich besonderen Augenmerk auf die HWS, da sowohl Kopfbewegungen und Massage die Symptome verstärken als auch die Mm. sternocleidomastoidei prominent erscheinen.

In der Seiten- und Frontansicht kann ich bei Laura keine Auffälligkeit in der Haltung der BWS und HWS feststellen. Die BWS zeigt tendenziell einen Flachrücken. Wie be-

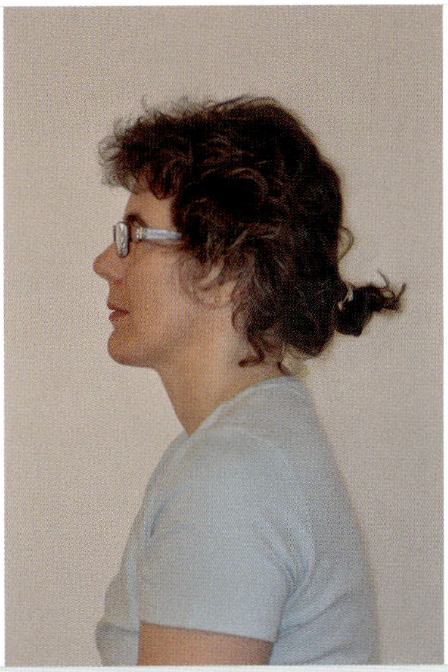

Abb. 13.10 Inspektion: In der lateralen Ansicht ist eine Überaktivität des M. sternocleidomastoideus gut zu erkennen. (Bildquelle: S. Schädler)

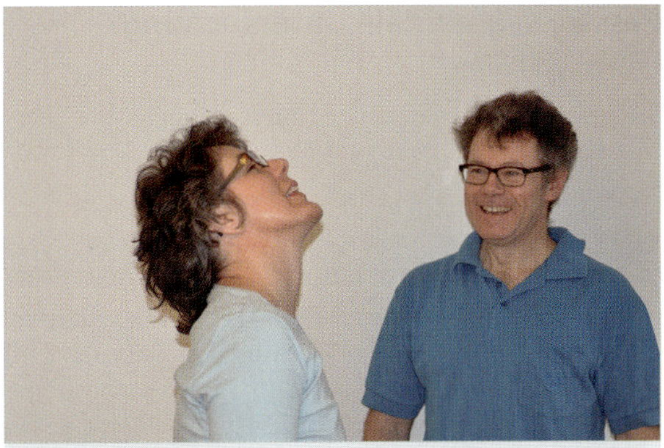

Abb. 13.11 Funktionelle Demonstration: Beim Blick nach oben bewegt die Patientin primär aus der mittleren HWS, die BWS ist kaum beteiligt. Eine typische Augenbewegung nach oben ist kaum erkennbar. Zudem wird ihr typischer Schwindel ausgelöst. (Bildquelle: S. Schädler)

reits während der Anamnese bemerkt, treten die Mm. sternocleidomastoidei optisch stark hervor (▶ Abb. 13.10).

13.3.3 Funktionelle Demonstration

Da Laura beim nach oben Blicken schwindlig wird, schaue ich mir diese Aktivität in der funktionellen Demonstration an (▶ Abb. 13.11). Dabei fällt auf, dass die Bewegung fast ausschließlich in der mittleren HWS stattfindet und auf wenigen Segmente beschränkt ist. Laura gibt ihren typischen Schwindel an. Die Bewegung der BWS in Extension ist reduziert. Die Augenbewegung nach oben ist kaum feststellbar. Nun fordere ich Laura auf, erst die BWS zu strecken (extendieren), dann mit den Augen nach oben zu schauen und erst zum Schluss die restliche Bewegung mit dem Kopf bzw. der HWS zu machen. Bei Ausführung in dieser Reihenfolge verspürt Laura keinen Schwindel.

13.3.4 Palpation

Bei der Palpation der Mm. sternocleidomastoidei bestätigt sich ein beidseitiger Hypertonus, jedoch werden keinerlei Symptome ausgelöst. Die subokzipitale Muskulatur und der M. trapezius descendens, die häufige Quellen von zervikogenem Schwindel darstellen, sind unauffällig.

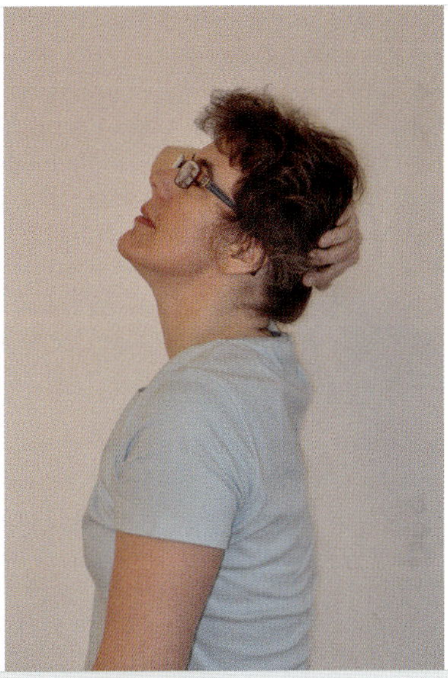

Abb. 13.12 Aktive Beweglichkeitsprüfung: Hierbei ist insbesondere die Bewegung in Extension auffällig – diese erfolgt vorwiegend aus der mittleren HWS heraus und zeigt eine übermäßige ROM. (Bildquelle: S. Schädler)

13.3.5 Beweglichkeit

Aktive Bewegungsuntersuchung

Die aktive Bewegungsprüfung der HWS (▶ Abb. 13.12) zeigt eine erhöhte Beweglichkeit v. a. in Extension und Rotation – insbesondere in der mittleren HWS. Die BWS ist in Extension leicht eingeschränkt. Die Extension löst ihren Schwindel aus.

Passive segmentale Untersuchung (PAIVMs)

Bei der passiven segmentalen Untersuchung (s. Box „Passive Accessory Intervertebral Movements (S. 321)") bestätigt sich die Hypothese einer erhöhten Mobilität von C5–C3. Hierbei wird Lauras typischer Schwindel leicht ausgelöst. Die BWS zeigt eine leicht reduzierte, jedoch altersentsprechend normale Mobilität und ist symptomfrei.

Clinical Reasoning

Bevor ich zur physiotherapeutischen Diagnose übergehe, möchte ich an dieser Stelle eine Selbstkritik einräumen: Bei der Umsetzung der vestibulären Tests wäre es sinnvoll gewesen, auch den 3-teiligen Test zur Differenzierung zwischen vestibulärem und zervikogenem Schwindel (s. Box „Vestibuläre Tests" (S. 224)) durchzuführen. Diese Erkenntnis kam mir jedoch leider erst gegen Ende der heutigen Therapieeinheit und da ich noch eine kurze Behandlung vornehmen möchte, bleibt hierfür heute keine Zeit mehr. Ich werde schauen, ob ich dies zu einem späteren Zeitpunkt nachholen werde.

Auch wenn das stark emotional besetzte Gespräch als Auslöser für Lauras Schwindel anzusehen ist, so rückt für mich der emotionale Aspekt in Lauras Fall dennoch etwas in den Hintergrund, da sie im Großen und Ganzen als emotional stabiler Mensch auf mich wirkt. Dies ist womöglich ein Grund zusammen mit positiven Testbefunden, warum ich vergessen habe, die initiale Hypothese einer emotionalen Beteiligung zusätzlich mit dem Fragebogen Vertigo Symptom Scale (VSS) zu klären. Dabei werden die Subskalen „vestibulär" (VSSvest) und „Angst" (VSSanx) berechnet. Der empfohlene Grenzwert für erhöhte Angst liegt bei 11 Punkten der Subskala VSSanx (Herrmann 1997).

Physiotherapeutische Diagnose

Nochmals zusammenfassend wird der sensorische Mismatch der Motion Sickness durch die bereits genannten Faktoren verursacht:

- *zervikale Hypermobilität mit Hypertonus der Mm. sternocleidomastoidei*: Einerseits besteht bei Laura ein starker Hinweis auf eine zervikale Hypermobilität (aktive und passive Bewegungsprüfung, Verstärkung durch muskuläre Detonisierung), welche den Schwindel bei Kopfbewegungen auslöst. Andererseits können die hypertonen Mm. sternocleidomastoidei für den Schwindel mitverantwortlich sein, die als potenzielle Auslöser hierfür bekannt sind. Ziel der Behandlung ist daher in erster Linie die HWS muskulär zu stabilisieren und die Mm. sternocleidomastoidei zu detonisieren. Zudem besteht ein Hinweis auf einen zervikogenen Einfluss aufgrund des positiven SPNTs.
- *okulomotorische Dysfunktion:* Der auftretende Schwindel im Einkaufsladen und in Menschenmengen ist mit einer Störung der Okulomototik zu erklären. Die Aufnahme der bewegten visuellen Informationen überfordern offensichtlich Lauras okulomotorische System und triggern den Schwindel. Auffallend sind v. a. die horizontalen Augenbewegungen (Sakkaden, langsame Blickfolge und OKR).
- *somatosensorisches Wahrnehmungsdefizit der unteren Extremitäten*: Lauras Schwindel tritt hauptsächlich im Stehen und Gehen auf – im Stand sind primär die somatosensorischen Informationen relevant (Huber 2018). Da der Romberg-Test bei Laura positiv, der Vibrationssinn aber normal ist, handelt es sich somit um ein somatosensorisches Wahrnehmungs- und Integrationsdefizit. Grund dafür könnten eine fehlerhafte Gewichtung der sensoroíschen Systeme (Huber 2018) sowie die sich gegenseitig hemmenden Interaktionen der sensorischen Areale sein (Dieterich 2008). Daher plane ich, als Erstes eine Probebehandlung mit somatosensorischer Stimulation der Füße und Beine durchzuführen. Um zu erkennen, welche Maßnahme bei Laura wirksamer ist, werde ich diese in separaten Sitzungen mit objektivem und subjektivem Wiederbefund anwenden.
- *emotionale Beteiligung:* Der sehr hohe Zeitdruck bei der Arbeit, die Auslösung der Symptome durch ein emotional beladenes Gespräch und die Linderung durch das Schließen der Augen lassen eine emotionale Beteiligung vermuten. Für eine abschließende Beurteilung fehlen zusätzliche Befunde (weitere Fragen, Subskala VSSanx).

Für eine vestibuläre Dysfunktion besteht aufgrund der negativen Testresultate kein Hinweis. Allerdings fehlt die Differenzierung zwischen einer vestibulären und zervikogenen Beteiligung.

13.4 Behandlungsverlauf

13.4.1 1. Therapiesitzung

Behandlung

Stimulation der Somatosensorik

Ich erkläre Laura die bei ihr vorliegenden Symptom- und Funktionsgruppen und teile ihr mit, dass ich sie hinsichtlich dieser Auffälligkeiten in den folgenden Sitzungen behandeln werde. Weil die Symptome vorwiegend im Stehen und Gehen auftreten und die verbleibende Zeit der ersten Sitzung knapp wird, stimuliere ich die Somatosensorik durch Abklopfen der Beine (▶ Abb. 13.13). Bereits kurz nach Beginn der Intervention berichtet Laura von einer sehr positiven Wirkung, da sie die Beine wieder besser spürt und der Schwindel deutlich zurückgeht.

▶ **Retest.** Anschließend führe ich erneut den Romberg-Test durch und evaluiere die Wirkung der Therapie anhand der subjektiven und objektiven Befunde.

- subjektive und objektive Verbesserung des Romberg-Tests
- subjektive Verbesserung des SPNT
- subjektive Verbesserung der Gangsicherheit

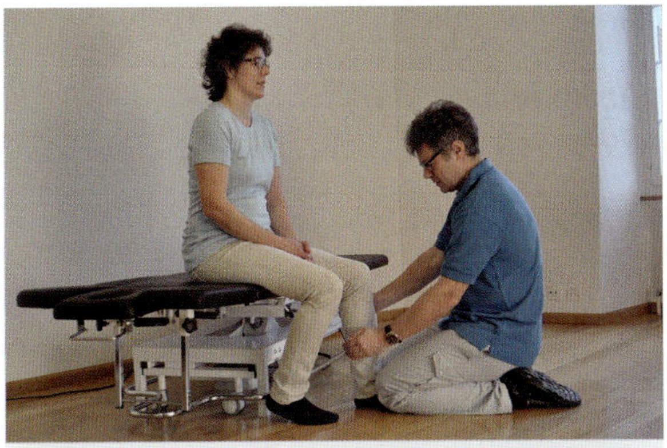

Abb. 13.13 Stimulation der Sensomotorik durch Abklopfen der Beine. ASTE: Die Patientin sitzt so weit an der Kante der Behandlungsliege, dass die Oberschenkel frei sind und die Füße flach auf dem Boden stehen. Der Therapeut kniet sich so vor ein Bein, dass seine Knie den Fuß der Patientin stabilisieren. **Durchführung:** Nun klopft der Therapeut den Unter- und Oberschenkel der Patientin mit den hohlen Händen für 2,5 Minuten ab. Die Patientin soll rückmelden, wenn es zu stark oder unangenehm ist. Das Gleiche führt der Therapeut auf der Gegenseite durch. Anschließend soll sie berichten, wie sich das Sitzen, Stehen und Gehen anfühlen. **Ziel:** Aktivierung der somatosensorischen Rezeptoren und Hirnareale und Förderung der Wahrnehmung. (Bildquelle: S. Schädler)

Heimprogramm

Zum Abschluss der Sitzung empfehle ich Laura, im Alltag besonders auf die Empfindungen der Füße und Beine zu achten und Zuhause barfuß zu gehen.

Clinical Reasoning

Die erste Probebehandlung unterstützt die Hypothese eines somatosensorischen Wahrnehmungsdefizits der Beine. Da im Falle einer emotionalen Beteiligung oft auch eine Störung der somatosensorischen Wahrnehmung zu beobachten ist, reagieren die Patienten häufig positiv auf die durch das Abklopfen erzeugte somatosensorische Stimulation der Beine.

Aufgrund der multifaktoriellen Ursache ist eine Schlussfolgerung zu den anderen beitragenden Faktoren zu diesem Zeitpunkt nicht möglich. Der Verlauf und die Interventionen werden die Hypothesen bestätigen oder verwerfen.

13.4.2 2. Therapiesitzung (4 Tage nach 1. Intervention)

Laura berichtet mir zu Beginn unseres zweiten Termins, dass ihre Schwindelanfälle seit der letzten Behandlung bereits abgenommen hätten. Aufgrund dieser positiven Rückmeldung entscheide ich mich, die Behandlung mit einer Stimulation der Fußsohlen fortzusetzen (Schädler 2016).

Behandlung

Stimulation der Fußsohlen

Diese führe ich 10 Minuten lang pro Fuß aus. Im Anschluss an die Stimulation dient mir der Romberg-Test als Wiederbefund. Er fällt normal aus.

Abklopfen der Beine

Nun wiederhole ich das Abklopfen der Beine und erhalte im Wiederbefund einen normalen SPNT.

Auf meine Nachfrage hin, welche Anwendung Laura als effektiver empfand, antwortet sie mir, dass das Abklopfen der Beine eine bessere Wirkung zeigte als die Fußsohlenstimulation.

Da Lauras Schwindel morgens bei der Arbeit beginnt, möchte ich gerne ein paar weitere Informationen zu ihrer Tätigkeit erfahren. Es stellt sich heraus, dass Laura beim Sortieren der Post, das ca. 30–45 Minuten dauert, ständig Kopfbewegungen macht. Dies erklärt womöglich, warum das Sortieren den Schwindel deutlich verstärkt und die entstandene Überbeweglichkeit der HWS.

Entspannung des M. sternocleidomastoideus und Stabilisation der HWS

Ich instruiere sie, wie sie die Mm. sternocleidomastoidei entspannen kann und wie sie das Sortieren der Post ökonomischer gestalten kann. So leite ich sie an, die Aufgabe vielmehr durch Körper- und Augenbewegungen bei stabilisierter HWS auszuführen. Dabei soll sie sich vorstellen, wie sie vor den Regalen steht und anschließend die Sortierbewegung imitiert. Beim Training dieser Bewegungen stabilisiere ich zwischenzeitlich manuell die HWS, um ihr ein Gefühl für die Stabilisation zu geben.

Clinical Reasoning

Offensichtlich wurde die Überbeweglichkeit der HWS durch die täglichen, andauernden Kopfbewegungen beim Sortieren der Post verursacht. Möglich ist, dass dabei v. a. die M. sternocleidomastoidei übermäßig trainiert und die tiefen stabilisierenden Muskeln insuffizient wurden.

Ziel der folgenden Therapiesitzungen ist es nun, hypomobile Wirbelsäulenabschnitte zu mobilisieren, Augenbewegungen zu fördern und die HWS zu stabilisieren. Letzteres sollte mit einem Training der tiefen stabilisierenden Nackenmuskeln eingeleitet werden. Dies bringt Laura nur etwas, wenn sie konkrete, problematische Alltagsaktivitäten wie das nach oben Blicken mit stabilisierter HWS durchführt.

13.4.3 3. Therapiesitzung (11 Tage nach 2. Intervention)

Laura kommt recht zufrieden zu mir in Behandlung. Der Schwindel hat sich deutlich verbessert, das Wäscheaufhängen bereitet ihr noch Probleme.

Behandlung

Ökonomisieren der Bewegung

Um die HWS beim Blick nach oben zu entlasten, zeige ich Laura, wie sie die Bewegung ökonomisieren kann. Zuvor erkläre und demonstriere ich ihr, wie ihre Bewegung beim Hochschauen fast ausschließlich im mittleren Bereich der HWS stattfindet. Ich erläutere ihr, dass eine häufige, wiederholte Bewegung in den gleichen Segmenten zu einer Überbeweglichkeit führen kann.

Anschließend instruiere ich sie, wie sie die Bewegung auf die BWS, die Augen und die HWS gleichmäßig verteilen kann (▶ Abb. 13.14). Nach einigen Wiederholungen gelingt ihr dies schon recht gut und steigere das Tempo. Ich bitte sie, dieses neue Bewegungsverhalten im Alltag anzuwenden.

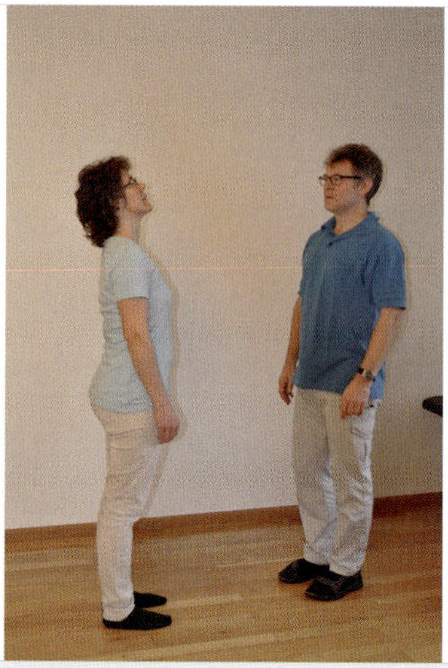

Abb. 13.14 Ökonomisieren der WS-Extension. ASTE: Stand. **Durchführung:** Der Therapeut fordert die Patientin auf, erst die BWS zu strecken, dann den Blick mit den Augen nach oben zu wenden und erst am Schluss den Kopf in Extension zu bewegen. Diese Bewegung erscheint noch etwas steif. Daher leitet er sie an, die Bewegung von BWS-Extension, Augenhebung und HWS-Extension schneller durchführen. **Ziel:** Ökonomische Bewegung im Alltag beim Blick nach oben. (Bildquelle: S. Schädler)

Stabilisation der HWS

Als Nächstes vermittle ich Laura Übungen zur Stabilisation der HWS, indem ich sie die tiefen Nackenmuskeln in Rückenlage anspannen lasse. Dies gelingt ihr nicht so gut. Daher entscheide ich mich, die Stabilisation der HWS in Bauchlage zu instruieren, was deutlich besser funktioniert. Laura soll das Gefühl während der Stabilisation wahrnehmen und abspeichern. Anschließend soll sie das gespeicherte Gefühl der Anspannung im Sitzen wieder abrufen.

Probebehandlung des M. sternocleidomastoideus

In der letzten Sitzung konnte ich Laura nur zeigen, wie sie die Mm. sternocleidomastoidei entspannt. Deshalb setze ich mir für die verbleibende Zeit der heutigen Sitzung das Ziel, eine Probebehandlung dieser Muskeln durchzuführen (▶ Abb. 13.15). Diese ist für sie sehr unangenehm, löst aber keinen Schwindel aus.

▶ **Retest.** Im Wiederbefund ist der Hypertonus deutlich geringer und Laura verspürt bei Kopfrotation keinen Schwindel mehr.

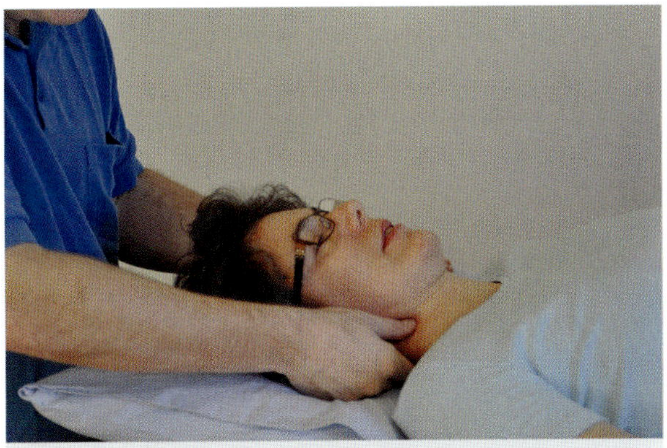

Abb. 13.15 Behandlung der Mm. sternocleidomastoidei. **ASTE:** RL, der Kopf liegt auf einem Kissen. Der Therapeut sitzt am Kopfende. **Durchführung:** Der Therapeut streicht mit dem Daumen der gleichseitigen Hand den M. sternocleidomastoideus einer Seite von kranial nach kaudal aus. Dabei achtet er darauf, ob Verhärtungen im kranialen oder kaudalen Abschnitt bestehen, oder ob ein Hartspann oder Triggerpunkte vorliegen. Je nach Befund behandle ich den Muskel 8–10 Minuten lang auf diese Weise, um dann zur Gegenseite zu wechseln. Selbstverständlich sind auch Techniken wie Bindegewebsgriffe oder Triggerpunkt-Behandlung indiziert. Häufig beschreiben Patienten diese jedoch als sehr unangenehm und schmerzhaft oder sie lösen Übelkeit und Schwindel aus. Daher hat sich als Einstieg beschriebene Behandlungstechnik bei Patienten mit Schwindel sehr bewährt. **Ziel:** Detonisierung des M. sternocleidomastoideus. (Bildquelle: S. Schädler)

Heimprogramm

Im Sinne einer Eigenübung soll Laura im Alltag die M. sternocleidomastoidei entspannen und das gespeicherte Gefühl der Stabilisation durch die tiefen Nackenmuskeln im Alltag mehrmals abrufen.

13.4.4 4. Therapiesitzung (18 Tage nach 3. Intervention)

Laura geht es nach wie vor besser als zu Beginn der Therapie, allerdings tritt der Schwindel im Einkaufszentrum nach wie vor auf. Da hierfür das okulomotorische System verantwortlich ist, lege ich den Schwerpunkt der heutigen Behandlung auf Übungen in diesem Bereich.

Behandlung

Erneute Detonisierung des M. sternocleidomastoideus

Dennoch beginne ich aufgrund des positiven Effekts zuerst mit der erneuten manuellen Detonisierung der Mm. sternocleidomastoidei rechts mehr als links und kontrolliere die bereits instruierte Übung zur Stabilisation der HWS in Bauchlage.

▸ **Retest.** Im Wiederbefund nach der manuellen Entspannung der Mm. sternocleidomastoidei ist die langsame Blickfolge deutlich besser. Es gibt Belege in der Literatur (Schädler 2016), wonach zervikale Afferenzen die Okulomotorik beeinflussen.

Training der langsamen Blickfolge

Dann greife ich mir den in der Befundaufnahme auffälligen Test der langsamen Blickfolge heraus. Hierbei wird bei größerer Amplitude (> 30° von der Mittelstellung) oder bei schnellerer Bewegung der typische Schwindel ausgelöst. Bei kleiner Amplitude ab Mittelstellung oder langsamen Bewegungen tritt kein Schwindel auf. Ich zeige ihr, wie sie die langsame Blickfolge als Training in einem selbstgewählten Tempo und Amplitude (Bewegungsausmaß) umsetzen kann – mit dem Ziel, die Amplitude stufenweise zu vergrößern (▸ Abb. 13.16).

Im Verlauf der Sitzung stellt sich heraus, dass Laura vor 8 Monaten eine neue Gleitsichtbrille bekommen hat. In diesem Zusammenhang erhielt sie von ihrem Optiker die Instruktion, beim Tragen der Brille den Kopf anstelle der Augen zu bewegen. Diesen Rat beherzigte sie, was dazu führte, dass sie beim Sortieren der Post den Kopf täglich 30–45 Minuten lang in alle Richtungen bewegt. D.h. sie mobilisiert damit ihre HWS und verkürzt durch das Vermeiden der Augenbewegungen die Augenmuskeln.

Clinical Reasoning

Der Befund zeigt, dass eine kleine Amplitude bei der langsamen Blickfolge keinen Schwindel auslöst. Erst eine größere Amplitude oder eine schnellere Bewegung verursacht diesen. Bei diesem Befund vermute ich eine Verkürzung der Augenmuskeln. Die Muskulatur der Augen weist mehr Muskelspindeln auf als andere Skelettmuskeln, was sehr feine Einstellungen der Augen ermöglicht. Eine Dehnung verkürzter Augenmuskeln verursacht sehr starke Afferenzen ans ZNS, die zu einem sensorischen Missmatch führen. Da Laura der Anweisung des Optikers gefolgt ist, nicht mehr die Augen, sondern den Kopf zu bewegen, nehme ich an, dass sich die Augenmuskeln über die 8 Monate hinweg verkürzt haben.

Heimprogramm

Die zuvor gezeigte Übung zur Mobilisation der Augenmuskeln eignet sich hervorragend als Eigentraining. Daher bitte ich Laura, diese 3- bis 5-mal über den Tag verteilt zu machen.

Zusätzlich zeige ich ihr das Augenrollen zur Dehnung der Augenmuskeln.

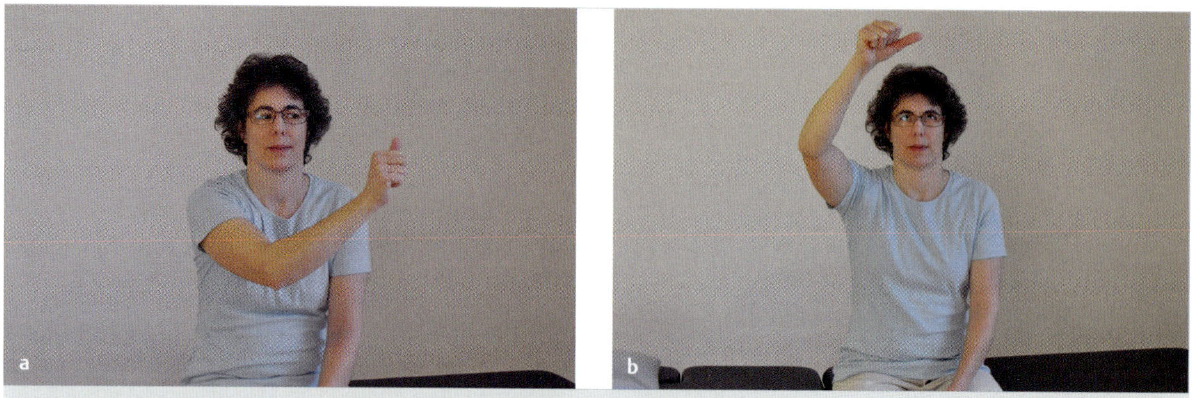

Abb. 13.16 Training der langsamen Blickfolge. (Bildquelle: S. Schädler)

a Horizontale Bewegung: ASTE: aufrechter Sitz, der Kopf ist in Neutralposition. **Durchführung:** Die Patientin hält einen Arm nach vorne ausgestreckt, der Daumen ist nach oben gerichtet und befindet sich auf Augenhöhe mittig vor ihrem Gesicht. Nun bewegt sie den Daumen horizontal in einem ruhigen Tempo so weit nach links und rechts bis zu der Grenze, an der der Schwindel auftritt. Die Bewegung soll sie pro Richtung 1–2 Minuten lang durchführen – vorausgesetzt der Schwindel nimmt nicht deutlich zu. **Ziel:** Vergrößerung der Amplitude (Bewegungsausmaß) nach links-rechts, später Tempo steigern.

b Vertikale Bewegung: Nach einer kurzen Pause hält sie erneut den Daumen vor die Augen, diesmal horizontal ausgerichtet. Nun bewegt die Patientin den Daumen für 1–2 Minuten hoch und runter. Dieses Training soll sie idealerweise täglich 3- bis 5-mal durchführen. **Ziel:** Vergrößerung der Amplitude (Bewegungsausmaß) nach oben-unten, später Steigerung des Tempos.

13.4.5 5. Therapiesitzung (25 Tage nach 4. Intervention)

Laura berichtet, dass sie kaum mehr Schwindel hat. Um dies zu konkretisieren, frage ich: „Wenn der Schwindel bei Therapiebeginn, also in der ersten Sitzung, 100 % war, wieviel beträgt er jetzt?“ Laura antwortet darauf, dass er nur noch etwa 10 % betrage.

Wiederbefund und Behandlung

Objektiv gemessen ist das symptomfreie Bewegungsausmaß der langsamen Blickfolge deutlich vergrößert. Ich kontrolliere die Stabilisationsübung der HWS und zeige ihr eine Steigerung im Vierfüßlerstand.

Ich führe eine manuelle Behandlung der Augenmuskeln und anschließend der Mm. sternocleidomastoidei durch. Der anschließende Wiederbefund zeigt eine nochmals verbesserte langsame Blickfolge (größere symptomfreie Amplitude, rascheres Tempo).

Clinical Reasoning

Aufgrund der fast vollständigen Beschwerdefreiheit habe ich mich entschieden, die nächste Therapiesitzung in einem größeren Zeitabstand zu planen, um eventuell auftretende Probleme erfassen zu können. Sollte beim nächsten Termin der Zustand weiterhin so erfreulich sein, würde ich herausfordernde Aktivitäten (Gangvariationen, Drehungen) prüfen und trainieren und letztendlich bei Symptomfreiheit die Therapie abschließen.

13.4.6 6. Therapiesitzung (48 Tage nach 1. Intervention)

Laura hat im Alltag keinerlei Schwindel mehr. Da jedoch beide Mm. sternocleidomastoidei nach wie vor eine erhöhte Spannung aufweisen, behandle ich diese wie zuvor weiter.

Behandlung

Training von Gangvariationen

Zur Überprüfung und allenfalls Verbesserung der Gangsicherheit und zum Vertrauensgewinn führe ich verschiedene herausfordernde Gangvariationen durch. In einem langen Flur lasse ich Laura verschiedene Gangvariationen durchführen wie

- Gehen mit Kopfbewegungen nach links/rechts, oben und unten,
- Gehen mit Augenbewegungen nach links/rechts, oben und unten,
- Gehen und 360°-Drehungen nach links bzw. nach rechts und geradeaus weitergehen,
- während des Gehens einen Ball zuwerfen.

Dabei wird auch die Dosierung festgelegt. Beim Gehen wird Laura aufgefordert, den Kopf einmal nach links und rechts zu drehen und wieder geradeaus zu schauen und weiter zu gehen. Erst wenn der Gang wieder geradeaus gerichtet und stabil oder der Schwindel weg ist, wird die nächste Kopfbewegung angeleitet. Am Anfang lasse ich Laura auf 25 Metern 2–3 Kopfbewegungen durchführen.

Wird ihre Gangsicherheit besser oder tritt kein Schwindel mehr auf, soll sie den Kopf 3- bis 4-mal bewegen. Dasselbe Vorgehen wird bei den Augenbewegungen oder den Drehungen angewendet.

Im abschließenden Befund gibt sie beim DHI 4 von 100 Punkten an und selbst rasche Drehungen im Stehen und Gehen sowie endgradige oder rasche Augenbewegungen, die langsame Blickfolge oder der optokinetischer Reflex lösen keinerlei Symptome mehr aus. Die Therapie wird abgeschlossen.

13.4.7 Fazit

Der Grund für Lauras Symptome ist ein multifaktorieller sensorsicher Mismatch. Die folgenden, in der Befundung ermittelten Symptom- und Funktionsgruppen (▸ Tab. 13.1) sind für diese mangelnde Übereinstimmung in verschiedenen Situationen verantwortlich:

- zervikogen:
  - Gruppe A: funktionelle Instabilität
  - Gruppe B: Hypertonus der Mm. sternocleidomastoidei
- okulomotorische Dysfunktion (eingeschränkte Augenbewegung)
- somatosensorisches Wahrnehmungsdefizit
- eventuell eine emotionale Beteiligung

Die Behandlung dieser Funktionsstörungen führte zur Verbesserung der verschiedenen Alltagssituationen.

Auch wenn die stark emotionale Gesprächssituation Lauras Schwindel auslöste, so stellt überraschenderweise die Instruktion des Optikers, beim Tragen der Gleitsichtbrille den Kopf anstelle der Augen zu bewegen, den eigentlichen Ursprung der Funktionsstörungen dar. Diese kleine Äußerung hatte eine ganze Kaskade von Wirkungen zur Folge: Laura bewegte ca. 8 Monate lang die HWS beim täglichen Sortieren der Post für 30–45 Minuten vermehrt, was in einer gesteigerten Beweglichkeit der mittleren HWS und einen Hypertonus der Mm. sternocleidomastoidei resultierte. Die Augenmuskeln verkürzten sich über die Zeit infolge der reduzierten Augenbewegungen und produzierten den Schwindel. Diese Prozesse summierten sich über die Zeit, blieben so lange symptomlos, bis Lauras emotionale Beteiligung aufgrund des besagten Gesprächs das System kollabieren ließ und ihren Schwindel auslöste.

Das Wahrnehmungsdefizit der Somatosensorik der Beine kann durch die falsche zentrale Gewichtung sensorischer Informationen bzw. einem zentralen Selektionsproblem (Huber 2018) oder eine sich gegenseitige hemmende Interaktion der sensorischen Hirnareale (Dieterich 2008) erklärt werden. Demnach konnte im funktionellen MRT gezeigt werden, dass bei einer vestibulären Stimulation oder vestibulären Erkrankung der visuelle und somatosensorische Kortex deaktiviert werden (Dieterich 2008)

Der Fall zeigt auf, dass eine befundbasierte und hypothesengesteuerte Herangehensweise bei Schwindel im Allgemeinen und Motion Sickness im Speziellen rasche und messbare Erfolge zeigt. Aufgrund der Komplexität von Schwindel müssen verschiedene in Frage kommende Systeme untersucht und bei Auffälligkeiten behandelt werden. Dabei zeigt der Fall exemplarisch, dass unterschiedliche Symptome und Einschränkungen im Alltag verschiedenen Funktionsstörungen zugeordnet und parallel behandelt werden müssen.

Er zeigt auch, wie die Untersuchung und Behandlung verschiedener Systeme häufig aus Zeitgründen auf mehrere Sitzungen verteilt werden muss und im Behandlungsverlauf weitere Erkenntnisse hinzukommen.

Kommentar des Herausgebers Peter Oesch

Dieses Fallbeispiel einer Patientin mit Schwindel wird viele Leserinnen und Leser an einen eigenen Fall erinnern. Schwindel ist weit verbreitet. Beinahe jede dritte Person wird während des Lebens darunter leiden. Nach Schmerzen ist er der zweithäufigste Grund, warum Patienten zum Arzt gehen und stellt ein häufig beklagtes Symptom in der physiotherapeutischen Praxis dar. Da drängt sich – wie im vorliegenden Fallbeispiel beschrieben – immer die Frage nach der Ursache des Symptoms Schwindels auf. Diese sind vielfältig und benötigen differenzierte Abklärungen.

Der Autor beschreibt in seinem Fallbeispiel praxisnah, wie er von der initialen Untersuchung mittels spezifischer Tests über verschiedene Folgebehandlungen letztlich zur physiotherapeutischen Diagnose und erfolgreichen Behandlung gefunden hat. Interessanterweise gab es bei der Patientin nach der initialen Untersuchung auch Hinweise auf eine zervikogene Ursache, die sich im weiteren Verlauf nicht als alleinige Ursache bestätigte. Dank seinem konsequenten Clinical Reasoning hat der Autor frühzeitig die verschiedenen beitragenden Faktoren identifiziert und adäquat behandelt. Wir Physiotherapeuten müssen uns selbstkritisch fragen, ob wir gleich konsequent gehandelt oder primär die zervikogene Problematik wiederholt behandelt hätten?

Die aufmerksamen Leserinnen und Leser mögen bemängeln, dass ein auf Schwindel spezialisierter Physiotherapeut es zweimal verpasst hat, wichtige Untersuchungen vollständig durchzuführen. Dem ist entgegen zu halten, dass der Autor das Verpasste erfolgreich reflektiert und in den weiteren Behandlungen diese Erkenntnisse berücksichtigt. Dieses Verhalten zeichnet den Autor und sein Fallbeispiel aus.

Aus evidenzbasierter Sicht kann von einem Fallbeispiel und einer mechanismusbasierten Argumentation nicht auf die Wirksamkeit einer Behandlungsmethode geschlossen werden. Dies entspricht gemäß dem Oxford Centre for Evidence-Based Medicine der niedrigsten Evidenz Stufe (OCEBM 2011). Es gibt jedoch, wie auch vom Autor zitiert, Beweise der höchsten Evidenzstufe dafür, dass vestibuläre Rehabilitation Symptome behebt und mittelfristig die Funktionsfähigkeit verbessert (McDonnell und Hillier 2015). Eine andere systematische Literaturstudie folgert, dass vestibuläre Rehabilitation vestibuläre Erholungsmechanismen erleichtert, so lange die Übungen mehrmals am Tag durchgeführt werden (Schädler 2016). Diese Schlussfolgerungen genügen bei Weitem aus, um diese sichere Behandlungsmethode (McDonnell und Hillier 2015) für die Behandlung von Schwindel in der physiotherapeutischen Praxis anzuwenden.

Antwort des Therapeuten

Zurecht ordnet der Herausgeber das Fallbeispiel – bezogen auf die Diagnose – in der untersten Evidenzstufe ein. Zur Diagnose Motion Sickness existieren zurzeit noch keine kontrollierten physiotherapeutischen Interventionsstudien. Gleichzeitig basiert die Diagnose auf einem Symptomkomplex. Es fehlen apparative Messungen und anerkannte Diagnosekriterien für ein doch häufig vorkommendes Leiden. Dasselbe gilt für den phobischen Schwankschwindel, der als zweithäufigste Schwindelform genannt wird (DGN/ÖGN 2015). Hingegen ist die Wirksamkeit einzelner Interventionen (Symptom- und Funktionsgruppen, ▸ Tab. 13.1) mit mäßiger bis hoher Evidenzstufe bei anderen Diagnosen sehr gut belegt (Schädler 2016). Dabei hat die vestibuläre Rehabilitation in qualitativ hochwertigen Studien mit einer sehr guten Wirksamkeit abgeschnitten. Dem gegenüber haben Behandlungen von zervikogenem Schwindel eine mäßige Evidenz mit eingeschränkter Studienqualität.

Aufgrund der fehlenden Evidenz zu Motion Sickness hatte ich mich basierend auf der Anamnese an anerkannten Tests und – bei Auffälligkeiten – an entsprechenden evidenten Interventionen orientiert. Obwohl das Fachgebiet der vestibulären Rehabilitation mit qualitativ hochwertigen Studien sehr gut belegt ist, fehlen Studien zu noch weniger bekannten Interventionen. Mehrere Autoren empfehlen bei unklarem, chronischem und/oder multifaktoriellem Schwindel ein problemorientiertes, befundbasiertes Vorgehen (Bronstein und Lempert 2010, Schädler 2016). Befundbasierte Interventionen zeigen zudem eine bessere Wirksamkeit als die Anwendung von Standardprogrammen (Schädler 2016). Nicht selten werden Patienten mit allgemein gehaltenen Diagnosen wie Schwindel, chronischer Schwindel, unklarer Schwindel oder noch nicht abgeklärten Symptombildern der ambulanten Physiotherapie zugewiesen. In diesen Fällen fehlt konkrete Evidenz. Mehrere Autoren empfehlen in solchen Fällen, nach den ursprünglichen Auslöser und Ursachen zu suchen (Bronstein und Lempert 2010).

Ich pflichte dem Herausgeber bei, dass Physiotherapeuten im Allgemeinen dazu neigen, als Erstes die HWS zu untersuchen und zu behandeln. Dieser Fall soll stellvertretend zeigen, wie bei Schwindel anerkannte valide Tests im klinischen Denkprozess die in Frage kommenden Symptom- und Funktionsgruppen für Schwindel untersuchen. Bei auffälligen Befunden führt dies zu den schlüssigen Probebehandlungen. Zeigen die relevanten Tests hierbei eine messbare Verbesserung, stimmt die Hypothesenkette und die Interventionen werden als Heimprogramm fortgesetzt.

Dass relevante Tests in der Praxis vergessen oder übergangen werden, liegt nicht zuletzt an den vorhandenen Zeitressourcen und Kostendruck sowie die Erwartung von Therapeuten und/oder Patienten, in kurzer Zeit messbare Erfolge zu erzielen. Dem gegenüber steht die Komplexität des Schwindels mit den vielen beitragenden und komplex vernetzten Systemen. Dieser Prozess ist eine Gratwanderung zwischen evident belegter Handlungsweise einerseits und dem Zeit- und Erfolgsdruck andererseits. Hier sind die spezialisierten Therapeuten gefordert.

13.5 Literatur

Brainard A, Gresham C. Prevention and treatment of motion sickness. Am Fam Physician 2014; 90(1): 41–46

Bronstein AM, Lempert T. Management of the patient with chronic dizziness. Restor Neurol Neurosci 2010; 28(1): 83–90. doi: 10.3233/RNN-2010-0530

Bronstein AM, Golding JF, Gresty MA. Vertigo and Dizziness from Environmental Motion: Visual Vertigo, Motion Sickness, and Drivers' Disorientation. Semin Neurol 2013; 33: 219–230. doi:10.1055/s-0033-1354602

Dieterich M. Veränderungen im Kortex nach peripher- und zentral-vestibulären Läsionen. In: Gleichgewichtssinn: Neues aus Forschung und Klinik 6. Hennig Symposium; Wien: Springer-Verlag; 2008

Deutsche Gesellschafft für Neurologie (DGN)/Österreichische Gesellschaft für Neurologie (ÖGN). Leitlinien für Diagnostik und Therapie. Schwindel - Diagnose. 2015; Kap. 051: 1-26. Download vom 18.02.2019: https://www.dgn.org/images/red_leitlinien/LL_2012/pdf/ll_48_2012_schwindel_-_diagnose.pdf.

Goto F, Kabeya M, Kushiro K et al. Effect of anxiety on antero-posterior postural stability in patients with dizziness. Neurosci Lett 2011; 487(2): 204-206. doi: 10.1016/j.neulet.2010.10.023

Hauswirth J. Zervikogener Schwindel: Diagnose und manualtherapeutische Behandlung. Manuelle Therapie 2008;12: 80–93. doi: 10.1055/s-2008–1027384

Herrmann C. International experiences with the Hospital Anxiety and Depression Scale–a review of validation data and clinical results. J Psychosom Res 1997; 42(1): 17–41. doi: S 0022399996002164

Huber M. Propriozeptives Training – Balancepad – wissen wir wie's wirkt? physiopraxis 2018; 16(05): 30–31. doi: 10.1055/a-0549–2832

Khasnis A, Gokula RM. Romberg's test. J Postgrad Med 2003; 49(2): 169–172

McDonnell MN, Hillier SL. Vestibular rehabilitation for unilateral peripheral vestibular dysfunction. Cochrane Database Syst Rev 2015; 1: CD005397. ldoi:10.1002/14651858.CD005397.pub4

OCEBM Levels of Evidence Working Group. The Oxford 2011 Levels of Evidence. In: Oxford: Oxford Centre for Evidence-Based Medicine; 2011. Download vom 14.04.2019 https://www.cebm.net/2016/05/ocebm-levels-of-evidence

Ohno H, Wada M, Saitoh J et al. The effect of anxiety on postural control in humans depends on visual information processing. Neurosci Lett 2004; 364(1): 37–39. doi: 10.1016/j.neulet.2004.04.014

Reid SA, Callister R, Katekar MG et al. Utility of a brief assessment tool developed from the Dizziness Handicap Inventory to screen for Cervicogenic dizziness: A case control study. Musculoskelet Sci Pract 2017; 30: 42–48. doi: 10.1016/j.msksp.2017.03.008

Schädler S. Gleichgewicht und Schwindel, Grundlagen - Untersuchung - Therapie. München: Elsevier, Urban & Fischer; 2016

Shumway-Cook A, Woollacott MH. Motor Control: Translating Research into Clinical Practice. Philadelphia, Baltimore, New York, London: LWW, Fourth, North American Edition; 2012

Yacovino DA, Hain TC. Clinical characteristics of cervicogenic-related dizziness and vertigo. Semin Neurol 2013; 33(3): 244–255. doi:10.1055/s-0033–1354592

Teil IV

Wirbelsäule

IV

Kapitel 14

HWS- und Kopfschmerz

14 HWS- und Kopfschmerz

Kerstin Lüdtke

Die 26-jährige Krankenschwester Lena T. hat von ihrem Hausarzt eine Verordnung über 6-mal Manuelle Therapie mit der Diagnose HWS-Syndrom erhalten. Ihr Hauptproblem sind beidseitige Nackenschmerzen, wobei die linke Seite schlimmer als die rechte ist. Die Symptome nehmen seit etwa 1 Jahr stetig zu und treten an 15–25 Tagen im Monat auf, sind dumpf-drückend und von einem Verspannungsgefühl begleitet. An manchen Tagen, wenn der Nackenschmerz besonders ausgeprägt ist, leidet Lena auch unter Kopfschmerzen. Diese können von Schwindel begleitet sein. Neurologische Zeichen wie Parästhesien oder Kraftverlust in den Extremitäten hat Lena nicht.

14.1 Hintergrund zu Kopfschmerzen

Mit einer Lebenszeitprävalenz von mehr als 90 % gehören Kopfschmerzen zu den häufigsten Symptomen überhaupt (Steiner et al. 2014). Sie beeinträchtigen die Lebensqualität, vermindern die Leistungsfähigkeit im Alltag und im Beruf (Raggi et al. 2013) und verursachen hohe sozioökonomische Kosten (Bloudek at al. 2012). Kopfschmerzen, auch primäre Kopfschmerzen wie Migräne, treten oft in Kombination mit Nackenschmerzen auf (Ashina et al. 2015), weshalb hier auch oft die Ursache für Kopfschmerzen gesucht wird.

Für Kopfschmerzen, deren Ursache in einer Störung der HWS liegen, und Nackenschmerzen, die durch eine Aktivierung des trigeminalen Systems bedingt sind, bietet die Hypothese eines trigeminozervikalen Komplexes als physiologische Grundlage ein Erklärungsmodell. Dieser ist definiert als eine Verschaltung von Afferenzen aus dem trigeminalen und dem zervikalen System im Bereich des N. trigeminus im Hirnstamm (Bogduk 2014).

Kopfschmerzen werden anhand der Klassifikation der internationalen Kopfschmerzgesellschaft eingeordnet (IHS 2018). Alternative Klassifikationen, wie die der Cervicogenic Headache International Study Group (Sjaastad et al. 1998) finden in der Neurologie wenig Anerkennung. Abhängig von dem verwendeten Klassifikationssystem werden die Prävalenzen der Kopfschmerzarten mit unterschiedlichen Prozentsätzen angegeben. Insgesamt kommt Migräne mit ca. 20–30 % jedoch deutlich häufiger vor als ein zervikogener Kopfschmerz, der zu maximal 4 % auftritt (Sjaastad und Bakketeig 2008).

14.2 Vorgeschichte

Lena kann sich an keinen konkreten Auslöser für ihre Nackenschmerzen erinnern. Sie weiß aber, dass sie schon während ihrer Pflegeausbildung wiederkehrend Nackenprobleme hatte. Vor 2 Jahren waren die Beschwerden schon einmal so stark gewesen, dass sie 10 Einheiten Manuelle Therapie erhalten hatte. Lena meint, die Behandlung habe damals die Beschwerden „weggezaubert“. Seit etwa 12 Monaten nehmen ihre Nackenschmerzen jedoch stetig zu.

Gelegentlich auftretende Kopfschmerzen kennt Lena bereits seit ca. 12 Jahren. Früher traten diese nur bis zu 4-mal pro Jahr auf, ansonsten „nur nach Partys“. Mit Zunahme der Nackenbeschwerden ist auch die Frequenz der Kopfschmerzen angestiegen. Im vergangenen Monat hatte sie jeden zweiten Tag welche.

Lena hat keine Kinder und lebt allein. Sie fährt mit dem Mountainbike zur Arbeit ins Krankenhaus, wofür sie pro Strecke ca. 25 Minuten benötigt. Ansonsten treibt sie keinen Sport. Auf Station arbeitet sie im Schichtdienst.

14.2.1 Aktuelle Beschwerden

Ich frage Lena, wie ihre Beschwerden sich denn aktuell verhalten und lasse sie ihre Beschwerden in ein Bodychart einzeichnen (▶ Abb. 14.1).

Die durchschnittliche Intensität ihrer Nackenschmerzen gibt Lena mit 4–5 von maximal 10 erreichbaren Punkten auf der numerischen Ratingskala (NRS) an. Besonders intensiv werden die Nackenbeschwerden bei Tätigkeiten in vorgeneigter Körperhaltung wie beim Betten machen und bei Tätigkeiten am liegenden Patienten –

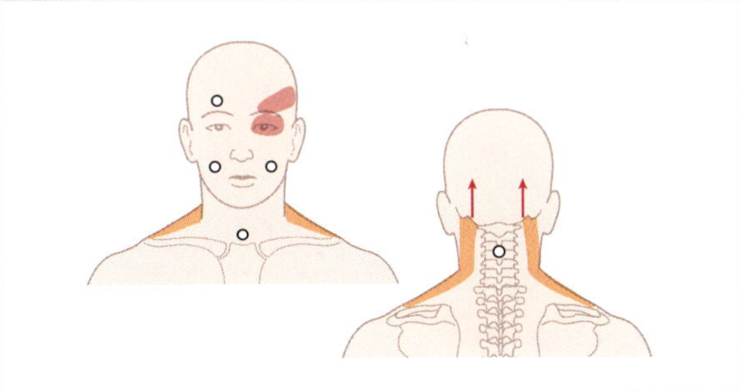

Abb. 14.1 Bodychart: Die Patientin leidet unter dumpf-drückenden Nackenschmerzen, die begleitet sind von deutlichen muskulären Verspannungen entlang des Nackens und der HWS. Die linke Seite ist stärker als die rechte betroffen. An schlimmen Tagen kommen Kopfschmerzen hinzu, die manchmal sehr extrem werden können, ins linke Auge ziehen und Schwindel hervorrufen.

insbesondere, wenn diese länger als 20 Minuten dauern. Sie versucht dann die Schultern zu entspannen und eine bessere Körperhaltung einzunehmen, was nur bedingt hilft. Sie führt die Tätigkeit dennoch bis zum Ende aus. Unangenehm sind längere PC-Arbeiten (ab ca. 30 Minuten) und Mountainbiken (ab ca. 20 Minuten). Besser wird es nur in Ruhe, am besten im Liegen oder Halbliegen, wenn der Kopf abgestützt ist.

Nachts hat Lena keine Schmerzen und morgens wacht sie in der Regel auch beschwerdefrei auf. Die Nackenschmerzen beginnen in der Regel erst nach ca. 2 Stunden auf Station und sind abhängig von ihren Aktivitäten. Sind die Beschwerden erst einmal vorhanden, gehen sie allerdings auch im Tagesverlauf nicht mehr weg. An manchen Tagen (ca. 10 pro Monat) wacht Lena bereits mit Kopfschmerzen auf. Dann fühlt sich ihrer Aussage nach auch der Nacken besonders unangenehm an. Die Intensität der Kopfschmerzen liegt bei 5 bis 6 auf der NRS. An diesen Tagen ist es ihr oft nicht möglich, den Arbeitsalltag durchzuhalten, insbesondere wenn die Kopfschmerzen von Schwindel begleitet sind. Viele dieser besonders intensiven Tage würden jedoch zum Glück – so Lena – auf arbeitsfreie Tage fallen.

14.2.2 Spezifische Fragen

Mich interessiert, welche Untersuchungen und Anwendungen bei Lena bereits gemacht worden sind und ob Nebenerkrankungen, alte Verletzungen oder Operationen vorliegen.

Aufgrund der Schmerzzunahme vor 2 Jahren wurde damals ein Röntgenbild von der HWS aufgenommen. Den Befund hat Lena mitgebracht: Es wurde eine Steilstellung der gesamten HWS (Entlordosierung) sowie eine leichte Protrusion der Bandscheibe zwischen C5 und C6 diagnostiziert.

Lenas Angaben zufolge liegen keine chronischen oder weiteren akuten Erkrankungen vor. Ein Trauma in der Vergangenheit (z. B. Autounfall) verneint sie. Operationen hätte sie noch keine gehabt. Neurologische Zeichen wie Parästhesien oder Kraftverlust in den Extremitäten gibt Lena nicht an. Auch liegen keine Blasen- oder Darmstörungen vor.

14.2.3 Fragen zum Selbstmanagement und Erwartung an die Therapie

Wenn die Nackenschmerzen besonders intensiv sind, nimmt Lena 400 mg Ibuprofen, was ihr gut hilft. Gelegentlich – ca. einmal pro Monat – lässt sie sich von einer Freundin massieren. Das kann ihr bis zu 24 Stunden Erleichterung verschaffen. Wärme im Nacken empfindet sie als angenehm, jedoch nehmen die Symptome dabei nur geringfügig ab. Ansonsten versucht sie dem ständigen Spannungsgefühl im Nacken mit Dehnübungen entgegenzuwirken, die sie vor 2 Jahren von der Physiotherapeutin als Heimprogramm gezeigt bekommen hat. Sie glaubt aber, sie macht irgendetwas falsch, weil dies wenig hilft und sie möchte gern neue, effektivere Übungen gezeigt bekommen.

Ich frage Lena, was sie sich von der Behandlung erwarte und sie antwortet mir, dass ihr Manuelle Therapie beim letzten Mal super geholfen habe. Daher geht sie davon aus, dass sie auch dieses Mal die Nackenschmerzen auf diesem Wege heilen werde.

Clinical Reasoning

Anhand dessen, was ich bislang von Lena erfahren habe, liegen bei ihr Symptome vor, die gemäß den Empfehlungen des American College of Emergency Physicians (Douglas et al. 2014) Vorsicht gebieten lassen und ggf. eine Bildgebung rechtfertigen. Ich fasse die auffälligsten Merkmale hinsichtlich möglicher Red Flags zusammen:

- Steigerung der Intensität der Nackenschmerzen,
- Steigerung der Kopfschmerzfrequenz in den letzten Monaten,
- kein MRT,
- Schwindel in Kombination mit Kopfschmerzen.

Lenas Nackenschmerzen stehen im Vordergrund, die Kopfschmerzen sind vermutlich zervikogen. Schwindel ist eine Red Flag bei Nackenschmerzen und Veränderung der Frequenz ist eine Red Flag bei Kopfschmerzen. Demnach wäre ein Doppler-Ultraschall der A. vertebralis und ein MRT des Kopfes langfristig zur Differentialdiagnostik sinnvoll.

Ich entscheide mich, die Red Flags über die kommenden 2 Wochen zu beobachten und zunächst einmal die HWS physiotherapeutisch global zu untersuchen.

14.3 Körperliche Untersuchung

14.3.1 Inspektion

Bevor ich mit meiner Untersuchung beginne, frage ich Lena zunächst nach ihren heutigen Beschwerden. Momentan bewertet sie ihre Nackenschmerzen mit einer Intensität von 2/10 (NRS). Sie hat weder Kopfschmerzen noch Schwindel.

Nun lasse ich sie sich hinsetzen und schaue mir ihren Körper und ihre Haltung an. Auffallend sind hier die verstärkte BWS-Kyphose und die Translation des Kopfes nach ventral. Letztere überprüfe ich sogleich mit dem Cervical-Range-of-Motion-Instrument (CROM), das über einen speziellen Messarm das Ausmaß der Translation erfassen kann. (▶ Abb. 14.2). Die Messung ergibt bei Lena einen Wert von 19 cm.

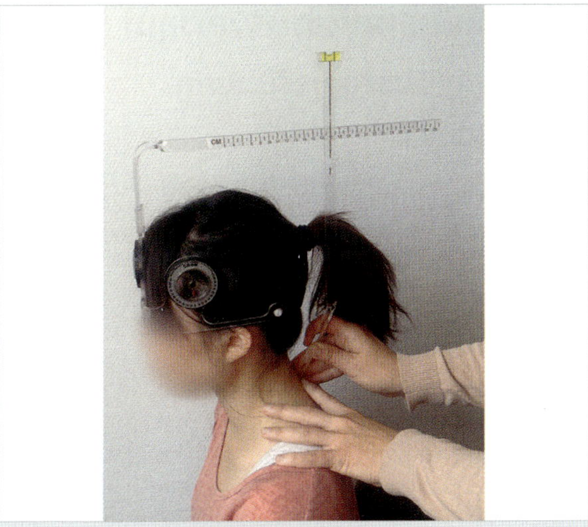

Abb. 14.2 Untersuchung der HWS mit Hilfe eines CROMs: Die Patientin zeigt eine vermehrte anteriore Translation des Kopfes von 19 cm. (Bildquelle: K. Lüdtke; Symbolbild)

14.3.2 Beweglichkeit

Im nächsten Schritt überprüfe ich zunächst die aktiven Bewegungen der HWS. Hierfür setze ich erneut das CROM ein, das mir präzise Daten liefert. Die Lateralflexion (LF) beträgt zu beiden Seiten 25° und die Rotation 60° – ebenfalls zu beiden Seiten. Sowohl bei LF wie auch bei Rotation spürt Lena jeweils ein Ziehen entlang des kontralateralen M. trapezius pars descendens und M. trapezius pars transversa. Die Extension ist bis 60° machbar und provoziert Lenas Nackenschmerz. Die Flexion ist bis 50° möglich, dabei entsteht ein Ziehen im Bereich des zervikothorakalen Übergangs (CTÜ).

14.3.3 Manuelle Untersuchung

Nach der allgemeinen Beweglichkeitsprüfung der HWS untersuche ich nun anhand von Zusatzbewegungen C 2–Th 4. Dabei stelle ich Folgendes fest:

- C 4–C 6 eher hypermobil, keine Schmerzprovokation,
- C 7–Th 4 steif, lokal druckempfindlich.

Im Wiederbefund sind die aktiven Bewegungen unverändert.

14.3.4 Muskelstatus

Anhand von Palpation und Triggerpunkt-Untersuchung verschaffe ich mir einen Eindruck über die Beschaffenheit von Lenas Muskulatur und notiere die Ergebnisse:

- Hypertonus und aktive Triggerpunkte im M. trapezius pars descendens auf beiden Seiten,
- Hypertonus und latente Triggerpunkte im M. sternocleidomastoideus auf beiden Seiten,
- Hypertonus und latente Triggerpunkte subokzipital rechts, aktive Triggerpunkte links (diese provozieren Ausstrahlungen in Lenas typische Kopfschmerzregion),
- M. masseter beidseits lokal druckempfindlich,
- M. temporalis beidseits ohne Befund.

14.3.5 Kraniozervikaler Flexionstest mit der Pressure Biofeedback-Unit

Um Lenas muskuläre Kontroll- und Stabilisierungsfähigkeit im zervikalen Bereich zu testen, führe ich den kraniozervikalen Flexionstest (CCFT) mit der Pressure-Biofeedback-Unit (Jull et al. 2008) durch – einem Instrument zur Kontrolle der zervikalen Muskelaktivität (▶ Abb. 14.3). Lena kann die korrekte Anspannung der tiefen Nackenflexoren für 10 Sekunden bei 26 mmHG halten, danach spannt sie den M. sternocleidomastoideus unterstützend an.

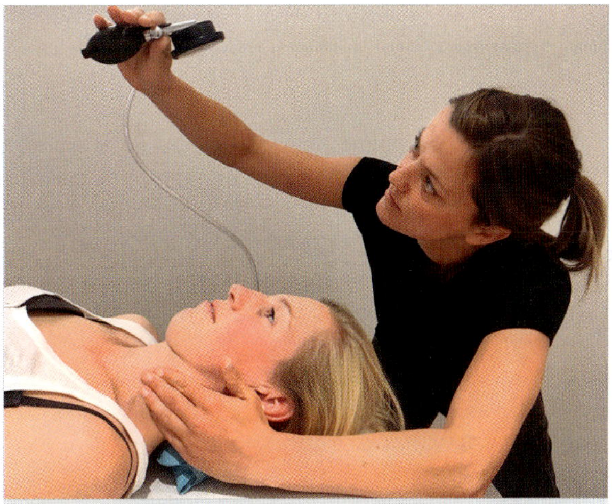

Abb. 14.3 CCFT mit der Pressure-Biofeedback-Unit (PBU). ASTE: RL. **Durchführung:** Die PBU wird zunächst auf 20 mmHg aufgepumpt und unter den Nacken der Patientin gelegt. Die Patientin soll nun eine kraniozervikale Flexion ausführen, ohne dabei den Kopf zu bewegen. Diese Anspannung hält sie 10 sek. mit 10sek. Pause. Abhängig von Ausweichbewegung (z. B. Aktivität des M. sternocleidomastoideus) und Nachlassen des Drucks, soll sie allmählich den Druck in kleinen Schritten von 2 mmHg steigern. **Ziel:** Die PBU hilft, während des CCFT die Stabilisierungsfähigkeit der tiefliegenden, ventralen Flexoren der HWS-Region zu beurteilen und zu messen. Normwerte liegen bei 26–30 mmHg. (Bildquelle: K. Lüdtke; Symbolbild)

Clinical Reasoning

Physiotherapeutische Diagnose
Zusammenfassend sind Lenas Beschwerden zurückzuführen auf ein Haltungsdefizit im Sinne eines gekreuzten Syndroms nach Janda (Moore 2004, ► Abb. 14.4). Dazu passt der beidseitige Hypertonus des M. trapezius pars descendens und M. trapezius pars transversa und die Defizite der HWS stabilisierenden, tiefzervikalen Flexoren. Es liegen keine hypomobilen Gelenkdysfunktionen im Bereich von C 2–Th 1 vor. Die mittlere HWS (C 4–6) ist eher hypermobil, die obere BWS steif.

14.4 Prognose

In Lenas Fall ist die erwartete Prognose gut, da es sich weder um eine schwerwiegende Pathologie noch um verletzte Strukturen mit langen Heilungsphasen handelt, die Patientin jung und aktiv ist und eine positive Therapieerwartung hat. Es wird angenommen, dass nach ca. 4 Wochen eine Reduktion der Nackenschmerzen um mindestens 50 % erreicht sein wird.

In meinem Behandlungsplan lege ich den Schwerpunkt auf die Mobilisation der BWS, Haltungskorrektur und das Training der tiefzervikalen Flexoren.

14.5 Behandlungsverlauf

14.5.1 1. Therapiesitzung

Behandlung

Als erste Intervention mobilisiere ich den hypomobilen Bereich der obere BWS und des CTÜ: posterior-anteriore (PA) Bewegung auf C 7–Th 4 für je 2 Minuten im Grad IV- nach Maitland.

Wiederbefund

Im Wiederbefund kann Lena ihre HWS bis zu 65° extendieren, dabei hat sie ein nur leichtes Ziehen im Nacken. Die LF ist um 10° verbessert und sie kann ihre HWS nun zu beiden Seiten um jeweils 35° lateral flektieren. Dabei wird sie von einem Ziehen entlang des M. trapezius pars descendens und M. trapezius pars transversa limitiert.

Anschließend zeige ich Lena, wie sie ihre Sitzhaltung im Alltag korrigieren kann, um den M. trapezius pars ascendens und die tiefen Nackenflexoren zu aktivieren. Ich empfehle ihr, bei möglichst vielen Aktivitäten, aber v. a. zunächst bei Tätigkeiten am Computer, diese korrigierte Haltung für mindestens 10 Sekunden wiederholt auszuprobieren. Im erneuten Wiederbefund zeigt sich keine Veränderung.

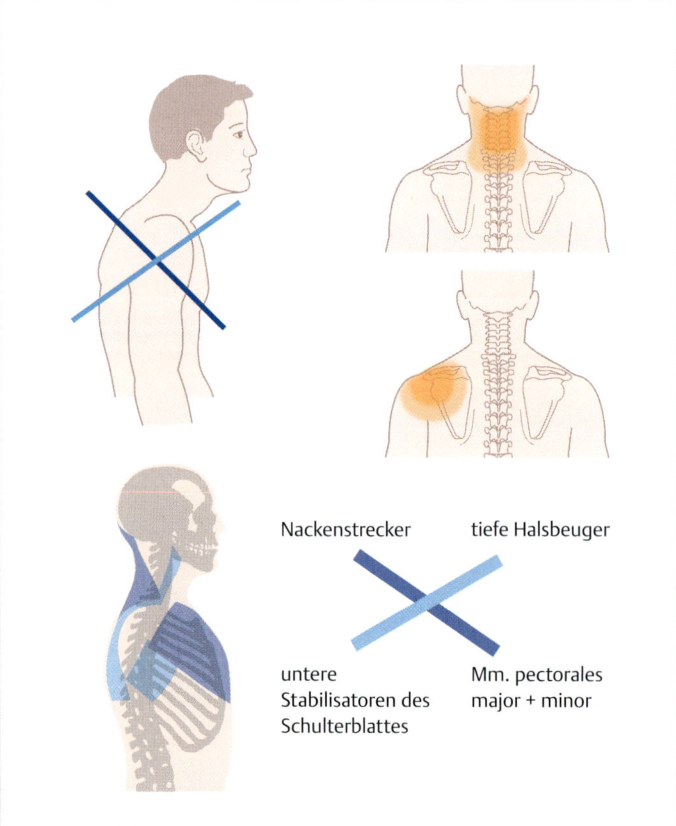

Abb. 14.4 Das obere gekreuzte Syndrom nach Janda: Die Kombination einer Abschwächung der Skapula-Fixatoren mit einer verminderten Verlängerbarkeit des M. pectoralis minor und M. pectoralis major bezeichnet Janda als oberes gekreuztes Syndrom. (modifiziert nach K. Bartrow, Thieme, 2019)

Clinical Reasoning

Für die nächste Sitzung nehme ich mir vor, Lenas Kopfschmerzen anhand konkreter Fragen gemäß der IHS-Klassifikation näher zu beleuchten. Weiterhin werde ich die aktiven Bewegungen der HWS wiederbefunden und hochzervikal untersuchen sowie den A. vertebralis-Test durchführen. Abschließend plane ich, die BWS unterhalb von Th 4 zu mobilisieren.

14.5.2 2. Therapiesitzung (3 Tage nach 1. Intervention)

Ich frage Lena, wie es ihr denn nach der letzten Behandlung ergangen war. Sie berichtet mir, dass sich ihr Nacken für den restlichen Nachmittag gut angefühlt habe. Leider wäre es am nächsten Tag bei der Arbeit wieder wie immer gewesen. Sie habe ihre Hausaufgabe ca. 2-mal pro Tag durchgeführt und es fühlte sich gut an, änderte aber wenig am Nackenschmerz.

Daraufhin stelle ich ihr weitere Fragen zu ihrem Kopfschmerz, um ihn entsprechend der Kriterien der internationalen Kopfschmerzgesellschaft klassifizieren zu können (IHS 2018). Lenas Antworten sind nachfolgend zusammengefasst:

- Der Schmerz ist primär linksseitig und zieht vom Nacken über den Hinterkopf bis hinter das linke Auge.
- Ibuprofen 400 mg, manchmal auch 800 mg, hilft meistens.
- Sie hat eine gelegentliche Übelkeit, aber ohne Erbrechen.
- Es liegen keine visuellen, auditiven oder motorischen Symptome vor Auftreten des Kopfschmerzes vor, die als Aura zu interpretieren wären.
- Je länger und intensiver der Schmerz, desto unangenehmer empfindet sie Lärm, laute Musik und grelles Licht.
- Sie kann trotz Kopfschmerzen weiterarbeiten, wobei dies gelegentlich nur nach Einnahme von Ibuprofen gelingt.
- Der Verlauf der Kopfschmerzen variiert:
  - Die Schmerzen sind am schlimmsten, wenn sie gleich morgens beim Aufwachen vorhanden sind.
  - Entstehen die Kopfschmerzen erst im Laufe eines Tages, sind sie dumpf-drückend, evtl. eher beidseits und ohne Medikamente auszuhalten. Selten gehen diese im Laufe des Nachmittags von allein weg.
  - Die Dauer der Kopfschmerzen kann Lena nicht eindeutig benennen, da sie bei extremen Schmerzen Schmerztabletten nimmt und der Schmerz dann weggeht bzw. sich verringert.

Im Anschluss überprüfe ich die aktiven Bewegungen der HWS und der Wiederbefund ist hinsichtlich LF und Extension unverändert.

Weitere Untersuchungen

Weiterhin führe ich den A. vertebralis-Test durch und untersuche die HWS hochzervikal manuell:

A. vertebralis-Test

Bei den A. vertebralis-Tests in Form von gehaltener maximaler Rotation, maximaler Extension sowie kombinierter Extension und Rotation treten weder ein Nystagmus noch ein Schwindel auf. Es gibt folglich keinen Grund zur Annahme, dass die Funktion der Aa. vertebrales beeinträchtigt sein könnte.

Manuelle Untersuchung hochzervikal:

Ich führe unilaterale PAs in einem Grad IV⁻ in Höhe C 1 und C 2 durch und stelle fest, dass sich beide Bereiche linksseitig hypomobil anfühlen und lokal druckdolent sind. Übe ich die Technik mit einem Grad IV⁻ gehalten aus („sustained"), gibt Lena nach ca. 5 Sekunden Ausstrahlung in den typischen Kopfschmerzbereich („reproduction") an.

Behandlung

Aufgrund der eingeschränkten hochzervikalen Region gehe ich sogleich in die Behandlung über und wende die gleiche Technik wie beim Test an. Dabei halte ich den Druck im Sinne der Reproduction und Resolution (Watson und Drummond 2012) für je ca. 15 Sekunden und wiederhole dies 3-mal pro Segment. Bei dieser Technik wird in Absprache mit dem Patienten der typische klinische Schmerz während einer gehaltenen Bewegung, zum Beispiel einer unilateralen PA-Bewegung, ausgelöst und über einen Zeitraum toleriert, bis der Schmerz nach max. 60 Sekunden nachlässt.

▸ **Retest.** Im anschließenden Wiederbefund ist die LF links bei 35° schmerzfrei und rechts unverändert. Die Extension ist bei 70° schmerzfrei und es liegt keine Druckdolenz in Höhe C 1 und C 2 bei einem ausgeführten unilateralen PA Grad IV vor.

Ich mobilisiere nun die BWS und den CTÜ wie in der ersten Behandlung, nur etwas länger und intensiver. Hierbei setze ich einen Grad IV für ca. 2 Minuten pro Segment ein. Der Wiederbefund ist unverändert.

Um einen besseren Eindruck über die tatsächliche Anzahl der Tage mit Kopf- und Nackenschmerzen, sowie der eingenommenen Medikamente zu bekommen, bitte ich Lena abschließend, ein Kopfschmerztagebuch der Deutschen Migräne- und Kopfschmerzgesellschaft (DMKG) zu führen (www.dmkg.de).

Clinical Reasoning

Lenas Kopfschmerz klingt jetzt weniger zervikogen, sondern hört sich gemäß der International-Headache-Society-III-Klassifikation nun eher nach einer Migräne an. Die von mir gestellte Prognose muss ich korrigieren und der Therapieverlauf stellt sich schwieriger als gedacht heraus. Aus diesem Grunde entscheide ich mich, die Testbatterie zur Beurteilung von Kopfschmerzen zu vervollständigen.

14.5.3 3. Therapiesitzung (7 Tage nach 2. Intervention)

Als Lena zur dritten Sitzung kommt, teilt sie mir mit, dass sich seit der letzten Behandlung nicht viel verändert hat. Sie habe nach der Anwendung lediglich 2 Tage lang keine Kopfschmerzen gehabt und der Nacken fühle sich aktuell etwas freier an.

Wiederbefund

Um mir einen Eindruck des heutigen Status zu verschaffen, überprüfe ich erneut die zervikale Beweglichkeit. Die LF links beträgt 35° und wird durch ein Ziehen auf der Gegenseite limitiert. Nach rechts kann sie die WS nur bis 30° seitneigen. Die Extension ist bis 60° machbar, jedoch entsteht hierbei der typische Nackenschmerz.

Weitere Tests

Ich führe nun die noch fehlenden Tests zur Beurteilung von Kopfschmerzen basierend auf einer kürzlich empfohlenen Testbatterie (Lüdtke et al. 2016) durch und halte folgende Ergebnisse fest:

- Die aktive Bewegung der BWS ist uneingeschränkt und schmerzfrei machbar.
- Bei den kombinierten Bewegungen der HWS (▶ Abb. 14.5) zeigt sich der hochzervikale Quadrant links am Bewegungsende auffällig und provoziert linksseitig Schmerzen im Bereich der oberen HWS. Der rechte Quadrant ist unauffällig.
- Der Flexions-Rotations-Test (Hall und Robinson 2004, ▶ Abb. 14.6) zeigt auf beiden Seiten einen unauffälligen Befund.
- Durchführung passiver physiologischer Bewegungen der HWS: Die Durchführung in Rückenlage zeigt keine Auffälligkeiten.
- Muskelkraft im Bereich des Schultergürtels (Kendall et al. 2014): Ich teste exemplarisch die Kraft des Trapezius pars ascendens in Bauchlage (▶ Abb. 14.7). Lena kann die Position auf beiden Seiten aktiv halten, hat beidseits jedoch keine Kraft gegen Widerstand.

Behandlung

Nachdem ich meine Tests vervollständigt habe, wiederhole ich für die Behandlung die Behandlungstechniken der letzten Sitzung:

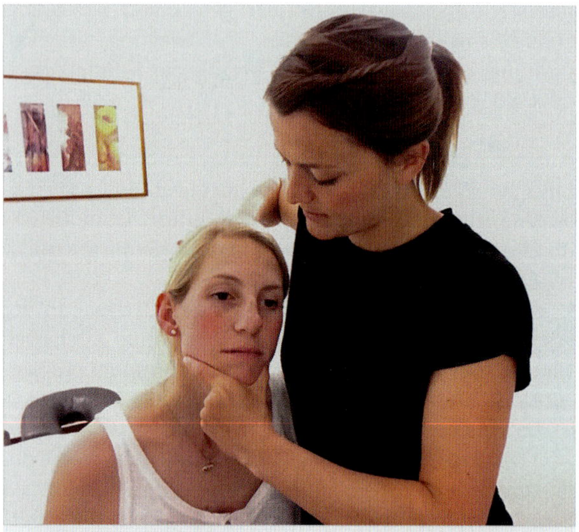

Abb. 14.5 Untersuchung des linken oberen hochzervikalen Quadranten. ASTE: Sitz. **Durchführung:** Der Therapeut führt eine Kombination aus hochzervikaler Extension plus Rotation plus ipsilateraler Lateralflexion an der HWS der Patientin aus. Dabei achtet er auf Bewegungseinschränkungen und darauf, ob Schmerzen ausgelöst werden. **Ziel:** Schmerzprovokation zur Identifizierung von möglichen Dysfunktionen. (Bildquelle: K. Lüdtke; Symbolbild)

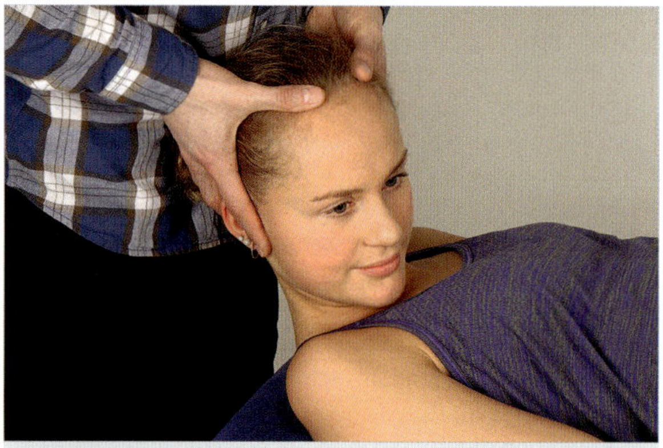

Abb. 14.6 Flexions-Rotations-Test. ASTE: RL. **Durchführung:** Der Therapeut bewegt die HWS der Patientin passiv in maximale Flexion und hält die Position. Ohne die Flexionsstellung zu verlieren, führt er nun den Kopf passiv in maximale Rotation zuerst nach rechts, dann nach links. Zum Messen kann wieder ein CROM verwendet werden. **Ziel:** Überprüfung der Funktion der oberen Kopfgelenke. Der Normalbefund liegt bei 40–45° Rotation. (Bildquelle: K. Lüdtke; Symbolbild)

HWS

Unilaterales PAs in einem Grad IV⁻ auf C 1 und 2 links. Dabei halte ich den Druck im Sinne der Reproduction und Resolution für je ca. 15 Sekunden und wiederhole dies 3-mal pro Segment.

CTÜ und BWS

Ich mobilisiere die BWS und den CTÜ wie in der ersten Behandlung, nur etwas länger und intensiver – hierbei setze ich einen Grad IV für ca. 2 Minute pro Segment ein.

► **Retest.** Im Wiederbefund ist die LF beidseits bis 35° möglich und schmerzfrei. Die Extension hat sich wieder auf 70° verbessert und ist ebenfalls schmerzfrei. Im hochzervikalen linken Quadranten kann ich den Schmerz am Bewegungsende in der oberen HWS provozieren. Ich bitte Lena, in den nächsten Wochen einen Kalender über ihre Kopf- und Nackenschmerzen zu führen.

Clinical Reasoning

Es erhärtet sich der Verdacht, dass Lena unter einer Migräne ohne Aura leidet, die von Nackenschmerzen begleitet wird, bzw. diese eine zusätzliche Komponente darstellen. Meine veränderte Prognose lautet daher: Ich werde Lenas Nackenschmerzen manualtherapeutisch nur bedingt beeinflussen können. Hinsichtlich ihres Kopfschmerzes sollte eher das Management als die Behandlung im Vordergrund stehen.

Ich werde im nächsten Schritt herausfinden, ob Yellow Flags vorliegen und den Kopfschmerzkalender besprechen. Weiterhin werde ich Lena aerobes Training und Entspannungsverfahren empfehlen. Auch werde ich ggf. den Kontakt zu einer Kopfschmerzambulanz vor Ort thematisieren.

14.5.4 4. Therapiesitzung (7 Tage nach 3. Intervention)

Auch beim heutigen Termin kann mir Lena keine guten Neuigkeiten mitteilen. Ihre Beschwerden sind nach wie vor subjektiv unverändert. Mit Gedanken an mögliche Yellow Flags frage ich nach, wie es ihr abgesehen von den bekannten Beschwerden im Moment wirklich geht. Sie erzählt, dass sie sich zurzeit ziemlich geschafft fühlt. Ihre Beziehung leidet unter dem Schichtdienst und darunter, dass sie viel Zeit mit ihrer Mutter verbringt, die Chemotherapie wegen Brustkrebs erhält. Hier weint Lena und sagt, dass sie manchmal den Eindruck habe, ihre Nacken- und Kopfschmerzen seien eine Aufforderung, sich selbst nicht ganz zu ignorieren.

Der Kopfschmerzkalender zeigt, dass Lena in der letzten Woche jeden zweiten Tag Ibuprofen genommen hat.

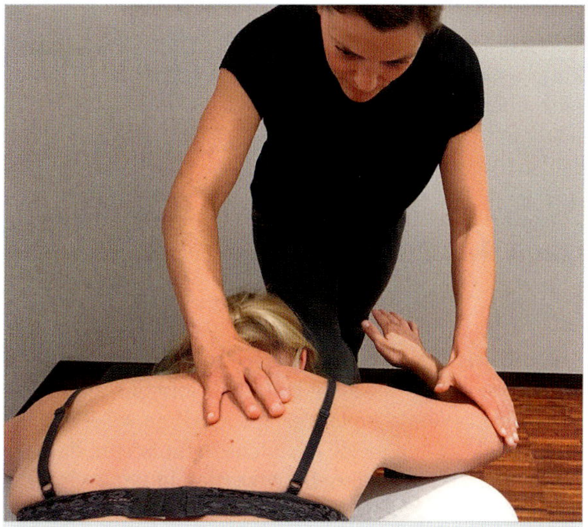

Abb. 14.7 Testung der Kraft des M. trapezius pars ascendens: ASTE: BL. **Durchführung:** Die Patientin bringt einen Arm in Skapula-Ebene in Flexion und hält ihn dort aktiv. Zusätzlich übt der Therapeut nun einen Widerstand von oben auf den Arm aus. **Ziel:** Überprüfung der Kraft des M. trapezius pars ascendens. (Bildquelle: K. Lüdtke; Symbolbild)

Ich spreche sie darauf an und sie meint, dass sie vor ihrem Umfeld nicht schwach erscheinen und jammern möchte – ihre Mutter leide ja viel mehr. Aus diesem Grund nimmt sie jetzt häufiger Medikamente als früher.

Wiederbefund

In der erneuten Kontrolle der aktiven Bewegungen ist die LF nach links bei 35° durch ein Ziehen auf der Gegenseite limitiert. Nach rechts wird dieses Limit bereits bei 30° erreicht. Flexion und Rotation sind wie zu Beginn der letzten Sitzung. Auch ist die Extension wieder auf 60° zurückgegangen und löst den Nackenschmerz aus. Im hochzervikalen Quadranten treten links am Bewegungsende die vertrauten Schmerzen in der oberen HWS auf.

Behandlung

Ich wiederhole die beiden Techniken der letzten Behandlung in unveränderter Weise: unilaterale, gehaltene (sustained) PAs auf C 1 und C 2 (3-mal pro Lokalisation, für 15 Sekunden im Grad IV⁻) sowie Mobilisation der BWS und des CTÜ (Grad IV für ca. 2 Minuten/Segment).

► **Retest.** Die LF ist nun wieder zu beiden Seiten auf 35° limitiert, aber schmerzfrei. Die Extension hat sich auf 70° verbessert und ist ebenfalls schmerzfrei. Im hochzervikalen linken Quadranten kann ich den Schmerz am Bewegungsende in der oberen HWS provozieren. Da Lena trotz identischer Behandlungen unterschiedliche Körperreaktionen zeigt, beende ich in Absprache mit ihr die Therapie und empfehle ihr, sich zur weiteren Abklärung in der Kopfschmerzambulanz des hiesigen Universitätsklinikums vorzustellen, da ihre Kopfschmerzen auch durch eine übermäßige Medikamenteneinnahme bedingt sein könnten.

14.5.5 Follow-up (1 und 6 Monate nach 4. Intervention)

Nach einem Monat frage ich telefonisch bei Lena nach, wie es ihr in der Kopfschmerzambulanz ergangen wäre. Sie berichtet mir, dass sie zunächst stationär einen Medikamentenentzug machen soll und anschließend eine multimodale Kopfschmerztherapie erhalten wird.

Nach 6 Monaten melde ich mich erneut bei ihr, da mich interessiert, wie sich ihre Beschwerden in der Zwischenzeit entwickelt haben und ob die Schmerzambulanz der richtige Therapieansatz war. Lena erzählt mir, ihre ginge es schon viel besser. Sie hat erfolgreich Ibuprofen entzogen und nimmt Topiramat als Prophylaxe. In den vergangenen 3 Monaten hat sie an nur noch 1–3 Tagen Kopfschmerzen gehabt. Sie macht regelmäßig Entspannungsübungen und ambulante Psychotherapie und arbeitet seit 2 Wochen wieder. Im Falle von Kopfschmerzen nimmt sie anstelle von Ibuprofen jetzt Triptane, was in der Wirkung spezifischer ist.

14.6 Fazit

Was hier wie ein muskuloskelettal bedingter Nackenschmerz aussah, entpuppte sich bei näherer Betrachtung als Migräne bzw. als Kopfschmerz durch Medikamentenübergebrauch, der physiotherapeutisch nicht zu bewältigen ist. Selbst bei vorhandenen Nackendysfunktionen ist es daher wichtig, diese Option in das Clinical Reasoning zu integrieren.

Kommentar des Herausgebers Martin Verra

Kopfschmerzen treten oft in Kombination mit Nackenschmerzen in Erscheinung. Der Ursprung dieser Nackenschmerzen wird kontrovers diskutiert (Jull und Hall 2018). Eine Hypothese ist, dass Nackenschmerzen Teil der Migräne-Symptomatik sind und nicht mit einer zervikalen, muskuloskelettalen Dysfunktion in Zusammenhang stehen. Eine andere mögliche Erklärung ist, dass Nackenschmerzen eine häufige sekundäre Folge von Kopfschmerzen sind. Die dritte Hypothese besagt, dass Nackenschmerzen mit einer zervikalen, muskuloskelettalen Dysfunktion verbunden sind und einen integralen Aspekt der Migräne darstellen. Die Physiotherapeutin dieses Fallbeispiels ist Befürworterin des letzten Erklärungsmodells und hat hierfür aufgrund überzeugender Resultate eigener Forschungen gute Argumente (Lüdtke et al. 2018). In ihrer aktuellen Case-Control-Studie untersuchte sie 138 Patienten mit Migräne gegenüber einer Kontrollgruppe von 73 Patienten ohne Kopfschmerzen. Die Ergebnisse zeigten, dass bei Patienten mit Migräne signifikant mehr muskuloskelettale Dysfunktionen vorliegen als bei der Kontrollgruppe. So wiesen die Patienten mit Migräne folgende Funktionsstörungen auf:

- mehr Triggerpunkte,
- eine schlechtere Beweglichkeit der hochzervikalen Wirbelsäule,
- eine erhöhte Schmerzempfindlichkeit bei Palpation der Gelenke der oberen HWS,
- eine geringere Beweglichkeit der HWS bei kombinierter Flexion und Rotation,
- eine reduzierte Beweglichkeit der BWS,
- eine geringere Aktivierung der stabilisierenden HWS-Muskulatur.

Die klinische Untersuchung in diesem hochinteressanten Fallbeispiel wurde durch validierte Assessments und einem Screening für Yellow und Red Flags ergänzt. Der Patientin wurde von Anfang an mittels umfassender Aufklärung die gute Prognose dieses schmerzhaften Krankheitsbildes aufgezeigt. Hierbei zeigt sich die Wichtigkeit einer guten Kommunikation zwischen Patientin und Therapeutin.

Zudem wurde sie von der ersten Untersuchung an in den Behandlungsprozess miteinbezogen, indem sie ein Eigentraining vermittelt bekam – Manuelle Therapie stellte nur einen Teil des Behandlungspakets dar. Beeindruckend sind die konsequente Steigerung der Behandlungsintensität, diverse Adaptionen der Behandlungstechniken und der sorgfältige, stringente Wiederbefund mit Fokus auf Symptome, Gelenkzeichen und funktionelle Alltagsaktivitäten.

Aufgrund des Verdachts eines durch Medikamentenabusus induzierten Kopfschmerzes wurde der Patientin nach 4 Behandlungen empfohlen, einen Termin in der Kopfschmerzambulanz zu vereinbaren. Bei einem Follow-up nach 6 Monaten bestätigte sich dieser Verdacht, da die Patientin in der Zwischenzeit einen Entzug des Medikaments Ibuprofen erfolgreich vollzogen hatte. Dieser Fall stellt ein hervorragendes Beispiel von einer Physiotherapeutin dar, die über ihren klassisch-professionellen Tellerrand hinausschaut.

14.7 Literatur

Ashina S, Bendtsen L, Lyngberg AC et al. Prevalence of neck pain in migraine and tension-type headache: a population study. Cephalalgia 2015; 35 (3):211–219. doi: 10.1177/0333102414535110

Bloudek LM, Stokes M, Buse DC et al. Cost of healthcare for patients with migraine in five European countries: results from the International Burden of Migraine Study (IBMS). J Headache Pain 2012; 13(5):361–378. doi: 10.1007/s10194-012-0460-7

Bogduk N. The neck and headaches. Neurol Clin 2014; 32(2):471–487. doi: 10.1016/j.ncl.2013.11.005

Douglas AC, Wippold FJ, Broderick DF et al. ACR Appropriateness Criteria Headache. J Am Coll Radiol 2014; 11(7):657–667. doi: 10.1016/j.jacr.2014.03.024

Hall T, Robinson K. The flexion-rotation test and active cervical mobility—a comparative measurement study in cervicogenic headache. Man Ther 2004; 9(4):197–202. doi: 10.1016/j.math.2004.04.004

IHS. Headache Classification Committee of the International Headache Society (IHS). The International Classification of Headache Disorders, 3rd edition. Cephalalgia 2018; 38(1):1–211. doi: 10.1177/0333102417738202

Jull GA, O'Leary SP, Falla DL. Clinical assessment of the deep cervical flexor muscles: the craniocervical flexion test. J Manipulative Physiol Ther 2008; 31(7):525–533. doi: 10.1016/j.jmpt.2008.08.003

Jull G, Hall T. Cervical musculoskeletal dysfunction in headache: How should it be defined? Musculoskelet Sci Pract 2018. pii: S 2468-7812(18)30363-1. doi.org/10.1016/j.msksp.2018.09.012

Kendall FP, McCreary EK, Provance PG et al. Muscles: Testing and Function, with Posture and Pain. 5th ed. Philadelphia: Wolters Kluwer Health; 2014

Luedtke K, Boissonnault W, Caspersen N et al. International consensus on the most useful physical examination tests used by physiotherapists for patients with headache: A Delphi study. Man Ther 2016; 23:17–24. doi: 10.1016/j.math.2016.02.010

Luedtke K, Starke W, May A. Musculoskeletal dysfunction in migraine patients. Cephalalgia 2018; 38(5):865–875. doi: 10.1177/0333102417716934

Moore MK. Upper crossed syndrome and its relationship to cervicogenic headache. J Manipulative Physiol Ther 2004; 27(6): 414–420

Raggi A, Leonardi M, Bussone G et al. A 3-month analysis of disability, quality of life, and disease course in patients with migraine. Headache 2013; 53(2):297–309. doi: 10.1111/j.1526-4610.2012.02279.x

Sjaastad O, Fredriksen TA, Pfaffenrath V. Cervicogenic headache: diagnostic criteria. The Cervicogenic Headache International Study Group. Headache 1998; 38(6):442–445

Sjaastad O, Bakketeig LS. Prevalence of cervicogenic headache: Vågå study of headache epidemiology. Acta Neurol Scand 2008; 117(3):173–180. doi: 10.1111/j.1600-0404.2007.00962.x

Steiner TJ, Stovner LJ, Katsarava Z et al. The impact of headache in Europe: principal results of the Eurolight project. J Headache Pain 2014; 15:31. doi: 10.1186/1129-2377-15-31

Watson DH, Drummond PD. Head pain referral during examination of the neck in migraine and tension-type headache. Headache 2012; 52 (8):1226–1235. doi: 10.1111/j.1526-4610.2012.02169.x

Kapitel 15

Zervikale Instabilität

15 Zervikale Instabilität

Marisa Hoffmann

Die 38-jährige Mia B. leidet unter langjährigen Rückenbeschwerden, die durch einen Autounfall vor 20 Jahren ausgelöst wurden. Mit Sport verbessern sich in der Regel ihre Schmerzen, doch seit 3 Monaten hilft dies nicht mehr und die Beschwerden sind stärker geworden. Als eine Panikattacke während einer Autofahrt mit ihren Kindern hinzukommt, sucht sie ärztliche Hilfe. Die Untersuchung bleibt befundlos und so bekommt sie schlussendlich Physiotherapie verordnet.

15.1 Hintergrund zu funktioneller zervikaler Instabilität

Die HWS erlaubt uns ein hohes Maß an Mobilität, was zu Lasten der Stabilität geht und die Wirbelsäule in diesem Bereich anfällig für Verletzungen und Instabilitäten macht. Dabei gilt es, verschiedene Formen der Instabilität zu unterscheiden. Die Definitionen der zervikalen Instabilität variieren. Panjabi beschreibt, dass für eine optimale Stabilität folgende 3 Subsysteme aktiv sein müssen (Panjabi 1992):

1. passives System (Bandscheibe, Kapsel, Ligamente usw.),
2. aktives System (Muskeln, Sehnen),
3. neurales/kontrollierendes System (u. a. Koordination der Muskelaktivität).

Für eine optimale Stabilität sollten alle Systeme zusammenarbeiten. Sie kontrollieren die neutrale und elastische Zone der HWS-Beweglichkeit. Bei einer strukturellen zervikalen Instabilität, also einer Dysfunktion des passiven Subsystems, zeigt sich eine vergrößerte neutrale Zone im Vergleich zum gesamten Bewegungsausmaß. Diese muss nicht zu Symptomen führen, solange die anderen Subsysteme die Dysfunktion kompensieren. Bei einer funktionellen Instabilität arbeiten die 3 Subsysteme dysfunktional zusammen und die neutrale Zone kann nicht optimal kontrolliert werden. Dies wiederum muss nicht immer auf einer strukturellen Instabilität beruhen. Patienten beschreiben häufig subjektive Ermüdungssymptome und eine Überempfindlichkeit der HWS. Therapeutisch gilt es, die Zusammenarbeit der Systeme wiederherzustellen.

15.2 Vorgeschichte

Mia ist Gymnasiallehrerin in Teilzeit und lehrt die korrekturintensiven Fächer Deutsch und Geschichte. Sie ist verheiratet und hat 2 Kinder im Alter von 5 und 8 Jahren.

Ihr aktuelles Hauptproblem beschreibt sie in eigenen Worten schlichtweg als „Rückenschmerzen". Prinzipiell beunruhigen sie diese nicht, da ihr seit ihrem 18. Lebensjahr ein steifer Nacken und schwerer Kopf infolge eines Autounfalls bereits vertraut sind, diese sich aber mit regelmäßigem Sport wie Gerätetraining verbessern lassen. Allerdings ist sie die letzten eineinhalb Jahre nicht mehr kontinuierlich dazu gekommen. Seit 3 Monaten werden die Beschwerden zusehends intensiver (3–6/10 NRS) und sind stärker präsent – sie spürt ihren Rücken quasi permanent im Hintergrund.

Ich spreche sie sogleich konkreter auf den Autounfall an: Damals war sie selbst Beifahrerin und es war ein seitlicher Auffahrunfall. Bei der ärztlichen Untersuchung wurden ein HWS-Syndrom und ein minimales Schleudertrauma (WAD) ohne strukturelle Schädigung diagnostiziert. Sie hatte für ca. 3 Wochen Nackenbeschwerden, erhielt aber keine besondere Therapie.

Den Auslöser für die aktuellen Beschwerden kann Mia gut beschreiben und auch den weiteren Verlauf: Vor 3 Monaten hatte sie einen Termin zur Thai-Massage. Zuvor hatte sie solche Massagen noch nicht ausprobiert und eigentlich mag sie so etwas nicht, denn Berührungen im HWS- und Kopfbereich sind ihr unangenehm. Nun hatte sie aber einen Massagegutschein zum Geburtstag geschenkt bekommen und es doch mal getestet. Während der Massage wurde viel im Bereich des oberen Nackens gearbeitet. Mia zeigt mir, wo genau, und deutet auf den Bereich des Okziputs und C 1. An diesen Stellen empfand sie die Massage auch besonders schmerzhaft und unangenehm, wollte jedoch nichts sagen. 1–2 Tage danach bemerkte sie erstmals ein Schwindelgefühl (Schwankschwindel). Sie konnte hierfür keinen anderen Auslöser als die Massage finden. Ich hake an dieser Stelle nach, ob ihr auch Friseurbesuche unangenehm sind. Sie sagt, dass sie die Kopfmassage hier besser verträgt, die Position beim Haarewaschen ihr jedoch unangenehm ist.

Der Schwindel hielt an und sie empfand ihn nach einigen Tagen so beunruhigend, dass sie zu ihrem Hausarzt ging. Dieser sah zunächst keinen Grund für eine weitere Abklärung. In den nächsten Tagen kam zu dem Schwindel noch Übelkeit hinzu. Die Ursache sah Mia in ihren immer wiederkehrenden Magenbeschwerden. Sie leidet häufig unter einer immer wieder auftretenden Gastritis v. a., wenn es stressig wird. Und dies war eine stressige Zeit. In der Schule gab es viele Aufgaben zu erledigen, zusätzlich herrschte noch etwas Unmut zwischen den Kollegen. Noch viel mehr belastete sie damals aber die Krankheit ihrer Tochter, die ständig Scharlach hatte und auch einmal aufgrund einer Fingerverletzung ins Krankenhaus musste.

Ein weiterer Zwischenfall führte zur Eskalation ihrer Beschwerden: Sie fuhr mit beiden Kindern im Auto auf einer belebten Straße, als sie plötzlich schlecht Luft und das Gefühl einer Panikattacke bekam. Sie musste sich übergeben und war froh, gerade noch rechtzeitig parken zu können, um keinen Unfall zu verursachen. Mia wurde daraufhin ins Krankenhaus eingeliefert. Mehrmals betont sie, dass ihre Beschwerden damals zwar sehr schlimm waren, sie sich aber viel mehr Sorgen darum machte, wie ihre Kinder die Situation erlebt hatten und wie sich dies auf die beiden auswirkt.

Ob HNO-Check, Prüfung des Gleichgewichtsystems, Carotis-Doppler oder MRT des Schädels – alle Untersuchungen in der Klinik waren ohne Befund. Es konnte kein Auslöser für den Panikanfall gefunden werden. Die Ärzte vermuteten, dass Mia im Auto hyperventilierte und so die Symptome auslöste. Mit dieser Erklärung wurde sie dann nach Hause entlassen. Ihrer Meinung nach erlebte sie einen Schwächeanfall.

Seit diesem Erlebnis ist sie ziemlich verunsichert. Da ihr Ehemann beruflich viel unterwegs ist, konnte sie nicht auf das Autofahren verzichten, was sie allerdings lieber getan hätte. Mia meint, dass sie in dieser Zeit keine Wahl hatte und „funktionieren" musste. Andererseits hat sie aber auch den Eindruck, dass dies sie vor noch mehr Grübeln und einem „Verkopfen" bewahrt hat.

Nach diesem Zwischenfall trat der Schwindel nicht mehr auf, aber ihre Arme und Beine fingen an, immer mal wieder zu kribbeln. Deswegen ließ sie ihre Beschwerden von einer Neurologin abklären. Abgesehen von einer verringerten Leitfähigkeit des linken Sehnervs, konnte diese nichts feststellen. Daraufhin ließ sie sich von einem Orthopäden durchchecken, doch dieser konnte auch keinen definitiven Auslöser feststellen. Er verordnete ihr nun Manuelle Therapie für die HWS- und Rückenbeschwerden.

Mia versucht, sich damit zufrieden zu geben, was ihr aber kaum möglich ist. Bevor sie die jetzige Therapie begann, ging sie noch in Sommerurlaub, was sich positiv auf all ihre Symptome auswirkte. Trotzdem sind die Beschwerden noch so intensiv, dass sie die Physiotherapie nun in Anspruch nehmen möchte. Zudem hat sie nach wie vor Angst, der Schwindel könnte wiederkehren und erneut eine ähnliche Attacke auslösen.

15.2.1 Aktuelle Beschwerden

Ich bitte Mia, mir ihre derzeitigen Beschwerden in einen Bodychart einzuzeichnen (▶ Abb. 15.1, ▶ Tab. 15.1). Auffallend ist, dass sie – trotz vielfältiger Beschwerdebereiche – primär von ihren Nackenbeschwerden spricht.

15.2.2 24h-Verhalten

Mia kann kein Muster hinsichtlich ihrer Schmerzen erkennen. Morgens fühlt sich ihr Nacken eigentlich immer gut an, nur ihr Gesicht schmerzt manchmal. Diesen

Tab. 15.1 Ergänzende Informationen der Patientin zum Bodychart.

Schmerzregion	schmerzverstärkend	schmerzreduzierend	zusätzliche Information
1: HWS 1a: subokzipital	• Sitzen am Schreibtisch, v. a. langes Korrigieren (beginnend nach 45 min., nach 2std. Positionswechsel nötig • nach vorne Halten des Kopfes (z. B. bei der Arbeit, in der Küche)	• Dehnen • Sport • Bewegung allgemein • Wärme	• Thaimassage war schmerzauslösender Faktor. • Gefühl, den Kopf abstützen zu müssen
2: Nacken (Bereich M. trapezius pars transversa)	Taschentragen	Bewegung im Allgemeinen	
3: untere LWS	keine Angabe	keine Angabe	• besteht seit Monaten, • kein klarer Auslöser vorhanden • die Jahre zuvor immer mal wieder in gleichbleibender Frequenz und Häufigkeit vorhanden gewesen • kein Zusammenhang mit der Geburt der Kinder ersichtlich
4: Fußsohlen	Stress	keine Angabe	• Schmerzzunahme bei höherer Fokussierung auf den Schmerz • nur nachts vorhanden, wenn auch die Hände kribbeln
5: Kiefer	• Stress • Gedankenkarussell	guter, entspannter Schlaf	Zähneknirschen seit ca. 6–7 Jahren vorhanden
6: Hände	auf dem Rücken liegen	keine Angabe	treten v. a. nachts auf, sie wird nicht davon wach.
7: Gesicht (später ergänzt)	keine Angabe	keine Angabe	• morgens beim Aufwachen • unabhängig von der Qualität des Schlafs

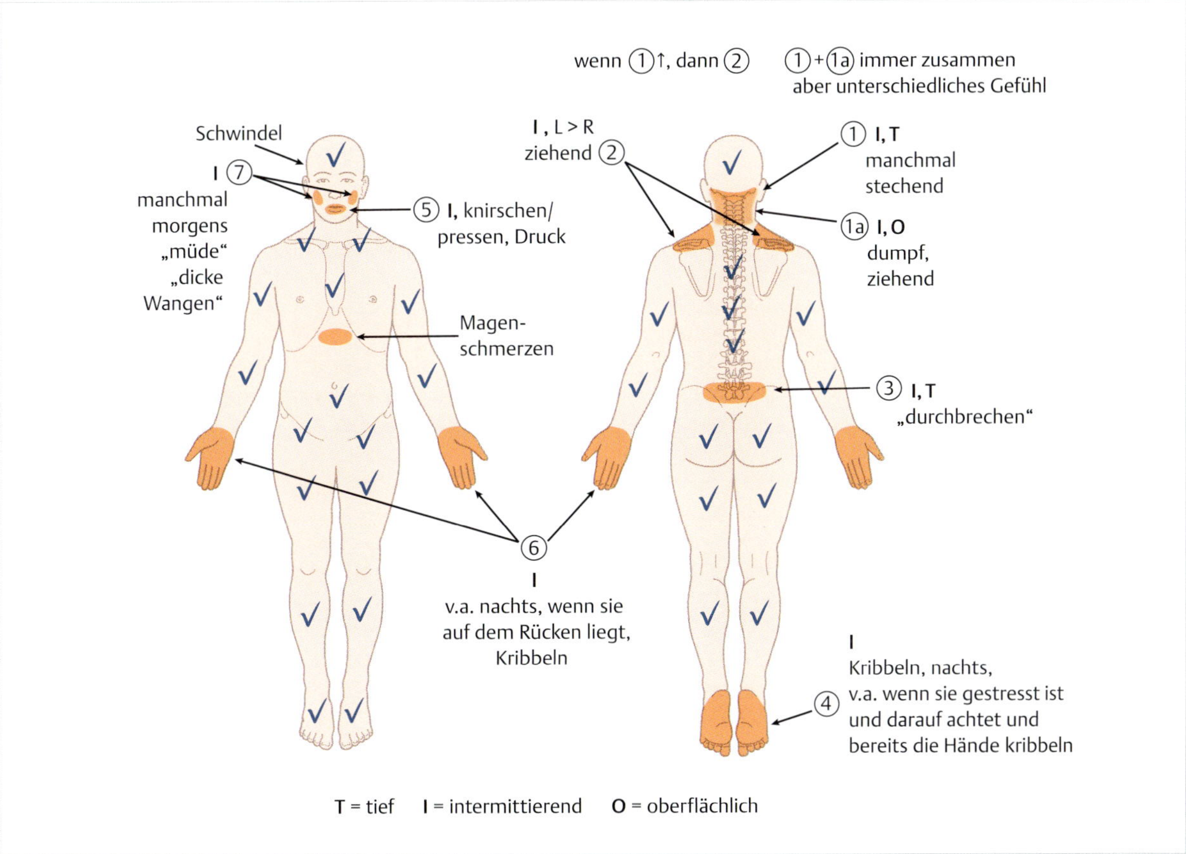

Abb. 15.1 Bodychart: Auch wenn die Patientin multiple Beschwerden im Bereich der LWS (③), auf beiden Seiten der Schulter-Nackenregion ②, im Gesichts- und Kieferbereich (⑤,⑦) sowie an beiden Händen (⑥)verspürt, stehen für sie die Schmerzen im Nacken und entlang des Okziputs (①und ①a) absolut im Vordergrund. Zudem empfindet sie nachts ein intensives Kribbeln an beiden Fußsohlen (④).

Schmerz ergänzen wir nachträglich im Bodychart. Die Nackenbeschwerden nehmen eher gegen Abend zu, sind aber abhängig davon, wie anstrengend der Tag war. Ich frage sie, ob es einen Unterschied zwischen Arbeitstagen und dem Wochenende gibt. Nach kurzem Überlegen antwortet sie, dass die Beschwerden an allen Tagen auftreten können, aber im Großen und Ganzen sind die Beschwerden an Werktagen vorhanden

15.2.3 Spezifische Fragen

Abgesehen von Magenbeschwerden in stressigen Zeiten ist Mia im Allgemeinen gesund. Insbesondere in den ersten 2 Jahren ihres Schuldienstes hatte sie das Gefühl, dass ihr alle unbeliebten Arbeiten aufgehalst wurden und war sehr gestresst. Da sie ein sehr pflichtbewusster Mensch ist, versuchte sie allen gerecht zu werden – als Folge rebellierte der Magen. Zusätzlich erlitt sie in dieser Zeit 2 Hörstürze, die jedoch folgenlos ausgeheilt sind. Da noch immer Sommerferien sind, fühlt sie sich aktuell nicht gestresst und hat auch keine Magenbeschwerden.

Weiterhin kläre ich entsprechend der IFOMPT-Richtlinien mögliche Anzeichen auf Red Flags (Kontraindikationen und Vorsichtsmaßnahmen) ab. Mia verneint meine Frage nach Fieber, Gewichtsveränderungen, langfristiger Kortisoneinnahme und vorangegangenen Krebserkrankungen. Abgesehen von dem Verkehrsunfall hatte sie nie zuvor einen Unfall oder eine Verletzung – auch nicht in den letzten Wochen. Ihre beiden Kinder brachte sie per Sectio zur Welt. Sonst hatte sie keine Operationen.

Ich frage Mia nach den 5 Ds, 3 Ns und 1 A nach Coman (Coman 1986, s. Box „Warnsignale nach Coman" (S. 252)) und es liegen aktuell keine dieser Symptome vor – abgesehen vom zuletzt aufgetretenen Schwindel. Da eine ärztliche Abklärung bereits stattgefunden hat und ich keine unnötige Belastung durch provozierende Tests erzeugen möchte, werde ich in der körperlichen Befundung auf eine Untersuchung mit gehaltenen Positionen verzichten. Diese Tests hätten ohnehin eine unklare Aussagekraft.

15.2.4 Weitere Fragen

Bisher hat Mia keinerlei Therapie in Anspruch genommen – weder Physiotherapie, Osteopathie noch Akupunktur. Physiotherapie wurde ihr schon mal empfohlen, aber sie hatte einfach keine Zeit dafür.

Mia trägt weder eine Brille noch Kontaktlinsen. Sie schläft auf der Seite oder auf dem Rücken. Mich interessiert weiterhin, ob sie irgendwelche Probleme mit ihren Zähnen oder dem Kiefer hat. Sie gibt an, dass sie Zahnarztbesuche überhaupt nicht mag, da sie das längere Aufhalten des Mundes als sehr anstrengend empfindet. Schlechte Erfahrungen bei den Behandlungen hat sie jedoch bislang keine gemacht. Seit ca. 6 Jahren trägt sie eine Aufbissschiene, da sie nachts presst und knirscht. Ich notiere mir, dass ich in einer späteren Sitzung näher auf diesen Bereich eingehen möchte. Ich frage Mia noch nach Beschwerden in den Schultergelenken oder Mobilitätseinschränkungen und sie verneint dies.

Mia wirkt auf mich als eine sehr fröhliche und dynamische Frau, aber auch etwas gehetzt. Sie spricht sehr schnell mit vielen kurzen Atempausen. Die Atmung wirkt dabei eher sternal.

Der Neck Disability Index (NDI) zur Ermittlung von zervikal bedingten Beschwerden beträgt 59 von 100 möglichen Prozentpunkten und ist somit als „starke Einschränkung“ einzustufen. Beträgt er 22 von maximal 100 erreichbaren Prozentpunkten, ist er somit als moderate Einschränkung einzustufen. 0 Punkte würden ein ideales Ergebnis spiegeln.

Zusatzinfo

Warnsignale nach Coman

Nach W.B. Coman sollten nachfolgende Red Flags bei Patienten mit einem vorliegenden Schwindel abgefragt werden (Coman 1986):

5 Ds:
1. Dizziness (Schwindel),
2. Drop Attacks (drohender Bewusstseinsverlust),
3. Diplopia (Doppeltsehen),
4. Dysarthria (Sprechstörung),
5. Dysphagia (Schluckstörung).

3 Ns:
1. Nausea (Übelkeit),
2. Numbness (Benommenheit).
3. Nystagmus

A:
Ataxie

15.2.5 Beitragende Faktoren

Positive beitragende Faktoren sind die Tatsache, dass Mia ihren Alltag bewältigen kann. Besonders, da sie für ihre Kinder da sein möchte. Sie weiß, dass sie ihre Beschwerden, z. B. durch Bewegung, positiv beeinflussen kann.

Negativ ist, dass sie sie sich wenig Zeit für die eigene Gesundheit nimmt und den sportlichen Aktivitäten nicht regelmäßig nachgeht.

15.2.6 Erwartung der Patientin

Mia wünscht sich, dass ihre Rückenbeschwerden nachlassen, sie wieder voll einsatzfähig wird und die Panikattacke vergessen kann.

Clinical Reasoning

In der Befundaufnahme werde ich meinen Fokus zunächst auf die arthrogene und muskuläre Untersuchung der HWS legen. Meine erste Hypothese bezüglich der Schmerzursache tendiert zu einer zervikalen Instabilität – funktionell oder strukturell bedingt. Mia kann den Hergang und ihre eigene Position während des Unfalls nicht mehr wiedergeben. Die anschließend erfolgten Untersuchungen erlauben keinen Ausschluss einer strukturellen Instabilität, da mir keine aktuelle Bildgebung oder ein detaillierter Befund einer manuellen Untersuchung der HWS vorliegen.

Für eine strukturelle Instabilität sprechen folgende Faktoren:

- bekannte Auslöser:
  - für die aktuelle Problematik: „Behandlung“ der oberen HWS während der Thaimassage,
  - für die langjährigen HWS-Beschwerden: vorangegangenes Schleudertrauma
- Die Kopfposition bei Friseurbesuchen ist unangenehm.
- Lokalisation der Beschwerden,
- Symptome verstärken sich bei gehaltenen HWS-Positionen.
- Schweregefühl des Kopfes und das Bedürfnis, ihn zu unterstützen,
- Aktivität verbessert die Beschwerden.

Kein eindeutiger Hinweis auf eine strukturelle Instabilität ist der Schwindel-Zwischenfall.

Zusammenfassend kann ich festhalten, dass Mias Hauptproblem die Beschwerden im HWS- bis Schulter-Nackenbereich darstellen. Diese haben einen langfristigen (Schleudertrauma) und mittelfristigen Auslöser (Thaimassage). Gehaltene Positionen verstärken, Bewegung verbessern die Beschwerden.

Folgende Regionen können eine mögliche Quelle für alle Beschwerdebereiche darstellen:

- HWS,
- kraniomandibuläre Region,
- kraniofaziale Region,

- CTÜ,
- 1. Rippe,
- BWS,
- Schulterbereich.

Red Flags/Vorsichtsmaßnahmen
Mias Vorgeschichte ist auffällig. Insbesondere der Schwindel, die „Ohnmacht“ und die bilateralen Symptome lassen mich aufhorchen. Da die Beschwerden jedoch umfangreich abgeklärt wurden, sich aktuell verbessert haben und seit mehreren Wochen stabil sind, steht einer Untersuchung und Behandlung nichts entgegen. Trotzdem gilt es, eine umfangreiche neurologische Untersuchung – zunächst vorsichtig dosiert und den Wiederbefund abwartend – durchzuführen, besonders da keine aktuelle Bildgebung der HWS vorliegt. Das vorangegangene Schleudertrauma habe ich dabei stets vor Augen.

Yellow Flags/psychosoziale Faktoren
Mia zeigt keine eindeutigen Yellow Flags Sie ist zwar ängstlich, gestresst und kopfgesteuert, bewältigt jedoch ihren Alltag. Es fällt auf, dass sie hinsichtlich ihres Nackens sehr vorsichtig ist – dies aber eher in Bezug auf Behandlungen und nicht im Sinne einer Kinesiophobie.

15.3 Körperliche Untersuchung

Zu Beginn der Untersuchung stuft Mia ihre okzipitalen Schmerzen auf 3/10 (VAS) und ihre Schulter-Nackenbeschwerden auf 2/10 (VAS) ein.

Ich berücksichtige, dass Mia Berührungen im HWS-Bereich als unangenehm empfindet und erkläre ihr daher zunächst genau den Ablauf der Untersuchung. Daraufhin willigt sie in die Untersuchung ein und weiß, dass sie diese jederzeit abbrechen kann, wenn es ihr unangenehm ist.

15.3.1 Inspektion

Von lateral betrachtet kann Mias Haltung im Stand als „floppy“/„swayback“ beschrieben werden. Sie zeigt
- eine Forward Head Posture (kraniozervikaler Winkel 46°),
- Protraktion der Schultern,
- leichte Hyperlordose,
- Genu recurvatum.

Ich bitte Mia, sich aktiv aufzurichten, was ihr gut gelingt. Die Beschwerden verändern sich jedoch dadurch nicht.

Bei der Inspektion von dorsal fällt beidseits eine leichte Scapula alata auf. Das linke Schulterblatt steht ca. 1 cm höher als das rechte.

Bei der ventralen Betrachtung sind v. a. die beiden Mm. sternocleidomastoidei auffällig. Die Claviculae stehen symmetrisch.

15.3.2 Funktionsuntersuchung

Ich lasse mir von Mia zeigen, wie sie im Sitzen am Schreibtisch Schularbeiten korrigiert. Hierbei fällt v. a. eine starke Flexion der oberen HWS und eine starke Belastung des CTÜ auf. Sie benutzt keinen Book Chair oder eine andere Erhöhung für ihre Unterlagen. Ich bitte sie, mir bis zum nächsten Termin ein Foto von ihrem Arbeitsplatz Zuhause und ihrer typischen Arbeitshaltung mitzubringen.

15.3.3 Sicherheitstests

Der Rotationsstresstest, Lateral-Shear-Test, Zwangsrotationstest für die Ligg. alaria und der Sharp-Purser-Test zur Überprüfung des Lig. transversum sind unauffällig.

15.3.4 Aktive Beweglichkeit der HWS

Da ich laut meiner ersten Hypothese von einer (funktionellen) Instabilität ausgehe und eine Symptomprovokation vermeiden möchte, führe ich die aktiven Bewegungen ohne Überdruck durch.

► **Flexion.** Flexion in der oberen HWS, kaum Flexion in der mittleren HWS, deutlicher Knick über dem CTÜ (ca. 90°). Die Bewegung kann schmerzfrei ausgeführt werden.

► **Extension.** Mia möchte die Extension nur sehr ungern ausführen, da ihr die Bewegung unheimlich und unangenehm ist. Dennoch überwindet sie sich und führt diese langsam mit einem stockenden Zahnradphänomen bis ca. 45° aus. Dann bricht sie die Bewegung aus Angst vor Schmerzen ab. Beim Rückführen des Kopfes hilft sie mit der Hand nach.

► **Lateralflexion.** Die Lateralflexion (LF) provoziert zu beiden Seiten keine Beschwerden, abgesehen von einem bei ca. 30° auftretenden leichten muskulären Ziehen im Schulter-Nackenbereich.

► **Rotation.** Die Rotation ist zu beiden Seiten bis 80° möglich und löst zu keiner Seite Beschwerden aus. Allerdings tritt bereits bei ca. 60° eine kompensierende LF auf.

Insgesamt verursachen die aktiven Bewegungen keine der bekannten Beschwerden.

15.3.5 Neurologie und Rückenmarkszeichen

Den Bodychart betrachtend sind die bilateralen Parästhesien in den Händen und Füßen auffällig und bedenklich, da sie Zeichen für eine Rückenmarksbeteiligung sein können (Westerhuis 2011). Daher frage ich, ob ihr ein gelegentliches Stolpern oder ein unrunder Gang auffällt. Blasen- und Darmfunktion sind regulär. Die Sensibilitäts- und Kennmuskeltests der oberen Extremität sind unauffällig, ebenso sind Bizeps- und Trizepssehnenreflex, Patellar- und Achillessehnenreflex seitengleich und normal reaktiv. Ich konnte keine Hinweise auf eine neurologische Beeinträchtigung finden.

Neurodynamik

Ich erläutere Mia den zervikalen Slump-Test und führe ihn anschließend durch. Bei Addition der sakralen Bewegung vertikal gibt Mia okzipitale Schmerzen an (3/10 VAS).

15.3.6 Passive Beweglichkeit der HWS

▶ **Hochzervikal.** Flexion und Extension sind steif, bei Extension tritt zusätzlich ein Schutzspasmus auf – die Ausführung ist dadurch nicht möglich.

▶ **Midzervikal.** Die Extension kann Mia ebenfalls nicht gut tolerieren. LF und Rotation sind gut beweglich und lösen keine Beschwerden aus. Die Flexion ist steif.

▶ **Tiefzervikal.** CTÜ und Th 1–Th 4 sind besonders in der Extension auffällig steif.

15.3.7 Palpation

Temperatur und Hautfarbe sind unauffällig. Die Abhebbarkeit der Haut ist v. a. von der unteren HWS bis oberen BWS kaum möglich, Hautfalten lassen sich kaum greifen und dies ist schmerzhaft (5/10 VAS). Die Haut rötet sich sofort nach den Tests.

Es liegt auf beiden Seiten ein hoher Tonus in der subokzipitalen Muskulatur (M. obliquus capitis inferior und superior), im M. trapezius pars descendes und M. trapezius pars transversa sowie dem M. sternocleidomastoideus vor.

15.3.8 Zusatzbewegungen

Ich führe Zusatzbewegungen bis zum Grad IV in allen Bereichen der HWS bis Th 4 durch. Hierbei lösen unilaterale PAs auf C 2/3 links mit einem Grad III deutliche Schmerzen im Nacken- und insbesondere subokzipitalen Bereich aus (7/10 VAS). Da ich den Eindruck habe, dass Mia etwas zurückhaltend bei ihrer Aussage ist, frage ich, ob sie weiterhin mit der Untersuchung einverstanden ist, was sie bejaht.

Weitere Bereiche der HWS sind lokal unangenehm, lösen aber nicht die bekannten Schmerzen aus. Zentrale PAs und beidseits unilaterale PAs sind in Höhe C 4/5 auffällig mobil, das Bewegungslimit kommt sehr spät. Dafür fühlen sich C 6 bis Th 4 sehr steif an – ich spüre einen hohen Widerstand mit einem frühen Bewegungslimit.

▶ **Wiederbefund.** Ich führe einen kurzen Widerbefund durch und bitte Mia, nochmals die Extension durchzuführen. Diesmal fällt ihr die Bewegung zwar etwas leichter, sie bricht sie aber trotzdem erneut ab. Der Slump-Test fällt besser aus, es kann eine Bewegungskomponente – die Knieextension – addiert werden, bevor der Schmerz auftritt.

> **Clinical Reasoning**
>
> Aus der Literatur ist bekannt, dass Patienten mit einer zervikalen Instabilität möglicherweise infolge eines Schleudertraumas verschiedene defizitäre muskuläre Muster aufweisen. Dazu zählen Störungen in den tiefen Nackenflexoren und der skapulothorakalen Muskulatur (Petersen et al. 2016). Aufgrund dieser Kenntnis werde ich diese Muskeln nachfolgend untersuchen.

15.3.9 Tests der neuromuskulären Kontrolle

Überprüfung des M. trapezius descendens und M. levator scapulae

Als Erstes teste ich, wie gut Mia den M. trapezius descendens und M. levator scapulae aktivieren kann. Bei der ersten Ausführung weiß Mia gar nicht, wohin genau ihre Schulterblätter sollen. Wir wiederholen die Übung. Nun gelingt ihr die Positionierung mit einiger Mühe und bereits nach 5 Sekunden werden der M. trapezius descendens und der M. levator scapulae deutlich aktiv. Jedoch versucht sie über eine Dorsalbewegung der Arme die Bewegung zu kompensieren, was für eine Aktivität des M. latissimus dorsi spricht. Nach 9 Sekunden beginnt sie zu zittern und bricht die Übung ab. Sie gibt ein unangenehmes Gefühl, aber keinen Schmerz im subokzipitalen Bereich sowie im Schulter-Nackenbereich an. Nach einer kurzen Pause wiederholen wir den Test. Die Positionierung gelingt gut, doch die Ausführung und Haltedauer verändern sich nicht.

Test der tiefen Nackenflexoren

Als Zweites führe ich einen Test zur Aktivierung und Haltefähigkeit der tiefen Nackenflexoren mithilfe der PBU durch (s. Kap. 14.3.5). Beim Versuch den Druck zu steigern, aktiviert Mia sofort die Mm. sternocleidomastoidei massiv. Erneut ist ihr nicht klar, wie sie die Bewegung korrekt ausführen soll. Wir wiederholen den Test und nach mehreren Versuchen gelingt es ihr, ohne zu starker Beteiligung der oberflächlichen Flexoren den Druck auf 22 mmHg zu steigern. Sie kann diesen jedoch nicht länger als 4 Sekunden halten, bevor das oberflächliche System sofort wieder mitarbeitet. Nach 4 Wiederholungen merkt sie an, dass die Übung sehr unangenehm ist und sie es deutlich „im Nacken spürt" (6/10 VAS).

▶ **Wiederbefund.** Dieses Mal ist die Extension für Mia erneut etwas leichter. Der Slump-Test ist gleich zum vorherigen Wiederbefund. Auch die Palpation ergibt keine Veränderung. Unilaterale PAs auf C 2/3 links toleriert Mia nun bei einem Grad III besser und sie sind weniger schmerzhaft (4/10 VAS).

Clinical Reasoning

Physiotherapeutische Diagnose

Die zuvor aufgestellte Hypothese einer funktionellen zervikalen Instabilität als Ursache der Beschwerden konnte durch folgende Punkte aus der Untersuchung bestätigt werden:

- kein Hinweis auf eine strukturelle Schädigung,
- qualitativ schlechte Ausführung der aktiven Bewegungen mit kompensatorischen Bewegungen bei guter Mobilität – abgesehen von der Extension,
- manuelle Unterstützung der Bewegung aus Extension in Ausgangsposition (Mia hilft mit ihren Händen),
- auffällige physiologische Bewegungen und Zusatzbewegungen,
- bemerkenswert schlechte neuromuskuläre Kontrolle der tiefen Nackenflexoren,
- Verbesserung der Symptome nach aktiver Untersuchung der neuromuskulären Kontrolle.

Gemeinsam mit den Angaben aus der Anamnese ergibt sich für die von Mia beschriebenen Symptombereiche im subokzipitalen und zervikalen Bereich sowie der Schulter-Nackenregion ein eindeutiges klinisches Muster. Die anderen Symptombereiche wie das Kribbeln und die lumbalen Schmerzen konnten in der Untersuchung jedoch nicht reproduziert werden. Diese passen nicht eindeutig in das Muster und müssen in den Folgesitzungen abgeklärt werden.

Aus der Anamnese wurden einige beitragende Faktoren zusammengetragen, die darauf schließen lassen, dass Überbelastung und innere Anspannung möglicherweise Mias Beschwerden beeinflussen können. Die Festigkeit des Gewebes und schlechte Abhebbarkeit im Bereich des CTÜ und der oberen BWS könnten ein Indiz für eine hohe Aktivität des Sympathikus sein. Mia scheint multiple Stressoren zu haben. Sie ordnet ihre eigenen Beschwerden der Familie unter und nimmt sich keine Zeit für ihre eigene Gesundheit. Sie möchte all ihre Aufgabenbereiche perfekt erledigen. Zusätzlich hat sie Angst, da sie für die „Ohnmacht" keine plausible Erklärung hat.

Die funktionelle Untersuchung zeigt eine hohe biomechanische Belastung der HWS-Strukturen. Ich erhoffe, anhand von Fotos ihres Heimarbeitsplatzes die Ursache hierfür identifizieren zu können.

Behandlungsplan

Im Sinne des Shared-Decision-Making werde ich Mia vorschlagen, in den kommenden 2–3 Therapieeinheiten die obere HWS passiv zu behandeln. Dabei sollte jedoch der Fokus auf das Training der neuromuskulären Kontrolle gelegt werden, da dies einen guten Effekt im ersten Wiederbefund gezeigt hat. Eine ergonomische Beratung, erste Entspannungstechniken und das Erlernen der Umsetzung des Eigentrainings werde ich ergänzend umsetzen.

Darüber hinaus werde ich in den nächsten Einheiten den Befund erweitern. Ich plane, zunächst die BWS und die kraniomandibuläre Region zu untersuchen und die Ergebnisse in den Therapieplan zu integrieren.

Langfristige Ziele sind:

- Schmerzfreiheit,
- kontinuierliche Durchführung eines Bewegungs- und Entspannungsprogramms,
- Wiedererlangung des Vertrauens in den eigenen Körper.

Prognostisch rechne ich mit einer zeitnahen Linderung der Symptome, d. h. innerhalb der nächsten 2–3 Sitzungen. Weiterhin werde ich Mia erläutern, dass ein muskulärer Aufbau der tiefen Nackenflexoren über 2–3 Monate andauern kann und sich eine dauerhafte Beschwerdefreiheit voraussichtlich erst innerhalb dieses Zeitraums einstellen wird.

Ich erkläre Mia die physiotherapeutische Diagnose. Hierbei verdeutliche ich insbesondere die Bedeutung der tiefen Nackenflexoren für die Stabilität der HWS, den möglichen Zusammenhang mit dem Verkehrsunfall und warum es ihr durch kontinuierliches Training besserging. Dies ist für Mia nachvollziehbar und sie ist mit dem Vorgehen einverstanden.

Sie fragt mich, worin ich die Ursache für ihre Ohnmacht sehe und ob ich denke, dass diese wiederkehren könnte. Aus den bisher gesammelten Informationen erläutere ich ihr, dass ich die These der Hyperventilation nachvollziehen kann. Da ihr bisher der Mechanismus einer Hyperventilation nicht erläutert wurde, gebe ich ihr auch hierzu einige Informationen. Weitere Details möchte ich ihr erst in der nächsten Sitzung geben, nachdem sie einen Fragebogen zur Hyperventilation ausgefüllt hat. Eine ausführliche Erklärung würde das Ergebnis möglicherweise beeinflussen. In ihrer aktuellen, eher stressarmen Lage gehe ich nicht davon aus, dass sich der Vorfall wiederholen wird. Allerdings bin ich der Meinung, dass es eine solche Situation in der Zukunft aktiv zu vermeiden gilt. Als hilfreich erachte ich hierbei v. a. verschiedene Selbstmanagement- und Entspannungstechniken.

15.4 Behandlungsverlauf

15.4.1 1. Therapiesitzung

Nach Befunderhebung verbleibt noch etwas Zeit, die ich für eine kurze Intervention nutze.

Behandlung

Übung mit der Pressure Biofeedback Unit

Ich wiederhole den Test mit der Pressure Biofeedback Unit (PBU) nun als Übung, da diese sich sehr positiv auf die Beschwerden auswirkte, was an den Zwischenbefunden zu erkennen war. Auch beende ich somit die Therapie nicht mit einer passiven Maßnahme in dem Gebiet, in dem Mia ohnehin nicht gerne behandelt wird. Da die Übung jedoch unangenehm für sie ist und ihre Symptome provoziert, bespreche ich zuvor mit ihr diesen Plan und erläutere ihr meine Motivation hierzu. Sie stimmt dem zu und betont, dass ihr das in jedem Fall lieber ist als eine manuelle Behandlung im Nacken.

Ich wähle die gleiche Ausgangsstellung und Durchführung wie bei der vorherigen Untersuchung. Dabei soll Mia darauf achten, dass sie den Hals möglichst entspannt lässt. Ich selbst messe die Zeit, wie lange sie dies ohne Kompensation halten kann. Es zeigt sich ein erster Lerneffekt. Sie führt die Bewegung sofort korrekt aus, allerdings beginnt sie bereits nach 5 Sekunden wieder stark zu kompensieren.

Ich bitte sie, bei der nächsten Wiederholung die Hand auf den Hals zu legen und zeige ihr, welche Muskeln sie – in diesem Fall die oberflächliche ventrale Halsmuskulatur – bei der Übung nicht anspannen soll und erläutere warum. Wir wiederholen die Übung noch 4-mal. Mia ist erstaunt, wie stark sie die ventrale Muskulatur bei der Übung in Anspruch nimmt. Jetzt fällt ihr auch ein, dass sie bereits zuvor bemerkt hat, wie sich diese Muskulatur bei langem Reden während des Unterrichtens stark anspannt.

▸ **Retest.** Der Wiederbefund bleibt unverändert und zeigt erneut eine reduzierte Empfindlichkeit auf C 2/3.

Ich beende die Sitzung und bitte sie erneut den Schmerz einzustufen. Dies fällt ihr nun wesentlich schwerer. Sie empfindet die gesamte Nackenregion als sehr angestrengt, aber nicht unbedingt schmerzhafter. Sie bleibt bei der Einstufung der Beschwerden: Die subokzipitalen Schmerzen bewertet sie mit 3/10 (VAS) und die Schulter-Nackenschmerzen mit 2/10 (VAS).

Ich gebe Mia heute noch keine Eigenübungen mit, da ich erst eventuelle Reaktionen abwarten möchte. Ich weise sie darauf hin, dass sie die Behandlung heute oder morgen möglicherweise mit einem Gefühl von Muskelkater spüren wird. Sie soll die Veränderungen in ihrem Kalender notieren, am besten anhand der NRS, da diese Zuhause einfacher als die VAS zu handhaben ist. Falls Sie Fragen hat oder unerklärliche Symptome auftreten, soll sie umgehend in der Praxis anrufen. Ich gebe ihr als Aufgabe mit, bis zum nächsten Mal zu versuchen, ihre Haltung bei der Arbeit zu verändern. So soll sie z. B. einen Aktenordner unter die zu korrigierenden Hefte legen und schauen, ob sich dadurch an der Zeit bis zum Einsetzen der Beschwerden etwas verändert. Ich händige ihr abschließend den Nijmegen Questionnaire (Dixhoorn und Folgering 2015) zur Abklärung der Hyperventilation aus, den sie noch in der Praxis ausfüllt. Der Fragebogen ergibt einen Wert von 23 von 64 möglichen Punkten. Ab einem Wert von 20 liegt eine als signifikante gewertete Hyperventilation vor.

Clinical Reasoning

Als Quelle für die subokzipitalen Schmerzen und die Schulter-Nackenbeschwerden hat sich die arthrogene und myogene Komponente der HWS bestätigt. Offen bleiben noch der Einfluss weiterer Regionen wie u. a. die kraniomandibuläre Region, die BWS und auch das okulomotorische System. Letzteres ist häufig bei Patienten mit einer WAD mitbetroffen und wird möglicherweise den Augenbefund der Neurologin bestätigen.

Ich stufe die Verteilung von Mias Schmerzmechanismen folgendermaßen ein: 50 % Output, 25 % Input, 25 % Verarbeitung. Der vegetative Einfluss auf ihre Symptome erscheint mir hoch.

Mias Ziel ist es, wieder voll einsatzfähig zu sein und den Vorfall zu vergessen. Sie spricht dabei nicht davon, unbedingt komplett beschwerdefrei zu sei. Diese Zielsetzung halte ich für einem Zeitraum von ca. 6–12 Wochen als realistisch, in dem die Muskulatur aufgebaut und die neuromuskuläre Kontrolle verbessert werden kann. Für diese Prognose spricht, dass ein erster Auslöser identifiziert werden konnte und Mia motiviert ist – insbesondere, da sie für ihre Kinder wieder voll einsatzfähig sein möchte.

Die drastische Verschlechterung ihrer Beschwerden war v. a. an den Faktor Stress gekoppelt. Dies ist daran zu erkennen, dass die Beschwerden für viele Jahre gut zu tolerieren waren und sich nun ohne ein großes Trauma verschlechterten. Indem sie lernt, mit Stresssituationen besser umzugehen, können wir an diesem Punkt präventiv gut arbeiten. Sie ist sich bewusst, dass Bewegung ihre Symptome verbessert. Ergonomie am Arbeitsplatz scheint ebenfalls einen großen Einfluss zu haben. Auch an dieser Stellschraube können wir schnell und effektiv arbeiten.

Als prognostisch negative Faktoren erachte ich folgende Tatsachen:

- Langjähriges Bestehen der HWS-Beschwerden, wobei diese Mia nicht übermäßig belastet haben.
- Mia beschreibt sich selbst als perfektionistische Person und sie ist der Doppelbelastung von Beruf und Familie ausgesetzt. Somit sind in der Zukunft stressige Phasen immer wieder zu erwarten.
- Ihre Bedenken und Ängstlichkeit fördern den „Output-Mechanismus" der Beschwerden.
- Für Sport nimmt sie sich zu wenig Zeit und ordnet ihre Bedürfnisse der Familie unter.

Das Management von Mias Beschwerden sieht folgendermaßen aus:

- *kurzfristig:*
  - passive Behandlung der oberen HWS,
  - aktives Training der neuromuskulären Bewegungskontrolle,
  - Anleitung der Übungen als Eigenübungen,
  - Beginn von ersten Maßnahmen zur Entspannung und Kontrolle der Hyperventilation (HVT).
- *langfristig:*
  - Ergänzung der Therapie durch Behandlung weiterer Symptomquellen,
  - Motivation zur Integration von Sport und Bewegung im Alltag.

Als weitere Schritte werde ich vor der nächsten Sitzung zunächst mit dem überweisenden Orthopäden telefonieren und erfragen, ob eine Bildgebung der oberen HWS als zusätzliche Absicherung sinnvoll wäre.

Weiterhin wäge ich zwischen der Behandlung der kraniomandibulären und thorakalen Region ab. Beide können die HWS-Region beeinflussen und besonders der BWS-Bereich könnte die Parästhesien in den Händen begründen. Ich entscheide mich jedoch voraussichtlich als Erstes für die kraniomandibuläre Region. Meine Entscheidung ist geleitet durch das Wissen, dass eine enge funktionelle Verknüpfung beider Regionen aus Praxis und Literatur bekannt ist (Armijo-Olivo und Magee 2012). Weiterhin zeigen zahlreiche Studien, dass Patienten nach einem WAD direkt (Lampa et al. 2017) oder auch mit Verzögerung häufig eine kraniomandibuläre Dysfunktion (CMD) entwickeln (Epstein und Klasser 2011). Bei Mia liegen viele Jahre zwischen dem Verkehrsunfall und dem Beginn ihrer Symptome. Daher ist es möglich, dass die Beschwerden auch durch die Überbelastung während ihres Referendariats entstanden sind. Aufgrund Mias Beschreibung (morgendliche Beschwerden, sie hat aufgrund der bestehenden Parafunktionen Knirschen und Beißen bereits eine Aufbissschiene erhalten und sie spricht nicht von einem Knacken oder Reiben im Gelenk) stelle ich die Hypothese einer myogenen CMD auf.

15.4.2 2. Therapiesitzung (5 Tage nach 1. Intervention)

Wie geplant habe ich in der Zwischenzeit mit Mias Orthopäden telefoniert. Er hält die Begründung der Beschwerden durch die Ärzte aus dem Krankenhaus für schlüssig und sieht dies durch die Ergebnisse der manuellen Untersuchung als bestätigt. Er hat hierbei keine Bedenken und würde erst dann eine weitere Diagnostik erwägen, falls sich die Therapie nicht als effektiv erweisen sollte.

Mia berichtet mir über die vergangenen Tage. Sie meint, dass ihr der Fragebogen zur Hyperventilation noch lange in Gedanken geblieben sei. Sie habe sich darin wiedergefunden und ist auf die Auswertung gespannt. Nach der letzten Behandlung fühlte sich ihr Nacken aufgewühlt an. Sie war beunruhigt und das „Kopfkino", dass sich die Beschwerden noch verschlimmern könnten, war ausgelöst. An diesem Abend hatte sie für sich beschlossen, dass sie zwar der passiven Untersuchung und Behandlung im Nacken zugestimmt hatte, ihr dies aber eigentlich zu heikel sei. Sie fragt mich, ob es möglich ist, zunächst auf eine Behandlung direkt im Nacken zu verzichten, denn sie habe einfach zu große Angst davor. Ich stimme zu, die Behandlung entsprechend anzupassen. Insgesamt sind ihre Beschwerden aber keinesfalls schlechter. In den vergangenen Tagen lag die Intensität der Nackenbeschwerden im Durchschnitt bei 3/10 (VAS). Schwindel trat nicht auf. Mia hat den Eindruck, dass die Behandlung die richtige Region angesprochen hat.

Besonders effektiv war die Veränderung von Mias Arbeitshaltung. Durch die Verwendung des Aktenordners als Unterlage konnte sie nun ca. 75 Minuten arbeiten bis die ersten Symptome in der HWS auftraten. Sie benötigte auch nur eine kurze Pause, um dann gleich wieder weiterarbeiten zu können. Die schnelle Verbesserung durch eine solch kleine Änderung begeistert sie. Zusätzlich beruhigt es sie, da weniger Einschränkungen im Arbeitsalltag auch weniger Stress für sie bedeuten. Sie zeigt mir das Foto von ihrer Arbeitshaltung am Schreibtisch, welche eine dem zervikalen Slump ähnliche Haltung zeigt. Gemeinsam analysieren wir das Foto und ich erläutere ihr den positiven Effekt der veränderten Arbeitshaltung.

Als Nächstes bespreche ich mit Mia den Fragebogen zur Hyperventilation. Ich erkläre ihr, dass die Werte für das Vorliegen eines Hyperventilationssyndroms sprechen, was die Einschätzung der Ärzte im Krankenhaus stützt. Dies beruhigt Mia ebenfalls – besonders, da die Hyperventilation keine bedrohliche Erkrankung darstellt und viele ihrer Symptome beinhaltet (u. a. Gefühl der Anspannung und Angst, Schwindelanfälle, Magenbeschwerden, Kribbeln in den Fingern).

Ich gehe mit Mia die einzelnen Beschwerdebereiche hinsichtlich der aktuellen Symptomatik durch:

1. vorhandene okzipitale Schmerzen 2/10 (VAS),
2. vorhandene Schulter-Nackenschmerzen 2/10 (VAS),
3. die LWS fällt ihr aktuell nicht auf.
4. Kein nächtliches Kribbeln an den Fußsohlen seit der letzten Sitzung.
5. Vorhandensein des morgendlichen Druckgefühls im Gesicht,
6. Vorhandensein des nächtlichen Kribbelns.

Aufgrund dieser Angaben plane ich für die heute Sitzung folgende Maßnahmen:

- Ergänzung des HWS-Befundes zur neuromuskulären Kontrolle,
- Screening der kraniomandibulären Region.

Aber als ersten Schritt erläutere ich Mia, warum und wie die Kieferbeschwerden, die für sie eine untergeordnete Rolle spielen, mit ihrer HWS in Verbindung stehen können. Sie versteht die Zusammenhänge und ist mit dem weiteren Vorgehen einverstanden.

Clinical Reasoning

Mias Beschwerden haben sich zwar verändert, aber nicht eindeutig genug. Dies kann mit einer unzureichenden Dosierung oder den noch fehlenden Eigenübungen zum Erhalt des Therapieeffektes zusammenhängen. Wichtig ist v. a., dass Mia Vertrauen in die Therapie fasst und keine negativen überschießende Reaktionen erfährt. Der Verzicht auf passive Maßnahmen fügt sich gut in den Therapieplan ein. Falls notwendig, können passive Maßnahmen an der oberen HWS später noch ergänzt werden.

Da wir viel mit der neuromuskulären Kontrolle arbeiten werden, ergänze ich noch 2 aktive Tests als mögliche Wiederbefundparameter.

Wiederbefund

Die HWS-Extension und der Slump-Test sind im Vergleich zum Ende der ersten Behandlung identisch. Auf die passive Testung der oberen und mittleren HWS verzichte ich aufgrund Mias Abneigung hierfür. Der CTÜ und die obere BWS sind bezüglich der Befunde unverändert. Der Test für den M. levator scapulae und den M. trapezius pars descendens in Bauchlage zeigt eine deutlich verbesserte Umsetzung der Skapula-Bewegung – die Ausdauer ist unverändert. Die Stabilisationsübung mit der PBU kann Mia auch korrekter ausführen. So zeigt sie eine geringere Beteiligung der Mm. sternocleidomastoidei, auch hier ist die Ausdauer jedoch unverändert.

Screening der kraniomandibulären Region

Zunächst ergänze ich die Anamnese für diesen Bereich und beginne die Untersuchung. Die extraorale Inspektion der kraniomandibulären Region zeigt keine auffällige Asymmetrie:

- parallel verlaufende Gesichtslinien,
- seitengleiche Abstände zwischen den Augen- und Mundwinkeln,
- ausgeglichene Trott-Ratio (s. Box „Trott-Ratio" (S. 259)),
- symmetrische Mandibulalängen.

Intraoral zeigt sich hingegen ein auffälliger Befund. Es sind Wangen- und Zungenimpressionen sowie ein Rückgang der Gingiva deutlich erkennbar. Abrasionen liegen keine vor. Ich frage Mia, wo in der Regel ihre Zunge im Mund liegt. Nach längerem Überlegen kann sie mir die Zungenlage im Unterkiefer beschreiben. Im Gegensatz zur normalen Ruhelage, bei der die Zunge dem Gaumen anliegt, befindet sich diese bei Mia im Unterkiefer.

Zusatzinfo

Trott-Ratio

Mit der Messung nach Trott (Trott 1985) überprüft man die Längenverhältnisse der vertikalen Gesichtslinien. Hierfür wird mit einem Lineal der Abstand zwischen dem lateralen Augenwinkel und dem gleichseitigen Mundwinkel (AB-Linie) sowie zwischen der zentralen Nasenbasis und der Kinnspitze (CD-Linie) gemessen. Diese beiden Abstände werden anschließend in Verhältnis gesetzt. Ist die CD-Linie um 10 mm oder mehr vermindert, ist dies ein Indiz auf einen Überbiss, Kreuzbiss oder Zahnverlust. Für eine exakte Messung ist es wichtig, dass das Lineal so viel Kontakt wie möglich mit den knöchernen Strukturen des Gesichts hat.

Überprüfung der HWS-Bewegung

Ich bitte Mia, nochmals eine HWS-Extension, LF und Rotation zu machen. Ebenfalls wiederhole ich den Slump-Test mit ihr. Der Befund ist hierbei unverändert.

Daraufhin wiederhole ich die Tests in 2 unterschiedlichen Ausführungen:

- mit der Zunge gegen den Gaumen gepresst,
- als okklusal kinästhetisch sensibilisierenden Test (OKST) – mit einem Papier zwischen den Zähnen (s. Box „OKST" (S. 259))

▸ **Retest.** In beiden Varianten verändert sich die HWS-Bewegungen positiv. Die HWS-Extension kann bis ca. 60° weiter ausgeführt werden und der Rückweg in die Ausgangsstellung ist qualitativ deutlich verbessert. Beim zweiten Versuch nimmt Mia noch nicht einmal mehr die Hand zur Hilfe. Der Slump-Test verändert sich nicht.

Zusatzinfo

Okklusal kinästhetisch sensibilisierender Test (OKST)

In der Zahnmedizin wird seit vielen Jahren diskutiert, dass eine Veränderung der Okklusion zu Veränderungen von Bewegungsabläufen und dem Bewegungsausmaß in verschiedenen Bereichen des Körpers, z. B. HWS und Hüfte, führt.

Der okklusal kinästhetisch sensibilisierende Test (von Piekartz 2015) wird durchgeführt bei Patienten mit einem vorliegenden zervikalen Befund (Zeichen, Symptome, Bewegungseinschränkung, geänderte motorische Kontrolle), bei denen der Verdacht besteht, dass das stomatognathe System an der Dysfunktion beteiligt sein könnte. Hierbei wird zunächst der subjektiv empfundene erste Zahnkontakt des Patienten/der Patientin ermittelt. Auf diese Stelle wird dann ein doppelt gefaltetes Schreibpapier gelegt – manche Quellen beschreiben auch einen Holzspatel. Anschließend wird ein Wiederbefund durchgeführt.

Verändert sich der Befund, so kann gemutmaßt werden, dass die Okklusion einen potenziellen Einfluss auf die Bewegung hat. Diese Aussage muss jedoch mit Zurückhaltung getroffen werden, da die Studienlage hierzu nicht eindeutig ist. Es existieren vielfältige Erklärungsmodelle für diesen Test.

Mias Mundöffnung (Depression) ist unauffällig – ohne Deviation oder Deflexion. Mir fällt allerdings auf, dass sie dabei ihren Kopf hochzervikal extendiert. Bei Korrektur und leichter Fixierung der HWS fällt Mia die Mundöffnung wesentlich schwerer. Sie erreicht 38 mm. Die Laterotrusion kann in beide Richtungen erst nach mehreren Versuchen ausgeführt werden und erreicht beidseits 8 mm. Mia kann den Bewegungsauftrag zunächst nicht umsetzten und weiß nicht, wohin sie mit ihrem Kiefer soll. Die Retrusion ist ebenfalls schwer durchzuführen, aber regulär im Bewegungsausmaß.

Führe ich die Bewegungen passiv mit Überdruck aus, ist das jeweilige Bewegungsausmaß größer. Die Zusatzbewegungen sind beidseits unauffällig. Die Tests für das stabilisierende HWS-System sind wiederum positiv. Ich bitte Mia, den Unterkiefer bei 25 mm Mundöffnung stabil zu halten, während ich aus unterschiedlichen Richtungen Druck am Unterkiefer gebe. Dies gelingt Mia nicht. Die Mundschließer reagieren übermäßig stark, der Kiefer geht kontinuierlich in einen Mundschluss. Bei einem Druck in die Laterotrusion ist die erste Reaktion, dass Mia dem Druck ausweicht, anstatt diesem zu begegnen. Auch bei mehrfacher Wiederholung gelingt ihr dies nicht.

Palpatorisch sind alle Mundschließer (M. masseter, M. temporalis, M. pterygoideus medialis) hyperton. Bei Untersuchung der Triggerpunkte ist TrP3 des M. sternocleidomastoideus links auffällig und strahlt in die subokzipitale Region aus. Mit einem Holzspatel untersuche ich die Kraft der Zunge. Diese ist bei Druck von ventral und beiden Seiten schwach.

► **Retest.** Die Stärke des okzipitalen Schmerzes und der Schulter-Nackenbeschwerden ist wie zuvor. Die HWS-Extension kann Mia weiterhin besser ausführen, der Slump-Test ist unverändert. Die Befunde für den CTÜ und die obere BWS sind unverändert, ebenso die Ansteuerung der Skapula. Der CCFT ist gleich zum vorherigen Befund. Die Qualität der tiefzervikalen Muskelanspannung ist mit Zungendruck und dem OKST verbessert, der M. sternocleidomastoideus wird kaum noch aktiviert.

Clinical Reasoning

Mia gab in der Anamnese an, morgens ein insgesamt „müdes" Gesicht und beidseits „dicke Wangen" zu haben. Die Tatsache, dass diese Symptome beidseitig auftreten, ist ein Anzeichen dafür, dass sie nachts presst. Bei einem bestehenden Bruxismus/Knirschen wären eher unilaterale Beschwerden zu erwarten. Der intraorale Befund ohne Anzeichen von Schlifffacetten und einer Abrasion an den Zähnen, der Rückgang des Zahnfleisches und die bilateralen Zungen- und Wangenimpressionen bestätigen diese Vermutung.

Folgende Untersuchungsbefunde erhärten weiterhin die Hypothese einer myogenen kraniomandibulären Dysfunktion:

- falsche Zungenruhelage,
- keine artikulären Zeichen (Knacken, Klicken, Bewegungseinschränkung),
- eine relativ kleine Mundöffnung ohne artikuläre Zeichen – vermutlich bedingt durch den Hypertonus der Elevatoren,
- verminderte Koordinationsfähigkeit bei der Ausführung der Laterotrusion,
- schlechte Testergebnisse zur HWS-Stabilisation,
- muskulärer Hypertonus der Mundschließer,
- aktive Triggerpunkte im M. masseter.

In der Praxis ist häufig zu sehen, dass Patienten mit einer neuromuskulären Schwäche der tiefen Nackenflexoren zum Aufeinanderpressen der Zähne neigen. Es scheint, als wollten sich die Patienten hierdurch muskulär helfen und zusätzlich stabilisieren. Die Literatur kann dies nicht eindeutig belegen, es handelt sich daher bisher um eine verbreitete klinische Beobachtung.

Daraus ergibt sich die Hypothese, dass die kraniomandibuläre Region einen Einfluss auf die HWS-Region haben könnte. Ob sich die Zusatzbewegungen der oberen HWS verändert haben, können wir nicht beurteilen, da wir aktuell auf den Test verzichten. Durch die Veränderungen von Zunge und Okklusion verbesserte sich jedoch die HWS-Beweglichkeit. Der Slump-Test blieb unverändert. Diese Tests ermöglichen grundsätzlich keine eindeutige Aussage über den Einfluss der Kieferregion auf den HWS-Bereich. Sie lassen lediglich die Aussage zu, dass es Hinweise auf einen möglichen Zusammenhang zwischen den beiden Bereichen gibt. Da nicht alle Tests positiv ausfielen, kann die Hypothese nicht bestätigt, aber auch nicht verworfen werden. Daher werde ich nachfolgend den neuromuskulären HWS-Befund durch 2 weitere Tests ergänzen, um hierüber einen möglichen Zusammenhang erneut zu überprüfen.

Zusammenfassend kann gesagt werden, dass die Behandlung der muskulären Strukturen voraussichtlich die Beschwerden im Gesichtsbereich und das Knirschen/Pressen positiv beeinflussen wird und die neuromuskuläre Kontrolle der Region positiv unterstützen kann. Als Schlussfolgerung für das therapeutische Management bedeutet dies: Ich werde die Muskeln der kraniomandibulären Region passiv behandeln und Mia Instruktionen für ein Selbstmanagement geben. Zudem muss ich Mias Zähnepressen und die Aufbissschiene überprüfen.

Ergänzung des neuromuskulären Befunds

Aus zeitlichen Gründen war es mir in der ersten Einheit nicht möglich, den neuromuskulären Befund weiter auszubauen. Daher ergänze ich nun den Befund durch den Relocation-Test und „The Fly-Test" (s. Box „Tests Bewegungskontrolle und Tiefensensibilität" (S. 261)). Ziel ist insbesondere, weitere langfristige Wiederbefundparameter für die Nackenmuskulatur – im Speziellen die Bewegungskontrolle und Tiefensensibilität – zu erhalten.

Relocation-Test

Dieser Test (► Abb. 15.2) ergibt einen Joint Position Error (JPE) von einem Versuch über 4,5° und 2 Versuchen über 6°. Dies ist als eine schlechte Koordination der tiefen Nackenmuskulatur zu bewerten.

„The Fly-Test"

„The Fly-Test" (► Abb. 15.3) auf Stufe 3 zeigt 7 Abweichungen.

Ich wiederhole diese Tests in Kombination mit dem OKST (► Abb. 15.4) und stelle danach bessere Resultate fest (JPE bei 3 Versuchen nur 1-mal über 6°, „The Fly-Test" mit 4 Fehlern).

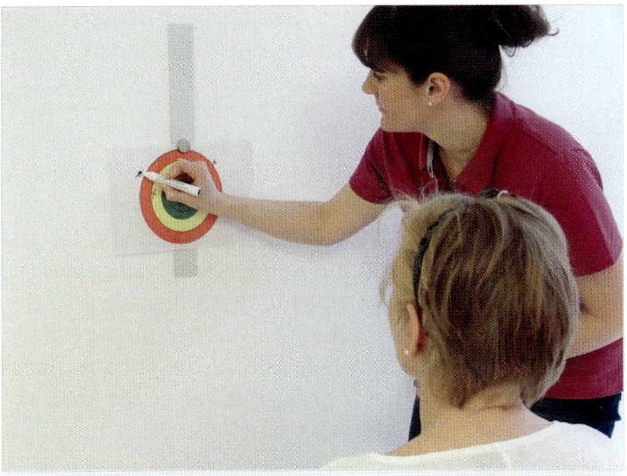

Abb. 15.2 Relocation-Test. ASTE: Sitz in aufrechter, bequemer Haltung. Diese dient als Ausgangswert. **Durchführung:** Die Therapeutin appliziert einen Laserpointer auf dem Kopf der Patientin. Nun fixiert sie eine standardisierte, mit Gradzahlen versehene Zielscheibe in einem Abstand von 90 cm an der Wand. Der Mittelpunkt der Scheibe wird am Ausgangswert der Patientin ausgerichtet. Die Patientin erhält nun die Aufgabe, mit geschlossenen Augen den Kopf in eine Richtung zu rotieren und danach zielstrebig zum Ausganspunkt zurückkehren. Ein Wert unter 4,5° Abweichung ist normal, darüberlegende Werte weisen auf eine gestörte Tiefensensibilität hin. Dieser Test eignet sich zum Wiederbefund und Training. (Bildquelle: M. Hoffmann; Symbolbild)

Zusatzinfo

Tests zur Beurteilung der Bewegungskontrolle und Tiefensensibilität der Nackenmuskulatur

Relocation-Test bzw. Ermittlung des Joint Position Errors (Treleaven et al. 2006)
Bei diesem Verfahren wird die Tiefensensibilität hinsichtlich der Kopf-Nacken-Kontrolle untersucht (▸ Abb. 15.2).

„The Fly“
ist ein weiterer Test zur Untersuchung und zum Training der zervikalen Bewegungskontrolle (▸ Abb. 15.3, Oddsdottir et al. 2013). Patienten nach einer WAD zeigten bei diesem Test schlechtere Ergebnisse im Vergleich zur Kontrollgruppe (Kristjansson und Oddsdottir 2010).

Clinical Reasoning

Durch die Resultate der zusätzlichen Tests wurde der neuromuskuläre Befund und ein bestehender Zusammenhang zwischen dem craniomandibulären System und der HWS erneut bestätigt.

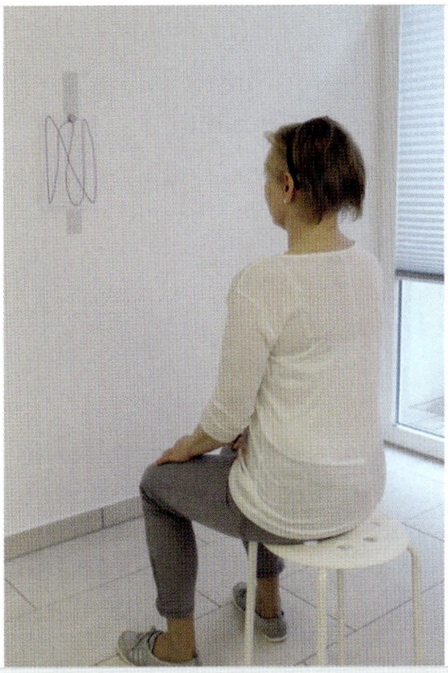

Abb. 15.3 The Fly-Test. ASTE: Sitz. **Durchführung.** Die Therapeutin fixiert einen Laserpointer auf dem Kopf der Patientin. Anschließend hängt sie eine auf einem Papier gezeichnete, standardisierte Linienfolge in einem Abstand von 90 cm an der Wand auf. Diese Linie muss der Patient über Kopfbewegungen in einer vorgegebenen Zeit mit dem Laserpointer verfolgen. Weicht er von der Linie ab, wird dies als Fehler gezählt. Die Anzahl der Fehler geben an, ob die Bewegungskontrolle eingeschränkt ist. Zusätzlich kann die Therapeutin noch die Ausführung der Bewegung beobachten und registrieren, wie viel Mühe es der Patientin macht, die Bewegung auszuführen und ob kompensatorische Bewegungen entstehen. Dieses praxistaugliche Instrument kann zum Wiederbefund oder Training eingesetzt werden. (Bildquelle: M. Hoffmann; Symbolbild)

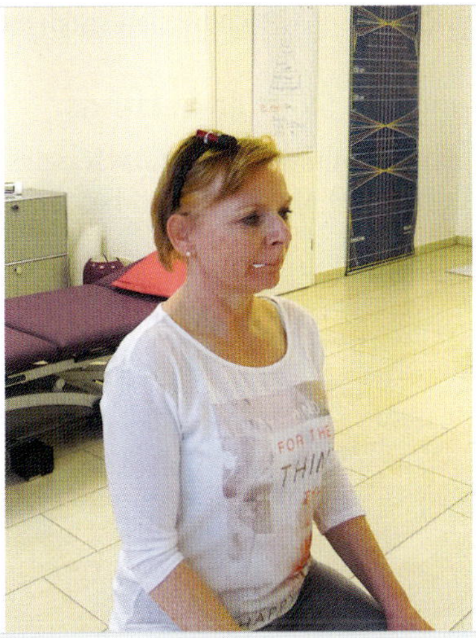

Abb. 15.4 Kombination der Tests „The Fly“ und Relocation mit dem okklusal kinästhetischen Test. Bei dieser Kombination zeigt die Patientindeutlich verbesserte Ergebnisse. (Bildquelle: M. Hoffmann; Symbolbild)

Behandlung

Triggerpunktbehandlung M. masseter und M. pterygoideus medialis

Da sich meine Hypothese nun erhärtet hat, gehe ich zur passiven Intervention der kraniomandibulären Region über.

Ich beginne zunächst mit der Behandlung der Triggerpunkte im M. masseter und M. pteryogideus medialis mittels isometrischen Drucks und nachfolgender Dehnung.

► **Retest.** Die Mundöffnung ist mit 40 mm minimal verbessert – allerdings liegt dies noch im klinisch nicht relevanten Bereich. Das Bewegungsausmaß der Laterotrusion ist beiderseits gleich, jedoch ist die Bewegungsqualität verbessert.

Mias Wunsch entsprechend verzichte ich komplett auf passive Maßnahmen an der HWS. Die Behandlung der HWS besteht daher weiterhin aus dem bereits bekannten PBU-Training und dem Skapula-Setting.

Wiederholung des Trainings der tiefen Nackenflexoren

Ich wiederhole das Training mit der PBU, lege aber dieses Mal, dem OKST entsprechend, ein Papier zwischen Mias Zähne. Ich wiederhole dies 5-mal mit ihr, wobei mit jeder Durchführung die Kokontraktionen umliegender Muskeln stärker werden.

► **Retest.** Die Übung mit der PBU führt Mia korrekter aus – sowohl Ausdauer als auch Ansteuerungsfähigkeit sind verbessert. Sie kann die Anspannung dieses Mal bereits im ersten Durchgang 9 Sekunden lang halten, jedoch setzt sie zunehmend Ausweichmechanismen ein.

Fortsetzung des Skapula-Settings

Ich setze nun das Training des Skapula-Settings in Bauchlage fort. Auch dieses Mal lasse ich Mia mit dem Papier üben.

► **Retest.** Bereits im ersten Durchgang verbessert sich hierdurch ebenfalls die Ausdauer auf 10 Sekunden.

Heimprogramm

► **HWS.** Ich bitte Mia, Zuhause den „chin tuck“ mit der PBU zu üben und dabei ihre Hände zur Eigenkontrolle ventral an ihren Hals zu legen. Diese Übung soll sie zunächst 1-mal täglich durchführen. Das langfristige Ziel ist, dass Mia die korrekte Anspannung 10-mal über 10 Sekunden halten kann, ohne dabei Ausweichbewegungen zuzulassen. Sobald sie bemerkt, dass die vordere oberflächliche Halsmuskulatur anspannt, soll sie die Kontraktion abbrechen und einen nächsten Versuch starten.

► **Skapula-Setting.** Weiterhin soll sie das Skapula-Setting aus Bauchlage mit der gleichen Dosierung wie zuvor durchführen. Je nach Empfinden kann sie mit einem Papier zwischen den Zähnen üben.

► **Kraniomandibuläre Region.** Mia erhält von mir zunächst nur eine Wahrnehmungsübung hinsichtlich ihrer Parafunktionen: Ich bitte sie, tagsüber mehrmals zu kontrollieren, ob sie ihre Zähne aufeinanderpresst und falls ja, diesen Kontakt lösen. Hierfür soll sie als Erinnerungshilfe Post-its überall in ihrer Umgebung (im Haus, Auto, evtl. Schule) aufkleben. Sie soll sich notieren, wie häufig sie sich beim Pressen „ertappte“ und mir das Ergebnis – wie auch ihre Aufbissschiene – zur nächsten Sitzung mitbringen.

Am Ende der heutigen Behandlung fragt Mia, ob wir speziell noch auf die Hyperventilation eingehen werden. Ich erkläre ihr, dass ich dies erst in der übernächsten und nicht in der kommenden Sitzung thematisieren werde und erläutere auch, warum. Ich befürchte, dass es Mia womöglich überfordern könnte, neben der Wahrnehmung des Pressens zusätzlich noch die Atmung beobachten und beeinflussen zu müssen.

> **Clinical Reasoning**
>
> Die fehlerhafte neuromuskuläre Kontrolle konnte durch weitere Befundparameter der HWS bestätigt werden. Zusätzlich deutet das Pressverhalten auf eine myogene Komponente der kraniomandibulären Region hin. Durch die Untersuchung ergaben sich Hinweise, dass beide Regionen sich gegenseitig bedingen könnten und ich werde demzufolge auch beide Bereiche in die Behandlung integrieren.
>
> **Planung für die 3. Sitzung**
>
> Bislang habe ich das auffällige Resultat des Hyperventilationsfragebogens noch nicht in der Behandlung berücksichtigt. Auch habe ich die von Mia immer wieder erwähnten Faktoren Stress, Angst, Anspannung und Sorge noch nicht aufgegriffen. Wie bereits erläutert, sind dies vermutlich starke beitragende und aufrechterhaltende Faktoren, die ich für einen langfristigen Therapieerfolg angehen muss. Trotzdem plane ich dies erst für die übernächste Sitzung, weil wir sonst parallel 2 wichtige Wahrnehmungsschulungen betreiben.
>
> Ich werde mit Mia besprechen, wie ihr die Kontrolle des Pressverhaltens gelang und wie sie sich dies ggf. im Alltag abgewöhnen kann.
>
> Weiterhin werde ich mich auf einen anderen Beschwerdebereich konzentrieren – die einschlafenden Hände. Zur Erklärung der Ursache hierfür habe ich 2 konkurrierende Hypothesen: die BWS und die Atmung. Ich favorisiere dabei die Vermutung, dass das Einschlafen der Hände durch die BWS im Sinne eines Th 4-Syndroms beeinflusst wird. Meine Hypothese ist u. a. darin begründet, dass die Beschwerden in Rückenlage auslöst werden, sie bilateral auftreten und Mia während des Tages keine Beschwerden machen. Mia hat eine übermäßig kyphotische BWS und der obere Bereich war auffällig steif. Auch könnte die Hyperventilation durch den sympathischen Einfluss der BWS auf die Atmung erklärt werden. Weiterhin würde eine Behandlung der BWS die HWS entlasten. Abschließend plane ich für den nächsten Termin, die Aufbissschiene zu kontrollieren und zu klären, ob Mia auch tagsüber die Zähne zusammenpresst.

15.4.3 3. Therapiesitzung (7 Tage nach 2. Intervention)

Mia hatte eine gute Woche. Ihre subokzipitalen Schmerzen und Schulter-Nackenbeschwerden liegen seit der letzten Behandlung zwischen 0 und 3 (VAS), was seit über 3 Monaten nicht mehr der Fall war. Am Schreibtisch kann sie mit der veränderten Arbeitsposition nun immer länger arbeiten bzw. hält es bis zu ihren bewusst eingeführten Bewegungspausen ohne Beschwerden durch.

Allerdings hat sie keine gute Erfahrung mit der Übung in Bauchlage gemacht und sie nach 2 Tagen abgebrochen, da die Schmerzen im Schulter-Nackenbereich hierbei deutlich zunahmen (5/10 VAS). Es war dabei auch egal, ob sie diese mit oder ohne Papier zwischen den Zähnen ausführte. Sie möchte diese Übung daher heute wiederholen, um sicherzugehen, dass sie hierbei keinen Fehler macht. Beim „chin tuck“ fiel es ihr leichter, diesen ohne Hände umzusetzen.

Weiterhin ist ihr aufgefallen, dass sie – ohne Ausnahme – immer dann die Zähne zusammenpresst, wenn sie konzentriert oder angespannt ist. Dies war ihr zuvor nicht bewusst gewesen. Das Einschlafen der Hände ist unverändert.

Wiederbefund

Nachdem ich Mias Ausführungen angehört habe, gehe ich erneut die Testparameter durch und stelle Folgendes fest:

- *HWS:*
  - Es liegen keine Beschwerden im Bereich des Okziputs und der Schulter-Nackenregion vor (0/10 VAS),
  - ROM der HWS-Extension: 60°, die Rückführung in Neutralposition ist verbessert.
- *Neurodynamik:* Der Slump-Test kann bis in die Endposition ausgeführt werden, erst dann tritt ein Ziehen im subokzipitalen Bereich auf.
- *CTÜ:* Die ROM im CTÜ und in der oberen BWS sind unverändert,
- *Kiefer:* unveränderte Mundöffnung und Laterotrusion des Unterkiefers.

Der Wiederbefund des Relocation-Tests und des „The Fly-Tests“ wird bewusst und aus zeitlichen Gründen nicht bei jedem Termin durchgeführt, sondern als längerer Wiederbefundparameter vermerkt.

Ich bitte Mia, die Aufbissschiene anzuziehen und wiederhole die zervikalen Bewegungen Es zeigt sich, dass auch mit dieser veränderten Okklusion die Bewegungskontrolle besser wird.

> **Clinical Reasoning**
>
> Das Training der neuromuskulären Kontrolle wirkt sich positiv auf Mias Beschwerden aus. Die Übung in Bauchlage scheint sie nicht korrekt ausgeführt zu haben, daher der Negativeffekt. Das Absetzen der Übung war von ihr korrekt und ich werde sie heute erneut kontrollieren.
>
> Der positive Einfluss der kraniomandibulären Region auf Mias Beschwerden zeigte sich erneut beim Training der Wahrnehmung. Das Gefühl der einschlafenden Hände hat sich bislang noch nicht verändert. Somit ist noch nicht deutlich, welche Struktur diese Beschwerden auslöst.

Ergänzende Untersuchung

Bereits die physiologische BWS-Extension ist deutlich eingeschränkt. Die Rotation ist zu beiden Seiten unauffällig. Bei den Zusatzbewegungen sind die zentral ausgeführten PAs von Th 4 bis Th 9 im Grad III sehr unangenehm (5/10 VAS). Besonders Th 4 bis Th 6 sind noch steifer als die restlichen Segmente. Auf diesen Segmenten bleibe ich mit 10 Wiederholungen und während der Zusatzbewegungen auf Th 5 sagt Mia, dass ihre Hände anfangen, komisch zu werden. Am Ende der Untersuchung meint sie, dass ihre Hände beginnen einzuschlafen.

Unilaterale PAs sind auf den genannten Segmenten ebenfalls auffällig steif, lösen aber keine Symptome aus. Mia kann die HWS deutlich besser extendieren und erreicht 80°. Die Hände sind nach Ende der Mobilisation wieder unauffällig.

Behandlung

Wiederholung der thorakalen Mobilisation

Ich wiederhole die Mobilisation von Th 4 bis Th 6 mit zentral ausgeführten PAs im Grad III – 10-mal pro Segment. Dabei reagieren Mias Hände erneut, sie toleriert dies aber, da sie weiß, dass es nach der Mobilisation wieder aufhört. Ich gebe ihr jedoch zunächst keine Eigenübung hierzu mit. Ich bitte sie stattdessen, in den kommenden Nächten zu beobachten, wie sich das Kribbeln bzw. Einschlafen ihrer Hände verhält.

Wiederholung der Behandlung der kraniomandibulären Region

Ich wiederhole die Behandlung der kraniomandibulären Region entsprechend der letzten Sitzung, ergänze aber ein Stabilisationstraining. Hierbei wird die Untersuchungstechnik zur Therapietechnik.

Zunächst einmal gehe ich auf Mias Beobachtungen hinsichtlich des Zähnepressens ein und erläutere ihr einige wissenschaftliche Erkenntnisse zum Pressen über Tag. Weiterhin teile ich ihr meine Vermutung mit, dass das Pressen Ausdruck ihrer Stressverarbeitung und auch ein möglicher Versuch der HWS-Stabilisierung sein kann. Ich ergänze das Übungsprogramm um eine einfache, alltagstaugliche und effektive Eigenübung für die Kieferregion: Sobald Mia bemerkt, dass sie die Zähne zusammenpresst, soll sie den Mund weit öffnen, dann wieder locker schließen und die Zunge in die korrekte Zungenruhelage lege. Diese Position übe ich mit ihr.

Wiederholung des Skapula-Settings

Ich lasse mir nun von Mia die Übung für das Skapula-Setting zeigen und erkenne tatsächlich einen Fehler in der Ausführung. Ich ändere den Bewegungsauftrag in ein anderes Gedankenbild („Die Schulterblätter anheften“) und schaue, ob sie damit besser arbeiten kann. Spontan scheint sie es gut umzusetzen.

Wiederholung der HWS-Stabilisation

Die Kontrolle des „chin tucks“ zeigt, dass Mia immer besser wird und mittlerweile kann sie mit nur 5 Anläufen die korrekte Spannung nahezu vollständig halten.

Um die Übungen nun alltagstauglich zu gestalten, ändern wir die Übung. Hierfür setzt sich Mia auf einen Hocker und lehnt ihren Rücken an die Wand. In dieser Position führe ich erneut den „chin tuck“ mit Kontrolle der Mm. sternocleidomastoidei durch. Diese Übung kann sie auch im Auto durchführen, wenn sie z. B. ihre Kinder von der Schule abholt. Die Dosierung bleibt unverändert. Ergänzend soll sie hierbei auf die Zungenkontrolle achten.

Wiederbefund

Neben der muskulären Kontrolle ergibt der Wiederbefund im Vergleich zum heutigen Eingangsbefund keine Veränderungen.

Heimprogramm

Gemeinsam fassen wir Mias Übungen auf einem Flip Chart zusammen:

- „chin tuck“ im Auto mit Zungenkontrolle,
- Schulterblattübung in Bauchlage,
- Unterbrechung des Pressens durch Mundöffnung und korrigierte Zungenposition.

Mia hat diesmal keine Fragen und wir verabschieden uns in eine 2-wöchige Therapiepause.

Clinical Reasoning

Die positiven Ergebnisse des Wiederbefunds lassen die Aussage zu, dass sich der Behandlungsansatz im Bereich der HWS und Kieferregion bewährt.

Die Parästhesien der Hände konnten in der heutigen Sitzung durch die Mobilisation der BWS ausgelöst werden. Die Reaktion während der Nacht bleibt noch abzuwarten. Es ist auch denkbar, dass das HVT die Beschwerden zusätzlich auslöst.

Die Erkenntnis, dass Mia über Tag presst, ist sehr wichtig hinsichtlich des Ziels, Mias Beschwerden im Gesicht und der HWS zu lindern sowie im Sinne der Stressverarbeitung positiv einzuwirken.

Da Mia 2 große Beschwerdegebiete hat, wäre es eigentlich sinnvoll, auch den Kieferbereich stärker zu beüben, um so den Effekt für den Nackenbereich potenziell zu erhöhen. Aus der Literatur wissen wir aber, dass die Compliance bei einer geringen Übungsanzahl besser ist. Da die Übungen für den HWS-Bereich sich als zielführend erwiesen, räume ich der Kieferregion im Selbstmanagement zunächst eine untergeordnete Rolle ein.

Da ich Mia angekündigt habe, die Hyperventilation in der vierten Sitzung anzugehen, plane ich dies entsprechend fest ein. Hier wird dann das Thema Entspannung und Körperwahrnehmung voraussichtlich Hauptbestandteil der Behandlung sein.

15.4.4 4. Therapiesitzung (14 Tage nach 3. Intervention)

Zu Beginn der Sitzung lasse ich mir von Mia berichten, wie es ihr in den letzten 2 Wochen ergangen ist: Die ersten 8 Tage ging es ihr sehr gut. Sie führte die Übungen konsequent durch und fühlte sich stetig besser. Das Kribbeln in den Händen war zwar in den ersten 2 Nächten nach der Behandlung intensiver, jedoch hatte sie den Eindruck, dass es dann eher abnahm.

Diese positive Tendenz hielt allerdings nur bis zu dem Zeitpunkt an, als ihre Tochter erneut krank wurde und sie – mal wieder – mit ihr ins Krankenhaus musste. Ihr Mann war gerade im Ausland und es blieb erneut ganz allein an ihr, die Kinder, Schule und den Alltag zu koordinieren. Mia merkte förmlich, wie sich in ihr wieder alles zusammenzog. Sie presste die Zähne zusammen, die Atmung war viel zu schnell und sie zog die Schulter zu den Ohren hoch. Der Schmerz schoss wieder hoch und lag bei 6/10 VAS. Schwindlig war ihr nicht. An diesem und den folgenden 2 Tagen konnte sie sich mit den Eigenübungen nicht helfen. Erst als es ihrer Tochter wieder besserging, gelang es Mia die Übungen wieder kontinuierlicher durchzuführen und sie gewann langsam wieder die Kontrolle über die Situation. Ihr geht es nun noch nicht so gut wie vor dem Zwischenfall, aber besser. Das Zähnepressen und die Zungenposition hat sie immer noch nicht unter Kontrolle. Jedoch ist sie generell zufrieden, dass sie nun Übungen kennt, um sich selbst helfen zu können.

Wiederbefund

- *HWS:*
  - Der subokzipitale Schmerz und der Schulter-Nackenschmerz liegen aktuell bei 1–2/10 (VAS).
  - Die HWS-Extension beträgt erneut 60° bei etwas schwerfälliger Rückführung in Neutralstellung.
- *Neurodynamik:* Der Slump-Test ist in der Endposition im subokzipitalen Bereich wieder etwas auffälliger (2/10 VAS).
- CTÜ und BWS: Der CTÜ und die obere BWS sind unverändert.
- *Kiefer:* Mundöffnung und Laterotrusion sind in der Bewegungsqualität wieder schlechter.

Clinical Reasoning

Die Tatsache, dass Mia in der Zeit zwischen den Behandlungseinheiten ihre Beschwerden trotz vorrübergehender Verschlechterung wieder selbst verbessern konnte, zeigt erneut die Effektivität des bisherigen Therapieansatzes. Die Intervention an der BWS war auch wirkungsvoll, jedoch muss ich hier noch die Dosierung optimieren. Der familiäre Zwischenfall bekräftigt, dass es in der weiteren Therapie wichtig ist, auf die beitragenden Faktoren einzugehen. Daher ist mein Plan, heute entsprechend auf Atmung und Entspannung einzugehen.

Zunächst werde ich Mias Atemmuster analysieren und dann die tiefe diaphragmale Atmung üben. Auch wenn diese Atemtechnik in vielen Studien bei Patienten mit vorliegender Hyperventilation untersucht wurde, so wird die Wirksamkeit jedoch aufgrund mangelnder qualitativ hochwertiger Studien durch ein Cochrane Review nicht bestätigt (Jones et al. 2013). Dennoch wird die Technik aus positiver klinischer Erfahrung heraus angewendet. Zudem stellt sie eine einfache, zeitsparende Technik dar, die ohne Hilfsmittel und an jedem Ort durchgeführt werden kann.

Behandlung

Üben der diaphragmalen Atmung

Anhand einer Flipchart erkläre ich Mia die Mechanismen des Hyperventilationssyndroms, wie Angst und Stress dieses beeinflussen können und wie sie durch eine kontrollierte Atmung darauf Einfluss nehmen kann.

Ich lasse Mia sich auf den Rücken legen und zähle ihre Atemzüge. Sie hat 16 Atemzüge pro Minute, was etwas über der Norm von 12–15 pro Minute liegt. Mia atmet v. a. sternal. Da manche Patienten bei der Übung stark vegetativ reagieren, übe ich sicherheitshalber zunächst in Rückenlage. Später möchte ich die Übung auch in anderen Positionen durchführen. Ich erläutere Mia die langsame diaphragmale Atmung: Sie soll durch die Nase einatmen und dann durch den leicht geöffneten Mund langsam ausatmen. Abgesehen vom beruhigenden Effekt auf die Atmung, wirkt diese Technik positiv auf die kraniomandibuläre Region, da hierbei kein Zahnkontakt möglich ist und die Zunge kontrolliert wird. Mia wird zu Beginn der Übung tatsächlich etwas schwummrig, dies legt sich aber bereits nach einigen Minuten.

Nachdem Mia die neue Atemtechnik korrekt durchführt und sie sich für sie gut anfühlt, beenden wir die Übung. Mia soll bis zum nächsten Mal mindestens 20 Atemzüge in dieser Weise immer abends im Bett vor dem Einschlafen durchführen. Wenn sie möchte, kann sie die Übung auch im Alltag in anderen Positionen ausprobieren, oder wir testen dies beim nächsten Mal gemeinsam.

▸ **Wiederbefund.** An dieser Stelle verzichte ich auf einen Wiederbefund.

Erneute Mobilisation der BWS

Als weitere Intervention mobilisiere ich erneut die BWS mit 20 Wiederholungen pro Segment im Grad III.

▸ **Wiederbefund.** Alle Befunde sind erneut verbessert. Die HWS-Extension liegt bei 80° und Mia kann die HWS gut in Ausgangsstellung zurückführen. Der Slump-Test ist unauffällig.

Heimprogramm

Da Mia von mir bereits eine neue Übung für Zuhause erhalten hat, gebe ich ihr auch heute keine Eigenübung für die BWS mit.

Ich wiederhole mit ihr das Skapula-Setting und steigere die PBU-Übung.

Abschließend fasse ich die Übungen erneut zusammen:
- Atemkontrolle,
- „chin tuck“ im Auto mit Zungenkontrolle,
- Skapula-Setting in Bauchlage,
- Unterbinden des Pressens durch Mundöffnung und Korrektur der Zungenposition.

Clinical Reasoning

Der familiäre Zwischenfall zeigt, dass Mias Situation wie zu erwarten noch nicht stabil ist und nicht auf eine außergewöhnliche Probe gestellt werden kann. Auch wenn sie nun erste Strategien kennt, wie sie auf Stresssituationen reagieren kann, sind diese aber noch nicht ausreichend automatisiert. Insgesamt bewährt sich der bisherige Therapieansatz.

In der folgenden Sitzung werde ich noch das okulomotorische System untersuchen, da die enge Verbindung zwischen HWS, vestibulärem und okulomotorischem System häufig bei Patienten nach einem WAD beeinträchtigt ist. Falls notwendig, sollte diese dann in eine umfassende Therapie integriert werden (Ischebeck et al. 2016).

15.4.5 5. Therapiesitzung (1 Woche nach 4. Intervention)

Mia hat ihre Beschwerden unter Kontrolle und es kam in der letzten Woche zu keinem Zwischenfall. Nach dem unveränderten Wiederbefund ergänze ich die Untersuchung wie geplant mit der Untersuchung des okulomotorischen Systems. Ich überprüfe die Motilität und Akkommodation der Augen – zunächst in neutraler Kopfhaltung, dann in verschiedenen HWS-Positionen. Die Akkommodation ist unauffällig, die Folgebewegungen der Augen zeigen leichte Sakkaden. Diese verändern sich nicht bei anderen Kopfpositionen. Die Tests lösen keine bekannten Symptome aus, allerdings empfindet Mia diese gegen Ende als ermüdend und anstrengend, was bereits als Befund zu bewerten ist.

Wiederbefund

Der erneute Wiederbefund ist hinsichtlich der bekannten Parameter unverändert. Daraus schließe ich, dass ein Ausdauertraining der Augenmotilität zu Verbesserung der Ausdauerleistung sinnvoll sein kann.

Behandlung

Training der Augenmotilität

Die bisherige Therapie wird ergänzt durch ein Training der Augenmotitlität.

15.4.6 Weitere Therapiesitzungen (über 3 Monate hinweg)

Mia hatte eine Verordnung über 10 Einheiten erhalten, die wir über 3 Monate verteilten. Die in den ersten 5 Sitzungen erarbeiteten Anwendungen erwiesen sich weiterhin als zielführend und wurden in den weiteren Sitzungen kontinuierlich verfolgt und in funktionellen Positionen gesteigert. Im Verlauf der Therapie ergänze ich Übungen zur Eigenmobilisation der BWS-Extension. Ab der siebten Sitzung ist Mia mit einer passiven Behandlung der oberen HWS einverstanden. Hierdurch kann ich nun auch die Dysfunktion in diesem Bereich zusätzlich passiv behandeln, was die Genesung beschleunigt. Weiterhin habe ich zum Ziel, mehr Bewegung in Mias Alltag zu integrieren.

Abschließender Wiederbefund

Am Ende der 10 Sitzungen ergibt sich folgender Wiederbefund:

- *Schmerzbeschreibung*
  - subokzipitaler Schmerz und Schulter-Nacken-Beschwerden 0/10 VAS,
  - keine lumbalen Beschwerden mehr seit Therapiebeginn,
  - Kribbeln in den Fußsohlen tritt nicht mehr auf,
  - Zähnepressen ist manchmal noch vorhanden (ca. 1–2 Tage/Woche, nicht am Wochenende),
  - Kribbeln in den Händen tritt nur noch leicht und selten auf (ca. 1-mal alle 2 Wochen).
- *HWS:* Aktive Bewegungen der HWS sind unauffällig. C 2/3 ist lokal druckempfindlich und es ist weiterhin eine Hypomobilität vorhanden. Die Abhebbarkeit der Haut ist nicht schmerzhaft. Die subokzipitale Muskulatur ist nicht druckdolent.
- *NDI:* 12 % und wird als geringe Behinderung eingestuft.
- *Relocation-Test:* 3 Tests mit einem Ergebnis von 4,5°–6°,
- *„The Fly-Test":* Stufe 3, 2 Fehler,
- *HVT:* 17 Punkte Nijmegen Questionnaire, was einer milden Hyperventilationsstörung entspricht.
- *PBU:* Training aktuell bei 26 mmHG,
- *Skapula-Setting*: kurzfristiges Anheben der Arme ist möglich (5 Sekunden).
- *Kiefer:* Die Palpation der Elevatoren im Mundbereich ist unauffällig.
- *Muskulatur:* TrP 3 des M. sternocleidomastoideus ist lokal druckdolent (2/10 VAS), jedoch ohne Ausstrahlung.
- *Zunge:* Die Zungenruheposition ist laut Mia häufig am Gaumen, aber nicht durchgängig. Die Zungenkraft ist nach ventral verbessert, die seitliche Stabilität war noch unzureichend.
- *BWS:* Zentrale PAs im Grad IV sind im Bereich der BWS lokal schmerzhaft (4/10 VAS), es treten keine Parästhesien der Hände auf.

Mia ist insgesamt zufrieden, hat aber noch leichte Bedenken, wie es ihr in zukünftigen Korrektur- und Stressphasen gehen wird.

15.4.7 Follow-up (nach 3 Monaten und nachfolgend)

Bei einer telefonischen Besprechung 3 Monate nach Therapieende, geht es Mia gut. Sie führt ihr tägliches Übungsprogramm durch, nur gelingt ihr die Integration von Bewegung und Sport im Alltag nicht. Da sie keine Beschwerden mehr hat, fehle ihr der Druck.

Im darauffolgenden Sommer begegne ich Mia zufällig. Sie meint, dass sie mittlerweile begeistert von ihrem kleinen, täglichen Übungsprogramm sei. Ihr Nacken habe sich seit Jahren nicht so stabil angefühlt. Der Schwindel und die Hyperventilation sind nicht mehr aufgetreten. Sie denke nicht mehr daran.

Mia kommt in den letzten 2 Jahren jeweils im Februar für ca. 3 Behandlungseinheiten in die Praxis, wenn sie die Abiturarbeiten korrigieren muss. Sie ist zwar der Meinung, dass sie es auch allein durch diese stressige Zeit schaffen würde, möchte jedoch zur Beruhigung und Übungskontrolle lieber präventiv im Vorfeld zur Therapie kommen. Somit ist es möglich, das Trainingslevel in einem jährlichen Rhythmus zu überprüfen und zu steigern.

15.5 Fazit

Mias Fall ist ein Paradebeispiel für eine funktionelle zervikale Instabilität, die möglicherweise aus einem vorausgegangenen Schleudertrauma resultiert. Sie konnte die Beschwerden über viele Jahre kompensieren, aber die stressbedingte massive Überlastung des vegetativen Systems führte zu einem HVT-Syndrom und ließ das System überreagieren.

Durch die gemeinsame Arbeit von Patientin und Therapeutin an mehreren Stellschrauben – insbesondere dem neuromuskulären System, der BWS, der kraniomandibulären Region und dem HVT – konnten die Beschwerden in kurzer Zeit reduziert und langfristig eine nahezu beschwerdefreie Situation erreicht werden.

Kommentar des Herausgebers Martin Verra

In diesem faszinierenden Fallbeispiel beschreibt die Patientin ihre Beschwerden als „Rückenschmerzen". Der zuweisende Arzt – ein Orthopäde – hat ihr eine Verordnung über 10 Behandlungen Manuelle Therapie mit der Diagnose „HWS- und Rückenbeschwerden" ausgestellt. Hätte die Physiotherapeutin jetzt keine vertiefende Anamnese und Funktionsuntersuchung gemacht, sondern ihre Behandlung einzig und allein nach der ärztlichen Diagnose durchgeführt, dann hätte die „State-of-the-Art"-Intervention wahrscheinlich aus einer Mischung von Patientenedukation, Kraft- und Kraftausdauertraining sowie allgemeiner Aktivierung bestanden (Koes et al. 2010, Louw et al. 2017). Die Physiotherapeutin erkannte jedoch rasch die Komplexität und Diversität des Beschwerdebilds. Nebst Nacken-/Schulterschmerzen beschrieb die Patientin nämlich ebenfalls verschiedene stressbezogene Symptome wie Schwindel, Übelkeit, Magenbeschwerden, Hyperventilieren, neurologisch unerklärliches Kribbeln in beiden Armen und Beinen, Angststörung, sinnlose Gedankenkreise, Hörstürze, Bruxismus und Ohnmacht. Zudem erlitt sie vor 18 Jahren bei einem Autounfall ein geringfügiges Schleudertrauma.

Der Patientin war die nun physiotherapeutisch gestellte Diagnose „funktionelle zervikale Instabilität mit hoher biomechanischer Belastung der HWS-Strukturen" äußerst plausibel. Die Physiotherapeutin beschränkte die Therapie jedoch nicht nur auf passive Gelenksmobilisation der oberen HWS, der BWS und des Kiefers, Ergonomieberatung und Training der neuromuskulären Bewegungskontrolle. Sondern sie ging weiterhin die stressbedingten Anteile des Symptomkomplexes der Patientin erfolgreich mittels Selbstmanagement- und Entspannungstechniken, Hyperventilationskontrolle, Körperwahrnehmungsübungen und Integration von Sport und Bewegung im Alltag an. Die 10 Behandlungen wurden sinnvollerweise über einen Zeitraum von 3 Monaten verteilt. So hatte die Patientin die Gelegenheit, das Neugelernte in ihren Alltag zu integrieren. Der Recall 3 Monate nach Therapieabschluss ergab ein nahezu beschwerdefreies Bild.

15.6 Literatur

Armijo-Olivo S und Magee D. Cervical Musculoskeletal Impairments and Temporomandibular Disorders. J Oral Maxillofac Res 2012; 3(4). doi.org/10.5037/jomr.2012.3404

Coman WB. Dizziness related to ENT conditions. In: Grieve GP Hrsg. Modern Manual Therapy of the Vertebral Column. London: Churchill Livingstone; 1986

Dixhoorn J van, Folgering H. The Nijmegen Questionnaire and dysfunctional breathing. ERJ Open Res 2015; 1(1): 00001-2015. doi:10.1183/23120541.00001-2015

Epstein JB, Klasser GD. Whiplash-associated disorders and temporomandibular symptoms following motor-vehicle collisions. Quintessence Internat 2011; 42(1): e1–e14

Ischebeck BK, Vries J de, Van der Geest JN et al. Eye movements in patients with Whiplash Associated Disorders: a systematic review. BMC Musculoskelet Disord 2016; 17: 441. doi: 10.1186/s12891-016-1284-4

Jones M, Harvey A, Marston L et al. Breathing exercises for dysfunctional breathing/hyperventilation syndrome in adults. Cochrane Database of Syst Rev 2013; 31(5): CD009041. doi: 10.1002/14651858.CD009041.pub2

Koes BW, Tulder van M, Lin CW et al. An updated overview of clinical guidelines for the management of non-specific low back pain in primary care. Eur Spine J 2010; 19(12): 2075–2094. doi: 10.1007/s00586-010-1502

Kristjansson E, Oddsdottir GL. „The Fly": A New Clinical Assessment and Treatment Method for Deficits of Movement Control in the Cervical Spine: reliability and validity. Spine 2010; 35 (23): E1298–1305. doi: 10.1097/BRS.0b013e3181e7fc0a

Lampa E, Wänman A, Nordh E et al. Effects on jaw function shortly after whiplash trauma. J Oral Rehabil 2017; 44(12): 941–947. doi: 10.1111/joor.12571

Louw S, Makwela S, Manas L et al. Effectiveness of exercise in office workers with neck pain: A systematic review and meta-analysis. S Afr J Physiother 2017; 73(1): 392. doi.org/10.4102/sajp. v73i1.392

Oddsdottir GL, Kristjansson E, Gislason MK. Database of movement control in the cervical spine. Reference normal of 182 asymptomatic persons. Man Ther 2013; 18: 206–210. doi: 10.1016/j.math.2012.09.006

Panjabi MM. The stabilizing system of the spine. Part I. Function, dysfunction, adaption and enhancement. J Spinal Disord 1992; 5(4): 383–389 discussion 397

Petersen SM, Domino NA, Cook CE. Scapulothoracic muscle strength in individuals with neck pain. J Back Musculoskelet Rehabil 2016; 29(3): 549–55. doi: 10.3233/BMR-160656

Piekartz H von. Kiefer, Gesichts- und Zervikalregion. Neuromuskuloskeletales Assessment und Behandlungsstrategien. 2.Aufl. Thieme, Stuttgart: Thieme; 2015

Treleaven J, Jull G, LowChoy N. The relationship of cervical joint position error to balance and eye movement disturbances in persistent whiplash. Manual Therapy 2006; 11(2): 99–106. doi: 10.1016/j.math.2005.04.003

Trott P. Examination of the temporomandibular joint. In: Grieve GP, Hrsg. Modern Manual Therapy. The Vertebral Column. Edinburgh: Churchill Livingstone; 1985: 521

Westerhuis P. Funktionelle zverikale Instabiliät. In: Westerhuis P, Wiesner R, Hrsg. Klinische Muster in der Manuellen Therapie. 1.Aufl. Stuttgart: Thieme; 2011

Kapitel 16

Untere Rückenschmerzen: SIG oder LWS?

16

16 Untere Rückenschmerzen: SIG oder LWS?

Manuel Kiefhaber

Anne D. ist 32 Jahre alt und von Beruf Bürokauffrau. Seit etwa 3 Wochen plagt sie ein tiefsitzender, dumpfer Schmerz im Bereich des unteren Rückens und Beckens der linken Seite. Sie ist in ihren Alltagsfunktionen nicht eingeschränkt, nur Joggen traut sie sich nicht zu gehen. Da sich ihre Schmerzen seit Beginn zwar verbessert haben, aber noch nicht vollends verschwunden sind, sucht sie Rat bei ihrem Hausarzt. Dieser stellt eine Blockierung des linken SIG fest und verordnet ihr 6-mal Manuelle Therapie.

16.1 Hintergrund zur SIG-Untersuchung

In der Praxis kommen zahlreiche klinische Tests zur Anwendung, mit denen man überprüfen kann, ob die SIG an der Entstehung von Rückenschmerzen beteiligt sind. Allerdings sind sehr viele davon nicht in der Lage, das zu testen, was der Untersucher tatsächlich prüfen möchte. Das heißt, fast alle Tests zur SIG-Diagnostik, die in der Praxis eingesetzt werden, sind nicht valide. Damit ein klinischer Test als valide gilt, muss er in einer wissenschaftlichen Untersuchung den Ergebnissen eines Goldstandard-Tests möglichst nahekommen. Häufig wird dazu bei Diagnostikstudien am SIG die Infiltration des Gelenks unter Röntgenkontrolle als Goldstandard herangezogen. Allerdings bleibt diese Methode nicht ohne Schwächen und Kritik (Kool 2007).

Besonders Palpationstests zur Bestimmung von Position und Beweglichkeit des SIG konnten wissenschaftlichen Untersuchungen zu deren Gültigkeit und Aussagekraft nicht standhalten, sodass Experten deren Anwendung in der Praxis nicht empfehlen (Goode et al. 2008). Grund dafür ist u. a., dass die große anatomische Variabilität keine zuverlässige Aussage über eventuelle „Fehlstellungen" und Positionsveränderungen zulässt (Cohen et al. 2013). Außerdem ist die Beweglichkeit der SIG im Durchschnitt so gering, dass sie nicht zuverlässig ertastet und beurteilt werden kann (Vleeming et al. 2012). Diese Parameter führen zu einer generell schlechten Reliabilität dieser Testverfahren.

Auch Angaben des Patienten/der Patientin zur Schmerzlokalisation lassen keine zuverlässigen Rückschlüsse auf eine mögliche Quelle der Symptome zu, da Schmerzen, die vom SIG ausgehen, in ihrer Lokalisation variabel sein können und sich mit Schmerzarealen aus LWS und Hüfte überschneiden können.

Die momentane Empfehlung zur klinischen Diagnostik der SIG sieht auf Grundlage von wissenschaftlichen Erkenntnissen zuerst den Ausschluss der LWS als potenzielle Symptomquelle vor. Wurde die LWS als Ursache ausgeschlossen, wird anschließend das SIG mithilfe von mehreren Schmerzprovokationstests in Form eines Testclusters untersucht. Diese Tests gelten als positiv, wenn sie die bekannten Symptome des Patienten/der Patientin reproduzieren. Dabei müssen mindestens 3 von 5 Provokationstests positiv sein, um das SIG als Schmerzquelle in Betracht zu ziehen (Petersen et al. 2017). Allerdings bringt diese Vorgehensweise – wie eigentlich fast immer – auch keine absolute Sicherheit.

Der folgende Fallbericht von Anne D. zeigt ein mögliches Vorgehen bei der Differentialdiagnostik von LWS und SIG im Rahmen eines ausführlichen Clinical-Reasoning-Prozesses und wie die Verwendung von nicht aussagekräftigen Tests zu vorschnellen Diagnosen führen kann.

16.2 Vorgeschichte

Als Anne sich bei mir in der Praxis vorstellt, wirkt sie insgesamt fit und motiviert, allerdings scheint sie etwas verunsichert, da es sich um ihren ersten Besuch bei einem Physiotherapeuten handelt.

Auch wenn ich bereits den Schmerzbereich aus der ärztlichen Diagnose entnehmen kann, bitte ich Anne mir ihre aktuellen Beschwerden genauer zu beschreiben und wie sie denn entstanden seien:

Seit etwa 3 Wochen plagt sie ein tiefsitzender, dumpfer Schmerz im Bereich des Beckens und des unteren Rückens auf der linken Seite (▸ Abb. 16.1). Bei der Frage nach der Intensität der Schmerzen, gibt sie aktuell 4 von 10 möglichen Punkten auf der Visuellen Analogskala (VAS) an, wobei sich die Schmerzen seit erstmaligem Auftreten bereits um etwa 30 % verbessert haben.

Die Beschwerden traten spontan und ohne konkreten Auslöser auf. Anfangs war schnelles Gehen schmerzhaft, aber jetzt ist der Schmerz v. a. bei Streckbewegungen des unteren Rückens spürbar wie beim Geschirr in den Schrank räumen oder morgendlichen Räkeln. Sobald Anne sich wieder aus der schmerzhaften Bewegung heraus bewegt, verschwinden ihre Beschwerden allerdings sofort. Andere Bewegungen und Aktivitäten sind unauffällig und nicht schmerzhaft. Auch das Gehen ist kein Problem mehr. Nachts oder in Ruhe hat sie keine Schmerzen und sie kann ihren Alltag ohne Weiteres bewältigen. Morgens nach dem Aufstehen fühlt sie sich die ersten 10 Minuten im unteren Rücken etwas steifer als sonst, ansonsten treten tagsüber aber keine nennenswerten Veränderungen der Symptome auf. Auf meine Nachfrage hin kann sie sich an keine vergleichbaren Rückenschmerzen in der Vergangenheit erinnern.

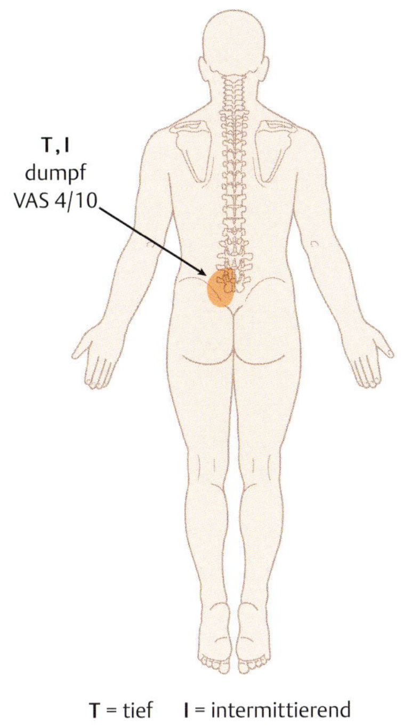

Abb. 16.1 Bodychart: Die Patientin plagen tiefsitzende, dumpfe Schmerzen im linksseitigen Bereich der LWS und des Beckens.

Anne übt eine vorwiegend sitzende Tätigkeit aus, hat es aber vor dieser Schmerzattacke geschafft, 2- bis 3-mal pro Woche etwa 6 km Laufen zu gehen. Seit Auftreten ihrer Schmerzen hat sie sich dies aus Angst vor einer Verschlimmerung aber nicht mehr getraut.

Nachdem die Beschwerden nach 2 Wochen immer noch bestanden, entschied Anne sich, ihren Hausarzt aufzusuchen. Dieser hat durch einen Sicht- und Tastbefund eine Beinlängendifferenz festgestellt und gemeint, dass sich Anne eine Blockierung ihres linken SIG zugezogen hätte. Ihre Erwartung bezüglich der physiotherapeutischen Behandlung ist nun, dass ihr SIG wieder „eingerenkt", oder „irgendwie wieder beweglich" gemacht werden müsse.

16.2.1 Spezifische Fragen

Anne hat ansonsten keine ihr bekannten Erkrankungen, nimmt keine Medikamente und hatte in der Vergangenheit weder relevante Rückenverletzungen noch operative Eingriffe. Abgesehen von ihrem momentanen Rückenschmerz fühlt sie sich kerngesund.

Clinical Reasoning

Die Beschreibung von Annes Symptomen deutet auf einen mechanischen, unspezifischen Rückenschmerz hin, was zum einen die Indikation für Physiotherapie/Manuelle Therapie bildet, zum anderen in Verbindung mit dem regressiven Verhalten der Symptome (30-prozentige Verbesserung) eine gute Prognose erwarten lässt. Das reine On-off-Verhalten der Symptome lässt auf einen klar nozizeptiv-mechanischen Schmerzmechanismus mit geringer Irritierbarkeit schließen, was für mich bedeutet, dass ich sie vollständig und ohne Einschränkung untersuchen kann.

Dass die Quelle für Annes Symptome im linken SIG liegt, ist jedoch eher unwahrscheinlich. Zum einen liegt die Prävalenz von sakroiliakal bedingten Rückenschmerzen je nach Literatur nur zwischen 6 % und 13 % (Bogduk 1995). Zum anderen fehlt in Annes Vorgeschichte ein Trauma oder Mikrotrauma wie ein Sturz auf das Gesäß oder ein Tritt ins Leere, welches relevante Scher-, oder Kompressionskräfte im SIG erzeugen könnte (Forst et al. 2006). Die Diagnose des Hausarztes „ISG-Blockierung links" ist zudem fraglich, da in wissenschaftlichen Untersuchungen bislang keine messbaren Stellungsänderungen oder Blockaden im SIG nachgewiesen werden konnten (Tullberg et al. 1998). Außerdem weisen die diagnostischen Tests zur Feststellung einer angeblichen Dysfunktion oder Blockade im SIG eine sehr geringe Reliabilität, Sensitivität und Spezifität auf (Vleeming et al. 2006).

Aufgrund der gesammelten Informationen vermute ich, dass die Symptomursache im Bereich der unteren LWS liegt, die ich in der anschließenden körperlichen Untersuchung überprüfen möchte.

Im Fokus der körperlichen Untersuchung stehen insbesondere die Reproduktion von Annes Symptomen sowie die Beurteilung ihres Bewegungsverhaltens. Obwohl ich bereits erwarte, die Symptome durch aktive und passive Bewegungen der LWS reproduzieren zu können, plane ich trotzdem, Annes linkes SIG mithilfe eines Test-Clusters aus 5 Schmerzprovokationstests zu untersuchen (Vleeming et al. 2006). Dabei gehe ich direkt auf Annes Erwartungshaltung und momentane Überzeugung ein, um eine gute Patientin-Therapeuten- Beziehung zu fördern. Da Vorstellungen von „blockierten" oder „verrutschten" Gelenken die Schmerzwahrnehmung und das Bewegungsverhalten von Patienten auch langfristig stark negativ beeinflussen können (Beales und O'Sullivan 2015), werde ich im Verlauf der Therapie einige Zeit verwenden, um Anne ausführlich über ihren Rückenschmerz und über die Schmerzmechanismen im Allgemeinen aufzuklären sowie die Aussagen des Hausarztes zu relativieren.

16.3 Körperliche Untersuchung

16.3.1 Inspektion

Anne hat eine schlanke und sportliche Statur. Die Inspektion bleibt ohne Befund.

16.3.2 Beweglichkeit

Aktive Beweglichkeit der LWS

Bei der aktiven Bewegung in Extension sowie Seitneigung nach links gibt Anne ihre bekannten Schmerzen an. Beide Bewegungsrichtungen fühlen sich außerdem „steif" an und die Seitneigung nach links ist im Vergleich zur Gegenseite sichtbar eingeschränkt. Alle anderen aktiven Bewegungen der LWS sind ohne Befund.

Passive Beweglichkeit der LWS

Passive physiologische intervertebrale Bewegungen (PPIVM)

Bei den PPIVMs zeigt sich eine Bewegungseinschränkung in Extension und in Seitneigung nach links zwischen L 5 und S 1 sowie bei L 4/L 5.

Passive akzessorische intervertebrale Bewegungen (PAIVM)

Durch unilaterale posterio-anteriore Bewegungen (PA) auf der linken Seite von L 5 kann ich Annes Symptome deutlich reproduzieren.

16.3.3 Schmerzprovokationstests des linken SIG

Wie bereits eingangs erwähnt, wird das SIG als Quelle der Symptome wahrscheinlich, wenn die LWS zuvor ausgeschlossen wurde und mindestens 3 von 5 Schmerzprovokationstests am SIG positiv sind (▶ Abb. 16.2). Beim Active Straight Leg Raise (ASLR) des linken Beines lassen sich Annes Symptome in geringem Maße reproduzieren (▶ Abb. 16.2e). Die 4 anderen Provokationstests (▶ Abb. 16.2a–d) bleiben ohne Befund.

Clinical Reasoning

Physiotherapeutische Diagnose

Meine Hypothese konnte bestätigt werden. Nach der körperlichen Untersuchung ist klar, dass die Schmerzen primär von Annes unterer LWS, genauer auf Höhe L 5/S 1 der linken Seite ausgelöst werden. Dies konnte durch die aktive und passive Bewegungsuntersuchung eindeutig nachgewiesen werden.

Dabei zeigt ihr Bewegungsverhalten das Muster eines klassischen Movement Impairment (O'Sullivan 2005), d. h. die Bewegung ist schmerzhaft und v. a. auch eingeschränkt. Dies war bereits bei Untersuchung der aktiven Bewegungen erkennbar: Hier gab Anne sowohl Schmerzen als auch ein Gefühl von Steifigkeit beim Bewegen der Wirbelsäule in Extension und in Seitneigung nach links an. Dies verhinderte das Weiterbewegen. Bei Untersuchung der passiven Bewegungen konnten Annes Schmerzen v. a. in Höhe L 5/S 1 auf der linken Seite reproduziert und die Steifigkeit hauptsächlich in diesem Segment lokalisiert werden.

Allein diese Informationen reichen aus, um ein primäres Behandlungsziel zu definieren: Ich muss gemeinsam mit Anne versuchen, ihren lumbosakralen Übergang, genauer das Bewegungssegment L 5/S 1 auf der linken Seite, beweglicher zu machen und zu desensibilisieren – d. h. zu mobilisieren.

Annes Schmerz tritt ausschließlich unilateral auf und ist rein bewegungsabhängig. Außerdem zeigt sie ein reguläres Schließungsmuster, d. h. nur schließende/konvergierende Bewegungen auf der linken Seite sind schmerzhaft und eingeschränkt (Extension und Seitneigung links). Diese Informationen lassen vermuten, dass es sich wahrscheinlich primär um ein Problem des Zygapophysealgelenks zwischen L 5 und S 1 auf der linken Seite handelt (Monie et al. 2017).

Diese Information ist zwar nicht zwingend relevant für Annes Therapie und deren Management, allerdings erwarten die meisten Patienten von ihrem Behandler eine konkrete Diagnose (Main et al. 2010). So kann auch das Vertrauen der Patienten gegenüber dem Therapeuten/der Therapeutin gestärkt werden (Petersen et al. 2017). Selbstverständlich muss die Diagnose durch den Therapeuten intelligent und ausführlich erklärt werden, v. a. ohne dabei unnötige Ängste und falsche Vorstellungen des Patienten zu schüren.

Die physiotherapeutische Diagnose zusammengefasst:

- unspezifische mechanische Rückenschmerzen mit artikulärer Überlastung L 5/S 1 links

Klassifikation

- Movement Impairment (mit regulärem Schließungsmuster)

Stadium

- akut, regressiv

Pathobiologie

- nozizeptiv mechanisch

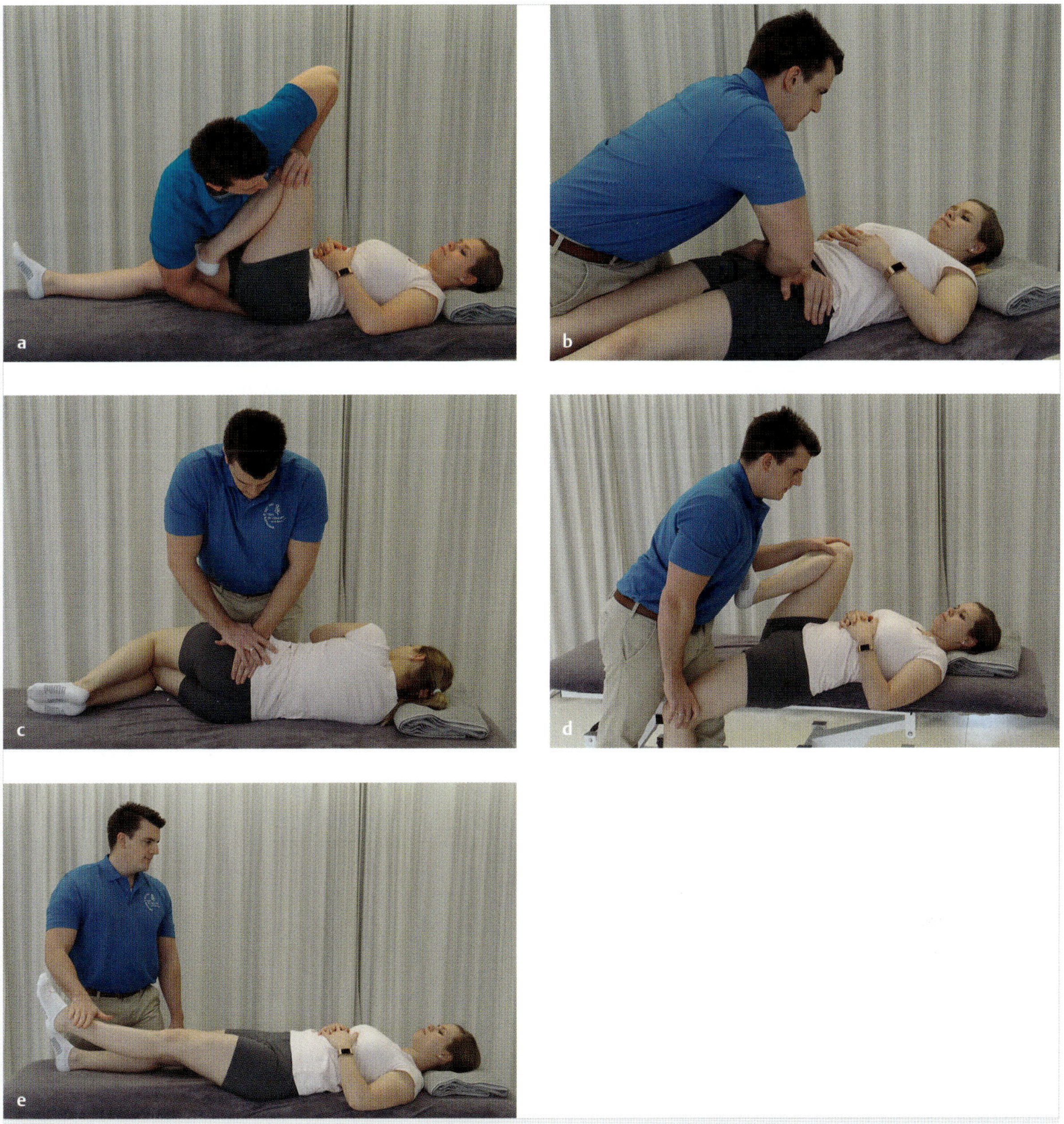

Abb. 16.2 Schmerzprovokationstests des SIG: Bei allen Tests ermittelt der Therapeut vor deren Durchführung die aktuellen Symptome der Patientin in Ruhe – sofern welche vorhanden sind. Der jeweilige Test ist positiv, wenn die bekannten Symptome der Patientin reproduziert werden können. (Bildquelle: M. Kiefhaber; Symbolbild)

a **Thigh Thrust. ASTE:** RL. **Durchführung:** Der Untersucher steht kontralateral zur schmerzhaften Seite der Patientin und beugt das Hüftgelenk auf der betroffenen Seite bis 90°. Dann legt er seine Hand mittig unter das Sakrum der Patientin und übt anschließend mit der anderen Hand und unter Mithilfe seines Körpergewichts einen axialen Druck auf das Knie und entlang der Femurlängsachse in Richtung SIG aus.

b **Distraction. ASTE**: RL. **Durchführung**: Der Untersucher palpiert beidseits die SIAS der Patientin. Mit überkreuzten Unterarmen legt der Untersucher seine Hände jeweils flächig von medial kommend an die SIAS an und übt einen Druck nach lateral aus. Dabei sollten die Unterarme des Untersuchers eine möglichst horizontale Ausrichtung haben, um eine optimale Schubrichtung nach lateral zu ermöglichen.

c **Compression. ASTE:** SL auf der nicht betroffenen Seite. **Durchführung:** Der Untersucher umfasst mit beiden Händen flächig das oben liegende Os Ilium und übt unter Zuhilfenahme des eigenen Körpergewichts einen, nach medial gerichteten Druck in Richtung der Gelenkfläche des SIG aus.

d **Gaenslen-Test. ASTE:** RL an der seitlichen Kante der Behandlungsliege. **Durchführung:** Der Untersucher fixiert ein Bein der Patientin in maximaler Flexion des Hüftgelenks, während er das andere Bein neben der Bankkante langsam in maximale Extension im Hüftgelenk bewegt. Am Ende der Extension kann ein leichter Überdruck appliziert werden und so das gleichseitige SIG provoziert werden. Das Manöver wird auf beiden Seiten durchgeführt.

e **Active Straight Leg Raise. ASTE:** RL. **Durchführung:** Der Untersucher fordert die Patientin auf, das gestreckte Bein auf der schmerzhaften Seite etwa 20 cm anzuheben. Um den Test zu intensivieren, kann der Untersucher zusätzlich einen statischen Widerstand gegen die Hüftflexion ausüben.

Nach der körperlichen Untersuchung bespreche ich mit Anne ausführlich meine Befunde. Dabei gehe ich nochmals auf die Diagnose ihres Hausarztes ein und erkläre ihr, dass die vom Arzt durchgeführten Tests in wissenschaftlichen Untersuchungen keine gute Aussagekraft zeigen konnten und dass das SIG ein enorm stabiles Gelenk ist. Auch die Vorstellung von „verrenkten" Gelenken sei auf Basis unseres aktuellen Wissensstandes nicht mehr zeitgemäß. Die von mir verwendeten Tests würden dagegen momentan als „klinischer Goldstandard" gelten und ich konnte mit ihnen Annes Schmerzen nicht reproduzieren.

Ich erkläre Anne, dass es sich bei ihrem Problem um einen harmlosen mechanischen Rückenschmerz handelt und die Quelle ihrer Beschwerden am wahrscheinlichsten das Wirbelgelenk zwischen ihrem 5. Lendenwirbel und ihrem Kreuzbein auf der linken Seite ist. Dort ist es scheinbar zu einer Überlastung gekommen, ohne dass dabei eine strukturelle Schädigung vorliegt. Da sie neben ihren Schmerzen auch eine Bewegungseinschränkung hat, ist mein Vorschlag an Anne, dass wir durch gezielte manuelle Techniken und Eigenübungen versuchen, diese Region wieder beweglicher zu machen und ihre Schmerzen zu lindern. Anne ist mit dem Behandlungsziel einverstanden und ich versichere mich nochmals, ob sie alles verstanden hat oder noch Fragen offengeblieben sind.

Abschließend erkläre ich ihr, dass sie sich keine Sorgen machen müsse, da die Prognose ihrer Beschwerden aufgrund der beschriebenen Untersuchungsergebnisse sehr gut sei und wir bei einem normalen Verlauf wahrscheinlich nur 3–4 Behandlungstermine benötigen werden.

16.4 Behandlungsverlauf

16.4.1 1. Therapiesitzung

Behandlung

Mobilisation von L 5/S 1

Nachdem ich Anne ihre Befunde ausführlich erklärt habe und wir gemeinsam das Behandlungsziel festgelegt haben, beginne ich mit der ersten Probebehandlung. Dafür legt sich Anne auf den Bauch und ich führe eine Mobilisation von L 5/S 1 auf der linken Seite mithilfe von PA-Bewegungen im Grad III (Maitland 1991) aus – d. h. mit großer Bewegungsamplitude und in den wahrgenommenen Widerstand gehend. Eine moderate Schmerzreproduktion nehme ich dabei in Kauf, solange dies für Anne gut auszuhalten ist. Nach 3-mal 20 Wiederholungen soll sich Anne wieder hinstellen und als Retest eine aktive Extension der LWS durchführen.

▸ **Retest.** Das Bewegungsausmaß ist sichtbar größer und Anne gibt etwa 50 % weniger Schmerzen (2/10 VAS) und Steifigkeit an.

Heimprogramm

Als Eigenübung zeige ich Anne wiederholte Extensionen im Stand. Dazu soll sie beide Handballen in den lumbosakralen Übergang legen und sich dann über ihre Hände nach hinten strecken. Dabei dienen die Hände als Hypomochlion, um die Bewegung auf die untere LWS zu übertragen. Bei der Übung soll Anne sich so weit wie möglich in die eingeschränkte Extension bewegen, wobei leichte Schmerzen während der Übung – und auch bis etwa 10 Minuten danach – toleriert werden dürfen. Ich kontrolliere die Ausführung der Übung und lasse sie auch direkt 3-mal 15 Wiederholungen durchführen, um ihre Reaktion auf die Übung zu beobachten. Insgesamt soll sie Zuhause 3-mal 15 Wiederholungen 3-mal am Tag durchführen. Ich erkläre Anne, dass es wichtig ist, die Übung konsequent durchzuführen, um einen ausreichend großen Bewegungsreiz in das Gewebe zu setzen, die Beweglichkeit in Extension zu verbessern und die manuelle Mobilisation optimal zu unterstützen.

Außerdem empfehle ich ihr, wieder wie gewohnt Laufen zu gehen. Sie soll keine Bedenkenhaben, dass dies ihre Beschwerden verschlimmern könnte, da Bewegung aktuellen Leitlinien zufolge bei akuten Rückenschmerzen grundsätzlich empfohlen wird. Des Weiteren hat auch eine Studie zeigen können, dass Laufen im Speziellen für den unteren Rücken sehr gut ist (Belavý et al. 2017).

Anne ist nach dem ersten Termin guter Dinge und froh, die Therapie durch die Eigenübung auch selbst aktiv unterstützen zu können.

Clinical Reasoning

Wie bei einem akuten, primär nozizeptiv-mechanischen Problem zu erwarten, lassen sich Annes Symptome sehr gut und schnell beeinflussen. Um die schmerzhafte segmentale Hypomobilität optimal zu adressieren, habe ich eine Mobilisation im Grad III nach Maitland gewählt. In der Regel ist es notwendig, bei einer Mobilisation in den vom Therapeuten/von der Therapeutin wahrgenommenen Widerstand zu bewegen, um die Beweglichkeit verbessern zu können. Ich habe bei der Probebehandlung eine Mobilisation mit unilateralen PAs auf L 5 links gewählt, da ich hierdurch Annes Symptome am deutlichsten reproduzieren konnte und sie dadurch spürt, dass an der Quelle ihrer Symptome gearbeitet wird. Außerdem bekommt sie durch die große Bewegungsamplitude einen hohen mechano-rezeptiven Input und so ein gutes Gefühl für das betroffene Bewegungssegment.

Um den Effekt der Intervention direkt zu überprüfen, habe ich Annes schmerzhaft eingeschränkte Bewegung (aktive Extension im Stand) als Retest definiert und sie nach der ersten Mobilisationsserie von 3-mal 20 Wiederholungen erneut in diese Richtung bewegen lassen.

Da Anne die Therapie aktiv unterstützen und in den Therapieprozess mit eingebunden werden soll, ist es sinnvoll, sie spezifisch in die eingeschränkte Bewegungsrichtung üben zu lassen und so den Effekt der Mobilisation zu vergrößern. Dazu genügen in der Regel und wie auch in Annes Fall einfache Bewegungsübungen.

Die Wahl der Übungsintensität beruht ausschließlich auf meiner eigenen klinischen Erfahrung, da es aktuell in der Literatur keine konkreten Angaben zur optimalen Dosierung von Bewegungsübungen und Mobilisationstechniken gibt.

16.4.2 2. Therapiesitzung (3 Tage nach 1. Intervention)

Annes Schmerzen sind zwar noch nicht ganz weg, aber schon deutlich weniger (2/10 VAS). Auch ihre Beweglichkeit in Streckung hat sich verbessert und das Gefühl von Steifigkeit ist um etwa 50 % reduziert. Morgens nach dem Aufstehen fühlt sie sich zwar immer noch etwas steifer als am restlichen Tag, aber auch das ist schon besser geworden. Ihre Eigenübung hat sie konsequent durchführen können und auch währenddessen ein gutes Gefühl gehabt. Außerdem ist sie seit dem ersten Termin 1-mal ihre gewohnten 6 km gelaufen und hat währenddessen und auch danach keine Schwierigkeiten bekommen.

Wiederbefund

Als erstes schaue ich mir die aktive Bewegung der LWS in Extension und in Seitneigung nach links an. Das Bewegungsausmaß der Extension ist im Vergleich zur ersten Untersuchung immer noch sichtbar vergrößert. Allerdings gibt Anne am Bewegungsende immer noch einen leichten Schmerz (2/10 VAS) und eine geringe Steifigkeit an. Die Seitneigung nach links ist im Vergleich zur Gegenseite auch noch eingeschränkt und schmerzhaft (2/10 VAS). Danach lasse ich Anne ihre Eigenübung vorführen, um die Ausführung nochmals zu kontrollieren.

Behandlung

Erneute Mobilisation von L 5/S 1

Anschließend bitte ich Anne, sich auf den Bauch zu legen. Wie beim ersten Termin kann ich Annes Symptome durch unilaterale PAs auf L 5 links reproduzieren. Daher führe ich im Anschluss wieder eine unilaterale PA-Mobilisation im Grad III auf L 5/S 1 links durch. Diesmal positioniere ich Annes untere LWS allerdings in Seitneigung nach links vor, um die Mobilisation zu intensivieren. Nach 3 Durchgängen mit jeweils 3-mal 20 Bewegungen soll sie sich im Stand erneut in Extension und Seitneigung nach links bewegen.

▶ **Retest.** Der Bewegungsausschlag in beide Bewegungsrichtungen ist nur wenig größer und auch die Schmerzreaktion hat sich kaum verändert (1/10–2/10 VAS).

Mobilisation mit passiven physiologischen Bewegungen in Vorlagerung

Da der gewünschte Effekt der Mobilisation ausgeblieben ist, wähle ich nun eine alternative Mobilisationstechnik mit passiven physiologischen Bewegungen in Vorlagerung (▶ Abb. 16.3). Zur Mobilisation bewege ich wieder in den wahrgenommenen Widerstand mit einer großen Bewegungsamplitude (Grad III) und führe erneut 3-mal 20 Wiederholungen durch. Anne gibt währenddessen eine minimale Symptomreproduktion an (1/10 VAS).

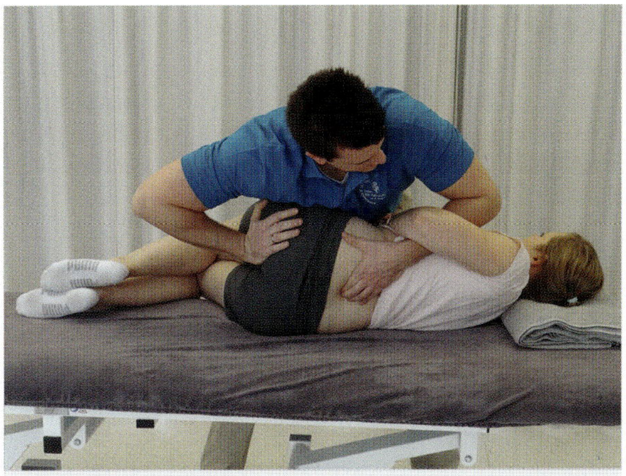

Abb. 16.3 Passive physiological intervertebral movements (PPIVM): ASTE: SL auf der nicht betroffenen Seite. Oder: SL mit der betroffenen Seite oben. **Durchführung:** Der Therapeut bewegt die Wirbelsäule der Patientin bis zum eingeschränkten Segment (hier L 4/5) und verriegelt die Position durch Einstellung in gegensinnige Seitneigung und Rotation (hier Seitneigung nach rechts und Rotation nach links). Anschließend bewegt er das Segment L 5/S 1 in Extension und positioniert es so vor. Nun fixiert sein linker Zeige- und Mittelfinger den Dornfortsatz von L 5 von lateral rechts und seine rechte Hand liegt flächig am linken Tuber ischiadicum der Patientin. Dabei hält er seinen rechten Unterarm möglichst horizontal in Schubrichtung. Er bewegt das Segment L 5/S 1 intermittierend in eine Seitneigung nach links, indem er durch eine synchrone Bewegung seines rechten Arms und Oberkörpers die linke Beckenseite der Patientin nach kranial schiebt. Die Finger seiner linken Hand am Dornfortsatz von L 5 palpieren die weiterlaufende Bewegung und versuchen die Bewegung durch ein Gegenhalten zu fokussieren. **Ziel:** Mobilisation des eingeschränkten Segments. (Bildquelle: M. Kiefhaber; Symbolbild)

▶ **Retest.** Anschließend lasse ich Anne erneut die aktive Bewegung in Extension und in Seitneigung nach links im Stand durchführen. Diesmal sind beide Bewegungen fast schmerzfrei (1/10 VAS) und das Bewegungsausmaß in Extension hat sich nochmal sichtbar vergrößert. Außerdem spürt Anne bei der Extension momentan auch keinerlei Steifigkeit mehr. Die Seitneigung nach links hat sich sogar soweit verbessert, dass nur noch ein geringer Unterschied zur Gegenseite erkennbar ist. Am Ende der Bewegung spürt sie jedoch noch einen geringen Widerstand.

Ich wiederhole die gleiche Mobilisationstechnik noch 2-mal, d. h. mache 2 Durchgänge mit jeweils 3-mal 20 Wiederholungen. Bei der abschließenden Bewegungsprüfung im Stand sind sowohl die Extension als auch die Seitneigung nach links ohne Befund.

Heimprogramm

Anne soll ihre Eigenübung so anpassen, dass sie zuerst in Extension bewegt und von dort aus dann in wiederholte Seitneigung nach links. Die Dosierung der Eigenübung von 3-mal 15 Wiederholungen 3-mal am Tag soll unverändert bleiben.

16.4.3 3. Therapiesitzung (7 Tage nach 2. Intervention)

Beim nächsten Termin eine Woche später berichtet mir Anne, dass sie seit 4 Tagen so gut wie beschwerdefrei ist. Morgens spürt sie ab und zu noch ein leichtes Ziehen, wenn sie sich in Streckung bewegt, dies kann sie jedoch durch die Eigenübung schnell beeinflussen. Sie geht auch wieder wie gewohnt 2- bis 3-mal pro Woche Laufen.

Wiederbefund

Bei der aktiven Bewegungsprüfung ist die Extension und Seitneigung nach links endgradig und schmerzfrei durchführbar.

Ich entscheide gemeinsam mit Anne, die Therapie an dieser Stelle zu beenden. Auch ihre Eigenübung soll sie jetzt nur noch bei Bedarf, z. B. morgens nach dem Aufstehen, machen.

16.5 Fazit

Obwohl die Handlungsempfehlungen zur klinischen Diagnostik von Schmerzen im Bereich des unteren Rückens und der SIG keine Neuheit sind, gibt es immer noch nicht nur viele Ärzte, sondern auch geschulte Physio- und Manualtherapeuten, die diese nicht kennen oder ignorieren (Kiefhaber und Beyerlein 2017). So halten sich auch heute noch viele Mythen rund um das Thema der Untersuchung und Therapie der Sakroiliakalgelenke.

Bei manchen Patienten können irreführende Diagnosen wie eine SIG-Blockade aber unter Umständen fatale Folgen wie ein Angstvermeidungsverhalten mit sich bringen, was eindeutig zu einer Chronifizierung von Beschwerden beitragen kann (Briggs et al. 2010).

Aus diesem Grunde macht es Sinn, Patienten wie Anne bereits in der Akutphase zu therapieren. So wie sie bekommen viele Patienten falsche, irreführende Diagnosen und Handlungsempfehlungen von Ärzten, Therapeuten, Verwandten, Bekannten oder aus dem Internet.

Die Aufgabe der Physiotherapie ist es, in solchen Fällen neben einer ausführlichen Untersuchung v. a. eine gezielte Therapie im Rahmen eines biopsychosozialen Denkmodells durchzuführen. D.h. wie in Annes Fall stehen insbesondere zuerst eine ausführliche Aufklärung und Beratung im Vordergrund, auf deren Basis dann gegebenenfalls passive und aktive Behandlungstechniken die Therapie komplettieren.

Anne hatte bis auf die fehlerhafte Diagnose ihres Hausarztes und ihre damit verbundenen Vorstellungen keine relevanten psychosozialen Risikofaktoren, die Hinweise auf die Gefahr einer Chronifizierung ihrer Beschwerden hätten geben können. In Verbindung mit ihrem primär nozizeptiv-mechanischem Schmerzmechanismus konnte so mithilfe von Aufklärung, gezielten manuellen Behandlungstechniken und aktiven Eigenübungen ein relativ schneller Therapieerfolg erzielt werden.

Kommentar des Herausgebers Peter Oesch

Das hier beschriebene physiotherapeutische Management entspricht den aktuellen Untersuchungs- und Behandlungsrichtlinien für Patienten mit einer neuen Episode von Rückenbeschwerden (NICE 2016). Den Empfehlungen zufolge ist zuerst eine Risikostratifizierung durchzuführen und dann in einer gemeinsamen Entscheidungsfindung die Behandlung zu planen. Zudem sollen die Patienten möglichst beruhigt und mit Ratschlägen versorgt werden, um sich selbst zu behandeln und möglichst aktiv zu bleiben.

Die Risikostratifizierung bestand bei dem beschriebenen Fall in einer strukturierten Untersuchung mittels validierten klinischen Tests. Die physiotherapeutische Untersuchung führte zur Diagnose von unspezifischen Kreuzschmerzen. Der Patientin wurde mithilfe entsprechender Ratschläge und Informationen eine gute Prognose dieses schmerzhaften Krankheitsbildes aufgezeigt. Ihr wurde zudem geholfen, bei allen Schritten des Behandlungsprozesses aktiv mitzuwirken – so wurde sie etwa in die Therapie miteinbezogen, indem der Therapeut ihr eine Eigenübung zeigte (NICE 2016). Auch erhielt sie – wie in den Behandlungsrichtlinien empfohlen – manuelle Therapie nur als einen Teil eines Behandlungspakets.

Alle modernen Richtlinien für das Management von Rückenbeschwerden (Koes et al. 2010, NICE 2016) empfehlen zudem, die Rückkehr zur Arbeit oder zu normalen Aktivitäten des täglichen Lebens für Menschen mit Rückenschmerzen zu fördern und zu erleichtern. Diese Empfehlung wurde befolgt. Anne erhielt vom ersten Tag an den Rat, ihre normalen Aktivitäten und das gewohnte Laufen weiterzuführen.

Zusammenfassend kann ich diese Fallbeschreibung als ein Beispiel einer Evidenz basierten Physiotherapie bei Patienten mit akuten Kreuzschmerzen bezeichnen.

16.6 Literatur

Beales D, O'Sullivan P. A person centred biopsychosocial approach to assesment and management of pelvic girdle pain. In: Jull et al. Grieve's Modern Musculoskeletal Physiotherapy. 4.Aufl. Oxford: Elsevier Ltd.; 2015

Belavý DL, Quittner MJ, Ridgers N et al. Running exercise strengthens the intervertebral disc. Sci Rep 2017; 7:45975. doi: 10.1038/srep45975

Bogduk N. The anatomical basis for spinal pain syndromes. J PhysiolTher 1995; 18(9): 603–605

Briggs AM, Jordan JE, Buchbinder R et al. Health literacy and beliefs among a community cohort with and without chronic low back pain. Pain 2010; 150(2): 275–283. doi: 10.1016/j.pain.2010.04.031

Cohen SP, Chen Y, Neufeld NJ. Sacroiliac joint pain: a comprehensive review of epidemiology, diagnosis and treatment. Expert RevNeurother 2013; 13 (1): 99–116. doi: 10.1586/ern.12.148

Forst SL, Wheeler MT, Fortin JD et al. The sacroiliac joint: anatomy, physiology and clinical significance. PainPhysician 2006; 9(1): 61–67

Goode A, Hegedus EJ, Sizer P Jr et al. Three-Dimensional Movements of the Sacroiliac Joint: A Systematic Review of the Literature and Assessment of Clinical Utility. J Man ManipTher 2008; 16(1): 25–38. doi: 10.1179/10669810879081863

Kiefhaber J, Beyerlein C. Wird die evidenzbasierte Manuelle Therapie in der Praxis berücksichtigt? manuelletherapie 2017; 21(01): 36–42. doi: 10.1055/s-0042-123712

Koes BW, van Tulder M, Lin CW et al. An updated overview of clinical guidelines for the management of non-specific low back pain in primary care. EurSpine J 2010; 19(12): 2075–2094. doi:10.1007/s00586-010-1502-y

Kool J. Das ISG als Schmerzquelle ermitteln. Physiopraxis 2007; 9:36–37

Main CJ, Buchbinder R, Porcheret M et al. Addressing patient beliefs and expectations in the consultation. Best Pract Res Clin Rheumatol 2010; 24 (2):219–225. doi: 10.1016/j.berh.2009.12.013

Maitland GD. Peripheral Manipulation. 3. Aufl. Oxford: Butterworth-Heinemann; 1991

Monie AP, Price RI, Lind CRP et al. Structure-Specific Movement Patterns in Patients With Chronic Low Back Dysfunction Using Lumbar Combined Movement Examination. J Manipulative Physiol Ther 2017; 40(5): 340–349. doi: 10.1016/j.jmpt.2017.02.011

NICE. Low Back Pain and Sciatica in Over 16s: Assessment and Management. In: 2016/12/09 ed. London: National Institute for Health and Care Excellence; 2016. doi: NBK401577

O'Sullivan P. Diagnosis and classification of chronic low back pain disorders: maladaptive movement and motor control impairments as underlying mechanism. Man Ther 2005; 10(4):242–255

Petersen T, Laslett M, Juhl C. Clinical classification in low back pain: best-evidence diagnostic rules based on systematic reviews. BMC Musculoskelet Disord 2017; 18(1): 188. doi: 10.1186/s12891-017-1549-6

Tullberg T, Blomberg S, Branth B et al. Manipulation does not alter the position of the sacroiliac joint. A roentgenstereophotogrammetricanalysis. Spine 1998; 23(10):1124–1128

Vleeming A, Albert HB, Östgaard HC et al. Evidenz für die Diagnose und Therapie von Beckengürtelschmerzen – Europäische Leitlinien. Physioscience 2006; 2(2): 48–58. doi: 10.1055/s-2006-926752

Vleeming A, Schuenke MD, Masi AT et al. The sacroiliac joint: an overview of its anatomy, function and potential clinical implications. J Anat. 2012; 221(6): 537–567. doi: 10.1111/j.1469-7580.2012.01564.x

Kapitel 17

Dysfunktion der lumbalen Bewegungskontrolle

17 Dysfunktion der lumbalen Bewegungskontrolle

Hannu Luomajoki

Niklas M. leidet seit 4 Wochen unter Rückenschmerzen, was ihn zunächst nicht beunruhigt, denn das ist nichts Neues für ihn. Seit geraumer Zeit bekommt er einmal im Jahr einen Hexenschuss, der aber bisher stets in Kürze von allein wieder wegging. Jedoch irritieren ihn nun die lang andauernden Schmerzen und ein eigenartiges, fremdes Gefühl im linken Bein. Aus diesem Grund entscheidet der 43-jährige Gymnasiallehrer für Physik, sich physiotherapeutisch behandeln zu lassen. Er möchte wissen, ob er selbst im Falle erneuter Schmerzattacken etwas machen kann, um die Beschwerden zu lindern.

17.1 Hintergrund zur Therapie von Rückenschmerzen

Evidenzbasierte Leitlinien sind in Bezug auf Rückenschmerzen sehr einfach und grob (Airaksinen et al. 2006). Jedoch helfen diese nicht viel, wenn ein Patient/eine Patientin bereits ohnehin entsprechend dieser Empfehlungen lebt – wie aktiv zu sein, sich nicht zu schonen und auf Medikamente zu verzichten (Qaseem et al. 2017). In solch einem Fall hilft die in der Literatur beschriebene Subgruppierung von Rückenschmerzen. So schlägt Peter O'Sullivan eine differenziertere Subgruppierung vor (O'Sullivan 2005): Die nicht-spezifischen Rückenschmerzen werden hier eingeteilt in mechanische und nicht-mechanische (▶ Abb. 17.1). Den nicht-mechanischen Schmerzen liegen oft unterhaltende psychosoziale Faktoren zugrunde. Mechanische Schmerzen können in 2 Schmerztypen unterteilt werden:

- *bewegungsabhängige:* Hier hat der Patient/die Patientin eine klare Bewegungseinschränkung.
- *bewegungskontrollabhängige:* Diese gehen einher mit statischen Positionen und Haltungen, dafür sind Bewegungen typischerweise nicht eingeschränkt.

Folglich gehört die Dysfunktion der Bewegungskontrolle zur Gruppe der nicht-spezifischen Rückenschmerzen. Den aktuellen Leitlinien für die Therapie von Rückenschmerzen zufolge sind die wichtigsten Maßnahmen eine gute Patientenedukation in Kombination mit Aktivität und Training (Airaksinen et al. 2006). Jedoch sind diese Empfehlungen nicht subgruppenspezifisch. Subgruppierte Patienten zeigen bessere Erfolge als individuell behandelte Patienten (Vibe et al. 2013). Die Subgruppierung nach O'Sullivan ist als sehr zuverlässig nachgewiesen worden (Dankaerts et al. 2006). Die im vorliegenden Fall eingesetzte Testbatterie zur Überprüfung der Bewegungskontrolle ist auf ihre Reliabilität getestet und bestätigt worden (Luomajoki et al. 2007). Zudem differenziert sie Patienten und Gesunde sehr klar (Luomajoki et al. 2008). Die Behandlung einer Dysfunktion der Bewegungskontrolle anhand von Übungen ist als effektiv nachgewiesen (s. Box „Bewegungskontrolldysfunktion" (S. 280)). Hierbei macht es keinen Unterschied, ob allgemeine Übungen (Henry et al. 2014, Saner et al. 2015) oder individuelle, richtungsspezifische Übungen (Aasa et al. 2015, Lehtola et al. 2016) eingesetzt werden.

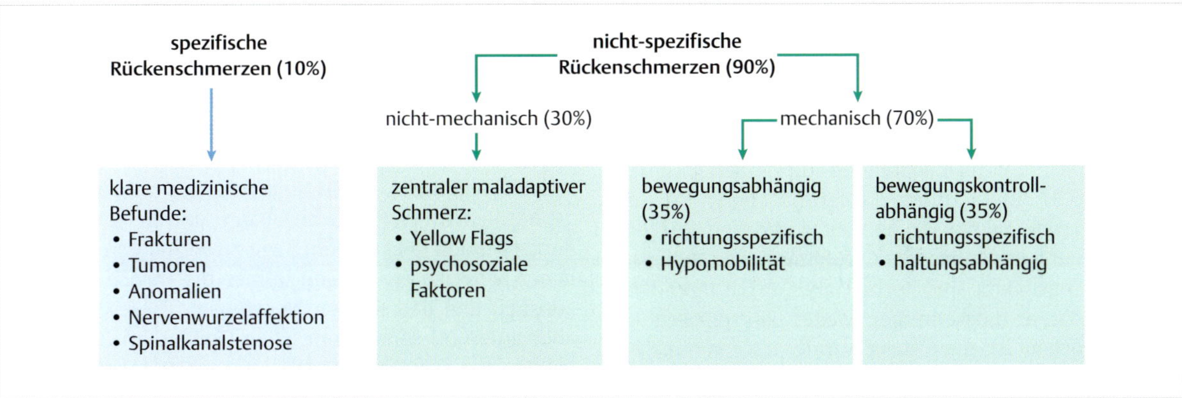

Abb. 17.1 Subgruppierung von Rückenschmerzen: Unspezifische Rückenschmerzen machen 90 % aller Rückenschmerzen aus – davon sind 70 % wiederum mechanisch bedingt. (Quelle: O'Sullivan 2005)

Bewegungskontrolldysfunktion

Eine Bewegungskontrolldysfunktion (engl. „movement control impairment") liegt vor, wenn ein Patient/eine Patientin eine Bewegung aktiv nicht gut kontrollieren kann. Dies äußerst sich v. a. in dessen Haltungen und Bewegungen.

Es werden 3 verschiedene Formen der Dysfunktion unterschieden:

1. *Flexorische Bewegungskontrolldysfunktion:* Diese erkennt man an einer flektierten, zusammengesackten Sitzhaltung und einer vermehrten flexorischen Bewegung beim Bücken. Diese Patienten klagen dann auch über Schmerzen und Beschwerden bei flektierten Haltungen und Tätigkeiten wie im Büro sitzen, Gartenarbeiten, hebenden Tätigkeiten etc.
2. *Extensorische Bewegungskontrolldysfunktion:* Sie wird in eine passive und aktive Form eingeteilt.
   - Die passive Form äußert sich im Stand oder langsamem Laufen wie Shoppen oder Schlendern. Typische Haltung bei diesen Fällen ist die „Swayback-Haltung", d. h. das Becken ist nach vorne verlagert und die Gesäß- und Rückenmuskeln sind inaktiv.
   - Beim aktiven extensorischen Muster hingegen halten sich die Personen aktiv in der Extension. Die Rückenmuskulatur ist permanent hyperaktiv, wird müde und fühlt sich sehr verspannt an. Bei dieser Form klagen die Patienten eher über Beschwerden im Sitzen, da der Rücken einfach von der ständigen Muskelaktivität müde wird.
3. *Rotatorische Form der Dysfunktion:* Sie äußert sich in einseitigen Haltungsmustern. Beim Stehen ist das ganze Gewicht auf ein Bein verlagert und die Seite wird häufig gewechselt. Im Sitzen schlagen die Personen ihre Beine übereinander und variieren auch ständig die Haltung – sie sind hierbei also sehr unruhig.

Bei der Bewegungskontrolldysfunktion besteht häufig das Problem der sogenannten „relativen Flexibilität". Diesen Begriff hat die berühmte amerikanische Physiotherapieforscherin Shirley Sahrmann ausgedacht. Mit der relativen Flexibilität ist gemeint, dass eine Bewegung immer den Weg des geringsten Widerstands wählt. Ist z. B. die Hüfte steifer als die LWS, wird die Bewegung beispielsweise beim Bücken bevorzugt in der LWS stattfinden. Das Problem kann also richtungsspezifisch sein. So kann ein Patient/eine Patientin z. B. in der LWS eine größere und in der Hüfte eine geringere Flexion aufweisen, dafür jedoch genau umgekehrt eine größere Extensionsfähigkeit in der Hüfte und eine geringere in der LWS haben. Maßgebend sind die Symptome und Beschwerden der Patienten: Treten die Beschwerden im Sitzen auf, ist die Haltung flektiert und liegen positive flexorische Bewegungskontrolltests vor, wird das Problem als flexorische Bewegungskontrolldysfunktion genannt.

Sehr häufig ist bei Patienten, bei denen eine Bewegungskontrolldysfunktion vorherrscht, auch die Körperwahrnehmung gestört. Diese kann sehr einfach mit der Zwei-Punkte-Diskrimination überprüft werden (s. Box „Körperwahrnehmung" (S. 285)).

Bewegungskontrolltests zeigen eine gute Reliabilität und die Behandlung dieser Dysfunktion ist mittlerweile als effektiv nachgewiesen worden.

Das nachfolgende Fallbeispiel zeigt sehr schön einen typischen Fall einer Bewegungskontrolldysfunktion. Die Beschwerden müssen nicht heftig und auch nicht akut sein, aber die unterliegende Bewegungskontrolldysfunktion ist eventuell eine prädisponierender Faktor, welche die Beschwerden immer wieder akzentuieren lässt.

17.2 Vorgeschichte

Niklas leidet unter rezidivierenden Rückenbeschwerden (► Abb. 17.2) und kommt aufgrund einer akuten Schmerzepisode zu mir. Er hat seit 4 Wochen Rückenschmerzen und ein komisches Gefühl im linken Bein. Die Kraft und Sensibilität sind normal, aber er hat irgendwie den Eindruck, er müsse immer wieder kontrollieren, ob das Bein noch da ist. Am Anfang war der Rücken ohne ersichtlichen Grund für ca. 5 Tage völlig blockiert, aber mittlerweile kann er ihn wieder relativ gut bewegen. Das ist ihm durchaus vertraut: Etwa 1-mal im Jahr bekommt er einen Hexenschuss, der aber in der Regel jeweils innerhalb weniger Tage wieder ohne irgendwelche Maßnahmen weggeht.

Aktuell rufen insbesondere längeres Sitzen und Bücken Niklass Rückenschmerzen hervor. Er ist froh, dass er als Lehrer im Unterricht laufen und die Positionen wechseln kann, denn dies scheint seinen Rücken zu schonen. Krankgeschrieben war er in den letzten 4 Wochen nicht, da seine Schmerzen in den Weihnachtsferien anfingen und er in der Zwischenzeit wieder alles machen kann.

Wegen seiner rezidivierenden Rückenschmerzen hatte er bislang bereits 2- bis 3-mal Physiotherapie bekommen, durch die seine jeweiligen Beschwerden auch immer schnell weggingen. Niklas fragt sich aber nun, ob er nicht grundsätzlich etwas machen kann, um die immer wiederkehrenden Rückenschmerzen zu vermeiden. Von ärztlicher Seite lautete bislang immer die Devise, sich auszuruhen und den Rücken zu schonen. Dieses Mal ist er aber aufgrund seines komischen Gefühls im Bein etwas beunruhigt. Es fühlt sich nicht schwach oder gefühllos an, aber so, als ob es nicht zu ihm gehören würde. Dies hatte er zuvor noch nie.

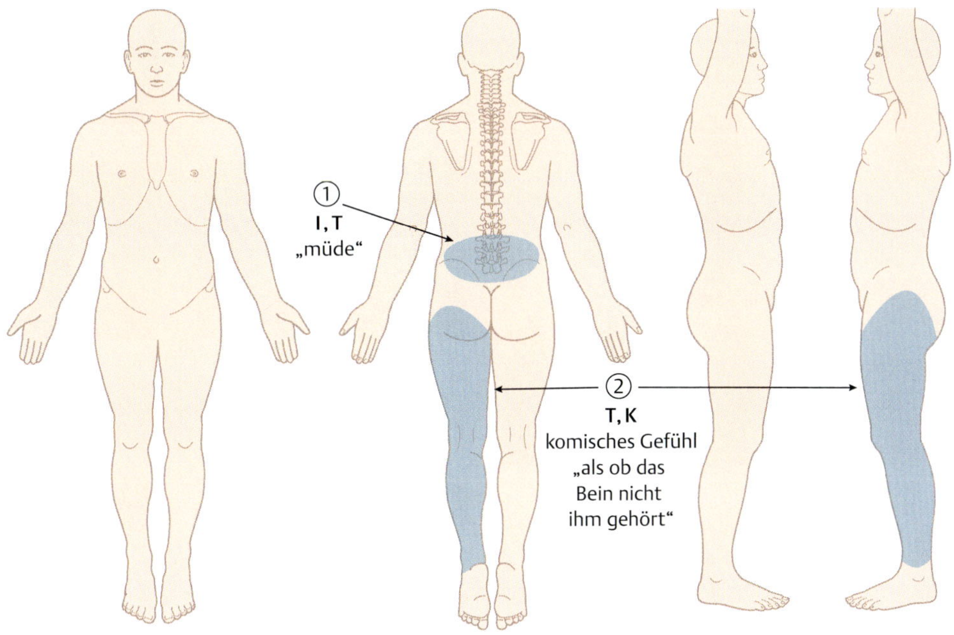

Abb. 17.2 Bodychart: Der Patient leidet unter rezidivierenden Schmerzen in der LWS-Region. Aktuell beunruhigt ihn insbesondere, dass das linke Bein sich fremd anfühlt.

17.2.1 Persönliche Anamnese

Niklas ist seiner Aussage zufolge sehr sportlich. Das sei er schon immer gewesen. Als Jugendlicher habe er regelmäßig Eishockey gespielt und auch heute noch gehe er im Winter mit ehemaligen Kollegen spielen. Er meint, dass seine Rückenbeschwerden bereits mit 20 Jahren angefangen hätten und sieht im früheren Eishockeytraining den Grund seiner Probleme. Es kamen doch immer wieder kleine Stürze und Unfälle vor, die dem Rücken zugesetzt hätten.

Aktiv zu sein ist ihm wichtig und so geht er wöchentlich bis zu 5-mal zum Fitnesstraining, wo er insbesondere Krafttraining macht. Im Sommer fährt er zusätzlich Rennrad und klettert. Joggen geht er hingegen gar nicht gerne. Er verspürt einen großen Drang, viel zu trainieren und so ist er jetzt trotz Rückenschmerzen auch weiterhin zum Training gegangen. Er hat dabei einfach die Übungen weggelassen, die ihm weh taten – schließlich könne ja die Bandscheibe darunter leiden, meint er.

Vor Jahren wurde einmal ein MRT gemacht, in dem man eine Diskushernie in Höhe L4/L5 festgestellt hat. Aber da Niklas nie neurologische Ausfälle gehabt hätte, sei damals auf medizinische Maßnahmen wie Spritzen oder Operation verzichtet worden.

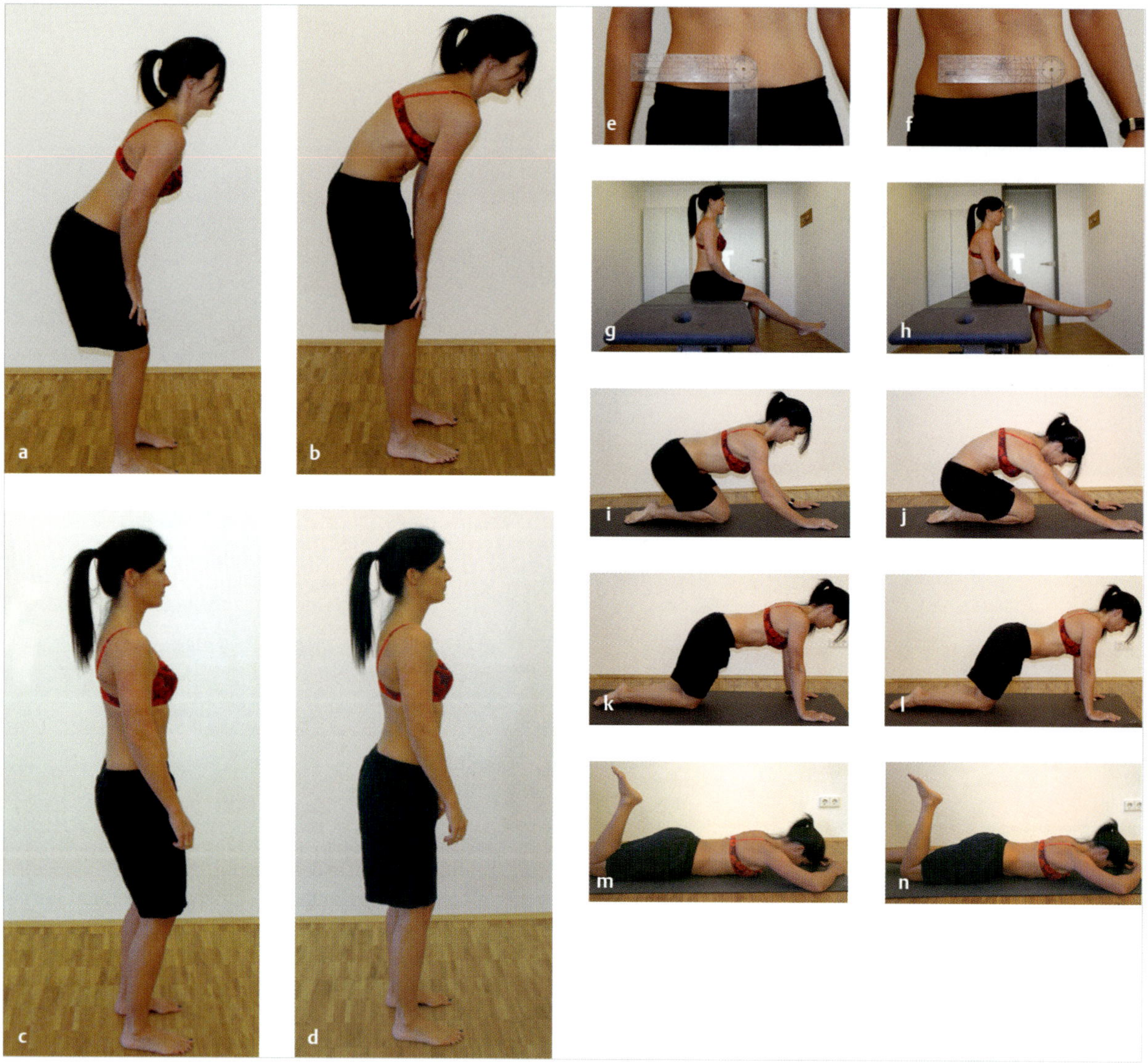

Clinical Reasoning

Niklass Beschwerden zählen zu einer typischen Kategorie der rezidivierenden Bandscheibenprobleme. Einerseits ist es positiv, dass er aktiv ist und bereits das macht, was entsprechend der aktuellen Leitlinien in der Behandlung von Patienten mit einer Bandscheibensymptomatik empfohlen wird: aktiv zu bleiben, keine Bettruhe zu halten und möglichst wenig medizinische Maßnahmen zu nutzen. Andererseits ist er ein wenig ein „Overuser". Da er trotz Schmerzen trainiert und arbeitet, macht er möglicherweise zu viel. Die Beschwerden scheinen nicht richtig neurogen zu sein, da er keine ausstrahlenden Schmerzen hat und ich habe den Eindruck, dass die neurologische Untersuchung kein positives Resultat bringen wird. Das muss ich aber in einer körperlichen Untersuchung noch überprüfen.

Hinsichtlich des vorliegenden Schmerzmechanismus scheinen die Beschwerden vielmehr ischämisch bedingt zu sein, da statische Positionen die Schmerzen verschlechtern und Niklas Bewegung eher guttut. Das fremdartige Gefühl im Bein könnte als Output-Mechanismus gedeutet werden. Niklass Körperwahrnehmung für sein linkes Bein ist gestört. Seine Gedanken sind einerseits adaptiver Natur, jedoch scheint er auf die Idee einer kaputten Bandscheibe fixiert zu sein. Zudem habe ich den Eindruck, dass er gewisse Übungen im Training gerne vermeidet. Hier muss ich mir genau zeigen lassen, welche Bewegungen und Übungen das sind und welche er als schlecht für seine Bandscheibe hält. Es scheint folglich eine Mischung aus Overuse und Vermeidungsverhalten vorzuliegen.

Niklas hat sich einerseits bereits mit den wiederkehrenden Schmerzepisoden abgefunden, doch möchte er jetzt schon wissen, ob man dennoch nicht grundsätzlich etwas ändern könnte. Demzufolge ist eine gute Patientenedukation erforderlich. Zuerst muss ich mir aber selbst eine klare Meinung bilden, was genau er ändern soll.

◄ **Abb. 17.3 Testbatterie der Bewegungskontrolle.** Mit ihr kann der Therapeut valide beurteilen, wie gut Patienten ihre LWS unter den verschiedenen Bewegungsanforderungen kontrollieren können. (Bildquelle: H. Luomajoki, Symbolbild)

a Waiters-Bow-Test. ASTE: Stand. **Richtige Durchführung:** Die Patientin beugt sich mit geradem Rücken in den Hüftgelenken nach vorne. Wichtig ist, dass sie hierbei die LWS nicht flektiert.
b Waiters-Bow-Test – falsche Durchführung: Beim Vorneigen initiiert die Patientin die Bewegung aus der BWS und LWS – die Hüftgelenke bleiben relativ extendiert.
c Pelvic-Tilt-Test. ASTE: Stand. **Richtige Durchführung:** Die Patientin kippt das Becken nach hinten und flektiert die LWS.
d Pelvic-Tilt-Test – falsche Durchführung: Die Bewegung kann nicht aus dem Becken erfolgen und die Patientin weicht beispielsweise in eine vermehrte Lordose (Hohlkreuz) aus.
e One-Leg-Stance-Test. ASTE: Stand mit einer Standardspurbreite von 1/3 des Trochanterabstands. **Richtige Durchführung:** Die Patientin wird aufgefordert, sich auf ein Bein zu stellen, ohne dabei mit dem Becken auszuweichen. Als normal wird eine Ausweichbewegung des Beckens von 8 cm nach lateral bewertet.
f One-Leg-Stance-Test – falsche Durchführung: Die Patientin zeigt eine Ausweichbewegung des Beckens von mehr als 2 cm im Seitenvergleich mehr als 10 cm.
g Sitting-Knee-Extension-Test. ASTE: Sitz auf einer Behandlungsbank. **Richtige Durchführung:** Die Patientin geht mit einem Knie soweit in die Streckung, solange sie ihre Wirbelsäule in neutraler Position halten kann.
h Sitting-Knee-Extension-Test – falsche Durchführung: Beim Strecken des Beins kann die Patientin nicht aufrecht bleiben und flektiert ihre LWS.
i Rocking-on-all-Fours-Test – Teil 1. ASTE: Vierfüßlerstand. **Richtige Durchführung:** Die Patientin verschiebt das Becken zunächst nach hinten, ohne dass die Wirbelsäule dabei flektiert.
j Rocking-on-all-Fours-Test – Teil 1. Falsche Durchführung: Die Patientin kann das Becken nur mit gekrümmter Wirbelsäule nach hinten verschieben.
k Rocking-on-all-Fours-Test – Teil 2. Richtige Durchführung: Anschließend bewegt die Patientin das Becken nach vorne, ohne dass die Wirbelsäule lordosiert.
l Rocking-on-all-Fours-Test – Teil 2. Falsche Durchführung: Nur mit lordotischer Wirbelsäule gelingt es der Patientin, das Becken nach vorne zu verlagern.
m Prone-Knee-Bend-Test. ASTE: BL mit gestreckten Beinen. **Richtige Durchführung:** Die Patientin beugt ein Kniegelenk soweit wie möglich, ohne dass dabei die Wirbelsäule extendiert oder rotiert.
n Prone-Knee-Bend-Test – falsche Durchführung: Beim Beugen des Kniegelenks in Bauchlage rotiert die Patientin ihr gleichseitiges Becken nach dorsal und extendiert ihre LWS.

17.2.2 Spezifische Fragen

Ich stelle Niklas ein paar spezifische Fragen zu vorangegangenen Verletzungen, Unfällen und Operationen, bestehenden Nebenerkrankungen, Medikamenteneinnahme und seiner allgemeinen Gesundheit und fasse Niklas Aussagen wie folgt zusammen:

- gute allgemeine Gesundheit und Fitness,
- keine Grunderkrankungen oder Medikamenteneinnahme,
- keine Anzeichen von neurologischen Ausfällen oder Cauda-equina-Syndrom,
- keine vorangegangenen Operationen oder invasiven Maßnahmen im Rückenbereich,
- ein paar frühere Bagatellverletzungen in den Knie- und Sprunggelenken und der Schulter – alle jedoch ohne operative Intervention,
- keine größeren Unfälle in der Vergangenheit, aber früher beim Eishockey wiederholt erlebte Schläge und Distorsionen im Rückenbereich.

Clinical Reasoning

Da Niklass Beschwerden wahrscheinlich keine neurologische Ursache haben und er sich wieder relativ gut bewegen kann, taxiere ich den Auslöser seiner Symptome am ehesten als eine Ischämie. Es interessiert mich, wie er seine Haltungen und aktive Bewegungen kontrollieren kann.

Ebenso werde ich schauen, welche Übungen er im Fitnesstraining macht und welche Bewegungen er gerne vermeidet. Bezüglich Niklass Körperwahrnehmung werde ich die Bewegungskontrolle (▶ Abb. 17.3) und Zwei-Punkte-Diskrimination (s. Box „Körperwahrnehmung" (S. 285)) testen. Ich hoffe, durch die folgenden Untersuchungen klare Zusammenhänge zwischen seinem eigenen Verhalten und den physischen Befunden finden zu können. Anschließend werde ich ihm plausibel erklären, was der Grund für seine Beschwerden ist.

17.3 Körperliche Untersuchung

17.3.1 Inspektion

Niklas ist sehr muskulös und kräftig gebaut. V. a. Arm-, Schulter- und Brustmuskeln sind sehr voluminös. Die Beine machen einen deutlich schmächtigeren Eindruck und es ist auffällig, dass die untere Rückenmuskulatur nicht sehr gut ausgeprägt ist.

17.3.2 Aktive Beweglichkeit und Bewegungskontrolle

Bei der aktiven Überprüfung der Beweglichkeit folge ich – neben einer globalen Einschätzung der Wirbelsäulenflexion- und extension – einer von mir angelegten Testbatterie (► Abb. 17.3) zur Bewegungskontrolle (Luomajoki 2007).

Niklas kann gut in die Flexion und Extension der Wirbelsäule gehen. Auffällig ist bei Flexion das Verhältnis von Hüft- und LWS-Bewegung: Es scheint, als ob er die LWS deutlich besser bewegen kann. Der Waiters-Bow-Test (Kellnerbeuge), bei dem Niklas sich mit geradem Rücken nach vorne beugen muss, ist positiv. Er kann trotz mündlicher Korrektur und Vorzeigen seinen Rücken nicht kontrollieren und krümmt ihn. Diese Ausweichbewegung ist ihm allerdings nicht bewusst. Bei meiner Frage, ob sein Rücken in dieser Position gerade sei, bejaht er dies, bzw. meint, er könne es gar nicht sagen. Der Pelvic-Tilt-Test ist negativ, jedoch ist der Sitting-Knee-Extension-Test positiv – d. h. Niklas kann seinen Rücken im Sitzen nicht gerade halten, wenn er ein Knie streckt. Die Tests One Leg Stance (OLS) Prone Knee Bend (PKB) und Rocking on all Fours (RAF) sind alle negativ.

Im Ergebnis sind folglich 2 Bewegungskontrolltests mit einer Flexionskomponente positiv. Interessanterweise stelle ich bei der Kraftprüfung fest, dass der M. iliopsoas etwas schwach ist. In der aktiven Beweglichkeitsuntersuchung beträgt die Flexion des Hüftgelenks im Stand nur 90°.

17.3.3 Neurologische Untersuchung und Neurodynamik

Ich untersuche Niklass Kraft, Reflexe und Sensibilität. Dabei zeigen sich keine auffälligen Befunde. Alles ist in Ordnung. Bei den neurodynamischen Tests notiere ich Folgendes: Der Slump-Test ist negativ, beim SLR ist insbesondere die ischiokrurale Muskulatur auf beiden Seiten sehr verkürzt, doch ist der neurodynamische Test negativ. Der PKB für den Plexus lumbalis ist ebenfalls negativ.

17.3.4 Passive Untersuchung und Palpation

Mit akzessorischen Bewegungen überprüfe ich die LWS und kann dabei keine Schmerzen auslösen. In Bauchlage führe ich Bewegungen in posterior-anteriorer Richtung (PA) durch. Hierbei fühlt sich Niklass Rücken eher steif und stabil an. Palpatorisch fällt auf, dass die untere Rückenmuskulatur und die Mm. multifidi recht dünn sind. Ich fordere Niklas auf, die Mm. multifidi isoliert anzuspannen, was ihm jedoch nicht gelingt.

Bei der passiven Beweglichkeitsprüfung stelle ich fest, dass das linke Hüftgelenk in Flexion und Flexion-Adduktion etwas eingeschränkt ist. Da er hierbei jedoch weiter als in der aktiven Flexion kommt, scheint mir dies eher muskulär bedingt zu sein. Das rechte Hüftgelenk ist normal beweglich.

17.3.5 Körperwahrnehmung

Ich führe zunächst die Zwei-Punkte-Diskrimination (ZPD) in Bauchlage durch (s. Box „Zwei-Punkte-Diskrimination“ (S. 285)). Sie beträgt an der LWS auf der betroffenen linken Seite 7 cm, auf der Gegenseite 6 cm. Anschließend möchte ich wissen, wie Niklas seinen Körper wahrnimmt und lasse ihn die Augen schließen. Bei meiner Frage, ob er wisse, in welcher Position sich seine Füße befinden, antwortet er, dass er seine rechte Seite sehr gut, aber die linke etwas verschwommen wahrnehme.

Zusatzinfo

Körperwahrnehmung

Die Körperwahrnehmung findet im Gehirn im sensorischen Kortex statt. Der sogenannte Homunculus „kleines Männlein" zeigt die Proportionen der verschiedenen Körperareale auf, wie sie im Gehirn vertreten und repräsentiert sind (Flor et al. 1997). Je größer die Repräsentationsareale angelegt sind, umso besser ist das Differenzierungsvermögen des Gehirns. So werden Areale mit großem Repräsentationsareal sehr gut vom Gehirn wahrgenommen. Am besten ist das Differenzierungsvermögen an den Fingerspitzen. Im Gesicht, an Zunge und Lippen ist es ebenfalls sehr gut. Mit der Evolution hat sich das Gehirn dahingehend entwickelt, dass die Wahrnehmung in einem Körperteil umso besser wird, je mehr man sich auf ihn konzentriert und ihn benützt – nicht umsonst redet man von Fingerspitzengefühl. Manche Areale wie die LWS oder das Knie haben nur ein kleines Repräsentationsareal im Kortex und werden demnach viel weniger genau wahrgenommen als z. B. die Finger oder die Hand. Hinweise verdichten sich, dass sich die Repräsentation einer Körperregion im entsprechenden Areal des Homunculus durch Schmerzen verändert.

Zur Untersuchung der Körperwahrnehmung stehen mehrere Möglichkeiten zur Verfügung – wie die Zwei-Punkte-Diskrimination und die Laterality Recognition.

Zwei-Punkte-Diskrimination

Mit Hilfe der Zwei-Punkte-Diskrimination (ZPD) wird der kleinste, vom Patienten/von der Patientin noch wahrgenommene Abstand zwischen 2 Punkten auf der Haut gemessen. Anhand dieses Wertes ist man in der Lage, eine Aussage über die sensorische Wahrnehmungsfähigkeit und somit die Organisation des somatosensorischen Kortex zu treffen. Als normal gilt eine ZPD von 4–5 cm, über 6 cm wird sie als auffällig bewertet. Je größer der Abstand desto schlechter ist die Wahrnehmung des Patienten/der Patientin. Die Veränderung der sensorischen Wahrnehmung korreliert mit der motorischen Kontrolle lumbaler Bewegungen: Häufig haben Patienten mit chronischem Rückenschmerz (CLBP) eine veränderte Propriozeptionsfähigkeit, was in einer mangelnden lumbalen Bewegungskontrolle erkenntlich werden kann.

Laterality Recognition

Ein weiterer Hinweis auf veränderte kortikale motorische Strategien ist die verlangsamte Entscheidungsfähigkeit bezüglich der visuellen Erkennung von Körperteilen und deren korrekter topographischer Zuordnung. Die sogenannte „Laterality Recognition" kann getestet werden, indem dem Patienten/der Patientin eine Bildserie von Abbildungen der linken oder rechten Seite des betroffenen Körperteils gezeigt wird. Der Patient/die Patientin muss hierbei so schnell und präzise wie möglich erkennen, um welcher Seite es sich handelt. Gut untersucht wurde dieses Verfahren bei Patienten mit Amputationen der oberen Extremitäten.

17.3.6 Fragebögen

Um weitere Informationen zu sammeln, lasse ich Niklas den Roland-Morris-Questionnaire (RMQ) und auch den Fear Avoidance Beliefs Questionnaire (FABQ) ausfüllen. Mit 4 von maximal 24 erreichbaren Punkten hat Niklas wenig Punkte. D.h. er selbst fühlt sich im Alltag nur geringfügig eingeschränkt. Der FABQ zeigt ebenfalls wenig Punkte, doch bei meiner Frage, ob er denn der Ansicht sei, dass man bei Rückenschmerzen schmerzhafte Bewegungen vermeiden müsse, bejaht er dies.

Clinical Reasoning

Physiotherapeutische Diagnose

Der auffälligste Befund ist, dass Niklas die Flexion seiner Wirbelsäule schlecht kontrollieren kann. Dies passt zu seiner Angabe, dass seine Beschwerden eher bei gebeugten Tätigkeiten wie beim längeren Sitzen oder in gebückter Haltung auftreten. Hier drängt sich die Hypothese auf, dass die mangelnde muskuläre Kontrolle der Wirbelsäule die Beschwerden unterhält und immer wieder die diskogenen Probleme verursacht.

17.4 Behandlungsverlauf

17.4.1 1. Therapiesitzung

Nachdem ich meine Befundung vorerst abgeschlossen habe, bleibt mir noch etwas Zeit, um Niklas meine Einschätzung hinsichtlich seiner Beschwerden mitzuteilen. Auch möchte ich ihm zum Abschluss der heutigen Sitzung bereits eine Übung für Zuhause mitgeben.

Patientenedukation

Im Sinne der Patientenedukation erkläre ich Niklas anhand der Ergebnisse aus den Bewegungskontrolltests meine Befunde und meine Hypothese. Weiterhin erläutere ich ihm, wie seine veränderte Körperwahrnehmung im sensorischen Kortex möglicherweise durch die länger andauernden Schmerzen verursacht sein könnte. Niklas ist sehr fasziniert von diesen Ergebnissen und meinem Erklärungsmodell. Die Hypothese der mangelnden Flexionskontrolle ergibt Sinn für ihn als Physiker. Es leuchtet ihm ein, dass er seinem Rücken mit diesem Defizit schadet. Er ist erstaunt, dass er zuvor noch nie etwas darüber gehört hat – weder von den Ärzten noch Physiotherapeuten. Bisher habe er als einzige Erklärung erhalten, dass

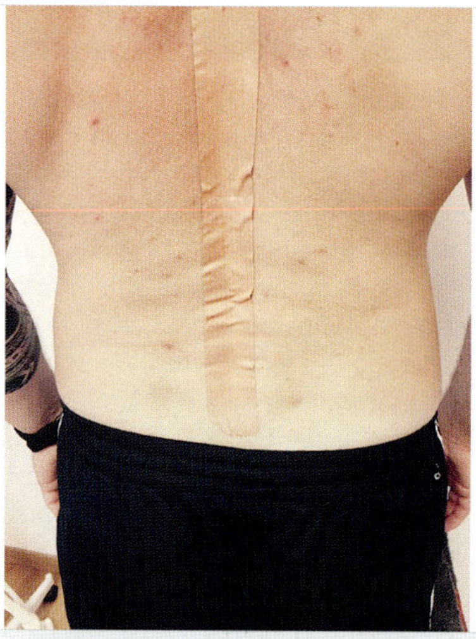

Abb. 17.4 Longitudinale Memory-Tape-Anlage an der WS. ASTE: aufrechter Stand. **Durchführung:** Der Therapeut appliziert ein Tape entlang der Wirbelsäule des Patienten. Hierfür beginnt er am Sakrum und endet im Bereich der mittleren BWS. Für die ersten 2–3 Tage ist ein eher starres Tape empfohlen. Danach ist auch ein Kinesiotape für weitere 1–2 Wochen ausreichend. **Ziel:** Das Tape erinnert den Patienten durch den gesteigerten Zug bei flektorischen Bewegungen, seinen Rücken bei allen Alltagsbewegungen zu kontrollieren und gerade zu halten. (Bildquelle: H. Luomajoki)

die kaputte Bandscheibe verantwortlich für seine Probleme wäre und man da eigentlich nichts machen könne. Für eine Operation hätte er zu wenig Symptome, aber zum Glück sei er so aktiv und sportlich. Mit der Zeit habe er gelernt, dies zu akzeptieren.

Hausaufgaben

Abschließend appliziere ich ein Tape an der LWS (▶ Abb. 17.4) und zeige ihm Kniebeugen (Squats) mit möglichst geradem Rücken. Sowohl im Alltag als auch bei den Squats soll er versuchen, die Wirbelsäule so zu halten, dass das Tape dabei nicht am Rücken zieht.

17.4.2 2. Therapiesitzung (5 Tage nach 1. Intervention)

Niklas kommt nach 5 Tagen wieder und ist begeistert. Er merke im Alltag immer wieder, wie sehr das Tape bei Bewegungen zieht. Es helfe ihm und zwinge ihn dazu, auf seine Haltung und Bewegungen zu achten.

Da unsere Praxis mit einem Fitnesszentrum eng verbunden ist, bitte ich ihn, mir nun seine typischen Trainingsübungen zu zeigen. Ich möchte sehen, welche Übungen er gerne macht und welche er lieber vermeidet. Mir fällt auf, dass er sehr viele Übungen für die obere Extremität macht und hierbei auch enorme Gewichte anhängen kann. Ebenfalls trainiert er seine Bauchmuskeln in den unterschiedlichsten Variationen. Interessant ist, dass sein Programm gar keine Übungen für die Rückenmuskulatur enthält. Beim Rückentrainingsgerät „Roman Chair“ meint er, das Training sei zu anstrengend und er spüre dabei deutlich seinen Rücken. Er habe gedacht, dass diese Übung deswegen nicht gut für ihn sei. Kniebeugen wären schon immer Bestandteil seines Programms gewesen, aber er mache die Übung mit ganz geradem, vertikalem Rücken und ohne dabei das Becken nach hinten zu strecken. Er meint, so sei es doch rückengerecht. Ich lasse mir nochmals zeigen, wie er die Squats – nun ohne Tape – umsetzt und erinnere ihn, es so zu machen, als ob er das Tape noch am Rücken hätte.

Ich bespreche mit ihm, dass es wichtig ist, seine Rückenmuskeln zu kräftigen. Er habe mit der Übung auf dem „Roman Chair“ Mühe, da ganz einfach seine Rückenmuskeln zu schwach seien.

17.4.3 3. Therapiesitzung (7 Tage nach 2. Intervention)

Untersuchung der Wirbelsäule mit der MediMouse

In der dritten Therapieeinheit untersuche ich Niklass Wirbelsäule mit der MediMouse – einem Gerät, das zur computergestützten Darstellung Form und Beweglichkeit der Wirbelsäule misst. Mir fällt auf, dass Niklas sich beim Bücken eher zu viel mit dem Rücken und im Verhältnis zu wenig mit den Hüften bewegt (▶ Abb. 17.5). Dieses Phänomen nennt Shirley Sahrmann „relative Flexibilität“ (Sahrmann 2002). Ziel ist demzufolge, Niklass Hüfte flexibler und die LWS stabiler zu machen.

Aufklärung des Patienten

Ich bespreche mit Niklas nochmals, wie er sich genau bewegen soll. Es ist wichtig, dass er wirklich begreift, was er sozusagen „falsch“ macht. Genau das ist es ja auch, was er sich von der Therapie verspricht – verstehen, warum der Rückenschmerz immer wieder kommt und erfahren, was er selbst dagegen machen kann.

Hausaufgabe

Graphästhesie-Übung

Mit dem Ziel, Niklass Körperwahrnehmung zu verbessern, leite ich ihn zunächst zur Graphästhesie-Übung an (▶ Abb. 17.6). Niklas sagt spontan, dass er diese gut mit seinem 11-jährigen Sohn machen könne.

Anspannung der M. multifidi

Als weitere Übung zur Körperwahrnehmung erkläre ich Niklas, wie er die Mm. multifidi des unteren Rückens isoliert anspannen kann (▶ Abb. 17.7).

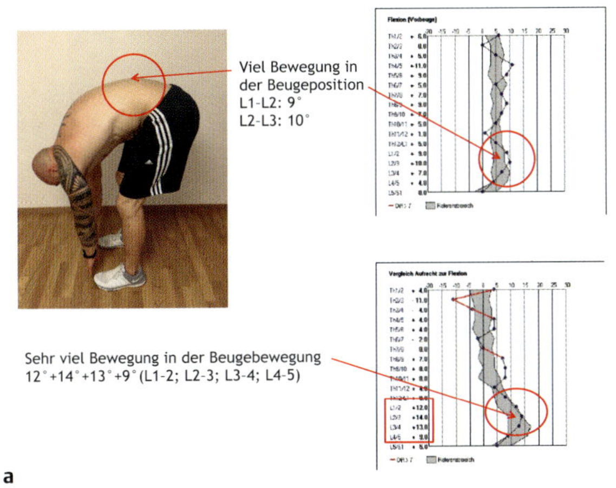

a

Segment	Auf	Flex	Ext	A-F	A-E	E-F
Th1/2	3	6	13	4	10	-7
Th2/3	11	0	14	-11	3	-14
Th3/4	9	5	5	-4	-5	0
Th4/5	7	11	9	4	2	2
Th5/6	5	9	3	4	-2	7
Th6/7	7	5	-1	-2	-8	6
Th7/8	8	7	2	0	-6	5
Th8/9	2	9	-2	7	-4	11
Th9/10	0	7	0	8	1	7
Th10/11	-4	5	-4	8	0	9
Th11/12	-3	1	-4	4	-1	5
Th12/L1	-4	5	-4	8	0	8
L1/2	-3	9	-3	12	0	12
L2/3	-4	10	-9	14	-5	19
L3/4	-7	7	-11	13	-4	17
L4/5	-6	4	-7	9	-1	10
L5/S1	-5	0	-8	5	-3	8
Sak/HG	18	75	-8	57	-26	83
BWS	44	66	35	22	[illegible]	31
LWS	-28	34	-41	62	13	75
Inkl.	0	117	-45	117	-45	161
Länge	542	648	452	106	-90	197

Beweglichkeit Hüfte in der Vornebeugung 57°

Beweglichkeit Lendenwirbelsäule 62°

b

Abb. 17.5 Wirbelsäulenuntersuchung mit der MediMouse. Die MediMouse ermöglicht eine genaue Darstellung und Auswertung der Wirbelsäulenbewegung. Im aktuellen Fall ist eindeutig zu erkennen, dass die Flexion vorwiegend aus der LWS und nicht der Hüftgelenke resultiert.

a In Beugehaltung findet die meisten Bewegung bei L 1–L 3 statt. Bei der Beugebewegung ist das größte Bewegungsausmaß bei L 2/3 zu sehen. (Bildquelle: H. Luomajoki)

b Bei der Rumpfbeuge zeigt die LWS ebenfalls eine sehr große Beweglichkeit. Das Verhältnis der Beweglichkeit von LWS und Hüftgelenken beträgt im aktuellen Fall 62°: 57° – d. h. nahezu 1:1. Das normale Verhältnis ist 1/3 LWS: 2/3 Hüftgelenk. (Bildquelle: H. Luomajoki)

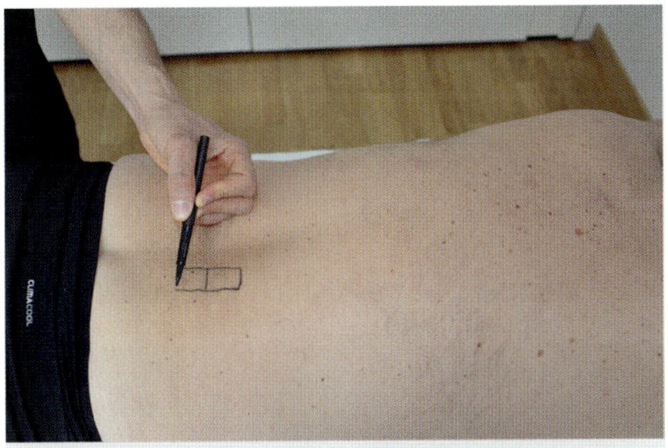

Abb. 17.6 Graphästhesie-Übung. ASTE: Sitzen oder BL. **Durchführung:** Der Therapeut (oder eine andere Person) schreibt mit einem Finger oder Stift Buchstaben und Nummern auf den Rücken des Patienten. Dieser soll sich konzentrieren und versuchen, das Gemalte zu erkennen. Um sich hierfür zu sensibilisieren, bedarf es ausreichender Übung über einen längeren Zeitraum – z. B. 6 Wochen täglich 10–15 Minuten. **Ziel:** Verbesserung der Körperwahrnehmung. (Bildquelle: H. Luomajoki)

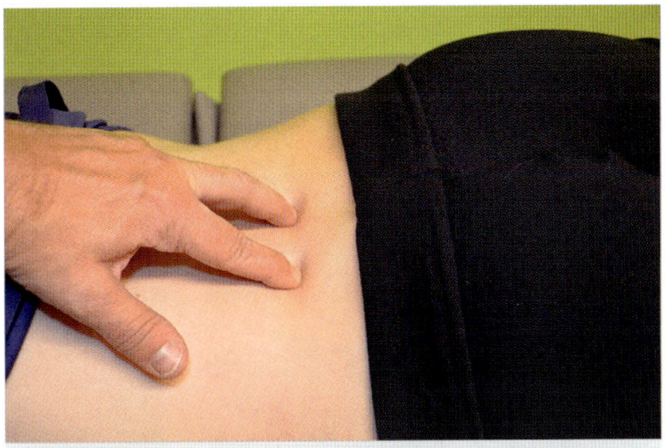

Abb. 17.7 Aktivierung der Mm. multifidi. ASTE: BL oder RL. **Durchführung:** Der Therapeut platziert seine Finger beidseits des Processus spinosus von – in diesem Fall – L 5. Nun bittet er den Patienten, die Muskeln lokal und gezielt anzuspannen. Hierbei soll keinerlei Bewegung stattfinden und die umliegenden oberflächlichen, großen Rückenmuskeln sollen entspannt bleiben. Als Eigenübung eignet sich eher die RL, da hier der Patient die Anspannung des Muskels durch den Kontakt mit der Unterlage besser spüren kann. **Ziel:** Körperwahrnehmung verbessern. (Bildquelle: H. Luomajoki)

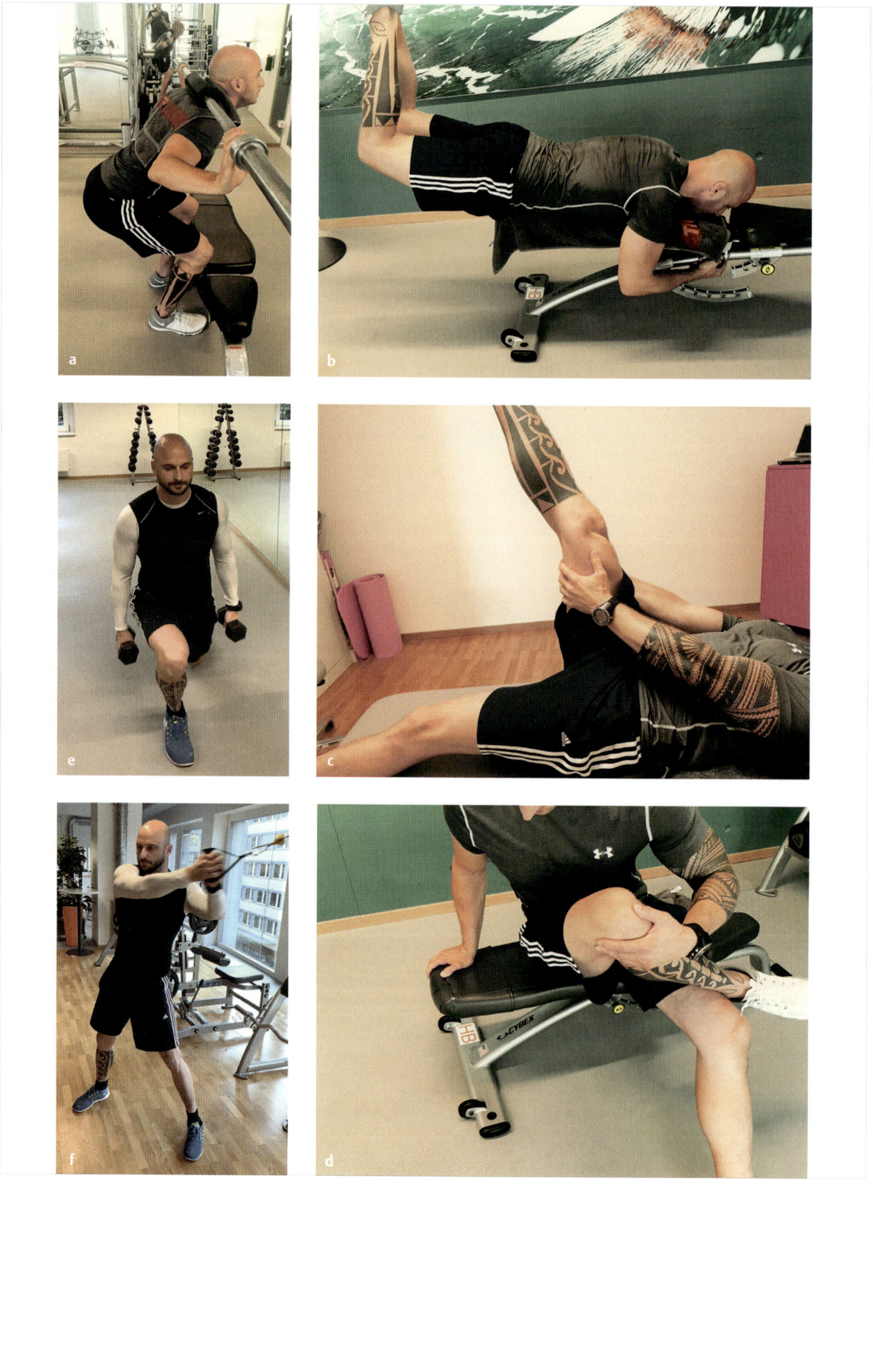
a
b
e
c
f
d

◄ **Abb. 17.8 Trainingsprogramm zur Rumpfkontrolle.** (Bildquelle: H. Luomajoki)

a **Kniebeuge mit stabilisierter LWS. ASTE:** hüftbreiter Stand. **Durchführung:** Der Patient hält eine Langhantelstange mit moderatem Gewicht hinter seinem Kopf auf Schulterhöhe. Nun macht er eine Kniebeuge und neigt dabei seinen Oberkörper mit einer in sich stabilisierten Wirbelsäule nach vorne. Er wiederholt die Übung 15-mal in 2–3 Serien. **Ziel:** LWS-Stabilisation.

b **Rückentraining. ASTE:** BL-Überhang. **Durchführung:** Der Patient hält sich mit seinen Armen an der Unterlage fest. Mit gebeugten Knien hebt er beide Oberschenkel so weit wie möglich hoch. Er wiederholt die Übung 15-mal in 2–3 Serien. **Ziel:** Kräftigung der unteren Rückenstrecker.

c **Dehnung der ischiokruralen Muskulatur. ASTE:** RL. **Durchführung:** Der Patient umgreift mit seinen Händen ein Bein und zieht es gestreckt in Richtung Bauch. Das andere Bein bleibt dabei gestreckt auf der Bank liegen. Der Patient hält die Dehnung 30sek. **Ziel:** Verbesserung der Hüftgelenksbeweglichkeit.

d **Dehnung der glutealen Muskulatur. ASTE:** Sitz an einer Stuhl-/Bankkante. **Durchführung:** Der Patient platziert den Unterschenkel des einen Beines oberhalb des Knies des anderen Beines. Das Knie ist hierbei gebeugt. Mit aufrechtem Oberkörper neigt sich der Patient nun soweit wie möglich nach vorne. Er hält die Spannung 30sek. **Ziel:** Verbesserung der Hüftgelenksbeweglichkeit.

e **Lunges. ASTE:** Stand. **Durchführung:** Der Patient macht einen großen Ausfallschritt nach vorne und beachtet dabei, die Beinachse zu halten sowie das Becken zu stabilisieren. Dann geht er wieder zurück in ASTE und wiederholt diese Bewegung 15-mal. **Ziel:** funktionelles Training und Stabilisation von Bein und Rumpf.

f **Rumpfrotation. ASTE:** Stand. **Durchführung:** Der Patient greift mit beiden Händen den Griff eines Zugapparats, der in etwa auf Schulterhöhe eingestellt ist. Nun zieht er das Gewicht über eine Rotation des Rumpfes bei stabilisierten Armen und aktiv fixiertem Becken zur Gegenseite. **Ziel:** Rumpfstabilisation.

17.4.4 4.–9. Therapiesitzung (im Abstand von je 3 Wochen)

Vermittlung und Kontrolle des Trainingsprogramms

In den darauffolgenden 6 Behandlungen, die in Absprache nur noch alle 3 Wochen stattfinden, gehe ich mit Niklas immer wieder in den Fitnessraum. Dort lasse ich ihn alle möglichen Übungen durchführen, bei denen er seinen Rücken in Flexionsstellung kontrollieren muss. Ich zeige ihm auch gezielte Übungen zur Kräftigung seiner Rückenmuskulatur sowie Dehnübungen für die gluteale und ischiokrurale Muskulatur. Weiterhin lasse ich ihn Lunges/Ausfallschritte und Rumpfrotation am Zugapparat oder mit Zusatzgewichten machen. (► Abb. 17.8a–f). All diese Übungen soll er in sein Trainingsprogramm integrieren und auch unbedingt allein machen.

Ich habe mich in Absprache mit Niklas bewusst für die nun größeren Therapieabstände entschieden, da ich gerne die Entwicklung seiner Beschwerden über einen längerfristigen Verlauf beobachten möchte. Niklas ist sehr zufrieden mit der Therapie, da er nun endlich eine plausible Erklärung für seine wiederkehrenden Rückenschmerzen erhalten hat und weiß, wie er sie selbst angehen kann.

17.4.5 Follow-up (4 und 12 Wochen nach letzter Intervention)

Nach 4 Wochen kommt Niklas nochmals zur Kontrolle zu mir. Er berichtet, dass seine Rückenschmerzen vollkommen verschwunden seien. Bei einer zweiten Kontrolle 2 Monate später beträgt das Resultat des RMDQs 0 Punkte. Das bedeutet, dass er im Alltag gar keine Probleme oder Behinderungen wegen des Rückens empfindet. Die Zwei-Punkte-Diskrimination an der LWS ergibt beiderseits 5 cm. Das Gefühl im linken Bein hat sich normalisiert.

Clinical Reasoning

Eine Instabilität muss mit einer funktionellen Röntgenaufnahme untersucht werden. Wenn eine anatomische Instabilität besteht und der Patient/die Patientin nicht auf die Therapie anspricht, ist sogar an eine Versteifungsoperation zu denken. Da Niklas bei der segmentalen Palpation nicht übermäßig beweglich ist, ist die Wahrscheinlichkeit einer bestehenden Instabilität gering. Die segmentale Palpation hat eine hohe Spezifität (d. h. sie erkennt die Gesunden gut – also die ohne Instabilität), dafür aber eine schlechte Sensitivität – d. h. sie würde eine Instabilität nicht gut identifizieren (Abbott et al. 2005). Das klinische Muster einer Bewegungskontrolldysfunktion kann dem einer Instabilität sehr ähnlich sein (Luomajoki et al. 2007).

Auch war die Untersuchung mit der MediMouse hilfreich, um eine klarere Beurteilung zu erhalten Hier wurde deutlich, dass der Rücken im Verhältnis zu den Hüften mehr bewegt d. h. eine relative Flexibilität vorliegt (Sahrmann 2002). Differentialdiagnostisch betrachtet müssen Röntgenaufnahmen und die neurologische Prüfung negativ sein, um die klinische Diagnose einer Dysfunktion der Bewegungskontrolle zu stellen. Es könnte die Hypothese aufgestellt werden, dass Hypermobilität oder klinische Instabilität nur dann Probleme verursacht, wenn die Kontrolle der Bewegungen nicht intakt ist.

17.5 Fazit

Die Dysfunktion der Bewegungskontrolle ist ein häufig auftretendes Phänomen. Aufgrund der relativ geringen physischen Befunde und des eher niedrigen Leidensdrucks der Patienten kann sie jedoch übersehen werden. Es kann hypothetisiert werden, dass bei einer gewissen Gruppe von Patienten mit rezidivierenden Rückenbeschwerden, ein wichtiger zugrundeliegender Faktor die mangelnde Bewegungskontrolle ist. Daraus ist zu schließen, dass die Beschwerden solange nicht vollkommen verschwunden sein werden, bis die Kontrolle wiederhergestellt worden ist. Dazu gibt es aber noch keine Studien.

Kommentar des Herausgebers Martin Verra

Das hier beschriebene, physiotherapeutische Management entspricht klar den aktuellen Untersuchungs- und Behandlungsrichtlinien für Patienten mit einer erneuten Episode von Rückenbeschwerden (NICE 2016). Die aktuellen Empfehlungen sind, zuerst eine Risikostratifizierung durchzuführen und in einer gemeinsamen Entscheidungsfindung die Behandlung zu planen. Zudem sollen die Patienten möglichst beruhigt und mit Ratschlägen versorgt werden, wie sie sich selbst behandeln und möglichst aktiv bleiben können (ohne aber – wie der Patient in dem vorliegenden Fallbeispiel dazu neigt – zu übertreiben!).

Dieses Fallbeispiel beschreibt eindrücklich, wie effektiv eine in Subgruppen klassifizierte Behandlung eines Patienten mit Rückenschmerzen sein kann. Eine aktuelle systematische Übersichtsarbeit (inklusive Meta-Analyse), die insgesamt 11 randomisiert-kontrollierte Studien und insgesamt 781 Patienten umfasst, beschreibt die positive Wirkung des hier angewandten Behandlungskonzepts auf Basis der Bewegungskontrolldysfunktionen (Luomajoki et al. 2018). Es konnte nachgewiesen werden, dass die Behandlung der Bewegungskontrolldysfunktionen bei Patienten mit unspezifischen Rückenschmerzen durch aktive Übungen nach zuvor erfolgter Klassifizierung der Dysfunktion kurz- und mittelfristig hinsichtlich einer Verbesserung der funktionellen Behinderung gewissen anderen Trainingsformen überlegen ist.

Des Weiteren wird in diesem Fallbeispiel eindrücklich die Wichtigkeit einer guten Therapeuten-Patienten-Kommunikation („adressatengerechte Patientenedukation“) und die systematische Interpretation des Bewegungsverhaltens des Patienten demonstriert. Die klinische Untersuchung wird mit validierten Assessments (z. B. ein rückenspezifischer Fragebogen und moderne Technologien wie die MediMouse) ergänzt. Zudem wird überzeugend dargestellt, dass eine ärztliche Verordnung über 9 Sitzungen Physiotherapie nicht zwingend in einem fixen Rhythmus von z. B. 2 Behandlungen pro Woche durchgeführt werden muss, sondern auch sinnvollerweise über eine längere Zeitperiode verteilt werden kann (Physiotherapeut in der Rolle als Coach).

17.6 Literatur

Aasa B, Berglund L, Michaelson P et al. Individualized low-load motor control exercises and education versus a high-load lifting exercise and education to improve activity, pain intensity, and physical performance in patients with low back pain: a randomized controlled trial. J Orthop Sports Phys Ther 2015; 45(2):77–85. doi: 10.2519/jospt.2015.5021

Abbott JH, McCane B, Herbison P et al. Lumbar segmental instability: a criterion-related validity study of manual therapy assessment. BMC Musculoskelet Disord 2005; 6:56. doi: 10.1186/141-2474-6-56

Airaksinen O, Brox JL, Cedraschi C et al., Chapter 4. European guidelines for the management of chronic nonspecific low back pain. Eur Spine J 2006; 15 Suppl 2: S 192–300. doi: 10.1007/s00586-006-1072-1

Dankaerts W, O'Sullivan PB, Straker LM et al. The inter-examiner reliability of a classification method for non-specific chronic low back pain patients with motor control impairment. Man Ther 2006; 11(1):28–39. doi: 10.1016/j.math.2005.02.001

Flor H, Braun C, Elbert T et al. Extensive reorganization of primary somatosensory cortex in chronic back pain patients. Neurosci Lett 1997; 224(1): 5–8

Henry SM, Van Dillen LR, Ouellette-Morton RH et al. Outcomes are not different for patient-matched versus nonmatched treatment in subjects with chronic recurrent low back pain: a randomized clinical trial. Spine J 2014; 14(12):2799–2810. doi: 10.1016/j.spinee.2014.03.024

Lehtola V, Luomajoki H, Leinonen V et al. Sub-classification based specific movement control exercises are superior to general exercise in sub-acute low back pain when both are combined with manual therapy: A randomized controlled trial. BMC Musculoskelet Disord 2016; 17:135. doi: 10.1186/s12891-016-0986-y

Luomajoki H, Kool J, de Bruin ED et al. Reliability of movement control tests in the lumbar spine. BMC Musculoskelet Disord 2007; 8:90. doi: 10.1186/1471-2474-8-90

Luomajoki H, Kool J, de Bruin ED et al. Movement control tests of the low back; evaluation of the difference between patients with low back pain and healthy controls. BMC Musculoskelet Disord 2008; 9:170. doi: 10.1186/1471-2474-9-170

Luomajoki HA, Bonet Beltran MB, Careddu S et al. Effectiveness of movement control exercise on patients with non-specific low back pain and movement control impairment: A systematic review and meta-analysis. Musculoskelet Sci Pract 2018; 36:1–11. doi.org/10.1016/j.msksp.2018.03.008

NICE. Low Back Pain and Sciatica in Over 16s: Assessment and Management. London: National Institute for Health and Care Excellence; 2016. doi: NBK401577

O'Sullivan P. Diagnosis and classification of chronic low back pain disorders: maladaptive movement and motor control impairments as underlying mechanism. Man Ther 2005; 10(4):242–255. doi: 10.1016/j.math.2005.07.001

Qaseem A, Wilt TJ, MCLean RM et al. Noninvasive Treatments for Acute, Subacute, and Chronic Low Back Pain: A Clinical Practice Guideline From the American College of Physicians. Ann Intern Med 2017; 166(7):514–530. doi: 10.7326/M16-2367

Sahrmann S. Diagnosis and Treatment of Movement Impairment Syndromes. 2.Aufl. St. Louis, Missouri: Mosby; 2002

Saner J, Kool J, Sieben JM et al. A tailored exercise program versus general exercise for a subgroup of patients with low back pain and movement control impairment: A randomised controlled trial with one-year follow-up. Man Ther 2015; 20(5):672–679. doi: 10.1016/j.math.2015.02.005

Vibe Fersum K, O'Sullivan P, Skouen JS et al. Efficacy of classification-based cognitive functional therapy in patients with non-specific chronic low back pain: a randomized controlled trial. Eur J Pain 2013; 17(6):916–928. doi: 10.1002/j.1532-2149.2012.00252.x

Kapitel 18

Bandscheibenprotrusion

18 Bandscheibenprotrusion

Klaus Orthmayr

Samuel D. hat seit 6 Wochen akute Beschwerden in seiner Lendenwirbelsäule. Aufgrund der starken Schmerzen sucht er umgehend einen Orthopäden auf, der daraufhin ein MRT veranlasst. Nach der Diagnose einer bestehenden Bandscheibenprotrusion erhält er vom Orthopäden die niederschmetternde Antwort, er könne seinen Beruf als Straßenbauer an den Nagel hängen – eine Odyssee beginnt.

18.1 Hintergrund zur Cognitive Functional Therapy

Cognitive Functional Therapy (CFT) ist ein patientenzentriertes, klinisches Analyse-Schema, welches sämtliche Faktoren berücksichtigt, die zur Entstehung und Aufrechterhaltung muskuloskelettaler Schmerzen und Funktionsstörungen beitragen können. Diese Faktoren beinhalten patho-anatomische Prozesse, funktionelle Probleme wie Bewegungseinschränkungen oder Kontrollstörungen und nicht zuletzt nicht-mechanische Komponenten wie die Vorstellungen über die Ursache und Auswirkung von Schmerzen. Gerade Patienten mit komplexen, persistierenden Einschränkungen befinden sich oftmals in einem regelrechten Teufelskreis, bei dem sich die o. g. Faktoren gegenseitig negativ beeinflussen. Durch die klare, individuelle Analyse und anhand einer umfassenden Aufklärung und Edukation bietet CFT den Patienten die Möglichkeit, ihren persönlichen Teufelskreis zu verstehen und somit – in Zusammenarbeit mit ihrem Therapeuten – Strategien zu entwickeln und ihre Schmerzen zu kontrollieren. Auf diese Weise kann die Lebensqualität effektiv gesteigert werden.

Die große Stärke des CFT-Konzepts ist, dass nicht nur sämtliche Informationen gesammelt werden, sondern die relevanten Punkte zu einem nachvollziehbaren, konkreten Ergebnis – einer physiotherapeutischen Diagnostik – führen.

Grundsätzlich soll die Diagnose die Frage beantworten, welche Struktur weh tut und ob es dabei um einen Strukturschaden oder eher um eine Funktionsstörung handelt. Dies gilt sowohl für den Fall einer spezifischen als auch nicht-spezifischen Diagnose.

Dazu wird nach dem Prinzip der Diagnostic Triage (bestehend aus der spezifischen und nicht-spezifischen Diagnostik sowie den Red Flags) eine Diagnose erstellt, die v. a. klären soll, ob Physiotherapie indiziert ist oder nicht. Mit spezifisch werden v. a. die Läsionen bezeichnet, die dominant durch strukturelle Veränderungen entstanden sind (z. B. Prolaps mit Radikulopathie, Stenose, Spondylolisthesen). Zeigen Patienten mit spezifischen Diagnosen ein maladaptives, also ein schmerzverstärkendes Verhalten, gilt Physiotherapie als indiziert. Ist ihr Verhalten optimal angepasst, ist eine muskuloskelettale Therapie wiederum nicht angezeigt. Demgegenüber bedeutet nicht-spezifisch, dass die schmerzauslösende Struktur dominant durch ein maladaptives Verhalten und nicht durch einen Strukturschaden auffällt. Wird das maladaptive Verhalten als veränderbar eingestuft, ist eine Therapie indiziert.

Die Diagnose allein kann niemals bestimmen, welche Art physiotherapeutischer Intervention sinnvoll ist. Dafür muss geklärt werden, warum und wodurch die Nozizeption angetrieben wird. Hierbei werden sowohl mechanische als auch nicht-mechanischen Faktoren bestimmt.

18.2 Vorgeschichte

Der 19-jährige Samuel stellt sich mit einem Rezept über 4-mal Manuelle Therapie bei Protrusion L 4/5 in meiner Praxis vor. Als ich ihn aus dem Wartezimmer abhole, fällt mir auf, dass er offensichtlich starke Schwierigkeiten und Schmerzen hat, vom Stuhl aufzustehen. Er macht dabei eine deutliche Ausweichbewegung des Oberkörpers und verzieht sein Gesicht. Auch Samuels Gangbild ist immens auffällig. Er läuft sehr langsam und verkrampft. Er lässt weder seine Arme mitpendeln noch den Rumpf rotieren, was durch ein starkes seitliches Wanken auffällig wird. Beim Hinsetzen im Behandlungsraum zeigt er dasselbe Muster wie beim Aufstehen im Wartezimmer. Dabei wird das Becken nach rechts geshiftet, das rechte Bein steht vor dem linken und wird offensichtlich weniger belastet.

> **Clinical Reasoning**
>
> Ich bin einigermaßen beeindruckt von der scheinbaren Schwere der Läsion, die Samuel demonstriert und frage mich, ob dieses auffällige Bewegungs- und auch Schmerzverhalten adaptiv (schmerzreduzierend) oder mal-adaptiv ist (schmerzverstärkend) ist.

18.2.1 Persönliche Vorgeschichte

Samuel erzählt mir, dass er zuletzt als Straßenbauer gearbeitet und vor 6 Wochen zum ersten Mal in seinem Leben Rückenschmerzen bekommen habe. Diese seien nach verstärkter körperlicher Arbeit in seinem Job – als er besonders viele Steine gehoben habe – aufgetreten. Die Schmerzen sind momentan sehr lokal (tieflumbal rechts, ca. tennisballgroß), intermittierend und ziehend (▶ Abb. 18.1). Sie liegen bei einer Intensität von 4–8 auf der Visuellen Analogskala (VAS).

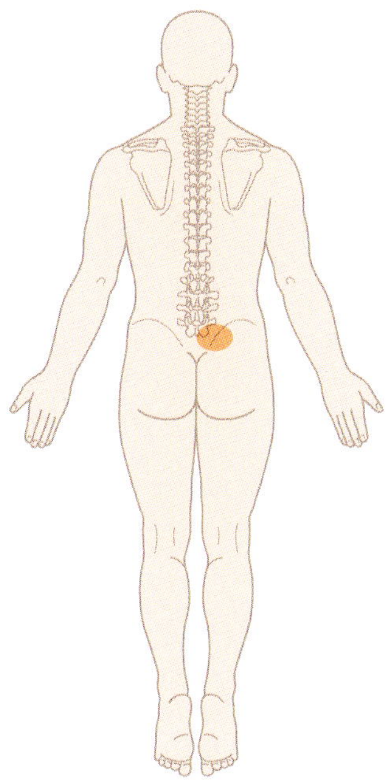

Abb. 18.1 Bodychart: Den Patienten plagen sehr lokale, ziehende Rückenschmerzen. Sie liegen tieflumbal rechts und sind ca. tennisballgroß. Der Patient beschreibt sie als intermittierend und ziehend.

Auf Nachfrage erfahre ich von Samuel, dass die Schmerzen zu Beginn auch ins Gesäß und den rechten, hinteren Oberschenkel ausstrahlten (Referred Pain). Diese Symptome seien aber schon nach ca. 2 Wochen wieder von allein komplett zurückgegangen. Er habe weder ein Kribbeln noch Schwäche oder Taubheit in den Beinen gespürt. Aber aufgrund der massiven Beschwerden sei er dennoch gleich zum Orthopäden gegangen. Die Bildgebung zeigte eine Bandscheibenvorwölbung bei L4/5. Bei diesem Befund habe der Orthopäde zu ihm gesagt: „Das war's für dich! Als Straßenbauer kannst du nicht mehr arbeiten, bestenfalls als Straßenkehrer". Das habe Samuel dann seinem Arbeitgeber erzählt, woraufhin ihm gekündigt wurde. Ich bin über diese Geschichte wirklich sehr erstaunt. „Und, was machst du jetzt?" frage ich etwas konsterniert. „Ich suche einen Job als Straßenkehrer.", ist die emotionslos erscheinende Antwort. „Wie ist das für dich, so etwas zu hören? Ich meine, du bist 19 Jahre jung und bekommst die Information, du könntest deinen Körper nicht mehr so belasten wie du es dir eigentlich vorgestellt hast?" Samuel erwidert etwas matt: „Ist halt so!" Ich frage ihn, ob sich seine Schmerzen seit der Zeit des MRT-Befundes irgendwie verändert hätten. „Ja, sie sind seitdem eigentlich schlimmer geworden", meint er. Ich erwidere: „Hast du eine Erklärung dafür?" und Samuel verneint dies.

18.2.2 Aktuelle Beschwerden

Ich möchte weiterhin wissen, welche Bewegungen oder Funktionen Samuels Rückenschmerzen aktuell hervorrufen. Bücken, Aufstehen und Hinsetzen sowie Stehen und Gehen provozieren den Schmerz. Sitzen und Liegen wirken lindernd, wobei beides nach ca. 1–2 Stunden auch schmerzhaft werden kann. Das eingeschränkte Bücken behindert ihn bei Alltagsbewegungen – insbesondere beim Socken- oder Schuhanziehen. Sein Schlaf ist nicht gestört.

18.2.3 Spezifische Fragen

Ich frage Samuel nach möglichen Risikofaktoren, der Medikamenteneinnahme und seinem allgemeinen Befinden: Er ist ansonsten kerngesund. Bei Bedarf nimmt er 600 mg Ibuprofen ein, was seine Schmerzen mildert. Seit Beginn seiner Beschwerden verbringt er seine Tage v. a. auf der Couch. Er geht kaum noch aus, sieht seine Freunde deutlich seltener und nimmt allmählich zu, da ihm die körperliche Arbeit im Straßenbau fehle. Sport macht er bereits seit längerer Zeit nicht mehr, da er dazu nach der Arbeit zu erschöpft ist.

Clinical Reasoning

Samuel kommt mit einer spezifischen Diagnose – Protrusion L4/5 – zu mir. Aus verschiedenen Gründen kommen mir Zweifel, ob die derzeitige Symptomatik wirklich dominant durch einen Strukturschaden zu erklären ist:

1. Die initial vorhandenen Ausstrahlungen in das Gesäß und den dorsalen Oberschenkel verschwanden vollständig von allein innerhalb von 2 Wochen.
2. Samuel befindet sich hinsichtlich des Heilungsstadiums bereits in der siebten Woche.
3. Es liegen erhebliche Auffälligkeiten in den körperlichen Funktionen vor.
4. Es hat offensichtlich eine sehr dramatische Kommunikation bzgl. der bisherigen Aufklärung stattgefunden.

Ich stelle die Hypothese auf, dass eine Überlastung/Fehlbelastung der unteren LWS vorliegt – also ein nicht-spezifischer lumbaler Rückenschmerz (LBP). Ich denke, dass sowohl mechanische als auch nicht-mechanische Faktoren eine erhebliche Rolle bei der Aufrechterhaltung der Schmerzen spielen. Ich werde mir v. a. die schmerzprovozierenden Haltungen und Bewegungen anschauen, um zu sehen, ob sich die Symptome verändern lassen. Danach werde ich die weiteren aktiven und segmentalen Bewegungen untersuchen. Für die Durchführung passiver, kombinierter und gehaltener Bewegungen sehe ich momentan keine Notwendigkeit, was sich im Verlauf der Untersuchung aber noch ändern kann. Da anamnestisch weder Symptome noch Zeichen vorliegen, die auf eine neurogene Beteiligung hinweisen, erscheint mir eine neurologische Untersuchung nicht angezeigt. Um das SIG und die Hüfte auszuschließen, plane ich ein Screening beider Bereiche.

18.3 Körperliche Untersuchung

18.3.1 Inspektion

Bei der Inspektion fällt auf, dass Samuels Becken im Verhältnis zum Thorax etwas nach rechts geshiftet steht (▶ Abb. 18.2). Die untere LWS – also sein Schmerzbereich – ist kyphotisch und der thorakolumbale Bereich extendiert. Sowohl seine Rückenstrecker als auch seine komplette Bauchmuskulatur sehen sehr angespannt aus, was eine erste Palpation bestätigt. Samuel gibt an, jetzt im Stand Schmerzen zu haben, die bei 4/10 (VAS) liegen. Eine assistive Korrektur des Shifts verstärkt die Schmerzen und anscheinend auch die Spannung der Rumpfmuskulatur. Dies wirft die Frage auf, ob die Anspannung Folge oder Ursache der Verschlechterung ist. Auch repetierende Bewegungen der Shift-Korrektur wirken provozierend.

Ich bitte Samuel, sich noch einmal hinzusetzen und eine für ihn normale Sitzhaltung einzunehmen. Diese offenbart eine fast vollständige Flexion der BWS und LWS. Auf meine Frage, ob er noch runder sitzen könne, flektiert er ausschließlich in der BWS etwas weiter, die LWS scheint bereits endgradig gebeugt zu sein.

Ich fordere Samuel nun auf, sich gerade hinzusetzen und sehe, dass er fast ausschließlich die BWS aufrichtet. Die LWS (v. a. die untere) bleibt flektiert. Ich schaue mir als Nächstes an, wie Samuel sich einen Schuh anzieht. Dabei richtet er seinen Oberkörper auf – die LWS bleibt flektiert – und hebt sein Bein hoch, was ihm deutliche Schwierigkeiten bereitet. Er streckt die Hände zum Fuß und bewegt seinen Kopf dabei nach hinten, was nach einem deutlichen Vermeidungsverhalten aussieht.

Jetzt betrachte ich noch einmal den Transfer vom Sitz in den Stand (StS) und umgekehrt und sehe wieder dasselbe Muster wie zuvor: Das heißt, das rechte Bein steht weiter vorne und das Becken wird vermehrt nach rechts bewegt – offensichtlich um die rechte Seite zu entlasten. Ich bitte Samuel nun, im Sitzen beide Füße auf gleiche Höhe zu stellen, den Oberkörper weit nach vorne zu bringen und aus beiden Beinen heraus aufzustehen. Dadurch wird seine Shift-Bewegung fast gänzlich aufgehoben und er gibt an, so weniger Schmerzen zu haben.

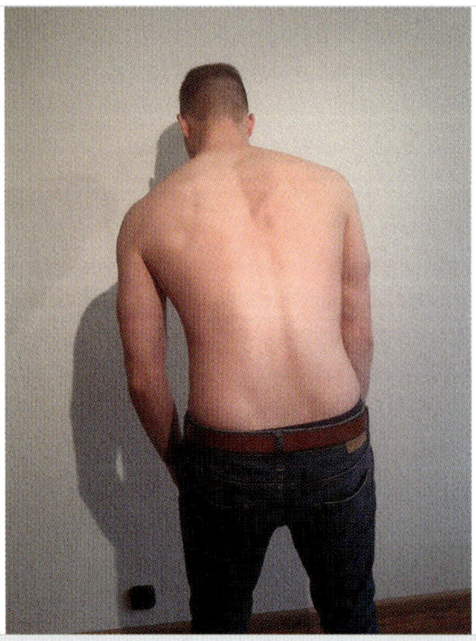

Abb. 18.2 Inspektion: Als Schonhaltung zeigt der Patient einen deutlichen Shift des Beckens nach rechts. (Bildquelle: K. Orthmayr; Symbolbild)

> **Clinical Reasoning**
>
> Damit bestätigt sich mein Verdacht, dass dieses Bewegungsverhalten maladaptiv ist. Ich möchte Samuel diese Erkenntnis schon während der Untersuchung vorsichtig kommunizieren, um ihm schrittweise klar zu machen, dass die Art und Weise, wie er sich bewegt, schmerzverstärkend wirkt. Das erleichtert den Zugang zum noch ausstehenden Aufklärungs- und Edukationsteil.

Ich bitte Samuel nun, den StS noch einmal auf seine gewohnte Weise und dann auf die neu erlernte, symmetrische Art zu machen und anschließend beides miteinander zu vergleichen. Er bemerkt, dass er weniger Schmerzen hat, wenn er beim StS beide Beine gleichmäßig belastet. Auf diese Weise kombiniere ich Information mit körperlicher Erfahrung.

Um Samuels Gangbild genauer analysieren zu können, lasse ich ihn nun im Flur auf und ab gehen. Wieder sehe ich den stark wankenden Gang – ohne Rumpfrotation und ohne Armpendel – dafür aber mit erheblicher Anspannung der abdominalen sowie lumbalen Muskulatur. Die Schmerzen beim Gehen bewertet er mit einer Intensität von 6/10 (VAS). Ich leite Samuel an, schneller und lockerer zu gehen und ein sehr starkes Armpendeln zu integrieren, wodurch die Schmerzen dezimiert werden (3/10 VAS). Somit scheint klar, dass auch sein verändertes Gangbild maladaptiv ist.

Um Funktion und Kognition miteinander zu verbinden, möchte ich auch diese Erfahrung im Sinne des Motivational Interviewing (s. Box „Motivational Interviewing" (S. 295)) zu Bewusstsein bringen:

Samuel geht langsam und stark wankend.

Orthmayr: „Warum gehst du so?"

Samuel: „Natürlich, weil es weh tut".

Ich leite ihn wieder an, schneller, lockerer und mit mehr Rumpfrotation und Armpendel zu gehen.

Orthmayr: „Wie fühlt sich das im Vergleich an?"

Samuel: „Lockerer und weniger schmerzhaft, deutlich besser."

Orthmayr: „Kannst du dir vorstellen, warum das angenehmer ist?"

Samuel: „Vielleicht weil es lockerer ist?"

Orthmayr: „Ja, genau. Es scheint, als ob lockere, natürlichere Bewegungen für dich besser wären."

Samuel: „Ja, scheint tatsächlich so. Warum gehe ich dann so anders?"

Orthmayr: „Vielleicht war das zu Beginn deiner Rückenschmerzen einmal nützlich und schmerzlindernd. Jetzt verstärkt es aber offensichtlich deine Probleme".

Motivational Interviewing

Im Rahmen des Motivational Interviewing sollen Patienten anhand von körperlichen Erfahrungen und ergänzenden Informationen ihr eigenes Fehlverhalten erkennen. Die Gesprächsführung durch den Therapeuten erfolgt hierbei in der Art, dass sie den Patienten zur Selbstreflexion und Selbsterkenntnis führt.

Samuel erinnert noch einmal daran, dass das Bücken sein Hauptproblem sei und ich fordere ihn auf, sich aus dem Stand nach unten zu beugen. Die aktive Flexion ist schon spektakulär auffällig: Mit extendierten Knien beginnt er die Beugung in der LWS und Becken und flektiert hier endgradig – in den Hüftgelenken bewegt er nahezu gar nicht. Dabei bekommt er starke Schmerzen und stoppt. Seine Finger erreichen kaum die Höhe der Patella. Er sagt, wenn er jetzt weiter runter gehen wolle, müsse er schon in die Knie gehen (▶ Abb. 18.3). Auf meine Bitte, dies zu tun, sehe ich eine ataktisch und ängstlich durchgeführte Beugung der Knie, die mit ruckartigen Shift-Bewegungen des Beckens einhergeht. Die Hüften werden dabei kaum flektiert und auch die BWS bleibt weiterhin neutral. Dafür scheint Samuel die ganze Zeit die Luft anzuhalten und die Spannung der Rumpfmuskeln zu erhöhen. Als er wieder die Neutralposition erreicht, höre ich eine angestrengte Ausatmung.

Clinical Reasoning

Ich verzichte darauf, das extrem auffällige Flexionsverhalten schon an dieser Stelle zu korrigieren und plane stattdessen die Flexion im Sitzen nach erfolgter Aufklärung zu optimieren, um so das Control Impairment – die Beeinträchtigung der motorischen Kontrolle – verständlich zu machen.

Die weiteren aktiven Bewegungen sind zwar mit Bewegungsangst, vermehrter Anspannung und etwas Schmerz verbunden, aber nicht ansatzweise so auffällig wie die Flexion.

Ich lasse mir einen Ausfallschritt zeigen und bemerke, dass Samuel mit dem rechten Bein mehr Schwierigkeiten und Schmerzen hat als mit dem linken. Es fällt ihm schwer, die Balance zu halten, sein Becken kippt ab und er gibt an, dass es sich rechts anstrengender anfühlt.

Das Screening von SIG und Hüfte ist unauffällig und die Palpation der passiven, intervertebralen LWS-Bewegung zeigt eine gute Mobilität. Auch ist die passive und vollständige Flexion der LWS in Seitenlage schmerzfrei möglich. Ich frage Samuel, ob er merkt, in welcher Position sein Rücken gerade ist und er erkennt, dass sein Kreuz deutlich gebeugt ist.

Orthmayr: „Dein Rücken ist sogar komplett gebeugt, mehr geht nicht. Hast du jetzt Schmerzen?“

Samuel: „Nein, überhaupt nicht“.

Orthmayr: „Hast du eine Idee, warum das jetzt nicht weh tut?“

Samuel: „Ja, jetzt machst du das ja schließlich und nicht ich.“

Orthmayr: „Das heißt, was machen deine Muskeln momentan?“

Samuel: „Nicht viel.“

Orthmayr: „Wahrscheinlich gar nichts. Interessant, nicht wahr? Siehst du einen Zusammenhang zwischen Muskelanspannung und Schmerz?“

Samuel: „Scheint ähnlich wie beim Gehen zu sein.“

Clinical Reasoning

Jetzt erkennt Samuel den Mechanismus des Loading Impairments – der sich in einer übermäßig aktiven Muskulatur widerspiegelt – allmählich selbst.

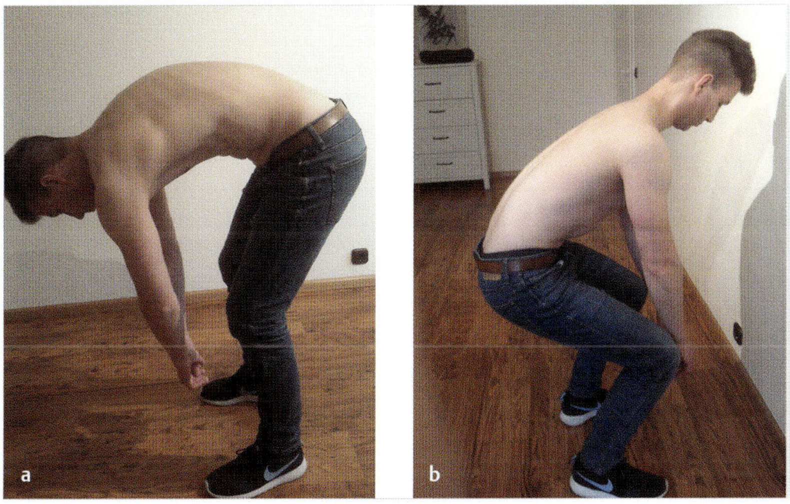

Abb. 18.3 Spontanes Bücken mit gestreckten Beinen. Der Patient erreicht mit seinen Fingerspitzen maximal die Patella. Massive Schmerzen hindern ihn am Beugen. Dabei bewegt er lediglich das Becken und die LWS. Die Hüften bleiben neutral. Um tiefer zu kommen, muss der Patient massiv in die Knie gehen. Die Hüftgelenke werden dabei kaum flektiert. (Bildquelle: K. Orthmayr; Symbolbild)

18.3.2 Palpation

Die passiv akzessorische Palpation im Sinne eines posterior-anterioren (PA) Manövers zeigt eine Druckdolenz zentral auf L 4 und L 5 sowie unilateral auf L 4/5.

In Rückenlage fällt mir sowohl optisch als auch palpatorisch auf, dass Samuel auch hier einen relativ hohen Tonus der Bauchmuskulatur aufweist. Seine Atmung ist sternal betont, was auch nach der Aufforderung, vertieft in den Bauch zu atmen, so bleibt. Ich frage Samuel, welche von all den Bewegungen, die wir während der Untersuchung gemacht haben, ihm die meisten Schwierigkeiten bereitet:

Samuel: „Das Bücken – im Sitzen und im Stehen."

Orthmayr: „Was glaubst du, woran das liegt?"

Samuel: „Das kann ich halt nicht mehr wegen der Bandscheibe machen."

Orthmayr: „Hast du irgendeine Vorstellung oder Informationen, was mit der Bandscheibe passiert, wenn du dich bückst?"

Samuel: „Nein, nicht wirklich. Der Arzt meinte nur, ich solle vorsichtig sein."

Orthmayr: „Hast du den Eindruck, du kannst dich nicht bücken, weil dein Rücken steif ist oder es einfach zu weh tut? Oder weil es gefährlich ist?"

Samuel: „Der Rücken fühlt sich steif an und tut echt weh. Ich denke mal, dass es für die Bandscheibe nicht gut ist, wenn das so weh tut."

Orthmayr: „Wie siehst du deine Zukunft? Wirst du das wieder los? Ist es realistisch als Straßenkehrer zu arbeiten?"

Samuel: „Die Bandscheibe ist ja nicht mehr ok. Ich denke, ganz los werde ich das nicht mehr. Aber ich will auf jeden Fall versuchen, einen Job als Straßenkehrer zu finden."

Clinical Reasoning

Physiotherapeutische Diagnose

Aufgrund der Schmerzlokalisation und des segmentalen Befundes muss man davon ausgehen, dass der sicherlich vorhandene nozizeptive Input aus dem Segment L 4/L 5 kommt. Auch wenn das MRT eine Protrusion auf dieser Höhe zeigt, würde ich in Samuels Fall dennoch einen nichtspezifischen LBP diagnostizieren. Damit meine ich, dass die Schmerzen weniger durch eine Strukturschädigung als vielmehr durch maladaptive mechanische und nicht-mechanische Verhaltensweisen angetrieben werden. Das Verhältnis mechanisch zu nicht-mechanisch schätze ich subjektiv als ca. 40 %:60 % ein.

Mechanische Klassifizierung

Samuels Hauptproblem ist das Bücken. Auch wenn ihn das aktive Beugen schmerzt, so ist das Bewegungsausmaß hierbei nicht eingeschränkt. Außerdem kann er komplett flektiert ohne Schmerzen sitzen. Es handelt sich also nicht um eine Einschränkung der Bewegung (Movement Impairment), sondern um eine Störung der Bewegungskontrolle (Control Impairment) im Sinne eines Lateral-Shift-Musters bzw. Frontal-Plane-Musters (O´Sullivan 2005). Zusätzlich erzeugt Samuel durch die übermäßige Muskelaktivität unnötigen Stress, was innerhalb der CFT als Loading Impairment bezeichnet wird (▶ Abb. 18.4). Auch die Probleme beim StS, beim Stehen sowie beim Gehen lassen sich aus dieser Kombination von Control und Loading Impairment erklären. Die Schmerzen, die beim längeren Sitzen und Liegen auftreten, sind für mich dominant auf eine lokale, strukturelle Dekonditionierung zurückzuführen – d. h. auf ein lokales diskogenes Ernährungsproblem in Höhe L 4/5 aufgrund mangelhafter Bewegung.

All diese nicht-mechanischen Faktoren beeinflussen den peripher nozizeptiven Schmerzmechanismus negativ.

Nicht-mechanische, beitragende Faktoren

Die nachfolgenden nicht-mechanischen Faktoren beeinflussen die zentrale Schmerzmodulation negativ (▶ Abb. 18.4):

1. *Kognition:* Obwohl es statistisch keine Korrelation zwischen Protrusionen und LBP gibt (Brinjikji et al. 2015), hat man Samuel mit der ärztlichen Aussage „Das war´s für dich!" die Horror-Story verkauft. Die Vorstellungen bzgl. seiner Pathologie sind dementsprechend übertrieben negativ und scheinen sein Bewegungsverhalten massiv zu beeinflussen.
2. *Soziales:* Er ist derzeit arbeitssuchend und weiß nicht, ob sein Rücken mitmacht. Er isoliert sich zunehmend.
3. *Lebensstil:* Samuel bewegt sich fast gar nicht mehr und nimmt stetig zu.

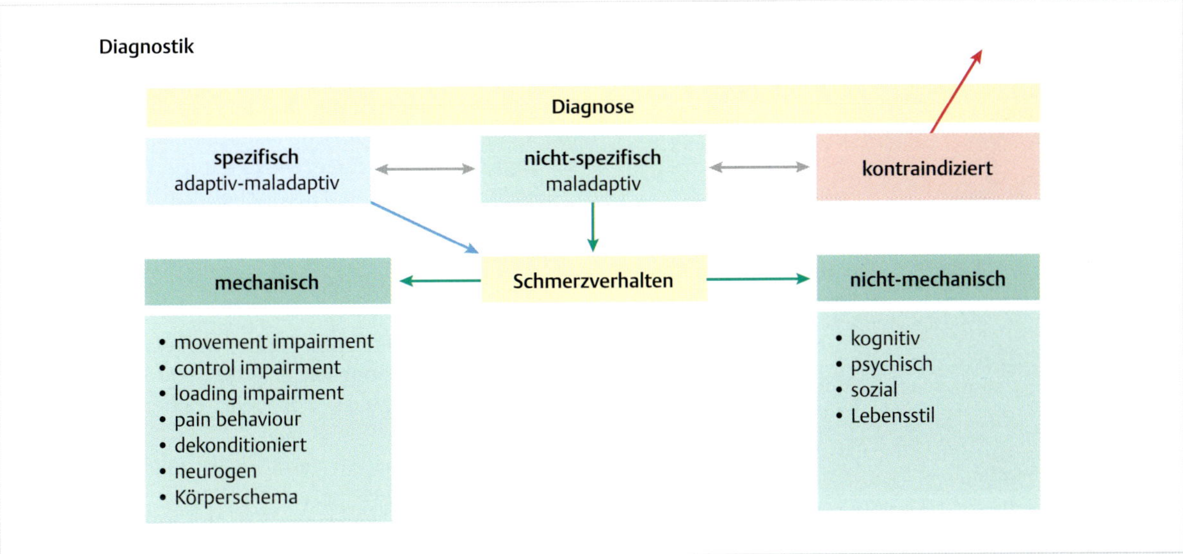

Abb. 18.4 Modifiziertes Diagnostikschema der Cognitive Functional Therapy. Der Patient hat eine nicht-spezifische Diagnose im Segment L 4/5. Das Verhältnis mechanischer zu nicht-mechanischer Faktoren beträgt nach subjektive Einschätzung 40:60. Im Sinne der mechanischen Klassifizierung liegt eine Kontrollstörung und ein Loading Impairment vor. Der nicht-mechanischen Klassifizierung sind die Kognition und der Lebensstil des Patienten zuzuordnen.

18.4 Behandlungsverlauf

18.4.1 1. Therapiesitzung

Aufklärung

Ich zeichne Samuel die verschiedenen Faktoren, die seinen Teufelskreis aufrechterhalten, auf ein Din A4 Blatt auf, das er mit nach Hause nehmen kann (▶ Abb. 18.5).

Körperliche Wahrnehmung

Auch diese Zusammenhänge möchte ich Samuel zudem über die körperliche Wahrnehmung vermitteln. Dazu lasse ich ihn im Sitzen das Becken locker gegen den Thorax bewegen (Beckenkippen). Dann erarbeiten wir gemeinsam eine für ihn angenehme lumbo-pelvikale Neutralposition. In dieser soll er nun den Oberkörper weit nach vorne bringen, was einer Flexion in den Hüften entspricht (▶ Abb. 18.6). Samuel ist überrascht, wie weit er schmerzfrei beugen kann, ohne den Rücken zu flektieren und ohne dabei Schmerzen zu erzeugen. Als Nächstes soll er aus dieser vorgebeugten Position die Wirbelsäule von kranial beginnend locker flektieren. Mit leichter Unterstützung meinerseits schafft es Samuel, diese für ihn so negativ behaftete Bewegung fast schmerzfrei durchzuführen. Die Rückkehr aus der Flexion wird von kaudal initiiert und ist nach einigen Wiederholungen deutlich flüssiger. Samuel realisiert, dass es nicht das Bücken an sich ist, das ihm Schmerzen bereitet, sondern die Art, wie er sich beugt.

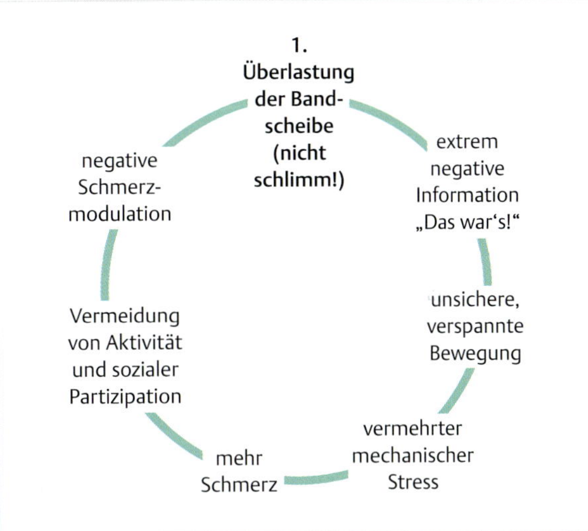

Abb. 18.5 Teufelskreis der Symptomentstehung: Nur wenige katastrophisierende Worte des behandelnden Arztes reichen aus, um eine Kaskade von negativ wirkenden Faktoren auszulösen. Das Ergebnis ist ein ausgeprägtes Beschwerdebild bei einer ursprünglich gut therapierbaren Ausgangsdiagnose.

Anschließend stelle ich noch meinen persönlichen Standpunkt dar: In meinen Augen handelt es sich um einen relativ gewöhnlichen Fall von Rückenschmerzen, die wahrscheinlich vollkommen reversibel sind und somit keinerlei Einschränkung bezüglich körperlicher Belastung und Arbeit mit sich bringen sollten. Ich frage Samuel, wie

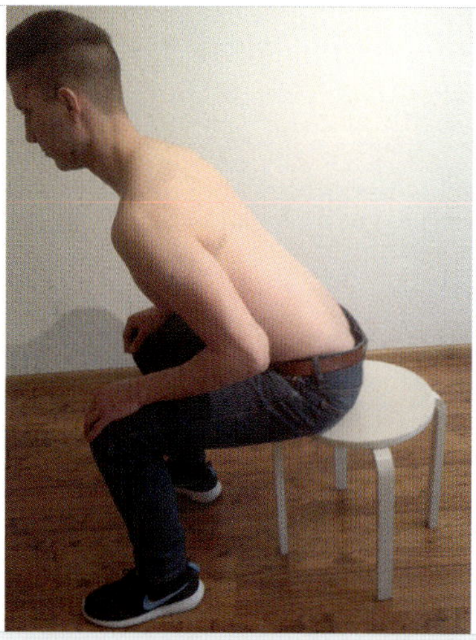

Abb. 18.6 Beckenkippen. ASTE: Sitz auf einem Hocker. **Durchführung:** Der Therapeut leitet den Patienten an, das Becken locker gegen den Thorax zu bewegen. Anschließend erarbeitet er gemeinsam mit dem Patienten eine für ihn angenehme lumbo-pelvikale Neutralposition. In dieser soll er nun den Oberkörper weit nach vorne bringen, was einer Flexion in den Hüften entspricht. **Ziel:** Wahrnehmungsschulung (Bildquelle: K. Orthmayr; Symbolbild)

das für ihn klingt und ob er sich vorstellen könnte, wieder als Straßenbauer zu arbeiten. „Ja, wenn das geht, klar." lautet seine Antwort.

Hausaufgaben

Samuel soll die Übung Beckenkippen alle 2 Stunden im Sitzen auf einem Stuhl sowie im Tubersitz an einer Tischkante machen. Zusätzlich soll er üben, im Sitzen und im Stehen den Oberkörper über die Hüften zu beugen sowie mit gleichmäßiger Beinbelastung aufzustehen. Des Weiteren soll er jeden Tag 10 Minuten schnell, locker und mit starkem Armpendel spazieren gehen. Außerdem zeige ich ihm, wie er die Bauchatmung üben kann, um die Bauchmuskeln zu entspannen.

Clinical Reasoning

Ich finde es wirklich erstaunlich, dass ein so alltäglich erscheinender Fall so dramatisiert wurde und wundere mich über Samuels unkritische Haltung, der dadurch seinen Job und auch einen Teil seiner Lebensperspektive verloren hat. Ich bin gespannt, ob ihn meine Geschichte nachhaltig überzeugt oder ob er wieder abspringt, falls er mit anderen Theorien konfrontiert wird.

18.4.2 2. Therapiesitzung (5 Tage nach 1. Intervention)

Als Samuel erneut zu mir in die Praxis kommt, fällt mir auf, dass sein Gangbild schon wesentlich besser aussieht. Ich begrüße ihn und frage, wie es ihm geht:

Samuel: „Ich habe immer noch Schmerzen."

Orthmayr: „Nun, ich wäre überrascht, wenn du völlig schmerzfrei wärst. In welchem Spektrum bewegen sich deine Schmerzen auf der 0–10-Skala?"

Samuel: „3–6."

Orthmayr: „Na immerhin. Letztes Mal waren es ja noch 4–8. Hast du den Eindruck, dass du mehr Kontrolle über deine Schmerzen hast, z. B. beim Gehen und Aufstehen?"

Samuel: „Nur wenn ich daran denke und mich wirklich konzentriere, und das mache ich nicht oft."

Orthmayr: „Wobei hast du noch die meisten Schmerzen?"

Samuel: „Beim Bücken."

Da das Flektieren der Hüftgelenke noch kein Bestandteil seines Übungsprogramms war, plane ich, den Fokus dieser Sitzung darauf zu legen. Aber zuerst schaue ich mir an, wie gut das bisherige Programm funktioniert, um eventuell korrektiv einzugreifen.

Behandlung und Heimprogramm

Ich erarbeite mit Samuel die Flexion im Sitzen und im Stand und integriere diese Übungen in sein Hausaufgabenprogramm. Ich rate ihm, den Schmerz als Feedback zu nutzen. Das heißt: Tut es beim Beugen weh, hat er wahrscheinlich sein altes Muster benutzt. Dann soll er die Beugung direkt noch einmal mit mehr Konzentration wiederholen, bis sie schmerzfrei oder zumindest schmerzfreier geht. Außerdem soll er – insbesondere mit rechts – Ausfallschritte vor dem Spiegel üben und dabei das Shiften des Beckens vermeiden. Ich empfehle ihm, die täglichen Spaziergänge auf 20 Minuten auszuweiten.

18.4.3 3. Therapiesitzung (3 Tage nach 2. Intervention)

Erneute Aufklärung und Korrektur der maladaptiven Muster

Samuel gibt an, beim Bücken sowie beim längeren Sitzen und Liegen manchmal noch Schmerzen zu haben (2–4/10 NRS), allerdings nur, wenn er dabei unkonzentriert ist. Er scheint etwas unzufrieden zu sein, dass sich die Bewegungsabläufe noch nicht automatisiert haben. Ich erkläre ihm, dass das in dieser Phase auch völlig normal sei. Er solle sich etwas gedulden und müsse diszipliniert weiterüben. Ich korrigiere die noch dezent auffälligen, maladaptiven Muster und erhöhe sowohl das Tempo als auch die Anzahl der Übungen.

18.4.4 4. Therapiesitzung (4 Tage nach 3. Intervention)

Erneute Kontrolle und Steigerung des Übungsprogramms

Beim letzten Termin erzählt Samuel, dass er deutlich mehr Kontrolle über seinen Schmerz habe, den er mit nur mehr 2 Punkten (NRS) bewertet. Ich persönlich finde seine Entwicklung wirklich positiv, trotzdem wirkt er auf mich immer noch nicht richtig zufrieden. Ich rekapituliere noch einmal den Status des ersten Termins und die Fortschritte bis zum letzten und frage nach seiner Meinung. Ja, er sehe auf jeden Fall den Erfolg, aber der Schmerz sei ja schließlich noch nicht weg. Weiterhin scheint er bezüglich der Belastbarkeit seiner Bandscheibe immer noch etwas besorgt zu sein. Wir gehen noch einmal das Erklärungsmodel durch und kontrollieren und steigern sein Übungsprogram.

Er hatte mit dem überweisenden Arzt vereinbart, sich nochmals bei ihm vorzustellen, sobald die Physiotherapie abgeschlossen sei. Da Samuel meiner Ansicht nach noch etwas Unterstützung im funktionellen, aber auch im kognitiven Bereich braucht und um sein Trainingsprogramm auf ein sportliches Level zu heben, rate ich abschließend zu einer Folgeverordnung.

18.4.5 Follow-up

Seitdem hat sich Samuel nicht mehr gemeldet. Nach ca. 6 Wochen rufe ich ihn an, weil mich interessiert, was aus ihm geworden ist. Samuel erzählt mir, dass er operiert wurde. Ich bin völlig überrascht und frage, wie es denn dazu gekommen sei. Er wäre nach Abschluss der Physiotherapie wie besprochen zum vereinbarten Termin beim Orthopäden gegangen und der Arzt hätte nur gefragt, ob er noch Schmerzen habe, was Samuel mit „ja“ bestätigte. Daraufhin habe sein Arzt geantwortet, das reiche, er wolle nicht, dass dieser Fall völlig chronifiziere und daher müsse Samuel sich jetzt operieren lassen. Was dieser dann auch getreu befolgte.

„Und wie geht´s dir jetzt?“ möchte ich von ihm wissen. „Genauso schlecht wie ganz am Anfang“, lautet seine Antwort. Ich frage ihn, ob er seine Übungen noch mache, was er verneint. Die Schmerzen seien einfach zu stark. Er läge eigentlich wieder den Großteil des Tages auf der Couch. An Arbeiten sei erst einmal nicht zu denken.

18.5 Fazit

Ich bin wirklich überrascht und schockiert über diese Information. Natürlich frage ich mich, ob das vermeidbar gewesen wäre und auch, was ich selbst hätte tun können, um das zu verhindern. Ich habe die Patientenbindung nicht als wirklich optimal empfunden und vielleicht hätte ich bei meinen Erklärungsversuchen noch eindringlicher und nachhaltiger wirken sollen. Ich bin aber auch erstaunt über Samuels unkritische und unreflektierte Haltung. Seine Geschichte stellt sicherlich einen Fall dar, den ich nicht vergessen werde und der mich veranlasst, den kognitiven Stand meiner Patienten ständig sehr kritisch im Auge zu behalten.

Kommentar des Herausgebers Martin Verra

Der Autor beschreibt eindrücklich die systematische Untersuchung und Behandlung eines Patienten mit lumbaler Diskusprotrusion mit einem, leider letztendlich dramatischen Behandlungsresultat. Erfolge zu beschreiben, ist relativ einfach und angenehm. Es braucht jedoch Mut, über Misserfolge zu berichten – auch wenn sie nicht selbstverschuldet sind. Die Leser und Leserinnen dieses Buches werden dem Autor für diesen interessanten Fallbericht jedoch dankbar sein, da gelegentliche Misserfolge sicherlich auch zu ihrem Berufsalltag gehören.

Im vorliegenden Fall stellt sich aus Sicht einer evidenzbasierten Physiotherapie die Frage, ob der Autor die gegenwärtig beste wissenschaftliche Evidenz für die Wahl seiner Behandlungsmethoden verwendet und diese genügend in seiner klinischen Expertise integriert hat? Eine weitere wichtige Frage ist, ob die Behandlungserwartungen des Patienten gebührend berücksichtigt wurden? Letztere Frage lässt sich zu Beginn der physiotherapeutischen Behandlung nicht so deutlich beantworten. Der Patient wünschte sich immerhin zu Behandlungsbeginn, seine Rückenschmerzen ohne Operation beseitigen und wieder als Straßenbauer arbeiten zu können.

Das hier beschriebene physiotherapeutische Management entspricht jedoch klar den aktuellen Untersuchungs- und Behandlungsrichtlinien für Patienten mit einer neuen Episode von Rückenbeschwerden (NICE 2016). Gemäß den Empfehlungen ist zuerst eine Risikostratifizierung durchzuführen und in einer gemeinsamen Entscheidungsfindung die Behandlung zu planen. Zudem sollen die Patienten möglichst beruhigt und mit Ratschlägen versorgt werden, um sich selbst zu behandeln und möglichst aktiv zu bleiben. Die Risikostratifizierung bestand bei dem beschriebenen Fall in einer strukturierten Untersuchung mittels validierter, klinischer Tests. Dem Patienten wurde mittels entsprechenden Rats und Informationen eine gute Prognose seines schmerzhaften Beschwerdebildes aufgezeigt und ihm wurde geholfen, bei allen Schritten des Behandlungsprozesses aktiv mitzuwirken. Zudem erhielt er, wie ebenfalls in den Behandlungsrichtlinien empfohlen, manuelle

Therapie nur als einen Teil eines Behandlungspakets. Auch wurde er durch die Instruktion eines Eigentrainings von der ersten Untersuchung an in den Behandlungsprozess miteinbezogen (NICE 2016).

Indem der Patient vom ersten Tag an den Rat erhielt, seine normalen Aktivitäten weiterzuführen und an eine Rückkehr zum angestammten Beruf zu glauben und zu arbeiten, befolgte der Autor alle modernen Richtlinien für das Management von Patienten mit Rückenbeschwerden (Cost 2006, Koes et al. 2010, NICE 2016). Die Effektivität des gewählten Behandlungskonzepts der Cognitive Functional Therapy konnte u. a. anhand eines RCTs dargestellt werden (Vibe et al. 2013). Leider musste der behandelnde Physiotherapeut im Nachhinein feststellen, dass der Patient sehr darauf fixiert war, möglichst rasch und vollkommen schmerzfrei zu werden. Auch war der Patient offenbar bereits erheblich durch die auf ihn katastrophisierend wirkende Kommunikation mit dem Arzt beeinflusst.

Zusammenfassend kann ich diese Fallbeschreibung als ein Beispiel einer evidenzbasierten Physiotherapie bei Patienten mit einer ersten, akuten Episode von Kreuzschmerzen bezeichnen. Der Patient kommt mit einer spezifischen Diagnose, die nicht realistisch ist. Es handelt sich um ein nicht-spezifisches Problem. Der Aufklärungsaspekt spielte in diesem Fall eine so erhebliche Rolle, weil beachtliche nicht-mechanische Komponenten (v. a. kognitiver Natur) involviert waren. Der Patient war nicht „therapieresistent", sondern reagierte aus physiotherapeutisch-prognostischer Sicht adäquat auf die ersten 4 Behandlungen. Es ist ein sehr komplexer Fall, der trotzdem sehr präzise auf den Punkt gebracht werden konnte. Leider wurde dem Patienten und dem Physiotherapeuten vom verordnenden Arzt nicht die benötigte Zeit gegeben und es wurde eine verfrühte Operation mit leider dramatischem Resultat veranlasst.

18.6 Literatur

Brinjikji W, Luetmer PH, Comstock B et al. Systematic literature review of imaging features of spinal degeneration in asymptomatic populations. AJNR Am J Neuroradiol 2015; 36(4): 811–816. doi: 10.3174/ajnr. A4173

COST B. European guidelines for the management of acute nonspecific low back pain in primary care. Eur Spine J 2006; 15 Suppl 2: S 125-S 300

Koes BW, van Tulder M, Lin CW et al. An updated overview of clinical guidelines for the management of non-specific low back pain in primary care. Eur Spine J 2010; 19: 2075–2094. doi: 10.1007/s00586-010-1502-y

NICE. Low back pain and sciatica in over 16s: assessment and management. In. 2016/12/09 ed. London: National Institute for Health and Care Excellence (UK); 2016

O'Sullivan P. Diagnosis and classification of chronic low back pain disorders: maladaptive movement and motor control impairments as underlying mechanism. Man Ther 2005; 10(4): 242–255. doi: 10.1016/j.math.2005.07.001

Vibe Fersum K, O'Sullivan P, Skouen JS, Smith A et al. Efficacy of classification-based cognitive functional therapy in patients with non-specific chronic low back pain: a randomized controlled trial. Eur J Pain. 2013; 17:916–928. doi: 10.1002/j.1532-2149.2012.00252.x

Kapitel 19

Spinalkanalstenose

19 Spinalkanalstenose

Renée de Ruijter

Die 71-jährige Jane T. klagt über heftige, diffuse und krampfartige Schmerzen in beiden Oberschenkeln. In letzter Zeit kamen Schmerzen im linken Unterschenkel sowie auch Krämpfe in der rechten Fußsohle hinzu. Da ihre Beschwerden mit Bewegung unerträglich werden, hat sie zunehmend Angst, sich zu bewegen. Auch nachts findet sie keine Ruhe. An sich recht unternehmungslustig, zieht sie sich immer mehr aus ihrem sozialen Umfeld zurück. Nach ärztlicher Untersuchung und MRT-Befund einer bestehende Spinalkanalstenose erhält sie eine Verordnung zur Physiotherapie.

19.1 Hintergrund zu Spinalkanalstenose

Eine lumbale Spinalkanalstenose ist eine symptomatische Einengung des Wirbelkanals aufgrund degenerativer Veränderungen (Krämer 2012). Es betrifft insbesondere Menschen ab 50 Jahren und tritt v. a. in den Segmenten L4/5 und L3/4 auf. Die Diagnose basiert primär auf klinischen Symptomen und wird durch bildgebende Verfahren bestätigt (Ishimoto 2013). Ishimoto schätzt die Prävalenz auf 9,3 % der Erwachsenen, wobei Männer etwas häufiger betroffen sind als Frauen.

19.1.1 Entstehung

Bei einer Spinalkanalstenose sind spezifisch knöcherne, ligamentäre und synoviale Anteile der LWS betroffen. Die Degeneration der Bandscheibe spielt häufig ebenfalls eine wichtige Rolle. Eine Höheminderung der Bandscheibe mit Protrusion des Anulus fibrosus sowie die Bildung von Spondylophyten an den Wirbelkörpern können zur Einengung des Spinalkanals und der Neuroforamina führen, sodass die neuralen Strukturen unter Druck geraten. Je nach Lokalisation werden eine zentrale, eine rezessale und eine neuroforaminale Stenose unterschieden (Beyerlein 2018a). Neben der mechanischen Belastung der Strukturen spielt womöglich eine vaskuläre Komponente eine Rolle bei der Entstehung. Eine arterielle Minderdurchblutung führt zu einer Ischämie und dadurch zu einer Unterversorgung der Cauda equina mit Nährstoffen. Eine Einengung des Wirbelkanals führt zusätzlich zum venösen Rückstau, der wiederum Schmerzen und langfristig eine weitere Stenosierung zur Folge hat (Porter 1996, Krämer 2012).

19.1.2 Symptome

Viele Menschen haben eine anhand von bildgebenden Verfahren nachweisbare Stenose, jedoch keinerlei Symptome. Wenn die Stenose zu Symptomen führt, leiden die Betroffenen häufig unter einer Claudicatio spinalis in den Beinen mit oder ohne Kreuzschmerzen, Krämpfen und manchmal auch Kraftverlust in den unteren Extremitäten. Als Hauptproblem des Alltags nennen Patienten Mühe beim längeren Stehen und Gehen. Mit Flektieren der LWS werden die Symptome typischerweise schlagartig besser.

19.1.3 Therapieansätze bei einer Spinalkanalstenose

Als Therapieoptionen bei einer Spinalkanalstenose gelten konservative und operative Maßnahmen. Zur operativen Entlastung von eingeengten neuralen Strukturen soll geraten werden, wenn Patienten nicht auf konservative Therapie ansprechen, die Symptome rasch progredient sind und wenn neurologische Ausfälle vorliegen. Konservative Maßnahmen werden besonders befürwortet bei Patienten, die erst seit kurzem Beschwerden und keine gravierenden neurologischen Defizite haben, oder die aufgrund von Nebendiagnosen nicht operiert werden können. Das konservative Management besteht in der Regel aus einer Medikation und Physiotherapie.

Ziele in der Physiotherapie sind der gezielte Aufbau von Kraft und Ausdauer sowie die Verbesserung der Mobilität zur Schmerzreduktion und Verbesserung der Alltagsbewältigung. Eine verbesserte Durchblutung des Nervs kann die Beschwerden der spinalen Stenose lindern (NASS 2019). Patienten mit einer lumbalen Spinalkanalstenose haben – nicht zuletzt aufgrund ihres Alters – oft mehrere Krankheiten wie Polyneuropathie, PAVK, Morbus Parkinson, Koxarthrose und Hüftbeugerkontrakturen, die ebenfalls in der Therapie berücksichtigt werden sollen (Beyerlein 2018b). Haben die Symptome sich auf ein bestimmtes Niveau entwickelt, so verschlimmern sie sich in der Regel nicht. Das „leben lernen mit…" soll daher stehst im Vordergrund stehen.

Gemäß der International Maitland Teachers Association (IMTA) werden folgende Maßnahmen für Patienten mit einer Spinalkanalstenose empfohlen (IMTA 2017):

- entlordosierende Stellungen und Bewegungen,
- dissoziiertes Bewegen d. h. Stabilisation der LWS bei Bewegungen der Extremitäten,
- Verbesserung der allgemeinen Fitness,
- Bauchmuskeltraining,
- Beinmuskelkräftigung,
- Gangtraining,

- Gewichtsreduktion bei Bedarf,
- Mobilisation/Entlastung je nach Befund:
  - gezielte manuelle Mobilisation der LWS in Flexion und Lateralflexion,
  - lumbale Traktion in Flexionsstellung der LWS,
  - neurale Mobilisation z. B. Lateralflexion in bilateraler SLR-Position,
  - Mobilisation angrenzender Bereiche (Thorax, Hüfte).
- Edukation und Arbeitsergonomie.

19.2 Vorgeschichte

Jane klagt über heftige, krampfartige, diffuse Schmerzen in beiden Oberschenkeln (▶ Abb. 19.1, ①). Die Schmerzen treten unregelmäßig auf, manchmal mehrmals in einer Woche. Aber es gibt auch schmerzfreie Phasen über mehrere Tage. Provoziert werden die Beschwerden, wenn sie längere Strecken geht, aus dem Auto aussteigt, von einem Stuhl oder nachts aus dem Bett aufsteht sowie nach längerem Sitzen oder Stehen. Sie sind v. a. in der Nacht sehr heftig – egal, ob Jane sich im Bett dreht oder nur still liegt. Sie erzählt, ständig Angst vor den doch sehr heftigen Schmerzen (10/10 VAS) zu haben. Sie fühlt sich dadurch am Abend sehr verspannt und zögert es heraus, ins Bett zu gehen. Manchmal legt sie sich daher sogar nicht ins Bett, sondern versucht, in einem Stuhl zu schlafen.

Seit kurzem bestehen auch Schmerzen im linken Unterschenkel (▶ Abb. 19.1, ②), die es für sie noch schwieriger machen, eine optimale Schlafposition zu finden. Weiterhin tauchen insbesondere nachts starke Krämpfe (10/10 VAS) in den Oberschenkeln auf (▶ Abb. 19.1③), die es ihr dann sehr schwer machen, aus dem Bett zu kommen – z. B., wenn sie auf die Toilette muss. Gebücktes Gehen bringt ihr bei einer akuten Schmerzattacke Linderung. Ist sie tagsüber sehr aktiv, nehmen die Beschwerden nachts zu. Eine neue, härtere Matratze verringerte die nächtlichen Krampfanfälle. Als sie daraufhin ihren Hausarzt aufsucht, veranlasst dieser eine Magnetresonanztomografie und verordnet Physiotherapie.

19.2.1 Persönliche Vorgeschichte

Jane ist berentete Krankenschwester und engagierte Großmutter. Das erste Mal spürte sie die Oberschenkelschmerzen vor mehr als 10 Jahren, nachdem sie abends über 2 Stunden in ihrem neuen Relax-Sessel mit ausgestreckten Beinen und zurückgelehntem Oberkörper gesessen hatte. Als sie anschließend die Treppe hochgehen wollte, bekam sie extreme Schmerzen in beiden Oberschenkeln, die einen krampfartigen, wellenförmigen, diffusen Charakter hatten. Diese waren so stark, dass sie sich nicht mehr bewegen konnte. Erst nachdem sie starke

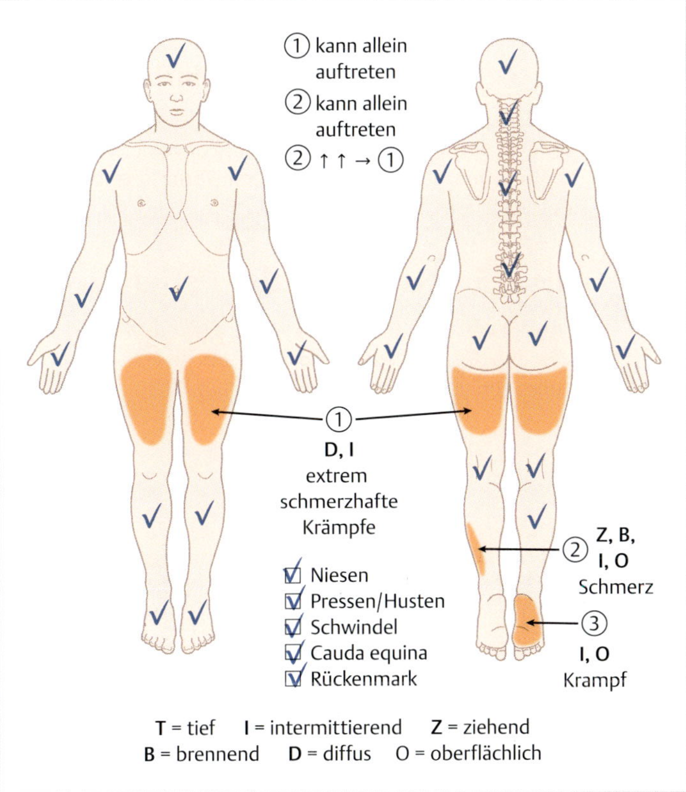

Abb. 19.1 Bodychart: Die Patientin plagen seit einigen Jahren starke, krampfartige und diffuse Schmerzen in beiden Oberschenkeln (①). In letzter Zeit sind zudem Schmerzen im linken Unterschenkel (②) sowie Krämpfe im rechten Fuß (③) hinzugekommen.

Schmerzmittel genommen hatte und sich über eine halbe Stunde halb hängend, halb stehend am Treppengeländer entlasten konnte, ließen die Schmerzen nach. Als sie sich ins Bett gelegt hatte, traten die Schmerzen erneut auf. Seitdem leidet Jane regelmäßig unter ähnlichen Schmerzanfällen.

19.2.2 Allgemeinzustand

Abgesehen von ihren momentanen Beschwerden fühlt sich Jane gesund. Sie hat keinen Bluthochdruck, keinen Diabetes, keine Osteoporose oder Schilddrüsen-Dysfunktion. Ihr Cholesterol-Wert ist zwar etwas erhöht, eine medikamentöse Therapie ist aber nicht nötig. Jane trägt Kompressionsstrümpfe, da sie 1990 nach einer Operation der Ovarien eine Thrombose erlitt. 2010 unterzog sie sich einer Varizenoperation. Wegen Übergewicht bekam sie 1997 ein Magenband, wodurch sie 37 kg Gewicht verlor. Zurzeit ist dieses Band nicht mehr aktiv. Jane ist 1,60 m groß und wiegt 93 kg. Ihr Gewicht ist insgesamt stabil, jedoch hat sie in letzter Zeit wieder etwas zugenommen. Aufgrund ihrer Beschwerden bewegt sie sich weniger und sie isst seit dem Tod ihres Mannes vor einem halben Jahr eher unregelmäßig und unvernünftig.

19.2.3 Spezielle Fragen

Bildgebung

Es liegen Röntgen- und MRT-Bilder der LWS aus den Jahren 2015 und 2017 vor. Diese zeigen eine leicht verstärkte lumbale Lordose, multiple Diskopathien mit Vorwölbung der Bandscheiben, eine Degeneration der Facetten mit Hypertrophie des Lig. flavum sowie eine Einengung des Spinalkanals (ausgeprägt in Höhe L4/L5, geringer L3/L4). Der Bericht erwähnt ein minimales Liquorsignal im Wurzelbereich der Cauda equina, eine Einengung des lateralen Rezessus (v.a. L5 und S1 links) und des Neuroforamens L4 links.

Medikamente

An Medikamenten nimmt sie regelmäßig Diclofenac (3x/Tag 50 mg), Magnesium, Vitamin B und bei Bedarf Paracetamol.

Red Flags

Es finden sich keine Zeichen einer Rückenmarkkompression oder eines Cauda-equina-Syndroms. Husten, Niesen und Pressen haben keinen Einfluss auf die Symptomatik.

Gefäßstatus

2015 wurde eine Gefäßproblematik als mögliche Symptomquelle ärztlich abgeklärt und ausgeschlossen.

Neurologische Abklärung

Der Befund des Neurologen zeigt normale symmetrische Reflexe, keine Paresen und eine normale Sensibilität.

Sozialanamnese/Partizipation

Jane lebt seit dem Tod ihres Mannes allein in ihrem Haus. Sie hat 3 Töchter und 9 Enkel, mit denen sie gerne Ausflüge macht. Sie spielt Theater in einer Laiengruppe und ist Mitglied in einem Wanderverein. Durch ihre Beschwerden fühlt sie sich in diesen Aktivitäten eingeschränkt. So kann sie bei Wanderungen mit ihrem Verein leider nicht mehr mitgehen, da die Gruppe ihr zu schnell geht. In ihrem eigenen Tempo kann sie 2 Stunden gehen. Jane pflegt ein umfangreiches soziales Netzwerk und unternimmt gerne etwas mit Freunden und der Familie. Aus Angst vor nächtlichen Beschwerden hat sie ihre Aktivitäten insgesamt stark reduziert.

19.2.4 Kontraindikationen

Kontraindikationen für eine Untersuchung und Behandlung liegen keine vor. Red Flags sind abgeklärt. Malignitäten wurden per ärztlicher Untersuchung und bildgebender Verfahren ausgeschlossen.

19.2.5 Erwartung der Patientin

Jane erhofft sich von der Therapie, dass sie weniger Angst vor den Schmerzen haben wird und lernt, diesen vorzubeugen und sie zu lindern.

Clinical Reasoning

Physiotherapeutische Diagnose

Aufgrund des intermittierenden mechanischen Charakters der Symptome stufe ich den dominierenden Schmerzmechanismus auf pathobiologischer Ebene nozizeptiver Art ein. Als Quelle der Symptome kommt v. a. die LWS in Frage.

Janes Symptome entstehen bei extendierten Haltungen oder Bewegungen der LWS wie beim Aufstehen oder Drehen im Bett oder mit zusätzlicher Belastung beim längeren Gehen und Stehen. Der Zeitfaktor spielt ebenfalls eine Rolle, da Janes Beschwerden erst heftig werden, wenn sie 1–2 Stunden im Bett liegt oder lange sitzt. Insbesondere scheint die Position im – etwas Wohltuendes suggerierenden – Relax-Sessel für Jane schmerzauslösend zu sein. Da sie die Schmerzen sehr fürchtet, bewegt sie ihren Rücken kaum noch und hält ihn sehr steif, was das Problem weiterhin unterhalten kann. Die Ernährung der lumbalen Strukturen findet teilweise durch Diffusionsprozesse statt, die wiederum auf regelmäßige, abwechslungsreiche Bewegung angewiesen sind. Es ist daher wichtig, Janes Beweglichkeit und ihr Bewegungsverhalten zu analysieren und in der Therapie anzustreben, dass sie sich wieder möglichst normal und physiologisch bewegt.

Es bleibt offen, ob neben der Einengung des Spinalkanals, den degenerativen Veränderungen auf Höhe L4–S1 und der Hypertrophie des Lig. flavum auch Gefäßprobleme bei der Symptomentstehung eine Rolle spielen. Es stellt sich auch die Frage, inwiefern ischämische Prozesse zu den nächtlichen Schmerzen beitragen. Diverse Autoren erwähnen die potenzielle Bedeutung eines venösen Staus beim Krankheitsbild der lumbalen Stenose (Porter 1996, Ju et al. 2012, Kobayashi 2014). Diese Hypothese passt allerdings nicht ganz zum klinischen Bild von Jane. Probleme aufgrund eines venösen Staus treten v. a. während Aktivitäten auf. Janes krampfartige Beschwerden entstehen aber auch in Ruhe in der Nacht. Sie hatte Gefäßprobleme und wurde wegen ihrer Krampfadern in den Beinen operiert. Ju et al. fanden in einer Studie heraus, dass bei Patienten mit einer lumbalen Stenose intraoperativ häufig Krampfadern im Bereich der lumbalen Nerven gefunden werden, die durch eine Volumenzunahme den Nerv bedrängen (Ju et al. 2012). Die Autoren Howard und Donald Liss legen in einer Patienteninformation über die Entstehung von nächtlichen Schmerzen dar, dass bei Patienten mit spinaler Stenose eine Dilatation der venösen Gefäße vorliegt, die insbesondere nachts im Liegen zu einem erhöhten Blutandrang in den epiduralen Venen führt. Dieser Stau bewirkt eine weitere Einschränkung eines ohnehin schon reduzierten Durchmessers des Spinalkanals und löst akut die typischen Symptome einer Spinalkanalstenose aus (Liss und Liss 2017). Diese Hypothese wiederum passt zum klinischen Bild der Patientin.

Bei der Lumbalkanalstenose spielt auch das Lig. flavum eine Rolle. Es ist reich an elastischen Fasern, verliert aber aufgrund von degenerativen Prozessen im Alter seine Elastizität und kann dann bei Extensionsbewegung zusätzlich zur Enge beitragen.

Als beitragende Faktoren muss ich bedenken, dass neben den degenerativen Veränderungen der LWS womöglich auch Dysfunktionen der angrenzenden Bereiche (Hüftgelenke, BWS) an der Entstehung und Unterhaltung des Bewegungsproblems beteiligt sein können. Als weitere beitragende Faktoren sind das Verständnis der Patientin über ihre Symptome und ihre Angst vor Bewegung anzusehen.

Janes Zieldefinition berücksichtigend, lege ich den Schwerpunkt der Behandlung daher darauf, sie über Ursachen ihrer Beschwerden aufzuklären und mit ihr zusammen Strategien zu entwickeln, den Alltag gut zu bewältigen.

19.3 Erste Prognose

Bisher erhielt Jane außer Medikamenten keine gezielte Therapie. Wenn es in der Behandlung gelingt, dass sie ihre Angst vor normaler, physiologischer Bewegung verliert, ihr Rücken mobiler wird und sie ihren Lebensstil anpasst, hat sie eine gute Prognose. Wissenschaftliche Arbeiten zeigen, dass in der Regel die Symptome einer lumbalen Stenose im Laufe der Zeit auf einem bestimmten Plateau stagnieren, sobald sie sich etabliert haben (Porter 1996, Schulte et al. 2006, Zaina et al. 2016). Janes Symptome sind schon seit mehreren Jahren stabil. Lediglich durch ihre veränderten Lebensumstände nach dem Verlust ihres Mannes ist eine Situation entstanden, die nun eine Veränderung verlangt. Dringend scheint dies zu sein, da sie sich immer mehr aus ihrem sozialen Umfeld zurückzieht. Ziel der Therapie ist daher auch, dass sie mehr Kontrolle über ihre Beschwerden erhält und wieder an sozialen Aktivitäten partizipiert. Jane zeigt sich offen und interessiert und ist sehr motiviert, etwas zu ändern.

Clinical Reasonig

Basierend auf obenstehenden Hypothesen plane ich für die heutige Sitzung eine Funktionsuntersuchung der lumbalen Wirbelsäule (Hengeveld 2016, IMTA 2017). Ich erwarte, dass es leicht sein wird, vergleichbare Zeichen und womöglich lokale Beschwerden in der LWS zu finden. Dabei möchte ich Janes heftige krampfartige Oberschenkelschmerzen (10/10 VAS) nicht provozieren. Daher werde ich sie eventuell nicht flach auf dem Bauch lagern können.

In weiteren Sitzungen werde ich angrenzende Regionen wie Hüft- und Kniegelenke, BWS und den Unterschenkelbereich untersuchen, um zu evaluieren, inwiefern diese Regionen am Problem mitbeteiligt sind.

19.4 Körperliche Untersuchung

Jane hat aktuell keine Beschwerden an den Oberschenkeln. An der Außenseite ihres linken Unterschenkels spürt sie lediglich ein leichtes Ziehen.

19.4.1 Inspektion

Bei der Inspektion im Stehen fallen mir folgende Parameter auf (▶ Abb. 19.2a–b):

- vertiefte Lordose der oberen LWS,
- leichte Adipositas v. a. an Oberschenkeln, Oberarmen und Bauch,
- kleine Besenreiser im lumbalen Bereich und am Sakrum,
- leicht flektierte Kniegelenke,
- wenig ausgeprägte Gesäßmuskulatur,
- kyphosierte BWS,
- ausgeprägter CTÜ, deutliche Hautfalte C 6/7,
- rechte Schulter steht tiefer als die linke.

19.4.2 Funktionelle Demonstration

Ich bitte Jane, mir eine Alltagsbewegung zu zeigen, die ihre typischen Symptome auslöst. Sie wählt das Aufstehen aus einem tiefen Stuhl, was ihr nur mühevoll gelingt. Am liebsten stemmt sie sich dabei mit beiden Händen auf den Armlehnen hoch oder stützt sich vorne auf einem Tisch ab. Während sie die Bewegung vorführt, fällt auf, dass sie insbesondere im hochlumbalen Bereich und die restliche LWS en bloc bewegt.

19.4.3 Ganganalyse

Während des Gehens finden kaum Rumpfbewegungen statt, der Oberkörper ist leicht nach vorne geneigt.

19.4.4 Aktive Beweglichkeit der LWS im Stand

► **Extension.** Die aktive Extension ist um zwei Drittel eingeschränkt (▶ Abb. 19.3a). Die Extension erfolgt nicht homogen und es entsteht eine Knickbildung v. a. auf Höhe der oberen lumbalen Segmente statt, die Kniegelenke flektieren sofort und beide Hüftgelenke scheinen in die Extension eingeschränkt zu sein (▶ Abb. 19.3b). Die tief lumbalen Wirbelsegmente sind nicht an der Bewegung beteiligt.

► **Flexion.** Bei aktiver Flexion beträgt der Finger-Boden-Abstand (FBA) 35 cm. Dabei fällt es Jane schwer, die Kniegelenke gestreckt zu halten. Die Flexion findet initial primär in beiden Hüftgelenken statt, die LWS bleibt nahezu flach (▶ Abb. 19.3c).

► **Lateralflexion.** Bei der Lateralflexion nach links spürt Jane ein leichtes Ziehen an der rechten Seite lumbal (▶ Abb. 19.3d). Ihre Finger der linken Hand reichen dabei bis zum ersten Drittel des Oberschenkels. Bei der Lateralflexion nach rechts weicht sie in eine Rechtsrotation aus (▶ Abb. 19.3e). Wird diese Nebenbewegung korrigiert, ist die Lateralflexion rechts weiter als links. Auffällig ist v. a. die Qualität der Bewegung: Im oberen Lumbalbereich bildet sich ein Knick und eine Hautfalte (▶ Abb. 19.3b). Jane empfindet die Bewegung nach rechts einfacher als nach links. Bei den Rotationen findet die Bewegung ebenfalls um den thorakolumbalen Scharnierpunkt statt.

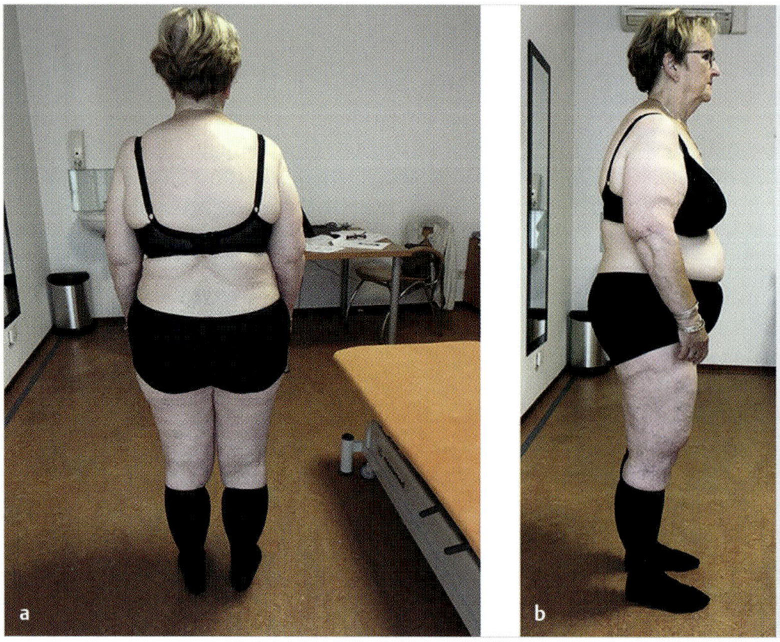

Abb. 19.2 Inspektion im Stand. (Bildquelle: R. de Ruijter)
a Von dorsal: Bei der Patientin ist ein Schultertiefstand rechts bzw. Schulterhochstand links zu erkennen. Die Glutealmuskulatur erscheint gering ausgeprägt zu sein. Weiterhin liegt eine leichte Adipositas an den Oberschenkeln, Oberarmen und am Bauch vor.
b Von lateral: Es ist eine verstärkte LWS-Lordose, eine verstärkte BWS-Kyphose und ein ausgeprägter CTÜ mit deutlicher Hautfalte in Höhe C 6/7 zu erkennen. Die Patientin steht in übermäßiger Knieflexion.

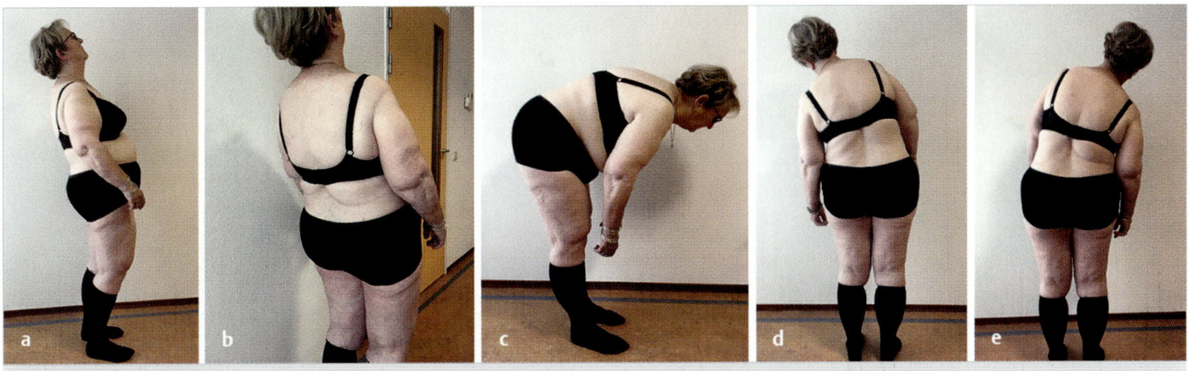

Abb. 19.3 Beweglichkeitsprüfung. (Bildquelle: R. de Ruijter)

a Aktive Extension im Stand: Die Patientin kann ihre Wirbelsäule nur etwa ein Drittel in Extension bewegen.

b Detailaufnahme Extension im Stand: Primär findet die Bewegung auf Höhe der oberen lumbalen Segmente statt und die Patientin flektiert sofort ihre Kniegelenke. Die Hüftgelenke bleiben in Flexionsstellung.

c Aktive Flexion im Stand: Der Finger-Boden-Abstand beträgt 35 cm. Der Patientin gelingt es kaum, die Kniegelenke gestreckt zu halten. Die Flexion findet initial primär in beiden Hüftgelenken statt, die LWS bleibt nahezu flach.

d Aktive Lateralflexion nach links im Stand: Die Patientin spürt bei der Bewegung ein leichtes Ziehen an der rechten Seite lumbal. Die Finger der linken Hand reichen dabei bis zum ersten Drittel des Oberschenkels.

e Aktive Lateralflexion nach rechts im Stand: Die Patientin weicht in eine Rechtsrotation aus. Auffällig ist v. a. die Qualität der Bewegung: Im oberen Lumbalbereich ist ein Knick und eine Hautfalte zu erkennen.

19.4.5 Neurologische Untersuchung

- *Kennmuskeln:* unauffällig,
- *Reflexe:* PSR und ASR beidseits schwach auslösbar.
- *Sensibilität:* Im Beschwerdebereich ② (▶ Abb. 19.1) gibt Jane ein „etwas anderes Gefühl" im lateralen Bereich des linken Unterschenkels an.

Neurodynamische Untersuchung

SLR: beidseits unauffällig

19.4.6 Spezielle Tests

- *Klopftest an den Processus spinosi Th 10–S 1:* ohne Befund,
- *Palpation des Pulses der A. dorsalis pedis:* normal.

19.4.7 Passive Beweglichkeit

Jane liegt am liebsten auf ihrer linken Seite, daher führe ich die passiv physiologische Bewegungsuntersuchung der Flexion und Extension in dieser Ausgangstellung durch. Das Bewegungsausmaß der LWS in Flexion wird relativ schnell durch Janes Bauch eingeschränkt, die Extensionsbewegung läuft sofort weiter bis zum thorakolumbalen Übergang. Dies entspricht dem aktiven Bewegungsverhalten. Da Jane in Seitenlage einen Schmerz am linken Trochanter angibt, verzichte ich auf die weitere Untersuchung der physiologischen Rotation und Lateralflexion in dieser Position.

19.4.8 Palpation

Jane liegt sehr ungern flach auf dem Bauch. Daher unterlagere ich ihren Bauch in Bauchlage mit einem Polster. Bei der Palpation fällt mir auf, dass das Gewebe paravertebral kaum verschiebbar ist. Der lumbale M. erector trunci ist beidseits stark hyperton. Auf Höhe des thorakolumbalen Übergangs bis etwa L 3 ist eine deutliche Vertiefung spürbar. Die knöcherne Ausrichtung der Dornfortsätze ist links und rechts gleichmäßig. Die segmentale Bewegungsuntersuchung (PAIVM) zeigt eine eingeschränkte Beweglichkeit und erhöhte Druckdolenz auf L 4 und L 5 bei zentralen und unilateralen Bewegungen L 4/5 links. L 3 ist am mobilsten, bei der Untersuchung entsteht sofort eine Abwehrspannung. Die steifste und am symptomatischsten Bewegung ist eine ventrale Bewegung (unilaterale PA-Bewegung) links im Bereich der Lamina von L 4/5.

19.4.9 Muskeltests

- Verkürzung der Hüftflexoren beidseits,
- hypotone Glutealmuskulatur beidseits.

19.5 Behandlungsverlauf

19.5.1 1. Therapiesitzung

Behandlung

Probebehandlung in BL-Überhang

Da sich Jane grundsätzlich eher in einer flektierten LWS-Position wohl fühlt, entscheide ich mich gemeinsam mit ihr, eine Probebehandlung im Überhang an der Therapieliege durchzuführen (▶ Abb. 19.4). Anschließend bitte ich

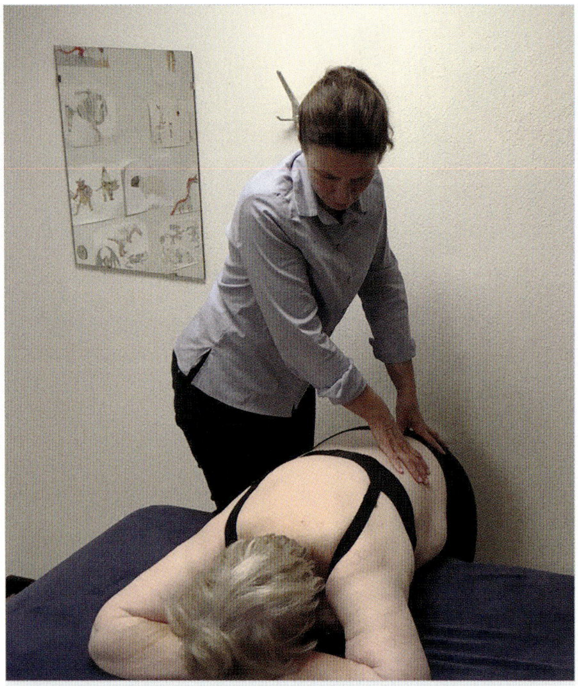

Abb. 19.4 **Mobilisation L 4/5 links nach ventro-lateral. ASTE:** BL-Überhang über der Behandlungsliege. Der Unterbauch der Patientin ist mit einem Kissen unterlagert, die Kniegelenke sind ca. 30° gebeugt. **Durchführung:** Die Therapeutin führt 3-mal eine Serie von 10 unilateralen, nach lateral angulierenden PAs links auf L 4/L 5 (Grad IV⁻ nach Maitland) als Probebehandlung durch. **Ziel:** Detonisierung des Gewebes und Schmerzlinderung. (Bildquelle: R. de Ruijter)

sie, sich wiederaufzurichten und sich dabei mit den Händen aufzustützen und das Becken gekippt zu halten, um eine lumbale Extensionsstellung zu vermeiden. Jane meldet mir zurück, dass ihr diese Behandlung guttut. Die Position im Überhang empfindet sie als wohltuend.

▶ **Retest.** Beim Wiederbefund der aktiven lumbalen Bewegungen erkenne ich vorerst keine Veränderungen.

Heimprogramm

Da Jane die Überhangposition gut bekommt, bitte ich sie, diese regelmäßig auch Zuhause zu üben. Ich erkläre ihr, dass sie sich über einen festen Tisch legen soll und dabei nach Möglichkeit das Gesäß und die Beine entspannt hängen lässt, um die Flexion der LWS zu begünstigen. Ich rate ihr, dies insbesondere auch am Abend, bevor sie ins Bett geht, zu üben und sich ansonsten so entspannt wie möglich zu bewegen.

Weiterhin erkläre ich ihr, dass das regelmäßige Beckenkippen aus Seiten- oder Rückenlage (▶ Abb. 19.5) ihr helfen kann, einen Krampfanfall in der Nacht zu unterdrücken. Dieses soll sie insbesondere dann machen, bevor sie in der Nacht aufsteht, um auf Toilette zu gehen. Jane hat

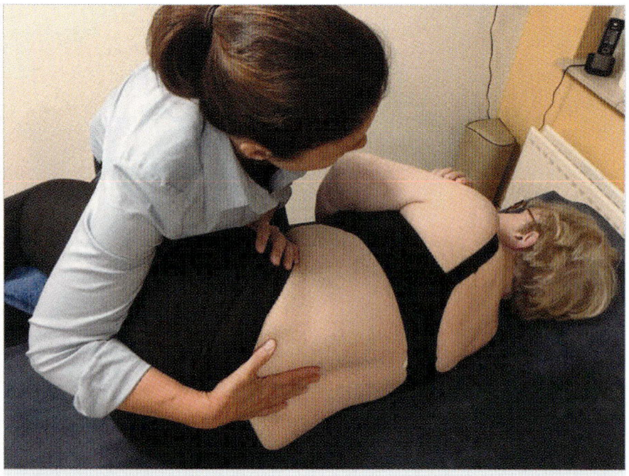

Abb. 19.5 **Entlordosierende Übungen. ASTE:** Seitenlage. **Durchführung:** Die Therapeutin leitet die Patientin an, möglichst feine, entlordosierende Beckenbewegungen auszuführen. **Ziel:** Entlastung des Spinalkanals. (Bildquelle: R. de Ruijter)

ein gutes Körpergefühl und kann die Beckenbewegungen ohne Probleme umsetzen.

Zum Schluss der Behandlung informiere ich sie über mögliche Nachwirkungen der Therapie und bitte sie, sich hinsichtlich ihrer Beschwerden bis zur nächsten Behandlung zu beobachten.

Clinical Reasoning

Um zu überprüfen, ob und inwiefern die Mobilität der Hüftgelenke einen beitragenden Faktor für Janes Beschwerden darstellt, plane ich für die nächste Behandlung ein Screening beider Hüftgelenke. Bei einer Spinalkanalproblematik liegt oft ein Extensionsdefizit der Hüften vor, wodurch beim Gehen die Bewegung sofort in die LWS weiterläuft. Dies führt zu einer vermehrten Extension der LWS, durch die der Spinalkanal womöglich verengt und zusätzlich belastet wird. Eine Verbesserung der Hüftextensionskapazität entlastet somit die LWS.

Da Jane gut auf die LWS-Mobilisation in der ersten Behandlung reagiert hat, plane ich auch für die nächste Sitzung, die LWS wieder im Überhang mittels PA-Bewegungen zu behandeln und zudem gemeinsam mit Jane Tipps und Tricks für Zuhause zu erarbeiten. Sehr wichtig dabei ist, dass sie maßgeschneiderte Lösungen bekommt, die sie Zuhause umsetzen und auf ihre Wirksamkeit überprüfen kann. Bei Bedarf werde ich die Maßnahmen fortdauernd anpassen. Da eine Flexion der LWS den Spinalkanal erweitert und diese wiederum in der Regel die Beschwerden einer bestehenden Spinalkanalstenose lindert, werde ich Jane die Beugung der LWS als Selbsthilfemaßnahme empfehlen.

19.5.2 2. Therapiesitzung (4 Tage nach 1. Intervention)

Verlaufskontrolle

Nach der ersten Behandlung ging es Jane recht gut. Sie führt die Überhang-Übung regelmäßig aus und hat inzwischen bereits weniger Angst, sich zu bewegen. Sie hat sogar mit ihrer Tochter und Enkelin einen mehrstündigen Stadtbummel unternommen und hatte währenddessen und auch danach keinerlei Beschwerden.

Bevor ich mit der Behandlung beginne, schaue ich mir erneut Janes Bewegungen an. Die lumbale Extension ist nach wie vor sehr steif. Flexion, Lateralflexion und Rotation sind in ihrem Bewegungsausmaß unverändert. Allerdings scheint Janes Bereitschaft größer zu sein, sich grundsätzlich zu bewegen.

Ich möchte als Nächstes Janes Eigenübungen überprüfen und lasse mir von ihr die Übungen zeigen. Sie setzt diese schon recht gut um, allerdings kann sie ihre Rückenmuskulatur bei der Übung im Überhang noch nicht vollends entspannen. Ich zeige ihr, wie sie ihre Stirn bequem auf ihre Unterarme ablegen kann, um den Rücken locker zu lassen.

Behandlung

Untersuchung und Probebehandlung der Hüftgelenke

Wie geplant beginne ich nun, die Beweglichkeit der Hüftgelenke zu testen, um eine eventuelle Beteiligung an der Symptomentstehung zu überprüfen. Hierfür führe ich zunächst eine genaue Ganganalyse durch. Beim Rückwärtsgehen und bei größeren Schritten erkenne ich ein Extensionsdefizit in beiden Hüftgelenken. Die passive Untersuchung in Rückenlage zeigt eine normale Mobilität in Flexion, Außen- und Innenrotation der Hüftgelenke. Der Thomas-Handgriff bestätigt die Einschränkung in Extension beider Hüftgelenke. Da die rechte Hüfte weniger beweglich als die linke ist, führe ich eine Probebehandlung zur Mobilisation der Extension mittels Zusatzbewegungen in ventraler Richtung (PA auf Femur) durch. Im Wiederbefund scheint es Jane nun leichter zu fallen, längere Schritte zu machen.

Als Behandlung wiederhole ich die Mobilisation von L4/L5 im Überhang mit unilateralen PAs auf der linken Seite (Grad IV- Maitland) entsprechend der ersten Sitzung und steigere die Anzahl der Wiederholungen auf 3 Serien mit je 20 PA-Bewegungen. Zwischen den Serien bitte ich Jane, sich kurz aufzurichten und ihr Becken mehrmals zu kippen. Weiterhin führe ich Querdehnungen der hypertonen Muskulatur im lumbalen Bereich durch.

▶ **Wiederbefund.** Der Wiederbefund zeigt, dass wir auf dem richtigen Weg sind. Jane fühlt sich im Rücken lockerer und das Bewegungsausmaß der Flexion und LF hat sich verbessert:

- *FBA:* 30 cm,
- *LF nach links:* Finger reichen bis zur Hälfte der Oberschenkel.
- *LF nach rechts:* weniger Ausweichbewegung in Rotation.

Am Schluss der Behandlung empfehle ich Jane, die Homepage des Instituts für Wirbelsäulenforschung (www.inwifo.de) zu besuchen, auf der sie Informationen zur Spinalkanalstenose finden kann (INWIFO 2017) und erkläre ihr die Bedeutung der lumbalen Bewegung und der Flexionshaltung (▶ Abb. 19.6)).

Heimprogramm

Ich zeige Jane eine weitere Übung für Zuhause: Ich bitte sie, sich in Schrittstellung zu begeben und dabei das vordere Bein in Flexion auf einen Hocker zu stellen. Das hintere Bein ist extendiert und der Oberkörper nach vorne geneigt. Sie soll diese Position etwa eine halbe Minute halten, dann die Beine wechseln. Ich empfehle ihr, die Übung 3-mal pro Seite und mindestens 10-mal am Tag durchzuführen. Jane sind die Übungen am liebsten, die sie zwischendurch im Laufe des Tages machen kann. Übungen auf dem Boden möchte sie nicht bekommen, da ihr die Kraft zum Aufstehen fehlt.

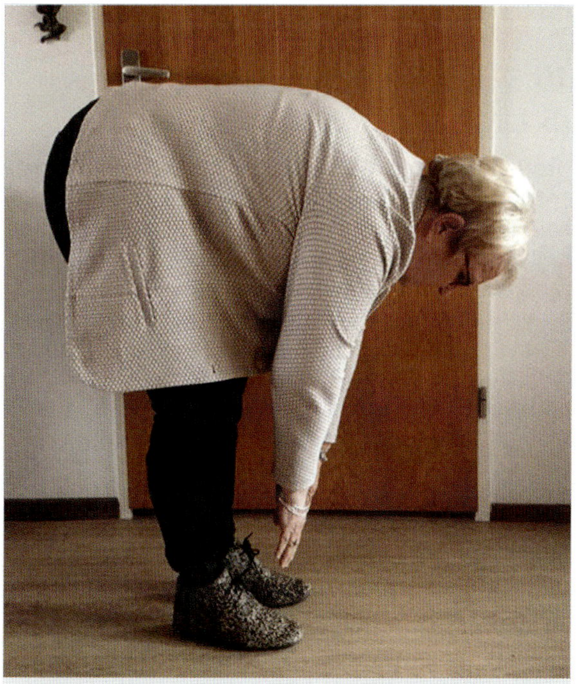

Abb. 19.6 Flexion im Stand. Indem die Patientin mehrmals am Tag eine flektorische Position der LWS einnimmt, erweitert und entlastet sie den verengten Spinalkanal – eine probate Möglichkeit, ihre Symptome zu kontrollieren. (Bildquelle: R. de Ruijter)

> **Clinical Reasoning**
>
> Damit die Hüftextension nachhaltig verbessert wird, soll Jane regelmäßig eine Dehnung der Hüftflexoren vornehmen. Aufgrund ihres Wunsches, keine Übungen am Boden zu erhalten, ergibt sich sogleich ein mittelfristiges Ziel: Kräftigung der Beinmuskulatur, um ihr den Transfer vom Stand zum Boden zu ermöglichen.
>
> Um festzustellen inwiefern die BWS eine Rolle bei der Entstehung von Janes Beschwerden spielt, könnte bei Bedarf auch ein Screening der BWS vorgenommen werden.
>
> Sollte Jane auch nachträglich gut auf die bisher durchgeführten Behandlungen reagieren, werde ich die Maßnahmen hinsichtlich des Intensitätsgrads und -dauer genauso wie in der letzten Sitzung durchführen. Empfindet Jane die Therapie als wohltuend, fällt jedoch der zu erwartende positive Effekt geringer aus, so werde ich die gleichen Techniken weiterführen, aber diese dann im Intensitätsgrad oder der Dauer steigern.
>
> Doch zunächst nehme ich mir für die dritte Therapieeinheit Folgendes vor:
> - funktionelles Training (Aufstehen vom Stuhl),
> - mobilisierende Techniken der LWS (je nach Reaktion auf die bisherige Anwendung adaptiert in Zeit und Grad),
> - Screening des Thorax.

19.5.3 3. Therapiesitzung (5 Tage nach 2. Intervention)

Heute wird Jane von meinem Arbeitskollegen Marc Tromp behandelt. Jane fühlte sich nach der letzten Behandlung sehr gut und der Rücken ist ihrem Empfinden nach noch immer gelockert. Meine Tipps und Erklärungen zum Beschwerdebild der Spinalkanalstenose geben ihr Vertrauen und reduzieren ihre Angst vor Bewegung. Allerdings hatte sie vor 2 Tagen nach einer 3-stündigen Autofahrt mit ihrer Tochter deutlich Mühe, aus dem Auto auszusteigen, und spürte beim anschließenden Stadtbummel wieder den Schmerz im linken Unterschenkel (▶ Abb. 19.1). Aus Angst, dass dieser Schmerz sich in den Oberschenkel ausbreiten könnte, hatte sie folgenden Einfall: Sie nutzte im Supermarkt den Einkaufswagen, um über ihn (unauffällig) gebückt ein paar Runden zu laufen. Dadurch bekam sie ihre Schmerzen selbst in Griff.

Verlaufskontrolle

Der FBA beträgt 20 cm. Die Extension ist immer noch steif, aber Jane traut sich insgesamt mehr Bewegung zu. Die Qualität ihrer Bewegungen ist deutlich besser, die Knickbildung der Wirbelsäule weniger ausgeprägt. Die LF ist beidseits unverändert, das Gehen wirkt sicherer.

Behandlung

Jane wünscht sich heute, Tipps für das Sitzen im Auto zu erhalten. Sie selbst hat zwar keinen Führerschein, fährt aber regelmäßig mit ihren Töchtern oder Bekannten mit. Um allerdings etwas unabhängiger von Dritten zu sein, würde sie sich am liebsten ein Elektrofahrrad kaufen. Mein Kollege Marc gibt ihr Tipps für das Sitzen im Auto und erklärt ihr, dass Radfahren wegen der nach vorn gebeugter Haltung besonders günstig für sie ist. Zudem würde es ihre Beinkraft und ihren Allgemeinzustand verbessern und eine Gewichtsreduktion fördern.

Flexionsmobilisation der LWS

Da sich manche Befundparameter verbessert haben, entscheidet Marc, auf das geplante Screening des Thorax zu verzichten und die Mobilisationsbehandlung zu wiederholen. Weiterhin ergänzt er die Manuelle Therapie mit einer Flexionsmobilisation der LWS nach Mulligan i. S. einer MWM mit Einsatz eines Gurtes (▶ Abb. 19.7a.–b). Die neuen Techniken führt er zuerst aus, damit genug Zeit bleibt, um das Ergebnis dieser neuen Technik zu beurteilen. Zuerst hat Jane etwas Hemmungen, sich bei der Übung mehrmals nacheinander nach vorne zu beugen. Mit zunehmender Wiederholung fühlt sie sich jedoch besser und lockerer. Am Ende der Mobilisation hat sie weniger Angst vor der Bewegung.

Heimprogramm

Marc übt mit Jane das Aufstehen aus dem Sitz, indem er sie wiederholt von der Behandlungsliege aufstehen und sich sanft wieder hinsetzen lässt. Er reduziert dabei die Höhe der Liege Schritt für Schritt. Anschließend übt Jane das Aufstehen vom Stuhl, wobei sie ihre Arme so weit wie möglich nach vorne strecken soll, um das Aufstehen zu erleichtern. Ein kleiner Gegenstand in ihren Händen vereinfacht dieses Manöver. Diese Übung soll sie im Alltag möglichst ohne Aufstützen praktizieren.

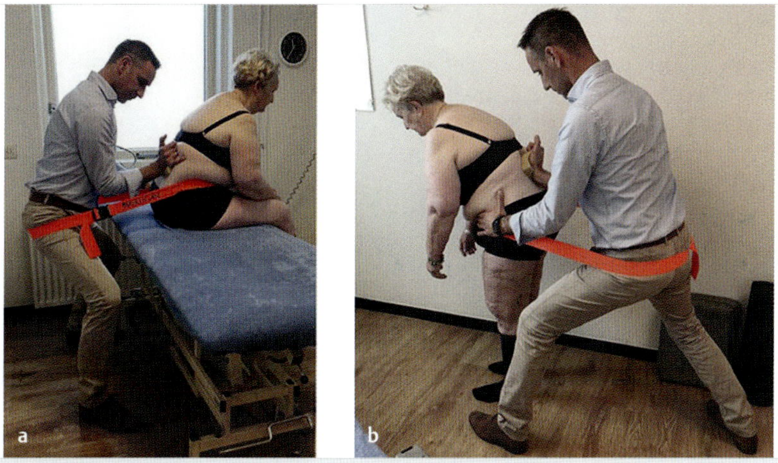

Abb. 19.7 Flexionsmobilisation nach Mulligan mit Gurt. (Bildquelle: R. de Ruijter)

a Mobilisation der LWS mittels „Sustained Natural Apophyseal Glides (SNAGs)" im Sitzen. Durchführung: Der Therapeut steht hinter der Patientin und hat einen Therapiegurt um deren Becken und um sein Gesäß geschlungen (die Platzierung ist hierbei abhängig von der jeweiligen Größe des Therapeuten/der Therapeutin). Mit Hilfe eines Therapieschwamms mobilisiert er das gewünschte Segment der LWS in Flexion und lässt gleichzeitig die Patientin aktiv nach vorne beugen. Angepasst an deren Bewegung lehnt er sich zugleich nach hinten in den Gurt – d. h. er appliziert einen Gegenhalt am Becken der Patientin und mobilisiert so die LWS. **Ziel:** Mobilisation der LWS .

b Mobilisation der LWS mittels SNAGs im Stand. Durchführung: Der Therapeut führt die Übung wie im Sitzen aus, jedoch steht er dabei hinter der Patientin, mobilisiert mit der einen Hand die LWS und stabilisiert mit der anderen das Becken der Patientin. **Ziel:** Mobilisation der LWS.

Clinical Reasoning

Insgesamt ist es wichtig, dass die Patientin so effizient wie möglich ihre Beinkraft verbessert. Fehlt die Beinkraft, drücken sich viele ältere Menschen gerne mit den Händen an den Armlehnen vom Stuhl hoch. Dadurch wird häufig die lumbale Wirbelsäule in Extension gehebelt. Genau dies soll aber bei einer Spinalkanalstenose lieber vermieden werden. Sobald sich die Beinkraft verbessert, sind die Betroffenen wieder in der Lage, aus eigener Beinkraft aufzustehen. Gerade das Aufstehen eignet sich im Sinne eines aufgabenspezifischen Trainings als funktionelle Übung zur Verbesserung der Beinkraft. Um dieses zu fazilitieren, soll die Patientin sich dabei nach vorne beugen. Dies wiederum unterstützt die Mobilisation der LWS in Flexion, die in der Therapie bereits mit den Mulligan-Techniken begonnen wurde. Für die vierte Sitzung plane ich

- Überprüfen der Übungen für Zuhause,
- Fortsetzen der LWS-Mobilisation,
- nach Bedarf Tipps und Tricks für den Alltag.

19.5.4 4. Therapiesitzung (7 Tage nach 3. Intervention)

Heute kommt Jane wieder zu uns in Behandlung. Insgesamt geht es ihr viel besser. Sie ist zuversichtlich, dass wir auf dem richtigen Weg sind, obwohl sie am Tag zuvor wieder starke Oberschenkelbeschwerden hatte. Sie musste stundenlang stehen, was wohl der Auslöser für den brennenden Schmerz war. Dieser begann zunächst im linken Unterschenkel und breitete sich, als sie zu Bett ging, krampfartig in die Oberschenkel aus. Daraufhin stand sie auf, beugte sich nach vorne und ging in gebückter Haltung zügig im Schlafzimmer umher, worauf der Schmerz nachließ und schließlich verschwand.

Jane ist glücklich, dass sie sich auf diese Weise selbst helfen kann und so eine gewisse Kontrolle über die Beschwerden hat. Mittlerweile hat sie sich ein Elektrorad gekauft und fährt damit jeden Tag mindestens 1 Stunde.

Verlaufskontrolle

Der FBA beträgt 20 cm, die Bewegung in die Flexion ist fließend, in LF bewegt sich Jane zu beiden Seiten ohne Ausweichmanöver, obwohl die Bewegung immer noch vorwiegend um die Knickstelle im thorakolumbalen Übergangsbereich stattfindet. Die Rotation ist beidseits gleich. Die Qualität der LWS-Extension hat sich verbessert. Als Nächstes kontrolliere ich die Übung Aufstehen und Hinsetzen. Das Aufstehen von einem tiefen Stuhl gelingt ihr leichter. Es fällt insbesondere auf, dass sie viel mehr Mut hat, sich zu bewegen.

Behandlung

Ich wiederhole die Mobilisationstechniken aus der dritten Behandlung: Flexionsmobilisation im Sitzen und Stehen, Hüftmobilisation, lumbale unilaterale Mobilisation der LWS und Weichteiltechniken im Lumbalbereich.

Heimprogramm

Für Alltagsaktivitäten im Stehen rate ich Jane, Entlastungsstellungen auszuprobieren, indem sie z. B. im Stand einen Fuß auf einen kleinen Hocker stellt. Ich leite sie an, während des Stehens regelmäßig das Becken zu kippen und sich nach vorne zu beugen.

19.5.5 5.–9. Therapiesitzung und zusätzliche MTT (verteilt über 17 Wochen nach 4. Intervention)

Insgesamt wurde Jane 9-mal in Einzelbehandlung betreut. Innerhalb der folgenden 5 Sitzungen wiederholen wir die oben beschriebenen Techniken und ergänzen zusätzlich ein Bauch-, Rumpf- und Beinmuskeltraining – hierbei lassen wir sowohl den M. transversus abdominus, die Mm. obliqui und den M. rectus abdominus trainieren. Die BOSU-Halbkugel ist hierbei ein tolles Übungsgerät. Wir versuchen, die Übungen möglichst alltagsnach zu gestalten, sodass sie ebenfalls als Heimprogram von Jane durchgeführt werden können:

- Einbeinstand seitlich an einer Wand zur Kräftigung des M. glutaeus medius und minimus (Standbeinseite),
- Kniebeugen mit 2 gefüllten Pet-Flaschen und
- Aufstehen vom Stuhl und sich wieder Hinsetzen.

In der Früh führt sie im Bett nun routinemäßig Übungen durch: das „Päckchen“ in Rückenlage oder sanftes Rechts-links-Verschieben des Beckens bei angewinkelten Beinen. Am schwierigsten ist für Jane nach wie vor das dissoziierte Bewegen – das Halten der LWS auf der Unterlage bei langsamer Streckung des angewinkelten Beins in Richtung Unterlage (▶ Abb. 19.8).

Abends vorm Schlafengehen absolviert sie ebenfalls das gleiche Übungsprogramm. Es hat sich bewährt, nicht zu viele verschiedene Übungen anzuleiten, diese jedoch richtig und regelmäßig durchzuführen. Als Ergänzung am Abend macht Jane ein paar Entspannungsübungen nach Jacobson. Sie möchte auf lange Sicht gerne wieder mit Freunden Wandern oder Spazierengehen. Um diesem Ziel näher zu kommen, ist ein Laufbandtraining sinnvoll, das Ausdauer, Beinkraft und Gehgeschwindigkeit verbessern soll. Das Laufband wird dabei bewusst etwas schräg eingestellt, sodass Jane mit etwas Oberkörpervorneigung geht. Dies ermöglicht ihr ein längeres schmerzfreies Gehen.

Ab der fünften Sitzung beginnt Jane im Anschluss an die Einzelbehandlung auch die medizinische Trainingstherapie, die sie mit insgesamt 6 Einheiten fortführt. Das Laufbandtraining erfolgt im Rahmen der MTT. Beim ersten schönen Wetter entscheidet sich Jane, das Lauftraining lieber in freier Natur zu machen – ihre Tochter hat für sie eine leicht ansteigende Strecke entdeckt. Hierbei geht sie allerdings nur bergauf und fährt mit dem Bus wieder zurück. Oft begleitet sie eine Wanderfreundin dabei und zum Abschluss gönnen sie sich einen gemeinsamen Kaffee.

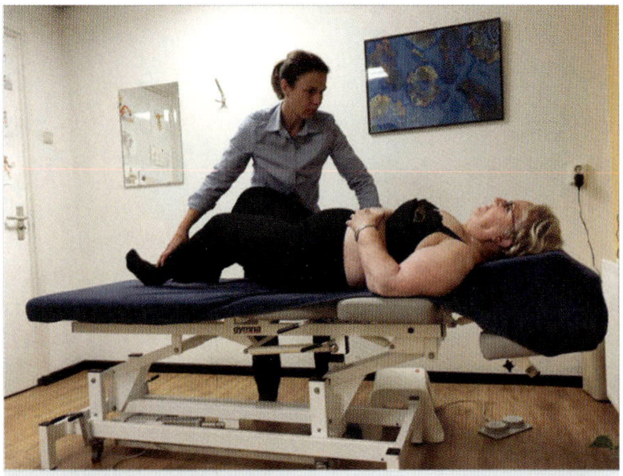

Abb. 19.8 Dissoziiertes Bewegen des Beins. ASTE: RL. **Durchführung:** Die Patientin erhält von der Therapeutin den Auftrag, die Knie mit auf der Unterlage schleifender Ferse im Wechsel zu beugen und wieder langsam zu strecken, wobei sie das Becken in entlordosierter Stellung halten soll. Die Patientin soll die Bewegung 3-mal 20-mal wiederholen **Ziel:** Verbesserung der lumbalen Kontrolle durch Stabilisierung der LWS und Verhindern weiterlaufender Bewegungen. (Bildquelle: R. de Ruijter)

19.5.6 Follow-up (2 Jahre nach Therapieende)

Im Zusammenhang mit der Entstehung diese Fallbeispiels nehme ich 2 Jahre nach der letzten Sitzung telefonisch Kontakt zu Jane auf. Sie berichtet mir, dass es ihr sehr gut gehe. Sie habe seit unseren letzten Behandlungen keine Therapie mehr benötigt und nehme nur höchst selten Schmerzmittel. Sie wisse mittlerweile, was sie machen und was sie besser vermeiden sollte – wie Schuhe mit hohen Absätzen tragen und die zurückgeneigte halbliegende Position im Relax-Stuhl. Bei privaten Einladungen nehme sie immer ein kleines Kissen mit und setze sich nach Möglichkeit auf einen höheren Stuhl anstelle einer weichen, tiefen Couch, bei der sie sich zurückneigen müsse. Im Bett vermeidet sie konsequent das ausgestreckte Liegen auf dem Rücken. In Seitenlage mit angewinkelten Beinen ist sie beschwerdefrei.

Ihre Lieblingsübung sei die regelmäßige Rumpfbeuge. Und beim Zähneputzen stehe sie regelmäßig auf einem Bein. Bei schönem Wetter ist sie mit dem Rad unterwegs, bei Regen zu Fuß. Sie nimmt wieder an Aktivitäten im Wanderverein teil und vor Kurzem habe sie sogar eine 10 km lange Tour gemeistert. Längere Strecken unterbreche sie regelmäßig, indem sie sich kurz hinsetze oder sich zu den Füßen bücke. Seit einem Jahr besuche sie einen Kochkurs, habe mit Linedance angefangen und spiele wieder mit viel Elan Theater.

Auf die Therapie rückblickend sagt sie, dass die Erkenntnis, warum sie die furchtbaren Schmerzen hatte, und das Lernen von Strategien, um den Schmerzen vorzubeugen bzw. beim ersten Anflug von Beschwerden, diese zu lindern, 2 der wichtigsten Dinge für sie gewesen seien. „Eben keine Panik aufkommen lassen – das hilft mir sehr!“, meint sie abschließend. Ihre Tochter erwähnt nebenbei, sie habe ihre Mutter dabei beobachtet, dass sie bei einem Seniorentreffen Freunden mit ähnlichen Beschwerden Ratschläge erteilt habe.

19.6 Fazit

Insgesamt kam Jane 15-mal zu uns in die Praxis. Über einen Zeitraum von 4 Monaten wurden dabei ihre Beschwerden in Bezug auf Alltagssituationen Schritt für Schritt analysiert und persönliche Bedürfnisse abgeklärt. Jane äußerte beispielsweise den Wunsch, mit ihrer Wandergruppe wieder an einem Ausflug teilzunehmen.

Gemeinsam haben wir eine Verhaltensstrategie erarbeitet. Das Prinzip der Schmerzvermeidung sowie die allgemeine Fitness und Selbständigkeit standen hierbei im Fokus. Anfänglich war es für die Patientin nicht leicht, sich ständig darum zu bemühen, Entlastungshaltungen in ihren Alltag einzubauen. Trotz gutem Körpergefühl fiel ihr das Beckenkippen und das Halten der Position schwer. Ihrer Aussage nach hat die passive Mobilisation der Wirbelsäule – als Vorbereitung auf das angeleitete Üben – ihr geholfen, die optimale Haltung zu finden und neue Bewegungsabläufe zu festigen.

Janes Ziel, ihre Bewegungsangst abzubauen und mehr Kontrolle über ihre Beschwerden zu bekommen, konnten wir somit recht schnell erreichen. Sie fühlt sich bei Abschluss der Therapie insgesamt fitter und ist zuversichtlich, ihre Beschwerden nun eigenständig unter Kontrolle zu bekommen. Das regelmäßige Radfahren trägt positiv zur Verbesserung ihres Zustands bei. Jane hat eine vom Arzt geplante Infiltration abgesagt. Auch der Gedanke an eine Operation ist zunächst einmal in weite Ferne gerückt. Für ein Fortsetzen der konservativen Maßnahmen spricht, dass Jane keine neurologischen Ausfälle hat, ihre Beschwerden intermittierend sind und sie bis zu 2 Stunden ohne Beschwerden gehen kann. Ihr Arzt unterstützt dieses Vorgehen und sieht momentan auch keine Gründe für eine Operation oder Infiltration.

Obwohl laut Richtlinien der North American Spine Society (NASS) wenige Normdaten vorliegen, wird der natürliche Verlauf einer leicht bis mäßig degenerativ bedingten Spinalkanalstenose von mehreren Autoren positiv eingestuft (Kreiner et al. 2013). Liegt erst einmal eine Stenose vor, verschlimmern sich die Beschwerden im weiteren Verlauf kaum (Porter 1996, Zaina et al. 2016). Mit einem angepassten Lebensstil, Übungen und Selbsthilfemaßnahmen lassen sich die Symptome oft gut auf einem erträglichen Niveau halten (INWIFO 2017, Krämer et al. 2012). In der konservativen Therapie steht die Mobilisation in Flexion an erster Stelle. Zudem ist es wichtig, das allgemeine Fitnessniveau der Patienten zu steigern (Ernst 2003) und sie umfassend zu beraten.

Bei Jane beeindruckte mich v. a., wie schnell sich ihre Lebensqualität verbesserte, nachdem sie mehr Kontrolle über ihre Beschwerden erlangt hatte. Das Plus an Lebensqualität äußert sich insbesondere darin, dass sie wieder mit Freude an sozialen Aktivitäten teilnimmt, was vor ein paar Monaten noch ausgeschlossen war.

Kommentar des Herausgebers Martin Verra

Das hier beschriebene physiotherapeutische Management entspricht klar den aktuellen Untersuchungs- und Behandlungsrichtlinien für Patienten mit lumbaler Spinalkanalstenose. Die Evidenzlage ist – obwohl offenbar nicht bei allen chirurgisch tätigen Kollegen bekannt – unmissverständlich: eine nicht-operative Behandlung erzeugt die gleichen Effekte auf Schmerz und Funktion wie eine operative Behandlung (meistens einer Dekompression) bei Patienten mit lumbaler Spinalstenose. Die Komplikationen und die Kosten der Operationen sprechen jedoch für ein konservatives Vorgehen (Zaina et al. 2016). Die Empfehlungen sind, zuerst eine umfassende Diagnostik durchzuführen und in einer gemeinsamen Entscheidungsfindung die Behandlung zu planen. Zudem sollen die Patienten möglichst beruhigt und mit Ratschlägen versorgt werden, um sich selbst zu behandeln und möglichst aktiv zu bleiben.

Der Patientin in diesem Fallbeispiel wurde mittels entsprechenden Rats und Informationen die gute Prognose dieses schmerzhaften Krankheitsbildes aufgezeigt. Zudem wurde ihr dabei geholfen, bei allen Schritten des Behandlungsprozesses aktiv mitzuwirken. Zudem erhielt die Patientin manuelle Therapie als Teil ihres Behandlungspakets und wurde von der ersten Untersuchung an in den Behandlungsprozess miteinbezogen, indem sie zu einem Eigentraining angeleitet wurde. Die in diesem Fallbeispiel beschriebene Mobilisationstechnik L 4/5 links nach ventrolateral in der Ausgangsstellung Bauchlage-Überhang demonstriert eindrücklich, dass eine optimale, maßgeschneiderte Behandlungstechnik das „Geistesprodukt der Erfindungsgabe“ ist (adaptiert nach Geoffrey D. Maitland). Dies auf Grund der Tatsache, dass die Patientin sich grundsätzlich eher in einer flektierten LWS-Position wohl fühlte. Dies wiederum unterstützte die Hypothese der Physiotherapeutin einer lumbalen Stenose.

Im Laufe der Behandlung wurde die Patientin durch einen Arbeitskollegen erfolgreich weiterbehandelt. Einmal mehr wird hier demonstriert, dass sorgfältiges Protokollieren von Befunden und Behandlungsverläufen die Behandlungsqualität gewährleistet und ein Therapeutenwechsel nicht zwingend von Nachteil sein muss.

Zusammenfassend kann ich diese Fallbeschreibung als ein gelungenes Beispiel einer evidenzbasierten Physiotherapie bei Patienten mit einer Episode von spezifischen Rückenschmerzen bezeichnen. Die Patientenedukation spielte in diesem Fall – nebst der manuellen Therapie – eine wichtige Rolle, weil die Patientin am Anfang der Behandlung Angst vor normaler, physiologischer Behandlung demonstrierte. Aus physiotherapeutisch-prognostischer Sicht reagierte die Patientin adäquat auf die Behandlungsserie. Es ist ein hoch interessanter Fall, der sehr präzise und umfassend angegangen wurde.

19.7 Literatur

Beyerlein J. Die Spinalkanalstenose – ein Überblick. manuelletherapie 2018a; 22(01): 7–12. doi: 10.1055/s-0043-124531

Beyerlein J. Spinalkanalstenose – eine Diagnose für unterschiedliche Krankheitsbilder. manuelletherapie 2018b; 22(01): 13–18. doi: 10.1055/s-0043-124530

Ernst MJ. Die lumbale Spinalkanalstenose – eine Herausforderung auch für Physiotherapeuten! Ein Review der Literatur. Manuelle Therapie 2003; 7:67–81

Hengeveld E, Banks K. Maitland Manuelle Therapie und Manipulation der Wirbelsäule: Behandlung neuromuskuloskelettaler Funktionsstörungen. 5. Aufl. Berlin, Heidelberg: Urban & Fischer Verlag/Elsevier; 2016

Ishimoto Y, Yoshimura N, Muraki S et al.: Prevalence of symptomatic lumbar spinal stenosis and its association with physical performance in a population-based cohort in Japan: the Wakayama Spine Study. Osteoarthritis Cartilage 2012; 20(10): 1103–1108. doi: 10.1016/j.joca.2012.06.018

IMTA. Westerhuis P, Ruijter de R Kursskript Level 3 Maitland Konzept®; 2017

Institut für Wirbelsäulenforschung e. V. INWIFO. Rückenschule bei lumbaler Spinalkanalstenose. www.inwifo.de/spinalkanalstenose(11.11.2017)

Ju JH, Ha HG, Jung CK et al. Patterns of epidural venous varicosity in lumbar stenosis. Korean J of Spine 2012; 9(3): 244–249. doi: 10.14245/kjs.2012.9.3.244

Kobayashi S. Pathophysiology, diagnosis and treatment of intermittent claudication in patients with lumbar canal stenosis. World J Orthop 2014; 18; 5(2): 134–145. doi: 10.5312/wjo.v5.i2.134

Krämer R, Theodoridis T, Krämer J. Die lumbale Spinalkanalstenose. Berlin, Heidelberg: Springer; 2012

Kreiner DS, Shaffer WO, Baisden JL et al. An evidence-based clinical guideline for the diagnosis and treatment of degenerative lumbar spinal stenosis (update). Spine J 2013; 13 (7): 734–743. doi: 10.1016/j.spinee.2012.11.059

Liss H, Liss D. "Things That Go Ouch in the Night" - The Many Possible Causes (16.02.2011). Im Internet: http://www.prohealth.com/library/print.cfm?libid=15939; Stand: 10.11.2017

North American Spine Society (NASS). Patient information Resources. Im Internet: https://www.knowyourback.org/knowyourback. Stand 10.04.2019

Porter RW. Spinal stenosis and neurogenic claudication. Spine 1996, 21(17): 2046–2052

Schulte TL, Bullmann V, Lerner T et al. Lumbale Spinalkanalstenose. Der Orthopäde 2006; 35 (6): 675–694

Zaina F, Tomkins-Lane C, Carragee E et al. Surgical versus non-surgical treatment for lumbar spinal stenosis. Cochrane Database Syst Rev 2016; Jan 29; (1): CD010264. doi: 10.1002/14651858.CD010264.pub2

Kapitel 20

LWS-Schmerz beim Ehlers-Danlos-Syndrom

20 LWS-Schmerz beim Ehlers-Danlos-Syndrom

Christine Müller-Mebes

Sarah L. ist 18 Jahre alt und spielt seit 5 Jahren aktiv Fußball. Trotz intensivem Training leidet die angehende Pflegekraft seit 4 Jahren unter Schmerzen in der LWS – insbesondere bei langanhaltenden, monotonen Positionen. Physiotherapie half bislang nicht viel. Dennoch möchte Sarah nochmals einen Versuch starten, ihre Beschwerden in den Griff zu bekommen.

20.1 Hintergrund zu generalisierter Hypermobilität

Die Prävalenz der generalisierten Hypermobilität wird zwischen 30 % und 55 % angegeben (Clark und Simmonds 2011, Connelly at al. 2015) Sie erscheint zunächst als teilweise genetisch bedingte Konstitution. Erst mit der Entwicklung von Beschwerden im muskuloskelettalen Bereich wird sie zum heterogenen Krankheitsbild des Hypermobilitätssyndroms.

Die generalisierte Gelenksüberbeweglichkeit (engl. generalized joint hypermobility = GJH) wird mit dem Beighton Score (Grahame et al. 2000) diagnostiziert (▶ Abb. 20.1). Anhand eines Ausschlussverfahrens muss das Hypermobilitätssyndrom gegenüber anderen Beschwerdebildern, die zu einer allgemeinen Gelenksüberbeweglichkeit auch noch eine mögliche Beteiligung von Blutgefäßen, der Haut und den inneren Organen aufweisen, abgegrenzt und bestätigt werden.

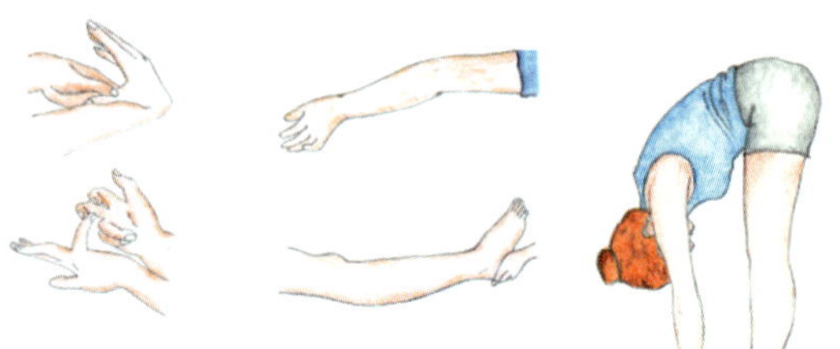

Abb. 20.1 Beighton Score: Zur Diagnostik einer generalisierten Gelenksüberbeweglichkeit wird das anguläre Bewegungsausmaß folgender Gelenke untersucht und bei positivem Befund mit je 1 Punkt pro Seite bewertet: Ellenbogen (Hyperextension > 10°), Kniegelenke (Hyperextension > 10°), FBA (Handflächen berühren den Boden), Kleinfinger (Abwinkeln des Grundgelenks von mindestens 90° gegenüber der dorsalen Handfläche), Daumen (berührt den Unterarm). Personen, die 4–6 von maximal 9 erreichbaren Punkten erzielen, gelten als generell überbeweglich. Allerdings werden mit dem Beighton Score weder Beschwerden und Einschränkungen im Alltag noch Gelenke detaillierter evaluiert, sondern nur die Gelenkbeweglichkeit. (Bildquelle: C. Müller-Mebes)

Weiterhin gibt es genetisch bedingte Veränderungen des Bindegewebes, die zu einer generellen Überbeweglichkeit führen. Die bekannteste und häufigste Form ist das Ehlers-Danlos-Syndrom (EDS). Hier gibt es verschiedene Typen, wobei der hypermobile der häufigste ist (hEDS). Die klinischen Diagnosekriterien dazu sind wie folgt:

- *generalisierte Gelenksüberbeweglichkeit*, erfasst mit dem Beighton Score unter Anwendung folgender Cut-offs: 6 für Kinder und Jugendliche, 5 für Männer und Frauen bis 50 Jahre und 4 für diejenigen über 50 Jahre.
- *Vorhandensein von mindestens 2 der folgenden Eigenschaften:*
  - systemische Auswirkungen einer generalisierten Bindegewebskrankheit z. B. Hautveränderungen, Striae, Hernien, Organprolapse,
  - positive Familienanamnese: ein oder mehrere Verwandte ersten Grades mit einem hEDS,
  - muskuloskelettale Beschwerden wie mulitlokuläre Schmerzen oder länger als 3 Monate bestehende Schmerzen, wiederholte Diskokationen oder Instabilität in mehreren Gelenken.
- *Nichtvorhandensein folgender Eigenschaften:*
  - unübliche Fragilität der Haut,
  - eine andere erbliche Bindegewebskrankheit,
  - eine andere Diagnose (z. B. rheumatologisch, neurologisch), welche die Überbeweglichkeit erklärt (Bloom et al. 2017).

Von den genannten Kriterien sind die generelle Überbeweglichkeit und längere oder wiederkehrende Schmerzen am charakteristischsten, die von möglichen systemischen Beschwerden begleitet sind. Besteht bei einem Menschen der Verdacht auf ein hEDS, kann eine genetische Abklärung durchgeführt werden. Allerdings ist festzuhalten, dass ein Gentest rein diagnostisch zu verstehen ist. Die Behandlung und das langfristige Management richten sich primär nach den klinischen Symptomen und den Problemen im Alltag der Patienten. In der aktuellen Literatur wird ein interdisziplinäres Setting empfohlen (Palmer et al. 2016a). Dazu gehören unter Umständen – nebst der Physiotherapie – Ergotherapie, Psychologie, Sozialdienst und verschiedene medizinische Fachärzte aus den Gebieten Rheumatologie, Gastroenterologie, Gynäkologie und Angiologie. Denn wie schon aus den Diagnosekriterien ersichtlich, handelt es sich um ein komplexes

Krankheitsbild, das neben multilokulären muskuloskelettalen Beschwerden auch internistische Probleme (z. B. Störungen im Verdauungstrakt), vegetative Beschwerden und auch psychische Einschränkungen hervorrufen kann.

Im Ausland finden sogenannte Hypermobilitätssprechstunden statt, in denen das interdisziplinäre Setting je nach Bedürfnis der Patienten individuell zusammengestellt wird. Wichtige Eckpfeiler in der physiotherapeutischen Behandlung stellen die Patientenedukation, die Schulung der Körperwahrnehmung und Propriozeption sowie ein Stabilisations- und dosiertes Krafttraining dar. Begleitet werden diese Maßnahmen durch gezielte analgetische Maßnahmen und manuelle Interventionen.

20.2 Vorgeschichte

Die 18-jährige Sarah steckt mitten in der Ausbildung zum Pflegeberuf und ist sehr sportlich. Seit 5 Jahren spielt sie intensiv Fußball – d. h. sie trainiert 4- bis 5-mal pro Woche à 1,5 Stunden. Dieses Training beinhaltet das effektive Fußballspielen und ein Konditionstraining. Letzteres wird in einer Circuitform durchgeführt und umfasst ein Krafttraining der Rumpf- und Beinmuskulatur, ein Koordinations- sowie Sprungtraining. Daneben arbeitet sie individuell an ihrer Ausdauer, indem sie joggen geht.

20.2.1 Aktuelle Beschwerden

Dennoch leidet Sarah seit 4 Jahren an lumbalen Rückenschmerzen (▶ Abb. 20.2). Mühe bereiten ihr langanhaltende Positionen. Das heißt, sie kann maximal 30 Minuten lang stehen oder wiederholt mit vorgeneigtem Oberkörper stehen wie bei der Arbeit am Patientenbett. Dann muss sie schlimmstenfalls ein Schmerzmedikament einnehmen oder die Position wechseln. Eindeutige Linderung bringt Gehen im flachen Gelände oder Sitzen. Dann nehmen die Schmerzen nach einigen Minuten ab, sodass diese auf der VAS von 5/10 auf 2/10 sinken.

Ab und zu wacht sie auch nachts wegen der Schmerzen auf. Ihrer Meinung nach hängt dies mit ihrer Schlafposition zusammen – sie ist Bauchschläferin. Besonders am Morgen leidet sie unter Anlaufschwierigkeiten, die aber in weniger als 30 Minuten verschwinden. Tagsüber treten Sarahs Beschwerden abhängig von der jeweiligen Belastung auf, gegen Abend können sie wieder zunehmen und sogar in Ruheschmerzen übergehen. Sie hat jedoch gelegentlich auch schmerzfreie Momente.

Seit 6 Wochen geht Sarah nun aufgrund ihrer lumbalen Rückenschmerzen nicht mehr Joggen und vermeidet das Lesen in Bauchlage. In ihrer Ausbildung fühlt sie sich eingeschränkt, das Fußballspielen musste sie wegen ihrer Beschwerden teilweise pausieren.

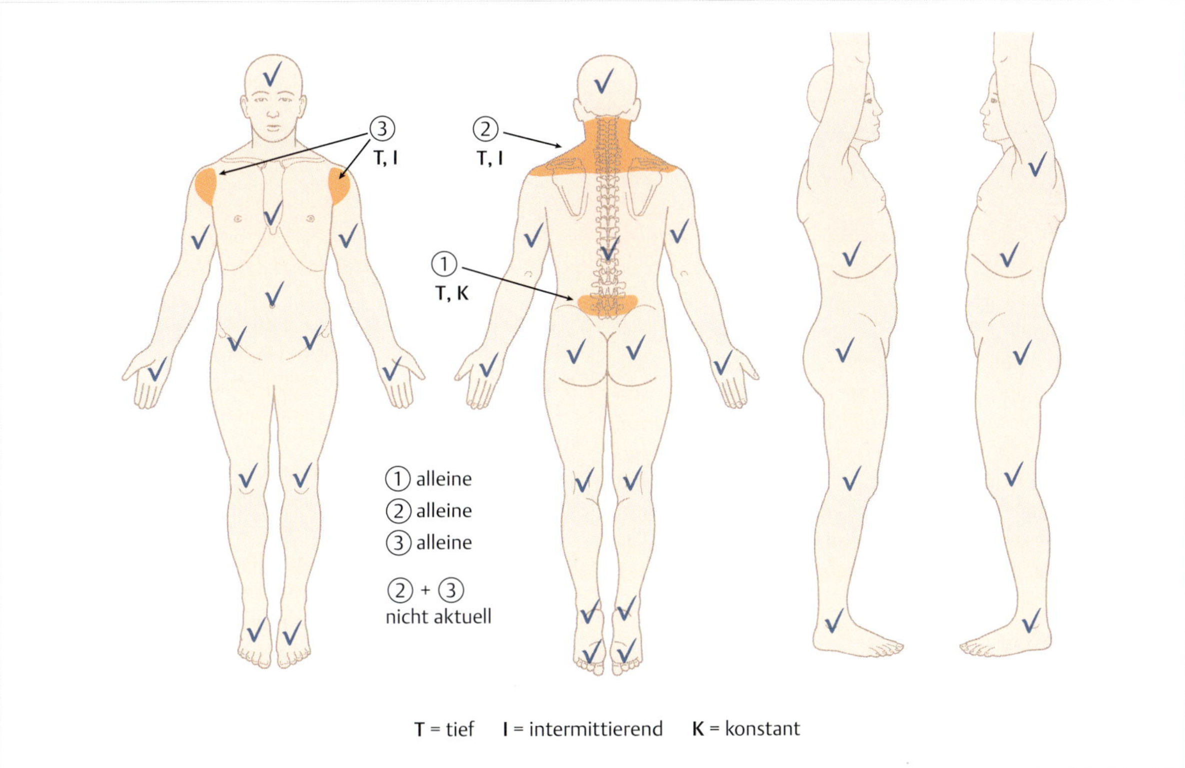

Abb. 20.2 Bodychart. Die Patientin leidet primär unter rezidivierenden Schmerzen in der LWS ①. Auch tut ihr gelegentlich der Nackenbereich ② und die Schultern ③ weh, aber dies ist aktuell nicht der Fall und das beeinträchtigt sie auch nicht sehr.

20.2.2 Persönliche Vorgeschichte

Die lumbalen Schmerzen begannen schleichend, ohne vorangegangenes Trauma und nahmen über die letzten Monate kontinuierlich zu, sodass Sarah einen Rheumatologen aufsuchte. Auch das Einnehmen von Medikamenten wie Analgetika und nicht-steroidale Antirheumatika brachte nur eine kurzfristige Linderung. Ebenso erzielte die bisherige Physiotherapie nur einen kurzfristigen Erfolg. Bestandteil der 18 Sitzungen waren Massagen der LWS, Triggerpunkt-Therapie in der Beckenregion, lokale Wärme- und Ultraschallanwendungen sowie ein allgemeines Krafttraining der Bein- und Rumpfmuskulatur.

Die Laborwerte im Rahmen der ärztlichen Untersuchung waren hinsichtlich der Entzündungsparameter im Blut normal. Die radiologische Funktionsaufnahme zeigte eine leichte Instabilität in Höhe von L 5/S 1 (Meyerding Grad 1,3 mm). Zudem wies Sarah einen Beighton Score von 5/9 auf.

Clinical Reasoning

Für mich klingen Sarahs Angaben (generelle Überbeweglichkeit, Schmerzen bei langanhaltenden Positionen, radiologischer Befund) spontan nach einer lumbalen Instabilität.

Hypermobilität beschreibt den Zustand einer vergrößerten Gelenksbeweglichkeit in einzelnen (lokale Hypermobilität) oder in vielen Gelenken (generalisierte Hypermobilität).Weiter existiert in der Physiotherapie der Begriff Instabilität, welcher unterschiedlich verwendet wird. Unter *funktioneller Instabilität* wird verstanden, dass ein Gelenk oder Segment der Wirbelsäule nicht genügend muskulär gesichert, respektive stabilisiert werden kann – also ein koordinatives Defizit vorhanden ist. Zudem spricht man hierbei von einer vergrößerten neutralen Zone.

Von *struktureller Instabilität* spricht man, wenn dies radiologisch z. B. durch ein Wirbelgleiten gezeigt werden kann.

Doch welche Form der Instabilität hat Sarah? Ihre Befunde sind aktuell nicht eindeutig einer einzigen Form zuzuordnen, sondern sprechen für das Vorliegen mehrerer:

- *strukturelle Instabilität:* Der radiologische Befund spricht dafür.
- *funktionelle Instabilität:* Sarah hat Mühe mit langanhaltenden Positionen, leichte Bewegung bringt ihr dagegen Linderung. Ich wundere mich, dass die bisherige Physiotherapie nur kurzfristig Wirkung zeigte. Daher möchte ich genauer herausfinden, ob Sarah Kenntnisse über die lokale Stabilisation hat.
- *generalisierte Hypermobilität:* Mit einem Beighton Score von 5/9 ist die Diagnose gegeben.
- *Ehlers-Danlos Syndrom, hypermobiler Typ (hEDS):* Die Diagnosekriterien müssen noch gezielt erfragt werden.

Eine entzündliche Komponente ist nicht wahrscheinlich: Sarah gibt zwar nächtliche Schmerzen an, leidet aber nicht unter Anlaufschwierigkeiten, die länger als 30 Minuten andauern. Zudem zeigte die Laboruntersuchung normale Entzündungswerte und Sarah spricht nicht auf nicht-steroidale Antirheumatika an.

Als Nächstes möchte ich jedoch noch abklären, ob Red Flags und neurologische bzw. neurodynamische Komponenten vorliegen.

20.2.3 Spezifische Fragen

Red Flags

Sarah gibt auf Nachfragen keinen Gewichtsverlust, keine Ausstrahlungen in die Beine und keine neurologischen Zeichen im Sinne von Kraft- und Sensibilitätsverlust an. Sie ist in einem guten allgemeinen Gesundheitszustand und hatte, soweit sie sich erinnern kann, noch nie eine schwerwiegende Erkrankung oder Operation. Sarah nimmt nach Bedarf die oben genannten Schmerzmedikamente ein, sonst aber keine weiteren.

Ehlers-Danlos-Syndrom (hypermobiler Typ)

Im Hinblick auf ein mögliches hEDS stelle ich Sarah konkrete Fragen:

Christine: „Leidet jemand in deiner Familie an hEDS?“

Sarah: „Ja, die Mutter leidet an der gleichen Problematik.“

Christine: „Kennst du systemische Auswirkungen der Überbeweglichkeit? Das heißt, hast du Probleme mit der Haut wie Striae oder Organprolaps:

Sarah: „Nein, ich habe keine Beschwerden in diesem Bereich.“

Christine: Hast du wiederkehrende Beschwerden, die an mehreren Orten vorkommen?

Sarah: „Die Beschwerden am Rücken sind klar wiederkehrend, denn die aktuelle Episode ist nicht erstmalig. Weiterhin habe ich aber auch Schulter- und Nackenschmerzen. Die sind aber nicht so schlimm und stehen derzeit nicht im Vordergrund.“

Anhand von Sarahs Antworten kann ich weitere Diagnosen (rheumatologisch, neurologisch) oder andere erbliche Bindegewebskrankheiten ausschließen, was ein Kriterium in der Diagnostik des EDS darstellt.

Clinical Reasoning

Den aktuell gültigen Kriterien entsprechend handelt es sich also vermutlich um das hEDS. Dies wurde aber medizinisch, d. h. genetisch nicht weiter abgeklärt. Für das physiotherapeutische Management ist das hEDS ein wichtiger Faktor, den es zu berücksichtigen gilt. Auch wird meine prognostische Einschätzung dadurch beeinflusst, da es sich beim hEDS um ein komplexes Krankheitsbild handelt, bei dem Sarah eine langfristige und eventuell interdisziplinäre Begleitung benötigt.

Ich erläutere Sarah meine Gedanken zu ihrer Problematik und teile ihr meinen Verdacht eines hEDS mit. Für sie ist die Information, dass bei ihr vermutlich ein hEDS vorliegen könnte, neu. Ich frage sie weiterhin, ob ihr das lokale Stabilisationstraining vertraut ist, doch sie verneint dies.

Clinical Reasoning

Anhand der bisherigen Informationen plane ich nun meine nachfolgende Untersuchung, die meine Hypothese einer lumbalen Instabilität komplettieren soll:

In der Inspektion erwarte ich eine eher passive Haltung – eventuell kann eine Swayback-Haltung beobachtet werden.

Bei Testung aller aktiven lumbalen Bewegungen wähle ich eine bestimmte Reihenfolge: Flexion, Extension, Lateralflexion (LF) rechts und links sowie Rotation rechts und links. Ich wähle diese, da ich in Richtung Flexion-Extension am ehesten einen Befund erwarte und Sarah nicht so irritierbar ist, dass ich nicht mit der problematischen Bewegungsrichtung beginnen könnte. Ich vermute, dass nicht das Bewegungsausmaß, sondern vielmehr die Qualität der Bewegung das Problem sein wird.

Falls dies zutreffen sollte, muss die lumbale muskuläre Kontrolle anhand der Testbatterie nach Luomajoki (s. Kap. 17.3.2), die passive physiologische Beweglichkeit der LWS in alle Bewegungsrichtungen sowie Zusatzbewegungen zentral und unilateral rechts und links auf Th 10–S 1 untersucht werden.

Was steht noch zur Diskussion?

SIG-Screening

Wenn ich mir die Körpertabelle und Anamnese anschaue, steht eine SIG-Problematik aktuell nicht im Vordergrund. Denn typisch wäre eine punktuelle, unilaterale Lokalisation, oft ausgelöst durch ein Trauma wie etwa einem Fehltritt. Allerdings würden Sarahs Geschlecht, ihr Alter und die wiederkehrende Problematik dazu passen. Ich könnte mir auch vorstellen, dass rezidivierende Mikrotraumata im Sport durch beispielweise Stop-and-Go-Aktivitäten ein unterhaltender Faktor für ihre Problematik sein könnten.

Screening Hüfte

Auch dies steht in Anbetracht der Körpertabelle und Anamnese für mich nicht im Vordergrund. Typisch für eine Hüftgelenksdysfunktion wären unilaterale Beschwerden im Gesäß, im Bereich des Trochanter major, in der Leiste und am Oberschenkel bis zum medialen Kniebereich. Patienten mit einer Hüftproblematik haben oft Anlaufschmerzen nach langem Sitzen, können nicht auf der betroffenen Seite liegen und haben Beschwerden bei längerem Stehen oder Gehen. Aber auch spezifische Bewegungen wie Beine übereinanderschlagen, Brustschwimmen, Einsteigen ins Auto oder Treppe hochsteigen fallen in der Regel schwer. Typischerweise sind Frauen, eher in einem höheren Alter, von einer Hüftproblematik betroffen.

Ausnahme wäre die Möglichkeit eines femoroazetabulären Impingements. Davon sind normalerweise eher junge Menschen betroffen. Aber auch dies würde sich in unilateralen Beschwerden äußern. Zusammenfassend kann man sagen, dass die Hüftgelenke im Verlauf der ersten 6 Sitzungen als potenzieller beitragender Faktor evaluiert werden sollten.

Screening Brustwirbelsäule

Die BWS könnte – im Sinne einer Hypomobilität und mangelnder muskulärer Stabilisation – ein beitragender Faktor, sein. Darum muss ich diesen Bereich im Verlauf der nächsten Therapiesitzungen sicher abklären.

20.3 Körperliche Untersuchung

20.3.1 Inspektion im Stand

Ich betrachte Sarah zunächst in ihrer gewohnten Haltung und stelle Folgendes fest:

- Senkfüße beidseits, Hyperextension beider Knie,
- lumbale Hyperlordose und eine thorakale Kyphose – eine sogenannte Swayback-Haltung.

Ich versuche gemeinsam mit Sarah die beobachtete Fehlhaltung zu korrigieren. Die Korrektur der Beinachse wie auch der Rumpfhaltung sind für Sarah koordinativ schwierig auszuführen und verändert ihre Beschwerden nicht.

Eine von mir durchgeführte, manuelle Kompression des Beckens lindert Sarahs Beschwerden.

Bei meiner Überprüfung des Beighton Scores zeigt Sarah eine Hyperextension beider Kniegelenke und sie kann bei gestreckten Knien den Boden mit den Handinnenflächen berühren. Weiterhin kann sie beide Kleinfinger in einem Winkel von 90° zum Handrücken passiv abwinkeln und mit dem linken Daumen den Unterarm passiv berühren – d. h. Sarah erreicht 6 von maximal 9 Punkten. Somit komme ich zu einem vom ärztlichen Befund etwas abweichenden Ergebnis (5/9 Punkten), was für mich jedoch nicht irritierend und vermutlich der jeweiligen individuellen Beurteilung zuzuschreiben ist.

Clinical Reasoning

Die generalisierte Hypermobilität wird mit einem Beighton Score von 6/9 bestätigt. Weiter kann eine allgemeine Haltungsinsuffizienz beobachtet werden (Senkfüße, insuffiziente Rumpfhaltung, koordinative Schwierigkeiten bei der Haltungskorrektur).

Einige Resultate des bisherigen Befundes sprechen aber auch für eine lumbale Instabilität: Swayback-Haltung, Mühe bei Korrektur der Fehlhaltung, Schmerzlinderung bei Kompression am Becken.

Ich sehe meine Hypothese einer gemischten Instabilitätsform (strukturell, generalisiert und funktionell) soweit bestätigt, was bedeutet, dass ich meine Befundung wie geplant fortsetzen kann.

20.3.2 Bewegungsprüfung

Sarah gibt zum aktuellen Zeitpunkt einen lumbalen Schmerz von 3/10 (VAS) an.

Aktive physiologische Bewegungen der LWS im Stand

▸ **Flexion.** Sarah kann mit beiden Handflächen den Boden berühren. Sie hat aber Mühe beim Aufrichten, lumbal findet keine harmonische Bewegung statt, d. h. die LWS wird nicht gekrümmt, sondern bei der Aufrichtung sofort gestreckt. Die lumbalen Beschwerden steigen beim Ausführen der Bewegung, besonders beim Aufrichten, auf 4/10 (VAS) an. Mit Ende der Bewegung gehen die Beschwerden sofort wieder auf 3/10 (VAS) zurück.

▸ **Extension.** Es zeigt sich ein insgesamt großes Bewegungsausmaß. Tieflumbal ist ein Knick zu beobachten. Sarah ist die Bewegung unangenehm und sie gibt LWS-Schmerzen mit einem Wert von 5/10 (VAS) an.

▸ **LF.** Sarah erreicht bei der LF zu beiden Seiten mit ihren Fingerspitzen den lateralen Kniegelenkspalt. Dabei ist im Segment L 5/S 1 ein Knick zu beobachten und Sarah beschreibt ein leichtes Ziehen lumbal auf der jeweils kontralateralen Seite.

▸ **Rotation beidseits .** Die Bewegungen sind mit einem großen Bewegungsausmaß seitengleich möglich. Qualitativ sind die Bewegungen nicht auffällig und Sarah hat dabei keine Beschwerden.

Clinical Reasoning

Auch hier stelle ich erneut einen typischen Befund für eine vorliegende lumbale Instabilität fest: Das Bewegungsausmaß ist nicht besonders eingeschränkt, es ist vielmehr übermäßig. Problematisch ist die qualitative Ausführung der Bewegungen. Dies ist an der Knickbildung auf einem Segment und dem Unvermögen, die LWS zu flektieren, zu erkennen.

Mein Fazit für das weitere Vorgehen heißt also, die aktuelle Hypothese weiterzuverfolgen.

Testbatterie für die Bewegungskontrolle der LWS

Um mir einen klaren Eindruck von Sarahs Kontrollfähigkeit der LWS zu verschaffen, führe ich i. S. einer Motor-Control-Dysfunction-Untersuchung die Testbatterie nach Hannu Luomajoki durch – diese besteht aus 6 verschiedenen Tests (s. Kap. 17.3.2):

1. Waiters bow
2. Pelvic tilt
3. One-Leg-Stance
4. Sitting Knee Extension
5. Rocking on all Fours
6. Prone Knee Bend

Von den 6 Tests sind bei Sarah 3 positiv: Pelvic Tilt, Sitting Knee Extension und Rocking on all Fours – hierbei war die Vorwärtsbewegung auffällig. Ab 2 und mehr positiven Testergebnissen wird das Gesamtergebnis als positiv beurteilt..

Passiv physiologische Bewegungen der LWS (PPIVMs)

Bei L 4/L 5 zeigt sich eine vermehrte Beweglichkeit in Flexion-Extension. Rotation und LF sind nicht auffällig. Daneben finde ich keine Instabilitätszeichen.

Zusatzbewegungen Th 10–S 1 (PAIVMs)

Bei den Zusatzbewegungen (s. Box „Passive Physiological Intervertebral Movements" (S. 321)) ist das auffälligste Segment L 4/5. Im Bewegungsdiagramm zeigt sich hier ein spätes Auftreten des Widerstands mit Anstieg bis IV⁻, limitierender Faktor ist dabei aber der Schmerz (5/10 VAS).

Weiterhin finde ich bei den zentralen Zusatzbewegungen eine Hypomobilität beim thorakolumbalen Übergang (Th 10–L 1), am deutlichsten auf dem Segment Th 12/L 1. Diese ist bei den unilateralen Zusatzbewegungen rechts und links geringer ausgeprägt.

Zusatzinfo

Passive Physiological Intervertebral Movements und Passive Accessory Intervertebral Movements (Oesch 2017)

Die intervertebrale Bewegungstestung wurde 1994 von G.D. Maitland beschrieben (Maitland 1994). Mittels „passive physiological intervertebral movements " (PPIVMs) wird die passive physiologische segmentale bzw. intervertebrale Beweglichkeit beurteilt. Anhand von „passive accessory intervertebral movements" (PAIVMs) wird die passive, zusätzlich segmentale Beweglichkeit bewertet. Beurteilungskriterien sind bewertet. Beurteilungskriterien sind Quantität und Qualität der spürbaren relativen Beweglichkeit wie auch die Schmerzprovokation. Es gilt also nicht, die Beweglichkeit anhand eines bestimmten Normwerts zu beurteilen, sondern die Beweglichkeit der Segmente gegeneinander zu vergleichen und in Zusammenhang mit dem klinischen Muster zu setzen. Bei Verdacht auf eine Instabilität und/oder Hypermobilität ist die Durchführung beider Techniken notwendig, um eine umfassende Beurteilung abgeben zu können.

Indem bei der segmentalen Untersuchung zusätzlich Zug respektive Schub ausgeübt wird, wird die Instabilität weiterhin noch genauer untersucht. Hierdurch wird das segmentale Gelenkspiel überprüft und bei einer Instabilität wird ein vergrößertes Gelenkspiel erwartet.

20.3.3 Fragebögen

Um mir ein Bild von Sarahs allgemeinen Gesundheitszustand machen zu können, lasse ich sie den Roland and Morris Disability Questionnaire (s. Box „Assessments" (S. 321)) ausfüllen. Die Auswertung ergibt einen Gesamtwert von 8/24.

Weiterhin erhält Sarah nun von mir den Bristol Impact of Hypermobility Questionnaire (s. Box „Assessments" (S. 321)) – einem auf Hypermobilität ausgerichteten Fragebogen. Bei ihr wurde eine erste, noch nicht validierte deutsche Übersetzung angewendet. Sie erzielte einen Gesamtpunktwert von 170.

Zusatzinfo

Assessments zum allgemeinen Gesundheitszustand und Hypermobilität

Roland and Morris Disability Questionnaire

Der Disability Questionnaire von Roland and Morris sind bewertet. (Beurskens 1995) geht auf eine Auswahl von Aussagen des Sickness Impact Profile (SIP) zurück. Das SIP ist ein Fragebogen zum allgemeinen Gesundheitsstatus. 24 Aussagen wurden vom SIP für den RMDQ übernommen und mit dem Satz „because of my back" ergänzt. Jeder dieser ausgewählten Punkte des RMDQs beschreibt ein spezifisches, dysfunktionales Verhalten. Folgende Eigenschaften werden berücksichtigt: Aktivitätsebene, Bewegung, Aktivitäten des täglichen Lebens, Essen und Schlafen. Die psychosoziale Funktion wird nicht gemessen.

Der Patient/die Patientin soll den Fragebogen mit den 24 Aussagen durchlesen und ankreuzen, was zum Zeitpunkt des Ausfüllens zutrifft. Beispiel einer Aussage, welche vom Patienten/von der Patientin evaluiert werden sollte: „Ich gehe aufgrund meiner Rückenschmerzen langsamer als üblich." Ist dies aus der Sicht des Patienten/der Patientin zutreffend, setzt er bei der Aussage ein Kreuz. So kann der Patient/die Patientin ein Maximum von 24 Punkten erreichen. Je höher die Punktzahl ist, desto höher ist die Einschränkung des Patienten/der Patientin. Bei Patienten mit Rückenschmerzen wurde die minimale klinische Veränderung beim RMDQ von 5 definiert.

Bristol Impact of Hypermobility Questionnaire

Der Bristol Impact of Hypermobility (BIoH) Questionnaire wurde als erstes krankheitsspezifisches Assessment zur Erfassung von Beschwerden beim Hypermobilitätssyndrom entwickelt (Palmer et al. 2017). Es werden folgende Dimensionen in Zusammenhang mit der generalisierten Hypermobilität erfasst:

- Lokalisation der Beschwerden,
- Schmerzen,
- Müdigkeit,
- Fortbewegung,
- Gleichgewicht,
- Gelenkbeschwerden wie Instabilitätsgefühl, Schmerz und Schwellung,
- Alltagsaktivitäten,
- psychische Befindlichkeit.

Mit dem BIoH kann ein Gesamttotal von 360 Punkten erreicht werden, wobei eine höhere Punktzahl eine stärkere Beeinträchtigung bedeutet.

Clinical Reasoning

Physiotherapeutische Diagnose

Ich fasse die auffälligen Erkenntnisse aus der subjektiven und objektiven Untersuchung zusammen:

Parameter aus der subjektiven Untersuchung:

- lumbale Schmerzen (VAS 2–5) – v. a. in Ruhe, nachts und bei Belastung,
- Schmerzprovokation durch langes Stehen und beim Lesen in Bauchlage,
- schmerzbedingte Einschränkung bei der Arbeit, besonders beim wiederholt vorgeneigten Stehen,
- Einschränkung im Sport (Fußballspielen, Jogging).

Ich notiere folgende Parameter aus der objektiven Untersuchung:

- spontane Swayback-Haltung im Stand
- Auffälligkeiten bei aktiven Bewegungen der LWS in Flexion, Extension und LF zu beiden Seiten
- Die Motor-Control-Dysfunction-Untersuchung
- zeigt 3 positive Testresultate.
- PPIVM's ergeben bei L 4/5 eine vermehrte Beweglichkeit in Flexion und Extension.
- auffällige Zusatzbewegungen zentral am thorakolumbalen Übergang (T 12/L 1) und am Segment L 4/5

Ergänzt werden diese Parameter durch die Resultate des RMDQs und des BIoH-Questionnaires, die jeweils eine geringe bis mittlere Beeinträchtigung ergaben.

Analysiere ich Sarahs Beschwerden gemäß der ICF, komme ich zu folgendem Resultat:

- *Strukturebene:* Es liegt ein hEDS vor mit einer funktionellen Einschränkung (in Flexions- und Extensionsrichtung) und einer strukturellen lumbalen Instabilität in Höhe L 4–S 1. Des Weiteren liegt eine Hypomobilität des thorakolumbalen Übergangs vor.
- *Aktivitätsebene:* Sarah fühlt sich beeinträchtigt bei langhaltenden Positionen wie langem und repetitiv vorgeneigtem Stehen sowie beim Lesen in Bauchlage. Sie fühlt sich auch in ihrer Nachtruhe gestört.
- *Partizipationsebene:* Sarah ist bei der Arbeit und bei ihrem Hobby, dem Fußballspielen, deutlich eingeschränkt – wobei sie der beruflichen Tätigkeit immer nachgehen konnte und beim Fußballspielen pausieren musste.

Physiotherapeutische Zielsetzungen und mögliche Maßnahmen

- *Stabilisation lumbal:*
- Aktivierung des M. transversus abdominis und der Mm. multifidi in der für Sarah einfachsten Position,
  - Umsetzung der Aktivierung der tiefen Stabilisatoren in verschiedenen Positionen (RL, Seitenlage, Sitz, Stand),
- Umsetzung der Stabilisatorenaktivierung in weiteren statischen sowie anschließend dynamischen Positionen (Bewegungen der Extremitäten bei stabilisiertem Rumpf und vize versa – Rumpfbewegungen bei stabilisierter LWS),
  - Transfer der Stabilisatorenaktivierung in funktionelle Positionen bei der Arbeit (vorgeneigtes Stehen) und im Sport.
- *Bei Bedarf Analgesie des Lumbalbereichs:*
- manuelle Mobilisation des thorakolumbalen Überganges, aktive Umsetzung der Mobilisation, Automobilisation,
  - physikalische Maßnahmen in der LWS-Region,
  - Entlastung der LWS:
    - durch einen Beckengurt,
    - durch Anlage eines festen Tapes tieflumbal am Becken,
    - durch manuelle Techniken (Weichteiltechniken lumbal, PPIVM's kombiniert mit AP-Mobilisation lumbal), Automobilisation der LWS.
- *Patientenedukation:*
- schriftliche und mündliche Information über das hEDS,
- schriftliche und mündliche Aufklärung über den Umgang mit einer chronischen Erkrankung – v. a. Schmerzverhalten und Dosierung der Belastungen.
- *Erlernen eines ergonomischen Verhaltens im Alltag:*
  - Aufklärung über ergonomisches Verhalten,
  - Umsetzung ergonomischen Verhaltens bei der Arbeit,
  - Umsetzung ergonomischen Verhaltens beim Sport.

20.4 Behandlungsverlauf

20.4.1 1. Therapiesitzung

Behandlung

„Abdominal Hollowing"

- Nach Befundaufnahme instruiere ich Sarah das „abdominal hollowing". Hierbei lernt sie, wie sie den M. transversus abdominis aktivieren kann (▶ Abb. 20.3) und welche Rolle er bei der lumbalen Stabilisation spielt (Macedo et al. 2014, Saragiotto et al. 2016).

Heimprogramm

Sarah kann dies bereits sehr gut in Rückenlage umsetzen, sodass ich ihr die Übung gleich als Eigenübung für Zuhause mitgebe. Des Weiteren gebe ich ihr schriftliches Informationsmaterial über das hEDS, den Umgang mit der chronischen Erkrankung (www.arthritisresearchuk.org) sowie den Hintergrund und die Durchführung des „abdominal hollowing" mit.

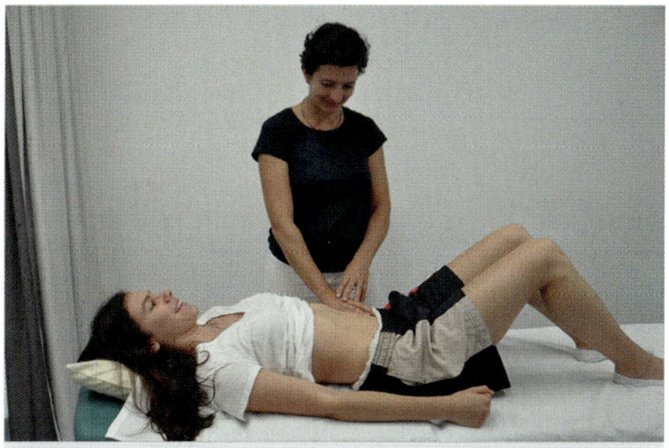

Abb. 20.3 Aktivierung des M. transversus abdominis. ASTE: RL mit angestellten Beinen. **Durchführung:** Die Therapeutin leitet die Patientin an, den M. transversus abdominis isometrisch anzuspannen. Hierbei nutzt sie imaginäre Bilder wie „Ziehe den Bauchnabel ein, so als ob Du ein nasses T-Shirt anhast und es nicht berühren möchtest.". Dabei gibt sie den Auftrag, die oberflächliche Bauchmuskulatur entspannt zu lassen. Die Patientin soll mit Hilfe ihrer Hände selbst kontrollieren, ob ihr die Aktivierung bei entspannter Bauchdecke gelingt. Nun soll sie die Kontraktion auf einem Level von ungefähr 20 % der maximalen isometrischen Spannung zirka 10sek. lang halten. Dabei soll sie gleichmäßig weiteratmen und die Übung 10-mal wiederholen. **Ziel:** Stabilisation der LWS. (Bildquelle: C. Müller-Mebes)

20.4.2 2. Therapiesitzung (7 Tage nach 1. Intervention)

Wiederbefund

In der zweiten Sitzung überprüfe ich zuerst Sarahs subjektiven und objektiven Beschwerden: Aktuell gibt sie keine Ruheschmerzen an und im Alltag sind die Beschwerden unverändert. Lumbal ist nur die Extension am Ende der Bewegung leicht schmerzhaft (VAS 3/10). Die Zusatzbewegungen Th 12/L 1 und L 4/5 sind unverändert.

Behandlung

Steigerung der lumbalen Stabilisierung

- Nach einer kurzen Kontrolle, wie Sarah die des M. transversus abdominis mittlerweile durchführt, nehme ich mir für die heutige, zweite Sitzung vor, die Übung zur lumbalen Stabilisierung weiter aufzubauen. Diesbezüglich lasse ich sie die bereits erlernte Anspannung des „abdominal hollowings" in anderen Positionen wie Sitz und Stand umsetzen.
- Da dies sehr gut gelingt, übe ich mit Sarah nun das „Klötzlispiel" aus der FBL – natürlich unter Beachtung des „abdominal hollowings". Diese Übung bietet sich im Hinblick auf ihre Tätigkeit in vorgeneigter Position bei der Arbeit hervorragend an. Weiterhin mobilisiere ich den thorakolumbalen Übergang mittels zentraler Zusatzbewegungen im Grad IV⁻. Ich führe diese Technik solange aus, wie Sarah es tolerieren kann und bis ich eine Veränderung des Gewebswiderstands spüre.

Aufklärung der Patientin

- Sarah hat in der Zwischenzeit auch die Informationen zum hEDS gelesen und möchte hierzu noch ein paar Dinge mit mir besprechen. Insbesondere beschäftigt sie die Frage, wie sehr sie beim Sport durch das hEDS eingeschränkt sein wird. Gerne gehe ich auf diesen Punkt ein: Grundsätzlich wird von Experten die Meinung vertreten, dass jegliche sportliche Betätigung von Patienten zu unterstützen ist. Denn eine gewisse Muskelmasse, aber auch ein gewisser Muskeltonus wirkt sich stabilisierend auf die Gelenke aus und führt somit zu einer Reduktion der Beschwerden. Dies kann auch oft im klinischen Alltag beobachtet werden. Selbstverständlich gibt es geeignetere – da weniger gelenkbelastende – Sportarten wie Schwimmen, Fahrradfahren, Nordic Walking als der von Sarah ausgeübte Fußball. Aus diesem Grunde empfehle ich ihr, einen Teil ihres Konditionstrainings lieber mit gelenkschonenden Sportarten zu absolvieren.

20.4.3 3. Therapiesitzung (7 Tage nach 2. Intervention)

Wiederbefund

In der dritten Sitzung überprüfe ich erneut Sarahs subjektiven und objektiven Beschwerden: Aktuell gibt sie keine Ruheschmerzen an und im Alltag sind die Beschwerden bei vorgeneigtem Stehen weniger stark ausgeprägt, Lesen in BL ist immer noch schmerzhaft eingeschränkt. Wie auch zuvor ist lumbal nur die Extension am Ende der Beweglichkeit leicht schmerzhaft (VAS 3/10). Die Zusatzbewegungen Th 12/L 1 und L 4/5 zeigen im Bewegungsdiagramm ein späteres Auftreten des Widerstandes. Zudem ist Th 12/L 1 weniger schmerzhaft als zu Beginn der letzten Intervention.

Behandlung

Weitere Steigerung der LWS-Stabilisation

Da Sarah bislang sehr gut auf die Therapie anspricht und all ihre stabilisierenden Übungen gut umsetzt, steigere ich erneut das Trainingsniveau mit folgenden Übungen:

- stabilisierter Sitz mit Oberkörpervorneige: anfangs langsame, dann schnellere, rhythmische Armbewegungen mit Kurzhanteln
- Einführung von Squats (▶ Abb. 20.4a–b)

Ich wiederhole die Mobilisation des thorakolumbalen Übergangs und zeige Sarah zudem eine Automobilisation für diesen Bereich.

Heimprogramm

Ich zeige Sarah noch ein paar weitere Übungen, wie sie ihre LWS selbstständig entlasten kann. Diese umfassen das „Päckli" sowie hubfreie/-arme Mobilisation in Flexion-Extension, Rotation und LF in RL.

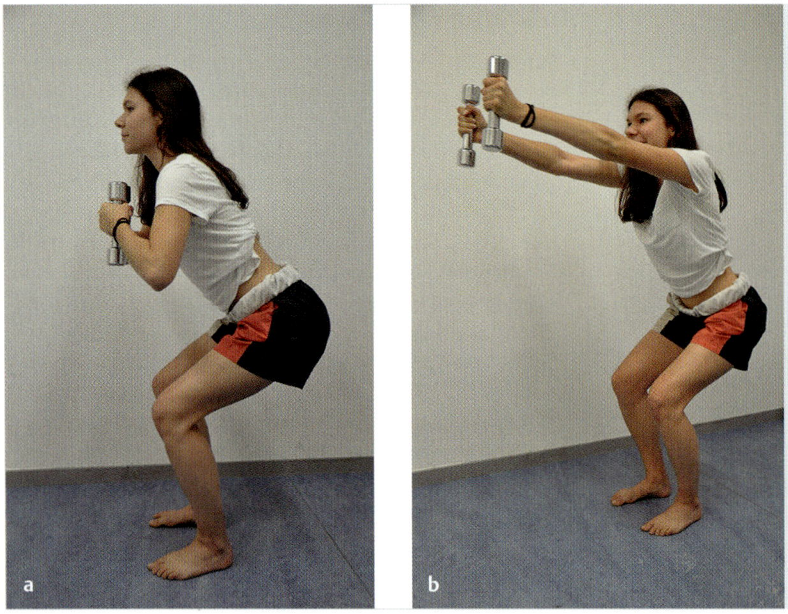

Abb. 20.4 Squats.
(Bildquelle: C. Müller-Mebes)
a Training mit kurzem Hebel. ASTE: Stand. **Durchführung:** Die Therapeutin fordert die Patientin auf, die Squatposition einzunehmen. Dabei soll sie auf die lumbale Stabilisation und ihre Beinachse achten. Dann führt die Patientin mit den Hanteln Kniebeugen aus und achtet weiterhin auf die Stabilisation der LWS und der Beinachse. Diese Bewegung übt sie mehrere Minuten in mehreren Serien aus – allerdings nur unter beibehaltender Stabilisation. Im Vordergrund steht nicht die Anzahl der Wiederholungen, sondern die qualitativ korrekt ausgeführte Bewegung. **Ziel:** Rumpfstabilisation.
b Training mit langem Hebel. ASTE: Stand. **Durchführung:** Die Patientin führt die Übung wie zuvor aus, allerdings mit einem langen Hebel. **Ziel:** Rumpfstabilisation.

Zusammenfassend sieht Sarahs Heimprogramm nun folgendermaßen aus:

- Entlastungsübungen,
- „abdominal hollowing“ in verschiedensten Ausgangsstellungen (mehrmals täglich ausgeführt),
- Squats,
- Stabilisationsübung mit Kurzhanteln,
- thorakolumbale Automobilisation (1-mal täglich),
- tieflumbales Taping (bei Bedarf anzuwenden in belastenden Situationen wie bei der Arbeit und im Sport).

Zur Entlastung gebe ich Sarah einen Trochantergurt zur Beckenstabilisation mit. Diesen soll sie bei Bedarf in belastenden Situationen tragen.

20.4.4 4. Therapiesitzung (7 Tage nach 3. Intervention)

Als Sarah heute zu mir in Behandlung kommt, beichtet sie mir von stärkeren, punktuellen Schmerzen im rechten LWS-Bereich. Diese seien nach einem Konditionstraining akut aufgetreten, ohne dass sie sich dabei verletzt hatte. Daraufhin habe sie das Training abgebrochen. Wärmeanwendungen und die Einnahme von Analgetika hätten die Schmerzen nur mäßig gelindert. Sarah hat beim längeren und beim vorgeneigten Stehen nun wieder vermehrt Mühe, auch nachts sind die Schmerzen schlimmer. Zusätzlich hat sie jetzt Schmerzen im Einbeinstand und beim Bücken. Ihr Leidensdruck ist also entsprechend hoch.

Clinical Reasoning

Sarahs Schilderung ihrer aktuellen Beschwerden weisen stark auf eine Problematik des SIG hin. Zur Überprüfung plane ich folgende Tests unter entsprechender Fragestellung:

- *Einbeinstand:* Kann ich dabei Schmerzen auslösen? Wie führt Sarah die Bewegung aus?
- *aktive lumbale Bewegungen in alle Richtungen:* Kann ich dabei Schmerzen auslösen? Wie führt Sarah die Bewegung aus?
- *Provokationstests des SIG* (Thigh Thrust, Distraktionstest/Gapping, Kompressionstest, Sacral Thrust, Gaenslen-Test, FABER und Cranial Shear): Kann ich dabei die aktuellen Beschwerden von Sarah auslösen?
- *lokale Palpation und Vorlauftest des SIG* (als ergänzende Untersuchung)

Die genannten Provokationstests sind geläufige und als valide anerkannte Manöver, mit denen man – wie der Begriff schon sagt – durch eine Belastung der SIG-Strukturen möglichst die bekannten Beschwerden der Patienten auslösen möchte. Gelingt dies bei 3 der 6 Tests, spricht dies für eine Beteiligung des SIG bei der Schmerzentstehung.

Daneben gibt es jedoch auch sehr viele Mobilitätstests, um das SIG zu untersuchen. Allerdings haben diese eine mangelnde Aussagekraft, d. h. sie sind nicht valide und zuverlässig. Darum werden sie nicht zur Differentialdiagnostik empfohlen (Laslett 2008). Allerdings kann die subjektive Untersuchung des SIG mittels Mobilitätstest und Palpation in Zusammenhang mit der Interpretation der klinischen Präsentation des Patienten/der Patientin dennoch wichtige Hinweise zu möglichen Behandlungsansätzen liefern. Zudem können sie im Alltag als Ergänzung zu den Provokationstests angewendet werden.

Weitere Tests und Behandlung des SIG

Ich führe bei Sarah die geplanten Untersuchungen durch und stelle fest, dass der Einbeinstand rechts schmerzhaft ist und die LWS-Beweglichkeit in Flexion, Extension und LF rechts schmerzhaft eingeschränkt ist.

Weiterhin sind folgende Provokationstests rechts positiv: Thigh Thrust, Sacral Thrust, Gaenslen-Test, FABER-Test. Somit kommt das SIG als mögliche Beschwerdequelle in Frage. Dies veranlasst mich, das SIG weiter zu untersuchen und stelle einen positiven Vorlauftest rechts fest.

Ich palpiere nun den SIG-Bereich und stelle entlang des rechten Gelenkspalts eine ausgeprägtere Druckdolenz als auf der Gegenseite fest. Zudem untersuche ich, wie sich die weiterlaufende Bewegung der Hüftflexion (ergibt im SIG eine Nutationsbewegung) und Hüftextension (resultiert in einer Gegennutation) auswirkt. Die Nutationsbewegung lindert eher Sarahs Schmerzen, die Gegennutation provoziert sie. Aus diesem Grunde entschließe ich mich, das rechte SIG sogleich in Seitenlage links in Richtung Nutation zu mobilisieren.

▸ **Retest.** Im direkt sich anschließenden Wiederbefund haben Sarahs Schmerzen abgenommen und die lumbale Flexion und LF nach rechts haben sich hinsichtlich des Bewegungsausmaßes verbessert. Auch ist der Einbeinstand beschwerdeärmer.

Heimprogramm

Abschließend zeige ich Sarah, wie sie ihr rechtes SIG über eine Hüftflexion in RL, Sitz oder Seitenlage selbst in Nutation mobilisieren kann. Es empfiehlt sich aus meiner Sicht, den Patienten verschiedene Ausgangsstellungen zu zeigen, da sie dann die Automobilisation je nach Situation im Alltag besser anwenden können. Die Dosierung, d. h. die Wahl einer gehaltenen oder rhythmisch ausgeführten Mobilisation, hängt von der Intensität der Beschwerden ab. Sarah soll ausprobieren, was ihr die stärkste Linderung bringt. Des Weiteren empfehle ich ihr, die lokale LWS-Stabilisation in schmerzfreien Positionen fortzusetzen und nach wie vor bei Bedarf den Trochantergurt zu tragen. Ich rate ihr zudem, sportliche Aktivitäten vorerst dosiert anzugehen sowie Sprünge und Joggen aufgrund der Stoßbelastungen aktuell zu vermeiden.

Clinical Reasoning

Der klinischen Präsentation entsprechend ist bei Sarah der Aspekt der Force Closure (s. Box „Stabilität des SIG" (S. 325)) zu beachten. Zwar linderte die Mobilisation des rechten SIG ihre Schmerzen kurzfristig, doch langfristig ist sicher die muskuläre Sicherung der Beckenstabilität entscheidend. Dies bedeutet, dass neben den lokalen Stabilisatoren wie dem M. transversus abdominis, den Mm. multifidi und der Beckenbodenmuskulatur auch globale Muskeln wie der M. biceps femoris, M. latissimus dorsi, M. glutaeus maximus, M. piriformis und die schräge Bauchmuskulatur im weiteren Verlauf untersucht werden müssen.

Stabilität des SIG

Charakteristische Begriffe im Kontext mit SIG- bzw. Beckenproblematiken stellen die Bezeichnungen Form Closure und Force Closure dar (Arumugam et al. 2012):

- Form Closure beschreibt die durch die knöcherne Anatomie des Beckens bedingte Stabilität der SIG.
- Die Force Closure verleiht dem SIG wiederum durch weitere Strukturen wie Bänder, Muskeln und die thorakolumbale Faszie zusätzliche Stabilität bei Belastungen – z. B. im Gehen und im Einbeinstand.

20.4.5 5. Therapiesitzung (7 Tage nach 4. Intervention)

Wiederbefund und Behandlung

Mobilisation des SIG und der LWS

Sarahs Beschwerden im SIG-Bereich haben sich deutlich verbessert. Nach erneuter Testung führe ich die Mobilisation des SIG nochmals durch und ergänze diese Behandlung durch manuelle Techniken an der LWS (PPIVMs in Flexion mit AP-Schub auf L 4–S 1). Anhand der PPIVMs möchte ich die LWS entlasten und die Flexionsbewegung, die Sarah im Test der motorischen Kontrolle Mühe bereitete, lumbal stimulieren.

Wiederholung der LWS-Stabilisierung

Anschließend greife ich die Übungen zur lumbalen Stabilisierung wieder auf und wiederhole mit Sarah das „Klötzspiel", das Hanteltraining und die Squats unter Beibehaltung der lumbalen Stabilisation. Bei Durchführung dieser Übungen während der Therapiesitzung fühlt sich Sarah gut und hat keine Schmerzzunahme. Sie kann die Bewegungen qualitativ sehr gut durchführen.

Steigerung der Belastbarkeit

Des Weiteren bespreche ich mit ihr, wie sie die Belastbarkeit im Alltag und Sport aufbauen soll: Hierzu empfehle ich ihr, mit dem Joggen wieder anzufangen, dies aber dosiert anzugehen. Normalerweise joggt Sarah ca. 45 Minuten im flachen Gelände. Ich rate ihr, zunächst mit 20 Minuten zu beginnen und gegebenenfalls den Trochantergurt unterstützend zu tragen. Sofern keine Beschwerden auftreten, kann sie dann die Zeit bis 45 Minuten steigern. Mit den Sprüngen im Konditionstraining soll sie eher noch zurückhaltend sein und im Circuittraining die lumbale Stabilisation einsetzen.

Heimprogramm

Sarah soll versuchen, das Übungsprogramm, das sie bereits zum Ende der dritten Sitzung erhalten hat, wieder daheim durchzuführen. Den Fokus soll sie zudem noch stärker auf die Umsetzung der lumbalen Stabilisierung in Beruf und Sport setzen.

20.4.6 6. Therapiesitzung (14 Tage nach 5. Intervention)

Behandlung

In der heutigen Sitzung steht Sarahs SIG-Problematik nicht mehr im Vordergrund – ihre Beschwerden sind weitestgehend verschwunden. Deshalb wende ich mich einem anderen Problem von Sarah zu – der Bauchlage. In dieser Position verstärkt sich die Lordose auf den Segmenten L 4–S 1. Ich empfehle ihr, zur Entlastung der LWS ein Kissen unter den Bauch zu legen und übe mit ihr die Aktivierung der Mm. multifidi in dieser Position (▶ Abb. 20.5). Dies gelingt ihr auf Anhieb sehr gut und so können wir die Übung sogleich in ihr Heimprogramm übernehmen.

Zudem steigere ich die Übung zur Aktivierung des M. transversus abdominis (▶ Abb. 20.6), indem ich Sarah nun in Seitenlage unter Transverusspannung das Knie abheben lasse.

Weitere Tests

Weiter untersuche ich die wichtige Muskulatur für die Force Closure im Rahmen der Beckenstabilität. Dazu gehören die Glutealmuskulatur, der M. iliopsoas, M. tensor fascia latae, M. rectus femoris, die ischiokrurale Muskulatur, die Adduktoren und die Bauchmuskulatur. Obwohl Sarah eine sehr sportliche junge Frau ist, stelle ich eine aktive Insuffizienz des M. glutaeus medius und des M. iliopsoas (rechts > links), sowie eine Schwäche der schrägen Bauchmuskulatur fest. Der M. rectus femoris und die ischiokrurale Muskulatur sind beiderseits leicht verkürzt.

Training

Diese neuen Aspekte sind v. a. im Training, respektive im Konditionstraining, zu beachten und ich schaue deshalb gemeinsam mit Sarah die entsprechenden Kräftigungs- und Dehnungsübungen an. Wichtig ist, dass sie die Dehnungsübungen des M. rectus femoris und der ischiokruralen Muskulatur unter Beibehaltung der lumbalen Stabilisation durchführt.

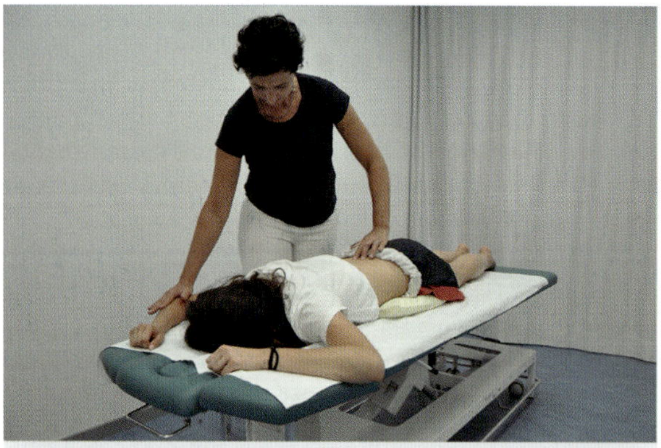

Abb. 20.5 Aktivierung der Mm. multifidi. ASTE: BL. **Durchführung:** Die Therapeutin arbeitet hierbei mit einer Imagination und bittet die Patientin, sich vorzustellen, das gestreckte Bein leicht anheben zu wollen. Dabei soll sie wahrnehmen, wie sich die Muskulatur im Bereich der Dornfortsätze anspannt. Die Patientin wird aufgefordert, ungefähr 20 % der maximalen Kontraktion anzuspannen, diese Spannung 10-mal 10sek. lang zu halten und dabei ruhig weiterzuatmen. (Bildquelle: C. Müller-Mebes)

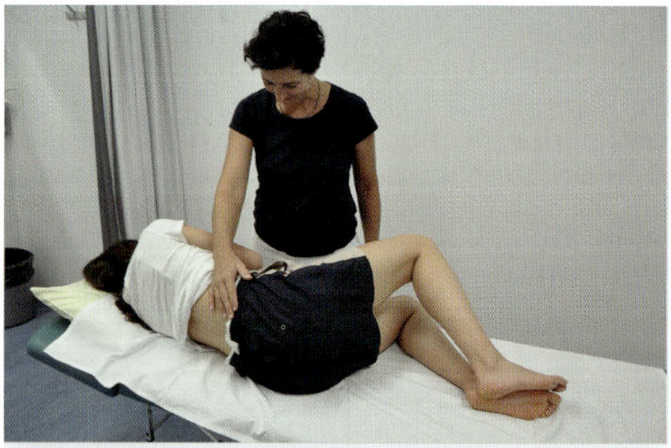

Abb. 20.6 Steigerung der lumbalen Stabilisation: ASTE: SL. **Durchführung:** Unter Beibehaltung der Anspannung des M. transversus abdominis hebt die Patientin das obenliegende Knie ab. Dabei sollen die Füße weiterhin Kontakt halten. Diese Übung wiederholt sie 10-mal in 3 Serien. (Bildquelle: C. Müller-Mebes)

20.4.7 7. Therapiesitzung (14 Tage nach 6. Intervention)

Sarah fühlt sich nun im Alltag belastbarer, besonders beim vorgeneigten Stehen – d. h. sie kann diese Position länger ausführen und die Beschwerden treten dann weniger intensiv auf. Einzig das Lesen in Bauchlage bereitet ihr nach wie vor Mühe.

Behandlung

Ich setze also das Training der lumbalen Stabilisation fort, indem ich mir zunächst Sarahs lumbale Stabilisierungsfähigkeit bei Rumpfbewegungen anschaue.

Weitere Tests

Zudem führe ich ein Screening der Hüftregion durch, die bei der Stabilisierung eine wichtige Rolle spielt, und die ich bis jetzt noch nicht beurteilt habe. Ich wähle hierzu folgende Tests aus:

- Hocke mit Abduktion,
- Extension im Stehen/Gehen,
- Flexion passiv,
- Flexion/Adduktion,
- Flexion/Innenrotation,
- Flexion/Außenrotation,
- Zusatzbewegungen und Palpation.

► **Retest.** Dabei kann ich Sarahs aktuelle Beschwerden nicht auslösen, respektive die bekannten Parameter entscheidend beeinflussen. Auffällig ist jedoch ein insgesamt großes Bewegungsausmaß in alle Richtungen, was bei einer bekannten generellen Überbeweglichkeit auch zu erwarten ist.

20.4.8 8. und 9. Therapiesitzung (14 Tage nach 7. Intervention)

In der achten und neunten Sitzung arbeite ich mit Sarah weiter an der lumbalen Stabilisierung. Dazu lasse ich mir von Sarah u. a. ihre problematischen Bewegungen zeigen, optimiere ihren Bewegungsablauf und übe die lumbale Stabilisierung in den problematischen Bewegungen. Den Schwerpunkt lege ich hierbei auf dynamische Übungen wie leichte Sprünge am Boden, auf dem Trampolin und Laufbewegungen mit Richtungswechsel. Insbesondere fokussiere ich auch schnelle und reaktive Bewegungen wie sie Sarah v. a. beim Fußball benötigt. Bei all diesen Übungen soll sie jeweils den M. transverus abdominus bewusst aktivieren.

Ebenfalls empfehle ich Sarah, parallel zur Physiotherapie eine Ergotherapie in Anspruch zu nehmen, was sie auch gerne tut. Hierbei wird sie ergonomisch im Alltag – insbesondere am Arbeitsplatz – beraten. Da Sarah in ihrer beruflichen Tätigkeit zwar eingeschränkt war, aber nie einen Ausfall verzeichnen musste, hat die ergotherapeutische Beratung auch einen prophylaktischen Charakter. Des Weiteren unterstützt sie die Physiotherapie in der Förderung der Körperwahrnehmung.

20.4.9 Abschlussuntersuchung

Sarah kann nach 9 Behandlungen ihre LWS im Alltag und Sport gut stabilisieren. Sie hat gelernt, gewisse Aktivitäten im Sport bewusster auszuführen. So führt sie z. B. im Konditionstraining bei Rumpfbeugen, Liegestützen und Sprüngen gezielt die lokale Stabilisation der LWS durch. Des Weiteren setzt sie gewisse Anpassungen und ergonomische Prinzipien im Alltag um und hat dadurch weniger Beschwerden. Dazu gehören das Dosieren der sportlichen Aktivität, das Einnehmen von Entlastungsstellungen und ergonomischen Haltungen, das Anwenden von korrekten Hebetechniken bei der Arbeit sowie das Tragen des Trochantergurtes und das angepasste Lesen in Bauchlage. Eine erneute akute SIG Problematik hat sich nicht wiederholt.

Die Veränderung der Befundparameter im Laufe der Therapie sind in ► Tab. 20.1 dargestellt.

Tab. 20.1 Veränderung der Untersuchungsparameter im Vergleich zu Therapiebeginn und zu Therapieende.

Parameter	Therapiebeginn	Therapieende
Parameter aus subjektiver Untersuchung		
lumbale Schmerzen	• Ruheschmerzen, nachts und unter langanhaltender Belastung • max. VAS 5/10 bei Belastung • gelegentliche Schmerzmitteleinnahme	• keine Ruhe- und Nachtschmerzen • max. VAS 2/10 bei Belastung • keine Schmerzmitteleinnahme
langes Stehen	max. 30 min. möglich, dann lumbale Schmerzen	• 1std. möglich, dann muskuläres Müdigkeitsgefühl, • kein Schmerz
Lesen in BL	nicht ohne Schmerzen möglich	vermeidet die Position oder legt sich ein Kissen unter den Bauch
Stehen mit Oberkörpervorneige	max. 30 min. möglich, dann Schmerzen	• max. 45 min. möglich, dann muskuläres Müdigkeitsgefühl • kein Schmerz
sportliche Aktivitäten (Fußball/Joggen)	muss den Sport teilweise unterbrechen oder abbrechen	kann wieder Sport ohne Unterbrechung treiben
Parameter aus objektiver Untersuchung		
spontane Haltung im Stand	• stark ausgeprägter Swayback • Knickfüße • überstreckte Kniegelenke	• weniger stark ausgeprägter Swayback • Knie- und Fußstellung unverändert
aktive Bewegungen in Flexion, Extension und LF	• schmerzhaftes Aufrichten aus Flexion • Extension: große ROM mit Knickbildung in der unteren LWS • LF nach rechts: Knickbildung bei L 5/S 1	• harmonische und schmerzfreie Kyphosierung der LWS in Flexion • vorsichtig ausgeführte lumbale Extension, jedoch gut stabilisiert und schmerzfrei. Die ROM ist reduziert. • harmonische und schmerzfreie lumbale LF, insbesondere nach links
Motor Control Dysfunction	• 3/6 • auffälliger Pelvic Tilt, Rocking on all Fours und Sitting Knee Extension	• 2/6 • deutlich verbesserter Pelvic Tilt • Rocking on all Fours und Sitting Knee Extension noch immer unzureichend
PPIVMs	ausgeprägtes lumbales Bewegungsausmaß in Flexion und Extension	unveränderter Befund
Zusatzbewegungen zentral Th 12/L 1 und L 4/5	• eingeschränkte Mobilität bei Th 12/L 1 • erhöhter Widerstand bei L 4/5 und vermehrte Schmerzen	• verbesserte Mobilität im Segment Th 12/L 1 • erhöhter Widerstand bei L 4/5, aber ohne Schmerzen
Fragebögen		
Roland Morris Disability Questionnaire	• 8/24	• 4/24
Bristol Impact of Hypermobility questionnaire	• 170/360	• 125/360

Clinical Reasoning

Sarah präsentiert eine Form des hEDS, die mit einer strukturellen und funktionellen lumbalen Instabilität einhergeht und begleitet ist von einer thorakalen Hypomobilität und rechtsseitigen SIG-Beschwerden.

Im Hinblick auf die von mir zu Beginn festgelegten Zielsetzungen konnte Folgendes erreicht werden:

- *lumbale Stabilisation:* Es ist hierzu zunächst anzumerken, dass die physiotherapeutische Intervention nicht das Ziel hatte, die strukturelle Instabilität der LWS oder die generalisieret Hypermobilität zu reduzieren, sondern die muskuläre Kontrolle – insbesondere lumbal – zu verbessern. Dies konnte erreicht werden und Sarah kann sich bei diversen Funktionen gut stabilisieren, was zu einer weniger starken Einschränkung im Alltag führt. Eine weitere Steigerung des bislang durchgeführten Trainings zur Stabilisierung wäre mit Pilates sinnvoll.
- *lumbale Analgesie:* Diese Zielsetzung konnte dank mehrerer Maßnahmen größtenteils erreicht werden. Sarah gibt eine deutlich geringere Schmerzintensität und seltener auftretende Schmerzen an.
- *Patientenedukation:* Sarah ist über das hEDS informiert und kann im Alltag mit der Erkrankung umgehen.
- *Ergonomie:* Sarah setzt ergonomische Prinzipien im Alltag um.

Dies alles in nur 9 Sitzungen zu erreichen, ist erstaunlich rasch und für diese langjährige, komplexe Problematik eher untypisch.

Prognostisch sind sicher einige Faktoren zu erwähnen:

- Positiv ist sicher Sarahs junges Alter und ihr guter Allgemeinzustand.
- Ebenso als positiv zu bewerten ist das schnelle Erlernen und Umsetzen der lumbalen Stabilität und die Sensibilisierung für eine adäquate Dosierung bei der sportlichen Betätigung.
- Die sportliche Aktivität hat verschiedene Aspekte – positiv ist sicher die sportliche Betätigung an sich. Eher negativ ist Sarahs gewählte Sportart Fußball (Stop-and-go-Bewegungen, Jogging).
- Der Einfluss der beruflichen Tätigkeit auf Sarahs Beschwerden ist sehr von der medizinischen Fachrichtung und der damit verbundenen körperlichen Belastung abhängig.
- Der langfristige Verlauf wird zeigen, ob eine erneute physio- oder ergotherapeutische Intervention oder ein multidisziplinäres Vorgehen nötig sein wird.

20.5 Fazit

Abschließend kann festgehalten werden, dass Patienten mit einem hEDS und begleitenden muskuloskelettalen Beschwerden mit gleichen Techniken und Maßnahmen behandelt werden wie normalbewegliche Patienten. Einen wichtigen Anteil der Behandlung stellen – wie das aktuelle Beispiel und andere Beispiele von chronischen Erkrankungen zeigen – die Patientenedukation und die Schulung der Körperwahrnehmung dar. Die Auswirkungen eines hEDS können sehr unterschiedlich sein. Im klinischen Alltag trifft man auf Patienten, die eine generalisierte Hypermobilität ohne Beschwerden aufweisen bis hin zu Patienten mit einem hEDS, die unter einer chronischen Schmerzproblematik mit ausgeprägtesten Einschränkungen im täglichen Leben leiden. Die Ursachen für solch ein breit gefächertes Beschwerdebild sind vielfältig und müssen weiter mit aktuellen und zukünftigen Forschungsfragen untersucht werden.

Kommentar des Herausgebers Martin Verra

Aus der Anamnese des vorliegenden Fallbeispiel wird ganz klar, dass 18 Behandlungen mit medikamentöser Therapie und „klassischer“ Physiotherapie zu keinem Behandlungserfolg geführt haben. Das Fallbeispiel beschreibt detailliert die sorgfältige Untersuchung und Behandlung einer Patientin mit dem hypermobilen Typ des Ehlers-Danlos-Syndroms: ein relativ unbekanntes Syndrom in der muskuloskelettalen Physiotherapie, mit dementsprechend noch wenig wissenschaftlicher Evidenz auf hohem Niveau. Es gibt demzufolge noch keine detaillierten evidenzbasierten Richtlinien, die bestimmte Formen von Physiotherapie für dieses Krankheitsbild empfehlen. Aktuell ist den Herausgebern zu dieser Thematik nur ein RCT und eine Feasibility Study betreffend eines zukünftigen RCTs bekannt (Palmer et al. 2016b, Toprak Celenay und Ozer Kaya 2017). Die Studie von Toprak Celenay und Ozer Kaya zeigt, dass ein Programm mit stabilisierenden Übungen für die lumbale Wirbelsäule zu weniger Schmerz, besserer Stabilität der Wirbelsäule und mehr Ausdauer der Rumpfmuskulatur führte (Toprak Celenay und Ozer Kaya 2017). Neue diagnostische Tools werden entwickelt und Single-Case-Study-Series sowie randomisiert kontrollierte Studien mit wirksamen Behandlungsansätzen werden durchgeführt.

Die Physiotherapeutin stellt am Ende ihres umfassenden Befundes die plausible physiotherapeutische Diagnose eines hEDS mit funktioneller Einschränkung (in Flexion-Extensionsrichtung) und struktureller lumbaler Instabilität bei L 4–S 1. In der Behandlung stützt sie sich hauptsächlich auf empirische Befunde und auf das naheliegende Behandlungskonzept der Bewegungskontrolldysfunktionen (Luomajoki et al. 2018). Zusätzlich wird eine hEDS-spezifische Patientenedukation, medizinische Trainingstherapie und ergonomische Beratung durchgeführt. Dysfunktionen der BWS und des SIG werden als beitragende Faktoren zusätzlich behandelt. Ihre Erfahrung mit diesem klinischen Muster und die Erwartungen der Patientin werden in die Behandlung integriert. Ein klassischer Fall von „best practice“ also, und das ist durchaus im Sinne der evidence-based Medicine.

20.6 Literatur

Arumugam A, Milosavljevic S, Woodley S et al. Effects of external pelvic compression on form closure, force closure, and neuromotor control of the lumbopelvic spine–a systematic review. Man Ther 2012; 17(4): 275–284. doi: 10.1016/j.math.2012.01.010

Beurskens AJ, Vet de H, Köke A et al. Measuring the Functional Status of Patients With Low Back Pain: Assessments of the Quality of Four-Disease-Specific-Questionnaires. Spine 1995; 20(9): 1017–1028. doi: 10.1097/00007632-199505000-00008

Bloom L, Byers P, Francomano C et al. The international consortium on the Ehlers-Danlos syndromes. Am J Med Genet C Semin Med Genet 2017; 175(1):5–7. doi: 10.1002/ajmg.c.31547

Clark CJ, Simmonds JV. An exploration of the prevalence of hypermobility and joint hypermobility syndrome in Omani women attending a hospital physiotherapy service. Musculoskeletal Care 2011; 9(1): 1–10. doi: 10.1002/msc.184

Connely E, Hakim A, Davenport S et al. A study exploring the prevalence of Joint Hypermobility Syndrome in patients attending a Musculoskeletal Triage Clinic. Physiother Pract Res 2015; 36(1):43–53. doi: 10.3233/PPR-140046

Grahame R, Bi HA, Child A. The revised (Brighton 1998) criteria for the diagnosis of benign joint hypermobility syndrome (BJHS). Rheumatol 2000; 27(7): 1777–1779

Laslett M. Evidence-Based Diagnosis and Treatment of the Painful Sacroiliac Joint. J Man Manip Ther 2008; 16(3):142–152. Doi: 10.1179/jmt.2008.16.3.142

Luomajoki HA, Bonet Beltran MB, Careddu S et al. Effectiveness of movement control exercise on patients with non-specific low back pain and movement control impairment: A systematic review and meta-analysis. Musculoskeletal Sci Pract 2018; 36:1–11. doi: 10.1016/j.msksp.2018.03.008

Macedo LG, Maher CG, Hancock MJ et al. Predicting response to motor control exercises and graded activity for patients with low back pain: preplanned secondary analysis of a randomized controlled trial. Phys Ther 2014; 94(11): 1543–1554. doi: 10.2522/ptj.20140014

Maitland GD. Manipulation der Wirbelsäule. 2.Aufl. Heidelberg: Springer; 1994

Oesch P. Hrsg. Assessments in der Rehabilitation, Band 2: Bewegungsapparat, 3.Aufl. Bern: Hogrefe AG; 2017

Palmer S, Terry R, Rimes KA et al. Physiotherapy management of joint hypermobility syndrome – a focus group study of patient and health professional perspectives. Physiotherapy 2016a; 102(1): 93–102. doi: 10.1016/j.physio.2015.05.001

Palmer S, Cramp F, Clark E et al. The feasibility of a randomised controlled trial of physiotherapy for adults with joint hypermobility syndrome. Health Technol Assess 2016b; 20 (47): 1–264. doi: 10.3310/hta20470

Palmer S, Cramp F, Lewis R et al. Development and initial validation of the Bristol Impact of Hypermobility questionnaire. Physiotherapy 2017; 103 (2): 186–192.doi: 10.1016/j.physio.2016.04.002

Saragiotto BT, Maher CG, Yamato TP et al. Motor control exercise for chronic non-specific low-back pain. Cochrane Database Syst Rev 2016; 8(1): CD012004. doi: 10.1002/14651858.CD012004

Toprak Celenay S, Ozer Kaya D. Effects of spinal stabilization exercises in women with benign joint hypermobility syndrome: a randomized controlled trial. Rheumatol Int 2017; 37(9): 1461–1468. doi: 10.1007/s00296-017-3713-6

Kapitel 21

Sensomotorisches Kontrolldefizit des Beckens

21 Sensomotorisches Kontrolldefizit des Beckens

Francesco Cantarelli, Heinz Strassl

Felix R. leidet seit zirka einem Monat unter starken akuten Schmerzen in seinem rechten Becken und rechtem Bein. Diese sind begleitet von subakuten, anhaltenden Beschwerden und funktionellen Einschränkungen bei alltäglichen Aktivitäten wie Arbeiten und Sport treiben. Nach einem Besuch bei einem Arzt verordnet dieser ihm 7 Einheiten Physiotherapie, die innerhalb eines Zeitraums von 3 Monaten erfolgten.

21.1 Hintergrund zu Sensomotorik

Die funktionelle Bewegung von Patienten wiederherzustellen, stellt eines der Hauptziele in der physiotherapeutischen Behandlung dar. Hierfür ist erforderlich, dass wir Physiotherapeuten die Komplexität des sensomotorischen Systems berücksichtigen und verstehen, wie es arbeitet und wie man es beeinflussen kann.

Es gibt viele sensorische und motorische Mechanismen, die parallel und simultan arbeiten. Manchmal können wir Bewegungsmuster und Schmerzen verändern, indem wir uns ausschließlich mit den Strategien befassen, die das ZNS für unser motorisches Verhalten nutzt. Klinisch kann dies umgesetzt werden, indem man auf aktive Übungen zurückgreift, die auf primitive oder posturale Reflexe, Propriozeption, taktile Reize und Okulomotorik abzielen oder indem man spezifische Übungen zur motorischen Kontrolle einsetzt. Anhand einer präzisen Subklassifikation der Symptome eines Patienten/einer Patientin ist es möglich, die adäquaten Übungen auszuwählen.

21.2 Vorgeschichte

Der 45-jährige Felix übt als Buchhalter eine sitzende Tätigkeit aus. Er leidet v. a. unter starken Schmerzen rechtsseitig der LWS sowie entlang der rechten Oberschenkelrückseite (▶ Abb. 21.1). Diese treten insbesondere beim längeren Sitzen, Stehen und Gehen auf. Verändert er die Position, verbessern sich die Beschwerden kurzfristig, jedoch kommen sie nach einiger Zeit erneut wieder. Des Weiteren hat er gelegentlich das Gefühl von Muskelkater in der rechten Leiste und im vorderen Oberschenkel (▶ Abb. 21.1), was bei ihm Unbehagen, aber keinen Schmerz bereitet.

21.2.1 Persönliche Vorgeschichte

Die Beschwerden haben vor einem Monat in Form von massiven Schmerzen im rechten Bereich der LWS und der Leiste begonnen. Anfangs waren die Schmerzen so schlimm, dass er nicht aufrecht stehen konnte und sie sich

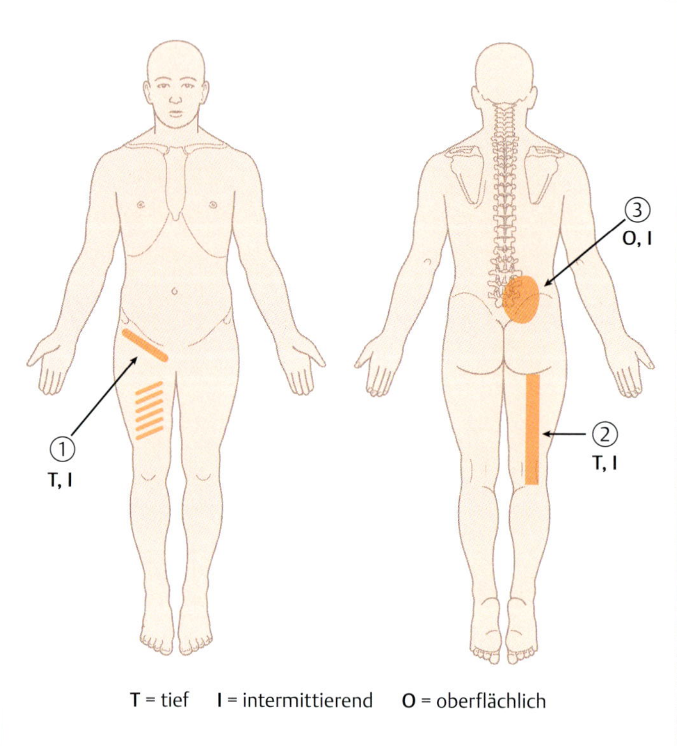

Abb. 21.1 Bodychart: Der Patient klagt über ① = Unbehagen im Bereich der rechten Leiste und des ventralen Oberschenkels; ② = Spannungsgefühl im dorsalen rechten Oberschenkelbereich; ③ = Schmerzen in der LWS, der Patient kann diesen nicht spezifizieren. Alle Beschwerdebereiche können unabhängig voneinander auftreten. Die Veränderung eines Symptoms beeinflusst nicht die anderen.

nur besserten, wenn er eine gekrümmte Haltung einnahm oder sich hinlegte. Insbesondere bei sehr starken Schmerzen, legte er sich zur Entlastung auf den Boden. Auch die Seitenlage im Bett oder die für ihn „richtige" embryonale Position brachten ihm eine deutliche Beschwerdelinderung – dies ist auch heute noch der Fall. Sobald er jedoch aufsteht, verspürt er die Schmerzen wieder sehr stark.

Aufgrund extremer Schmerzen ist er dann 3 Tage nach Auftreten der ersten Symptome in die Notaufnahme gegangen. Dort wurde eine Röntgenaufnahme des Beckens und der Hüfte gemacht, die jedoch keinen Befund zu Tage brachte. Er hat daraufhin Kortison verschrieben bekommen und die ärztliche Diagnose „akute Lumbalschmerzen mit Ausstrahlung in die rechte Leiste" erhalten. Felixs Vater, der selbst Arzt ist, war der Ansicht, dass es sich um ein viszerales/intestinales Problem handeln würde. 2 Wochen später hatte er einen Termin bei einem Facharzt für physikalische Medizin und es wurde zur weiteren Abklärung ein MRT gemacht.

Nachdem die akuten Beschwerden infolge der Kortisontherapie zunächst nahezu verschwunden waren, wurden die Schmerzen im rechtsseitigen LWS- und Leistenbereich sowie am hinteren und vorderen Oberschenkel jedoch im Anschluss an eine kurze Reise wieder akut, sodass Felix erneut den Facharzt aufsuchte. Dieser stellte einen positiven Lasegue bei 50° fest, jedoch keine Druckschmerzhaftigkeit an den Dornfortsätzen der LWS und BWS. Felix hat daraufhin Diclophenac und Physiotherapie (McKenzie-Therapie und allgemeine aktive Übungen) verordnet bekommen.

Ich möchte weiterhin wissen, ob Felix in der Vergangenheit bereits ähnliche Beschwerden hatte. Er erlebte vor etlichen Jahren einen Autounfall, bei dem er mehrere Frakturen an der rechten Tibia erlitt. Daraus resultierte ein struktureller Beinlängenunterschied. Weiterhin litt er vor 2 Jahren vorrübergehend unter akuten Schmerzen in der LWS. Seitdem hatte er ab und an lumbale Schmerzen, die jedoch in der Regel innerhalb weniger Tage abgeklungen waren. Wenn nötig nahm er dann NSAIDS ein, aber dies war selten der Fall gewesen. Ansonsten treibt er gerne Sport wie Laufen, Radfahren und Schwimmen. Mit Fußballspielen hat er nach einer Meniskektomie am linken Kniegelenk vor 3 Jahren aufgehört. Sich zu bewegen und aktiv zu bleiben, ist für ihn ein echtes Bedürfnis, um sich entspannen und Stress abbauen zu können, aber auch um nicht zuzunehmen.

21.2.2 Erwartungshaltung des Patienten

Felix scheint mir eine sehr positiv eingestellte Persönlichkeit zu sein. Er ist jedoch ein wenig ängstlich, da er nicht genau versteht, was die Ursache seiner Beschwerden ist. Auch ist ihm die medizinische Diagnose unklar. Der Arzt, der die MRT-Aufnahme begutachtet hat, teilte ihm mit, dass seine LWS sehr problematisch sei und er mit dem Laufen aufhören müsse. Felix ist zuversichtlich, dass sich seine Beschwerden mit Hilfe der Physiotherapie verbessern. Jedoch bezweifelt er, dass er wieder jemals völlig beschwerdefrei sein wird. Er befürchtet, dass er in Zukunft körperliche Einschränkungen hinnehmen und Aktivitäten wie Laufen und Radfahren aufgeben muss.

21.2.3 Spezifische Fragen

Felixs allgemeiner Gesundheitszustand ist gut. Er ist körperlich fit, auch wenn er raucht. Ansonsten nimmt er keine sonstigen Drogen. Er zeigt keine Symptome einer auffälligen Cauda equina und leidet nach seinen Angaben nicht unter Schwindel, Husten, Gehstörungen, Dysarthrie und Dysphagie. Auch war er nie bewusstlos.

Der MRT-Scan zeigt Degenerationen der LWS sowie Fettinfiltrationen der Mm. multifidi (▸ Abb. 21.2a–c).

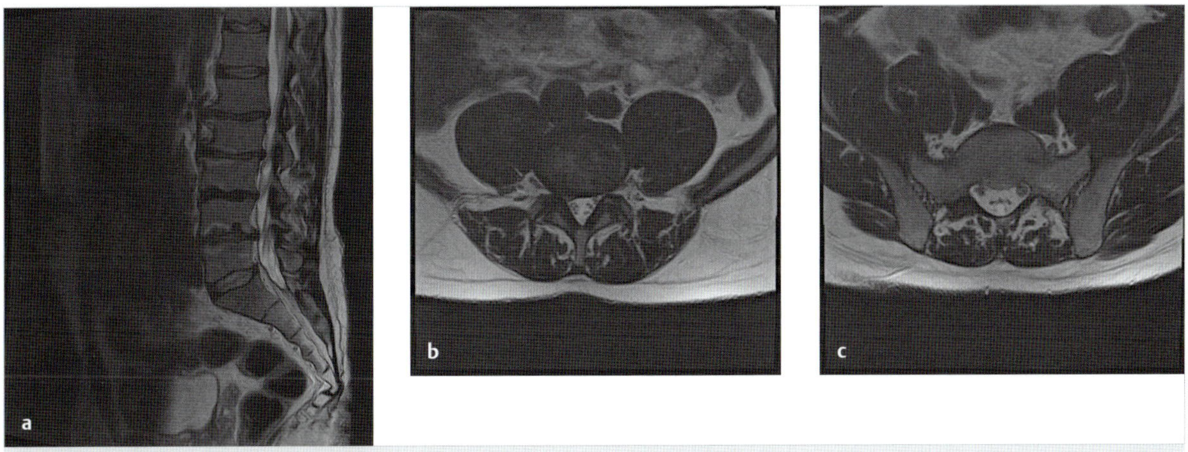

Abb. 21.2 MRT-Befund: Degeneration der LWS. (Bildquelle: F. Cantarelli)
a Degeneration der LWS.
b Degeneration der LWS und Fettinfiltration der Mm. multifidi und des M. psoas major.
c Fettinfiltration der Mm. multifidi und des M. psoas major.

Tab. 21.1 Das SMARTERehab Subklassifikationssystem umfasst 5 Kategorien zur Erfassung des Gesamtkörperstatus.

Verhaltensfaktoren	Schmerzmechanismen	ZNS-Koordination	motorische Funktion	Pathoanatomie
• klinische Störungen • Persönlichkeits- und Entwicklungsstörungen • psychosoziale Faktoren	• nozizeptiv • neurogen • neuropathisch • zentrale Sensibilisierung • zentrale Körperwahrnehmungsstörung • neuroimmun, sympathisch-endokriner Schmerz • endokriner Schmerz	• sensomotorische Funktion • neurokognitive Funktion • neurologische Soft Signs • Bewusstsein für die Mittellinie	• Kontrolle über Bewegungsmuster • Translationskontrolle • Kontrolle über die Atmung • motorische Fitness	• myofaszial • Gelenke • neurodynamisch • Bindegewebe
Individuelle Faktoren: z. B. • medizinische und physikalische Erkrankungen, • Erwartungen und Überzeugungen, • kulturelle, Gender- und Alterseinflüsse, • Motivation und Compliance, • Gesundheitsverhalten.				

21.2.4 Screening

Ich untersuche Felix anhand eines speziellen Screenings nach dem SMARTERehab Subklassifikationssystem, das 5 Kategorien umfasst (▶ Tab. 21.1):

1. Verhaltensfaktoren
2. Schmerzmechanismen
3. ZNS-Koordination
4. motorische Funktion
5. Pathoanatomie

Die ersten 3 Kategorien ermittele ich anhand von Fragebögen, die Felix ausfüllen soll. Das Screening zur motorischen Funktion erfolgt über eine körperliche Untersuchung (Bewegungsmusterkontrolle, Translationskontrolle, Tests der spezifischen Muskelaktivität). Zur Analyse der Pathoanatomie verwende ich Provokationstests und bildgebende Verfahren wie Röntgen und MRT.

Clinical Reasoning

Aufgrund der Ergebnisse der Anamnese kann man davon ausgehen, dass bei Felix keine bedeutenden Verhaltensprobleme, keine zentrale Sensibilisierung und keine peripheren neuropathischen Schmerzen vorliegen. Bis jetzt gibt es außerdem keine Hinweise auf eine mögliche Beeinträchtigung der ZNS-Koordination. Um dies gänzlich auszuschließen, werde ich Felix am Ende des ersten Termins bitten, bis zum zweiten Termin 3 Fragebögen auszufüllen – auch wenn die körperliche Untersuchung keine spezifischen Hinweise auf eventuelle Störungen ergeben hat:

1. Teil 1 des Neuromuscular Rehabilitation Institute Screening Questionnaire (NRISQ): Behavioral Screening Questionnaire
2. Teil 2 des NRISQ: Central Sensitisation Screening Questionnaire
3. Motor Control Abilities Questionnaire (MCAQ) nach Gibbons (Gibbons 2009)

Die von Felix geschilderten Symptome scheinen eng miteinander in Verbindung zu stehen, jedoch nicht voneinander abzuhängen, und mechanischen Ursprungs zu sein. Sie werden alle durch Belastung ausgelöst (Stehen, Sitzen und Gehen) und nehmen bei Entlastung ab (Liegen). Die symptomprovozierende Haltung bzw. Bewegungsrichtung scheint eine anhaltende Flexion des unteren Quadranten (dies ist die häufigste Haltung bei längerem Sitzen wie z. B. im Beruf) im Zusammenspiel mit einer Rumpfrotation zu sein (alle Symptome treten unilateral rechts auf und Gehen ist eine der provozierenden Aktivitäten). Interessant ist, dass Felix eine extrem flektierte Haltung der Lenden- und Beckenregion – eine nahezu embryonale Haltung – in der Seitenlage als die beste Position beschreibt, um sämtliche Symptome zu lindern. Anhaltende Flexion scheint also die Symptome sowohl zu provozieren als auch zu lindern.

Da die Beschwerden in einem großflächigen Bereich auftreten (rechte Leiste, sakrolumbaler Übergang sowie anteriorer und posteriorer Oberschenkel) müssen die beteiligten anatomischen Strukturen offenbar über großflächige Ausstrahlungsmuster verfügen. Dies legt die Vermutung nahe, dass das SIG beteiligt ist. Betrachtet man das SIG sowie die sakroiliakalen Bänder und Muskeln als eine Einheit, so wird der gesamte Bereich von Th 12 bis S 4 innerviert. Dies kann erklären, warum die Symptome in die zuvor genannten Regionen ausstrahlen und laut Felix gleichzeitig auftreten.

Wenn man in Betracht zieht, dass

- aufgrund der festgestellten Beinlängendifferenz eine Asymmetrie des Beckens wahrscheinlich ist,
- eine flektierte Haltung Felixs Schmerzen gleichermaßen provoziert wie lindert,

- eine Gewichtsbelastung die Symptome deutlich verschlimmert und
- die Symptome ein großflächiges Verteilungsmuster aufweisen,

dann lautet die primäre Hypothese zum jetzigen Zeitpunkt, dass es sich um mechanische, vom SIG ausgehende Schmerzen handelt.

Um meine Hypothese zu bestätigen, werde ich bei der nachfolgenden körperlichen Untersuchung daher das SIG und das Becken überprüfen. Außerdem werde ich einige Provokations- und Bewegungstests für die LWS (PPIVM, PAIVM und lumbaler Instabilitätstest) durchführen, um zu eruieren, ob eine lumbale Beteiligung an der Entstehung der Symptome vorliegt.

21.3 Körperliche Untersuchung

Bei der körperlichen Untersuchung betrachte und teste ich nur die zum jetzigen Zeitpunkt relevanten Bereiche.

21.3.1 Inspektion

Ich beginne die körperliche Untersuchung mit einer Inspektion im Stehen und Sitzen und stelle Folgendes fest:

- Stand (▸ Abb. 21.3a–b):
  - Swayback-Haltung
  - leichte Asymmetrie der Becken-/Lendenregion
  - Valgusfehlstellung im rechten Kniegelenk
- Sitzen (▸ Abb. 21.4a–b):
  - flektierte LWS
  - posteriore Beckenkippung mit einer vermehrten Gewichtsbelastung auf die linke Seite

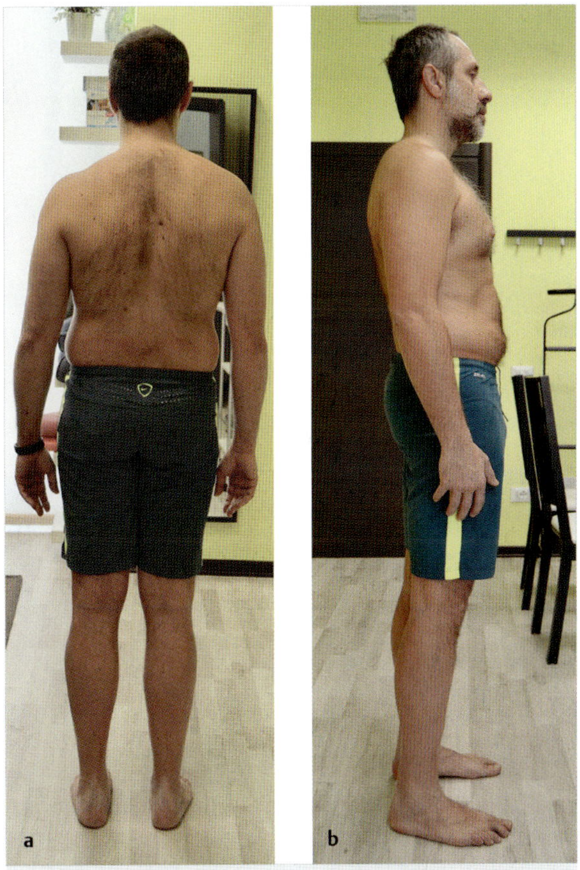

Abb. 21.3 **Inspektion im Stand.** (Bildquelle: F. Cantarelli)
a Ansicht von dorsal: Es ist eine leichte Asymmetrie des Beckens und der LWS sowie eine Valgusfehlstellung im rechten Kniegelenk zu beobachten.
b Ansicht von lateral: Der Patient zeigt eine Swayback-Haltung.

21.3.2 Beweglichkeit

Aktive Beweglichkeit

Um die aktive Beweglichkeit von Felix zu überprüfen, schaue ich mir diese zunächst im Stand an:

▸ Flexion
- insgesamt eingeschränkte ROM
- Bewegung findet eher lumbal statt, die Hüftflexion ist dabei reduziert.
- Schmerzen in der LWS und Leiste bzw. anteriorer Oberschenkel werden ausgelöst.

▸ Extension
- Ausweichbewegung des Beckens nach anterior
- geringe thorakale Extension

▸ Rotation
- eher Bewegung des Beckens/der Hüfte als des Oberkörpers
- Bei Rotation nach rechts entstehen Schmerzen in der LWS und an der dorsalen Seite des rechten Oberschenkels.

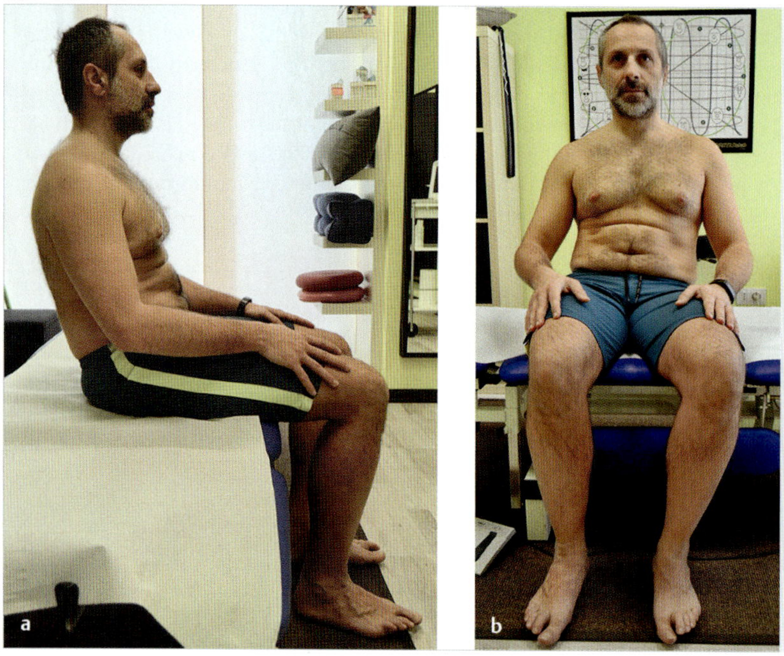

Abb. 21.4 Inspektion im Sitzen. (Bildquelle: F. Cantarelli)
a **Ansicht von lateral:** Es ist eine vermehrte LWS-Flexion zu erkennen. Das Becken ist verstärkt nach posterior gekippt.
b **Ansicht von frontal:** Der Patient zeigt eine vermehrte Gewichtsverlagerung auf die linke Seite.

► **Lateralflexion (LF):**
- eingeschränkte ROM mit geringer thorakaler Bewegung
- bei LF nach rechts auftretende Schmerzen in allen 4 Regionen
- bei LF nach links ziehendes Gefühl auf der rechten Seite

Als Nächstes überprüfe ich Felixs Gangbild:
- auftretende lumbale Beschwerden in der Standbeinphase
- Schmerzen am rechten dorsalen Oberschenkel beim Vorwärtsschritt mit rechts.

Passive Beweglichkeit

Bei Durchführung der lumbalen PPIVMs und lumbalen Instabilitätstests in Seitenlage kann ich keinerlei Symptome und keinen eindeutigen Hinweis auf eine vorliegende lumbale Instabilität finden. Dies deckt sich mit dem Ergebnis der Anamnese, bei der ich keine Hinweise auf eine Instabilität feststellen konnte.

21.3.3 Palpation

In der Palpation beachte ich insbesondere den Muskeltonus, die Hauttemperatur sowie akzessorische Bewegungen und notiere Folgendes:
- keine Hautschwellungen und faziale Gewebsspannungen,
- hoher Muskeltonus im superfiziellen Bereich des M. erector spinae,
- verringerte Muskelmasse des rechtsseitigen M. glutaeus maximus,
- keine Temperaturveränderungen,
- lokaler Schmerz in der oberen LWS bei durchgeführten PAs.

21.3.4 Muskellängen und Krafttests

Da die Muskellänge und -kraft zum aktuellen Zeitpunkt für mich keine Priorität haben, habe ich sie an dieser Stelle nicht überprüft. Viel entscheidender ist für mich im Moment, Felixs Allgemeinzustand zu erfassen und hinsichtlich der Schmerzproblematik würden diese Tests keine bahnbrechenden Informationen liefern.

21.3.5 Spezifische Tests

Ich möchte nun wissen, ob Felix neurologische Probleme aufweist und führe verschiedene Tests zur Neurodynamik, motorischen Kontrolle und allgemeinem neurologischen Status durch.

- *SLR:* positiv bei 30° auf der rechten Seite, dabei ziehender Schmerz entlang der Beinrückseite
- *aktiver Straight Leg Raise (ASLR):*
  - positiv auf der linken Seite. Felix gibt ein Gefühl der Schwere und muskulären Erschöpfung beim Heben des linken Beins an.
  - Eine bilaterale, posteriore Kompression des Beckens führt zu einer Minderung der Symptome beim ASLR der linken Seite.
- *FABER-Test:* rechts/links asymmetrisch
- *Palpation der Sitzbeinhöcker in Bauchlage (BL):* links tiefer als rechts
- *Einbeinstand (OLS):* positiv auf der rechten Seite; es treten rechtsseitige Schmerzen im Bereich der LWS (-) und Leiste (-) auf.
- *Asymmetrischer Tonischer Nackenreflex (ATNR):* positiv auf der rechten Seite (s. Box „Der asymmetrische tonische Nackenreflex" (S. 337))
- *spinaler Galant-Reflex:* positiv auf der rechten Seite
- *Bauchdeckenreflex:* negativ
- *Unterarmstütz in BL* (Becken liegt dabei auf der Unterlage auf): erkennbare Ausweichbewegungen im Bereich L 5–S 1 auf der rechten Seite

Der asymmetrische tonische Nackenreflex

Wie von Gibbons beschrieben, wird die Diagnose der SIG-Stellung durch manuelle Palpation als kaum verlässlich betrachtet (Gibbons 2015). Daher testet man bevorzugt den Muskeltonus in der Beckenregion, anstatt die Position des Beckens zu überprüfen. Eine Technik, die zur Evaluation des Muskeltonus eingesetzt werden kann, ist das Testen der frühkindlichen (primitiven) Reflexe. Wird eine Asymmetrie des Beckens festgestellt, werden die Reflexe getestet, die eine asymmetrische Verteilung des Muskeltonus verursachen, z. B. der asymmetrische tonische Nackenreflex (ATNR), der spinale Galant-Reflex und der Bauchdeckenreflex.

Kann ein frühkindlicher Reflex ausgelöst werden, wird er als positiv bewertet und dahingehend behandelt, einen symmetrischen, ausgeglichenen Muskeltonus in der Beckenregion zu erzielen.

Der ATNR (▶ Abb. 21.5a–b) ist ein frühkindlicher Reflex, der durch die Rotation von Kopf und HWS zu einer Seite ausgelöst wird – er wird also durch einen vestibulären oder propriozeptiven Input getriggert. Das vollständige Reflexmuster umfasst:

- eine Extension der oberen und unteren Extremität – ipsilateral zur Kopf- und HWS-Rotation,
- bei gleichzeitiger Flexion der oberen und unteren Gliedmaßen auf der entgegengesetzten Seite,
- eine LF des Oberkörpers kontralateral zur Kopf- und HWS-Rotation.

Dieses vollständige motorische Reaktionsmuster auf eine Drehung des Kopfes und der HWS hin kann man in der Regel bei Neugeborenen während der ersten Lebensmonate beobachten. Sofern keine Läsion des zentralen Nervensystems vorliegt, präsentiert sich der Reflex bei Erwachsenen lediglich durch leichte Spuren des vollständigen motorischen Reaktionsmusters. Diese werden gewöhnlich als Neurologische Soft Signs (NSS) bezeichnet. Die Präsenz des Reflexes kann die normale Distribution des Muskeltonus verändern und Auswirkungen auf Muskelaktivität und -kontraktion haben (Parfrey et al. 2014).

Ob Spuren des ATNR präsent sind, kann klinisch getestet werden, indem man einen Patienten/eine Patientin in Rückenlage bittet, den Kopf zunächst zu einer, dann zur anderen Seite zu drehen – langsam und mit geschlossenen Augen. Dabei werden die Bewegungen der Beine auf Höhe der Malleoli überwacht. Wenn sich während der Kopf- und HWS-Rotation der Muskeltonus in den Flexoren der kontralateralen unteren Extremität erhöht, kann man eine Verkürzung des Beines auf der Seite beobachten, die der Kopfrotation entgegengesetzt ist. Dies bedeutet beispielsweise, dass sich die linke untere Extremität verkürzt, wenn der Patient/die Patientin den Kopf und Hals nach rechts dreht. Außerdem kann man beobachten und ertasten, dass die Malleoli auf der linken Seite in kranialer Richtung angehoben werden (um bis zu 1 cm). In diesem Fall bewertet man den ATNR bei Rotation nach rechts als positiv.

Um einen frühkindlichen Reflex zu behandeln, leitet man den Patienten/die Patientin an, mithilfe einer Bewegungssequenz aktiv das Reflexmuster zu reproduzieren (McPhillips et al. 2000). Hierbei wird der Patient/die Patientin aufgefordert, die Bewegung gegen einen sanften Widerstand durch den Therapeuten auszuführen. Ziel ist es, den Reflex selbst zu inhibieren.

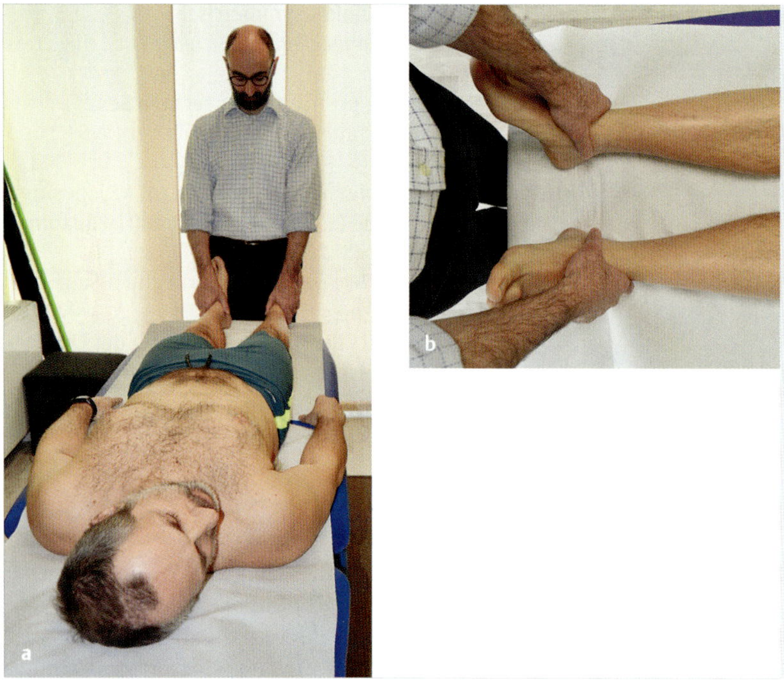

Abb. 21.5 Testung des ATNR.
(Bildquelle: F. Cantarelli)
a Der ATNR wird durch Rotation des Kopfes und der HWS zu einer Seite initiiert.
b Bleiben beide Malleoli in ihrer Position unverändert, löst das Kopfdrehen keinen Reflex aus und es liegt ein negativer Befund vor.

Clinical Reasoning

Physiotherapeutische Diagnose

Die Resultate der Anamnese und körperlichen Untersuchung zusammenfassend kann man sagen, dass Felixs Symptome primär mechanisch bedingt zu sein scheinen und durch Gewichtsbelastung und -verlagerung ausgelöst werden. Dies gilt insbesondere dann, wenn diese Mechanismen auf das Becken einwirken. Bekräftigt wird diese Annahme durch die Veränderung der Beschwerden je nach Körperposition – Symptompräsenz im Sitzen und Stehen im Gegensatz zur Schmerzfreiheit im Liegen. Auch die Tatsache, dass Felix bei Alltagsfunktionen wie Arbeiten und Sport treiben Beschwerden bekommt, lässt eine mechanische Störung vermuten. Ein weiteres Argument für eine mechanische Erklärung liefern die Ergebnisse der körperlichen Untersuchung, bei der die Symptome durch aktive Bewegungen sowie beim ASLR- und OLS-Tests ausgelöst werden konnten.

Während sämtliche lumbalen Tests negativ ausfallen, sind alle SIG-Tests sowie der ATNR und der spinale Galant-Reflex positiv. Da die genannten Reflexe Einfluss auf den Muskeltonus nehmen, ist dieser in der Beckenregion asymmetrisch und führt demzufolge zu einer asymmetrischen Gewichtsbelastung zwischen links und rechts.

Diese Fakten erhärten meine Hypothese, dass das SIG der zentrale Ursprung von Felixs Symptome ist. Jedoch ist eine weitere Bestätigung meiner Hypothese durch eine erste Behandlung erforderlich.

Betrachtet man die 5 Kategorien des Subklassifikationssystems, gab es bis jetzt keinen Anlass, im Bereich der Verhaltensfaktoren, nicht-mechanischen Schmerzmechanismen oder ZNS-Koordination nach potenziellen Auslösern der Symptome zu suchen. Um diese Faktoren jedoch eindeutig ausschließen zu können, habe ich Felix – wie eingangs bereits erwähnt –zum Abschluss der ersten Behandlungssitzung gebeten, die 3 spezifischen Fragebögen NRISQ 1, NRISQ 2 und MCAQ bis zum nächsten Termin auszufüllen.

Innerhalb des Subklassifikationssystems liegt die Priorität bei Felixs Diagnose eindeutig auf der motorischen Funktion und ich nehme an, dass das Becken wahrscheinlich der Ursprung der mechanischen Schmerzen ist. Daraus leite ich folgende Behandlungsziele ab:

- Korrektur des Muskeltonus in der Beckenregion inklusive Korrektur der Beckenstellung,
- Wiederherstellung der Muskelfunktion und Bewegungsmuster.

Aufgrund des primär mechanischen Problems wird die Behandlung zunächst einige manuelle Techniken, im weiteren Verlauf jedoch vorwiegend aktive Übungen und spezifische Übungen zur motorischen Kontrolle beinhalten.

21.3.6 Prognose

Ich erwarte, dass sich Felixs Schmerzen und ADL-Funktionen durch die Behandlung innerhalb weniger Tage verbessern, es jedoch einige Wochen dauern kann, bis er gänzlich schmerzfrei sein wird. Ob und in welchem Umfang er seine sportlichen Aktivitäten wieder aufnehmen werden kann, werde ich zum Abschluss der Behandlung erneut beurteilen.

21.4 Behandlungsverlauf

21.4.1 1. Therapiesitzung

Nach Abschluss der Anamnese und körperlichen Untersuchung erläutere ich Felix zunächst die Diagnose, die erste Hypothese zu den Entstehungsmechanismen seiner Probleme und die Prognose.

Zielsetzung und Technikwahl

Dann beginne ich mit der ersten Behandlung und setze mir auf Basis der gegebenen Befunde für heute folgende Ziele:

- Bahnung eines ausgeglicheneren Tonus der Beckenmuskulatur
- Verbesserung der Aktivität der das Becken umliegenden Muskeln – insbesondere die der globalen Stabilisatoren
- eine (leichte) Symptomlinderung
- Vermittlung von Hausaufgaben mit Schwerpunkt auf einer Haltungsverbesserung, die Felix helfen können, seine Alltagsaktivitäten zu bewältigen.

Ich wähle hierfür folgende Techniken und Hausaufgaben:

- Inhibition des ATNR nach rechts (▶ Abb. 21.6) zur Normalisierung des Muskeltonus in der Beckenregion und Korrektur der asymmetrischen Beckenstellung
- Inhibition des spinalen Galant-Reflexes zur Normalisierung des Muskeltonus in der Beckenregion und Korrektur der asymmetrischen Stellung des Beckens.
- Vermittlung einer korrekten neutralen Sitzhaltung zur Gewährleistung einer zukünftig besseren Haltung insbesondere bei der Arbeit.
- Unterweisung in den folgenden Eigenübungen:
  - aktive Hemmung des ATNR
  - aktive Hemmung des spinalen Galant-Reflexes
  - aktive Kontraktion des M. glutaeus maximus im gesamten Bewegungsradius
  - Rotation des Oberkörpers von links nach rechts und umgekehrt

Durchführung der Techniken

Inhibition des ATNR nach rechts

Zur Hemmung des ATNR (▶ Abb. 21.6) fordere ich Felix auf, seinen Kopf nach rechts zu rotieren und gleichzeitig die obere Extremität der gleichen Seite mit extendiertem Ellenbogen auf 90° zu abduzieren. Dabei gebe ich einen sanften Widerstand gegen die Rotation an Felixs Kopf und halte die Position für ca. 5 Sekunden. Die kontralaterale Seite ist dabei in beiden Extremitäten komplett flektiert.

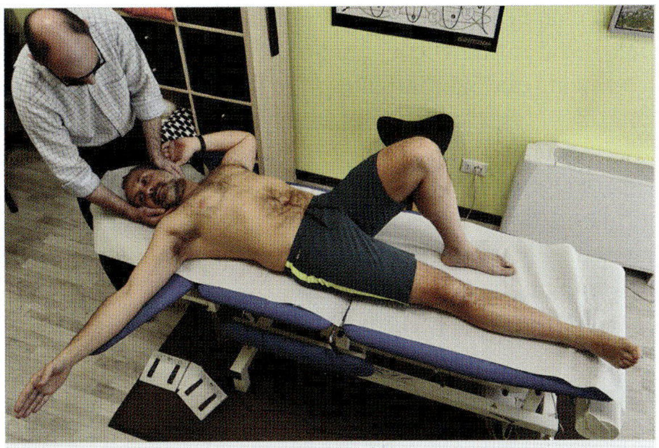

Abb. 21.6 Inhibition des ATNR: RL. **Durchführung:** Der Therapeut platziert sich neben dem Kopf des Patienten und fordert ihn auf, den Kopf nach rechts zu rotieren und gleichzeitig die obere Extremität der gleichen Seite mit extendiertem Ellenbogen auf 90° zu abduzieren. Dabei gibt der Therapeut am Kopf des Patienten einen sanften Widerstand gegen die Rotation. Die kontralaterale Seite ist dabei in beiden Extremitäten komplett flektiert. Der Therapeut hält die Position am Ende des Bewegungsradius bei gleichbleibendem Widerstand ca. 5 sek. lang. Dann soll der Patient seinen Kopf und seine HWS in eine neutrale Wirbelsäulenposition zurückbringen. Die Bewegungssequenz wird 5-mal wiederholt. **Ziel:** Normalisierung des Muskeltonus der beckenumspannenden Muskulatur sowie Korrektur der Beckenasymmetrie. (Bildquelle: F. Cantarelli)

Inhibition des spinalen Galant-Reflexes

Hierbei befinde ich mich hinter Felix, der auf seiner linken Seite liegt. Nun fordere ich ihn auf, seine rechte Schulter und Hüfte dicht zueinander zu führen – d. h. eine LF nach rechts zu machen. Dabei gleitet die Skapula kaudal in Richtung Becken und das Becken gleichzeitig in Richtung Schulter. Ich gebe mit meinen Händen einen sanften Widerstand gegen die Bewegungen von Schulter und Becken. Felix hält die Position am Bewegungsende bei gleichbleibendem Widerstand ca. 5 Sekunden lang und entspannt anschließend. Diese Bewegungssequenz wiederhole ich 5-mal mit ihm.

Vermittlung einer korrekten neutralen Sitzhaltung

Ich bitte Felix, eine spontane Sitzhaltung einzunehmen und die Position seiner LWS sowie die Gewichtsverteilung auf seine Sitzbeinhöcker zu beschreiben. Dabei stellt er fest, dass seine LWS flektiert und das Becken links und rechts ungleich belastet ist. Er nimmt mehr Gewicht auf seiner linken Seite wahr, und dass sein Becken schräg und der rechte Beckenkamm höher steht. Zudem neigt er seinen rechten Oberkörper leicht nach lateral. Nun fordere ich ihn auf, die Schrägstellung des Beckens und die LF des Oberkörpers zu korrigieren, bis er eine gleichmäßige Gewichtsbelastung auf beiden Seiten des Beckens spürt. Felix soll die korrigierte neutrale LWS-Position in der sagittalen Ebene halten, d. h. aktiv eine mittlere Position zwischen einer maximalen anterioren und posterioren Beckenkippung einnehmen.

Weiterhin zeige ich ihm 2 neue Übungen:

Rotation des Oberkörpers im Sitzen

Hierbei soll Felix seinen Oberkörper aus einer neutralen Sitzposition heraus und mit vor der Brust verschränkten Armen soweit wie möglich im Wechsel nach links und nach rechts drehen. Die Füße haben dabei die ganze Zeit Kontakt zum Boden. Ich weise ihn darauf hin, das Becken dabei in seiner Position stabil zu halten. Er soll diese Rotationsübung stetig und langsam 2 Minuten lang im symptomfreien Bereich ausführen. Durch die Bewegungen des Rumpfes soll die Beckenstabilisierung durch die globalen Stabilisationsmuskeln in funktioneller Position angeregt werden.

Aktivierung des M. glutaeus maximus

Die Aktivierung der Glutealmuskulatur (▶ Abb. 21.7) erachte ich als notwendig, da der Befund zeigt, dass eine bilaterale, posteriore Kompression des Beckens die Symptome beim ASLR auf der linken Seite am meisten lindert und es sich beim M. glutaeus maximus um einen primären Beckenstabilisator handelt.

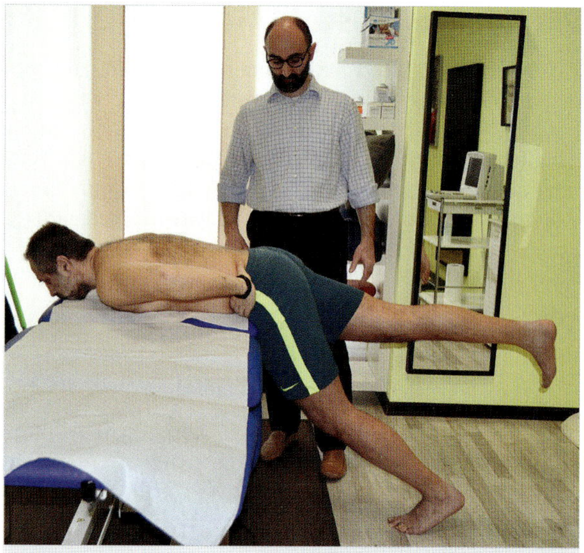

Abb. 21.7 Aktive Kontraktion des M. glutaeus maximus im gesamten Bewegungsradius. ASTE: BL, mit dem Bauch quer auf einer Bank oder einem Tisch, sodass aber beide Füße Kontakt zum Boden haben. Dabei soll der Patient die LWS aktiv in einer neutralen Position halten, ohne sich dabei mit den Füßen am Boden abzustützen. **Durchführung:** Der Therapeut fordert den Patienten auf, mit durchgestrecktem Knie seine rechte Hüfte so weit zu strecken, wie es ihm bei neutraler Position der LWS und des Beckens möglich ist. Sobald er eine Kippung des Beckens nach anterior spürt, soll er in der Bewegung stoppen. Diese maximal erreichte Hüftextension bei neutraler LWS- und Beckenposition soll der Patient einige Sekunden lang halten und dann aktiv kontrolliert in die Ausgangsposition zurückkehren. Hierbei sollen keine Schmerzen auftreten. Diese Übung wiederholt der Patient 10-mal hintereinander und erhöht die Haltedauer im Laufe der Woche auf 10sek. **Ziel:** Stabilisation des Beckens durch Kräftigung des M. glutaeus maximus. (Bildquelle: F. Cantarelli)

Hausaufgaben

Ich bitte Felix, die zuvor erlernte Übungen zur Hemmung des ATNR (▶ Abb. 21.6) und des Galant-Reflexes selbstständig daheim zu üben. Da das Applizieren eines Widerstands hierbei nicht möglich ist, weise ich ihn darauf hin, dass er die jeweilige Position einfach – ohne Widerstand – 5 Sekunden lang halten und die Sequenz 5- bis 6-mal wiederholen soll.

Wiederbefund

Zum Abschluss der heutigen Sitzung führe ich eine kurze Re-Evaluation der zentralen Ergebnisse der subjektiven und körperlichen Untersuchung durch:

- *aktive Flexion des Oberkörpers im Stand (Rumpfbeuge):* größeres Bewegungsausmaß im Vergleich zur Eingangsuntersuchung, jedoch noch immer mit vermehrter Flexion der LWS als der Hüften. Hierbei tritt der lumbale Schmerz weniger ausgeprägt (- -) auf, der im Bereich des ventralen Oberschenkels ist nicht mehr präsent.
- *Schmerz:* Der Schmerz in der rechten Oberschenkelrückseite tritt ebenfalls weniger stark auf und manifestiert sich nur noch beim Gehen. Jedoch ist Felixs Schrittlänge beim Vorwärtsschritt rechts größer als zuvor.
- *SLR:* Rechts positiv bei 60°; der Schmerz am dorsalen Oberschenkel tritt auf, ist jedoch weniger stark (-).
- *Palpation der Sitzbeinhöcker in BL:* beide Seiten nahezu gleich
- *ATNR:* sehr leicht positiv auf der rechten Seite
- *spinaler Galant-Reflex:* negativ

Abschließend bespreche ich mit ihm die Behandlungsziele und betone, dass es elementar ist, die Eigenübungen konsequent durchzuführen, da diese aufgrund des durch Reflexe bedingten asymmetrischen Hypertonus einen zentralen Teil der Behandlung darstellen.

Ich gebe Felix weiterhin 4 Fragebögen mit, die er mir ausgefüllt bis zum nächsten Termin mitbringen soll:

- den Medical Screening-Fragebogen (Screening des allgemeinen Gesundheitszustandes),
- den NRISQ 1 (Screening der Verhaltensfaktoren),
- den NRISQ 2 (Screening der zentralen Sensibilisierung) und
- den MCAQ (Screening der ZNS-Koordination).

Clinical Reasoning

Die Resultate der Re-Evaluation bestätigen meine erste Hypothese, dass Felixs Beschwerden mechanisch bedingt und im SIG/Becken begründet sind.

Nach der Behandlung war der ventrale Oberschenkelschmerz verschwunden und die Schmerzen in Bereich der LWS und Oberschenkelrückseite waren verringert. Bei der Rumpfbeuge im Stand klagte Felix nur noch über sehr geringe Beschwerden (- -). Der Schmerz in der rechten Oberschenkelrückseite trat ebenfalls weniger stark auf und manifestierte sich nur noch beim Gehen. Jedoch war Felixs Schrittlänge beim Vorwärtsschritt rechts größer als zuvor.

Die Auswirkungen der heutigen Behandlung und der Eigenübungen sowie die Ergebnisse der Fragebögen könnten die Hypothese weiter erhärten und die Grundlagen zur Planung der folgenden Behandlungssitzungen liefern.

21.4.2 2. Therapiesitzung (1 Woche nach 1. Intervention)

Felix übergibt mir bei unserem zweiten Termin die von ihm beantworteten Fragebögen. Bei ihrer Durchsicht erkenne ich, dass Felixs Antworten meine Hypothese bestätigen. Hinsichtlich der Verhaltensfaktoren liegen keine spezifischen Probleme vor, es bestehen keine besonderen Anzeichen einer zentralen Sensibilisierung als zugrundlegenden Schmerzmechanismus vor und die ZNS-Koordination erscheint gut. Auch der Medical-Screening-Fragebogen liefert keinerlei Hinweise auf erforderliche Vorsichtsmaßnahmen oder die Notwendigkeit einer genaueren medizinischen Abklärung.

Ich möchte nun von Felix wissen, ob sich seine Beschwerden seit dem letzten Mal verändert haben. Er antwortet, dass es ihm besser gehe und sowohl der vordere wie auch hintere Oberschenkelschmerz nicht wiedergekommen sei. Die lumbalen Beschwerden seien auch verändert: Statt dem Schmerz auf der rechten Seite des sakrolumbalen Übergangs würde nun ein stechender Schmerz auftreten, sehr stark lokalisiert auf der rechten Seite des sakralen Sulkus. Diesen spüre er ausschließlich beim Vorwärtsschritt mit rechts im Gehen. Bei der Arbeit könne er nun schmerzfrei sitzen, solange er die Wirbelsäule in neutraler Position hält. Felix berichtet weiterhin, dass er nach den täglichen Eigenübungen eine Zeit lang völlig schmerzfrei sei.

Wiederbefund

Um mir einen Eindruck über Felixs heutigen Status zu verschaffen, überprüfe ich eingangs erneut die zuvor auffälligen Befunde:

Aktive Bewegungen im Stand

- *Flexion:* Der Bewegungsradius ist vergrößert, ein geringer lumbaler Schmerz wird ausgelöst (-).
- *Gang:* geringer Lumbalschmerz (-) beim Vorwärtsschritt und reduzierter dorsaler Oberschenkelschmerz (- -) beim Vorwärtsschritt mit rechts bei Aufforderung, mit besonders langen Schritten zu gehen

Spezifische Tests

- *SLR:* bei 70° positiv auf der rechten Seite, dorsaler Oberschenkelschmerz ist vermindert (-).
- *ASLR:* positiv auf der linken Seite (= Schweregefühl in der linken Extremität und gesteigerte Muskelerschöpfung beim Heben des Beines). Die bilaterale posteriore Kompression des Beckens führt zu einer vollständigen Schmerzabnahme während des ASLRs auf der linken Seite. Der bilaterale Druck auf die SIAS in kranial-posteriorer Richtung mindert die Symptome um 70 %. Eine bilaterale mediale transversale Kompression des anterio-lateralen Abschnitts des Beckenkamms ist effektlos.
- *ATNR:* sehr leichte Präsenz auf der rechten Seite
- *Unterarmstütz in BL:* leichte Gelenkseinschränkung in Höhe L 5–S 1 rechts

In der zweiten Behandlungssitzung habe ich als Ziel, die Beckenstabilisation weiterhin zu verbessern – sowohl im Hinblick auf die Beckenposition wie auch auf einen ausgeglichenen Tonus der Beckenmuskeln. Des Weiteren möchte ich die Aktivität der Beckenmuskeln fazilitieren – insbesondere die der globalen Stabilisatoren.

Technikwahl

Folgende Techniken setze ich bei der Behandlung ein:

- Inhibition des ATNR nach rechts zur Normalisierung des Muskeltonus in der Beckenregion und Korrektur der asymmetrischen Beckenstellung
- Manuelle Mobilisation des Sakrums zur Korrektur der verbleibenden Asymmetrie des Sakrums nach Hemmung des frühkindlichen Reflexes
- Aktive Kontraktion des globalen Anteils der lumbalen Mm. multifidi zur Fazilitation einer besseren Beckenstabilität – insbesondere der sakralen Komponente – und Förderung der LWS-Kontrolle unter Belastung in Flexion

- Aktive propriozeptive Übung für das Becken zur Verbesserung der Propriozeption in der Beckenregion sowie Wahrnehmungsschulung des Patienten für seine Beckenposition
- Vermittlung/Korrektur der folgenden Eigenübungen:
  - aktive ATNR-Übung wie zuvor erlernt
  - Steigerung der aktiven Kontraktion des M. glutaeus maximus im vollen Bewegungsradius
  - Rotation des Oberkörpers im Sitzen zu beiden Seiten
  - aktive Kontraktion des globalen Anteils der rechtsseitigen lumbalen Mm. multifidi im gesamten Bewegungsradius
  - aktive Kontraktion des globalen Anteils der bilateralen lumbalen Mm. multifidi im gesamten Bewegungsradius

Durchführung der Techniken

Inhibition des ATNR nach rechts

Ich führe diese Technik wie bereits bei der ersten Behandlung beschrieben durch.

Manuelle Mobilisation des Kreuzbeins

Nach Inhibition des frühkindlichen Reflexes war das Kreuzbein noch nicht völlig in Ordnung – es war zwar schmerzfrei, aber nicht in symmetrischer Position. Daher lasse ich Felix sich aus BL auf die Unterarme stützen und mobilisiere das rechte SIG. Dabei stehe ich links von der Liege und platziere meine linke Hand auf die rechte Basis des Kreuzbeins. Die linke Hand lege ich ventral an die rechte SIAS. Ich bitte Felix nun, 3-mal tief durchzuatmen. Mit jeder Ausatmung drücke ich mit meiner linken Hand von posterior nach anterior und ziehe mit meiner rechten Hand von anterior nach posterior.

Aktive Kontraktion des globalen Teils der lumbalen Mm. multifidi

Ich leite Felix an, den globalen Teil der Mm. multifidi anzuspannen. Zunächst in Seitenlage lasse ich ihn dies unilateral rechts, dann in Rückenlage (RL) bilateral ausführen.

Unilaterale Kontraktion der Mm. multifidi rechts

Felix liegt auf seiner linken Körperseite – mit dem Oberkörper in neutraler Haltung und auf Hüfthöhe flektierten Beinen. Nun schiebt er den rechten Oberschenkel über den linken, sodass das rechte Becken nach anterior rotiert. Anschließend gebe ich ihm den Auftrag, den rechten Oberschenkel nach posterior über den linken zu schieben – soweit bis die rechte Beckenseite nach hinten rotiert. Dabei soll er darauf achten, den Oberkörper in neutraler Stellung zu halten. Diese Endposition hält er 10 Sekunden lang. Währenddessen palpiere ich die Aktivität der rechten Mm. multifidi linkseitig der Dornfortsätze der unteren LWS. Ich lasse Felix die unilaterale Kontraktion der Mm. multifidi einige Minuten lang ausüben.

Bilaterale Kontraktion der Mm. multifidi

Felix befindet sich hierfür in RL mit angewinkelten Beinen und neutraler Haltung des Oberkörpers. Er soll nun die lumbalen Mm. multifidi bilateral kontrahieren. Er kippt das Becken nach anterior und extendiert dabei nur die lumbalen Segmente der Wirbelsäule. Er soll innehalten, bevor die BWS in Extension mitbewegt. Die Endposition hält er 10 Sekunden lang. Insgesamt trainiert Felix die bilaterale Kontraktion der Mm. multifidi einige Minuten lang. Mit dieser Übung möchte ich eine bessere Beckenstabilität fazilitieren – insbesondere die sakrale Komponente – und die Kontrolle der Belastung der LWS in Flexion fördern.

Aktive propriozeptive Übung für das Becken

Abschließend erarbeite ich mit Felix eine aktive propriozeptive Übung für das Becken (▸ Abb. 21.8).

Hausaufgaben

Wiederholung der Übungen für Zuhause:

Felix soll die aktive ATNR-Übung (▸ Abb. 21.6), die Rotation des Oberkörpers im Sitzen und die aktive Kontraktion der Mm. multifidi im gesamten Bewegungsradius genauso weiterüben, wie er es zuvor erlernt hat.

Die folgenden 2 Übungen soll Felix jedoch steigern:

Weiterentwicklung der aktiven Kontraktion des M. glutaeus maximus im gesamten Bewegungsradius

Ich bitte Felix die gleiche Übung wie in der vorangegangenen Woche in BL-Überhang auszuführen. Jedoch soll er nun die Extension der rechten Hüfte mit einem 90° flektiertem Kniegelenk ausführen. Ich bitte ihn, die Endposition 10 Sekunden lang zu halten und die Übung 10-mal zu wiederholen.

Aktive Kontraktion des globalen Teils der bilateralen lumbalen Mm. multifidi im gesamten Bewegungsradius

Felix sitzt mit nicht abgestütztem Oberkörper in neutraler Position und hat die Füße auf dem Boden platziert. Die Knie befinden sich dabei tiefer als die Hüften, d. h. die Hüftgelenke sind weniger als 90° flektiert. In dieser Position führt Felix nun die gleiche Bewegung aus, die er in der ersten Sitzung in RL erlernt hat – eine anteriore Kippung des Beckens bei lumbaler Extension. Er hält die Endstellung 10 Sekunden lang und wiederholt die Übung 10-mal.

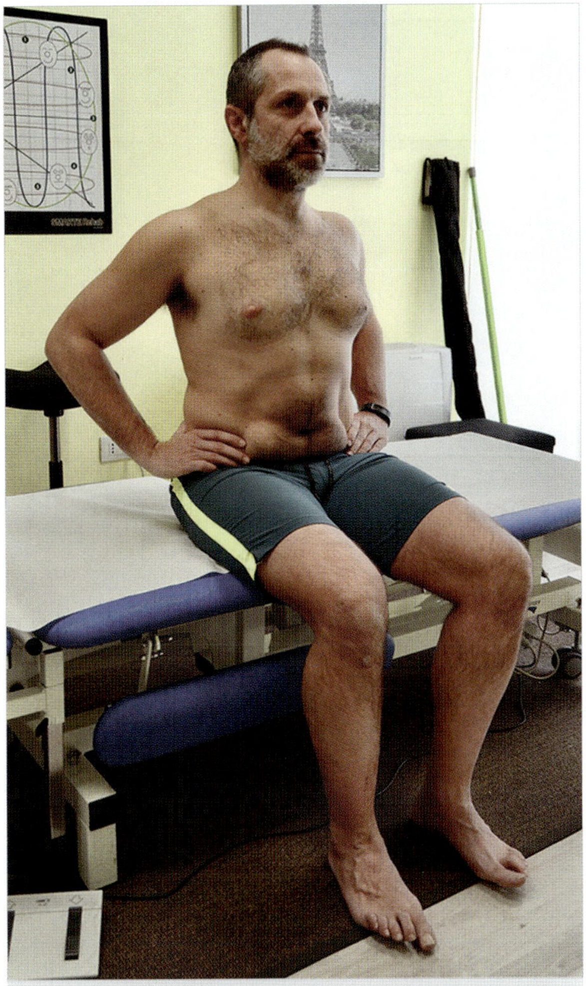

Abb. 21.8 Aktive propriozeptive Übung des Beckens. ASTE: Sitz, mit dem Oberkörper in neutraler Haltung. Oberschenkel und Knie sollen einander nicht berühren. **Durchführung:** Der Patient wird aufgefordert, einen Oberschenkel sanft nach anterior und dabei gleichzeitig den anderen nach posterior zu bewegen und vice versa. Dabei ist es wichtig, die neutrale Haltung der Wirbelsäule in sagittaler Ebene beizubehalten. Der Patient wird gebeten, dabei die Torsion des Beckens einzuschätzen, die bei der Repositionierung der Oberschenkel stattfindet, und in dem Moment innezuhalten, wenn sich die Knie nebeneinander befinden. An diesem Punkt fordert der Therapeut den Patienten auf, die Augen zu schließen und sich für einige Augenblicke auf die Stellung seines Beckens zu konzentrieren. Mit weiterhin geschlossenen Augen soll er nun aktiv seine Oberschenkel anterior und posterior repositionieren, bis er in die Ausgangsposition zurückgekehrt ist. Am Ende der Bewegung wird er gebeten, seine Augen zu öffnen und zu überprüfen, ob sich die Knie in der Endposition nebeneinander befinden. Ggf. soll er seine Haltung korrigieren. Dies übt der Patient einige Minuten lang. **Ziel:** Verbesserung der Propriozeption in der Beckenregion zur Wahrnehmungsschulung. (Bildquelle: F. Cantarelli)

Clinical Reasoning

Die Informationen aus den Fragebögen, das Veränderung der Symptome im Verlauf der Woche und Felixs Vorstellung zu Beginn des zweiten Termins bestätigen erneut die ursprüngliche Hypothese. Die Symptome sind hauptsächlich mechanischer Natur und das SIG bzw. das Becken stellen den primären Auslöser der Schmerzen dar – bei einem zugrundeliegenden, nozizeptiven Schmerzmechanismus. Felix ist in der Lage, die erlernten Eigenübungen korrekt auszuführen und hat eine positive Einstellung gegenüber der vorgeschlagenen Therapie.

Die Tatsache, dass die Übungen Zuhause korrekt ausgeführt wurden und die Ergebnisse des MCAQ bestätigen den Eindruck der ersten Behandlung: Felix ist gut im motorischen Lernen. Diese Information ist von grundlegender Bedeutung für Physiotherapeuten, wenn das Problem des Patienten/der Patientin nahelegt, dass Übungen zur motorischen Kontrolle die richtige Behandlungsstrategie sein könnten. Einer der Vorzüge dieser Behandlungsweise ist, dass man meist schon von Anfang an recht gut beurteilen kann, ob spezifische Übungen zur motorischen Kontrolle effektiv sein werden oder nicht. Wenn ein Patient/eine Patientin aus sensomotorischer Perspektive nicht in der Lage ist, korrekt zu lernen, dann können spezifische Übungen zur motorischen Kontrolle nicht effektiv sein und der Physiotherapeut/die Physiotherapeutin muss andere Behandlungsoptionen in Betracht ziehen – oder zumindest andere Wege finden, um die motorische Kontrolle besser zu fördern.

21.4.3 3. Therapiesitzung (1 Woche nach 2. Intervention)

Felixs Symptome haben sich weiter verbessert. Er kann nun spazieren gehen und er hat versucht, im Pool zu schwimmen. Nur gelegentlich verspürt er noch stechende Schmerzen (⁻ ⁻) im Lumbalbereich während Belastung in Flexion und eine leichte Spannung an der Dorsalseite des rechten Oberschenkels (⁻ ⁻), wenn er mit rechts einen Schritt nach vorne macht. Er teilt mir mit, dass er, wenn er Beschwerden habe, nach den täglichen Eigenübungen schmerzfrei sei.

Wiederbefund

Bei der physikalischen Untersuchung stelle ich fest, dass das Becken symmetrisch ist. Der ATNR nach rechts ist nicht mehr auslösbar und der OLS ist rechts noch immer leicht positiv (bei Rotation der Hüfte).

Ich teste die Muskelfunktion der lumbalen Mm. multifidi, des M. glutaeus maximus und der Mm. obliqui abdominis.

Muskelfunktionstests

Mm. multifidi – globaler Teil

Ich starte mit dem Test für die Mm. multifidi. Felix liegt mit angewinkelten Beinen auf dem Rücken. Unter Beibehaltung einer neutralen Oberkörperhaltung kippt er das Becken nach anterior, bis er die maximale lumbale Extension erreicht hat – ohne Beteiligung einer BWS-Extension. Diese Position soll er solange halten, wie sich dabei keine Anzeichen einer Muskelerschöpfung oder Überaktivität der langen Rückenstrecker (M. longissimus, M. iliocostalis und M. latissimus dorsi) einstellen. Er kann die Position 10 Sekunden lang halten. Die Rückkehr in die Ausgangsposition ist ruhig und kontrolliert. Da Felix sämtliche Phasen der Muskelkontraktion (konzentrisch, isometrisch in verkürzter Position und exzentrisch) ohne Muskelerschöpfung und bei korrekter Bewegungsqualität ausführen kann, beurteile ich die Aktivität der Mm. multifidi als gut.

M. glutaeus maximus: Muskelfunktion im gesamten Bewegungsradius

Als Nächstes teste ich die Aktivität des M. glutaeus maximus – diese zunächst im gesamten Bewegungsradius der Hüftgelenksextension. Ich bitte Felix, folgende Ausgangsposition einzunehmen: BL-Überhang, den Oberkörper in Neutralstellung und die Füße im Bodenkontakt. Nun lasse ich ihn ein Bein mit 90° angewinkeltem Kniegelenk nach hinten anheben – d.h. er macht unilateral eine Hüftextension –, ohne dabei jedoch die Neutralposition der LWS zu verlieren. Ich beurteile, ob die maximale Hüftgelenksextension erreicht wird, ob und wie die Endposition 10 Sekunden lang gehalten werden kann sowie die Qualität des Rückwegs in die Ausgangsposition.

Links erreicht Felix das volle Bewegungsausmaß der Hüftgelenksextension und kann die Position 10 Sekunden lang halten. Die Rückkehr in die Ausgangsstellung erfolgt mit einer ruhigen, kontrollierten Bewegung. Rechts stoppt Felix zwar kurz vor der maximalen Hüftgelenksextension, kann aber diese Position ebenfalls 10 Sekunden lang halten. Auch hier führt er das Bein ruhig und kontrolliert in die initiale Stellung zurück.

Auf beiden Seiten kann ich weder Anzeichen einer Muskelerschöpfung noch Überaktivität der Hüftgelenksextensoren erkennen (superfizieller Teil des M. glutaeus maximus und der ischiokruralen Muskulatur). Felix kann die Bewegungen korrekt ausführen. Somit bewerte ich die Aktivität des M. glutaeus maximus als gut – auch wenn das Bewegungsausmaß der rechten Seite noch etwas verbessert werden kann.

Muskelfeintuning

Als Nächstes teste ich den M. glutaeus maximus in BL, um zu prüfen, ob der Muskel bei einer funktionellen Bewegung innerhalb des Bewegungsmusters automatisch angesteuert wird oder nicht (▶ Abb. 21.9).

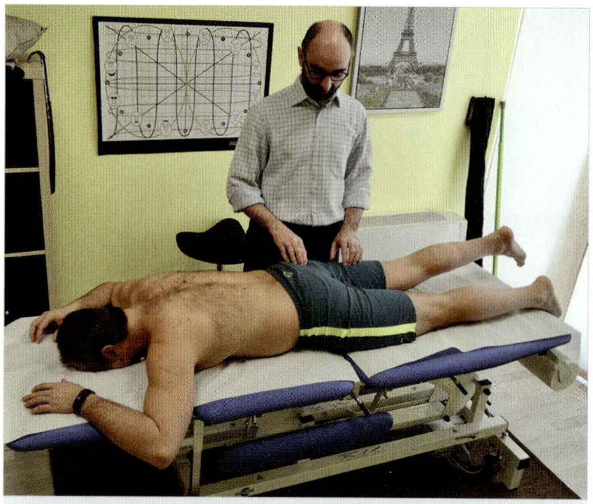

Abb. 21.9 Muskelfeintuning. ASTE: BL **Durchführung:** Der Patient wird gebeten, ein Bein bei anhaltend extendiertem Knie ein wenig von der Liege zu heben. Der Therapeut platziert dabei eine Hand auf dem Bauch des M. glutaeus maximus und die andere auf der ischiokruralen Muskulatur. Der Patient führt die Bewegung zunächst mit der linken Seite, dann mit der rechten aus. Beurteilt wird, ob die gluteale und ischiokrurale Muskulatur gleichzeitig, verzögert oder unterschiedlich stark angespannt wird. **Ziel:** Überprüfung der möglichst selektiven Ansteuerungsfähigkeit des M. glutaeus maximus. (Bildquelle: F. Cantarelli)

Felix spannt links von Beginn an den M. glutaeus maximus und die ischiokrurale Muskulatur gleichzeitig an. Auch ist die Kontraktion während der gesamten Beinhebung fest und konsistent. Rechts spüre ich hingegen nur eine sehr leichte Aktivität des Gesäßmuskels, die zudem während der Bewegung nicht konsistent ist. Aus diesem Grunde beurteile ich den Test für den rechten M. glutaeus maximus als nicht bestanden.

▶ **Mm. obliqui abdominis.** Zuletzt überprüfe ich die Aktivität der Mm. obliqui abdominis in RL mit angestellten Beinen und neutral eingestellter Wirbelsäule. Dabei hebt Felix einen Fuß von der Bank und beugt die Hüfte bis 90°. Dabei achtet er darauf, das Becken stabil zu halten, während er das andere Bein nun ebenfalls bis 90° Hüftbeugung anhebt und wieder zurück in die Ausgangsposition geht. Ich beobachte hierbei Ausweichbewegungen des Beckens, übermäßige Aktivität des M. rectus abdominis, mögliche Anzeichen einer Muskelschwäche der schrägen Bauchmuskeln wie Muskelzittern sowie Anzeichen einer reduzierten Rekrutierung der schrägen Bauchmuskeln.

Die Aktivität der Mm. obliqui abdominis ist während der Bewegung ziemlich gut: Felix kann seinen Oberkörper und sein Becken ruhig halten, sein Bauch wird flach und der M. rectus abdominis wölbt sich nicht hervor. Lediglich zwei kleine Aspekte, die während des Tests auftreten, schmälern das gute Ergebnis geringfügig: Das Heben des linken Beins strengt Felix etwas mehr an als auf der rechten Seite und nach einigen Wiederholungen wird ein leichtes Zittern der Mm. obliqui sichtbar. Dieses Problem tritt erst auf, als ich ihn bitte, die gleiche Sequenz mit einem längeren Beinhebel zu wiederholen. An diesem Punkt kann er das Becken nicht mehr gut fixieren – es zeigt sich eine leichte Anteversion – und eine Überaktivität des M. rectus abdominis ist zu erkennen. Aus diesem Grund bewerte ich die Aktivität der Mm. obliqui abdominis nur für die Basisausführung – also mit kurzem Hebel – als gut.

Zielsetzung und Technikwahl

Aufgrund der Ergebnisse der Muskeltestung setze ich mir folgende Ziele für die heutige Sitzung:
- weitere Verbesserung der Beckenstabilität
- Steigerung der Aktivität der beckenumliegenden Muskulatur
- Schmerzlinderung
- Erhöhung des funktionellen Niveaus bei Felixs Aktivitäten

Zur Erreichung dieser Ziele setze ich folgende Behandlungstechniken ein:
- Weiterentwicklung der aktiven Kontraktion des globalen Teils der lumbalen Mm. multifidi zur Steigerung des Aktivitätsniveaus des globalen Teils der lumbalen Mm. multifidi im Vergleich zur vorhergehenden Behandlung. Die Muskelarbeit soll dabei erneut ohne Muskelerschöpfung erfolgen. Somit handelt es sich um eine Art belastungsarmer Kontraktion.
- Aktive Kontraktion des rechtsseitigen M. glutaeus maximus während einer funktionellen Bewegung zur Fazilitation des Muskelfeintunings und der automatischen Ansteuerung
- Aktive Propriozeptionsübung für das Becken
- Leichte Kniebeugen (SKB) mit Integration der M. glutaeus maximus-Aktivität zur Förderung der Integration der M. glutaeus maximus-Aktivität in die Funktion
- Vermittlung der folgenden Eigenübungen:
  - Weiterentwicklung der aktiven Kontraktion des globalen Teils der lumbalen Mm. multifidi
  - Rotation des Oberkörpers im Sitzen von links nach rechts und umgekehrt
  - Feintunung des M. glutaeus maximus
  - aktive Neupositionierung des Beckens

Durchführung der Techniken

Weiterentwicklung der aktiven Kontraktion des globalen Teils der lumbalen Mm. multifidi

Für diese Übung sitzt Felix mit aufrechtem Oberkörper in Neutralposition, die Füße haben Bodenkontakt. Nun fordere ich ihn auf, das Becken nach anterior zu kippen und dabei die LWS zu extendieren. Anschließend streckt er ein Bein soweit aus, wie er noch in der Lage ist, die maximale lumbale Extension aufrechtzuerhalten. Da Felix bei der unilateralen Knieextension dazu tendiert, die Beckenstellung aufzugeben und in eine leichte Rotation zu gehen, bitte ich ihn, seine Hände auf beide Beckenkämme zu legen. So erhält er ein externes sensorisches Feedback zur Stellung seines Beckens. Mithilfe dieser sensomotorischen Fazilitation ist Felix nun in der Lage, die geforderte Bewegung korrekt, ohne Muskelerschöpfung oder Beschwerden auszuführen. Ich bitte ihn daher zusätzlich, die Beckenstellung bei einseitig gestrecktem Knie 10 Sekunden lang zu halten. Die Übung wiederholt er 10-mal.

Aktive Kontraktion des rechten M. glutaeus maximus während einer funktionellen Bewegung

Als funktionelle Bewegung wähle ich das Beinanheben aus BL, die Hüftgelenk sind durch Beugestellung der Behandlungsbank um einige Grad flektiert. Felix platziert seine Hände rechts und links auf beiden Gesäßhälften, um die Aktivität des M. glutaeus maximus zu spüren, während er ein Bein leicht anhebt. Diese Anspannung soll er mit einer im Seitenvergleich gleichen Intensität durchführen – allerdings mit weder zu hoher noch zu geringer Kontraktion.

Felix spürt sofort, dass sein rechter Gesäßmuskel während der Bewegung kaum kontrahiert, während der linke gut arbeitet. Dies überrascht ihn ziemlich. Ich bitte ihn nun, die Hände auf den Gesäßmuskeln zu belassen und abwechselnd den M. glutaeus maximus auf beiden Seiten sanft und leicht zu kontrahieren. Zu Beginn fällt ihm dies nicht leicht: Er kann den Muskel entweder nur ziemlich stark oder gar nicht anspannen. Also bitte ich ihn, den großen Gesäßmuskel zunächst maximal zu kontrahieren, diese Position für einige Sekunden zu halten und dann die Muskelaktivität um 50 % zu reduzieren. Anschließend fordere ich ihn auf, beide Gesäßmuskel submaximal zu kontrahieren und nach einigen Sekunden die Muskelaktivität um weitere 50 % zu reduzieren.

Nach einigen Wiederholungen, bei denen die Muskelaktivität jedes Mal weiter reduziert wird, ist es Felix möglich, den M. glutaeus maximus sanft und leicht zu kontrahieren, was ich eingangs von ihm verlangt hatte. An diesem Punkt bitte ich ihn, den rechten M. glutaeus maximus nur leicht zu aktivieren – seine Hände bleiben dabei weiterhin auf den Gesäßmuskeln. Auch dies wiederholt er einige Male. Zum Schluss fordere ich ihn auf, den rechten großen Gesäßmuskel zunächst nur sehr sanft zu kontrahieren und dann das gleichseitige Bein ganz leicht von der Liege zu heben (und dabei eine konsistente Muskelkontraktion zu ertasten). Diese Übung wiederholt er einige Minuten lang.

Aktive Propriozeptionsübung für das Becken

Hier lasse ich Felix die gleiche Übung ausführen, wie bereits bei der letzten Behandlung. Den Schwierigkeitsgrad des Trainings erhöhe ich jedoch, indem ich eine Sitzhilfe unter seinem Becken platziere. Um das Becken auf der instabilen Oberfläche des Kissens neu zu positionieren, muss er die Vor- und Rückbewegungen der Oberschenkel vorsichtiger und präziser ausführen. Ich lasse Felix die Übung solange wiederholen, bis er die korrekte Beckenstellung sicher einnehmen kann.

Kleine Kniebeuge (SKB) mit integrierter Aktivität des M. glutaeus maximus

Zunächst bitte ich Felix, im Stand eine korrekte SKB mit abgestütztem Oberkörper auszuführen. Dabei lehnt er seinen Rücken an eine Wand oder Tür und platziert seine Füße hüftbreit. Nun rutscht er mit dem Rücken an der Tür entlang hinunter. Dabei beugt er die Beine und abduziert die Oberschenkel. Während er die Bewegung durchführt, soll er mit seinen auf die Gesäßmuskulatur platzierten Händen eine nur sanfte Anspannung spüren und darauf achten, die Aktivität des Muskels beim Bewegen nicht zu verlieren. Felix soll diese Übung einige Male wiederholen, was ihm ziemlich schwerfällt.

Hausaufgaben

Neben den 2 bekannten Übungen „aktive Neupositionierung des Beckens sowie Rotation des Oberkörpers im Sitzen von links nach rechts und umgekehrt“ bitte ich Felix die 2 neuen, heute erlernten ebenfalls daheim durchzuführen.

- Weiterentwicklung der aktiven Kontraktion des globalen Teils der lumbalen Mm. multifidi: Diese Übung soll Felix 10-mal wiederholen.
- Feintuning des M. glutaeus maximus: Hierbei soll Felix die rechte Seite mit 10 Wiederholungen und einer Haltedauer von jeweils 10 Sekunden trainieren.

Clinical Reasoning

Meinen Entschluss, den M. glutaeus maximus und die Mm. obliqui abdominis zu testen, habe ich aufgrund ihrer Funktion als Beckenstabilisatoren gefasst. Darüber hinaus spielt auch der globale Anteil der Mm. multifidi eine Rolle bei der Beckenstabilität, insbesondere im Hinblick auf das Kreuzbein. Ein weiterer Grund, das Training der Mm. multifidi auszubauen, war die Tatsache, dass die MRT-Bildgebung bei dieser Muskelgruppe eine Fettinfiltration in den unteren Segmenten der LWS ergeben hatte.

Auch wenn der M. glutaeus maximus der rechten Seite in der körperlichen Untersuchung in BL-Überhang eine ausreichend gute Kraft zeigte, war das Ergebnis beim Test in BL jedoch unzureichend. Die Aktivität ging hierbei primär von der ischiokruralen Muskulatur aus. Dies ist ein Hinweis darauf, dass nicht nur eine gute Muskelkraft des M. glutaeus maximus wiederhergestellt, sondern die Integration in eine Bewegung auch mit guter motorischer Kontrolle erfolgen muss.

Damit ein Hausaufgabenprogramm effektiv sein kann, ist es notwendig, nur eine begrenzte Anzahl von Übungen für den Patienten auszuwählen. Um echtes motorisches Lernen zu fördern, ist eine äußerst präzise, qualitativ hochwertige Ausführung der Übungen notwendig. In dem Moment, in dem die Aktivität der Mm. obliqui abdominis zufriedenstellend war, habe ich das spezifische Training dieser Muskelgruppe für die nachfolgenden Wochen zurückgestellt, um das Training des M. glutaeus maximus und der Mm. multifidi zu priorisieren.

21.4.4 4. Therapiesitzung (1 Woche nach 3. Intervention)

Wiederbefund und Behandlung

Felixs Symptome sind im Vergleich zur Vorwoche weiter zurückgegangen und er ist in der Lage, sie bei Auftreten positiv zu beeinflussen. Damit ist er zufrieden. Der wesentliche Unterschied des heutigen Wiederbefunds gegenüber denen der ersten 3 Wochen besteht darin, dass der Einbeinstand rechts hinsichtlich der Translation des Femurkopfes positiv ist. Daher leite ich heute Felix an, wie er seinen rechten M. psoas major (posterioren Anteil) korrekt aktivieren kann. Diese Übung soll er gemeinsam mit einer weiterentwickelten Übung für das Feintuning des M. glutaeus maximus in sein Trainingsprogramm aufnehmen.

21.4.5 5. und 6. Therapiesitzung (2 und 5 Wochen nach 4. Intervention)

Behandlung

In diesem Zeitraum setze ich die Übungen durch funktionellere Positionen und Bewegungen fort. So führe ich die Übung im rechten Einbeinstand zur Integration des M. psoas major und die SKB zur Integration des rechten M. glutaeus maximus durch. Außerdem trainiere ich mit Felix in diesen Wochen auch die Mm. obliqui abdominis.

21.4.6 7. Intervention (1 Monat nach 6. Intervention)

Felix ist völlig beschwerdefrei – sowohl bei seinen normalen Alltagsaktivitäten als auch im Sport, den er zwischenzeitlich wieder ausführt. Er kann wieder Radfahren, Schwimmen und Laufen, insbesondere auf weichem Untergrund. Felix ist mit diesem Ergebnis äußerst zufrieden.

Wiederbefund

Zum Abschluss der Behandlungsserie wiederhole ich die gleichen Tests, die ich bereits zu Beginn der Therapie gemacht habe:

- Die Beinachse und Beckenausrichtung im Stand sind aufgrund der Beckenasymmetrie, die aus einem echten Beinlängenunterschied resultiert, sowie aufgrund der Valgusfehlstellung im rechten Kniegelenk nicht perfekt.
- Alle aktiven und passiven Bewegungen sind schmerzfrei und auch bei Palpation treten keine Beschwerden auf.
- Was die spezifischen Tests anbelangt, so kann ich keine Spuren mehr von frühkindlichen Reflexen feststellen und der SLR, ASLR, OLS und die Palpation der Sitzbeinhöcker in BL sind alle negativ.

Im Hinblick auf die Muskelaktivität zeigt sich, dass der rechte M. glutaeus maximus, die Mm. obliqui abdominis und der globale Anteil der Mm. multifidi allesamt korrekt rekrutiert werden. Bei spontanem Anheben des rechten Beines in BL ist der gleichseitige M. glutaeus maximus korrekt in die Bewegungsabfolge integriert. Der Muskelbauch des rechten M. glutaeus maximus ist weiterhin geringer als der des linken.

Am Ende der Sitzung bitte ich Felix, die Eigenübungen für weitere 2 Wochen fortzusetzen, sie dann Schritt für Schritt zu reduzieren, um sie dann in einigen Wochen schließlich komplett einzustellen. Bevor ich mich von ihm vorerst verabschiede, vereinbare ich mit ihm einen Termin für eine Kontrolluntersuchung in 6 Monaten.

21.4.7 Follow-up (6 Monate nach 7. Intervention)

Felix berichtet mir, dass er während der vergangenen Monate seit unserem letzten Termin keinerlei Symptome verspürt habe. Er habe lediglich in den vergangenen 2–3 Wochen nach seinem Lauftraining ein leichtes Unbehagen verspürt.

Im Rahmen des Follow-ups untersuche ich Felix erneut vollständig. Dabei stelle ich nur wenige positive Resultate fest: der ATNR auf der rechten Seite ist leicht positiv, der OLS rechts ist nicht perfekt und die Aktivität des M. glutaeus maximus bei spontaner Beinhebung in BL hat minimal nachgelassen. Diese Befunde betrachte ich als potenzielle Risikofaktoren, auch wenn es zum jetzigen Zeitpunkt keine spezifischen Symptome gibt.

Hausaufgaben

Aufgrund der Ergebnisse des Wiederbefunds fordere ich Felix auf, 3 der bereits bekannten Übungen wieder aufzugreifen und daheim zu üben:

- Inhibition des ATNR auf der rechten Seite
- Integration des M. psoas major in die OLS-Bewegung
- Integration des M. glutaeus maximus bei der Beinhebung in BL

Ich bitte Felix, diese Übungen 2 Wochen lang täglich auszuführen, um ein erneutes Aufflammen der Beschwerden zu vermeiden. Anschließend soll er sie dann nur noch zum Aufwärmen einsetzen, bevor er zum Laufen geht. Ich betone nochmals meine Empfehlung, auf weichem Untergrund zu laufen.

> **Clinical Reasoning**
>
> Die vergangenen 6 symptomfreien Monate sowie die Wiederherstellung der Funktionen bei der täglichen Arbeit und beim Sport bestätigen die Effektivität der eingesetzten Behandlungsstrategie.
>
> Die Kontrolluntersuchung erwies sich als sehr bedeutsam, da sie es ermöglichte, Risikofaktoren für die Zukunft zu identifizieren, bevor es zu erneuten Funktionseinschränkungen und einem möglichen Wiederauftreten der Symptome kam.
>
> Angesichts der strukturellen Veränderungen des rechten Kniegelenks und der Tibia infolge des Autounfalls vor mehreren Jahren, schien es naheliegend, Felix zu empfehlen, einige der erlernten Übungen fortzuführen – zumindest in der Aufwärmphase vor sportlichen Aktivitäten (insbesondere vor dem Lauftraining).
>
> Da Felixs Probleme hauptsächlich im Zusammenhang mit einer Belastung des Beckens stehen – v. a. bei Gewichtsverlagerung im Gehen – bleiben Zweifel im Hinblick auf die Sinnhaftigkeit des Lauftrainings, das Felix fortzusetzen plant. Schwimmen und Radfahren erscheinen hier sicherer.

21.5 Fazit

Ziel der Rehabilitation im vorgestellten Fall war nicht nur die kurzfristige Beseitigung von Felixs Symptomen, sondern auch die Wiederherstellung seiner motorischen Funktionen. Letzteres zu priorisieren basierte auf den Hauptergebnissen der Patientenuntersuchung (Anamnese und physische Untersuchung oder körperliche Untersuchung). Das Screening der Verhaltensfaktoren, der

Schmerzmechanismen sowie der ZNS-Koordination des Patienten bestätigten diese Hypothese.

Um eine aktive Beckenkontrolle bei den funktionellen Bewegungen und Aktivitäten des Patienten zu erzielen und zu erhalten, musste die Behandlungsstrategie Aspekte des motorischen Lernens und der motorischen Kontrolle aufgreifen. In der Tat kann die Wiederherstellung einer effektiv kontrollierten Bewegung definiert werden als „das für eine bestimmte Aufgabe richtige Maß an Muskelaktivität bei gleichzeitig minimaler Anstrengung" (Strassl et al. 2016). Um dieses Ziel zu erreichen, wurden spezifische Übungen zur motorischen Kontrolle als zentrales Behandlungsinstrument eingesetzt.

Kommentar des Herausgebers Martin Verra

In diesem innovativen Fallbeispiel wiederkehrender LWS-Schmerzen wurde der Patient mit einer Verordnung über spezifische und allgemeine aktive Übungen an den Physiotherapeuten überwiesen. Er wurde gemäß den internationalen Empfehlungen für Diagnostik und Behandlung von lumbalen Rückenschmerzen auf einige Subgruppen hin gescreent (NICE 2016).

Weiterhin wurde der Patient gebeten, 4 Fragebögen auszufüllen, von denen einer validiert und in einer Fachzeitschrift publiziert wurde (Gibbons 2009).

Die gründliche Anamnese und körperliche Befundung brachten überzeugend zu Tage, dass Be- und Entlastung der LWS und des Beckens die Symptome provozierten oder reduzierten. Eine Directional Preference – also eine bevorzugte Bewegungsrichtung – konnte somit eindeutig identifiziert werden. Dieses mechanische Muster war nicht durch störende Verhaltenseinflüsse oder zentrale Schmerzen verzerrt.

Interessanterweise wurden während der körperlichen Befundung 3 primitive Reflexe den spezifischen Tests hinzugefügt: der ATNR, der spinale Galant-Reflex und der Bauchdeckenreflex. Die weitere Erforschung dieser primitiven Reflexe bei Erwachsenen mit wiederkehrenden LWS-Schmerzen wird zeigen, ob bereits das Auftreten kleiner Anzeichen dieser vollständigen motorischen Antwort eine klinische Bedeutung für die Untersuchung und Behandlung dieser Patienten haben könnte.

Die anschließende Behandlung umfasste anfangs zwar einige manuelle Techniken, jedoch bildeten aktive Übungen, Haltungskorrektur, Eigenübungen und spezifische Übungen zur motorischen Kontrolle den Therapieschwerpunkt. Der Patient absolvierte 7 physiotherapeutische Sitzungen innerhalb von 3 Monaten. Bei einer Follow-up-Sitzung 6 Monate nach der letzten Anwendung war der Patient symptomfrei, nahezu zeichenfrei und war zu seinen früheren beruflichen und sportlichen Aktivitäten zurückgekehrt.

Obwohl der überweisende Arzt im Hinblick auf die MRT-Bilder ursprünglich meinte, dass die LWS „sehr problematisch" sei und der Patient den Laufsport wohl aufgeben müsste, wurde dieses positive Ergebnis erreicht. Dieses sehr interessante Fallbeispiel ist ein weiteres Beispiel für eine erfolgreiche, moderne Übungstherapie und sollte unseren Berufsstand ermutigen, vielversprechende Behandlungskonzepte zu entwickeln und zu validieren.

21.6 Literatur

Gibbons SGT. The Development, Initial Reliability and Construct Validity of the Motor Control Abilities Questionnaire. Manual Therapy. 2009; 14 (S 1): S 22

Gibbons SGT. Can manual therapists diagnose instability of the sacro-iliac joint? manuelletherapie 2015; 19(05): 211–216. doi: 10.1055/s-0035-1570013

McPhillips M, Hepper PG, Mulhern G. Effects of replicating primary-reflex movements on specific reading difficulties in children: a randomised, double-blind, controlled trial. Lancet 2000; 355 (9203): 537–541

NICE. Low Back Pain and Sciatica in Over 16s: Assessment and Management. In: 2016/12/09 ed. London: National Institute for Health and Care Excellence; 2016. doi: NBK401577

Parfrey K, Gibbons SGT, Drinkwater EJ et al. Head and limb position influence superficial EMG of abdominals during an abdominal hollowing exercise. BMC Musculoskeletal Disorders 2014; 15: 52. doi: 10.1186/1471-2474-15-52

Strassl H, Andreotti D, Cantarelli F et al. Spezifische Übungen zur Verbesserung der Bewegungskontrolle: ihre Rolle und Regeln in der Rehabilitation. Sportphysio 2016; 1: 16–22. doi: 10.1055/s-0041-108162

Teil V

Chronische Erkrankungen

V

Kapitel 22

Chronische unspezifische Nackenschmerzen

22 Chronische unspezifische Nackenschmerzen

Stefan Schiller

Der 28-jährige Johannes S. leidet seit einem Schlag auf den Nacken, den er als Teenager beim Fußballspielen vor etlichen Jahren erhalten hatte, unter starken, persistierenden Nackenschmerzen. Frühere biomedizinische Untersuchungen sowie verschiedenste Therapien verliefen ergebnislos. Resigniert hat er daraufhin die Beschwerden zunächst hingenommen. Nachdem sich die Schmerzen jedoch mit Zunahme der beruflichen Herausforderungen in den letzten Jahren stetig verschlimmert haben, startet er einen neuen Therapieversuch beim Physiotherapeuten.

22.1 Hintergrund zu HWS-Schmerzen

22.1.1 Häufigkeit

Nackenschmerzen sind eine häufige Erscheinung, die zu erheblichen Behinderungen führen kann. Weltweit treten sie zunehmend auf und die Mehrheit aller Personen sind mindestens 1-mal in ihrem Leben davon betroffen (Ståhl et al. 2013). Die globale Punktprävalenz wird mit 4,9 % angegeben. Verglichen mit 290 anderen gesundheitlichen Beschwerden lagen Nackenschmerzen weltweit an vierter Stelle bezüglich der „years lived with disability" (Hoy et al. 2014).

Nackenschmerzen treten häufig schon im Jugendalter auf. In dieser Altersgruppe stellen insbesondere genetische Faktoren das größte Risiko dar, diese Beschwerden zu entwickeln – dies zeigt eine finnische Studie an Zwillingen (Ståhl et al. 2013). Später hat die Berufsausübung – insbesondere bei einer Büro-/PC-Tätigkeit – einen großen Einfluss auf die potenzielle Gefahr, Nackenbeschwerden zu entwickeln. Die Einjahresinzidenz für Bürotätige wird mit bis zu 57 % angegeben (Cote et al. 2008). Jedoch werden viele weitere Umwelt- und persönliche Faktoren mit einem Risiko für Nackenschmerzen assoziiert (Cote et al. 2008) wie

- Alter,
- Geschlecht,
- Bildungs- und Verdienstlevel,
- Vorliegen anderer muskuloskelettaler Beschwerden wie Rücken- und Kopfschmerzen,
- Arbeitszufriedenheit,
- physische Arbeitsumgebung,
- Arbeitshaltung,
- emotionale Probleme und
- Verhaltensfaktoren wie Rauchen und das Bewegungsverhalten.

22.1.2 Spezifische und unspezifische Nackenschmerzen

Die vielfältigen, die Nackenbeschwerden beeinflussenden Faktoren betreffen die gesamte Bandbreite des biopsychosozialen Modells. Sie sind ein deutlicher Hinweis dafür, dass die Ursachen von Nackenschmerzen in den meisten Fällen multifaktorieller Natur sind. Aus diesem Grund hat sich der Begriff „unspezifische" Nackenschmerzen etabliert (Bier et al. 2018).

Im Gegensatz zu den weit verbreiteten unspezifischen Nackenschmerzen kann in seltenen Fällen eine schwerwiegende strukturelle Pathologie für das Auftreten der Symptome verantwortlich sein. In diesem Fall werden die Beschwerden häufig als „spezifischer Nackenschmerz" klassifiziert. Guidelines empfehlen hier spezielle Screening-Tests oder Laboruntersuchungen sowie bildgebende Verfahren, um eine bestehende schwerwiegende Pathologie bestmöglich auszuschließen (Bier et al. 2018).

Sonderform des spezifischen Nackenschmerzes: die zervikale strukturelle Instabilität

Eine spezielle Form spezifischer Nackenschmerzen ist die sogenannte zervikale Instabilität oder auch zervikale strukturelle Instabilität. Dieser Begriff bezeichnet den Befund einer gravierenden strukturellen Anomalie oder Verletzung wie knöcherne Missbildungen, Dens-Frakturen oder Rupturen des Lig. alare oder des Lig. transversum (Hutting et al. 2013). Diese Anomalien treten gehäuft bei Personen mit Erbkrankheiten wie dem Down-Syndrom (Myśliwiec et al. 2015), bei systemischen Erkrankungen wie der rheumatoiden Arthritis (Kim et al. 2015) sowie nach traumatischen Ereignissen (Malhotra et al. 2018) auf. Eine gravierende strukturelle zervikale Instabilität kann eine Kompression von Nerven und Gefäßen verursachen und zu schweren neurologischen Ausfällen bis hin zum Tod führen (Malhotra et al. 2018).

Klinische Instabilität

In früheren physiotherapeutischen Publikationen wurde die oben beschriebene strukturelle Instabilität von der sogenannten klinischen oder funktionellen Instabilität abgegrenzt. Im Gegensatz zur strukturellen Instabilität kann hierbei durch bildgebende Verfahren und andere klinische Tests keine gravierende, strukturelle Instabilität wie Bandläsionen oder Frakturen nachgewiesen werden (Panjabi 1992, Westerhuis 2011).

Der Begriff „klinische Instabilität" wurde weitestgehend durch die Publikationen von Panjabi (Panjabi

1992) geprägt. Er unterteilte das stabilisierende System der Wirbelsäule in 3 zusammenarbeitende Subsysteme (▶ Abb. 22.1):

1. *das passive Subsystem:* Dieses wird primär durch die Form der Wirbelkörper, der Ausrichtung der Facettengelenke, den Bandscheiben und ligamentären Strukturen gebildet.
2. *das aktive Subsystem:* Es umfasst die Muskulatur und Sehnen im Bereich der Wirbelsäule.
3. *das neurale bzw. kontrollierende Subsystem:* Dieses beschreibt den Feedback-Kreislauf der adäquaten Anpassung und Koordination der Muskelaktivität hinsichtlich der afferenten Informationen aus den beiden anderen Subsystemen.

Mit der verstärkten Implementierung des biopsychosozialen Modells im Gesundheitswesen nach der Jahrtausendwende kam vermehrt Kritik am Begriff der klinischen Instabilität auf, v. a. in Bezug auf die LWS und HWS. Man nahm insbesondere an, dass der Begriff von Patienten missverstanden wird und katastrophisierende, furchteinflößende Assoziationen erwecken könnte (Barker et al. 2009). Verständlicherweise löst die Vorstellung, dass bereits normale alltägliche Einflüsse die Wirbelsäule „zerbrechen“ lassen könnten, bei den Betroffenen potenziell Angst aus: Sie fühlen sich dabei teilweise wie auf Messers Schneide und dem Zustand der Ungewissheit und ständigen Bedrohung vollkommen ausgeliefert (Barker et al. 2009).

Vermutlich wird aus diesem Grund Instabilität in der aktuellen Literatur eigentlich ausschließlich für gravierende, strukturelle Instabilitäten verwendet (Myśliwiec et al. 2015, Malhotra et al. 2018). Für den ehemals häufig verwendeten Begriff der klinischen Instabilität hat sich bisher keine einheitliche Bezeichnung etabliert. Mehrere Ausdrücke werden synonym verwendet wie Movement Control Impairment, Motor Control Deficit, Movement-System-Impairment-Syndrome, Movement Coordination Impairment oder auch Postural Neck Pain (Elsig et al. 2014). Jeder dieser Begriffe beleuchtet jedoch nur einen Teilaspekt der aktiven und kontrollierenden Subsysteme und ist deshalb, v. a. aus einer übergeordneten biopsychosozialen Sichtweise, nicht geeignet, die komplexe, ganzheitliche Problematik zu erfassen.

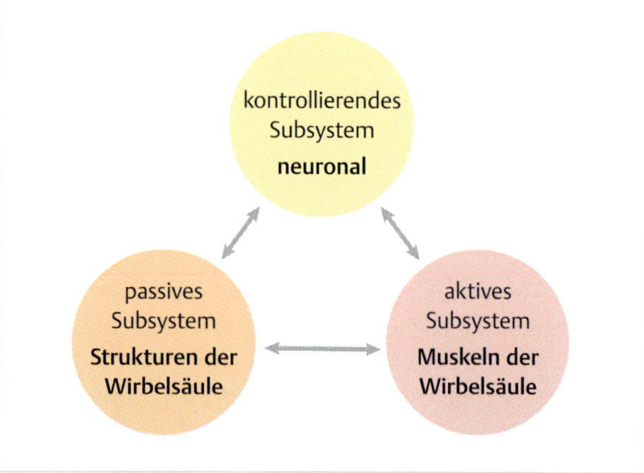

Abb. 22.1 Feedback-Kreislauf der 3 Subsysteme nach Panjabi (Panjabi 1992)**:** Das neurale Subsystem verarbeitet die afferenten Informationen aus dem aktiven und passiven Subsystem, was in einer adäquaten Anpassung und Koordination der Muskelaktivität resultiert.

Ohne diesem Syndrom einen konkreten Namen zu geben, kann es als eine spezielle Form unspezifischer Nackenschmerzen klassifiziert werden. Je nach Ausprägung der funktionellen Beeinträchtigung und dem Vorhandensein neurologischer Zeichen, werden unspezifische Nackenschmerzen im Klassifikationsschema der Neck Pain Task Force als Grad I–III eingeteilt (Bier et al. 2018).

Erwähnt sollte werden, dass eine hypermobile, physiologische Beweglichkeit der HWS keinesfalls mit dem Vorliegen dieses beschriebenen Syndroms gleichzusetzen ist. Auch wenn v. a. eine generalisierte Hypermobilität prädisponierend für das Auftreten dieses klinischen Musters sein könnte, sind sie bei funktionstüchtigen aktiven und kontrollierenden Subsystemen nicht grundsätzlich problematisch (Juul-Kristensen et al. 2017).

Ausschluss einer spezifischen Ursache

Insbesondere nach Angabe eines Traumas in der Vorgeschichte sollte in der physischen Untersuchung das Vorliegen einer strukturellen Instabilität ausgeschlossen werden (Bier et al. 2018). Der Goldstandard hierfür ist die MRT (Malhotra et al. 2018). Manuelle Methoden zur Untersuchung hochzervikaler ligamentärer Strukturen (s. Box „Integritätsprüfung der hochzervikalen Ligamente“ (S. 356)) sind der Sharp-Purser-Test und die Ligg. alaria-Tests, deren diagnostische Validität ist jedoch nur teilweise erwiesen (Hutting et al. 2013).

22.2 Vorgeschichte

Johannes ist jung und in gutem Allgemeinzustand mit einem schlanken, sportlichen Körperbau. Er arbeitet Vollzeit in einem Büro, wobei er fast ausschließlich am PC und mit Telefonaten beschäftigt ist. Er selbst bezeichnet sich als sehr sportlich. Soweit es seine Beschwerden zulassen, betreibt er 3- bis 4-mal pro Woche Sport, meist in Form verschiedenster Ballsportarten oder Laufen. Dies war ihm in den letzten Jahren jedoch selten möglich.

Als Teenager spielte er als Stürmer auf hohem Niveau Fußball – mit einer besonderen Affinität für Kopfbälle. Als 17-Jähriger, also vor 11 Jahren, wurde ihm während eines Kopfballduells der gegnerische Ellenbogen in die linke Seite des Nackens gerammt, woraufhin der jetzt noch vorhandene Schmerz erstmals auftrat. Da er Verletzungen dieser Art gewohnt war, ließ er sich nicht gleich untersuchen, sondern rechnete mit einer Selbstheilung im Verlauf der folgenden Tage. Als sich nach einigen Wochen noch immer keine Besserung einstellte, suchte er einen Arzt auf. Durch die anschließenden vielfältigen Untersuchungen und Therapien konnte ihm jedoch bislang nicht nachhaltig geholfen werden. Die meisten physiotherapeutischen Behandlungen waren passiver Natur. Allerdings absolvierte er auch schon Kraftübungen an Geräten – alles in allem aber ohne wesentlichen Erfolg.

22.2.1 Aktuelle Beschwerden

Sein Hauptproblem beschreibt Johannes als einen krampfartigen, stark ziehenden Schmerz linksseitig im Nacken, den er v. a. nach sportlicher Betätigung am darauffolgenden Tag oder an anstrengenden, intensiven Arbeitstagen spätnachmittags und abends spürt (▶ Abb. 22.2). Am schlimmsten ist es, wenn er morgens bereits seinen Nacken spürt und weiß, dass ein langer Bürotag auf ihn wartet und die letzten Arbeitsstunden von starken Schmerzen begleitet sein werden. An solchen Tagen zieht der Schmerz dann meist auch linksseitig den gesamten Hinterkopf hinauf und bis zum Schulterblatt hinunter.

Johannes kann seinen Hauptschmerz provozieren, indem er bewusst versucht, beim aufrechten Sitzen sein Kinn nach hinten zu ziehen („chin tuck"). Wiederholt er diese provozierende Bewegung öfter, tritt manchmal zusätzlich zum Nackenschmerz auch ein einschießender Schmerz in der mittleren BWS auf. Diesen kann er aber manchmal auch isoliert provozieren, indem er übertrieben aufrecht sitzt und die Schulterblätter zusammenzieht. Kopfdrehungen und längere Überkopfarbeiten sind schmerzlos. Während sportlicher Betätigung ist Johannes in der Regel recht symptomfrei, zahlt aber dafür nahezu immer am nächsten Tag den Preis. Sind die Symptome dauerhaft präsent, kann er diese am besten durch Liegen und Abwarten lindern.

Johannes erwähnt zudem, in der Regel mehrmals pro Jahr einen „blockierten Nacken" zu haben. Ein typischer Auslöser für solche Episoden ist ihm noch nicht aufgefallen, und er kann diese Steifigkeit auch nicht mit seinem Hauptproblem direkt in Verbindung bringen. Meistens fühlt sich sein Nacken innerhalb weniger Tage wieder normal beweglich an. Außerdem sind die Kopfbewegungen häufig mit für ihn deutlich vernehmbaren Knack- und Klickgeräuschen verbunden.

Erst auf Nachfragen nach Beschwerden in den Armen gibt Johannes noch ein „mattes" Gefühl radialseitig in beiden Unterarmen an, welches jedoch nur sehr schwach ausgeprägt ist. Dieses besteht schon seit langer Zeit und ist immer gleichermaßen vorhanden. Für ihn steht dieses Symptom nicht in Bezug zu seinen Nackenbeschwerden.

22.2.2 Spezielle Fragen

Abgesehen von den genannten Beschwerden ist Johanness Allgemeinzustand recht gut und sein Schlaf ist durch die Schmerzen üblicherweise nicht gestört. Nicht-steroidale Antirheumatika haben kaum Einfluss auf seine Symptome, Paracetamol hilft etwas.

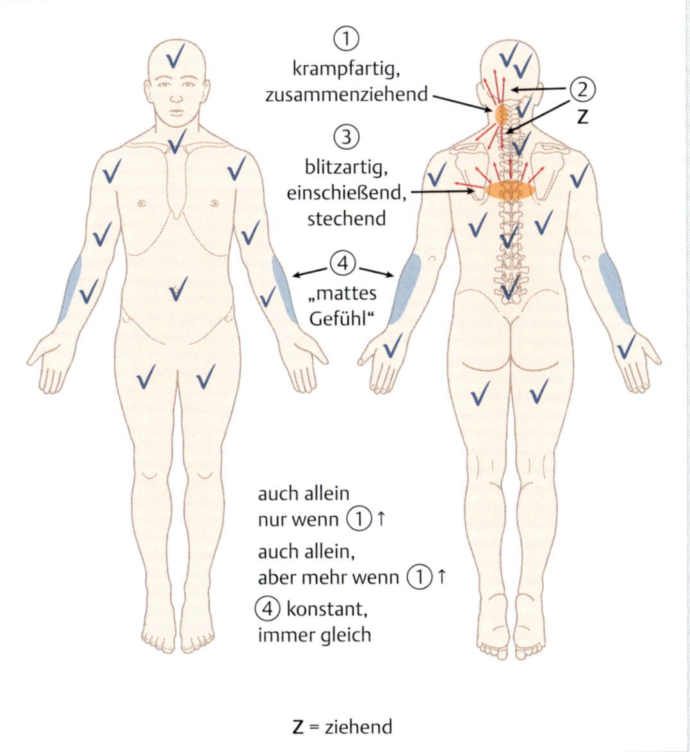

Abb. 22.2 Bodychart: Den Patienten plagen seit Jahren krampfartige, ziehende Schmerzen im linken Nackenbereich ①. An manchen Tagen werden die Beschwerden so schlimm, dass sie auch bis zum linken Schulterblatt und Hinterkopf ausstrahlen ②. Korrigiert er seine Haltung durch übertrieben aufrechtes Sitzen und Zusammenziehen der Schulterblätter oder führt er wiederholt im Sitzen den „chin tuck" aus, entstehen zudem einschießende Schmerzen in der BWS ③. Auf Nachfragen nach irgendwelchen Beschwerden in den Armen gibt der Patient noch ein mattes Gefühl in den Unterarmen an ④.

Sicherheitsfragen nach Symptomen bzgl. einer möglicherweise bestehenden vertebrobasilären Insuffizienz wie Schwindel, Sehstörungen, Sprachstörungen, Schluckbeschwerden, plötzliche Schwäche in den Beinen werden verneint.

Aufgrund seiner Beschwerden fühlt Johannes sich jedoch in vielen Lebensbereichen sehr stark eingeschränkt: Er musste deswegen seine Fußballer-„Karriere" beenden und kann auch sämtliche anderen sportlichen Aktivitäten seit mittlerweile mehr als 10 Jahren nur äußerst eingeschränkt ausüben. Seine Verantwortung und Belastung bei der Arbeit haben in den letzten Jahren deutlich zugenommen und damit auch seine Nackenbeschwerden. Auf das vergangene Jahr rückblickend hätte er sicherlich im Schnitt 1- bis 2-mal pro Woche aufgrund seiner Beschwerden gerechtfertigt fehlen dürfen. Aus Verantwortung seinem Arbeitgeber und seinen Kollegen gegenüber hat er dieses Recht nur selten in Anspruch genommen und sich stattdessen häufig durch den Tag gequält.

Eine weitere, nicht unbeträchtliche Belastung für ihn ist die Tatsache, dass er sich in der Vergangenheit mehrfach von Ärzten und Therapeuten mit seinen Beschwerden nicht ernst genommen fühlte. Wiederholte Kommentare wie „Sie bilden sich den Schmerz nur ein!" oder „Versuchen Sie, sich weniger auf den Schmerz zu konzentrieren!" veranlassten ihn, Bücher über das Thema „Kopflastigkeit" zu lesen und sich viel in dieser Richtung zu hinterfragen. Durch seine Fußball-Vergangenheit ist er jedoch davon überzeugt, eher hart im Nehmen zu sein und schenkt auch im Alltag anderen körperlichen Beschwerden relativ wenig Beachtung.

22.2.3 Erwartungen des Patienten

Resigniert versuchte Johannes über die Jahre, sich mit seinen Symptomen abzufinden und erhielt deshalb schon längere Zeit keine Behandlungen mehr. In den letzten Monaten hatte er jedoch durch vermehrte Arbeitsbelastung häufig mit starken Beschwerden zu kämpfen und deshalb beschlossen, nochmals einen Arzt zu konsultieren. Dieser überwies ihn ohne große Untersuchung mit der Diagnose „Zervikovertebralsyndrom" zum Physiotherapeuten. Von der jetzigen physiotherapeutischen Behandlung erhofft sich Johannes eine Schmerzlinderung durch einen „muskulären Ausgleich".

Clinical Reasoning

Als Ersthypothese kommt ein peripher nozizeptiver Mechanismus der HWS-Region in Frage. Aus der aktuell noch vagen Beziehung zwischen den Symptombereichen wird nicht ganz klar ersichtlich, ob noch eine weitere Dysfunktion im thorakalen Bereich vorliegt. Dies ist zu diesem Zeitpunkt aber anzunehmen.

Inwieweit die sensiblen Ausfälle an beiden Unterarmen mit den oben genannten Dysfunktionen zusammenhängen, sollte unbedingt in der physischen Untersuchung geklärt werden. Die anderen Symptombereiche sind hauptsächlich unilateral, sehr variabel in ihrem Verhalten und deshalb zum jetzigen Zeitpunkt schlecht mit den konstanten und bilateralen Symptomen an den Unterarmen verknüpfbar. Ein Zusammenhang wäre jedoch ein Hinweis auf eine neurologische Komponente und würde somit eine relative Vorsichtsmaßnahme für die physiotherapeutische Untersuchung und Behandlung bedeuten. Wenn die sensiblen Veränderungen an den Unterarmen mit dem Hauptproblem in Verbindung gebracht werden können, so müssten Johanness Beschwerden als ein Grad III auf der Neck Pain Task Force Klassifikation eingestuft werden. Falls nicht, dann wäre die Klassifizierung Grad II.

Als Vorsichtsmaßnahme sollte in der physischen Untersuchung zudem eine eventuell bestehende, bisher nicht erkannte strukturelle Instabilität der oberen HWS ausgeschlossen werden. Durch das auslösende Trauma mit seitlicher und rotatorischer Krafteinwirkung ist hierbei insbesondere an die Ligg. alaria zu denken. Andererseits fanden sich in der Patientenbefragung keine Hinweise auf eine bestehende vertebrobasiläre Insuffizienz und auch alle diesbezüglichen speziellen Sicherheitsfragen wurden verneint. Deshalb kann auf spezifische Tests hierzu in der physischen Untersuchung vorerst verzichtet werden.

Johanness Schilderungen während der Patientenbefragung liefern einige Hinweise darauf, dass eine muskuläre oder koordinative Komponente die peripher nozizeptiven Dysfunktionen der zervikalen und thorakalen Region unterstützen oder sogar verursachen könnte. Insbesondere das Symptomverhalten passt zu diesem klinischen Muster: Die Beschwerden nehmen im Tagesverlauf und während statischer Belastung zu – während dynamischer Belastung erfolgt jedoch keine Schmerzzunahme. Erst danach treten die Symptome wieder auf – und zwar deutlich verstärkt – und eine Linderung ist nur durch Entlastung möglich. Weitere Hinweise für eine muskuläre oder koordinative Störung sind die regelmäßigen Nackenblockierungen, das Knacken bei Kopfbewegungen sowie die Tatsache, dass NSAID kaum Einfluss auf die Beschwerden haben (Westerhuis 2011).

In der physischen Untersuchung sollte ein besonderes Augenmerk auf die Arbeitshaltung und die motorische Kontrolle der HWS während sportlicher Aktivitäten gelegt werden. Diesbezüglich spielt auch die Untersuchung der Körperwahrnehmungsfähigkeit sowie der muskulären Kraft und Ausdauer eine entscheidende Rolle.

Aufgrund der bereits lang bestehenden Symptomatik ist das Vorliegen zentraler Schmerzmechanismen zu erwarten. Dafür spricht auch Johanness Resistenz gegenüber der Vielzahl an Behandlungsversuchen. Insgesamt überwiegen jedoch die Hinweise auf mechanische Input-Mechanismen.

22.3 Körperliche Untersuchung

22.3.1 Inspektion

Bei der Inspektion im Sitz fällt v. a. eine etwas vorgestreckte Kopfposition verbunden mit einer etwas verstärken BWS-Kyphose auf. Johannes kann seine Haltung zwar gut korrigieren, durch die bewusste Überkorrektur seiner Kopfposition kann er jedoch seine bekannten Beschwerden im linksseitigen Nackenbereich auslösen. Passiv sind sowohl die Korrektur als auch die Überkorrektur der Kopfposition schmerzfrei möglich. Über die aktive und passive Korrektur der BWS-Kyphose lassen sich keine relevanten Symptome reproduzieren. Ansonsten bestehen im Sitzen keine weiteren Auffälligkeiten.

22.3.2 Aktive Beweglichkeit

Die aktiven HWS-Bewegungen sind für Extension, Flexion und Lateralflexion (LF) beidseitig sowohl quantitativ wie auch qualitativ unauffällig. Die Rotation ist ebenfalls in beide Richtungen schmerzfrei, allerdings muss Johannes ab einer Rotation von 40° nach rechts subjektiv gegen einen starken, aus der linken Nackenseite kommenden gummibandartigen Widerstand arbeiten. Endgradig ist die Rotation nach rechts bis 80° und nach links bis 90° möglich – d. h. die Rechtsrotation ist mit max. 10° Defizit nur wenig eingeschränkt.

Kombinierte aktive Nackenbewegungen sind allesamt unauffällig – abgesehen von einer hochzervikalen Extension kombiniert mit einer linksseitigen Rotation und LF. Hierbei wird jedes Mal ein deutlich hörbares, aber schmerzfreies Klicken ausgelöst. Für Johannes steht dieses Klicken eindeutig in Verbindung mit seinen Beschwerden.

Als ich Johannes für die passive Bewegungsprüfung auf den Bauch legen lasse, fällt mir auf, dass die linksseitige Nackenmuskulatur deutlich ausgeprägter ist als rechts. Beim Abheben des Kopfes ist die dorsale Nackenmuskulatur links viel aktiver als rechts. Da der mediale Ansatz des prominentesten Muskelbauchs bis zum Okziput reicht, nehme ich zuerst an, dass es sich bei der Überaktivität primär um den M. semispinalis capitis handelt. Allerdings sind auch die weiter lateral liegenden M. splenius cervicis und M. trapezius pars descendens im Seitenvergleich auffallend ausgeprägter bzw. aktiver (► Abb. 22.3).

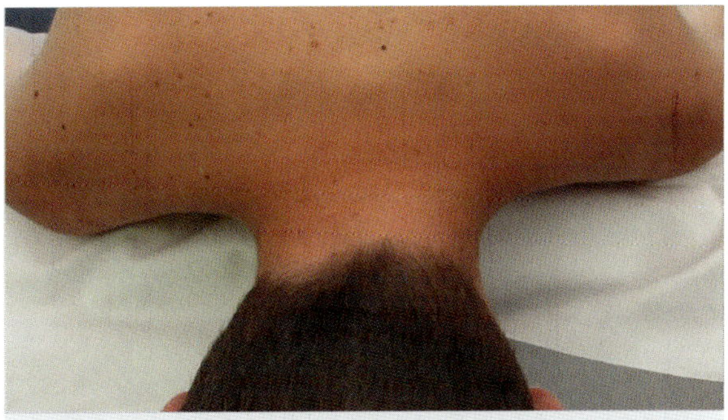

Abb. 22.3 Inspektion: Beim Abheben des Kopfes aus BL heraus, zeigt sich eine deutliche Asymmetrie in der Aktivität der Nackenmuskulatur. (Bildquelle: S. Schiller)

22.3.3 Erneute Inspektion

Ich unterbreche mein Vorhaben der Palpation und passiven Bewegungsprüfung, da ich das soeben Beobachtete nochmals im Sitz überprüfen möchte. Bei der erneuten Inspektion ist die muskuläre Asymmetrie kaum erkennbar. Johannes ist sich dieser Asymmetrie bis zu diesem Zeitpunkt nicht bewusst gewesen und kann diese auch nicht willentlich korrigieren. Erst beim Abheben des Kopfes aus Bauchlage (BL) mit mehr als 45° Rotation nach rechts wird die rechte Nackenstreckmuskulatur merklich aktiver als die linke. Die LF bei abgehobenem Kopf hat weniger Einfluss auf die Muskelaktivität als die Rotation.

22.3.4 Palpation und passive Beweglichkeit

Wieder in BL bestätigt sich der sichtbare Seitenunterschied auch bei der Palpation und der passiven Bewegungsprüfung, bei denen sich dickere Weichteilstrukturen und ein vermehrter Widerstand bei unilateralen PA-Bewegungen auf der linken kranialen Nackenhälfte im Vergleich mit der rechten erspüren lassen. Das Bewegungsausmaß ist jedoch für alle passiven physiologischen und akzessorischen Bewegungen gleich. Keiner dieser Tests löst nennenswerte Symptome aus.

22.3.5 Spezifische Tests

Clinical Reasoning

Johanness grundlos wiederkehrende HWS-Blockaden sowie die Knackgeräusche und das initiale Kopfballtrauma veranlassen mich, die Ligg. alaria sowie das Lig. transversum auf ihre Integrität hin zu überprüfen. Weiterhin stellt die Tatsache, dass Johanness Symptome bei Korrektur der Head-forward-Position über eine hochzervikale Flexion reproduziert werden, einen Grund zur Überprüfung der Integrität des Lig. transversum anhand des Sharp-Purser-Tests (s. Box „Integritätsprüfung der hochzervikalen Ligamente“ (S. 356)) dar.

Ich bin mir jedoch bewusst, dass die Validität des Sharp-Purser-Tests nicht ausreicht, um abschließende Aussagen bzgl. der Integrität des Lig. transversum zu treffen. Dessen Gütekriterien wurden in einem systematischen Review untersucht (Hutting et al. 2013). In 4 verschiedenen Studien ermittelten die Autoren Werte hinsichtlich einer Sensitivität Werte zwischen 19 % und 88 % sowie einer Spezifität zwischen 71 % und 96 %.

Die Überprüfung der Ligg. alaria führe ich als Cluster von 3 Tests durch. In einer Studie von Harry von Piekartz zeigte sich, dass im Vergleich zu einer MRT dieser Test-Cluster eine Spezifität von 100 % und eine Sensitivität von 85,7 % erreicht (von Piekartz et al. 2018).

Auf Grund der eingeschränkten diagnostischen Validität der manuellen Tests zur Überprüfung von strukturelle Instabilitäten werde ich diese durch meinen klinischen Reasoningprozess ergänzen (Bier et al. 2018).

Test zur Überprüfung der Integrität des Lig. transversums

Bei Durchführung des Tests kann ich bei Johannes keine Auffälligkeiten feststellen.

Test zur Überprüfung der Integrität der Ligg. alaria

Zur Evaluation der Integrität der Ligg. alaria dienen folgende Tests (Westerhuis 2011):

1. LF von Okziput-C 2 im Sitz
2. Rotation von Okziput-C 2 im Sitz
3. seitlicher Stresstest Okziput-C 2 in RL
4. LF Okziput-C 1 in RL

Die Beurteilung der beiden Tests in RL ist etwas erschwert, da es trotz Johanness schlanken Halses schwierig ist, die Querfortsätze von C 1 gut zu palpieren.

Alle Tests sind bei Johannes befundlos.

Zusatzinfo

Integritätsprüfung der hochzervikalen Ligamente

Sharp Purser Test

Zur Untersuchung der Integrität des Lig. transversums wird der sogenannte Sharp Purser Test beschrieben (► Abb. 22.4). Er wurde zur Evaluation der atlanto-axialen Stabilität bei Personen mit rheumatoider Arthritis entwickelt, wird jedoch auch nach Traumata verwendet (Westerhuis 2011). Das Lig. transversum verhindert durch seinen engen Kontakt mit dem Dens des zweiten Halswirbels eine ventrale Translation des ersten Halswirbels. Wenn korrekterweise eine Insuffizienz dieses Mechanismus als Ursache der Symptome vermutet wird, dann sollten sich die Beschwerden durch die manuelle Korrektur dieser Translation reduzieren.

Tests zur Stabilitätsprüfung der Ligg. alaria

Zur Prüfung der Ligg. alaria werden in einer neuen Publikation folgende Tests (von Piekartz et al. 2018) empfohlen:

- **LF von Okziput-C 2 im Sitz***:* Hierbei palpiert der Therapeut den Dornfortsatz von C 2 und führt mit der anderen Hand eine hochzervikale LF – bei Testung der linken Seite – nach rechts durch. *Interpretation*: Bei intaktem linken Lig. alare bewegt der Dornfortsatz C 2 sofort nach links. Wird bei hochzervikaler LF keine oder eine verringerte Rotation von C 2 palpiert, so ist der Test positiv. Dieser Test hat eine Spezifität von 76,9 % und eine Sensitivität von 80 %.
- **Rotation Okziput-C 2 in RL:** Für eine Testung der linken Seite fixiert der Therapeut/die Therapeutin den Dornfortsatz C 2 von links und führt anschließend eine passive Kopfrotation nach rechts durch. *Interpretation:* Die Bewegung sollte bei ca. 20° stoppen. Ein deutlich vergrößertes Bewegungsausmaß, v. a. im Seitenvergleich, ist ein positives Testresultat. Bei diesem Test liegt eine Spezifität von 69,2 % und eine Sensitivität von 80 % vor.
- **Seitlicher Stresstest Okziput-C 2:** Zur Überprüfung des linksseitigen Ligaments befindet sich die Testperson in RL, die Kopfgelenke sind in Mittelstellung von Extension und Flexion. Der Therapeut fixiert mit einer Hand den postero-lateralen Aspekt des zweiten Halswirbels des Patienten/der Patientin von links und versucht mit der anderen Hand das Okziput und C 1 nach links zu verschieben. *Interpretation:* Bei einen intaktem linken Lig. alare sollte keine Bewegung möglich sein. Die Spezifität beträgt hier 76,9 % und die Sensitivität 80 %.

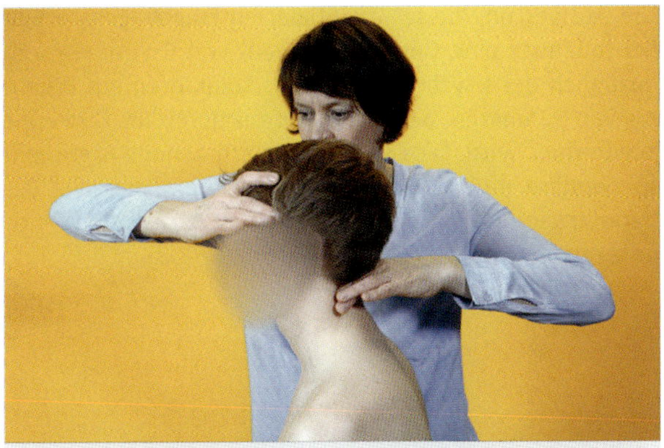

Abb. 22.4 Sharp Purser Test. ASTE: Sitz. **Durchführung:** Statt den Kopf bis zum ersten Auftreten der Symptome flektieren zu lassen, soll der Patient im vorliegenden Fallbeispiel lediglich den „chin tuck" durchführen. Lassen sich die Symptome durch diese Bewegung nicht auslösen, sollte der Test abgebrochen werden. Der Therapeut steht seitlich, fixiert C 2 durch manuellen Kontakt auf dem Dornfortsatz und der beidseitigen Lamina. Mit dem anderen Arm umfasst er den Kopf des Patienten von ventral. Anschließend versucht er, den Kopf über dem fixierten Wirbel C 2 nach dorsal zu bewegen. Der Test ist positiv, wenn hierbei eine Bewegung des Kopfes nach dorsal festgestellt wird, ein Klicken auftritt oder die Symptome maßgeblich reduziert werden. (Bildquelle: S. Schiller; Symbolbild)

22.3.6 Neurologische Untersuchung

Die Testung der Reflexe und der Kraft von Kennmuskeln im Rahmen der neurologischen Untersuchung zeigt keine erkennbaren Defizite. Bei der Überprüfung der Sensibilität fällt mir auf, dass die von Johannes in der subjektiven Untersuchung angegebenen sensiblen Veränderungen sehr diffus und sehr schlecht von den Bereichen mit normaler Sensibilität abzugrenzen sind. Während der Untersuchung kann er teilweise kaum mehr einen nennenswerten Unterschied zwischen den „normalen" und den „matten" Hautarealen angeben. Die Empfindlichkeit gegenüber Schmerzreizen sowie die Unterscheidungsfähigkeit zwischen stumpfen und spitzen Berührungsreizen sind in diesen Bereichen ebenfalls nicht verändert. Aufgrund des außerordentlich vagen Befunds der neurologischen Untersuchung beschließe ich, die sensiblen Veränderungen an den Unterarmen im Auge zu behalten und in den kommenden Sitzungen immer wieder zu überprüfen. Zu diesem Zeitpunkt stellt der neurologische Status jedoch keine signifikante Vorsichtsmaßnahme für die weitere physiotherapeutische Untersuchung und Behandlung dar.

Ein kurzes neurodynamisches Screening mittels Slump sowie Upper-Limb-Neurodynamic-Test (ULNT) 1 und 2b kann weder Symptome noch vergleichbare Zeichen aufdecken.

22.3.7 Fragebögen

Zur Vervollständigung der subjektiven und physischen Untersuchung gebe ich Johannes 2 Fragebögen: Den Neck Pain and Disability Scale (NPAD-d) und das adaptierte Keele STarTBack Screening Tool (SBST).

Neck Pain and Disability Scale

Ich verwende die deutsche Version der NPAD-d, um einen guten Verlaufsparameter der subjektiven Beschwerden zu erhalten und somit die Effektivität der Behandlung besser abschätzen zu können. Die NPAD ist ein reliabler, valider und häufig verwendeter Fragebogen bei der Behandlung von Nackenschmerzen. Verglichen mit anderen Fragebögen zu Nackenproblemen korrelieren die Ergebnisse des NAPD besonders gut mit dem allgemeinen subjektiven Behandlungserfolg. Deshalb ist er ein besonders sensibles Werkzeug zum Aufzeigen von Veränderungen im Behandlungsverlauf. Der NAPD umfasst 20 Fragen zu Schmerzintensität sowie funktionellen und emotionalen Beeinträchtigungen. Das Ergebnis kann von 0 (keine Einschränkung) bis 100 Punkte (maximale Einschränkung) reichen. Mit einer Punktzahl von 65 Punkten zeigt Johannes bei Behandlungsbeginn eine durch seine Nackenschmerzen bedingte schwere Einschränkung und Belastung.

STarTBack Screening Tool

Aufgrund der lang bestehenden Symptomatik und Resistenz gegenüber bisherigen Behandlungsversuchen erscheint die Abklärung eventuell vorliegender psychosozialer Risikofaktoren besonders wichtig. In Ermangelung eines kurzen nackenspezifischen Fragebogens nutze ich eine adaptierte Form des SBST. Die validierte Kurzform des Fragebogens teilt Patienten mit unteren Rückenschmerzen aufgrund physischer und psychosozialer Faktoren in 3 Risikogruppen ein. Anhand dieser lassen sich auch Interventionsvorschläge herleiten (Hill et al. 2008). Patienten, die der Gruppe mit geringem Risiko zugeordnet sind, sind meistens bereits nach einer Sitzung mit ausführlicher Beratung und medikamentöser Versorgung adäquat behandelt. Die Unterscheidung zwischen einer Gruppe mit mittlerem und einer mit hohem Risiko bestimmt alleinig das Vorhandensein psychosozialer Risikofaktoren. Die Entwickler des SBST empfehlen bei Vorliegen eines mittleren Risikos mehrere Sitzungen mit muskuloskelettaler Physiotherapie, hingegen bei Bestehen eines hohen Risikos unbedingt multidisziplinäre Interventionen mit deutlich längeren Kontaktzeiten (Hill et al. 2008).

Hinsichtlich Johanness Symptomatik adaptiere ich die für untere Rückenschmerzen validierte deutschsprachige Version des SBST, indem ich im Fragebogen die Begriffe „Rücken und Beine" durch „Nacken und Arme" ersetze.

Clinical Reasoning

Die Verwendung und Adaption des SBST kann kritisch hinterfragt werden. Die Fragen sind ursprünglich für akute lumbale Rückenschmerzen zur Beurteilung einer möglichen Chronifizierung entwickelt worden. Ob sich die Prognose bei Johannes mit einer lang bestehenden, chronifizierten Symptomatik ähnlich verhält, ist nicht erwiesen. Die Verwendung dieses Screening-Tools zeigt das pragmatische und situative Vorgehen eines Klinikers und ist vergleichbar mit dem „off-label use" eines Medikaments.

Die Auswertung dieses modifizierten Fragebogens ergibt bei Johannes eine Gesamtpunktzahl von 6 Punkten und bezüglich der psychologischen Risikofaktoren ein Ergebnis von 3 Punkten, wonach er der mittleren Risikogruppe zugeordnet wird. Dies ist ein unterstützendes Argument für weitere muskuloskelettale physiotherapeutische Behandlungseinheiten und lässt mich ein gutes Interventionsergebnis prognostizieren (Hill et al. 2008).

Clinical Reasoning

Physiotherapeutische Diagnose
Zusammengefasst wäre dies: unspezifische, linksseitige Nackenschmerzen, zunehmend bei Büroarbeit und am Tag nach sportlicher Betätigung, mit lokal asymmetrisch ausgeprägtem Muskelrelief. Die bei der subjektiven Untersuchung auffälligen Warnsignale kann ich nach der der physischen Untersuchung weitestgehend ignorieren, da sowohl die spezifischen strukturellen Stabilitätstests als auch die neurologische Untersuchung unauffällig waren. Da keine passiven Bewegungsdysfunktionen in der HWS aufzufinden sind, sinkt die Wahrscheinlichkeit einer arthrogenen Problematik. Peripher neurogene Mechanismen bestätigen sich ebenfalls nicht. Aufgrund des negativen neurologischen Status und den mit dem NPAD erfassten funktionellen Einschränkungen klassifiziere ich Johanness Beschwerden als Grad II auf der Neck Pain Task Force Classification. Hinweise auf muskuläre Komponenten finden sich sowohl bei den aktiven Bewegungen sowie bei der Palpation. Dieser muskuläre Befund deckt sich auch mit Johanness Bauchgefühl, da er bei der subjektiven Untersuchung erwähnte, er benötige einen „muskulären Ausgleich" zur Verbesserung seiner Beschwerden.

Die psychosozialen Komponenten rücken nach Abschluss der Befundung etwas in den Hintergrund. Zum einen ist das adaptierte SBST diesbezüglich nicht auffällig, zum anderen ist sich Johannes bewusst, dass psychosoziale Faktoren Nackenschmerzen grundsätzlich beeinflussen können und benötigt daher keine zusätzliche Sensibilisierung für dieses Thema. Er macht auch keinen übertrieben besorgten oder ängstlichen Eindruck. Auch ist Johanness Bewegungsverhalten nicht von einer maladaptiven, übertriebenen Schonung oder Überaktivität geprägt.

Da heute noch etwas Zeit übrig ist, werde ich noch eine kurze Probebehandlung in Form von zervikalen PAs vornehmen. In den nächsten Sitzungen sollte dann versucht werden, die Beschwerden in der Thorax-Region in Bezug auf Johanness Hauptproblem zu bringen. Um entscheiden zu können, ob eher koordinative, kräftigende oder passive Maßnahmen indiziert sind, muss ich weitergehend die muskuläre Dysfunktion genauer analysieren.

22.4 Behandlungsverlauf

22.4.1 1. Therapiesitzung

Behandlung

Zervikale unilaterale PAs

Nach Beendigung der Befundaufnahme nutze ich die verbleibenden 5 Minuten, um eine Probebehandlung durchzuführen. Ich wende unilaterale PA- Bewegungen linksseitig von C 0–C 4 in einem Grad IV bis IV$^+$ an.

► **Retest.** Im anschließenden Wiederbefund sind die zervikale Rotation zu beiden Seiten sowie die Kombinationsbewegung von LF nach links, Rotation nach links und Extension unverändert.

22.4.2 2. Therapiesitzung (2 Tage nach 1. Intervention)

Weitere Untersuchung

Ich starte die heutige Sitzung zunächst mit einer weiteren Untersuchung der thorakalen Wirbelsäule und stelle bei der passiven Bewegungsprüfung eine leicht verminderte Beweglichkeit und erhöhte Druckdolenz in Höhe des von Johannes angegebenen Symptombereichs fest. Seine Beschwerden lassen sich allerdings nicht reproduzieren, und die vergleichbaren Zeichen sind bilateral gleichermaßen ausgeprägt.

Behandlung

Nach einer erneuten Probebehandlung mit Zusatzbewegungen hat sich die Druckdolenz deutlich vermindert, und Johannes fällt es leichter, seine Haltung zu korrigieren. Seine Nackenbeschwerden kann er jedoch mit der „Chin-tuck"-Bewegung weiterhin leicht auslösen und bei der Nackenrotation nach rechts muss er wie zuvor gegen den gummibandartigen Widerstand ankämpfen.

Weitere Tests

Test des zervikalen Positionierungsvermögens

Um die zervikale Wahrnehmungs- und Koordinationsfähigkeit besser abschätzen zu können, untersuche ich als Nächstes Johanness zervikales Positionierungsvermögen mithilfe des Joint-Positioning-Error-Tests (JPE-Tests). Mit einem auf dem Kopf montierten Laserpointer und geschlossenen Augen soll er versuchen, 3 unterschiedliche Aufgaben zu absolvieren:

- eine bestimmte Kopfpositionen verlassen und diese dann möglichst exakt erneut wiederfinden,
- zwischen 2 definierten Kopfpositionen hin und her wechseln,
- große oder schnelle Bewegungen mit den Armen ausführen, ohne die Kopfposition zu verändern.

Bei diesen Tests schneidet Johannes außerordentlich gut ab. Er empfindet die Aktivitäten jedoch als sehr anstrengend und ermüdend. Nach nur etwa 2 Minuten kann er seine Symptome über die „Chin-tuck"-Bewegung bedeutend leichter auslösen. Außerdem fällt mir auf, dass bei vermehrter Anstrengung und Konzentration schnell eine Tonisierung der linken Schultergürtel- und Nackenmuskulatur auftritt.

Kraniozervikaler Flexionstest

Als Nächstes führe ich den gestuften kraniozervikalen Flexionstest (CCFT, s. Kap. 14.3.5) durch, um zu überprüfen, ob und wie Johannes die tiefen Nackenflexoren selektiv aktivieren kann. Dieser erfolgt mittels manueller Kontrolle und einer als Pressure Biofeedback Unit (PBU) umfunktionierten Blutdruckmanschette (Jull et al. 2008). Hierbei lösen bereits Kontraktionen auf der niedrigsten Stufe nach wenigen Durchgängen Nackenbeschwerden aus. Bei einem erneutem Testversuch mit gleicher Einstellung gibt Johannes zudem BWS-Beschwerden an. Trotz genauester Beobachtung und Vermeidung von Kompensationsmechanismen gelingt es ihm in der heutigen Sitzung nicht, die tiefen Nackenflexoren zu aktivieren, ohne Beschwerden zu provozieren.

Clinical Reasoning

Nach der zweiten Physiotherapieeinheit verstärken sich die Hinweise auf eine muskuläre Dysfunktion weiter. Es scheint weniger ein Propriozeptions- oder Wahrnehmungsproblem, sondern eher eine unwillkürlich überschießende Reaktion bestimmter Muskeln vorzuliegen – möglicherweise als Kompensationsmechanismus einer abgeschwächten Muskulatur. Die Ausdauerkomponente scheint dabei eine wichtigere Rolle zu spielen als die Kraftkomponente. Dies kann als Hinweis auf einen nozizeptiv ischämischen Schmerzmechanismus interpretiert werden.

Zwischen den zervikalen und thorakalen Symptomen scheint definitiv ein direkter Zusammenhang zu bestehen.

22.4.3 3. Therapiesitzung (5 Tage nach 2. Intervention)

Wiederbefund

Zu Beginn der nächsten Sitzung berichtet Johannes, in den Stunden nach der letzten Behandlung extrem unter seinen persistierenden Symptomen gelitten zu haben. Auch am darauffolgenden Tag seien seine Symptome deutlich leichter auslösbar gewesen, bis sie sich endlich wieder beruhigt hätten. Der Wiederbefund der physischen Parameter ergibt im Vergleich zum Ausgangsbefund eine unveränderte Situation.

Behandlung

Erneute Aktivierung der tiefen Nackenflexoren

Nach einer weiteren kurzen, sehr vorsichtigen Intervention der Aktivierung der tiefen Nackenflexoren ist schnell klar, dass dieser Versuch wieder mit einer massiven Verstärkung der Symptome enden wird. Zu diesem Zeitpunkt ist nur eine minimale Korrektur der Head-forward-Position im Sitz möglich.

Clinical Reasoning

Auch wenn die Provokation der Symptome durch den CCFT ein Argument wäre, diesen als Intervention zu verwenden, beschließe ich aufgrund der wiederholten Verschlechterung, mich vorerst auf andere Übungen zu konzentrieren.

Zervikale Rotationsübung

Viel angenehmer, weniger provokativ und subjektiv wirkungsvoller empfindet Johannes das Anheben des Kopfes aus BL mit korrigierter Position des Schultergürtels und der gesamten Wirbelsäule. Dies führe ich zum Ausgleich der Rechts-links-Asymmetrie der Nackenstrecker durch und kombiniere sie zudem mit einer Nackenrotation nach rechts (▶ Abb. 22.5). In späteren Sitzungen werde ich dabei zusätzlich die Arme vom Boden abheben lassen – erst neben dem Körper und anschließend in maximaler Flexion/Elevation.

Übungen zur Skapula-Stabilisierung und -Kontrolle

Bei verschiedenen Tests zur Überprüfung der Stabilisierungsfähigkeit des Schultergürtels ist immer wieder eine Überaktivität der linksseitigen, die Skapula elevierenden Muskulatur auffällig (▶ Abb. 22.6). Aus diesem Grunde bilden folgende Übungen einen integralen Bestandteil des weiteren Übungsprogramms:

- Extensions-, Abduktions- und Außenrotationsbewegungen gegen Widerstand eines Therabands (▶ Abb. 22.7a)
- Abduktion und Außenrotation (AR) der Skapula ohne Schulterblattelevation im Vierfüßlerstand (▶ Abb. 22.7b)
- Armstreckungen über Kopf mit Kurzhanteln bei aktiv in Depression fixierten Schulterblättern (▶ Abb. 22.7c)

Insbesondere bei der Überkopfbewegung sind wieder die Schwäche der Schulterblattdepressoren und die Überaktivität des M. trapezius pars descendens deutlich erkennbar.

Den Hauptteil des Trainings absolviert Johannes in Form von täglichen Heimübungen. In den gemeinsamen Sitzungen lege ich den Fokus primär auf die Kontrolle der Übungsqualität sowie auf die Anpassung der Intensität.

22.4.4 4.–11. Sitzung (1–4 Monate nach 1. Intervention)

Behandlungen

Training der Nackenflexoren

Die ersten 6 Sitzungen erfolgen über einen Zeitraum von 2 Monaten. Objektiv betrachtet erzielt das CCFT-Training im Schrägsitz oder in RL zu keinem Zeitpunkt einen positiven Effekt. Bei wiederholten Versuchen, die tiefen Nackenflexoren mittels dem CCFT zu aktivieren, hat Johannes immer das Gefühl, dass er sich durch die Übungen eher verschlechtert. Dies ist auch bei geringster Intensität der Fall und er kommt nicht über die erste Stufe von 22 mmHg hinaus. Erst ab der siebten Sitzung kann diese Bewegungsrichtung direkt geübt und die Intensität und Haltedauer nur sehr vorsichtig gesteigert werden, ohne Johanness Symptome auszulösen. Ab dieser Sitzung soll Johannes den CCFT auch im Rahmen seines Heimprogramms üben. Obwohl das Training der tiefen Nackenflexoren in Rückenlage mit stabilisierter Wirbelsäule die mit Abstand am stärksten provozierende Bewegung darstellt und demnach im Vordergrund der Behandlung stehen sollte, spielt das direkte Training dieser Bewegung über den gesamten Behandlungszeitraum nur eine untergeordnete Rolle. V. a. Johanness Empfinden nach sind die Übungen des Schultergürtels und die Nackenkräftigung aus Bauchlage heraus deutlich effektiver.

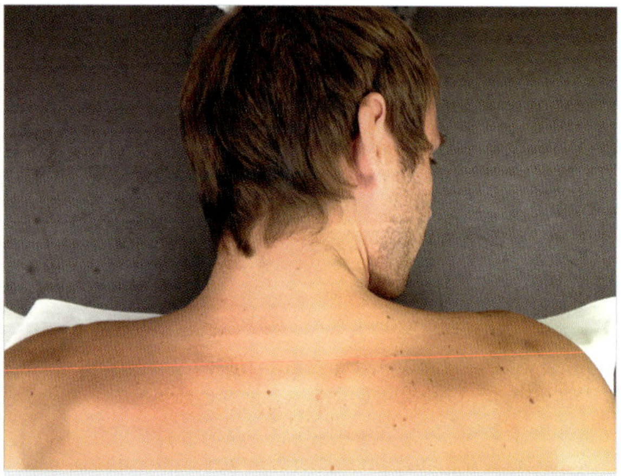

Abb. 22.5 Zervikale Rotationsübung. ASTE: BL. **Durchführung:** Der Patient wird instruiert, seinen Kopf bei korrigierter Schulterblattposition anzuheben und nach rechts zu drehen. Dabei soll der Schultergürtel unverändert bleiben. **Ziel:** Ausgleich der muskulären, zervikalen Rechts-links-Asymmetrie. (Bildquelle: S. Schiller)

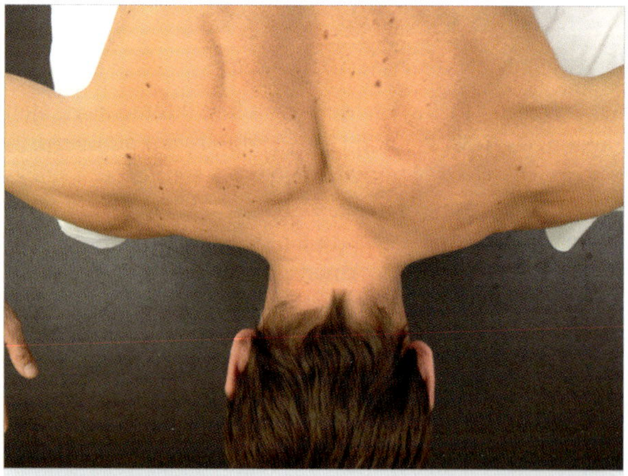

Abb. 22.6 Überprüfung der Skapula-Positionierung. ASTE: BL. **Durchführung:** Beim Abheben der Arme wird die spontane Positionierung des Schulterblatts beobachtet. Hier sind eine relative Überaktivität des M. trapezius pars descendens linksseitig und ein relativer Skapula-Hochstand deutlich erkennbar. (Bildquelle: S. Schiller)

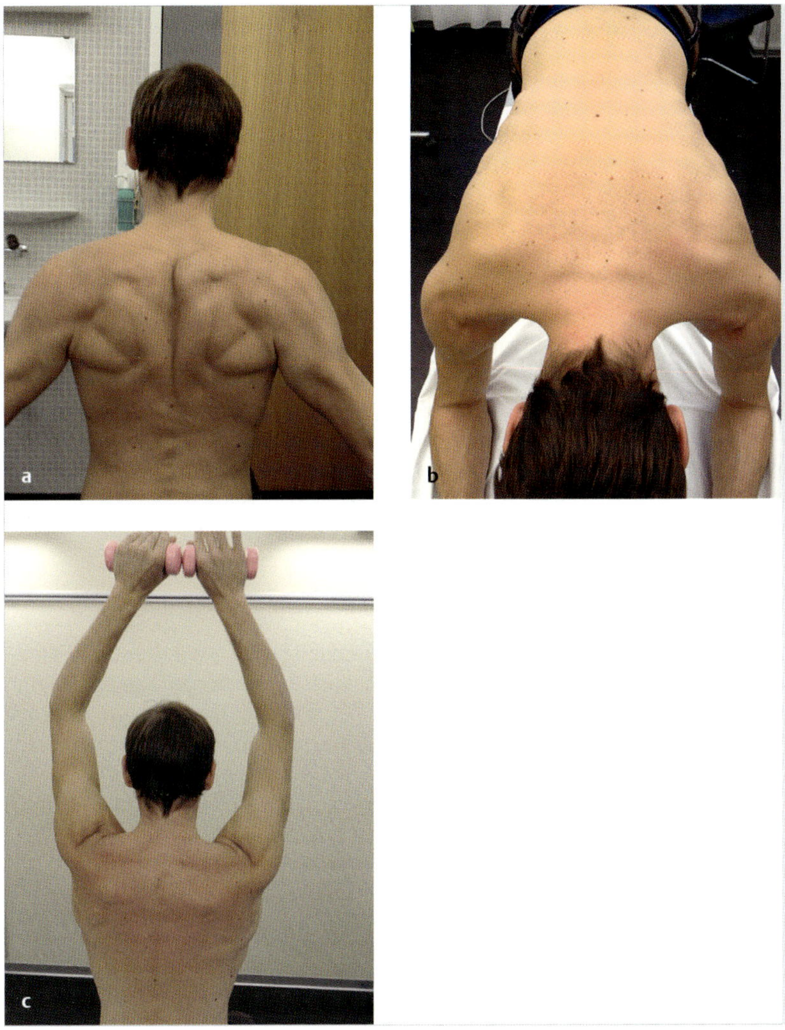

Abb. 22.7 Übungen zur Positionierung der Skapula. (Bildquelle: S. Schiller)

a Extension-Abduktion-AR-Übung mit dem Theraband. ASTE: Stand. **Durchführung:** Der Patient umwickelt die Enden des Therabands jeweils um seine Hände, die Mitte des Bandes ist an einer Türklinke o. Ä. befestigt. Nun zieht er unter Beachtung einer aufrechten Körperhaltung beide Arme gleichmäßig in Extension, Abduktion und AR. Diese Bewegung wiederholt er mit 3 Serien bis zur deutlichen Ermüdung. **Ziel:** Aktivierung der Skapula-Depressoren.

b Abduktion und AR der Skapula ohne Schulterblattelevation. ASTE: Vierfüßlerstand auf den Unterarmen. **Durchführung:** Der Patient führt eine Protraktion des Schultergürtels durch. Auch bei dieser Übung führt er 3 Serien bis zur Ermüdung durch.

c Überkopfübung. ASTE: Stand. Der Patient hält in jeder Hand eine Kurzhantel. **Durchführung:** Der Patient wird aufgefordert, beide Arme gleichzeitig über den Kopf zu strecken. Dabei soll er darauf achten, die Schulterblätter initial in Depression fixiert zu halten und die darauffolgende Elevationsbewegung der Schulterblätter möglichst symmetrisch durchzuführen. In dieser Abbildung gelingt ihm das nicht optimal. Diese Übung wiederholt er ebenso in 3 Serien bis zur Ermüdung oder zu deutlichem Qualitätsverlust.

Passive Anwendungen

Auch passive Interventionen spielen bei der Behandlung nur eine untergeordnete Rolle. Sie beschränken sich hauptsächlich auf Mobilisation der BWS und passive Schulterblattbewegungen. Bereits nach ungefähr 2 Monaten seit Behandlungsbeginn ist die vollständige Kopfdrehung nach rechts ohne gummibandartigen Widerstand möglich. Das Klicken bei der kombinierten Extension, LF und Rotation ist ebenso verschwunden.

22.4.5 12. Therapiesitzung (5 Monate nach 1. Intervention)

Wiederbefund

Nach 5 Monaten mit 12 absolvierten Sitzungen schätzt Johannes seine Beschwerden als um mindestens 50 % verbessert ein, was auch die Punktzahl beim wiederholten NPAD-d bestätigt: Gegenüber 65 Punkte beim Erstbefund liegt dieser nun bei 34 Punkten, was einer Verbesserung von 47 % entspricht.

Johannes hatte schon seit vielen Wochen keine Kopfschmerzen mehr und es treten trotz häufiger intensiver Arbeitsbelastung nur relativ geringe Symptome auf. Außerdem spielte er in letzter Zeit 3-mal Basketball – ohne nennenswerte Zunahme seiner Symptome am nächsten Tag. Objektiv betrachtet ist beim Kopfabheben aus BL noch eine leichte, jedoch gegenüber dem Erstbefund deutlich verminderte Asymmetrie zu erkennen (▶ Abb. 22.8).

Der CCFT hat sich über die letzten paar Therapiewochen auch etwas verbessert. Johannes kann nun bei 24 mmHG ungefähr 5-mal 10 Sekunden halten, bevor er eine große Ermüdung spürt und seine Symptome auftreten. Ob die Verbesserung des CCFT maßgeblich zur allgemeinen Reduktion seiner Beschwerden beigetragen hat, kann nicht klar bewiesen werden.

Clinical Reasoning

Im vorliegenden Fallbeispiel sind die langwierigen, ausgeprägten Symptome ohne erkennbare strukturelle Dysfunktion bemerkenswert. Aus diesem Grund wurde Johannes in früheren Untersuchungen beim Versuch einer biomedizinischen Diagnosestellung vorschnell in die psychosomatische Schublade gesteckt. Erst eine ausführliche Untersuchung mit Fokus auf die Funktion ließ deutliche muskuläre Dysfunktionen erkennen, die anhand einer angepassten Behandlung gut zu beheben war.

In diesem Zusammenhang ist besonders zu betonen, wie gut hier die Verwendung von Fragebögen das therapeutische Vorgehen unterstützte. Das adaptierte SBST bestätigte mich zu Behandlungsbeginn in der Wahl einer primär mechanisch orientierten, muskuloskelettalen Behandlungsmethode (Hill et al. 2008). Des Weiteren erzielte der wiederholte Einsatz des NPAD-d trotz schwer objektivierbarer Symptome und einem schwankenden Verlauf eine grundlegende Verbesserung, die sich ausgesprochen gut mit Johanness subjektiver Einschätzung deckte.

Besonders auffällig war die Asymmetrie von Johanness lokaler Nackenmuskulatur. Vielleicht ist seine sichtbare Hypertrophie ein Kompensationsmechanismus der oberflächlichen Muskeln für die Atrophie der tief liegenden Schichten. In einer aktuellen Studie konnte diese Hypothese im Hinblick auf die ventrale Nackenmuskulatur bestätigt werden (Jull und Falla 2016). Auch wenn ein Zusammenhang zwischen der bestehenden muskulären Asymmetrie und den vorliegenden Symptomen nicht klar gezeigt werden konnte, schien Johannes gut auf den Versuch des bilateralen muskulären Ausgleichs zu reagieren.

Rückblickend hätte in der Behandlung noch mehr mit unilateralen Widerständen direkt am Kopf gearbeitet werden können.

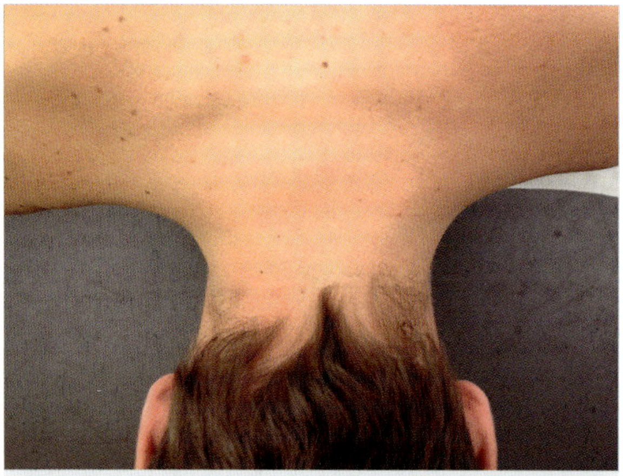

Abb. 22.8 Inspektion bei Therapieende: Beim Abheben des Kopfes aus BL heraus ist die anfänglich deutliche Asymmetrie bei Anspannung der Nackenmuskulatur reduziert und es ist ein gleichmäßigeres Muskelrelief auf beiden Seiten zu erkennen. (Bildquelle: S. Schiller)

Einige Autoren empfehlen bei Patienten mit chronischen Nackenschmerzen besonders zu Therapiebeginn eine Aktivierung der tiefen Nackenflexoren, um eventuell veränderte Muskelanspannungsmuster zu normalisieren (Jull et al. 2008). Im vorliegenden Fall war dieses Vorgehen jedoch mit einer Schmerzintensivierung verbunden.

Es ist nicht klar erwiesen, dass bei der Behandlung chronischer Nackenschmerzen spezifische, niedrig dosierte Übungen zur Muskelaktivierung effektiver als ein allgemeines Schulter-Nacken-Training sind (Gross et al. 2015). Im Falle von zervikogenen Kopfschmerzen und nach Schleudertraumen scheint dies jedoch der Fall zu sein (Gross et al. 2015). Die wissenschaftliche Evidenz sollte in der täglichen Praxis jedoch nur zur Orientierung dienen und nicht das alleinige Entscheidungskriterium darstellen. Kliniker sollten ihre Entscheidungen grundsätzlich nicht nur aufgrund eines alleinstehenden Tests, sondern anhand einer umfassenden funktionellen Untersuchung treffen (O`Leary 2009).

Rückblickend wurde im vorgestellten Fall erst durch das allgemeine Training eine ausreichende Basis für ein spezifisches Training der tiefen Nackenflexoren geschaffen, welches dann möglicherweise zu einer weiteren Verbesserung des Therapieerfolgs beitrug. Bei diesem Vorgehen war sicherlich eine vorsichtige angepasste Belastungssteigerung von besonderer Bedeutung.

22.5 Fazit

Die effektive Behandlung verdeutlicht, dass habituelle Bewegungsmuster und muskuläre Dysfunktionen im Bereich des gesamten Oberkörpers zervikale Beschwerden stark beeinflussen können und keinesfalls isoliert betrachtet werden dürfen. Die Behandlung mit Fokus auf Kräftigungsübungen begleitet von manueller Mobilisation deckt sich mit den Empfehlungen aktueller Guidelines (Bier et al. 2018).

Kommentar des Herausgebers Peter Oesch

Dieses Fallbeispiel eines jungen Büroangestellten, der seit 11 Jahren unter rezidivierenden Nackenbeschwerden leidet, steht exemplarisch für all die Personen, die eine physiotherapeutische Praxis zur Behandlung ihrer aktuellen Nackenbeschwerden aufsuchen und irgendwann ein Nackentrauma erlitten. Wie bei allen Fallbeispielen gilt auch hier, dass vom Einzelnen nicht auf die Allgemeinheit gefolgert werden kann. Wir Physiotherapeuten können aber sehr gut bei diesem Fallbeispiel unsere eigene Praxis reflektieren. Das Vorgehen des Autors zur Bestimmung der physiotherapeutischen Diagnose ist hier von zentraler Bedeutung. Wir müssen uns die Frage stellen, ob wir auch so gehandelt hätten.

Der Autor beschreibt in seinem Hintergrund zu diesem Fallbeispiel die hohe Prävalenz und hohe Jahresinzidenz von Nackenbeschwerden und ganz wichtig, dass die Ursachen von Nackenschmerzen in den meisten Fällen multifaktorieller Natur sind und es sich meist um unspezifische Beschwerden handelt. Die Wahrscheinlichkeit ist hoch, dass es sich im Falle dieses jungen Büroangestellten um unspezifische Nackenbeschwerden handelt. Er zeigt jedoch auch mögliche Hinweise auf eine hochzervikale Instabilität. Diese sind das erlittene Nackentrauma, die anamnestischen Angaben und die Symptomprovokation durch hochzervikale Flexion. Somit gilt es, diese spezifische Ursache für Nackenschmerzen auszuschließen.

Verschiedene manuelle Tests zur Prüfung der zervikalen Stabilität sind beschrieben und teilweise empfohlen. Der Autor dieses Fallbeispiels weist jedoch korrekterweise auf die eingeschränkte diagnostische Validität dieser manuellen Tests zur Überprüfung von strukturellen Instabilitäten hin. Die wichtigen Kennzahlen zur diagnostischen Validität dieser manuellen Tests liefert die systematische Literaturstudie von Hutting et al (Hutting et al. 2013). Diese Übersichtsarbeit ermittelte Sensitivitätswerte zwischen 19 % und 88 % sowie Spezifitätswerte zwischen 71 % und 96 %. Die Sensitivität ist das Vermögen eines Tests, kranke Personen als krank (positiv) zu identifizieren. Spezifität ist das Vermögen eines Tests gesunde Personen als gesund (negativ) zu identifizieren. Das bedeutet bei einer Sensitivität von 19 % werden 81 % der kranken Personen nicht erkannt (falsch negativ) und bei einer Spezifität von 71 % werden 29 % der gesunden Personen nicht erkannt (falsch positiv). Es ist nachvollziehbar, dass ein Test, der eine hohe Anzahl der kranken Personen verpasst, nicht akzeptabel ist. Es wird jedoch häufig vergessen, dass ein Test, welcher gesunde Personen als krank beurteilt (falsch positiv), gravierende Effekte auf den Krankheitsverlauf haben kann. Gerade bei der zervikalen Instabilität muss der Anteil falsch positiver Resultate auf ein absolutes Minimum beschränkt sein, um katastrophisierende und furchteinflößende Assoziationen bei den Betroffenen zu vermeiden (Barker et al. 2009).

Im Fall des 28-jährigen Johannes S. ergänzt der Autor die manuellen Tests richtiger Weise durch seinen klinischen Reasoning-Prozess und entwickelt darauf basierend seine physiotherapeutische Diagnose und den erfolgreichen Behandlungsplan. Dieser ist geprägt durch den konsequenten Fokus auf Kräftigungsübungen und entspricht somit modernen Behandlungsempfehlungen von unspezifischen Nackenbeschwerden (Bier at al. 2018).

Antwort des Autors

Der kritische Leser des Fallbeispiels wird sich berechtigterweise die Frage stellen, warum zum Ausschluss einer möglichen strukturellen Instabilität kein bildgebendes Verfahren hinzugezogen oder der überweisende Arzt diesbezüglich kontaktiert wurde. Beim Erstellen dieses Artikels habe ich mir diese Frage selbst gestellt. Intuitiv bin ich wohl davon ausgegangen, dass bei einer 11 Jahre lang bestehenden Symptomatik mit wiederholten ärztlichen Konsultationen eine gravierende strukturelle Ursache schon entdeckt worden wäre. Ich wusste, dass eine bildgebende Diagnostik bei Johannes erfolgt war, und da er nichts hinsichtlich relevanter Befunde erwähnt hatte, ging ich davon aus, dass diese wohl nicht existieren. Jedoch habe ich ihn nie explizit danach gefragt und dies hätte retrospektiv betrachtet unbedingt erfolgen sollen. Gestützt durch die negativen Resultate meiner Sicherheitstests war ich nicht mehr besorgt, meinem Patienten durch die Behandlung potenziell schaden zu können.

Grundsätzlich gehe ich davon aus, dass bei einem sportlich aktiven Menschen eine physiotherapeutische Behandlung – von wenigen endgradigen, manuellen Techniken oder Übungen abgesehen – keine übermäßige Mehrbelastung für die HWS darstellt. Bei den allermeisten muskuloskelettalen Beschwerden ist vermehrte Aktivität und körperliches Training die Therapie der Wahl (Babatunde et al. 2017). Im heutigen Gesundheitssystem ist die Gefahr groß, dass sowohl Therapeuten als auch Patienten durch das potenzielle Auftreten sehr seltener Schädigungen oder Komplikationen derart verunsichert und verängstigt werden, dass diese Therapieempfehlungen nicht umgesetzt werden.

22.6 Literatur

Babatunde OO, Jordan JL, Windt DA van der et al. Effective treatment options for musculoskeletal pain in primary care: A systematic overview of current evidence. PLoS One 2017; *12*(6): e0178621. doi: 10.1371/journal.pone.0178621

Barker KL, Reid M and Minns Lowe CJ. Divided by a lack of common language? - a qualitative study exploring the use of language by health professionals treating back pain. BMC Musculoskelet Disord 2009; 10: 123. doi.org/10.1186/1471-2474-10-123

Bier JD, Scholten-Peeters WGM, Staal JB et al. Clinical Practice Guideline for Physical Therapy Assessment and Treatment in Patients With Nonspecific Neck Pain. Phys Ther 2018; 98(3): 162–171. doi: 10.1093/ptj/pzx118

Cote P, Helde van der G, Cassidy D et al. The Burden and Determinants of Neck Pain in Workers. Spine 2008; 33(4): 60–74

Elsig S, Luomajoki H, Sattelmayer M. Sensorimotor tests, such as movement control and laterality judgment accuracy, in persons with recurrent neck pain and controls. A case-control study. Man Ther 2014; 19(6): 555–561. doi: 10.1016/j.math.2014.05.014

Gross A, Kay TM, Paquin JP et al. Exercises for mechanical neck disorders. Cochrane Database Syt Rev 2015; 28(1): CD004250. doi: 10.1002/14651858.CDoo4250.pub5

Hill JC, Dunn KM, Lewis M et al. A primary care back pain screening tool: Identifying patient subgroups for initial treatment. Arthritis Rheum 2008; 59(5): 632–641. doi: 10.1002/art.23563

Hoy D, March L, Woolf A et al. The global burden of neck pain: Estimates from the Global Burden of Disease 2010 study. Ann Rheum Diseases 2014; 73(7): 1309–15. doi: 10.1136/annrheumdis-2013-204431

Hutting N, Scholten-Peeters GG, Vijverman V et al. Diagnostic accuracy of upper cervical spine instability tests: A systematic review. Phys Ther 2013; 93(12): 1686–1695. doi 10.2522/ptj.20130186

Jull G, O'Leary SP, Falla DL. Clinical assessment of the deep cervical flexor muscles: The craniocervical flexion test. J Manipulative Physiol Ther 2008; 31(7): 525–533. doi: 10.1016/j.jmpt.2008.08.003

Jull G, Falla D. Does Increased Superficial Neck Flexor Activity in the Craniocervical Flexion Test Reflect Reduced Deep Flexor Activity in People with Neck Pain?" Man Ther 2016; 25 (9): 43–47. doi: 10.1016/j.math.2016.05.336

Juul-Kristensen B, Østengaard L, Hansen S et al. Generalised joint hypermobility and shoulder joint hypermobility, – risk of upper body musculoskeletal symptoms and reduced quality of life in the general population. BMC Musculoskelet Disord 2017; 18:226. doi: 10.1186/s12891-017-1595-0

Kim HJ, Nemani VM, K. Riew KD et al. Cervical spine disease in rheumatoid arthritis: incidence, manifestations, and therapy. Curr Rheumatol Rep 2015; 17(2): 9. doi: 10.1007/s11926-014-0486-8

Malhotra A, Durand D, Wu X et al. Utility of MRI for cervical spine clearance in blunt trauma patients after a negative CT. European Radiology 2018; 28(7): 2823–2829. doi: 10.1007/s00330-017-5285-y

Myśliwiec A, Posłuszny A, Saulicz E et al. Atlanto-Axial Instability in People with Down's Syndrome and its Impact on the Ability to Perform Sports Activities – A Review. J Human Kinetics 2015; 48(1): 17–24. doi: 10.1515/hukin-2015-0087

O'Leary S, Falla D, Elliott JM et al. Muscle dysfunction in cervical spine pain: implications for assessment and management." J Orthop Sports Phys Ther 2009; 39(5): 324–333. doi: 10.2519/jospt.2009.2872

Panjabi, MM. The stabilizing system of the spine. Part II. Neutral zone and instability hypothesis. J Spinal Disord 1992; 5(4): 390–396; discussion 397

Piekartz H von, Maloul R, Hoffmann M t al. Diagnostic accuracy and validity of three manual examination tests to identify alar ligament lesions: results of a blinded case-control study. J Man Manip Ther 2018; 1–9. doi: 10.1080/10669817.2018.1539434

Ståhl MK, El-Metwally AA, Mikkelsson MK et al. Genetic and environmental influences on non-specific neck pain in early adolescence: a classical twin study." Eur J Pain 2013; 17(6): 791–798. doi: 10.1002/j.1532-2149.2012.00247.x

Westerhuis P. Funktionelle zervikale Instabilität. In: Westerhuis P, Wiesner R (Hrsg). Klinische Muster in der Manuellen Therapie: IMTA-Kurshandbuch Level 2a und b. Stuttgart: Thieme; 2011

Kapitel 23

Chronische unspezifische Rückenschmerzen

23

23 Chronische unspezifische Rückenschmerzen

Cornelia Rolli Salathé

Die sportliche 31-jährige Melissa N. leidet seit der Adoleszenz an immer wieder kehrenden Rückenschmerzen. Bis zu ihrem 30. Lebensjahr haben diese sie jedoch in ihrem Alltag nie eingeschränkt. Mit zunehmender Aufgabe ihrer sportlichen Aktivitäten und Zunahme täglicher Stressfaktoren wie Arbeit und Kinder verschlimmerten sich nun ihre Beschwerden. Da die Bildgebung keine Erklärung liefert, verordnet der Arzt ihr Physiotherapie.

23.1 Hintergrund zur Action Proneness

Über die Entstehung von chronischen, unspezifischen Rückenschmerzen sind unterschiedliche Modelle in Umlauf. Das hier vorgestellte Fallbeispiel bezieht sich weniger auf das modifizierte Salford-Modell (Main und Spanswick 2000) – ein Vermeidungsverhalten, das durch Schmerzen begünstigt wird –, sondern stellt eine Schmerzproblematik dar, die durch eine anhaltende Überforderungssituation verursacht wurde – einer sog. Action Proneness (Egle und Zentgraf 2014).

Spricht man von Schmerzen durch Action Proneness, rücken Stressreaktionen und Stressbelastungen schnell ins Zentrum der Aufmerksamkeit. Die Auswirkungen einer Stressreaktion finden auf 3 Ebenen statt: Erstens auf der biologischen Ebene mit einer Aktivierung zweier sogenannter Stressachsen (Aktivierung des vegetativen Nervensystems über den Sympathikus sowie die Aktivierung über die Hypothalamus-Hypophysen-Nebennierenrinden-Achse (HHNR-Achse). Gleichzeitig treten auf der mentalen Ebene Gedanken wie „Auch das noch!" oder Gefühle wie Angst, Frust, Ärger auf. Schließlich erfolgt eine Reaktion auf der Verhaltensebene – die betroffene Person wird nervös, gereizt oder verkrampft sich (Kaluza 2011). Gelingt es der betroffenen Person, auf die Stressreaktionen zufriedenstellend zu reagieren – also ein positives Stress-Coping zu erleben – hat dies positive Auswirkungen auf das Selbstbild der Person und auf deren Kontrollüberzeugungen im Sinne von „Ich schaff das!" Außerdem beruhigen sich die Körperreaktionen und Gedankengänge. Ohne ein zufriedenstellendes Stress-Coping verschieben sich hingegen die Reaktionen ins Negative und unterhalten die negativen Gedanken, den hohen Muskeltonus und/oder das Umherhetzen bzw. das „sich keine Ruhe gönnen".

Zusammenfassend kann festgehalten werden, dass eine Häufung von missglückten oder unzureichenden Stress-Coping-Versuchen nicht nur mentale und körperliche Auswirkungen hat, sondern auch das Verhalten beeinflussen kann. Chronische Schmerzen können somit durch chronische Stressbelastungen bei einem überaktiven Lebensstil unterhalten werden.

23.2 Vorgeschichte

23.2.1 Aktuelle Beschwerden

Melissa arbeitet als kaufmännische Angestellte 1,5 Tage pro Woche in einem Sekretariat. Sie hat 2 Kinder und erledigt den Haushalt vorwiegend allein.

Als Hauptproblem beschreibt Melissa fortwährende, brennende Schmerzen paravertebral rechts und bewertet die Intensität mit 3–4/10 auf der VAS (▶ Abb. 23.1). Das Schmerzgebiet ist diffus und lässt sich nicht klar abgrenzen. Gegen Abend nehmen die Schmerzen häufig zu. An 2–4 Tagen pro Woche wechselt der Schmerzcharakter zu stechend. Melissa hat dann auch Ausstrahlungen bis unter die rechte Gesäßfalte sowie brennende Schmerzen paravertebral links mit steigender Intensität bis zu 6–8/10 (VAS). Sie bezeichnet diese Tage als ihre „schlechten Tage". Abends werden die Schmerzen an diesen Tagen so intensiv, dass sie die Kinder nur unter größter Anstrengung ins Bett bringen kann, bevor sie sich selbst hinlegen muss. Schwindelgefühle und große Müdigkeit bzw. Erschöpfung begleiten die stechenden Schmerzen. Haushaltsführung oder soziale Aktivitäten sind an diesen Tagen nicht mehr möglich.

23.2.2 Persönlicher Hintergrund

In ihrer Jugend und bis Mitte 20 war Melissa eine ambitionierte Triathletin. Sportliche Erfolge motivierten sie immer wieder aufs Neue und gaben ihr eine bis dahin unbekannte Bestätigung und Befriedigung. Daher biss sie ab Mitte 20 bei auftretenden Rückenschmerzen immer wieder „auf die Zähne" und bekämpfte die Schmerzen selbst mit nicht-steroidalen Schmerzmedikamenten. Gleichzeitig lernte sie in dieser Zeit ihren jetzigen Mann kennen. Durch die öfter auftretenden Schmerzen reduzierte sie ihre sportlichen Aktivitäten zunehmend und absolvierte die Zusatzausbildung zur Direktionsassistentin. Sie fand eine interessante und gut bezahlte Anstellung, doch nach einem halben Jahr wurde sie erstmals schwanger.

Die Doppelbelastung von Arbeit und Kind war mithilfe einer externen Kinderbetreuung anspruchsvoll, aber machbar. Dies änderte sich mit dem zweiten Kind, das 18 Monate später zur Welt kam. Sie konnte ihren Arbeitsplatz nicht halten, fand aber für 2 Tage pro Woche eine andere Stelle mit weniger Verantwortung. Zeitgleich wurde ihr Mann befördert, wodurch sein Arbeitspensum stieg und er oft tagelang abwesend war.

Ein halbes Jahr nach der Geburt des zweiten Kindes verschlimmerten sich die Rückenschmerzen der nun 30-jährigen Melissa so stark, dass sie ihrer Arbeit nur noch eingeschränkt nachgehen konnte. Die Betreuung der beiden Kinder blieb aber weiterhin in ihrer Verantwortung. Im letzten Jahr folgte dann eine Odyssee mit vielen medizinischen Abklärungen und Behandlungen –

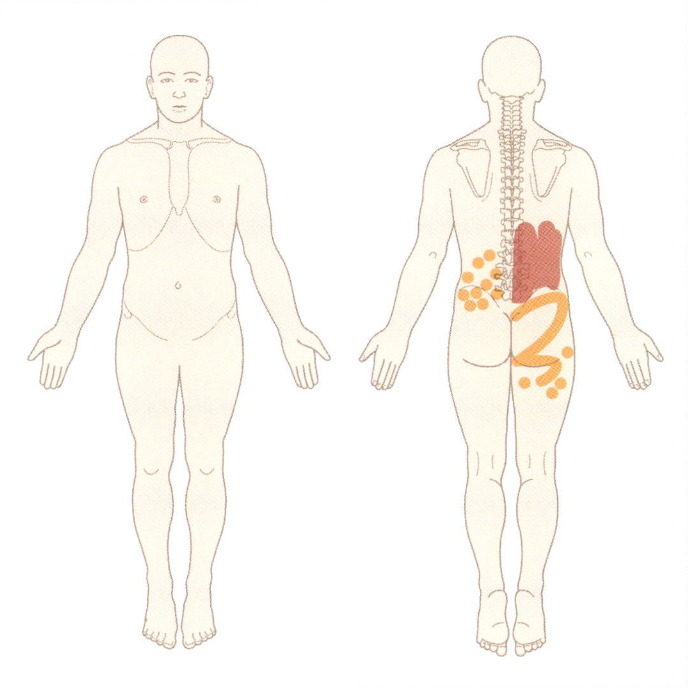

Abb. 23.1 Bodychart: Die Patientin leidet primär unter fortwährenden, brennenden Schmerzen paravertebral rechts (rot). An schlimmen Tagen werden die Schmerzen stechend, strahlen bis in das rechte Gesäß aus und wandern auch mit brennendem Charakter auf den linken paravertebralen Bereich (orange).

allerdings ohne Eintreten einer wesentlichen Systemverbesserung. Von einer Operation wurde vorerst Abstand genommen, da die Röntgen- und MRT-Aufnahmen befundlos waren und so keine Erklärung für ihre Beschwerden lieferten. Im Rahmen einer physiotherapeutischen Behandlung soll nun ihren Schmerzen auf den Grund gegangen werden.

23.2.3 Fragebögen

Da mir Melissas bisherige Vorgeschichte bereits Hinweise auf potenzielle psychische Stressfaktoren gibt, lasse ich sie am Ende der Anamnese zunächst noch verschiedene Fragebögen zur Beurteilung ihres psychischen Status ausfüllen, bevor ich zur körperlichen Befundung übergehe.

Fragebögen mit auffälligem Ergebnis

Keele STarT Back Screening Tool

Das Keel STarT Back Screening Tool (KSBST, Hill et al. 2011) ist ein einfacher, validierter und patientenfreundlicher Kurzfragebogen, der 2 Ziele verfolgt: Zunächst soll der Fragebogen dazu dienen, prognostische Faktoren bei Patienten mit lumbalen Rückenschmerzen einfach zu erfassen und die Patienten in einem zweiten Schritt in 3 Untergruppen zu unterteilen:

- *Gruppe 1:* geringes Risiko für einen abweichenden Verlauf
- *Gruppe 2:* mässiges Risiko für einen abweichenden Verlauf aufgrund mehrerer negativer Prognosefaktoren – physiotherapeutische Behandlung ist indiziert.
- *Gruppe 3:* hohes Risiko für abweichenden Verlauf aufgrund einer großen Anzahl negativer körperlicher und psychosozialer Prognosefaktoren – multi- oder interdisziplinäres Vorgehen ist angezeigt.

Hier erreicht Melissa 6 von 9 Punkten, wobei 4 Punkte auf den Bereich „psychische Skala“ entfallen (▶ Abb. 23.2). Mit diesem Ergebnis gehört sie zur Hochrisikogruppe für einen abweichenden Verlauf.

Quebec Back Pain Disability Scale (QBPDS)

Neben der Erfassung der aktuell erlebten Alltagsbehinderung und um eine subjektive Verlaufskontrolle hinsichtlich des „Funktionierens“ im Alltag zu haben, bearbeitet Melissa auch den QBPDS (Kopec et al. 1995). Die Ergebnisse gehen aus ▶ Tab. 23.1. hervor.

Kurzversion des World Health Organization Quality of Life (WHOQOL-BREF)

Einzig bei der Erfassung der psychischen und körperlichen Lebensqualität durch den WHOQOL-BREF (Angermeyer et al. 2000) wird deutlich, dass die Dimensionen des körperlichen Wohlbefindens und der sozialen Beziehungen bei Melissa deutlich eingeschränkt sind. Die Dimension des psychischen Wohlbefindens punktet nur marginal besser als die des physischen.

Fragebögen mit unauffälligem Ergebnis

Folgende Fragebögen geben in Melissas Fall keine Hinweise auf das Vorliegen einer Depression oder auf pathologische Einstellungen und Überzeugungen, welche die Alltagsaktivitäten nachhaltig einschränken würden:

Name des Patienten: Frau B. Datum: 12.06.2015

Keele STarT Back Screening Tool

Bezüglich der letzten 2 Wochen beantworten Sie bitte die folgenden Fragen über Ihre Rückenschmerzen:

Frage		Nein (=0)	Ja (=1)
1	Mein Schmerz hat während der letzten zwei Wochen zeitweise in die Beine ausgestrahlt.		X
2	Zusätzlich zum Hauptschmerz hatte ich in den letzten zwei Wochen auch noch an anderen Stellen des Rückens Schmerzen.	X	
3	In den vergangenen zwei Wochen bin ich wegen meiner Schmerzen nur kurze Strecken gegangen.		X
4	In den vergangenen zwei Wochen habe ich mich wegen meiner Schmerzen langsamer als gewöhnlich angezogen.	X	
5	Körperliche Aktivitäten sind für Menschen in meinem Zustand nicht ungefährlich. Better: eventuell gefährlich (omit the red)		X
6	In den letzten zwei Wochen hatte ich viele Sorgen.		X
7	Mein Schmerz ist sehr schlimm, ich habe das Gefühl, dass er sich wahrscheinlich nie mehr bessern wird.		X
8	In den letzten zwei Wochen hatte ich ganz allgemein nicht mehr so viel Freude an den Dingen, die mir sonst Freude bereiten.	X	
9	Wie störend war Ihr Schmerz in den letzten zwei Wochen insgesamt betrachtet? überhaupt nicht ☐ = 0 ein wenig ☐ = 0 mäßig ☐ = 0 sehr X = 1 extrem ☐ = 1		

Gesamtpunktzahl (alle 9): 6

Teilsumme (Fragen 5–9): 4

Abb. 23.2 Keele STarT Back Screening Tool. Da 4 der insgesamt 6 erreichten Punkte – bei 10 Maximalpunkten – allein auf den Abschnitt der psychischen Skala entfallen, wird die Patientin der Gruppe mit einem hohen Risiko für einen abweichenden Verlauf eingestuft. (Bildquelle: C. Rolli Salathé)

Fragebögen zur Erfassung der Einstellungen und Überzeugungen (FABQ_D)

Dieser Fragebogen erhebt angstbedingtes Vermeidungsverhalten bei Schmerzen (Staerkle et al. 2004).

Quick Inventory of Depressive Symptomatology (QIDS)

Die Ergebnisse des QIDS (Rush et al. 2003) bestätigen den Psychostatus dadurch, dass keine Hinweise für depressive Symptome ersichtlich sind.

23.2.4 Analysekarten

Weiterhin befunde ich Melissa anhand sogenannter Analysekarten (S. 370), die der Beurteilung von Einflussfaktoren für Rückenschmerzen dienen und 3 Ebenen untersuchen:

A Partizipationsebene

Auf dieser Ebene sind in Melissas Fall primär 2 Bereiche auffallend:

- *Persönliche Faktoren:* Hier sind besonders die Doppelrolle als Mutter und Berufstätige und ihre jahrelange Schmerzgeschichte zu notieren. Diese führen zu ständiger Müdigkeit und Erschöpfung sowie letztendlich zur eingeschränkten Pflege der sozialen Kontakte
- *Gesetze, Vorschriften, formelle und informelle Regeln, Einstellungen und Weltanschauungen:* Melissa ist zur Hälfte privat versichert und hat eine Verordnung für vorerst 9 Sitzungen Physiotherapie. Die Absprache mit dem Hausarzt nach der ersten Behandlung bestätigt meine therapeutische Hypothese: Der Hausarzt weiß nicht weiter und will es nun „wieder einmal mit Physiotherapie" versuchen. Er steht der therapeutischen Einschätzung jedoch positiv gegenüber und signalisiert Unterstützung

Tab. 23.1 QBPDS: Zu Beginn der Therapie beantwortet die Patientin die untenstehenden Fragen hinsichtlich der Frage „Wie viel Mühe bereitet es Ihnen heute, die folgenden Aktivitäten aufgrund ihrer Rückenschmerzen auszuführen?“ wie folgt:

	Aktivität	keine Mühe	etwas Mühe	einige Mühe	viel Mühe	sehr viel Mühe	nicht möglich
1	Aufstehen aus dem Bett	( )	(x)	( )	( )	( )	( )
2	die ganze Nacht durchschlafen	( )	( )	( )	( )	(x)	( )
3	Umdrehen im Bett	( )	( )	(x)	( )	( )	( )
4	Auto fahren	( )	(x)	( )	( )	( )	( )
5	20–30 min. stehen	( )	( )	( )	( )	(x)	( )
6	einige Std. in einem Stuhl sitzen	( )	( )	( )	(x)	( )	( )
7	Treppenlaufen	( )	( )	(x)	( )	( )	( )
8	kurze Strecken gehen (300–400m)	( )	( )	( )	(x)	( )	( )
9	einige km gehen	( )	( )	( )	( )	(x)	( )
10	etwas aus der Höhe greifen	( )	(x)	( )	( )	( )	( )
11	einen Ball werfen	( )	( )	(x)	( )	( )	( )
12	eine kurze Strecke sprinten (100m)	( )	( )	( )	( )	( )	(x)
13	etwas aus einem Badunterschrank/ tiefen Regal nehmen	( )	(x)	( )	( )	( )	( )
14	Bettenmachen	( )	( )	(x)	( )	( )	( )
15	Socken anziehen	( )	( )	(x)	( )	( )	( )
16	runterbeugen, putzen	( )	( )	( )	(x)	( )	( )
17	einen Stuhl verstellen	(x)	( )	( )	( )	( )	( )
18	eine schwere Türe öffnen bzw. schließen	( )	(x)	( )	( )	( )	( )
19	2 Einkaufstüten tragen	( )	( )	( )	(x)	( )	( )
20	einen schweren Koffer tragen	( )	( )	( )	( )	(x)	( )

B Aktivitätsebene

Auf Aktivitätsebene hat Melissa v. a. Beschwerden bei Aktivitäten

- *im Haushalt:* lange stehen, sich beugen und strecken, etwas hochheben, etwas tragen und spazieren gehen
- *im Büro:* lange sitzen, vom Stuhl aufstehen
- *im Sport:* schmerzbedingte Aufgabe der sportlichen Aktivitäten

C Funktionsebene

Bezüglich der funktionellen Endziele ist Folgendes auffällig:

- *funktionelle Beweglichkeit*
- *Koordination:* lokal sensomotorische Kontrolle
- *Kraft:* intensive Kraftausdauer
- *Ausdauer:* aerobe Leistungsfähigkeit

Anhand der bisherigen Befunde sind Melissas Beschwerden gemäß der ICF-Klassifikation der Partizipations- und Aktivitätsebene zuzuordnen (▶ Abb. 23.3).

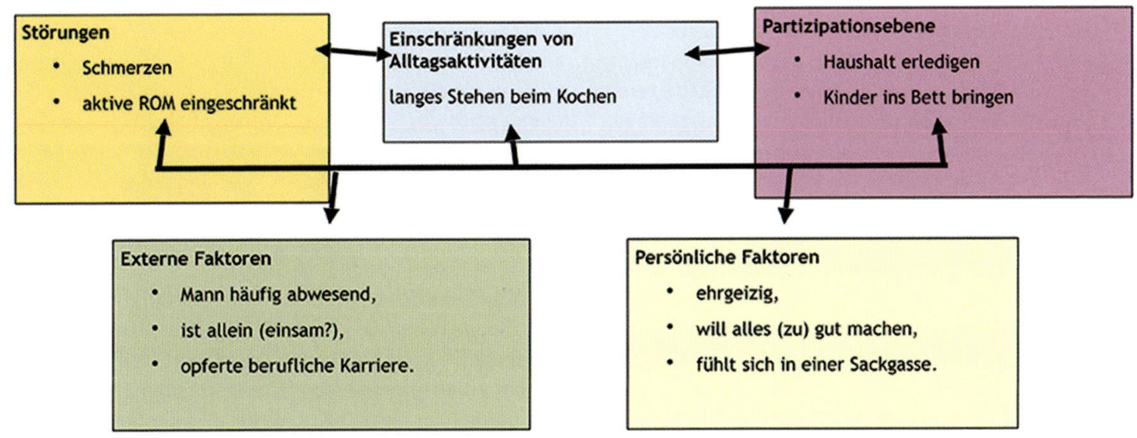

Abb. 23.3 ICF-Klassifikation: Die Beschwerden der Patientin sind der Partizipations- und Aktivitätsebene zuzuordnen. (Bildquelle: C. Rolli Salathé)

Analysekarten

Als Instrument zur Beurteilung der Einflussfaktoren für Rückenschmerzen eignen sich sogenannte Analysekarten der Wirbelsäule (Bant 2017). Diese orientieren sich an der ICF-Klassifikation und umfassen die Ebenen Partizipation (Personenmerkmale und Umweltfaktoren), Aktivität und Funktion.

Analysekarte auf Partizipationsebene

Diese Karte ist in 2 Abschnitte unterteilt – die Analyse von Personenmerkmale und von Umweltfaktoren. Letztere beleuchten wiederum 6 Unterpunkte:

1. **Ebene des Individuums***:* Hier werden allgemeine Informationen zu Alter, Geschlecht, Gesundheitsproblemen, Fitness, Lebensstil und Bildung eingeholt.
2. **Materielle Gegebenheiten:** Chronisch unspezifische Rückenschmerzen ohne ersichtliche somatische Schmerzursache können alle Menschen treffen. Mögliche zentrale, stressbedingte Einflussfaktoren werden häufig übersehen.

- *psychosoziale Auslöser von Schmerzen:* Diese lassen eine somatoforme Störung mit dem Leitsymptom Schmerz vermuten. Als Ursache beschreiben Studien (Egle und Zentgraf 2014) überfordernde Lebenssituationen, die von den Patienten mit großem Pflichtgefühl bearbeitet, aber kaum bewältigt werden können. 3 weitere Faktoren müssen mitberücksichtigt werden:
  - die neuronale Plastizität mit den funktionellen und strukturellen neuroplastischen Anpassungen bei häufig erlebten Schmerzsymptomen (Tölle und Berthele 2007),
  - die emotionale Komponente des Schmerzerlebens. Insbesondere das limbische System spielt hier eine besondere Rolle (Egle und Zentgraf 2014). Dies ist u. a. für die Verarbeitung von Emotionen und das Speichern von Wissen im Langzeitgedächtnis verantwortlich und kann die Schmerzerfahrung bei gegebener emotionaler Belastung wie Ängsten oder Verlusterlebnissen verstärken (Tölle und Berthele 2007, Egle und Zentgraf 2014).
  - Der Einfluss von chronischen Stresserfahrungen im Alltag muss als Action-Prone-Effekt beschrieben werden (Egle und Zentgraf 2014). Personen mit einem schlechten Selbstwertgefühl können als Kompensationsmechanismus – d. h. als Strategie zur Stabilisierung des schlechten Selbstwertgefühls – eine ausgeprägte Leistungsorientierung mit Neigung zur Selbstüberforderung entwickeln. Diesen Mechanismus kann man auch in der beruflichen Verausgabung beobachten (Egle und Zentgraf 2014).
- *körperliche Symptomatik:* Sie veranlasst die betroffenen Patienten dazu, zuerst somatische Spezialisten wie Orthopäden, Rheumatologen oder Neurologen aufzusuchen, ohne jemals einen klärenden Befund erhalten zu haben. Oft vergehen viele Jahre bis eine psychosomatische Abklärung stattfindet. Der Gang zum Psychiater oder zu einem psychosomatisch tätigen Arzt wird als Erniedrigung empfunden, die Betroffenen fühlen sich nicht ernst genommen und stigmatisiert. Der lange Leidensweg führt dazu, dass viele Patienten mit chronischen unspezifischen Rückenbeschwerden krankgeschrieben werden, oft längere Abklärungen in Krankenhäusern hinter sich haben und sehr häufig (auch opiathaltige) Schmerzmittel ohne klare Indikation zu sich nehmen (Egle und Zentgraf 2014). Ein großes Problem für länger betroffene Personen ist es, durch die häufigen Krankschreibungen bzw. krankheitsbedingten Fehltage aus dem Arbeitsprozess zu fallen und kaum den Weg dahin zurückzufinden. Dies muss unbedingt verhindert werden! Daher ist eine schnelle Identifizierung von Risikopersonen und eine angepasste Therapie mit viel Aufklärung, Entspannung und gestaffelter Aktivierung so wichtig (Melloh et al. 2015).

1. **Körperliche Gegebenheiten:** Zu einer stetig erhöhten Aktivierung des N. sympathikus können chronischer Alltagsstress und ungünstige psychosoziale Faktoren führen wie

- Schmerzfixierung,
- arbeitsbezogener negativer Stress,
- Neigung zu Depressivität,
- hartnäckige Fixierung auf eine somatische Krankheitsüberzeugung,
- übersteigertes Pflichtgefühl in sozialen Beziehungen und
- ein „eiserner Durchhaltewillen".

Diese vegetative Erregung erhöht den Muskeltonus dauerhaft, welcher wiederum schmerzhafte Verspannungen des muskuloskelettalen Systems mit sich bringt. Häufig wird dieser Zustand durch einen subjektiv schlechten Schlaf verstärkt. Die durchschnittliche Schmerzstärke erreicht 5–7 von 10 Punkten auf der VAS (Egle und Zentgraf 2014). Hierbei ist nun wichtig, dieser Daueraktivierung durch Entspannung, evtl. Biofeedback und gestaffelter Aktivierung Einhalt zu gebieten.

Ein weiterer, wichtiger Punkt ist die Dekonditionierung. Durch die anhaltende Müdigkeit und Erschöpfung wird der Bewegungsradius auf ein Minimum reduziert, was die körperliche Dekonditionierung beschleunigt (Smeets et al. 2006). Ein zu ehrgeiziger Trainingsbeginn führt oft zu vermehrten Muskelschmerzen („Muskelkater") mit negativen Folgen für die Trainingsmotivation und das Kontrollgefühl hinsichtlich des Schmerzes (Daenen et al. 2015). Dass körperliche Aktivität zu einer Verbesserung der Beschwerden beiträgt, zweifelt niemand an. Allerdings scheint der Aktivierungsgrad entscheidend zu sein: zu wenig oder zu viel (sportliche) Aktivität hängen mit einer Schmerzzunahme zusammen (Heneweer et al. 2009).

1. **Gesellschaftsebene:** Hierbei wird erörtert, ob die betroffene Person in einer der 4 folgenden Partizipationsebenen eingeschränkt wird: dem Sport, dem Hobby, der Arbeit und/oder dem täglichen Leben. Die Abstufung erfolgt hierarchisch, wobei eine Einschränkung im

täglichen Leben als größtmögliche Beeinträchtigung angesehen wird.

2. **Organisation und Dienste:** Dieser Punkt legt dar, ob noch nicht abgeschlossene Bestimmungen oder Entscheide bei Organisationen oder Diensten vorherrschen, welche die Partizipationsebene beeinflussen können. So kann beispielsweise eine noch offene Anmeldung bei der Invalidenversicherung verhindern, dass betroffene Personen nicht aktiv werden und vorerst abwarten.
3. **Gesetze, Vorschriften, formelle und informelle Regeln, Einstellungen und Weltanschauungen:** Bei diesem Punkt werden diverse beitragende Faktoren gesammelt wie der Versicherungsgrad oder eine mögliche Prominenz der betroffenen Person, die Einstellung und Motivation des überweisenden Arztes oder lokale Gegebenheiten.

Analysekarte auf Aktivitätsebene

Anhand der Analysekarten auf Aktivitätsebene werden Beschwerden bzw. Einschränkungen der Patienten bei Aktivitäten im Alltag, Beruf, Freizeit und Sport ermittelt.

Analysekarte auf Funktionsebene

Diese Karten überprüfen, inwiefern bestimmte Funktionen in den Bereichen Alltag, Beruf, Freizeit und Sport den Wirbelsäulenschmerz beeinflussen. Hierbei werden Rehabilitationsmethoden für die Beweglichkeit, Koordination, Kraft und Ausdauer definiert.

23.3 Körperliche Untersuchung

23.3.1 Inspektion

Auf den ersten Blick fällt bei Melissa eine eingeschränkte LWS-Lordose auf. Ich schaue mir ihr Gangbild an und erkenne eine etwas verlängerte Standbeinphase links, wobei das Becken in der Schwungbeinphase rechts kaum passiv absinkt.

23.3.2 Beweglichkeit

Aktive Beweglichkeit

Die aktiven Bewegungen im Stand in Flexion und Extension sind beidseits endgradig leicht eingeschränkt (FBA 5 cm), wobei die Bewegung v. a. im thorakolumbalen Übergang stattfindet. Die Lateralflexion (LF) ist ebenfalls zu beiden Seiten endgradig leicht eingeschränkt, mit einem erkennbaren Knick in der Wirbelsäule bei L 3 (L 4–S 1 bewegen sich kaum mit). Dasselbe Bild zeigt sich bei der Rotation zu beiden Seiten im Sitzen.

Sämtliche aktive, endgradige Bewegungen provozieren Melissas Schmerzen (plus 1 Punkt auf der VAS). In Rückenlage (RL) mit aufgestellten Beinen kann Melissa das Becken flüssig in Richtung LWS-Flexion bewegen, in Extension stockt die Bewegung. Rotationsbewegungen kann Melissa ohne Hilfestellung nicht machen.

Passive Beweglichkeit

Die passive Beweglichkeit ist unauffällig.

23.3.3 Palpation

Muskuläre Hyperaktivitäten im paravertebralen Bereich sind palpierbar. Diese sind rechts ausgeprägter als links und druckdolent.

23.3.4 Testbatterie zur Bewegungskontrolle

Bei der Durchführung von Hannu Luomajokis beschriebener Testbatterie (Kap. 17.3.2) stelle ich fest, dass folgende Tests auffällig sind: die Extensionskontrolltests, der Kniebeugetest und der Einbeinstandtest. Die Patientin hat somit ein multidirektionales Störungsmuster der Bewegungskontrolle.

23.3.5 Spezifische Tests

Weitere Tests ergeben keinerlei Hinweise auf internistische, rheumatologische oder neurologische Pathologien. Melissas Psychostatus wird als unauffällig beurteilt.

23.3.6 Erwartungen und Ziele der Patientin

Als ich Melissa nach ihren Therapiezielen frage, beginnt sie zu weinen. Sie ist sich unsicher, ob sich die Situation jemals zum Besseren ändern kann. Wir vereinbaren, dass wir gemeinsam nach einem Weg suchen werden. Ich bitte sie, während des Therapieverlaufs mir regelmäßig Rückmeldung zu geben, da ich hierdurch wertvolle Hinweise erhalte und wir nur so den richtigen Weg finden können (patientenzentriertes Arbeiten).

> **Clinical Reasoning**
>
> **Physiotherapeutische Diagnose**
> Melissas Hauptproblem liegt nicht in einem Angstvermeidungsverhalten oder im Rückzug von aktiven Tätigkeiten. Ihr Hauptproblem ist die „Stresserkrankung" – die enorme Leistungsbereitschaft, durch die sie ihre Belastungsgrenzen immer wieder übersteigt, was schlussendlich in chronischen unspezifischen Rückenschmerzen ohne erkennbare somatische Schmerzursache resultiert.
>
> **Strukturanalyse**
> Eine klare Strukturanalyse ist nicht möglich. Die verschiedenen Angaben aus der persönlichen Anamnese und der Schmerzgeschichte lassen aber auf unspezifische Rückenschmerzen als funktionelles Schmerzsyndrom schließen. Zusätzlich ist der muskuläre Tonus im Rumpf sehr stark erhöht, es sind propriozeptive Defizite bei den aktiven Bewegungen erkennbar und der Knick in der Wirbelsäule bei L 3 weist auf eine Instabilität hin. Außerdem führte die überfordernde Lebenssituation als schmerzgeplagte, nahezu alleinerziehende Mutter von 2 kleinen Kindern langfristig zu Melissas psychischer und physischer Erschöpfung.

23.3.7 Prognose

Eine eindeutige Voraussage über den Therapieerfolg ist aufgrund der komplexen Problematik schwierig. Folgende die Prognose beeinflussende Faktoren können aus der Anamnese und den objektiven Tests zusammengetragen werden:

- *günstige Faktoren:*
  - psychische Stabilität – Gefühl von Selbstwirksamkeit („Ich kann das!"),
  - erhaltene Fähigkeiten und Arbeitstätigkeit,
  - keine Schmerzmittelabhängigkeit,
  - höherer Bildungsgrad,
  - relativ intaktes soziales Umfeld.
- *ungünstige Faktoren:*
  - jahrelange Schmerzdauer,
  - teilweise sehr hohe Schmerzintensität („schlechte Tage"),
  - mehrere Schmerzherde (mulitlokale Schmerzen),
  - eingeschränktes koordinatives Bewegungsverhalten,
  - hohe Leidenstoleranz,
  - familiäre Situation als fast alleinerziehende Mutter.

Aus diesen Gründen ist eine Restitutio ad integrum im Sinne einer vollkommenen Schmerzfreiheit nicht zu erwarten. Es ist vielmehr anzunehmen, dass Melissa weiterhin gute und schlechte Tage mit entsprechenden Einschränkungen erleben wird – unabhängig vom verbesserten koordinativen Bewegungsverhalten. Gelingt es mir, Melissa relativ schnell ein Gefühl der Kontrolle über ihre Schmerzen zu vermitteln, ist ein wichtiger Prozess in Gang gebracht und das therapeutische Bündnis gefestigt. Dadurch steigen Melissas Selbstvertrauen und Selbstwirksamkeit, sodass sie lernt, ihren Aktivitätsradius ihren Grenzen entsprechend zu steigern – trotz Schmerzen. Da mehrere Rückschläge zu erwarten sind, ist eine individuell angepasste („criterion-based") Rehabilitation erforderlich.

> **Clinical Reasoning**
>
> **Behandlungsstrategie**
> Der Schwerpunkt der Behandlungsstrategie liegt aus den zuvor genannten Gründen darin, Melissas Selbstkompetenz im Umgang mit ihren Beschwerden zu stärken und ihr Bewegungs- und Handlungsalternativen zu zeigen.
>
> Zudem wäre es wünschenswert, wenn sie die koordinativen Bewegungen des Beckens mit Entspannung und „sich etwas Gutes tun" assoziieren könnte. Auf diese Weise kann ein Behandlungsziel gleichzeitig zur Maßnahme der Wahl werden. Im Sinne der gestaffelten Aktivität („graded activity") werde ich sobald wie möglich aktive koordinative Übungen ins Gehen integrieren, um die mechanische Belastung schrittweise zu erhöhen. Zum Schluss werde ich mit Melissa einen gezielten und gestaffelten Aufbau der aeroben Ausdauerfähigkeit erarbeiten. Dieses Training wird aber erst zu einem etwas späteren Zeitpunkt in Angriff genommen, sobald sich die im Moment sehr akute Situation etwas beruhigt hat.
>
> Die Komplexität des Falls und die Einteilung in die Hochrisikogruppe anhand des STarT Back Screening Tools (Hill et al. 2011) veranlassen mich, über die Unterstützung durch andere (medizinische) Disziplinen nachzudenken. Die Kontaktaufnahme mit dem Hausarzt bietet sich hier sofort an und vielleicht ziehe ich im Verlauf der Therapie noch weitere Fachleute hinzu.

23.4 Behandlungsverlauf

23.4.1 1. Therapiesitzung

Der Beginn der ambulanten Therapie steht im Zeichen der Vertrauensbildung, des Propriozeptionstrainings und der Entspannung.

Nachdem ich die gegenseitigen Erwartungen und Zielsetzungen mit Melissa geklärt habe, beginne ich zunächst mit Entspannungstechniken.

Entspannung

Als Erstes vermittle ich ihr die Entspannungsmethode der progressiven, (PMR) nach Jacobson (Jacobson 2011) sowie

Atemübungen mit verlängerter Exspiration. Beide Techniken kann sie gut in ihrem Alltag einsetzen – insbesondere in hektischen Momenten.

Schmerzinsel

Dann begebe ich mich mit Melissa auf die Suche nach ihrer sogenannten „Schmerzinsel" – einem angenehmen, nicht schmerzenden Körperteil. Auf diese „Schmerzinsel", eine „Insel im Meer der Schmerzen", kann sie in der Entspannung ihre Aufmerksamkeit richten und sich mit ihrer Aufmerksamkeit dorthin zurückziehen. Dadurch lernt sie, ihren Körper nicht nur defizitorientiert, sondern auch ressourcenorientiert wahrzunehmen. Zudem möchte ich versuchen, sie über entspannende Übungen in eine moderate Aktivität zu bringen.

Bei der Suche nach der „Schmerzinsel" lasse ich Melissa eine ihr bequeme Stellung einnehmen. Sie wählt die Seitenlage links, gut unterstützt durch mehrere Kissen. Anschließend leite ich sie an, mit ihrer Aufmerksamkeit eine Reise durch den Körper zu machen und sich zu merken, an welcher Stelle im Körper sie sich wohl fühlt. Auf Angaben zu Schmerzen oder Unwohlsein gehe ich nicht ein, ich wiederhole und unterstütze aber ihre Hinweise auf angenehme Orte im Körper, Wärme und Entspannung. Nachdem Melissa die Körperreise beendet hat, rekapitulieren wir ihre Reise. Auf die Frage, worauf sie sich gerne wieder konzentrieren würde, nennt sie ihre linke Schulter und beide Füße, die sie als sehr angenehm erlebt hat. Wir einigen uns zuerst auf die Schulter, da diese einfacher zu erreichen ist. Allerdings notiere ich mir, sie im Verlauf der Behandlung zu ermuntern, die „Schmerzinsel" auf ihre Füße auszuweiten.

Wichtig ist nun jedoch, diese Maßnahmen im Alltag zu festigen. Melissa hat die Aufgabe, einzelne Hand- und Armübungen der PMR in klar definierte Abläufe ihres Alltags zu integrieren. Sie entscheidet sich dazu, jeweils eine Übung durchzuführen, wenn sie in der Küche steht und etwas aus dem Kühlschrank nimmt. Ebenfalls beschließt sie, sich nach dem Mittagessen kurz hinzulegen, sich auf ihre „Schmerzinsel" zu konzentrieren und währenddessen Atemübungen mit verlängerter Exspiration auszuüben. Ich bitte Melissa, diese Entspannungsübungen in den nächsten Wochen solange in ihren Alltag zu integrieren, bis sie sich automatisiert haben.

23.4.2 2.–5. Therapiesitzung (bis 3 Wochen nach 1. Intervention)

Melissa gelingt es noch nicht ganz so häufig wie geplant, die Übungen im Alltag umsetzen, dennoch kann sie sich mehrmals am Tage der PMR und mittags der „Schmerzinsel" widmen.

In der zweiten und dritten Therapiesitzung bespreche ich aufkommende Probleme oder Erfahrungen mit den Schmerzen, der Schmerzinsel und den Atemübungen und erweitere die Übungen zur PMR. Gleichzeitig kauft Melissa sich eine PMR-Trainings-CD, welche sie mit der Zeit 2-mal wöchentlich Zuhause einlegt.

Während der dritten und vierten Behandlungseinheit thematisieren und klären wir immer wieder offene Fragen zur Schmerzursache sowie zu den unterhaltenden und auch entspannenden Faktoren. Dieses neue Wissen über den Schmerz vermittelt Melissa zunehmend Sicherheit. Wichtig ist mir, sicherzustellen, dass Melissa trotz ihrer Schmerzen aktiv bleibt, ihre Ziele verfolgt und ihr Leben meistert. Das Thema „Beeinträchtigung durch den Schmerz" versuche ich soweit wie möglich zu umgehen, indem wir v. a. über Möglichkeiten diskutieren, wie sie ihren Alltag (trotz Schmerzen) gestalten kann, um so funktionieren zu können wie sie es sich vorstellt.

Clinical Reasoning

Für die vierte und fünfte ambulante Behandlung plane ich, neben den Entspannungs- und Wahrnehmungsübungen, die 18 „Rückenkarten" des European Sports Physiotherapy Education Networks (ESP) einzusetzen. Diese gliedern sich in 5 Stufen (▸ Tab. 23.2). Jede Stufe umfasst eine gewisse Anzahl von Rückenkarten, die wiederum eine Reihe von Übungsvariationen beinhalten. Auf welcher Stufe der Patient/die Patientin trainiert, hängt von seiner/ihrer Verfassung ab.

Melissas physischer Zustand ist zweifelsohne eingeschränkt, ihre Wahrnehmung auf den Schmerz fokussiert. Aus diesem Grund werde ich mir die Zeit nehmen, ihr den Ablauf der Übungssequenzen klar und eindeutig zu erläutern.

Aufgrund der Befundergebnisse definiere ich anhand der ESP-Rückenkarten (▸ Tab. 23.2). folgende Therapieschwerpunkte:

- lokale Stabilität (Karte 1–4),
- regionale Stabilität (Karte 5–9),
- totale Stabilität (Karte 12),
- funktionelle Bewegung (Karte 16).

Rückenkarten

Hinsichtlich der zusammengetragenen Ergebnisse aus den Analysekarten „funktionelle Beweglichkeit" und „lokale sensomotorische Kontrolle (Koordination)" beginne ich mit den allgemeinen Übungskarten und lokalen Stabilitätsübungen.

Folgende 5 Übungen wähle ich zum Anfang aus:

1. lokale Flexionsübung,
2. Variation der lokalen Flexionsübung,
3. lokale Extensionsübung,
4. Variation der lokalen Extensionsübung,
5. lokale laterale Stabilitätsübung.

Tab. 23.2 Richtlinie Rehabilitation Wirbelsäule – Rückentraining mit den Rückenkarten der European Sports Physiotherapy (ESP) Education Networks. Die Übergänge zwischen den einzelnen lokalen und regionalen Stabilitätsübungen sind fließend und abhängig von der Verfassung der jeweiligen Patienten.

Übungs- und Trainingsmethoden	Rehabilitationsstufen (Prinzip der gestaffelten Aktivität – „graded activity")	ESP-Rückenkarten
allgemein	lokale Stabilität (intramuskuläre Koordination)	**Karte 1:** lokale Flexionsstabilität
		Karte 2: lokale Extensionsstabilität
		Karte 3: lokale laterale Stabilität
		Karte 4: lokale Beckenbodenstabilität
	regionale Stabilität (intermuskuläre Koordination)	**Karte 5:** regionale Extensionsstabilität
		Karte 6: regionale laterale Stabilität
		Karte 7: regionale Extensions/Rotationsstabilität
		Karte 8: regionale Flexionsstabilität
		Karte 9: regionale Flexions/Rotationsstabilität
vielseitig zielgerichtet	totale Stabilität	**Karte 10:** totale Extensionsstabilität
		Karte 11: totale laterale Stabilität
		Karte 12: totale Flexions-/Extensionsstabilität mit Rotationsstabilität
	totale Bewegung	**Karte 13:** totale Flexions-/Extensionsbewegungen
		Karte 14: totale Flexions-/Extensionsbewegungen mit Rotationsstabilität
		Karte 15: totale Flexions-/Extensionsbewegungen mit Rotationsbewegungen
spezifisch	funktionelle Bewegung (Handlung)	**Karte 16:** funktionelle Übungen im Alltag
		Karte 17: funktionelle Übungen bei der Arbeit
		Karte 18: funktionelle Übungen beim Sport

Zunächst bespreche mit Melissa den klaren Ablauf der Übungssequenzen. Anschließend bitte ich sie, die Instruktionen zu befolgen und zu versuchen, die nachfolgend beschriebenen Übungen schmerzfrei – oder zumindest ohne Schmerzzunahme – zu absolvieren. Nach 1–2 Minuten Belastung soll sie sich dann so bequem wie möglich hinlegen und während der ebenso langen Pause mit ihrer Aufmerksamkeit zur bereits bekannten und von ihr täglich geübten „Schmerzinsel" wandern. Atemübungen unterstützen den Entspannungsvorgang.

Durchführung der Übungen

▸ **Lokale Flexionsübung.** Wir beginnen nun mit der lokalen Flexionsübung (▸ Abb. 23.4a–c), bei der Melissa die Übungssequenzen bis zu 5-mal wiederholt. Ich erkläre ihr, dass auftretende oder zunehmende Schmerzen ein wichtiger Grund sind, die Übung zu unterbrechen und die „Schmerzinsel" aufzusuchen. Nachdem die Schmerzen wieder auf dem vorherigen Niveau sind, lasse ich Melissa die Übung zu Ende bringen – und hänge, falls notwendig, noch eine Entspannungssequenz an.

Sobald es ihr gelingt, die lokalen Flexionsübungen stabil, sicher und kontrolliert in horizontaler Position durchzuführen und somit das monoartikuläre System zu aktivieren und zu stabilisieren, soll sie die Übungen ins tägliche Heimprogramm integrieren (max. 2 Sequenzen inkl. Entspannung). Gleichzeitig erarbeiten wir gemeinsam Variationen in der vertikalen Ausgangsposition wie dem hohen Sitz („high sitting", ▸ Abb. 23.5a–b), wobei axiale Belastungen hinzugefügt werden.

▸ **Lokale Extensionsübung.** Parallel dazu verfolge ich einen ähnlichen Aufbau mit den Übungen zur lokalen Extensionsstabilität (▸ Abb. 23.6). Bevor ich mit Melissa die Variationen (▸ Abb. 23.7a–f) üben kann, muss sie zuerst lernen, die Ausgangsstellung im „high sitting" zu stabilisieren. Außerdem lässt sich in dieser Position die lokale Beckenbodenstabilität gut erarbeiten. Da der Beckenboden zusammen mit dem Zwerchfell und dem M. transversus abdominis eine funktionelle Einheit bildet und die Rumpfstabilität unterstützt, integriere ich diesen in den Behandlungsverlauf.

▸ **Lokale laterale Stabilität.** Der Vollständigkeit halber erwähne ich noch die laterale Stabilität als letzte lokale Stabilitätsübung. Hierzu übt Melissa zuerst in RL, Variationen lassen sich später im Vierfüßlerstand trainieren und festigen (▸ Abb. 23.8).

Abhängig von Melissas Fortschritten passe ich die Übungen hinsichtlich ihrer Komplexität sowie der Übungs- und Pausendauer in gemeinsamer Absprache an.

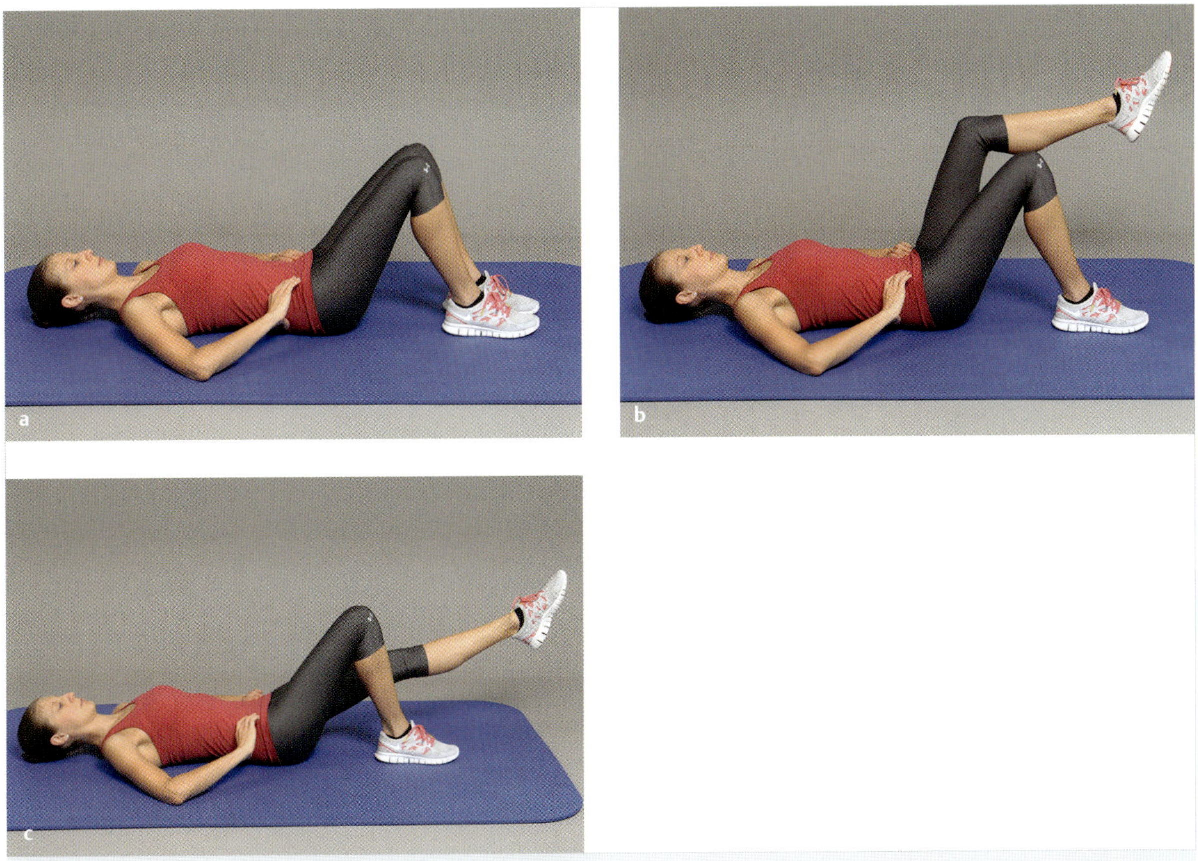

Abb. 23.4 European-Sports-Physiotherapy-Rückenkarte 1: lokale Flexionsübung. (Bildquelle: H. Bant, Thieme, 2017; Symbolbild)

a **ASTE:** RL mit angestellten Beinen.

b **Durchführung:** Die Patientin hebt die Beine nacheinander im Wechsel ab. Erst mit gebeugtem Kniegelenk …

c … dann mit gestrecktem Kniegelenk.

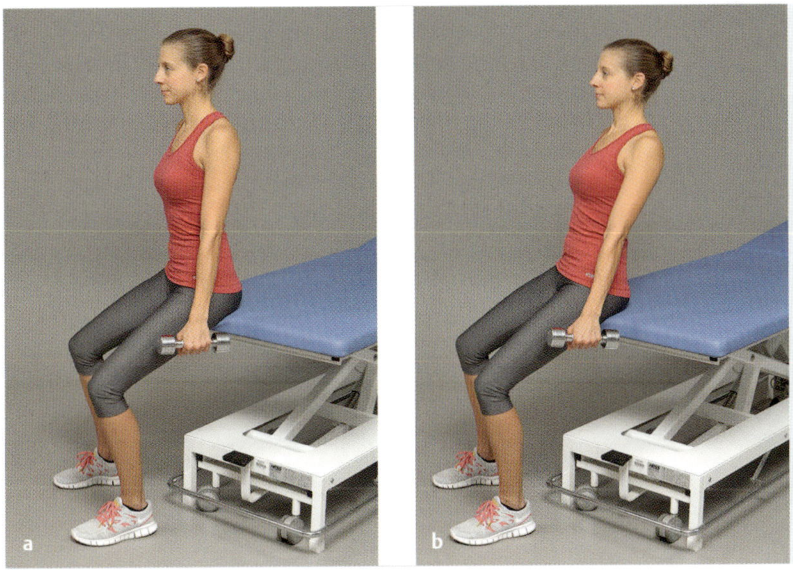

Abb. 23.5 European Sports Physiotherapy-Rückenkarte 1. Variation der lokalen Flexibilitätsübung („high sitting“). (Bildquelle: H. Bant, Thieme, 2017; Symbolbild)

a **ASTE:** Aufrechter Sitz auf einer erhöhten Bank/Stuhl.

b **Durchführung:** Die Patientin lehnt sich aus der aufrechten Haltung mit dem Oberkörper hinter die Sitzauflage und bewegt sich wieder zurück in die aufrechte Haltung. Zur Verstärkung kann sie je ein Gewicht in ihre Hände nehmen, jedoch bei der Ausführung die Arme gestreckt halten.

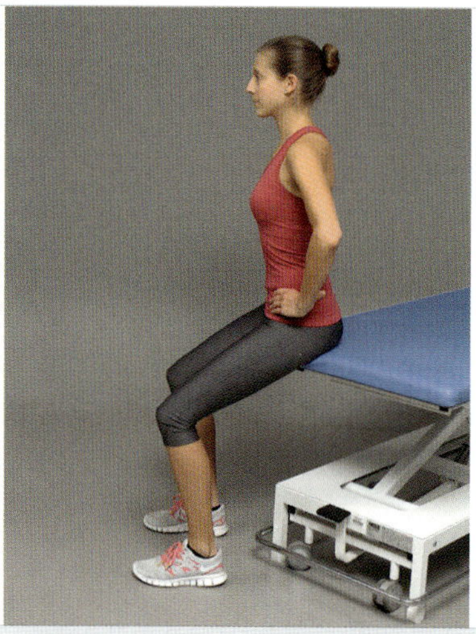

Abb. 23.6 European Sports Physiotherapy-Rückenkarte 2: lokale Extensionsstabilität. **ASTE:** Sitz auf einer erhöhten Bank/ Stuhl. **Durchführung:** Die Patientin sucht mit kleinen Beckenbewegungen die Mitte und nimmt eine aufrechte Haltung ein. (Bildquelle: H. Bant, Thieme, 2017; Symbolbild)

So lasse ich sie anspruchsvollere Übungen durchführen – mit längerem Hebelarm, längerer Dauer und kürzeren Pausen. Das Steigerungstempo hängt von Melissas Verfassung ab.

Clinical Reasoning

Das motorische Lernen kann als Basis der (Sport-)Physiotherapie betrachtet werden. Daher gilt es, die durch die oben beschriebenen Stabilitätsübungen rekrutierten motorischen Einheiten in einer funktionellen Anforderung zu verankern (Nudo 2006). Da der motorische Lernprozess durch die Sinnhaftigkeit und die Bedeutung einer funktionellen Aufgabe gefördert und unterstützt wird (Nudo 2006), muss ich für Melissa eine für sie relevante funktionelle Aufgabe wählen wie Stehen und Gehen als Grundlage ihrer Alltagsaktivitäten. Mein nächstes primäres Ziel heißt also: Integration der neu erlernten Techniken in das normale Bewegungsrepertoire.

Integration in das normale Bewegungsrepertoire

Die Füße stehen hüftbreit, das Becken ist locker, Wirbelsäule und Kopf sind neutral aufgerichtet und die Schultern bleiben in entspannter Haltung. Nach wenigen Minuten muss Melissa diesen aktiven Stand wegen der sich stark erhöhenden paravertebralen Muskelspannung abbrechen und sich in einer möglichst bequemen Position mithilfe der „Schmerzinsel" und der Atemübungen kurz entspannen. Diese Übung auf stabiler Unterstützungsfläche wird so lange wiederholt, bis Melissa gelernt hat, ihren Stand durch leichte Beckenbewegungen, Gewichtsverlagerungen, oder auch Änderungen ihrer aufrechten Haltung so anzupassen, dass sie selbst den Muskeltonus beim Stehen beeinflussen kann. Je besser ihr das gelingt, desto einfacher lassen sich nun auch Atemübungen, aktive PMR-Übungen oder der Besuch der „Schmerzinsel" in den aktiven Stand integrieren.

Wichtig ist, dass Melissa lernt, ihre Bewegungen dabei bewusst zu dosieren. Steigt die Spannung, soll sie die Übung abbrechen und die Entspannungshaltung einnehmen. Mit der Zeit muss sich Melissa immer weniger häufig hinlegen und „zurückziehen", da sie nun andere Möglichkeiten kennt, mit steigender Muskelspannung umzugehen.

Sobald Melissa ihre Übungen stabil ausführt und bewusst dosiert, bieten sich als Variation zur Integration in Alltagsbewegungen der Stand auf einer labilen Unterstützungsfläche oder das aktive Gehen mit Aufmerksamkeit auf die passiven Beckenbewegungen in der Schwungbeinphase an. In der fünften Behandlung ist es erstmals langsam möglich, einbeinige und zweibeinige Squats, Dead Lifts (▶ Abb. 23.9a–c) und Step-ups durchzuführen.

Der Therapieverlauf ist während der ersten 5 ambulanten Behandlungen sehr erfreulich. Melissa kommt motiviert zur Behandlung, die therapeutische Beziehung ist angenehm und offen und es gelingt ihr recht gut, die Entspannungsübungen sowie einfache lokale Stabilitätsübungen in den Alltag zu integrieren. Zudem erzählt sie, dass die „schlechten Tage" etwas erträglicher seien und dass sie ihren Körper nicht mehr so negativ wahrnimmt.

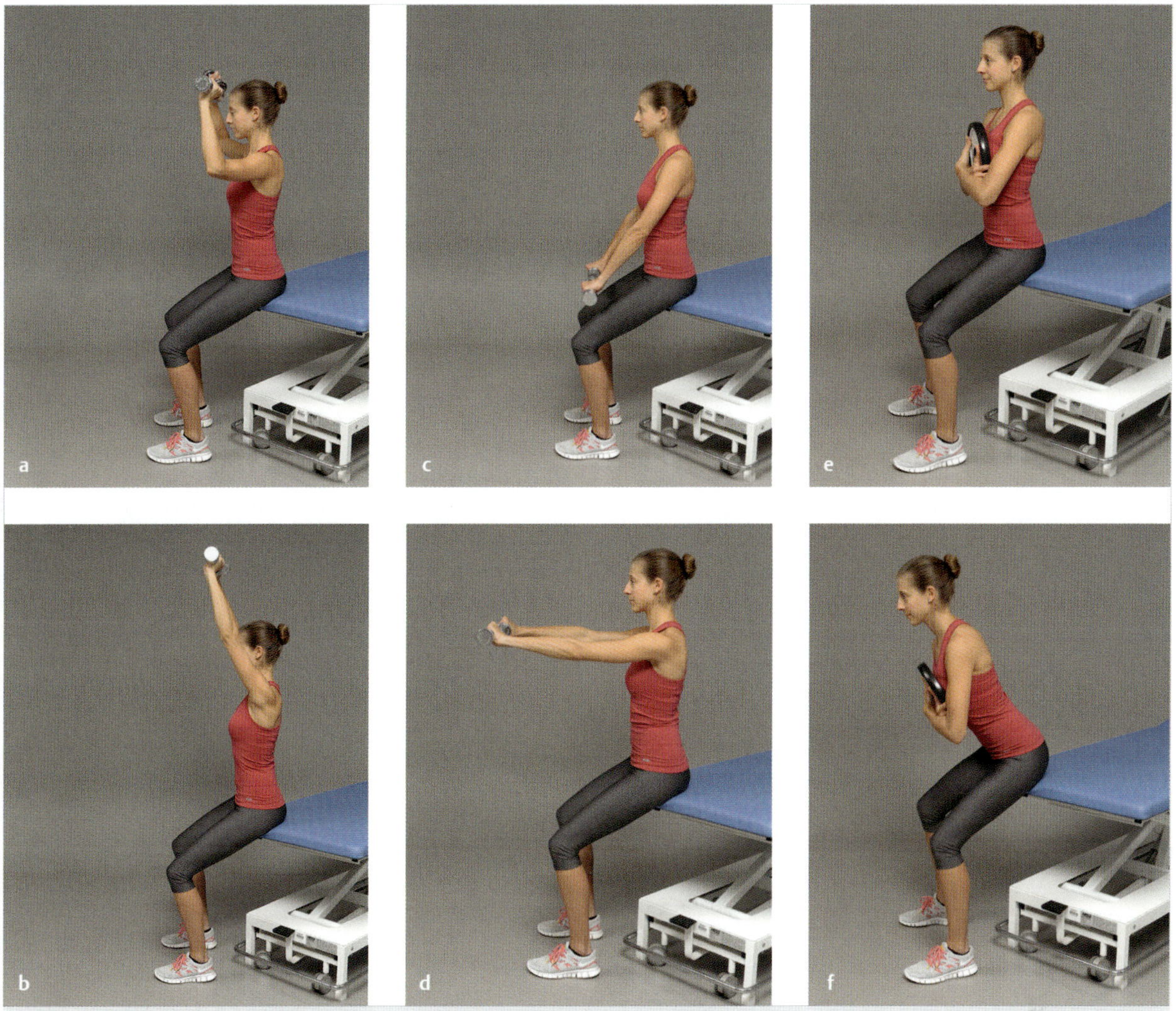

Abb. 23.7 European Sports Physiotherapy-Rückenkarte 2: Variation der regionalen Extensionsstabilität. (Bildquelle: H. Bant, Thieme, 2017; Symbolbild)

a, b ASTE: Sitz auf einer erhöhten Bank/Stuhl. **Durchführung Variation 1:** Die Patientin bewegt die gebeugten Arme mit oder ohne kleine Gewichte nach oben über den Kopf und zurück.

c, d Durchführung Variation 2: Die Patientin hebt ein Gewicht mit gestreckten Armen nach oben bis in die Horizontale und geht dann zurück in ASTE. Die Variation dieser Übung kann über die Horizontale hinaus ausgeweitet werden.

e, f Durchführung Variation 3: Die Patientin lehnt sich mit dem Oberkörper nach vorne und wieder zurück – dabei hält sie ein Gewicht eng vor dem Rumpf.

23.4.3 6.–9. Therapiesitzung (4 bis 6 Wochen nach der 1. Intervention)

Zur sechsten ambulanten Behandlung erscheint Melissa zu spät, bewegt sich sehr vorsichtig und will die Behandlung am liebsten sofort abbrechen. Auf meine Frage, ob etwas passiert sei und ob es einen Grund für diese Vorsicht gäbe, will mir Melissa nicht antworten. Daher schlage ich vor, den bisherigen Verlauf und die aktuelle Situation nochmals gemeinsam zu besprechen, bevor wir die Behandlung beenden. Melissa willigt ein.

Umgang mit Rückschlägen

Da ich eine erneute Schmerzverstärkung als Ursache vermute, schildere ich den bisherigen Therapieverlauf und weise insbesondere auf die Behandlungserfolge hin. Melissa bestätigt dies, hat aber – abgesehen von einem Termin bei einem empfohlenen Spezialisten – keine Vorstellung davon, wie es weitergehen soll. So frage ich spontan,

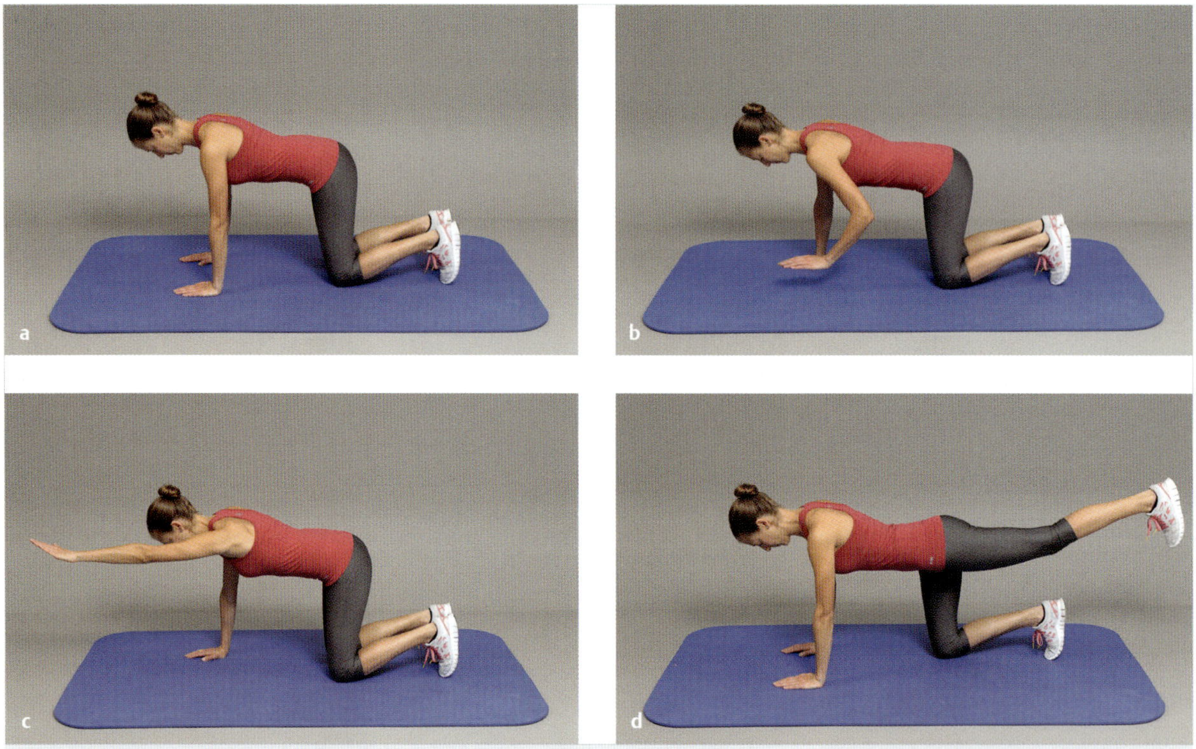

Abb. 23.8 European Sports Physiotherapy-Rückenkarte 3: Variationen der lokalen Stabilität – lokale laterale Stabilität. (Bildquelle: H. Bant, Thieme, 2017; Symbolbild)

a ASTE: Vierfüßlerstand. **Durchführung:** Die Patientin nimmt die ASTE ohne Ausweichbewegungen ein.

b Durchführung Variation 1: Die Patientin hebt die Arme mit gebeugtem Ellenbogengelenk im Wechsel an.

c Durchführung Variation 2: Die Patientin hebt die Arme mit gestrecktem Ellenbogengelenk abwechselnd an.

d Durchführung Variation 3: Die Patientin verlängert den Hebel und führt die gleichen Übungen mit der unteren Extremität durch.

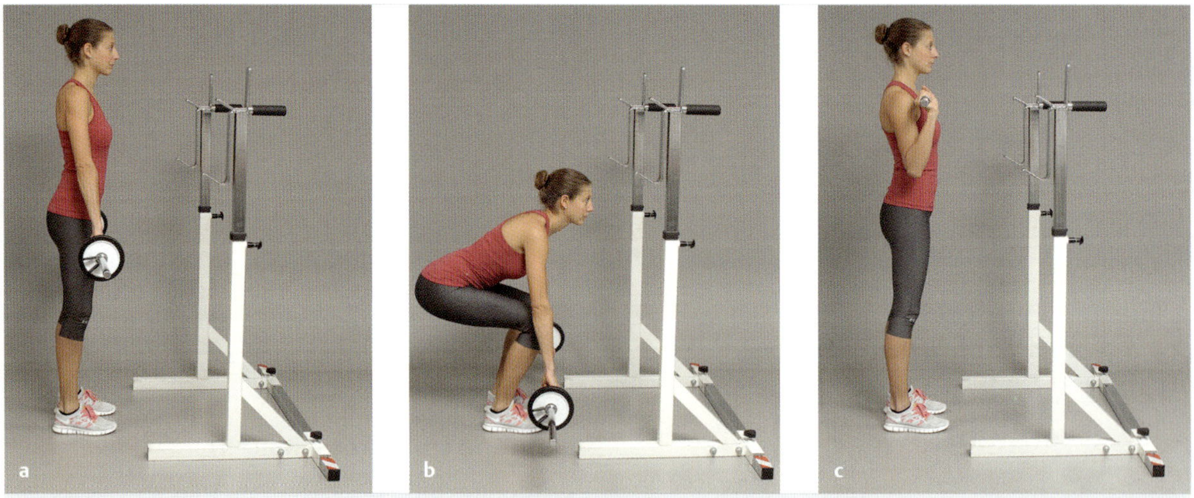

Abb. 23.9 Deadlifts. (Bildquelle: H. Bant, Thieme, 2017; Symbolbild)

a ASTE: hüftbreiter, aufrechter Stand. Die Patientin hält mit gesteckten Armen eine Langhantel in ihren Händen. Die Langhantel ruht vor den Oberschenkeln der Patientin.

b Durchführung: Die Patientin beugt die Hüft- und Kniegelenke. Die Knie bleiben im korrekten Alignement über den Füßen stehen.

c Steigerung des Deadlifts: Die Patientin richtet sich aus der Hocke auf und zieht die Stange bis zu der Brust nach oben.

Ziel: Rumpfstabilisation bei komplexen Bewegungen

welche 3 Wünsche sie sich erfüllen würde, wenn sie Aschenbrödel wäre. Die erste Antwort, „keine Schmerzen" ist für mich unbedeutend. Die zweite Antwort hingegen, „die Kinder 7 Jahre älter werden lassen", zeigt, dass die psychosoziale Situation weiterhin ein Konfliktfeld darstellt. Auch notiere ich den dritten Wunsch, „körperlich fitter" zu sein.

Zusammen mit Melissa versuche ich nun, mögliche Ziele im Hinblick auf ihre Wünsche im Alltag zu finden: Wie und wo könnte sie Hilfe oder mehr Unterstützung erhalten, sodass sich die aktuelle Situation entspannen kann? Obwohl ihr der Gedanke, sich Hilfe im Haushalt und bei der Kinderbetreuung zu holen, nicht zusagt, scheint er dennoch einen bleibenden Eindruck zu hinterlassen. Melissa ist wieder bereit, die Behandlung fortzusetzen.

Zu Beginn der nächsten Behandlung diskutieren wir nochmals über externe Haushaltshilfen. Offenbar ist auch Melissas Mann nicht abgeneigt, 1-mal pro Woche eine Hilfe zur Unterstützung in Anspruch zu nehmen. Zudem will Melissa die Möglichkeit einer wöchentlich geteilten Kinderbetreuung mit einer Freundin prüfen, sodass jede Mutter alle 2 Wochen einen freien Nachmittag zur Verfügung hat. Alternativ wäre hier die Integration einer Ergotherapeutin mit Erfahrung in der Schmerzrehabilitation überlegenswert. Ein ressourcenorientierter Therapieansatz mit Blick auf den aktiven Alltag hätte Melissas biopsychosozialen Heilungsprozess zusätzlich unterstützt. Obwohl Melissa diese Option vorerst ablehnt, behalte ich sie dennoch für später im Hinterkopf.

Auch der dritte und in der Therapieplanung als Fernziel formulierte Wunsch wird nicht vergessen. Die Erarbeitung des primären Ziels, die Selbstkompetenz im Umgang mit ihren Beschwerden im Zusammenhang mit Entspannung zu stärken, war aber im bisherigen Therapieverlauf vordringlich.

Gegen Ende der achten Behandlung schafft es Melissa, die Übungen aus der fünften Sitzung (Dead Lifts und Squats) stabil und gut dosiert zu umzusetzen. Als ehemalige Triathletin würde sich Melissa aber auch gerne wieder im Ausdauerbereich und/oder im Wasser bewegen, Gymnastik entspricht ihr weniger. Sie entscheidet sich dazu, in einen professionell begleiteten Wasser-Gymnastik- und Nordic-Walking-Kurs hineinzuschnuppern. Gleichzeitig gestattet sie mir, die Kursleiter im Vorfeld zu kontaktieren, um die aktuelle Behandlungssituation und das Ziel „Bewegung statt Leistung" zu besprechen. Melissas Wahl fällt letztlich auf den Nordic-Walking-Kurs, den sie besser in ihre neue Alltagsgestaltung integrieren kann.

In der Zwischenzeit hat Melissa ihre Pläne mit dem Hausarzt besprochen, der die Kursteilnahme unterstützt und eine Kursverordnung unterschreibt. Ich halte von Zeit zu Zeit Rücksprache mit der Kursleiterin, um ihren Eindruck von Melissa und deren aktuellen Zustand erfahren.

Clinical Reasoning

Die Zeit ab der sechsten Therapiesitzung erwies sich rückblickend als die schwierigste Situation im Behandlungsverlauf. Melissa war sehr enttäuscht über die erneute Schmerzzunahme nach 5 Behandlungen, sodass sie als „Frustreaktion" alles hinwerfen wollte. Durch das Aufzeigen der (kleinen) Behandlungserfolge realisierte sie den eingeschlagenen Prozess und akzeptierte die wellenförmige Entwicklung. Als sehr positiv war auch die Unterstützung des Ehemanns zu werten: Wäre er gegen die Anstellung einer Haushaltshilfe gewesen, hätte sich kaum etwas ändern können. Eine ergotherapeutische oder psychologische Unterstützung der Schmerzrehabilitation wären wichtige Alternativen, um bei weiteren Rückschlägen oder Flauten im Behandlungsverlauf neue Impulse integrieren zu können. Bislang hat Melissa weitere, interdisziplinäre Behandlungen abgelehnt. Als Begründung nennt sie das gute therapeutische Bündnis, welches wir innehaben. Dieses will sie durch eine Veränderung der Therapiesituation nicht in Frage stellen. Den Entscheid kann ich akzeptieren, behalte aber die Alternativen im Hinterkopf für spätere, schwierige Situationen.

Leider gelingt mir eine solche verbindliche und tragfähige therapeutische Beziehung nicht mit allen Patienten. Sträubt sich der Patient/die Patientin gegen Neuerungen und Veränderungen, werden die vorhandenen Anpassungsmöglichkeiten erheblich eingeschränkt. Dies kann den Patienten aber immer wieder – empathisch feststellend, nicht urteilend – im Gespräch mitgeteilt werden. Die Verantwortung für den Heilungsverlauf obliegt nicht der behandelnden Person. Sie kann beraten, unterstützen, erklären und auf bestimmte Dinge aufmerksam machen. Die Übungen muss der Patient/die Patientin selbst durchführen, die Anpassungen akzeptieren und diese selbst oder mit Unterstützung umsetzen. Daher plane ich, in der nächsten Sitzung Melissa Strategien zur Verbesserung der Selbstwirksamkeit aufzuzeigen.

23.4.4 10. Therapiesitzung (7 Wochen nach 1. Intervention)

Möglichkeiten zur Verbesserung der Selbstwirksamkeit

Der Schmerz bleibt sehr lange ein zentrales Thema in Melissas ambulanter Behandlung. Wir beschließen daher gemeinsam, die Entwicklung des Schmerzes und die Einflussfaktoren mit einem Schmerztagebuch zu erfassen, um ihn besser zu verstehen.

Im Internet gibt es verschiedene Vorlagen für Schmerztagebücher wie das der Deutschen Schmerzliga (www.schmerzliga.de). Melissa entscheidet sich, unter „Bemerkungen“ die therapeutischen Maßnahmen aufzuschreiben, hingegen die Spalte des individuellen Behandlungsziels nicht auf den Schmerz bezogen auszufüllen. So lässt sich jede Vorlage individuell anpassen.

Das Schmerztagebuch zeigt, dass die Schmerzen abends immer noch stärker sind als morgens. Deutlich wird aber auch, dass sich Melissa jetzt bei ihren Aktivitäten weniger beeinträchtigt fühlt, und dass sie die Schmerzentwicklung durch eine geschickte (und restriktive) Dosierung ihres Heimprogramms etwas beeinflussen kann (Intensität der Stabilitäts-, Entspannungs- und Steh-/Gehübungen, Tempo und Dauer des Nordic Walkings). Eine zu restriktive Dosierung ist jedoch kontraproduktiv. Inwieweit die neue Unterstützung im Haushalt und der 2-wöchentliche freie Nachmittag die Situation entspannt, lässt sich aktuell nicht klar benennen. Allerdings beginnt Melissa zu erahnen, wie groß der auferlegte Stress früher war, und lernt in kleinen Schritten, ihre Anforderungen besser an sich selbst anzupassen.

23.4.5 11.–15. Therapiesitzungen (8 bis 12 Wochen nach 1. Intervention)

In den letzten 5 ambulanten Behandlungen demonstriert Melissa ihre Übungen, welche je nach Tagesbefinden eher lokale oder eher regionale Stabilitätsübungen, also Squats, Dead Lifts oder Step-ups, beinhalten. Die Wiederholungszahl steigert sie auf 15–20 bei einer Pause von 30–60 Sekunden. Sie spürt während der Ausführungen ein „Warmwerden“ der Muskulatur, über die Schmerzgrenze hinaus trainiert sie nicht. Die koordinative Integration übt sie auf einer labilen Unterlage, die Beckenbewegungen des Gangbilds weisen eine fast identische Standbeinphase aus. Die Übungen Squat, Dead Lift und Step-up übt sie an guten Tagen sogar im Kraftausdauerbereich. Wöchentlich erlebt sie Rückschläge, mit denen sie jedoch zunehmend besser umgehen kann. Aus diesem Grund beschließe ich gemeinsam mit Melissa, dass sie ihr Training dem Tagesbefinden entsprechend frei anpassen kann.

23.4.6 16.–18. Therapiesitzung (13–15 Wochen nach 1. Intervention)

Behandlungsergebnisse

Nach 16 ambulanten Behandlungen füllt Melissa erneut den QBPDS (Kopec et al. 1995) aus und erreicht jetzt folgende Werte (▶ Tab. 23.3):

Die zuvor als Hauptproblem beschriebenen Schmerzen gibt Melissa nun als fortwährende, „brennende“ Schmerzen paravertebral rechts an, die eine Intensität von 1–4/10 auf der VAS haben. Das Schmerzgebiet hat sich generell verkleinert. Bereits 2-mal erlebte Melissa morgens einen Moment der Schmerzfreiheit, worüber sie höchst erfreut ist. Gegen Abend nehmen die Schmerzen immer noch häufig zu. An den 1–3 sogenannten „schlechten Tagen“ pro Woche steigen die „brennenden“ Schmerzen paravertebral rechts auf Werte von 4–6 (VAS). Trotz der Schmerzen kann Melissa ihre Kinder meist ohne Mühe ins Bett bringen und beim Kochen länger stehen. Auch die sozialen Kontakte fallen ihr wieder leichter.

Melissa hat gelernt, ihre Schmerzen selbst in den Griff zu bekommen und ist diesbezüglich nicht mehr auf Hilfe anderer angewiesen. Aus diesem Grund beende ich heute die ambulante Behandlung nach 18 Sitzungen und lasse sie selbstständig weiterarbeiten.

In gemeinsamer Absprache mit dem Hausarzt und der Physiotherapeutin der Nordic-Walking-Gruppe vereinbaren wir alle abschließend eine 4-monatige Pause, in denen Melissa die Erfolge der Stabilitäts-, Koordinations- und Entspannungsübungen und ihre Ausdauer mithilfe des Nordic Walking weiter festigen kann. Zu einem späteren Zeitpunkt werden wir die Situation im Behandlungsteam neu besprechen. Dabei werden wir analysieren, ob weitere Stabilitätsübungen auf einem höheren Niveau oder neue interdisziplinäre Impulse die Situation sinnvoll beeinflussen könnten.

Tab. 23.3 Hinsichtlich der Fragestellung „Wie viel Mühe bereitet es Ihnen heute, die folgenden Aktivitäten aufgrund Ihrer Rückenschmerzen auszuführen?“ gibt die Patientin bei Therapieende (**fett** markiert) deutlich bessere Werte an als im Vergleich zum Behandlungsbeginn (matt markiert).

Aktivität		keine Mühe		etwas Mühe		einige Mühe		viel Mühe		sehr viel Mühe		nicht möglich	
		Therapiestart	Therapieende	Therapiestart	Therapieende	Therapiestart	Therapieende	Therapiestart	Therapieende	Therapiestart	Therapieende	Therapiestart	Therapieende
1	Aufstehen aus dem Bett	( )	( )	(X)	**(X)**	( )	( )	( )	( )	( )	( )	( )	( )
2	die ganze Nacht durchschlafen	( )	( )	( )	( )	( )	**(X)**	( )	( )	(X)	( )	( )	( )
3	Umdrehen im Bett	( )	( )	( )	**(X)**	(X)	( )	( )	( )	( )	( )	( )	( )
4	Auto fahren	( )	( )	(X)	**(X)**	( )	( )	( )	( )	( )	( )	( )	( )
5	20–30 min stehen	( )	( )	( )	( )	( )	**(X)**	( )	( )	(X)	( )	( )	( )
6	einige Stunden in einem Stuhl sitzen	( )	( )	( )	**(X)**	( )	( )	(X)	( )	( )	( )	( )	( )
7	Treppenlaufen	( )	( )	( )	( )	(X)	**(X)**	( )	( )	( )	( )	( )	( )
8	kurze Strecke gehen (300–400 m)	( )	**(X)**	( )	( )	( )	( )	(X)	( )	( )	( )	( )	( )
9	einige km gehen	( )	( )	( )	( )	( )	**(X)**	( )	( )	(X)	( )	( )	( )
10	etwas aus der Höhe greifen	( )	( )	(X)	**(X)**	( )	( )	( )	( )	( )	( )	( )	( )
11	Ballwerfen	( )	( )	( )	( )	(X)	**(X)**	( )	( )	( )	( )	( )	( )
12	eine kurze Strecke sprinten (100 m)	( )	( )	( )	( )	( )	( )	( )	**(X)**	( )	( )	( )	(X)
13	etwas aus einem Badunterschrank/tiefen Regal nehmen	( )	**(X)**	(X)	( )	( )	( )	( )	( )	( )	( )	( )	( )
14	Bettenmachen	( )	( )	( )	( )	(X)	**(X)**	( )	( )	( )	( )	( )	( )
15	Sockenanziehen	( )	( )	( )	**(X)**	(X)	( )	( )	( )	( )	( )	( )	( )
16	Runterbeugen, Putzen	( )	( )	( )	( )	( )	**(X)**	(X)	( )	( )	( )	( )	( )
17	einen Stuhl verstellen	(X)	**(X)**	( )	( )	( )	( )	( )	( )	( )	( )	( )	( )
18	eine schwere Türe öffnen bzw. schließen	( )	**(X)**	(X)	( )	( )	( )	( )	( )	( )	( )	( )	( )
19	2 Einkaufstüten tragen	( )	( )	( )	( )	( )	**(X)**	(X)	( )	( )	( )	( )	( )
20	einen schweren Koffer tragen	( )	( )	( )	( )	( )	( )	( )	**(X)**	(X)	( )	( )	( )

23.5 Fazit

Der Behandlungserfolg ist größtenteils Melissa selbst zuzuschreiben. Sie hat gelernt, ihre Bewegungen zu dosieren und Momente der Entspannung zu suchen, wenn die Schmerzen überhandnehmen. Dadurch stärkte sie ihre Fähigkeit, die Schmerzen zu kontrollieren und erhöhte ihre Selbstwirksamkeit. Gerade die neu erstarkte Selbstwirksamkeit ist ein wichtiger Schlüssel im Umgang mit chronischen Schmerzen. Treten nun Beschwerden auf, kann Melissa durch eine adäquate Dosierung und kurze Momente der Entspannung ihren Alltag trotzdem bewältigen. Dies ist ihr persönlich sehr wichtig. Außerdem lässt sie sich durch eine erneute Schmerzexzerption nicht mehr aus der Ruhe bringen, da sie weiß, dass die Beschwerden kommen und gehen, und sie sich – falls notwendig – etwas anpassen kann. Melissa hat es geschafft, dass nicht mehr die Schmerzen ihr Leben kontrollieren, sondern vielmehr sie selbst. Somit geht sie ganz klar als Siegerin aus diesem „Kampf“ hervor: sie lebt ihr Leben trotz der Schmerzen.

Kommentar des Herausgebers Martin Verra

Der Hausarzt in diesem faszinierenden Fallbeispiel weiß eigentlich nicht weiter und will es nun „wieder einmal mit Physiotherapie" versuchen. Er steht der therapeutischen Einschätzung der Physiotherapeutin jedoch positiv gegenüber und signalisiert Unterstützung.

Die Diagnose des verordnenden Arztes wird systematisch in eine physiotherapeutische Diagnose einer Stresserkrankung bei vorbestehendem Overuse-Verhalten, das zu Erschöpfung und unspezifischen Rückenschmerzen führt, spezifiziert (Kamper et al. 2014). Obwohl eine klare Strukturanalyse logischerweise nicht möglich ist, gelingt es der Physiotherapeutin eine konstruktive therapeutische Beziehung mit der Patientin aufzubauen und gemeinsam einen strukturierten Behandlungsplan zu erarbeiten. Der sorgfältige und empathische Umgang mit dem eisernen Durchhaltewillen und der hartnäckigen Fixierung auf eine somatische Krankheitsüberzeugung der leistungsorientierten Patientin ist beeindruckend. Die in diesem Fallbeispiel angewendeten verhaltensorientierten Methoden beruhen auf konsequenter, stufenweiser Intensivierung der Übungen – statt „Alles-oder-Nichts" – und die Schmerzpatientin lernt und übt, wie sie ihre chronischen Schmerzen beeinflussen kann (Konzept der kleinen Schritte, Grenzen spüren und respektieren, Wichtigkeit der Körperwahrnehmung und Entspannung anstelle einer reinen Durchhaltestrategie). Individuelle Heimprogramme ermöglichen es der Schmerzpatientin, aktiv und eigenverantwortlich an der Rehabilitation teilzunehmen. Sie lernt erfolgreich, sich selbst zu helfen.

Dieses Fallbeispiel beschreibt eindrücklich, wie effektiv eine nach Subgruppen klassifizierte Behandlung von einer Patientin mit vermeintlich unspezifischen Rückenschmerzen sein kann (Hill et al. 2011), wie eine einzige Physiotherapeutin ein multimodales, evidenzbasiertes Behandlungsprogramm gestalten und durchführen kann und wie mit (unvermeidlichen) Rückschlägen umgegangen werden kann. Es ist ein komplexer Fall, der trotzdem sehr präzise auf den Punkt gebracht werden konnte.

23.6 Literatur

Angermeyer MC, Kilian R, Matschinger H. WHOQOL-100, WHOQOL-BREF (WHO-QOL): Handbuch für die deutschsprachigen Version der WHO Instrumente zur Erfassung von Lebensqualität. Göttingen: Hogrefe; 2000

Bant, H. Analysekarten der Wirbelsäule. In: H. Bant und G. Perrot (Hrsg.). Lumbale Rückenbeschwerden. Aktive Rehabilitation in der Physiotherapie. Stuttgart: Georg Thieme Verlag; 2017

Daenen L, Varkey E, Kellmann M et al. Exercise, not to exercise, or how to exercise in patients with chronic pain? Applying science to practice. The Clin J Pain 2015; 31(2): 108–114. doi: 10.1097/AJP.0000000000000099

Egle UT, Zentgraf B. Psychosomatische Schmerztherapie. Grundlagen, Diagnostik, Therapie und Begutachtung. In: M. Ermann (Hrsg.). Lindauer Beiträge zur Psychotherapie und Psychosomatik. Stuttgart: W. Kohlhammer; 2014

Heneweer H, Vanhees L, Picavet HSJ. Physical activity and low back pain: a U-shaped relation? Pain 2009; 143(1): 21–25. doi: 10.1016/j.pain.2008.12.033

Hill JC, Whitehurst DGT, Lewis M et al. Comparison of stratified primary care management for low back pain with current best practice (STarT Back): a randomised controlled trial. Lancet 2011; 378:1560–7. doi: 10.1016/S0140-6736(11)60937-91

Jacobson E. Entspannung als Therapie. Progressive Relaxation in Theorie und Praxis (K. Wirth, Übers.). 7. Aufl. Stuttgart: Klett-Cotta; 2011

Kaluza G. Stress – was ist das eigentlich? – Wissenschaftliche Stresskonzepte. In G. Kaluza (Hrsg.), Stressbewältigung. Trainingsmanual zur psychologischen Gesundheitsförderung. 2. Aufl. (S.11–48). Berlin, Heidelberg: Springer Verlag; 2011.

Kamper SJ, Apeldoorn AT, Chiarotto A et al. Multidisciplinary biopsychosocial rehabilitation for chronic low back pain. Cochrane Database Syst Rev 2014; 9:CD000963. doi: 10.1002/14651858.CD000963.pub3

Kopec JA, Esdaile JM, Abrahamowicz M et al. The Quebec Back Pain Disability Scale: Measurement Properties. Spine 1995; 20(3): 341–352

Main CJ, Spanswick CC. Pain management. An interdisciplinary approach. Edinburgh: Churchill Livingstone; 2000

Melloh M, Elfering A, Käser A et al. What is the best time point to identify patients at risk of developing persistent low back pain? Journal of Back and Musculoskeletal Rehabilitation 2015; 28(2): 267–276. doi: 10.3233/BMR-140514

Nudo RJ. Plasticity. NeuroRx 2006; 3(4): 420–427.doi: 10.1016/j.nurx.2006.07.006

Rush AJ, Trivedi MH, Ibrahim HM et al. The 16-Item Quick Inventory of Depressive Symptomatology (QIDS), clinician rating (QIDS-C), and self-report (QIDS-SR): a psychometric evaluation in patients with chronic major depression. Bioll Psychiatry 2003; 54(5): 573–583

Smeets RJ, Wittink H, Hidding A et al. Do patients with chronic low back pain have a lower level of aerobic fitness than healthy controls? Spine 2006; 31(1): 90–97

Staerkle R, Mannion AF, Elfering A et al. Longitudinal validation of the fear-avoidance beliefs questionnaire (FABQ) in a Swiss-German sample of low back pain patients. Eur Spine J 2004; 13(4): 332–340. doi: 10.1007/s00586-003-0663-3

Tölle TR, Berthele A. Biologische Mechanismen der Chronifizierung – Konsequenzen für die Prävention. In: B. Kröner-Herwig, J. Frettlöh, R. Klinger und P. Nilges (Hrsg.). Schmerzpsychotherapie. 6. Aufl. (S. 81–10); Heidelberg: Springer Medizin; 2007

Kapitel 24

Fibromyalgie

24

24 Fibromyalgie

Michael Richter

Victoria M. ist 42 Jahre alt, Mutter eines Sohns im Teenageralter und lebt in einer Beziehung. Vor 13 Jahren wurde bei ihr Fibromyalgie und Weichteilrheumatismus diagnostiziert. Seit Jahren quälen sie Schmerzen, die sich auf den Nacken, Schultern und Arme, oberen Rücken und Beine erstrecken. Sie erhält seit Jahren 2-mal pro Woche Physiotherapie. Als die Beschwerden – insbesondere im Nacken – vor einem Jahr nach einer Zahnbehandlung massiv zunehmen, verordnet ihr Zahnarzt Physiotherapie. Inhalt der Behandlung soll die segmentale Stabilisation der HWS sein.

24.1 Hintergrund zum chronischen Schmerz

„Schmerz ist unangenehm und eine Sinneswahrnehmung, die multifaktorieller Genese ist. Jeder Mensch reagiert individuell auf Schmerzen und die beitragenden Faktoren sind nicht immer offensichtlich. Jeder Patient/ jede Patientin mit Schmerzen stellt somit eine neue Herausforderung dar. Der gemeinsame Nenner aller Schmerzen, auch wenn diese noch so unterschiedlich erlebt und empfunden werden, ist: Schmerz ist immer – zu 100 % – eine Leistung des Gehirns“ (Butler und Moseley 2016, Moseley und Butler 2017).

Basierend auf den zur Verfügung stehenden Informationen evaluiert das Gehirn konstant die Möglichkeit, dass das Überleben gefährdet sein könnte. Wir sehen, hören, fühlen, riechen und schmecken, um Gefahr zu wittern, sie rechtzeitig zu meiden und somit unser Überleben zu gewährleisten. Auch aus dem Körper erhält das Gehirn dauerhaft Informationen: mechanische, thermische und chemische. Basierend auf diesen Informationen – und selbstverständlich vielen anderen Faktoren wie z. B. Erwartungen, Erfahrungen, Gedanken, etc. – entscheidet das Gehirn, ob es zielführend ist, Schmerzen zu produzieren oder nicht. Schmerz ist die Superlative der Möglichkeiten des Gehirns, uns dazu zu bringen, unser Verhalten zu ändern. Meist hören wir mit dem auf, was wir machen, wenn es weh tut. Meistens macht es Sinn und ist zielführend, sich so zu verhalten. Bei anhaltenden Schmerzen ist dies nicht der Fall. Es ist essenziell für Patienten mit anhaltenden Schmerzen zu verstehen, dass sie sich bewegen und belasten können, auch wenn es weh tut. Das bedeutet nicht, dass man so tun soll, als wäre nichts, denn Schmerzen sind grundsätzlich real, unangenehm und keine Einbildung.

Anhand des vorliegenden Falles stelle ich – nach erfolgter Befunderhebung in der ersten Therapiestunde – in der zweiten Sitzung dar, wie wir Patienten erklären können, dass sie sich trotz Schmerzen bewegen dürfen (und sollten), ohne dabei die Befürchtung zu haben, dass Schmerz grundsätzlich einen Gewebeschaden impliziert. Menschen mit anhaltenden Schmerzen müssen begreifen, dass ihre Beschwerden durch ein sensibilisiertes Nervensystem verursacht werden oder in Patientensprache: Durch eine „übermäßig empfindlich eingestellte Alarmanlage“ und nicht durch einen Gewebeschaden. Die hierzu genutzte Berg- oder Mount-Everest-Metapher stammt aus dem Buch „Schmerzen verstehen“ (Butler und Moseley 2016) und zeigt sich im klinischen Alltag als ausgesprochen effektiv.

24.2 Vorgeschichte

Als Victoria zur ersten Therapiestunde kommt, scheint sie in gutem Allgemeinzustand und mit klarer Orientierung zu sein. Victoria wurde 1972 in Deutschland geboren, ist ehemalige Postbeamtin, aber bereits seit 2009 berentet und Hausfrau.

Mit einer Körpergröße von 170 cm und einem Gewicht von 91 kg (BMI 31,49) ist sie übergewichtig. Noch vor der ersten Behandlung lasse ich Victoria den Örebro Musculoskeletal Pain Screening Questionnaire (ÖMPSQ) ausfüllen, der mir als Assessment dient (▸ Abb. 24.1). Mit einem Wert von 135 Punkten kann bereits vor dem Anamnesegespräch festgestellt werden, dass die Summe an Belastungsfaktoren wie Schmerzstärke, Schlafqualität, Einschränkungen im Alltag sowie psychologische Faktoren wie Angst und Niedergeschlagenheit stark ausgeprägt sind. Als Victoria zahlreiche Schmerzbereiche in den Bodychart (▸ Abb. 24.2) einzeichnet und diese mit einer ständigen Intensität von 9/10 Punkten auf der VAS seit mehr als einem Jahr angibt, ist es für mich eine Herausforderung, nicht voreingenommen in das Anamnesegespräch zu gehen.

Ich lasse mir zunächst von Victoria berichten, ob sie irgendwelche Nebendiagnosen erhalten habe und operative Eingriffe oder Verletzungen vorgefallen wären: Bereits mit 29 Jahren hat sie die Diagnosen Fibromyalgie und Weichteilrheuma erhalten. Weiterhin sind multiple Allergien, Nierensteine, Z. n. Stimmlippenoperation, Z. n. Pankreatitis, Z. n. Bandscheibenvorfall und Asthma Bronchiale diagnostiziert. Victoria ernährt sich vegan und macht seit einiger Zeit eine Entgiftung. Zweimal pro Woche macht sie Nordic Walking.

Vor einem Jahr wurde ihr ein Zahn extrahiert. Postoperativ kam es zu Problemen (Bildung von Granulationsgewebe und Wundheilungsstörungen im Mundraum), sodass ein erneuter, operativer Eingriff vorgenommen wurde. Gegen das zuständige Krankenhaus, in dem die Operationen durchgeführt wurden, läuft eine Klage auf Schadensersatz.

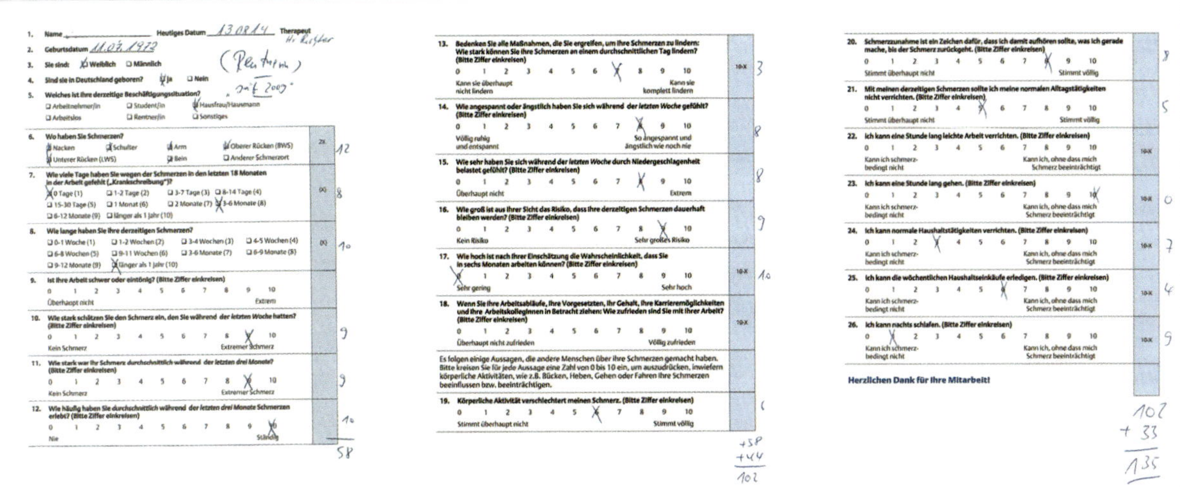

1. Name ______ Heutiges Datum ______ Therapeut
2. Geburtsdatum ______
3. Sie sind: ☐ Weiblich ☐ Männlich
4. Sind sie in Deutschland geboren? ☐ Ja ☐ Nein
5. Welches ist Ihre derzeitige Beschäftigungssituation?
☐ Arbeitnehmer/in ☐ Student/in ☐ Hausfrau/Hausmann
☐ Arbeitslos ☐ Rentner/in ☐ Sonstiges

6. Wo haben Sie Schmerzen?
☐ Nacken ☐ Schulter ☐ Arm ☐ Oberer Rücken (BWS)
☐ Unterer Rücken (LWS) ☐ Bein ☐ Anderer Schmerzort
2x

7. Wie viele Tage haben Sie wegen der Schmerzen in den letzten 18 Monaten in der Arbeit gefehlt („Krankschreibung")?
☐ 0 Tage (1) ☐ 1-2 Tage (2) ☐ 3-7 Tage (3) ☐ 8-14 Tage (4)
☐ 15-30 Tage (5) ☐ 1 Monat (6) ☐ 2 Monate (7) ☐ 3-6 Monate (8)
☐ 6-12 Monate (9) ☐ länger als 1 Jahr (10)
(X)

8. Wie lange haben Sie Ihre derzeitigen Schmerzen?
☐ 0-1 Woche (1) ☐ 1-2 Wochen (2) ☐ 3-4 Wochen (3) ☐ 4-5 Wochen (4)
☐ 6-8 Wochen (5) ☐ 9-11 Wochen (6) ☐ 3-6 Monate (7) ☐ 6-9 Monate (8)
☐ 9-12 Monate (9) ☐ länger als 1 Jahr (10)
(X)

9. Ist Ihre Arbeit schwer oder eintönig? (Bitte Ziffer einkreisen)
0 1 2 3 4 5 6 7 8 9 10
Überhaupt nicht … Extrem

10. Wie stark schätzen Sie den Schmerz ein, den Sie während *der letzten Woche* hatten? (Bitte Ziffer einkreisen)
0 1 2 3 4 5 6 7 8 9 10
Kein Schmerz … Extremer Schmerz

11. Wie stark war Ihr Schmerz *durchschnittlich* während *der letzten drei Monate*? (Bitte Ziffer einkreisen)
0 1 2 3 4 5 6 7 8 9 10
Kein Schmerz … Extremer Schmerz

12. Wie häufig haben Sie durchschnittlich während *der letzten drei Monate* Schmerzen erlebt? (Bitte Ziffer einkreisen)
0 1 2 3 4 5 6 7 8 9 10
Nie … Ständig

13. Bedenken Sie alle Maßnahmen, die Sie ergreifen, um Ihre Schmerzen zu lindern: Wie stark können Sie Ihre Schmerzen an einem durchschnittlichen Tag lindern? (Bitte Ziffer einkreisen)
0 1 2 3 4 5 6 7 8 9 10
Kann sie überhaupt nicht lindern … Kann sie komplett lindern
10-X

14. Wie angespannt oder ängstlich haben Sie sich während *der letzten Woche* gefühlt? (Bitte Ziffer einkreisen)
0 1 2 3 4 5 6 7 8 9 10
Völlig ruhig und entspannt … So angespannt und ängstlich wie noch *nie*

15. Wie sehr haben Sie sich während der *letzten Woche* durch Niedergeschlagenheit belastet gefühlt? (Bitte Ziffer einkreisen)
0 1 2 3 4 5 6 7 8 9 10
Überhaupt nicht … Extrem

16. Wie groß ist aus Ihrer Sicht das Risiko, dass Ihre derzeitigen Schmerzen dauerhaft bleiben werden? (Bitte Ziffer einkreisen)
0 1 2 3 4 5 6 7 8 9 10
Kein Risiko … Sehr großes Risiko

17. Wie hoch ist nach Ihrer Einschätzung die Wahrscheinlichkeit, dass Sie in sechs Monaten arbeiten können? (Bitte Ziffer einkreisen)
0 1 2 3 4 5 6 7 8 9 10
Sehr gering … Sehr hoch
10-X

18. Wenn Sie Ihre Arbeitsabläufe, Ihre Vorgesetzten, Ihr Gehalt, Ihre Karrieremöglichkeiten und Ihre ArbeitskollegInnen in Betracht ziehen: Wie zufrieden sind Sie mit Ihrer Arbeit? (Bitte Ziffer einkreisen)
0 1 2 3 4 5 6 7 8 9 10
Überhaupt nicht zufrieden … Völlig zufrieden
10-X

Es folgen einige Aussagen, die andere Menschen über ihre Schmerzen gemacht haben. Bitte kreisen Sie für jede Aussage eine Zahl von 0 bis 10 ein, um auszudrücken, inwiefern körperliche Aktivitäten, wie z.B. Bücken, Heben, Gehen oder Fahren Ihre Schmerzen beeinflussen bzw. beeinträchtigen.

19. Körperliche Aktivität verschlechtert meinen Schmerz. (Bitte Ziffer einkreisen)
0 1 2 3 4 5 6 7 8 9 10
Stimmt überhaupt nicht … Stimmt völlig

20. Schmerzzunahme ist ein Zeichen dafür, dass ich damit aufhören sollte, was ich gerade mache, bis der Schmerz zurückgeht. (Bitte Ziffer einkreisen)
0 1 2 3 4 5 6 7 8 9 10
Stimmt überhaupt nicht … Stimmt völlig

21. Mit meinen derzeitigen Schmerzen sollte ich meine normalen Alltagstätigkeiten nicht verrichten. (Bitte Ziffer einkreisen)
0 1 2 3 4 5 6 7 8 9 10
Stimmt überhaupt nicht … Stimmt völlig

22. Ich kann eine Stunde lang leichte Arbeit verrichten. (Bitte Ziffer einkreisen)
0 1 2 3 4 5 6 7 8 9 10
Kann ich schmerzbedingt nicht … Kann ich, ohne dass mich Schmerz beeinträchtigt
10-X

23. Ich kann eine Stunde lang gehen. (Bitte Ziffer einkreisen)
0 1 2 3 4 5 6 7 8 9 10
Kann ich schmerzbedingt nicht … Kann ich, ohne dass mich Schmerz beeinträchtigt
10-X

24. Ich kann normale Haushaltstätigkeiten verrichten. (Bitte Ziffer einkreisen)
0 1 2 3 4 5 6 7 8 9 10
Kann ich schmerzbedingt nicht … Kann ich, ohne dass mich Schmerz beeinträchtigt
10-X

25. Ich kann die wöchentlichen Haushaltseinkäufe erledigen. (Bitte Ziffer einkreisen)
0 1 2 3 4 5 6 7 8 9 10
Kann ich schmerzbedingt nicht … Kann ich, ohne dass mich Schmerz beeinträchtigt
10-X

26. Ich kann nachts schlafen. (Bitte Ziffer einkreisen)
0 1 2 3 4 5 6 7 8 9 10
Kann ich schmerzbedingt nicht … Kann ich, ohne dass mich Schmerz beeinträchtigt
10-X

Herzlichen Dank für Ihre Mitarbeit!

Abb. 24.1 Assessment zu Beginn der Therapie: Der ÖMPSQ weist mit 135 Punkten einen sehr hohen Gesamtwert auf, was auf das Vorhandensein zahlreicher Belastungsfaktoren schließen lässt. (Bildquelle: M. Richter)

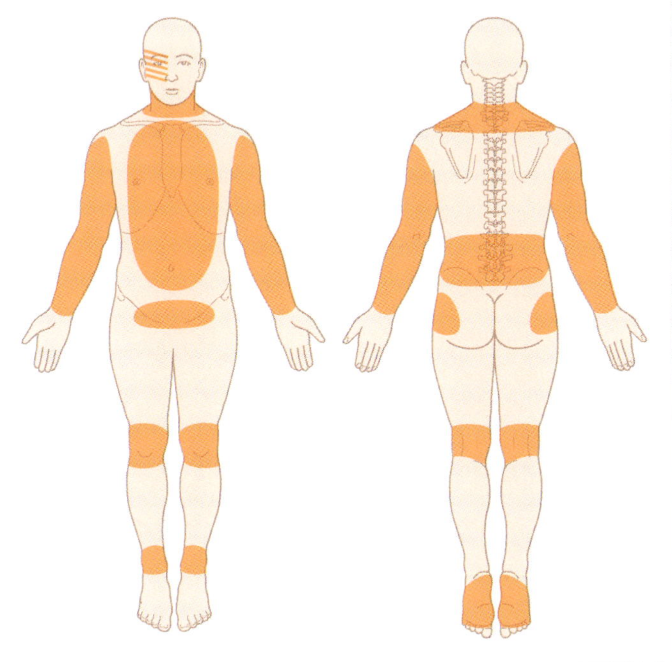

Abb. 24.2 Bodychart: Die multiplen Schmerzareale, die die Patientin angibt, veranschaulichen das ausgeprägte und chronifizierte Beschwerdebild. Den Schmerz beschreibt die Patientin als dauerhaft, dumpf und ziehend. Trotz des seit Jahren präsenten Ganzkörperschmerzes ist der aktuelle Hauptschmerzbereich ein rechtseitiger Gesichtsschmerz.

24.2.1 Aktuelle Beschwerden

Victoria beschreibt ihre Schmerzen neben „alles tut weh" als dauerhaft, dumpf und ziehend, wobei sie den rechtsseitigen Gesichtsschmerz als Hauptschmerz bezeichnet. Aus ihrer Sicht gibt es keinerlei Möglichkeit, auf den Dauerschmerz einzuwirken und somit auch keine Ressourcen für eine Linderung ihres Leids. Sämtliche Aktivitäten des täglichen Lebens (ADL) provozieren ihre Schmerzen und schränken sie dadurch massiv ein. Die Ergebnisse des ÖMPSQ bestätigen diese ausgeprägte Behinderung im Alltag. Zudem weisen sie darauf hin, dass Victoria der Überzeugung ist, sie solle bei ihren Schmerzen normale Aktivitäten nicht verrichten (▶ Abb. 24.1, ÖMPSQ Item 21) und stets mit dem, was sie gerade macht, solange aufhören, bis der Schmerz zurückgeht (▶ Abb. 24.1, ÖMPSQ Item 20).

Im Verlauf von 24 Stunden hat Victoria nach ihrer Aussage dauerhaft Schmerzen, wobei sie nachts Schmerzspitzen erlebe. An dieser Stelle erwähnt sie, dass sie sich nachts finanzielle Sorgen mache. Die schlechte Qualität ihres Schlafs spiegelt sich ebenfalls in den Antworten des ÖMPSQ (▶ Abb. 24.1, Item 26) wider und kann somit im Anamnesegespräch gezielt thematisiert werden. Victoria teilt mir mit, dass sie trotz ihrer permanenten Schmerzen keine dauerhaften Medikamente nehme. Sie bekomme seit mehr als 5 Jahren 2-mal pro Woche Physiotherapie. Hier würde meist, auf ihren Wunsch hin, passiv gearbeitet. Zusätzlich versichert Victoria, „alles andere" auch ausprobiert zu haben. Sie erklärt sich ihre eigene, umfassende Schmerzgeschichte mit „meine Wirbel stehen nicht richtig". Sie erwartet von mir als Physiotherapeuten zweierlei: ihre Schmerzen im Bereich des Nackens zu lindern und ihr subjektives Gefühl zu verbessern, eine „Glocke auf dem Kopf zu haben". Bezugnehmend auf die ausgestellte ärztliche Verordnung weise ich Victoria explizit darauf hin, dass der zuweisende Zahnarzt Experte seines Fachs und die empfohlene Therapie aus meiner Sicht sinnvoll und zielführend ist.

Clinical Reasoning

Victorias komplexe Präsentation impliziert die Notwendigkeit einer interdisziplinären Herangehensweise. Monotherapeutische Versorgung ist nicht indiziert und eine fundierte Differentialdiagnostik erscheint notwendig – sollte diese noch nicht gelaufen sein.

24.2.2 Spezifische Fragen

Victoria gibt auf Nachfrage an, sich in regelmäßiger, ärztlicher Kontrolle zu befinden. Alle notwendigen Untersuchungen zur Klärung ihrer anhaltenden Beschwerden habe sie bereits in den letzten Jahren durchlaufen. Vertiefende Fragen zu Victorias sozialem Umfeld enthüllen Sorgen um das Wohl des 13-jährigen Sohnes – dieser wird in der Schule gemobbt.

Als ich Victoria gezielt bezüglich der Klage gegen das zuständige Krankenhaus anspreche, teilt sie mir mit, dass bisher keine Einigung in Sicht sei. Sie fühle sich schlecht und unprofessionell behandelt. Sie erwarte eine finanzielle Entschädigung.

Ich thematisiere die positiv beantworteten Punkte Ängstlichkeit (▶ Abb. 24.1, ÖMPSQ Item 14) und Niedergeschlagenheit (▶ Abb. 24.1, ÖMPSQ Item 15) des ÖMPSQs und frage, ob Victoria Gründe dafür bekannt sind. Sie antwortet, dass Unklarheit und Ohnmacht gegenüber dem weiteren Verlauf ihrer Beschwerden wie auch die anhaltenden Symptome mit allen die Lebensqualität einschränkenden Faktoren hier Ursache wären. Ich möchte wissen, ob sie diese Problematik zuvor einmal angegangen ist, und sie meint, sie habe in einer Reha schon einmal über die psychologischen Faktoren gesprochen, allerdings bisher nicht systematisch.

Clinical Reasoning

Die Menge an vorhandenen gelben Flaggen im Rahmen der Anamnese (Klage, Vermeidungsverhalten, biomedizinisches Krankheitsmodell, familiärer Konflikt, bisheriger Therapieresistenz, verschiedene Diagnosen) erfordern die Berücksichtigung dieser krankheits- und schmerzerhaltenden psychosozialen Belastungsfaktoren. Victoria muss im Rahmen der Behandlung darüber informiert werden, welche multidimensionalen Faktoren Schmerzen beeinflussen bzw. verursachen. Hierbei wird Schmerzedukation (Schmerzen verstehen) ebenso relevant sein wie die Bedeutung der Kontextfaktoren zur Aufrechterhaltung der körperlichen Beschwerden (Angst-Vermeidungs-Kreislauf).

Dauerschmerz, Ängstlichkeit und Niedergeschlagenheit sowie die fortwährende Konditionierung, dass ADLs die Symptome verstärken, verursacht eine enorme Stressbelastung. Diese wird verstärkt durch die schlechte Schlafqualität und daraus resultierende chronische Erschöpfung. Stress und Schlafdefizit sind relevante Faktoren zum Erhalt einer gesteigerten, zentralnervösen Erregung und somit auch beitragende Faktoren zu Victorias komplexem Schmerzbild. Aus diesem Grund muss die Fähigkeit zur körperlichen Entspannung Teil von Victorias Behandlung sein. Verhaltenstherapeutische Ansätze wie Autogenes Training und Progressive Muskelentspannung sind Techniken, die durchaus autodidaktisch von Patienten erlernt und beherrscht werden können.

Aus meiner Sicht ist es entscheidend, mich im nächsten Schritt – der körperlichen Untersuchung – nicht bei den zahlreichen, gescheiterten Therapeuten einzureihen. Ein fundamentaler Richtungswechsel muss erreicht werden und wird darin bestehen, Victoria als Person mit gutartigen, anhaltenden Schmerzen wahrzunehmen und auch dementsprechend zu führen. Körperliche Befunde müssen relativiert und die Gutartigkeit der komplexen Beschwerden betont werden. Victorias Krankheitsverständnis, das über Jahre durch nicht zielführende biomedizinische Herangehensweisen geprägt wurde, muss in den folgenden Therapieeinheiten korrigiert werden. Die körperliche Untersuchung soll auf ein Minimum reduziert werden aus 2 Gründen:

1. Um Victoria nicht in ihrem biomedizinischen Krankheitsverständnis zu bestärken und ihr zu versichern, dass (körperlich) alles gut ist.
2. Um den Schwerpunkt meines Ansatzes von Beginn an auf eine biopsychosoziale Ebene zu bringen.

In Victorias Fall sind Strukturbefunde sowohl für sie als auch für mich irreführend. Mit ihrer Krankheitsgeschichte werden die einzig sinnvollen strukturellen Interventionen Übungen sein, die Victoria eigenständig und in positiv bestärkter Erwartung („Diese Übungen sind genau richtig für dich"), durchführt.

Die zahlreichen Schmerzregionen erfordern, dass ich mich in der Untersuchung auf einen begrenzten Bereich beschränke. Ich plane daher, mir lediglich die HWS und den Schultergürtel anzuschauen sowie eine neurologische Untersuchung von Reflexstatus und Sensibilität durchzuführen. Letztere werde ich kommunikativ nutzen, um Victoria zu versichern, dass sie gesund ist. Es ist entscheidend, dass sie vom ersten Moment an versteht, dass ich nicht die Verantwortung für sie übernehmen kann, sondern dass sie die einzige Person auf der Welt ist, die dies tun kann und muss. Nur auf diese progressive Art und Weise wird sie realisieren, dass erhöhte Selbstwirksamkeit der Schlüssel zum Erfolg ihrer Behandlung ist. Gleichzeitig möchte ich erreichen, dass sie sich verstanden fühlt. Aktives und empathisches Zuhören auf Therapeutenseite und motivierende Kommunikation sind von großer Relevanz.

Da die Patientin die Diagnose Fibromyalgie erhalten hat, wähle ich als zusätzliches Assessment den Fibromyalgia Impact Questionnaire (FIQ), um neben dem ÖMPSQ ein krankheitsspezifisches Messinstrument für diese Patientin zu nutzen (► Tab. 24.1). Victoria weist in sämtlichen Punkten des Fragebogens hohe Werte auf, was ihre krankheitsbedingten Einschränkungen gut widerspiegelt.

Tab. 24.1 Der Fibromyalgia Impact Questionnaire (FIQ) zu Beginn der Therapie: Die Patientin erreicht in den meisten der 10 abgefragten Punkten hohe Werte (Der im FIQ nicht nummerierten Skala wird hier eine 0–10 Skalierung zugrunde gelegt)

Parameter (in der vergangenen Woche)	Ergebnis
Schmerz	7/10
Müdigkeit	9/10
Depressivität	6/10
Steifigkeit	10/10

24.3 Körperliche Untersuchung

Victoria ist einverstanden, dass wir den Fokus der Untersuchung auf die Region des Schultergürtels und der HWS legen. Der Untersuchungsgang beschränkt sich aus den genannten Gründen auf ein Minimum:

- Körperhaltung,
- aktive Bewegungsprüfung,
- segmentale Bewegungsprüfung im Sitz,
- kraniozervikaler Flexions-Test (CCFT) mit der Pressure Biofeedback Unit (PBU, s. Kap. 14.3.5),
- neurologische Untersuchung der Reflexe und Sensibilität.

24.3.1 Inspektion und Palpation

Im Statikbefund ist der ausgeprägte zervikothorakale Übergang (CTÜ) auffällig (▸ Abb. 24.3). Im Bereich des M. trapezius descendens zeigt Victoria beidseitig eine ausgeprägte Allodynie. Diese ist auf den Schultergürtel begrenzt. Entgegen meiner Erwartung ist Victoria auf Druck zwar generalisiert sensibel, allerdings nicht schreckhaft, ausweichend und schmerzverzerrt, wie ich es so oft bei Patienten mit der Diagnose Fibromyalgie erlebt habe.

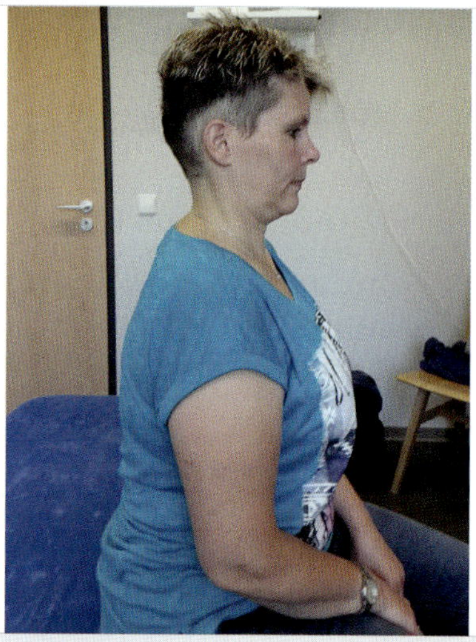

Abb. 24.3 Inspektion: Die Haltung der Patientin zeigt eine ausgeprägte Kyphose der oberen BWS bzw. des CTÜ. (Bildquelle: M. Richter)

24.3.2 Beweglichkeit

Die Beweglichkeit der HWS ist unauffällig. Victoria bewegt sich frei und ohne offensichtliches Vermeidungsverhalten in sämtliche Bewegungsrichtungen. Segmental zeigt sich rechtsseitig eine reduzierte Beweglichkeit der oberen HWS und zudem eine nur geringe Fähigkeit, die zervikalen, segmentalen Stabilisatoren (PBU: 22 mmHg) in Rückenlage zu aktivieren. Victoria lässt sich sehr gut untersuchen und verhält sich während der Untersuchung kooperativ.

Clinical Reasoning

Auch wenn die Empfehlung des Zahnarztes, eine segmentale Stabilisationsbehandlung der HWS durchzuführen, gewiss nicht alleinig zielführend ist, habe ich entschieden, diesen Behandlungsansatz zu integrieren und die Meinung des Arztes positiv zu bestärken. Basierend auf dem Ergebnis des CCFTs scheint es durchaus indiziert zu sein, die motorische Kontrolle zu verbessern. In Victorias Fall ist es notwendig, einen stringenten Behandlungspfad erkennen zu lassen und sie nicht unnötig zu verunsichern. Erfahrungsgemäß ist bei Patienten mit komplexen, anhaltenden Beschwerdebildern positive Bestärkung und konstruktive Unterstützung von therapeutischem Nutzen. Vermieden werden muss eine Ablehnung des ärztlichen Prozedere. Insbesondere wenn dies unter dem Motto „Ich kann es besser und der Arzt (oder Kollege) hat unrecht" umgesetzt wird. Victoria muss ebenfalls dafür sensibilisiert werden, dass die von ihr bisher in Anspruch genommenen Interventionen nicht zielführend waren. Das ist eine traurige Erkenntnis, aber wahr, und es ist zu erwarten, dass Victoria dies einsehen wird. Nur wenn sie versteht, dass es wertvoll ist, einen neuen Weg zu versuchen, bei dem sie die Hauptverantwortliche ist, wird sie die Bereitschaft haben, sich von mir führen zu lassen.

Es ist „gewagt", auf eine gute, körperliche Untersuchung zu verzichten bzw. diese auf ein Minimum zu reduzieren. Was ist, wenn ich doch etwas übersehe? Wenn ich Victorias Aussage vertraue, ist sie seit Jahren in verschiedenen ärztlichen Behandlungen und Untersuchungen gewesen und zu irgendeinem Zeitpunkt wäre mit Sicherheit eine ernst zu nehmende Pathologie diagnostiziert worden. Victoria muss von nun an die Kontrolle über ihre Beschwerden und ihr Leben übernehmen. Ich werde definitiv nicht passiv mit ihr arbeiten.

Je weniger ich über die aus meiner Sicht irrelevanten, körperlichen Dysfunktionen weiß, desto einfacher fällt es mir, mich auf die bedeutenden psychosozialen Faktoren einzulassen. Gleichzeitig erlebt Victoria, dass ich – als ihr Behandler – stringent den Körper (Struktur) als Ursache zurückstelle. Dies ist förderlich, um während der Behandlung ganz bei der Sache zu sein. Dies funktioniert natürlich nur, wenn ich die Inhalte sinnhaft und für Victoria nachvollziehbar vermittle.

Physiotherapeutische Diagnose

Victorias primäre Diagnose einer Fibromyalgie steht im Bezug zu dem Ganzkörperschmerz, den sie seit Jahren hat. Schmerz in jedem Quadranten (ohne klare Ursache) des Körpers sowie die gesteigerte, mechanische Empfindlichkeit im Bereich des dorsalen Schultergürtels implizieren einen gesteigerten Erregungszustand des Nervensystems. In Kombination mit der chronischen Erschöpfung und der schlechten Schlafqualität zeigt Victoria somit relevante Symptome, die auf eine zentrale Sensibilisierung hinweisen (Nijs et al. 2010). Der führende Schmerzmechanismus ist zentral-affektiv. Dies impliziert primär eine maladaptive Übererregung des Nervensystems sowie eine ausgeprägte affektive Komponente z. B. Niedergeschlagenheit und Angst. Sekundär führt Victorias Angst-Vermeidungs-Verhalten zu einer muskulären und kardiovaskulären Dekonditionierung sowie zu einer reduzierten Belastbarkeit muskuloskelettaler Strukturen. Hypothetisch resultieren hieraus rezidivierende, peripher-nozizeptive Faktoren, die grundsätzlich als symptomerhaltend eingestuft werden müssen. Die zahlreichen, operativen Eingriffe im Bereich des Kiefergelenks sind ausgeheilt und ich ordne den dortigen Schmerzerhalt der gesteigerten Sensibilisierung zu. Die eingeschränkte Fähigkeit, die segmentalen Stabilisatoren zu aktivieren, lässt eine reduzierte motorische Kontrolle vermuten.

24.4 Behandlungsverlauf

24.4.1 1. Therapiesitzung

Nicht nur bei Victoria, sondern bei allen Patienten, halte ich den Beginn einer Behandlung für sehr effektiv, wenn sie mit folgenden 4 Fragen begonnen wird:

1. Was ist los mit mir?
2. Wie lange wird es dauern?
3. Was kann ich für mich tun?
4. Was kannst du für mich tun?

Clinical Reasoning

Diese Fragen stammen von Louis Gifford (Louw und Puentedura 2013), dem Urvater der Schmerzedukation, die ich für Victoria beantworte. Zu selten fragen Patienten uns „Was kannst du für mich tun?“, zu häufig fragen wir Patienten „Was kann ich für dich tun?“. Interessant ist, dass wir mit diesen scheinbar simplen Fragen sofort die therapeutische Ebene beeinflussen: Fragen wir Therapeuten, machen wir uns zu Dienstleistern („Ich mach das für dich!“) – fragt jedoch der Patient/die Patientin, werden wir als Therapeuten zum Coach. Ich möchte das Letztere und das Tolle ist, dass dies auch für Victoria der einzige Weg ist.

Ich vermittle Victoria in unserer ersten 60-minütigen Sitzung, dass es für sie sinnvoll ist, wenn sie die Antworten zu den genannten 4 Einstiegsfragen kennt. Die Antworten erlauben eine realistische Einordnung der komplexen Beschwerden, klären die Rollenverteilung und vermitteln zudem meine prognostische Einschätzung. Im Weiteren wird durch die Beantwortung der Fragen die Rollenverteilung definiert und ersichtlich. Ich erkläre Victoria, was es mit diesen Fragen auf sich hat:

Was ist los mit mir?

Ich erkläre Victoria zunächst einmal, wie Schmerzen verursacht werden können.

Schmerz ist komplex, insbesondere dann, wenn man selbst betroffen ist und bisher keinen Ausweg gefunden hat. Wenn wir Schmerz runterbrechen auf die zugrunde liegenden Mechanismen, dann scheint er weniger komplex zu sein. Gibt es einen nozizeptiven Auslöser, dann ist der führende Schmerzmechanismus peripher-nozizeptiv. Dies impliziert einen Gewebeschaden bzw. einen wiederkehrenden noxischen Reiz und einen anschließenden Heilungsprozess. Dieser ist genetisch und universal vorgegeben und geht mit einer Entzündungsreaktion einher. Diese Entzündung zeigt meist eindeutige Symptome wie Schwellung, Rötung, Wärme, Schmerz und Funktionseinschränkung und kann folglich gut diagnostiziert werden. Hält eine Symptomatik beispielsweise länger als 6 Monate an, dann sind die Phasen der akuten Wundheilung abgeschlossen. Ist der Schmerz nicht reduziert oder komplett abgeklungen, dann scheinen weitere schmerzerhaltende Faktoren vorzuliegen. Diese basieren nicht mehr auf dem ursprünglichen Gewebeschaden. Ich erkläre Victoria, dass Schmerz, der durch einen Gewebeschaden entsteht, etwas Wunderbares und sehr Sinnvolles ist. Denn dadurch, dass unser Nervensystem Schmerz generiert, schützt es uns durch ein Vermeidungsverhalten vor weiterer Belastung der geschädigten Region. So kann es zur Heilung und Wiedererstellung der normalen Funktion kommen.

Ebenso kann Schmerz durch eine Schädigung des Nervensystems bedingt sein. Die typischen Symptome hierfür wie z. B. einschießende, elektrisierende, scharfe und mit mehr oder weniger vegetativer Beteiligung einhergehenden Schmerzen präsentieren sich im klinischen Alltag aber eher selten. Auch Victoria zeigt keine dieser Symptome.

Victoria realisiert schon während meiner bisherigen Erklärung, dass sie nicht eindeutig zu den beiden erläuterten Schmerzkategorien gehört und ihr Schmerz nichts mit einem Schaden zu tun hat. Ich hoffe, dass diese Erkenntnis dazu führt, dass sie zeitnah weniger ängstlich und sorgevoll ist. Die Tatsache, dass ihr jemand (zum ersten Mal?) Schmerzen erklärt, weckt ihr Interesse und sie ist gespannt darauf, mehr zu erfahren. Ich setze meine Erklärungen fort:

Ein weiterer Schmerzmechanismus ist der zentrale Schmerz, per Definition der Internationalen Vereinigung zum Studium des Schmerzes (IASP) auch noziplastischer Schmerz genannt – ein Schmerz, der auf einem gesteigerten Erregungszustand des zentralen und peripheren Nervensystems basiert. Ein Mechanismus, in dem die maladaptive Verarbeitung aller mit den Beschwerden in Zusammenhang stehenden Faktoren wie z. B. maladaptive Kognitionen, Verhaltensweisen, Lifestyle, Genetik und die

Persönlichkeitsstruktur führende Faktoren sind. Das Beschwerdebild ist komplex, steht meist nicht im Zusammenhang mit einer traumatischen Vorgeschichte und die Symptome hängen nicht mit nur einer Struktur zusammen. Das Nervensystem ist in einem erregten Zustand und häufig gibt es zahlreiche, begleitende Beschwerden. Diese können sich in Schlaf- und Verdauungsstörungen, Stress und gesteigerte Infektanfälligkeit äußern – um nur einige zu nennen. Daher nochmals: Schmerz hat eine Schutzfunktion und wird von unserem Gehirn produziert, um den Körper zu schützen und unser Überleben zu sichern. Dabei entscheidet das Gehirn aufgrund aller Informationen, die es aus unterschiedlichsten Quellen erhält. Hier kommen z. B. Gedanken, Überzeugungen, Kulturkreis und Umwelt, Erfahrung und Informationen aus dem Körper zum Tragen.

Bei meinen letzten Erläuterungen hat Victoria sehr aufmerksam zugehört. Ich erkläre ihr, dass ihre Ansicht, ihre Wirbelsäule sei nicht gesund und die Wirbel stünden schief, stark genug sei, den Erregungszustand des Gehirns zu erhalten. Genauso verhalte es sich mit der laufenden Klage gegen das Krankenhaus – dieser Konflikt stelle eine ernst zu nehmende Blockade auf dem Weg zur Genesung dar. Wieso sollte das ZNS entscheiden, dass alles gut ist, wenn sie der Überzeugung ist, falsch bzw. schlecht behandelt worden zu sein? Würden die Schmerzen jetzt besser werden, dann wäre der Grund für die Klage nichtig.

Das Gute ist, dass der zentrale Schmerzmechanismus bei korrekter Therapie gut zu behandeln ist. Der Weg zur Schmerzfreiheit ist dabei jedoch nicht vorhersehbar, da die schmerzerhaltenden Merkmale außerordentlich kompliziert sein können. Es liegen sehr fundierte Behandlungsansätze vor, die ermöglichen, den Schmerz zu verstehen und kontrollieren zu lernen. Victoria begreift, dass sie mit Beschwerden zu tun hat, die ihre Ursache primär im ZNS haben. Hierbei liegt mir daran, die Schmerzen nicht zu psychologisieren. Viel zu häufig, haben die Patienten schon erlebt, dass sie quasi als „Psychos“ abgestempelt wurden. Nun gehe ich zur zweiten Frage über:

Wie lange wird es dauern, bis die Schmerzen besser werden?

Die Behandlungsansätze von zahlreichen Therapeuten vor mir haben, wenn überhaupt, nur zu einer temporären Symptomlinderung geführt. Diese Enttäuschung ist für Victoria als eine Patientin mit anhaltenden Schmerzen nicht gut. Nicht selten ist es eine ernüchternde Wahrheit, wenn Patienten realisieren, dass alle bisherigen Bemühungen die Symptome nicht positiv beeinflussen konnten.

Ich erkläre Victoria, dass eine kooperative und gute Mitarbeit ihrerseits sowie das Vertrauen in meinen Behandlungsansatz von fundamentaler Bedeutung für den Erfolg der Therapie seien. Trotzdem sei der Behandlungserfolg von vielen weiteren Faktoren abhängig. Daher könne ich ihr auch keine handfeste Prognose geben, wie lange es bis zu einer Verbesserung ihrer Beschwerden dauern wird. Entscheidend ist vielmehr, zunächst schrittweise sämtliche Alltagsaktivitäten zurückzugewinnen, wieder regelmäßig Sport machen zu können und die psychologischen Belastungsfaktoren zu reduzieren.

Als Physiotherapeut kann ich hierfür ein sehr guter Begleiter und Coach sein. Die gemeinsame Arbeit von Patienten und Therapeuten ist ein Prozess und wird umso zielorientierter sein, wenn ausschließlich Maßnahmen im Rahmen eines biopsychosozialen Managements wahrgenommen werden. Ich teile Victoria mit, dass es immer wieder Patienten gibt, die in kurzer Zeit dauerhaft aus einer langjährigen Schmerzepisode rauskommen, jedoch bei anderen der Schmerz ein ständiger Begleiter bleibt, wie ein gezähmter Löwe (Louw und Puentedura 2013), der ein launischer Weggefährte sein kann. Es ist sehr gut möglich, ein erfülltes und aktives Leben trotz Schmerzen zu führen, gleichzeitig ist es mit viel Disziplin und Arbeit verbunden, mit dem Löwen gut gemeinsam das Leben zu verbringen.

Was kann ich (als Patientin) dafür tun?

Bei dieser Frage mache ich Victoria eindeutig klar, dass nur sie die Verantwortung übernehmen könne, wie sich ihre Beschwerden in Zukunft entwickeln. Ich frage sie, ob sie ihr Leben nach dem Schmerz ausrichten oder lieber aktiv dagegen angehen wolle. Sollte sie Letzteres wünschen, könnte sie mit meiner Hilfe lernen, ihre Beschwerden bestmöglich zu kontrollieren.

Victoria möchte ihre Situation verändern und stimmt der für sie neuen Herangehensweise zu. Für mich heißt das nun, meine Empfehlungen und Tipps auch umzusetzen. Ich verspreche Victoria, dass sie stets die „Chefin“ bleiben und Dinge lernen wird, die ihr helfen, sich bestmöglich selbst zu therapieren. Dies kann nur effektiv geschehen, wenn sie sich aktiv beteilige.

Nachdem Victoria und ich uns auf das weitere Vorgehen geeinigt haben, möchte ich ihr anhand der nächsten Frage erläutern, was meine Rolle in der Behandlung sein wird.

Was kannst du (als mein Therapeut) für mich tun?

Die Aufgabe und Rolle des Therapeuten sind einfach. Ich wende die Dinge an, die basierend auf Victorias Schmerzgeschichte und individueller Präsentation adäquat und indiziert sind. Dies ist in Victorias Fall, die Aktivität zu steigern, angepasst und langsam die Belastung bzw. Belastbarkeit zu erhöhen sowie stringent kommunikativ auf ihre Erwartungen und Hoffnungen einzugehen. Ich vermittle ihr, dass ich ihr Coach und Experte bin und sie unterstützen werde. Meine Aufgabe ist es, individuelle

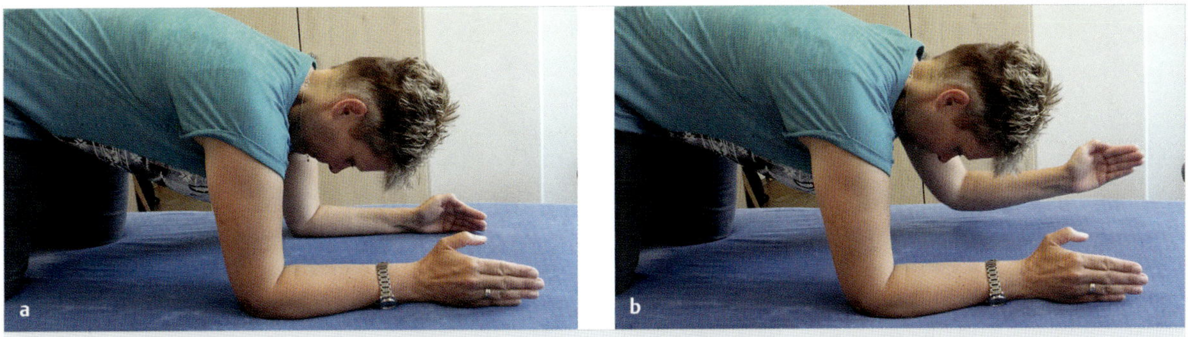

Abb. 24.4 **Zervikale Stabilisation im Stütz.** (Bildquelle: M. Richter)
a **ASTE:** Vierfüßlerstand, auf den Unterarmen aufgestützt. Das Kinn ist in Richtung Brust gezogen („chin in"). Diese Position soll die Patientin während der Übung beibehalten.
b **Durchführung:** Nun hebt die Patientin den Unterarm und Ellenbogen einer Seite für 5–10sek. **Ziel:** Stabilisation der HWS.

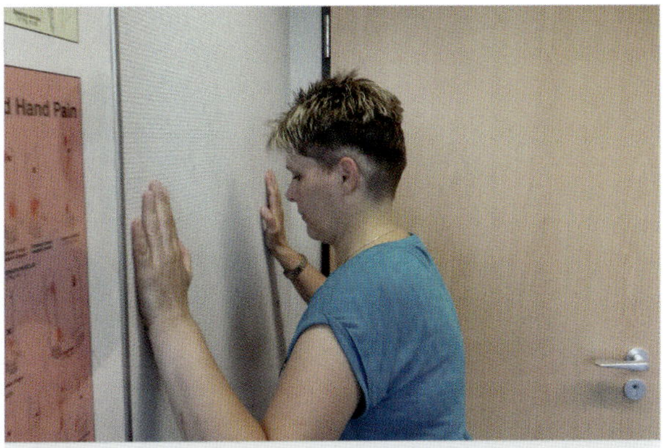

Abb. 24.5 **Stützfunktion an der Wand. ASTE:** Liegestütz an der Wand. **Durchführung:** Der Liegestütz an der Wand wird so wie der klassische Liegestütz durchgeführt, wobei der Fokus auf der motorischen Kontrolle der HWS liegt. Es gilt zu beachten, dass die Patientin die Integration der tiefen, ventralen HWS Flexoren während des Liegestützes beibehält. **Ziel:** Stabilisation der HWS. (Bildquelle: M. Richter)

Übungen zu zeigen und durch eine wissenschaftlich fundierte Aufklärung ihre Sorgen und Ängste zu nehmen. Die effektiven Elemente der Therapie sind Aufklärung und Konfrontation. In keinem Moment sollen Behandlungsinhalte so aufgebaut sein, dass diese nicht von Victoria in Eigenregie durchgeführt werden können.

Glücklicherweise machen meine Erläuterungen zu den Fragen für Victoria Sinn. Sie ist bereit, diesen Weg zu gehen. Daher zeige ich ihr als Nächstes einfache Übungen wie die zervikale Stabilisation im Stütz (▶ Abb. 24.4), Stütz an der Wand (▶ Abb. 24.5) und das Klötzchenspiel (▶ Abb. 24.6). Dabei rahme ich die Übungen mit bestärkenden Äußerungen (positives Framing) ein: „Die Übungen, die dein Zahnarzt empfohlen hat, integrieren die tiefliegende als auch die oberflächliche Muskulatur der Halswirbelsäulenregion. Diese werden den dortigen Bereich entlasten. Du musst regelmäßig üben, damit sie effektiv sind. Ob und wie oft du übst, liegt in deiner Verantwortung – ich kann das nicht für dich tun!"

Ich fotografiere die Übungen und gebe sie Victoria als Gedächtnisstütze mit. Final verdeutliche ich Victoria am Ende der ersten Therapiesitzung, wo sie persönlich sich im Angst-Vermeidungs-Kreislauf befindet. Hierfür skizziere ich einen individualisierten Kreislauf (▶ Abb. 24.7), an dem ich die einzelnen Faktoren erläutere. Hierbei geht es mir v.a. darum, die komplexen Faktoren, die den Schmerz beeinflussen, darzustellen und zu erklären.

Hausaufgaben

Victoria kann ihr Training anhand der Übungsbilder kontrollieren und sich an sie erinnern. Durch das Verständnis über den Angst-Vermeidungs-Kreislauf kann sie die Rolle der Belastungsfaktoren nachvollziehen. Um die angesprochenen Inhalte zu vertiefen, empfehle ich ihr, das Buch „Schmerzen verstehen" von David Butler und Lorimer Moseley (Butler und Moseley 2016) zu lesen.

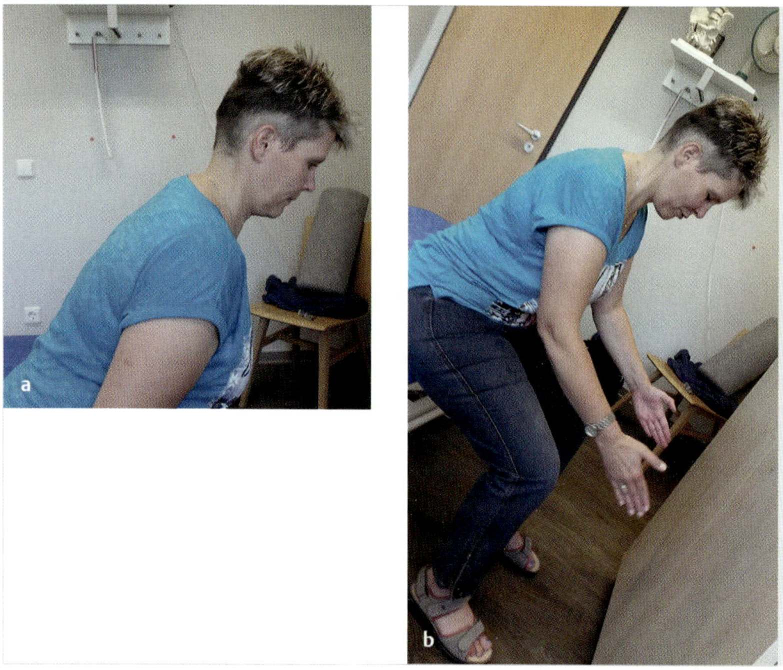

Abb. 24.6 Klötzchenspiel.
(Bildquelle: M. Richter)

- **a ASTE:** aufrechter Sitz. **Durchführung:** Die Patientin erhält den Auftrag, die Position ihrer HWS zu kontrollieren, während sie ihren Oberkörper nach ventral verlagert. Die Endstellung hält sie 5–10sek. **Ziel:** Kontrolle der HWS-Stabilisation unter Bewegung.
- **b Ergänzung zum Klötzchenspiel.** **ASTE:** Aufrechter Sitz. **Durchführung:** Die Patientin nimmt die Position wie beim Klötzchenspiel ein, nur führt sie in vorgeneigter Körperlängsachse eine rhythmische Stabilisation über die Arme durch. **Ziel:** Kontrolle der HWS-Stabilisation unter Bewegung.

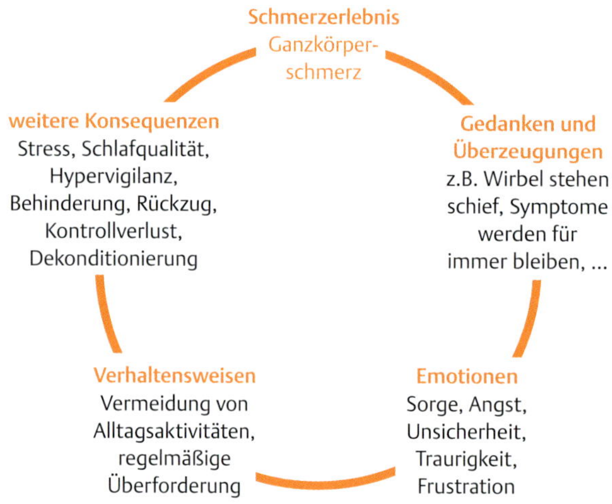

Abb. 24.7 Angst-Vermeidungs-Kreislauf. Der Kreislauf stellt die Verkettung der vielseitigen, für das individuelle Schmerzerleben der Patientin relevanten Faktoren dar.

Clinical Reasoning

Während es mir gelungen ist, Victoria die Übungen beizubringen, die sie erwartet hat, so war es mir zum Glück auch möglich, auf harmonische Art und Weise sie dahin zu führen, dass

- sie von mir keine Spontanheilung erwartet;
- sie versteht, dass nur sie die Kontrolle über ihre Beschwerden übernehmen kann;
- einige Gedanken und Verhaltensweisen nicht korrekt sind und zudem zum Schmerz beitragen;
- sie etwas Gutes in ihren Schmerzen sieht und ihr Vorhandensein versteht.

All dies konnte ich innerhalb einer Behandlungseinheit von 60 Minuten erreichen. Sicher eine ambitionierte und nicht gerade einfache Aufgabe, die nur einer stringenten Umsetzung des biopsychosozialen Modells zu verdanken ist. Da Victorias Beschwerden so offensichtlich einem zentralen Schmerzmechanismus zuzuordnen sind, ist es für mich vorstellbar, dass alle Kollegen so oder in ähnlicher Weise vorgegangen wären. Dennoch möchte ich behaupten, dass unsere eigenen (therapeutischen) Überzeugungen und Gedanken uns häufig im Weg stehen und einige Kollegen/Kolleginnen genau solche Patienten wie Victoria pauschal als zu schwierig und anstrengend deklarieren – was sich in der therapeutischen Motivation während der Behandlung widerspiegelt. Oder aber wir fühlen uns nicht kompetent genug, chronische Schmerzpatienten zu behandeln, da die Behandlungsstrategien hierfür nicht Teil einer jeden Physiotherapieausbildung sind.

Hundertfach habe ich bei meiner therapeutischen Tätigkeit Patienten gesehen, die über Jahre „ihre Physio oder ihren Physio“ hatten. Zu häufig entwickelt sich zwischen dem Patienten und Therapeuten ein Verhältnis, bei dem mit der Zeit das Ziel der Behandlung aus den Augen verloren geht. Wenn Patienten über eine kurzfristige Linderung zufrieden sind, dann fühlt sich der Therapeut/die Therapeutin über diese längerfristige, ziellose Bindung in seiner Kompetenz bestärkt und führt die Behandlungen unverändert fort. Solange weiterhin Verordnungen ausgestellt werden, wird dieser Teufelskreislauf nicht enden. So wie Victoria, die 5 Jahre lang 2-mal die Woche zur Physiotherapie ging? Was für eine Vergeudung von Ressourcen! Meine Metapher dazu ist „Merkst du eigentlich, dass du seit Jahren dein defektes Auto zu einem Bäckermeister bringst, der dir mal erzählt hat, er kenne sich auch ein bisschen mit Autos aus?!“ Diese Aussage tut weh, doch impliziert sie trotzdem viel Wahres.

Ich konnte Victoria darin bestärken, ihre Übungen zu machen und so ihre Muskulatur positiv zu beeinflussen. Hierdurch erfährt sie eine Verbesserung ihrer Beschwerden im Bereich des Nackens und des Gesichts. Das ist schon einmal ein erster positiver Schritt. Gut ist auch, dass Victoria erlebt, dass sie empathisch und zielgerichtet behandelt wird, ohne die häufig typischen Interventionen der Physiotherapie. Dies rüttelt sie hoffentlich auf und führt dazu, dass sie ihre eigene Rolle realisiert.

Durch meine Empfehlung, bis zur nächsten Behandlung konkrete Fachliteratur zum Thema Schmerzen zu lesen, schaffen wir in unserer Therapeuten-Patienten-Beziehung eine Basis, die nicht alleinig auf dem, was ich sage, beruht, sondern durch externe Evidenz ergänzt wird. Um langfristig eine reduzierte Symptomatik und gesteigerte Selbstwirksamkeit zu gewährleisten, ist es wichtig, das Schmerzverständnis durch Schmerzedukation weiter zu spezifizieren. Schmerzedukation allein ist gewiss nicht die Lösung. Allerdings zeigt sich, dass sie in Kombination mit anderen therapeutischen Maßnahmen, effektiv ist (Louw et al. 2016).

Im Rahmen des Angst-Vermeidungs-Kreislaufs habe ich Victorias zahlreiche Belastungsfaktoren wie z. B. die gerichtliche Klage, die Probleme und Sorgen um ihren Sohn etc. ausführlich thematisiert. Selbstverständlich ist das im Normalfall nicht ausreichend und kann nur als ersten Schritt angesehen werden. Im Sinne eines interdisziplinären Managements muss der Patientin in jedem Fall eine Verhaltenstherapie empfohlen werden. Dies habe ich getan, als Victoria mir sagte, dass sie bisher nur unsystematisch „mal über den Schmerz gesprochen“ habe.

Nicht immer besteht die Möglichkeit, dass Patienten eine Verhaltenstherapie verordnet bekommen. Eine sehr praktische Empfehlung ist, dass die Patienten selbstständig Kontakt mit ihrer Krankenkasse aufnehmen und klären, welche Optionen es diesbezüglich im Angebot der jeweiligen Kasse gibt. Als Physiotherapeuten können wir uns ebenfalls ermutigen, verhaltenstherapeutische Elemente anzuwenden wie z. B. Konfrontation mit angstbehafteten Bewegungen („graded exposure“, „pacing activity“), Entspannungsverfahren (Autogenes Training, Atemtherapie), Biofeedback-Training oder die Anwendung des Protectometers – einem innovativen Instrument in der Schmerzbehandlung (Moseley und Butler 2017).

Weitere Therapieplanung

In der folgenden Behandlungseinheit werde ich mich auf eine Metapher aus dem Buch „Schmerzen verstehen“ (Butler und Moseley 2016) beziehen – die sogenannte Mount-Everest- oder Berg-Metapher. Hierin geht es um die Darstellung der sinnvollen, schützenden Schmerzgrenze (die sehr variabel ist!) und die Toleranzgrenze des Gewebes. Für Victoria ist diese Information wichtig, da sie sich trauen muss, auch mit Schmerzen in Bewegung zu bleiben. Gleichzeitig muss sie verstehen, dass Schmerz als Entscheidung ihres übererregten Nervensystems schon sehr frühzeitig ausgelöst wird. Sie soll sich bewegen und belasten und begreifen, dass sie hierdurch ihrem Körper keinen Schaden zufügt. Die alleinige Information „es geht nichts kaputt, wenn es schmerzt“ ist nicht effektiv. Es bedarf mehr Wissen und Umstrukturierung als diese pauschale Floskel. Wenn Victoria versteht, wie der Schmerz entsteht und gleichzeitig Schmerz und Gewebeschaden kognitiv entkoppelt, dann entwickelt sie sich weiter in ihrer Fähigkeit, sich und ihre anhaltenden Symptome selbst zu managen.

24.4.2 2. Therapiesitzung (4 Tage nach 1. Intervention)

Zu Beginn der zweiten 60-minütigen Einheit besprechen wir nochmals die Übungen der letzten Stunde. Victoria setzt die Übungen super um und kann auch die tiefen ventralen Flexoren der HWS im CCFT bei 26 mmHg gut aktivieren und halten. Diese positive Umsetzung lobe ich, um Victoria weiterhin zu motivieren und ihr zu verdeutlichen, dass sie auf dem richtigen Weg ist. Victorias Reaktion „Warum hat mir das bisher keiner erzählt"? entspricht der üblichen Reaktion von Patienten, die progressiv in eine neue, therapeutische Richtung gebracht werden. Ich freue mich, dass ich sie offensichtlich für mich und meinen Ansatz gewinnen konnte.

Wie geplant setze ich die Therapie nun mit der Erklärung der Mount-Everest-Metapher (s. Box „Mount-Everest-Metapher" (S. 394) fort, um die Schmerzedukation zu vertiefen.

Mount-Everest-Metapher

Wir besteigen den Mount Everest. Auf dem Weg nach oben wird unser Gehirn überflutet mit Gefahrenmeldungen und in diesem Fall nicht nur aus dem Inneren des Körpers. Auch optisch wird realisiert, dass diese „Reise" Gefahren birgt. Gleichzeitig sind die Muskeln übersäuert, die Lunge und das Gehirn tendenziell mit Sauerstoff unterversorgt, der Magen leer und die nächste Mahlzeit ungewiss. Außerdem kennen die meisten Menschen Filme, wie sehr eine Bergbesteigung scheitern kann – ein Wissen, das in dieser Situation nicht förderlich ist.

Inwieweit man diese Geschichte individuell ausschmückt, ist jedem selbst überlassen. Ich für meinen Teil liebe es, die Geschichte so detailreich wie möglich zu erzählen. Je mehr ich die Patienten dazu bekomme, mir gespannt zuzuhören, umso mehr verstehen und begreifen sie, dass Schmerz unter normalen Bedingungen eine super Sache ist.

Wie beim Besteigen eines Berges so auch in anderen belastenden alltäglichen Situationen, wird das Gehirn, ab einem gewissen Punkt entscheiden, Schmerzen in beanspruchten Bereichen zu produzieren d. h. diese zu sensibilisieren. Vielleicht schmerzt der untere Rücken, da dieser Bereich durch den schweren Rucksack besonders belastet ist oder aber der Kopf, da hier keine normale Sauerstoffversorgung mehr gewährleistet ist. In dem Moment, in dem die Schmerzen beginnen, ist der Körper noch lange nicht geschädigt. Es handelt sich lediglich um eine Warnung bzw. Gefahrenmeldung: „Wenn du da weiter hochkletterst, dann kann es sein, dass du nicht überlebst!" Der Mount Everest birgt Gefahren und vermutlich wird es zu einer Schädigung von Gewebe kommen wie z. B. geringe, muskuläre Mikrotraumata. Alles nichts Ernstes und die Motivation und Euphorie der Besteigung impliziert einen konfrontativen Umgang mit den aus der Bergbesteigung resultierenden Beschwerden. Sie sorgt für absolute Gelassenheit gegenüber den Beschwerden, bedingt durch die erfolgreiche Besteigung und das Wissen, dass es sich gelohnt hat und schmerzen darf. Dies führt zu einer schnellen Genesung.

Nachdem ich anhand der Metapher die normale und physiologische Schmerzentstehung verdeutlicht habe, frage ich Victoria, was sie denn glaube, was dazu führe, dass ihr Gehirn offensichtlich dauerhaft entscheidet, sie müsse „aus der Gefahrenzone"? Hierfür erinnere ich sie an den Kreislauf, den wir in der ersten Einheit aufgemalt haben (▶ Abb. 24.7). An ihm konnten wir herausarbeiten, dass Victoria der Überzeugung ist, dass ihre Schmerzen durch „schief stehende Wirbel" verursacht werden. Wenn wir nun akzeptieren, dass unser Gehirn entscheidet, wann etwas schmerzt, dann lässt sich nachvollziehen, dass Victorias Schmerzen nicht aufhören, wenn das Gehirn der Überzeugung ist, dass die Wirbelsäule nicht gesund ist.

Auch führe ich die Klage an, die Victoria gegen das Krankhaus eingereicht hat. Unabhängig von Recht und Unrecht – wieso sollte der Schmerz weniger werden, wenn das Bedürfnis nach Entschädigung noch vorherrscht? Ich erkläre ihr, dass der gesamte Prozess hinfällig würde, sobald der Schmerz nachlasse. Für das ZNS erscheint es somit zielführend, die Beschwerden aufrecht zu erhalten. Dieser Prozess ist selbstverständlich unbewusst. Was aber eindeutig ins Bewusstsein tritt, sind die Schmerzen.

Clinical Reasoning

Hat sich das Nervensystem daraufhin konditioniert, dauerhaft das unangenehme Gefühl Schmerz zu produzieren, dann wird es empfindlicher, also sensibilisiert. Ich nenne das gerne den Anti-Fakir-Effekt – im Gegenteil zum Fakir, der es sich z. B. auf einem Nagelbrett gemütlich macht. Im sensibilisierten Zustand tun Belastungen bereits weh, die niemals Schaden verursachen würden wie z. B. sitzen, laufen, tragen oder bücken. Diese Dinge können uns nicht schaden, im Gegenteil, wir sind für diese Alltagsbelastungen gemacht. Es ist folglich nicht die Belastung, die schadet, sondern das Gehirn, das beeinflusst von Gedanken und Überzeugungen (fehl-) entscheidet, dass eine dieser Belastungen potenziell gefährlich sein könnte. Besteigen wir den Berg mit einem sensibilisierten Nervensystem, wie in Victorias Fall, dann wird bei bereits geringer Belastung vom Gehirn zu früh entschieden, dass diese Belastung potenziell schädigend sein könnte. Patienten mit chronischen Schmerzen haben eine riesige Pufferzone, in der Schmerzen vorhanden sein können, ohne dass das Gewebe auch nur annähernd in Bedrohung ist.

Ich verdeutliche Victoria nochmals eingehend, dass Schmerzen nicht gleichzusetzen sind mit Schaden. Sie könne sich bedenkenlos – trotz Schmerzen – bewegen und belasten. Auch wenn ihre körperlichen Strukturen wie die Muskeln und Gelenke aufgrund der jahrelangen Bewegungsvermeidung nicht mehr so fit seien, wie sie mal waren, solle sie aktiv werden und ihren Körper Zeit geben, sich an die neuen Belastungen zu gewöhnen. Wir Menschen seien für körperliche Bewegung gemacht und diese sei förderlich, niemals schädlich.

Victoria ist ein wenig erschöpft von der vielen Theorie. Trotzdem male ich ihr die nozizeptiven Bahnen auf, und erläutere ihr nochmals die Zusammenhänge der Schmerzentstehung (▶ Abb. 24.8).

Clinical Reasoning

Von den peripheren Nervenendigungen zum Rückenmark, über das Rückenmark zum Thalamus und zum Gehirn – die Neuromatrix muss Bestandteil der Schmerzedukation sein, da hier insbesondere die Verflechtung psychologischer als auch neurophysiologischer Mechanismen eine fundierte Basis bilden, um den Patienten die Angst und Skepsis vor dem affektiven Anteil eines Schmerzproblems zu nehmen.

Die Fähigkeit des Gehirns erregend und hemmend auf Nozizeption einzuwirken, ist ebenfalls eine kardinale Information für das Schmerzverständnis eines Patienten/einer Patientin. Kurz gesagt es ist das System, das auf Gefahrenmeldung spezialisiert ist – stark modulierbar und adaptiv (Bioplastizität). Alle Patienten und insbesondere die mit anhaltenden Schmerzen müssen ein fundiertes und adäquates Verständnis für die Neurophysiologie des nozizeptiven Systems vermittelt bekommen.

24.4.3 3. Therapiesitzung (30 Minuten, 42 Tage nach 2. Intervention)

Zur dritten und finalen Behandlung erwartet Victoria mich strahlend im Wartebereich. Zwischen den Einheiten liegen genau 1 Monat und 11 Tage. Diesen großen Abstand hatte ich ihr angeboten aus Überzeugung, dass „eine lange Leine" zeigt, dass ich nicht die Verantwortung für sie übernehmen werde. Allerdings hatte ich eingeräumt, dass sie sich jederzeit einen Termin geben lassen kann, wenn sie dies wünscht. Dieses Sicherheitsnetz ist bei Patienten mit chronischen Beschwerden wichtig.

Victoria sagt, sie habe 70 % weniger Schmerzen und die Übungen bewirken Wunder. Ich unterstütze sie in ihrer positiven Einstellung und bekräftige sie, so weiterzumachen. Ich biete ihr an, aufgrund des großartigen Fortschritts heute nur 30 Minuten Therapie zu machen und dass sie sich bei Bedarf wieder melden kann. Zudem bitte ich sie darum, die Assessments FIQ (▶ Tab. 24.1) und Bodychart (▶ Abb. 24.9) erneut für mich auszufüllen, um das wundervolle Ergebnis festzuhalten. Sie ist einverstanden. Auf den ÖMPSQ verzichte ich an dieser Stelle, da dieser in der Regel nur zur Eingangsbefragung dient. Im FIQ zeigt sich, dass sich zahlreiche Parameter verbessert haben (▶ Tab. 24.2).

Auch bestätigt der erneut ausgefüllte Bodychart (▶ Abb. 24.9) Victorias einschlägige Schmerzabnahme – sowohl in der Anzahl der Schmerzregion als auch in der Größe der Ausbreitung.

Beiläufig erwähnt Victoria noch, dass es bezüglich ihrer gerichtlichen Klage Neuigkeiten gebe – es komme zu einer außergerichtlichen Einigung. Ich motiviere sie, das Buch „Schmerzen verstehen" zur Hand zu nehmen, sollte

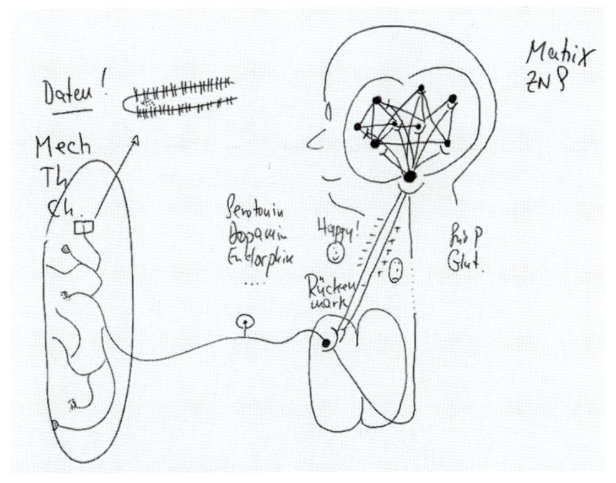

Abb. 24.8 Nozizeptives System. 1. Informationen (mechanisch, thermisch und chemisch) werden im Körper gesammelt und über einen peripheren Nerv (elektrisches Signal) zum Zellkern und Rückenmark (RM) übermittelt. **2.** Im RM wird dieses Signal chemisch umgewandelt. Die nun sog. chemische Suppe ist gut modulierbar und es besteht für das Gehirn die Möglichkeit, Einfluss zu nehmen. Ob dies erregend oder hemmend erfolgt, wird im Gehirn durch Beurteilung der bereits vorliegenden Informationen entschieden. **3.** Wird das Signal durch ausreichende Erregung auf den zweiten Nerv übertragen, dann wird dieses zum Thalamus (Tor zum Bewusstsein) und, wenn relevant, weiter zum Gehirn geleitet. **4.** Im Gehirn wird entschieden, ob Schmerz produziert werden soll oder nicht. Die alleinige Information aus der Peripherie ist hierfür nicht ausreichend, sondern sämtliche zur Verfügung stehenden Informationen (Gefühle, Erwartungen, Gedanken etc.) werden berücksichtig. Entscheidet das Gehirn, dass ein Körperteil in Bedrohung/Gefahr ist, wird dieses als Schutz vor weiterer Schädigung sensibilisiert und Schmerz entsteht. Durch die resultierenden Verhaltensweisen (z. B. Schonung) wird Heilung und Regeneration ermöglicht. Schmerz ist zu 100 % ein Produkt des Gehirns und für unser Überleben notwendig. (Bildquelle: M. Richter)

Tab. 24.2 Der Fibromyalgia Impact Questionnaire: Die Auswertung zeigt im Vergleich der Eingangs- und Endbefundung eine deutliche Verbesserung.

Parameter	Ergebnisse zu Therapiebeginn	Ergebnisse zum Therapieende
Schmerz	7	1
Müdigkeit	9	1
Depressivität	6	0
Steifigkeit	10	4

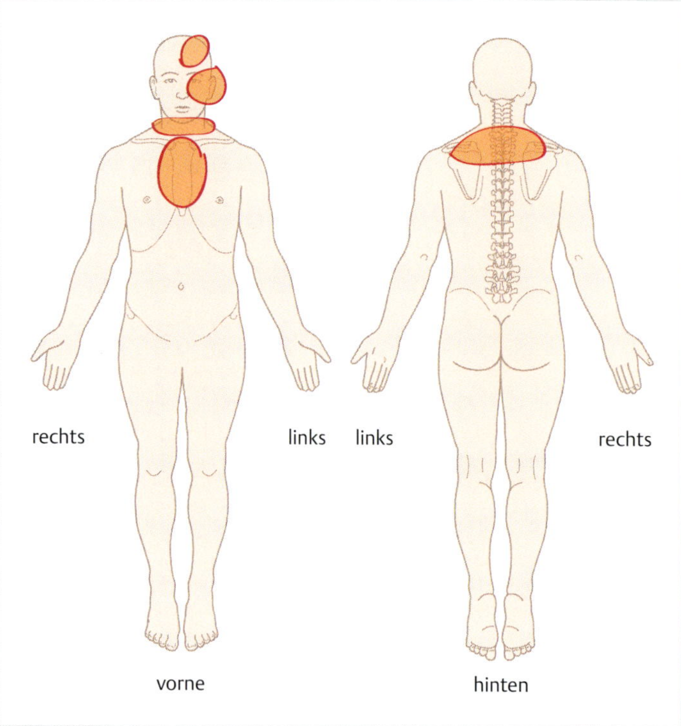

Abb. 24.9 Bodychart bei Therapieende. Die Beschwerden der Patientin haben sich deutlich reduziert und begrenzen sich nun primär auf den Kopf, Nacken- und vorderen Brustbereich.

sie Momente erleben, in denen sie in ihre stark konditionierten Verhaltens- und Gedankenmuster zurückfalle.

24.5 Fazit

Die erfolgreiche Behandlung einer Patientin mit Fibromyalgie mit nur wenigen Therapieeinheiten ist nicht als pauschal anzusehen, sondern bildet eine besondere Therapiesituation ab. So entspricht der vorliegende Fall dennoch 1:1 einem tatsächlichen Fall. Die stringente Umsetzung eines biopsychosozialen Modells, führte bei Victoria zum Erfolg. Einfacher wäre sicherlich gewesen, sich bei ihr auf die Strukturebene zu fokussieren, da sie ja hier durchaus positive Befunde zeigte wie muskuläre Verspannungen und Dysbalancen, statische Auffälligkeiten und artikuläre Hypomobilitäten.

Die Herausforderung jedoch besteht genau darin, alle offensichtlichen Befunde wahrzunehmen, diesen aber nicht die Hauptaufmerksamkeit zu schenken. Aber wie sollte eine rein strukturelle Behandlung bei Victoria zu einer Beschwerdelinderung führen? Das ist unmöglich. Wir wissen heute genug darüber, wie sich Gedanken und Überzeugungen im Behandlungskontext auf Patienten übertragen können. Darum ist es wichtig, Victoria positiv zu stimmen und die bisherigen Ansätze nicht als Nonsens und Zeitvergeudung abzutun. Die Problematik ist gutartig und alle Kollegen zuvor haben einen guten Job gemacht. Auch der zuweisende Arzt hat alles richtig gemacht und die empfohlene Therapie ist indiziert und wird behilflich sein. Bestärkend und motivierend auf die Patientin einwirken und dabei nicht in ein ausgedientes, biomedizinisches Muster zurückfallen – das ist entscheidend!

Wir Physiotherapeuten wurden sozialisiert, dass Fortbildungen uns weiterbringen, aber decken diese auch den aktuellen Status quo der Behandlungsempfehlungen ab? Kommunikation, Edukation, verhaltenstherapeutische Ansätze, die Rolle der Soft Skills, etc. kommen zu kurz und somit besteht die professionelle Lernkurve doch häufig in der Erweiterung der „hands-on“-Techniken. Wir definieren uns darüber, wie viele Techniken wir beherrschen (Zusman 2011, Zusman 2013). Werden unsere Patienten dadurch nicht besser, dann müssen wir einen weiteren Kurs belegen (Zangoni und Thomson 2017). Damit stehen wir der erfolgreichen Genesung unserer Patienten mit anhaltenden Beschwerden im Weg.

Ich postuliere, dass wir Therapeuten bei akuten und subakuten Patienten zu einem krankheitserhaltenden Faktor werden können (Suri et al. 2017), wenn wir unsere Worte hinsichtlich Strukturprobleme nicht weise wählen. Ein Dilemma. Solange wir Erfolg und unsere therapeutische Qualität daran messen und beurteilen, wie viele Fortbildungen ein Therapeut gemacht hat, reduzieren wir unsere Kompetenz auf ein biomedizinisches Modell. Dieses sollte spätestens seit Engel ausgedient haben (Engel 1977). Stringente biopsychosoziale Versorgung impliziert einen Richtungswechsel für uns Therapeuten – einen Richtungswechsel, den viele von uns möglicherweise nur ungern gehen. Das Fantastische ist, dass wir ein nachhaltigeres Fundament für unsere Profession erschaffen, wenn wir entscheiden, durch und durch biopsychosozial zu denken, zu reden, zu handeln und Patienten zu managen. Gleichzeitig gibt es nichts von den traditionellen Methoden und Techniken der Physiotherapie, die an Gültigkeit verloren haben. Wir sind und bleiben die Experten für Funktionsstörungen des Bewegungssystems, aber in einem erweiterten und modernen Kontext.

In Victorias Fall konnte gezeigt werden, dass die in unserer Profession noch relativ neue Techniken wie Schmerzedukation, Kommunikation und grundlegende Veränderung der Rollenverteilung zwischen Therapeuten und Patienten enormes Potenzial bieten. Ich möchte sogar noch einen Schritt weiter gehen: Die traditionellen Techniken (Manuellen Therapie, Massage, PNF, etc.) waren bei Victoria kontraindiziert, da ihr damit suggeriert wurde, dass auf körperlicher Ebene eine Störung behandelt werden muss.

Bei Victoria war es ausreichend, über Schmerzedukation, Aufklärung und Aktivität zu arbeiten. Das Ergebnis ist beeindruckend. Welcher therapeutische Anteil am stärksten einen Einfluss hatte, wird niemals in Erfahrung gebracht werden können. Unterstützend war die Quantifizierung der beitragenden Faktoren über Fragebögen (ÖMPSQ), sowohl für mich als Therapeuten als auch für die Patientin. Nur so konnten ohne Zweifel die beitragenden Faktoren identifiziert werden, die nicht biomedizinischer Natur sind. Die regelhafte Implementierung von Fragebögen in den klinischen Alltag ist aus meiner Sicht sehr empfehlenswert. So ist doch ein biopsychosoziales Assessment der erste Schritt für eine adäquate Therapie, angepasst an die individuellen Patientenbedürfnisse (Wijma et al. 2016).

Als ich Kontakt zu Victoria aufnahm, um ihr Einverständnis zur Fallvorstellung einzuholen, teilte sie mir zu meiner Begeisterung mit, dass ihre Beschwerden nun dauerhaft gelindert seien. Dies ist bemerkenswert, insbesondere da die Behandlungen bereits im Jahr 2014 stattfanden.

Kommentar des Herausgebers Peter Oesch

Dieses Fallbeispiel beschreibt exemplarisch die stringente Umsetzung des biopsychosozialen Modells in der Physiotherapie. Das positive Behandlungsresultat nach nur wenigen Therapieeinheiten ist aufgrund des langandauernden Effektes erstaunlich und sicherlich nicht die Regel bei Patienten mit einer Fibromyalgie.

Der beschriebene Behandlungsansatz entspricht im Wesentlichen den Empfehlungen der European League Against Rheumatism (EULAR) für die Therapie der Fibromyalgie (Macfarlane et al. 2017). Eine Arbeitsgruppe, bestehend aus 18 Experten aus 12 europäischen Ländern, hat diese Empfehlungen basierend auf über 100 Übersichtsarbeiten und Meta-Analysen erarbeitet.

Die Experten der EULAR-Arbeitsgruppe empfehlen vorrangig vor einer Medikation eine individuelle Betreuung der Fibromyalgie-Betroffenen und nicht-medikamentöse Maßnahmen. Hinsichtlich der nicht-medikamentösen Maßnahmen zur Behandlung einer Fibromyalgie wird v. a. zu einem aeroben Muskeltraining, einer kognitiven Verhaltenstherapie und multimodalen Schmerztherapien geraten. Das muskuläre Training mit freien Gewichten und elastischen Übungsbändern erzielte in den Studien auf einer Schmerzskala von 10 erreichbaren Punkten die größte Wirksamkeit mit einer Verbesserung von 2–3 Punkten (Busch et al. 2013). In der kognitiven Verhaltenstherapie soll v. a. krankmachenden Denk- und Wahrnehmungsmustern entgegengewirkt werden. In Kombination mit Muskeltraining zeigte sich diese Therapie am wirksamsten (van Koulil et al. 2007). Dies bewährte sich auch im vorliegenden Fallbeispiel. Die multimodale Schmerztherapie umfasst die Kombination von medikamentösen Maßnahmen und Physiotherapie.

Des Weiteren werden, trotz deutlich geringerer Wirksamkeit als die oben aufgeführten Maßnahmen, auch noch Übungen im Wasser, Akupunktur und Entspannungstechniken wie Qi Gong, Yoga und Tai-Chi empfohlen (Macfarlane et al. 2017).

24.6 Literatur

Busch AJ, Webber SC, Richards RS et al. Resistance exercise training for fibromyalgia. Cochrane Database Syst Rev 2013: (12): CD010884. doi:10.1002/14651858.CD010884

Butler DS, Moseley LG. Schmerzen verstehen. 3. Aufl. Heidelberg: Springer-Verlag; 2016

Engel GL. The need for a new medical model: a challenge for biomedicine. Science 1977; 196(4286): 129–136

Koulil S van, Effting M, Kraaimaat FW et al. Cognitive-behavioural therapies and exercise programmes for patients with fibromyalgia: state of the art and future directions. Ann Rheum Dis 2007; 66(5): 571–581. doi:10.1136/ard.2006.054692

Louw A, Puntedura E. Therapeutic neuroscience education: Teaching Patients About Pain. 1.Aufl. Minneapolis: Orthopedic Physical Therapy Products. 2013

Louw A, Zimney K, Puentedura EJ et al. The efficacy of pain neuroscience education on musculoskeletal pain: A systematic review of the literature. Physiother Theory Pract 2016; 32 (5):332–355. doi: 10.1080/09593985.2016.1194646

Macfarlane GJ, Kronisch C, Dean LE et al. EULAR revised recommendations for the management of fibromyalgia. Ann Rheum Dis 2017; 76(2): 318–328. doi:10.1136/annrheumdis-2016-209724

Moseley LG, Butler DS. Explain pain supercharged. NOI Group Publications; 2017

Nijs J, Van Houdenhove B, Oostendorp RA. Recognition of central sensitization in patients with musculoskeletal pain: Application of pain neurophysiology in manual therapy practice. Man Ther 2010;15(2): 135–141. doi: 10.1016/j.math.2009.12.001

Suri P, Rainville J, de Schepper E et al. Do Physical Activities Trigger Flare-ups During an Acute Low Back Pain Episode?: A Longitudinal Case-Crossover Feasibility Study. Spine 2018; 43(6): 427–433. doi: 10.1097/BRS.0000000000002326

Wijma AJ, van Wilgen CP, Meeus M et al. Clinical biopsychosocial physiotherapy assessment of patients with chronic pain: The first step in pain neuroscience education. Physiother Theory Pract 2016; 32(5): 368–384. doi: 10.1080/09593985.2016.1194651

Zangoni G, Thomson OP. 'I need to do another course'- Italian physiotherapists' knowledge and beliefs when assessing psychosocial factors in patients presenting with chronic low back pain. Musculoskelet. Sci Pract 2017 27:71–77. doi: 10.1016/j.msksp.2016.12.015

Zusman M. The Modernisation of Manipulative Therapy. Int Clin Med 2011; 2: 644–649. doi: 10.4236/ijcm.2011.25110

Zusman M. Belief reinforcement: one reason why costs for low back pain have not decreased. J Multidiscip Healthc 2013; 6: 197–204. doi: 10.2147/JMDH.S44117

Sachverzeichnis

A

B

C

L

M

N

O

P

Q

R

S

T